1 MONTH OF
FREE
READING

at

www.ForgottenBooks.com

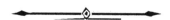

By purchasing this book you are eligible for one month membership to ForgottenBooks.com, giving you unlimited access to our entire collection of over 1,000,000 titles via our web site and mobile apps.

To claim your free month visit: www.forgottenbooks.com/free1036402

ISBN 978-0-331-23304-9
PIBN 11036402

MINISTÈRE DE L'INSTRUCTION PUBLIQUE ET DES BEAUX-ARTS

———— ▸►◄ ————

CAISSE DES RECHERCHES SCIENTIFIQUES

———— ►◄ ————

RAPPORTS SCIENTIFIQUES

SUR LES TRAVAUX ENTREPRIS EN 1907

AU MOYEN DES SUBVENTIONS

DE LA

CAISSE DES RECHERCHES SCIENTIFIQUES

———— ►►◄◄ ————

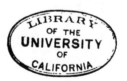
MELUN

IMPRIMERIE ADMINISTRATIVE

—

1908

RAPPORTS SCIENTIFIQUES

SUR LES TRAVAUX ENTREPRIS EN 1907

AU MOYEN DES SUBVENTIONS

DE LA

CAISSE DES RECHERCHES SCIENTIFIQUES

———— ❧ ————

M. S. Arloing,

(Professeur à la Faculté mixte de médecine et de pharmacie, directeur
de l'École vétérinaire de Lyon).

Toutes les recherches que j'ai poursuivies ou ai fait poursuivre
sous mes yeux en 1907 se rattachent à l'étude de la tuberculose,
particulièrement à l'agent virulent, à la vaccination, au diagnostic,
à la pathogénie.

A. — Modifications imprimées a l'agent virulent

Dans mon rapport pour l'année 1906, j'annonçais que j'avais
imprimé des modifications très importantes à la végétabilité, à la
forme et à la virulence du bacille d'origine humaine ou bovine.

a) Partant d'un bacille humain ou bovin accoutumé à croître en
cultures homogènes dans la profondeur du bouillon, j'avais amené
peu à peu ces bacilles à végéter abondamment à la température de
44°, température que l'on croyait incompatible avec le développement d'un bacille de mammifère.

Au cours de la présente année, je suis parvenu à faire supporter
à mes deux bacilles une température encore plus élevée. Ils végètent
très convenablement aujourd'hui à 45° 5.

Je fais donc disparaître peu à peu la différence qu'à ce point de vue, on admettait entre le bacille des mammifères et celui des oiseaux.

b) J'écrivais aussi dans mon rapport de 1906 que les cultures faites à 44° se garnissaient vers la 18ᵉ génération de bacilles allongés, étirés au milieu, renflés en massue vers les extrémités, et de bacilles ramifiés.

J'ai observé des modifications analogues dans les cultures soumises à 45° 5, renouvelées tous les quinze à vingt jours, par conséquent dans des cultures relativement jeunes. On pensait antérieurement que ces formes particulières étaient un ˙ résultat exceptionnel du vieillissement pour les bacilles des mammifères, et qu'elles étaient presque particulières aux cultures du bacille aviaire exposées à une température dysgénésique.

Je montre qu'elles ne sont ni propres aux bacilles des oiseaux ni l'apanage des vieilles cultures des bacilles des mammifères. J'abaisse donc une autre barrière dressée entre ces derniers et le bacille aviaire.

c) J'ai tenté de modifier la végétabilité et la morphologie du bacille de provenance humaine et de provenance bovine, à la température habituelle de 38°, en plaçant les cultures dans une petite enceinte hermétiquement close où l'air était comprimé à 2 kilog. 1/2.

Dans ces conditions, la multiplication des bacilles est plus rapide et plus abondante qu'à la pression ambiante. La culture se remplit de colonies filamenteuses et visqueuses, et un voile abondant se développe prématurément à sa surface.

De la 18ᵉ à la 20° génération (les générations se succèdant de vingt en vingt jours en moyenne), on trouve dans la culture des formes géantes, renflées· vers les extrémités ou dans la partie moyenne, parfois ramifiées, dont le protoplasma, souvent mal coloré dans son ensemble par la liqueur de Ziehl est parsemé de granulations acido-résistantes.

Dans les générations antérieures, les bacilles commencent à s'allonger.

L'allongement des bacilles, leur dilatation en massue ou en fuseau, leur ramification peuvent donc être produits par des facteurs autres que la température.

d) Le bacille humain et le bacille bovin cultivés depuis plusieurs années dans la profondeur du bouillon, à 37°-38° ont perdu en grande partie le pouvoir tuberculigène des bacilles de même provenance entretenus sur milieu solide. Accoutumés à végéter à 44°, les propriétés pathogènes se sont encore affaiblies. De sorte qu'en employant ces cultures à doses convenables sur les ruminants, par des voies déterminées, on crée une résistance marquée à l'infection tuberculeuse sans faire courir de risques aux animaux qui en sont imprégnés.

Pour ces motifs, je disais, dans mon rapport de 1906, avoir produit expérimentalement des variétés transmissibles de bacilles de la tuberculose et de *vaccins antituberculeux*.

En attendant que je parvienne à fixer des propriétés pathogéniques nouvelles sur des bacilles végétant à une température dépassant notablement 44°, j'ai étudié l'influence qu'une pression supérieure à la pression atmosphérique exercerait sur les cultures en évolution à la température habituelle de 37°-38°.

La pression choisie était de 2 kilog. 1/2.

J'ai fait connaître ci-dessus l'influence de cette pression sur la végétabilité et la morphologie du bacille. J'ajouterai que dans ces conditions, la virulence a été accrue plutôt qu'amoindrie, à partir de la 10° génération. L'injection d'une dose mortelle dans les veines du lapin entraîne plus rapidement la mort qu'une dose semblable de bacilles ayant végété à la pression normale.

Donc, après avoir créé artificiellement des variétés atténuées du bacille de la tuberculose, je suis parvenu à produire une variété plus active que les bacilles des cultures initiales.

B. — Étude sur quelques modes de vaccination antituberculeuse

Dans mon rapport de 1906, je me déclarais convaincu de la possibilité de créer chez les animaux, notamment les bovidés, une résistance considérable contre la tuberculose expérimentale, et encore, de la nécessité de préciser les règles de la vaccination ainsi que les moyens d'en juger les résultats.

J'ai travaillé cette année en vue de répondre à ces *desiderata*.

Possédant des vaccins, c'est-à-dire des cultures de bacilles atténués d'origine humaine et bovine, je pouvais comparer l'action de ces deux vaccins sur les jeunes animaux de l'espèce bovine. De plus, j'ai continué mon enquête sur l'influence du mode d'introduction des vaccins.

a) Dans l'immunisation par la voie intra-veineuse, les vaccins d'origine *bovine* se sont montrés plus efficaces que les vaccins d'origine humaine. Après deux injections vaccinantes faites à trois mois d'intervalle, comprenant en tout 1 cmc. 1/2 et 2 cmc. 1/2 de culture, l'épreuve a été beaucoup plus favorable sur les sujets vaccinés que sur les témoins.

Celle-ci comprenait deux injections de bacilles bovins très virulents, de deux milligrammes chacune, faites dans les veines ou dans le tissu conjonctif sous-cutané, la première, sept mois après la fin de la vaccination.

Plusieurs des animaux vaccinés n'ont même pas présenté la moindre trace de lésions tuberculeuses. Au contraire, tous les témoins ont offert des lésions plus ou moins étendues ; l'un d'eux a été emporté en une quarantaine de jours par une éruption confluente de tubercules pulmonaires.

On peut donc obtenir à l'aide des cultures homogènes du bacille bovin, une immunisation encore très importante au bout d'une année.

Dans les limites où je me suis enfermé, l'immunisation la plus forte a été produite par la dose la plus élevée du vaccin.

J'estime que l'on obtiendrait sans inconvénient une réaction vaccinante plus intense en poussant une troisième injection égale à la seconde ou un peu plus faible que cette dernière, après un délai convenable.

b) J'ai comparé la vaccination par inoculation sous-cutanée à la précédente, en me servant de bacilles *bovins* en culture homogène. La vaccination a été cherchée à l'aide de deux injections de 4 centimètres cubes de cultures faites à trois mois d'intervalle. Chaque injection a été répartie entre deux points différents du corps, afin de modérer la réaction locale.

Ces injections entraînent la tuméfaction temporaire des ganglions lymphatiques voisins, mais ne laissent pas d'altérations persistantes sur le veau.

Les sujets que j'ai vaccinés par ce procédé pendant cette campagne ont été éprouvés par une inoculation intra-veineuse comme ceux de la série précédente. Ils ont paru très solidement vaccinés. Pourtant, je ne voudrais pas en conclure que l'injection sous-cutanée est supérieure à l'injection intra-veineuse. Les résultats obtenus dans les campagnes précédentes m'avaient fait pressentir, au contraire, une légère infériorité de la méthode sous-cutanée. Les procédés employés n'étaient pas, il est vrai, semblables à ceux de l'année 1906.

Il me paraîtrait très important de renouveler à bref délai le procédé de 1906, afin d'être fixé définitivement sur la valeur d'une technique qui faciliterait singulièrement l'usage de la vaccination.

c) Mon rapport de l'année dernière mentionne des recherches poursuivies sur un lot de chevreaux d'où résultait la preuve que ces jeunes animaux pouvaient subir l'imprégnation tuberculeuse par les voies digestives sans contracter de lésions, pourvu que les bacilles humains ou bovins qu'on leur fait ingérer ne soient pas très virulents. J'en déduisais que la vaccination par ingestion devrait être tentée, à l'exemple de quelques expérimentateurs (von Behring, Calmette et Guérin). Dans mon cas en particulier, il était indiqué que je fisse agir mes vaccins par la voie digestive sur de jeunes ruminants, vaccins dont je connaissais la valeur lorsque je les introduisais dans les veines et sous la peau.

J'ai donc entrepris deux séries d'expériences en me servant des bacilles humains en culture homogène, l'une sur des chevreaux, l'autre sur des veaux. On a éprouvé ces animaux en leur faisant avaler à quatre ou cinq reprises différentes des bacilles bovins de virulence moyenne à la dose de 12 à 30 milligrammes sur les veaux, de 6 à 10 milligrammes pour les chevreaux. Les ingestions d'épreuve ont été échelonnées sur la durée d'un mois.

Les expériences ont montré l'absence complète de lésions tuberculeuses sur les veaux vaccinés. Mais les veaux témoins ont eu des lésions minimes et très circonscrites, dans un ou deux ganglions mésentériques.

Sur les chevreaux, les expériences sont également favorables à la vaccination par le tube digestif. Cependant on aurait souhaité des lésions plus étendues sur les chevreaux témoins.

Les bacilles administrés à l'épreuve étaient doués d'une activité suffisante, car un veau servant à une autre expérience et ayant reçu les mêmes bacilles par la bouche présenta de belles ulcérations intestinales.

Je répète actuellement ces expériences sur une plus grande échelle.

C. — Des caractères de l'infection tuberculeuse

Depuis 1902, dans un rapport sur l'unité de la tuberculose présenté au Congrès international d'hygiène et de démographie, à Bruxelles, je faisais observer que si la présence de tubercules macroscopiques est le signe indéniable et habituel de l'infection tuberculeuse, il s'en faut que l'infection soit toujours dénoncée par des tubercules visibles à l'œil nu.

Elle peut se borner à produire des lésions caractéristiques, mais si petites qu'elles doivent être cherchées sur des coupes microscopiques faites à travers les organes où elles siègent de préférence.

Je me suis attaché, avec l'aide de l'un de mes assistants, M. le Dr L. Thévenot, à faire l'examen histologique du poumon, du foie, de la rate, des reins et de quelques ganglions lymphatiques d'un très grand nombre d'animaux variés, infectés par différentes voies avec des bacilles inégalement virulents.

a) Cette étude systématique nous a démontré que les bacilles humains, cultivés par les moyens habituels, d'une virulence forte ou moyenne, inoculés dans les veines engendrent des lésions du type Villemin, de préférence dans les poumons, étendues parfois à la rate, au foie, très rarement aux reins.

b) Si la virulence est au-dessous de la moyenne, les lésions ne sont pas visibles à l'œil nu, mais appartiennent néanmoins au type Villemin. Toutefois, si on ne les cherchait pas au microscope, on ne les soupçonnerait pas, et l'animal qui les récèle pourrait être déclaré exempt de tuberculose.

c) Si la virulence est modifiée, comme dans mes cultures homogènes, les lésions causées cependant par des bacilles humains ou bovins affectent les caractères du type Yersin attribués par les auteurs à l'infection par le bacille des oiseaux. Elles ménagent le poumon, frappent sur le foie tout en respectant l'apparence extérieure de l'organe, et sur la rate qui est souvent hypertrophiée, parfois avec son volume normal. Ces lésions n'ont pas la structure classique du tubercule, bien que disposées en îlots. L'infection tuberculeuse dans ce cas est donc encore plus dissimulée que dans les cas du paragraphe *b*.

En 1900, au congrès international de médecine, j'ai méconnu ces lésions et j'ai prétendu peut-être à tort avoir produit expérimentalement une tuberculose septicémique dont la toxicité était la qualité dominante.

d) Au surplus, les lésions peuvent se borner à des infiltrations discrètes de leucocytes à la périphérie ou dans le centre des lobules hépatiques, refoulant à peine les cellules propres du foie, et à l'apparition de cellules géantes, çà et là, dans la rate.

e) Enfin, les mêmes bacilles modifiés peuvent traverser les ganglions lymphatiques en causant une lymphite temporaire, ou encore un processus nécrobiotique dénoncé par l'aspect trouble et granuleux de cellules qui tendent à se confondre et à former des cellules géantes sans y parvenir.

De telles lésions peuvent passer inaperçues. Elles sont le signe anatomique le plus minime de l'infection tuberculeuse et forment la dernière étape avant d'arriver à l'infection sans lésion.

f) Effectivement, il est des cas où l'infection est révélée par la seule présence des bacilles, surtout dans les ganglions lymphatiques. Ces exemples s'observent principalement dans les ganglions mésentériques après une infection par les voies intestinales. ou bien dans les ganglions médiastinaux et bronchiques sur des animaux vaccinés, éprouvés par injection intra-veineuse avec des bacilles virulents, ou dans les ganglions sous-scapulaires sur des veaux vaccinés et éprouvés par voie hypodermique dans la région cervicale. On constate l'existence de ces bacilles au microscope ou par l'inoculation. Elle réalise le type de l'infection latente, bien que le plus souvent les bacilles disparaissent sans faire de lésions *in situ* ou dans des organes éloignés.

Mes travaux sur ce sujet, commencés en 1898 et prolongés jusqu'à ce jour nous amènent donc à une conception de l'infection tuberculeuse différente de celle que l'on admettait couramment.

D. — Réaction a la tuberculine

Les recherches ci-dessus sur l'infection tuberculeuse ont marché parallèlement à des investigations sur la réaction à la tuberculine et sa valeur diagnostique.

On a souvent reproché à la tuberculine de dénoncer sur le bœuf une tuberculose inexistante. Pour la défendre contre cette accusation, on s'efforçait, dans les cas d'échecs apparents, de découvrir en quelque point caché de l'organisme une granulation tuberculeuse.

Il est vraisemblable, d'après notre conception actuelle de l'infection tuberculeuse et de ses modes, qu'on aurait pu la justifier plus souvent si au lieu de se borner à chercher des traces macroscopiques de tuberculose on avait exploré les organes d'élection par les procédés de l'histologie.

J'irai plus loin et je dirai croire fermement que la tuberculine décèle surtout l'infection tuberculeuse, qu'elle soit suivie ou non de lésions même microscopiques.

Il faut donc accorder la plus grande confiance aux réactions positives à la tuberculine.

La preuve que la tuberculine décèle une infection bacillaire sans lésion résulte de mes inoculations vaccinales par la voie digestive, la voie sous cutanée et la voie sanguine. Quelques jours après l'une de ces inoculations au bœuf, la tuberculine provoque toujours une réaction positive. Si on sacrifie ces animaux, on cherchera vainement une lésion tuberculeuse.

Si on les conserve plusieurs mois, la sensibilité à la tuberculine disparaît. Mais celle ci reparaît à l'occasion d'une inoculation avec des bacilles virulents. Avec le temps, elle disparaît de nouveau, ou bien persiste plus d'une année, malgré l'absence de lésions évidentes.

La réaction à la tuberculine semble donc liée à la présence de
bacilles vivants dans l'organisme plutôt qu'à l'existence de lésions
tuberculeuses. Les bacilles détruits, la sensibilité du sujet à la
tuberculine disparaît peu à peu. Il est probable que des phénomènes analogues se produisent en la présence de lésions tuberculeuses, si ces lésions sont en voie de nécrobiose et ne renferment
plus de bacilles vivants.

Je me suis attaché à répandre les idées qui découlent de cette
partie de mes recherches dans un rapport sur la tuberculine présenté
au Congrès international de laiterie tenu en 1907 à La Haye, et
dans une publication semblable sur les variations du bacille de tuberculose soutenue devant le Congrès international d'hygiène à Berlin.

E. — ÉTUDE SUR D'AUTRES PROCÉDÉS RÉCENTS DE DIAGNOSTIC
DE LA TUBERCULOSE

a) *Séro-agglutination appliquée à la détermination de la nature
des épanchements des séreuses autres que la plèvre.*

M. *Paul Courmont,* chef des travaux du laboratoire de médecine expérimentale, a fait une application de mon procédé de
diagnostic par l'agglutination du bacille de Koch à la détermination
de la nature des épanchements des arthrites et des hydrocèles.
Elle consiste non à chercher le pouvoir agglutinant du sérum
sanguin des malades mais celui du liquide épanché. M. P. Courmont
appelle ce procédé *séro- diagnostic local.* Il a démontré que la
séro-agglutination avec le liquide épanché révèle la nature tuberculeuse de l'affection plus sûrement que les autres procédés
employés jusqu'à ce jour.

Cette recherche a été développée dans la thèse du Dr Scherer,
Lyon, 1907.

b) *Sur la réaction cutanée à la tuberculine.*

M. *Fernand Arloing,* chef des travaux adjoint s'est livré à des
expériences de contrôle sur le moyen de diagnostic de la tubercu-

lose humaine signalé par Von Pirket, et appliqué aux animaux par Vallée.

L'application de quelques gouttes de tuberculine sur une scarification provoquerait chez le tuberculeux une réaction inflammatoire caractéristique et constante.

M. Fernand Arloing a fait des essais sur diverses espèces animales en employant plusieurs tuberculines, un irritant qui était de la glycérine étendue, et le sérum sanguin de l'homme tuberculeux.

Dans une première série d'expériences, il n'a pas obtenu de cuti-réactions évidentes. Dans une deuxième série faite sur des sujets de l'espèce bovine, tuberculisés par ingestion et réagissant à la tuberculine, il n'a observé qu'un résultat positif. D'où il a conclu que la cuti-réaction à la tuberculine n'est pas constante.

c) L'ophtalmo-réaction à la tuberculine. Parallèle avec la séro-réaction.

MM. *Dumarest* et *Fernand Arloing* ont fixé leur attention sur cette réaction nouvelle indiquée par Wolff-Eisner, préconisée ensuite par Calmette. Leurs observations ont porté sur 41 malades adultes d'un sanatorium populaire. Ils font remarquer que la réaction est parfois douteuse et même négative, décrivent avec plus de détails la réaction positive, distinguent des formes et des phases. Ils ont constaté les premiers que l'ophtalmo-réaction peut manquer lors d'une première épreuve et apparaître nettement à une seconde ou à une troisième épreuve; de sorte qu'une première épreuve négative ne suffit pas pour écarter le soupçon de tuberculose. Enfin, ils ont observé dans quelques cas des troubles généraux et thermiques et de la mydriase causés par l'oculo-réaction.

Un point important de leur étude porte sur la comparaison de la séro-agglutination et de l'ophtalmo-réaction.

Les auteurs n'hésitent pas à accorder l'avantage à la séro-agglutination.

d) Nature et valeur de l'ophtalmo-réaction.

M. *Fernand Arloing* frappé: 1° de l'existence de l'oculo-réaction chez des malades sous le coup d'infections autres que la tuber-

culose, comme il en a vu des exemples avec **M.** Debonbourg ;
2° de la discordance habituelle entre l'intensité de l'oculo-réaction
et celle de la séro–agglutination, a été conduit à supposer que
l'oculo-réaction n'est pas spécifique, qu'elle est fonction d'une
imprégnation toxinique antérieure ayant mis les vaso–dilatateurs en
état d'hyperexcitabilité.

De sorte que toutes les intoxications par des toxines vaso-dilatatrices pourront créer l'aptitude à réagir localement par une dilatation
considérable des capillaires au contact de la tuberculine, elle-même
vaso–dilatatrice.

Il vérifie cette hypothèse en montrant que l'oculo-réaction à la
tuberculine est plus ou moins vive, mais positive, sur des lots de
lapins imprégnés par les toxines du bacille d'Eberth, du staphylocoque et du bacille de Koch.

M. Jean Becquerel,

(Ingénieur des Ponts et Chaussées,
Assistant au Muséum d'histoire naturelle).

Les recherches que j'ai entreprises depuis le commencement de l'année 1906 sont relatives à l'influence du magnétisme sur les mouvements des corpuscules absorbant la lumière dans les corps solides, au phénomène de la polarisation rotatoire magnétique et à l'absorption de la lumière aux très basses températures.

Les expériences réalisées jusqu'à l'époque où la subvention m'a été accordée avaient conduit aux résultats nouveaux suivants :

1° Les bandes d'absorption de certains cristaux naturels subissent, sous l'influence d'un champ magnétique, des modifications plus ou moins grandes, dont l'analogue n'avait été observé jusqu'alors que dans les vapeurs incandescentes;

2° Le sens des déplacements des bandes d'absorption des vibrations circulaires, dans un champ magnétique, est pour beaucoup de bandes opposé au sens du phénomène découvert par M. Zeeman dans les spectres des vapeurs métalliques.

D'après les théories actuelles, ce résultat conduit à supposer l'existence *d'électrons positifs*, qui ainsi se trouvent entrevus pour la première fois dans les phénomènes magnéto-optiques;

3° La grandeur des déplacements, pour beaucoup de bandes notablement plus considérable que l'effet observé dans l'étude du phénomène de Zeeman, conduit ou bien à modifier les théories actuelles des phénomènes magnéto-optiques, ou bien à admettre qu'il existe des électrons positifs et négatifs dont le *rapport de la charge à la masse peut atteindre neuf fois la valeur correspondant aux corpuscules cathodiques*;

4° Les changements *dissymétriques* observés dans le spectre, et la variabilité des modifications obtenues pour la vibration normale au champ, suivant l'orientation de l'axe optique, sont une conséquence de l'existence de plusieurs spectres principaux d'absorption, et mettent en évidence, expérimentalement, l'existence dans le corps soumis au champ magnétique, de *mouvements longitudinaux par rapport à la direction de propagation de la lumière*. Ce résultat confirme les prévisions de la théorie électromagnétique de ces phénomènes ;

5° Les bandes d'absorption des vibrations parallèles au champ sont modifiées d'une façon plus ou moins dissymétrique, résultat dont aucune théorie ne rend compte jusqu'à présent d'une manière satisfaisante ;

6° Le sens de la dispersion rotatoire magnétique auprès des bandes s'explique par l'effet simultané du déplacement des bandes et de la dispersion anomale, conformément à la théorie proposée par M. W. Voigt ;

7° L'étude des phénomènes magnéto-optiques à *la température de l'air liquide* a montré *l'invariabilité du changement de période des électrons dans un champ magnétique*. Ce résultat doit être rapproché de l'invariabilité du diamagnétisme ;

8° L'observation des phénomènes d'absorption à diverses températures a conduit à observer un phénomène nouveau. Les variations de température produisent une modification des bandes consistant en un léger déplacement et surtout en un changement de largeur et d'intensité. L'étude de la dispersion anomale a permis de découvrir une nouvelle loi: entre la température ordinaire et la température de l'air liquide, « *La largeur de chaque bande d'absorption, mesurée entre les maxima de perturbation de la courbe de dispersion, varie proportionnellement à la racine carrée de la température absolue* ».

Cette loi montre que l'on doit rechercher la cause principale de l'élargissement des bandes d'absorption, dans les perturbations apportées, dans le mouvement des électrons, par l'agitation thermique des molécules.

Depuis le mois de juin dernier les recherches relatives à l'absorption et aux phénomènes magnéto-optiques aux basses températures m'ont conduit à de nouveaux résultats.

Influence des variations de température sur les phénomènes d'absorption dans les solides et dans les solutions. — Analyse spectrale aux très basses températures.

1° L'étude de la dispersion anomale, par une méthode nouvelle, aux environs des bandes d'absorption des cristaux a permis de mesurer avec précision à diverses températures, les variations de l'indice de réfraction auprès de quelques bandes d'absorption.

Cette étude a montré que les variations de l'indice ne sont pas, comme on aurait pu s'y attendre, inversement proportionnelles à la largeur des bandes.

La théorie de la dispersion permet d'interpréter ce résultat de la manière suivante : les coefficients diélectriques relatifs aux différentes bandes, coefficients proportionnels au nombre des électrons absorbants, sont très variables sous l'influence des changements de température : ils augmentent en général lorsque la température s'abaisse.

L'énorme augmentation d'intensité que l'on observe pour la plupart des bandes des cristaux, lorsqu'on abaisse la température à -190°, ne résulte donc pas uniquement du rétrécissement de ces bandes, mais provient aussi d'une augmentation de l'énergie totale absorbée, corrélative de l'accroissement du coefficient diélectrique, c'est-à-dire de l'accroissement du nombre des électrons absorbants.

2° La mesure des coefficients diélectriques, qui sont de l'ordre de 10^{-7} unités C. G. S. pour la plupart des bandes des cristaux, et la connaissance du rapport de la charge à la masse des électrons, obtenue par la mesure des déplacements des bandes sous l'influence d'un champ magnétique, permettent d'évaluer la charge totale et la masse totale, par centimètre cube, des électrons vibrant à un même instant et contribuant à produire une bande particulière.

Les charges totales sont de l'ordre de grandeur de 10^{-6} (unité électro-magnétique) et les masses totales de l'ordre de 10^{-12} gramme par centimètre cube.

3° Si l'on admet que la charge de chacun des électrons est égale à la charge d'un ion gazeux, on trouve pour le nombre des électrons par centimètre cube des chiffres de l'ordre de grandeur de 10^{-15}; ce nombre est très faible par rapport au nombre des molécules. On est donc conduit à conclure, ou bien que la charge de chacun des électrons donnant lieu à l'absorption sélective dans les cristaux est inférieure à la charge actuellement considérée comme l'atome d'électricité, ou bien, ce qui est plus vraisemblable, qu'une très faible proportion de molécules participent simultanément à l'absorption.

4° Un abaissement de température produit, pour toutes les bandes des corps dissous (solutions de sels, de terres rares, de matières colorantes) des modifications semblables à celles qui ont été observées pour les cristaux naturels et les corps solides.

Dans les solutions *solidifiées*, à la température de l'air liquide, les bandes se résolvent en nombreuses composantes parfois très nettes et intenses. Cette résolution des bandes montre le parti que l'on peut tirer de l'analyse spectrale aux très basses températures pour la recherche et l'isolement des terres rares.

L'observation des bandes d'absorption à basse température permet également d'étudier la variation des spectres sous diverses influences (influence du solvant sur le spectre, influence de la concentration, influence des variations de température sur la position des bandes...).

II

PHÉNOMÈNES MAGNÉTO-OPTIQUES A LA TEMPÉRATURE
DE L'AIR LIQUIDE

1° L'observation des phénomènes magnéto-optiques à la température de l'air liquide a révélé que l'effet primitivement obtenu avec deux cristaux seulement (xénotime et tysonite) est général et *peut être mis en évidence toutes les fois que la largeur des bandes est suffisamment réduite.*

Non seulement les cristaux de xénotime et tysonite qui avaient

fait l'objet des premières recherches, mais aussi les cristaux de
parisite et d'apatite possèdent des bandes sensibles à l'action d'un
champ magnétique. Tous les sels de didyme et d'erbium à l'état
solide ou en solution solidifiée possèdent également un très grand
nombre de bandes variables dans un champ magnétique..

2° L'invariabilité de la grandeur du déplacement d'une bande
sous l'action du magnétisme, lorsqu'on fait varier les conditions
qui modifient plus ou moins l'intensité ou la position de la bande,
(influences de la température, du solvant, de la concentration,
action de corps mélangés...) montre que le déplacement dans un
champ déterminé est une propriété caractéristique du système
oscillant.

3° La dispersion rotatoire magnétique auprès des bandes des
cristaux permet de calculer les coefficients diélectriques relatifs aux
bandes sensibles au champ magnétique. Les mesures faites pour
le tysonite ont permis de retrouver les valeurs précédemment
obtenues par l'étude de la dispersion anomale.

On peut conclure de ce résultat que, dans le cas des bandes
étudiées, la dispersion rotatoire magnétique est entièrement due à
l'effet simultané du dédoublement de ces bandes et de la dispersion anomale.

Les recherches précédentes ayant révélé la nécessité de réduire
autant que possible l'agitation thermique pour étudier les mouvements intra-atomiques des électrons, je me propose maintenant
d'entreprendre de nouvelles expériences aux plus basses températures actuellement réalisables.

En raison de l'importance des résultats à prévoir. M. le professeur Kamerlingh Onnes m'a offert de continuer mes expériences
au laboratoire de l'Université de Leyde, où l'on peut produire de
l'hydrogène liquide.

M. Noël Bernard,

(Maître de conférences à la Faculté des sciences de l'Université de Caen).

Le but persistant de mes recherches a été de comprendre le rôle des champignons de mycorhizes dans le développement et, plus généralement, dans l'évolution des plantes qui les hébergent d'une façon habituelle.

.*.

J'avais indiqué, dans le rapport présenté l'année dernière, l'intérêt qu'il y aurait à examiner le rôle du *Rhizoctonia Solani* de Kühn dans la culture de la Pomme de terre. Ce champignon existe très communément dans les sols où l'on cultive la Pomme de terre ; il y avait lieu de se demander s'il n'était pas pour cette plante, un commensal habituel comme sont d'autres Rhizoctones pour les Orchidées.

Mes recherches de cette année ne m'ont amené qu'à abandonner cette hypothèse. Les Pommes de terre cultivées dans un sol où l'on a introduit le Rhizoctonia Solani en abondance, diffèrent toujours des plantes témoins, mais une observation attentive met hors de doute que les particularités de leur végétation sont dues à l'attaque précoce des tiges dont l'écorce et le liber même peuvent être détruits dans la partie souterraine (1). Bien que le champignon puisse aussi s'attaquer aux racines et les détériorer, il ne forme avec elles aucune association un peu persistante qui rappelle des mycorhizes. Le Rhizoctonia Solani joue peut être, pour quelques plantes, le

(1) ROLFS (*Potato Failures* The Agricult. Exper. Station of the Colorado Agricult. College. — Bulletins 70, 1902 et 91, 1904) a soutenu cette opinion. La recherche m'avait paru cependant d'autant plus utile à reprendre qu'une des conséquences de l'attaque des tiges par le Rhizoctone peut être la production de tubercules aériens.

rôle de champignon radicicole symbiotique : ce n'est pas en tous cas pour la Pomme de terre.

On trouve cependant, non très facilement, mais d'une façon assez constante, un mycélium habitant les racines des Pommes de terre au moment où la plante vient de former ses tubercules. J'ai, à de nombreuses reprises, cette année, tenté d'isoler et de cultiver ce mycélium par les procédés qui me réussissent pour les mycorhizes d'Orchidées mais, pour le moment, je n'ai obtenu aucun résultat positif.

Il resterait désirable d'étudier la nature et le rôle des champignons symbiotiques dans d'autres cas que celui des Orchidées, la comparaison de cas divers étant un moyen précieux pour guider une recherche générale. J'ai orienté un de mes élèves dans une étude des champignons endophytes signalés à diverses reprises chez les Muscinées ; j'ai moi-même réuni quelques matériaux pour une étude à ce point de vue des Lycopodinées. On sait que ces plantes, fort voisines autant qu'on sache, de la souche des Cryptogames vasculaires, montrent des faits de symbiose aussi bien caractérisés que chez les Orchidées.

*
* *

Grâce aux techniques acquises par mes travaux antérieurs, l'étude des Orchidées reste la plus favorable aux recherches expérimentales sur le sujet qui m'occupe. Elle présente aussi un avantage notable pour la compréhension des phénomènes d'évolution des espèces, puisque la complication très particulière des fleurs permet souvent de fixer, sans trop d'incertitude, les rapports phylétiques dans cette grande famille.

Toute une série de recherches, complétées cette année, m'ont permis de me faire une idée d'ensemble sur l'évolution des modes de germination, au moins dans le grand groupe des Orchidées monandres acrotones. La plus grande part des résultats acquis a surtout un intérêt au strict point de vue de l'organographie végétale ; je ne retiendrai ici qu'un fait d'intérêt général.

Chez toutes les formes supérieures du groupe d'Orchidées en

question, le mode de germination paraît très fixe : l'infestation par les champignons se fait dès le début de la germination et l'embryon donne, dès l'abord, un organe de la nature d'un rhizome ou d'un tubercule, souvent désigné sous le nom de *protocorme*.

Il en est autrement chez le *Bletilla hyacinthina*, plante à beaucoup de points de vue primitive dans ce grand groupe d'Orchidées. En semant les graines de cette plante sur du coton imbibé d'une solution nutritive diluée, au contact d'un champignon endophyte provenant de plantules d'un *Cattleyo Lælia*, j'avais observé autrefois une immunité presque parfaite des embryons. Pendant les premiers mois les plantules se développaient sans s'infester, en restant grêles, sans former de protocorme. De nouveaux semis de la même Orchidée, faits avec un liquide nutritif plus concentré et des champignons de même espèce mais de virulence différente, ont montré un résultat tout autre : aucune immunité vis-à-vis des champignons et formation d'un protocorme typique. Le dimorphisme possible de cette espèce est évidemment en rapport avec les conditions de culture. Mais il reste à analyser séparément l'action de la concentration du liquide nutritif et celle de la virulence variable des champignons. Si des variations de virulence, à elles seules, peuvent causer le passage de l'un des modes de germination à l'autre, on aura ici un cas où l'action de microorganismes serait une condition essentielle pour la formation d'un organe comparable à un rhizome.

Pour réaliser l'expérience, il a fallu préparer des cultures d'un même champignon à des degrés de virulence différents. Le vieillissement des cultures est, pour le moment, la seule méthode que je connaisse pour atténuer la virulence, et le passage par des plantules d'Orchidées, le seul moyen pour l'exalter. La continuation, pendant toute cette année, de cultures d'Orchidées faites, comme à l'ordinaire, suivant les méthodes pasteuriennes, m'a permis de réunir une série de cultures de champignons diversement virulents. Il a fallu d'ailleurs, attendre jusqu'à ces derniers temps, la maturation des fruits de *Bletilla* pour la mise en train d'une expérience qui durera plusieurs mois.

Quoi qu'il en soit, l'existence d'une Orchidée voisine de la souche de la famille et chez laquelle la formation d'un protocorme est facultative, est un fait dès à présent acquis.

J'ai consacré cette année une partie importante de mon temps à l'étude micrographique de plantules d'Orchidées obtenues depuis plusieurs années dans mes expériences de cultures pasteuriennes. Suivant la nature des champignons et des graines qui sont mis en présence on peut observer divers degrés entre une immunité absolue des embryons, une symbiose prolongée, ou une maladie rapidement mortelle. Il y a donc là pour l'étude des mécanismes de l'immunité, un excellent terrain de recherches. Mes observations, dont les résultats détaillés seront publiés ultérieurement, m'ont amené à conclure que la phagocytose oue un rôle important dans la lutte entre leurs Orchidées et leurs endophytes habituels. Les plantules de *Phalænopsis* en particulier dans les conditions de la symbiose normale, montrent de belles figures de phagocytose; les cellules où s'opèrera la digestion des champignons sont différenciées et reconnaissables *d'avance* par la forme multilobée de leur noyau qui rappelle la forme des noyaux de phagocytes du sang, dits « polynucléaires ». On peut donc parler ici de phagocytes *fixes*, différenciés avant toute atteinte des parasites qu'ils sont appelés à détruire.

Une autre question enfin s'est posée à moi comme conséquence des faits mentionnés dans mon rapport de l'année dernière. Les graines rudimentaires d'Orchidées ne germent normalement qu'avec le concours de champignons; cependant elles peuvent se développer en cultures pures sur des milieux organiques suffisamment concentrés. Il y a là un fait qui rappelle le développement parthénogénétique des œufs d'Echirodermes dans des conditions comparables. Mais le fait ne doit il pas être d'une plus grande généralité ? L'étonnant parallélisme existant entre les modes de développement des plantes parasites et des plantes à mycorhizes, la ressemblance étroite d'une Orobanche et d'un Néottia par exemple, porte à se demander si une plante parasite ne pourrait pas se développer dans son hôte dans les conditions où une Orchidée se développe sans champignons? J'ai, dès à présent, entrepris des expériences inspirées par cette idée théorique.

La lenteur du développement des plantes saprophytes ou parasites impose à toutes les expériences de ce genre une longue durée. C'est la raison essentielle qui explique comment une année de travail peut s'écouler dans de semblables recherches sans amener à des résultats définitifs.

M. Fernand Bezançon,

(Professeur agrégé à la Faculté de médecine de l'Université de Paris)

et

M. J. de Jong.

PREMIER RAPPORT

I. — ÉTUDE HISTO-CHIMIQUE ET CYTOLOGIQUE DES CRACHATS

Ce travail a été entrepris depuis deux ans au laboratoire de bactériologie, par MM. *Bezançon* et *S. I. De Jong* et a eu pour résultat d'amener à une revision complète de la technique employée pour l'examen des crachats, de préciser nos connaissances sur les crachats au cours de la plupart des maladies des voies respiratoires, enfin d'apporter des données absolument nouvelles sur certains éléments constitutifs des crachats qui avaient passé jusqu'ici inaperçus.

Technique. — Les auteurs ont cherché à donner une technique qui permît à la fois l'étude des cellules que contient le crachat, en se basant sur les réactions colorantes déjà connues en hématologie, et l'étude de substances telles que le mucus, élément fondamental du crachat. Se basant sur les travaux de ces dernières années concernant les propriétés métachromatiques de certains colorants et sur les résultats de leurs expériences, ils sont arrivés à cette conclusion que le bleu polychrome de Unna agissant sur des lames de crachats étalés soigneusement au fil de platine et fixés à l'acide chromique à 1 p. 100 était le colorant de choix à employer; ce colorant violet donne en effet une excellente coloration des éléments cellulaires et a la propriété de donner une couleur métachromatique rouge-violette au mucus. Cette métachromasie pour être très nette doit être étudiée à la lumière artificielle. Ils se sont servis d'ailleurs d'autres colorations de contrôle, éosine-bleu de méthylène, hématéine, éosine, etc.

II. — Étude des éléments constitutifs du crachat

MM. F. Bezançon et S. I. De Jong ont étudié avec cette technique les différents éléments constitutifs des crachats, formes cellulaires, mucus, exsudat séro-albumineux, ce dernier élément n'ayant été encore signalé par aucun autre histologiste.

Les formes cellulaires. — Les auteurs ne se sont pas contentés d'étudier les formes cellulaires telles qu'elles se présentent dans les crachats, mais ils ont essayé de justifier par des recherches expérimentales l'interprétation qu'ils ont cru pouvoir donner de ces aspects.

La *cellule bronchique* apparaît dans les crachats rarement sous l'aspect de cellule intacte ; le plus souvent elle apparaît plus ou moins altérée, le protoplasma paraissant disparaître rapidement, et le noyau restant seul visible sous l'aspect d'un réticulum dû à l'augmentation de volume suivie de vacuolisation du noyau de la cellule normale. Ce réticulum du noyau présente d'ailleurs les réactions colorantes métachromatiques du mucus ; en provoquant chez le lapin de la bronchite expérimentale par l'injection de pilocarpine ou de cantharidine, les auteurs ont pu saisir par l'examen des grattages de trachée fraîchement recueillis, l'évolution dégénérative de la cellule bronchique, et comparer aussi leurs résultats avec les recherches faites dans d'autres laboratoires concernant les cellules à sécrétion muqueuse des animaux.

La cellule pulmonaire. — Dans les cas où l'alvéole pulmonaire est intéressée, la cellule de l'alvéole apparaît dans les crachats et s'y présente sous trois aspects. Ou bien elle apparaît sous la forme de cellule jeune, ressemblant à un monomucléaire du sang, ou bien sous l'aspect de macrophage, renfermant du pigment ou simplement vacuolisée, ou bien sous l'aspect de dégénérescence réticulée ayant la réaction métachromatique du mucus. Partant de l'examen comparatif des crachats de malades atteints de pneumonies, de congestions pulmonaires et de frottis de poumon de lapins, les auteurs ont pu ainsi classer ces aspects dont un seul était connu jusqu'ici, l'aspect macrophagique appelé cellule à pigment, cellule cardiaque. La comparaison de ces données avec les recherches déjà faites ailleurs sur les cellules endothéliales pleurales, et sur l'évolution anatomo-pathologique de la pneumonie a montré l'intérêt de cette description des cellules pulmonaires dans les crachats.

L'étude des globules rouges et des leucocytes a donné également d'intéressants résultats. Contrairement aux données classiques les auteurs ont pu démontrer que les polynucléaires neutrophiles manquaient au début des affections aiguës dans les crachats, et que les éosinophiles étaient des éléments rares et caractéristiques des états voisins de l'asthme.

Étude du mucus. — La substance fondamentale du crachat est le mucus. Ses aspects n'avaient jamais été bien précisés. Il se présente soit sous l'aspect hyalin, mis en évidence par sa coloration rougeâtre par le bleu polychrome, soit sous l'aspect fibrillaire. Il existe d'autre part de grands réseaux ayant la réaction du mucus et qui sont dus à l'agglomération de cellules bronchiques dégénérées suivant le mode que nous avons déjà cité; ce sont ces grands réseaux qu'on a faussement pris pour de la fibrine, dont ils n'ont aucune des réactions colorantes.

Étude de l'exsudat séro-albumineux des crachats. — Les auteurs ont pu montrer qu'à côté du mucus il existe un autre élément fondamental des crachats, constitué par une substance séro-albumineuse, qui se présente sous l'aspect de gouttelettes de volume variable, souvent en quantité considérable, formant alors une véritable nappe continue. substance dont la présence ne peut être mise en évidence que par le bleu de Unna, qui leur donne une coloration bleue violette, distincte de la couleur métachromatique du mucus. Cette substance constitue presque à elle seule le crachat d'œdème pulmonaire aigu, et forme associée au mucus hyalin le fond du crachat pneumonique et de congestion pulmonaire, acquérant ainsi une certaine importance diagnostique. Cette substance est identique comme aspect et comme réaction colorante aux exsudats séro-fibrineux de la plèvre et du péritoine, au sérum sanguin, au lactoserum. MM. Bezançon et De Jong ont établi ces faits par de nombreux examens comparatifs de crachats et de différentes substances chimiques.

Leurs examens de crachats, portant sur plus de 200 cas leur ont permis d'autre part en partant des données ci-dessus de donner une description plus précise des crachats au cours de la plupart des maladies des voies respiratoires.

En ce qui concerne le crachat pneumonique notamment ils ont pu montrer que la fibrine en était absente, que les formes leucocytaires et cellulaires n'apparaissaient qu'à la période de résolution ; qu'au début le mucus hyalin et l'exsudat séro-albumineux en étaient les éléments fondamentaux. Le crachat de congestion pulmonaire aiguë leur a montré des aspects identiques, le crachat d'œdème pulmonaire aigu leur a paru exclusivement formé par l'exsudat séro-albumineux. Ils ont pu encore préciser les aspects des crachats de bronchite aiguë, de congestion pulmonaire passive, des états asthmatiques des emphysémateux. Quant à l'étude des crachats tuberculeux au point de vue histo-chimique et cytologique elle est en voie d'achèvement.

L'ensemble de ces recherches dont nous n'avons donné qu'un résumé succinct ont pour but de justifier l'intérêt théorique et pratique de l'examen histo-chimique du crachat.

Le crachat nous apparaît comme un décalque assez fidèle des lésions anatomo-pathologiques broncho-pulmonaires. Il se modifie suivant la profondeur des lésions, suivant la nature aiguë ou chronique des lésions. Ainsi avant que l'examen à l'œil nu puisse nous montrer quelque changement, l'examen microscopique par cette technique et avec ces données pourra par l'apparition des gouttelettes d'exsudat séro-albumineux, ou de nombreuses cellules pulmonaires, nous révéler qu'une bronchite aiguë tend vers la broncho-pneumonie, que tel bronchitique chronique est menacé d'œdème pulmonaire.

M. Fernand Bezançon

et

M. A. Philibert.

DEUXIÈME RAPPORT

RAPPORT SUR L'ACIDO-RÉSISTANCE DU BACILLE TUBERCULEUX

I. — Dans ces dernières années les bactériologistes ont eu tendance à substituer, pour la recherche du bacille de Koch, à la méthode originelle d'Ehrlich des méthodes approchées, moins électives qui exposent à confondre entre eux le bacille de Koch et les bacilles accidentellement acido-résistants.

Ayant employé ces diverses méthodes comparativement, nous avons vu que seule la méthode d'Ehrlich Ziehl mettait à l'abri de toute erreur et encore à condition de pousser plus loin que de coutume la décoloration par l'acide nitrique au 1/5 et surtout de faire suivre la décoloration par l'acide par une décoloration énergique par l'alcool absolu.

Le bacille de la tuberculose humaine, les bacilles bovins et aviaires, le bacille de la pesciaire se comportent de la même façon et sont énergiquement acido et alcoolo-résistants.

Seuls les bacilles jeunes des cultures tuberculeuses homogènes, peuvent ne pas être acido-résistants.

Les bacilles tuberculoïdes (bacilles du beurre, du lait, le thimothée bacille), se comportent comme le bacille de Koch ; au contraire les bacilles qualifiés improprement d'acido résistants trouvés dans les urines et les sérosités, sont en réalité peu acido-résistants, et ne sont pas alcoolo-résistants.

Cette étude conduit à cette conclusion, au point de vue pratique, à toujours décolorer par l'acide nitrique au 1/5 pendant 2 minutes et par l'alcool absolu (5 à 10 minutes).

Armé de ce critérium on voit que le prétendu groupement en bacilles acido-résistants est un groupement factice et qu'il est nécessaire de distinguer :

1° Les diverses variétés de bacilles de la tuberculose ;

2° Les bacilles tuberculoïdes ;

3° Les pseudo-bacilles acido-résistants. Ces bacilles forment un groupe disparate ; la propriété ne s'observe d'ailleurs que dans les milieux organiques, elle disparait sur les cultures et surtout si la technique de décolaration est plus rigoureuse.

II. — La nature de l'acido-résistance du bacille de Koch. Le bacille de Koch ayant une composition chimique très différente de celle des autres bactéries, on a tour à tour incriminé les matières grasses (plus exactement les cires, les acides gras, la cholesterine).

Le protoplasma dégraissé reste acido-résistant. Il semble donc que ce soit la somme des substances contenues dans le corps du bacille qui fasse l'acido-résistance du bacille. La question est loin d'être encore élucidée.

M. Alfred Binet,

(Directeur du laboratoire de psychologie physiologique
à l'École des Hautes Études).

LA MESURE DE L'INTELLIGENCE.

*Méthodes pour connaître le développement intellectuel des jeunes
écoliers, pour reconnaître le·retard intellectuel des anormaux
d'écoles, pour faire le diagnostic différentiel des idiots, imbéciles
et débiles, et enfin pour éclairer certaines questions relatives à
l'expertise médico-légale (1).*

Il n'y a peut-être pas d'expression qui ait été plus souvent
employée en psychologie dans ces dernières années que celle-ci :
la mesure de l'intelligence. On peut mesurer l'intelligence, disent
les uns. L'intelligence ne se mesure pas, disent les autres. D'autres,
mieux avisés, dédaignent ces discussions théoriques, qui ne peuvent
avoir d'utilité que comme introduction à des recherches expérimentales, et qui sont vaines et stériles, quand elles restent théoriques, et ils s'appliquent à résoudre le problème en fait. Les lecteurs
de notre publication *L'année Psychologique*, savent que nous
avons, depuis longtemps déjà, essayé quelques approximations ;
mais elles étaient bien moins étudiées que celles que nous présentons aujourd'hui.

Nous faisons la mesure de l'intelligence au moyen d'une série
de *tests*, dont la hiérarchie constitue ce que nous appelons une
échelle métrique de l'intelligence. Voici l'indication de ces tests,
avec les âges auxquels ils conviennent.

---

(1) Nous avons eu, pour ces études, la collaboration effective du Dr Simon,
médecin-adjoint du service d'admission, à Sainte-Anne.

3 ans.

Montrer, au commandement verbal, son nez, ses yeux, sa bouche.

Sur une gravure présentée, faire l'énumération des objets figurés.

Répéter exactement une série de 2 chiffres prononcés par l'expérimentateur.

Répéter dans les mêmes conditions une phrase de 6 syllabes.

Donner, outre son prénom, son nom de famille.

4 ans.

Indiquer, sur demande, son sexe.

Nommer des objets familiers (clef, couteau, sou) à présentation.

Répéter exactement 3 chiffres.

Comparer deux lignes de longueur inégale et trouver la plus longue.

5 ans.

Comparer deux boîtes de poids inégal (6 et 12 gr.) et trouver la plus lourde.

Copier à l'encre un carré.

Répéter une phrase de 10 syllabes.

Compter 4 sous simples.

Recomposer un jeu de patience en 2 morceaux, formé par un rectangle allongé qu'on a divisé diagonalement en 2.

6 ans.

Répéter une phrase de 16 mots.

Comparer deux figures au point de vue esthétique.

Définir des objets connus par l'usage réel.

Exécuter 3 commissions données simultanément.

Donner son âge.

Faire la distinction entre le matin et l'après-midi.

7 ans.

Trouver les lacunes de figures.
Donner le nombre de ses doigts.
Copier un losange.
Répéter 5 chiffres.
Faire la description d'une gravure.
Compter 13 sous simples.
Nommer 4 pièces de monnaie.

8 ans.

Lecture d'un fait-divers, avec conservation de 2 souvenirs.
Compter 9 sous (3 simples et 6 doubles).
Nommer 4 couleurs.
Compter à rebours, de 20 à 0.
Comparer 2 objets par le souvenir.
Écrire une dictée.

9 ans.

Donner la date du jour d'une manière complète.
Énumérer les jours de la semaine.
Faire des définitions moyennes à l'usage.
Conserver 6 souvenirs, après lecture du fait-divers.
Rendre la monnaie sur 20 sous, après une dépense de 4 sous.
Ordonner 5 poids.

10 ans.

Énumérer les mois.
Nommer les 9 pièces de monnaie.
Construire une phrase et y insérer 3 mots donnés.
Répondre à des questions d'intelligence.
Répondre à une autre série de questions d'intelligence.

11 ans.

Critiquer des phrases contenant des absurdités.
Construire une phrase et y insérer 3 mots donnés.

Trouver plus de 6o mots différents en 3 minutes.
Donner des définitions abstraites.
Recomposer une phrase avec ses mots épars.

12 ans.

Répéter 7 chiffres.
Trouver 3 rimes.
Répéter une phrase de 26 syllabes.
Faire l'interprétation d'une gravure.
Répondre à une question de faits-divers.

13 ans.

Expérience de découpage.
Triangle à compléter.

Au moyen de cette série d'épreuves, nous possédons actuellement un instrument nous permettant de mesurer le développement intellectuel des jeunes enfants, dont l'âge est compris entre 3 ans et 12 ans. Cette méthode nous paraît pratique, commode et surtout rapide. Quand l'on veut savoir sommairement si un enfant a l'intelligence de son âge ou s'il est avancé ou en retard, il suffit de faire avec lui les épreuves de son âge; et l'exécution de ces épreuves ne prend certainement pas plus de 3o minutes, coupées par 10 minutes de repos, si on croit ce repos nécessaire à l'enfant.

Lorsqu'on veut préciser davantage, lorsqu'on a besoin d'une approximation plus grande, on fera beaucoup plus d'épreuves; si l'enfant a 7 ans, on essayera des épreuves de 8, de 9, de 10 ans, par exemple; on pourra aussi à plusieurs jours d'intervalle recommencer des épreuves analogues.

Une question reste à examiner. A quoi servent ces études?

Ceux qui sont au courant des choses de l'enseignement savent de quel intérêt serait une connaissance approfondie du développement intellectuel normal chez les enfants pour organiser un enseignement qui serait sérieusement adapté à leurs aptitudes. Nous avons bien peur que ceux qui ont rédigé les programmes actuellement en vigueur ne soient des lettrés qui ont travaillé sans autres principes que les courtes vues de l'imagination et du bon sens. Le principe pédagogique qui devrait inspirer les rédacteurs de pro-

gramme nous .semble être le suivant : l'instruction doit se faire
constamment dans le sens de l'évolution naturelle de l'enfant, et en
la devançant d'une année ou deux. En d'autres termes, il ne faut
enseigner que ce que l'enfant est mûr pour apprendre ; tout enseignement précoce est du temps perdu, car il n'est pas assimilé.
Nous pourrions en citer un exemple à propos de la date du jour,
qu'on enseigne déjà à la maternelle, et qui n'est. pas connue,
acquise, assimilée avant l'âge de 9 ans. Ceci n'est qu'un exemple ;
mais il est éloquent. Il montre l'erreur de ce qui a été fait jusqu'ici,
il suggère la méthode à suivre pour faire mieux ; méthode moins
littéraire, moins rapide, et même extrêmement laborieuse, car elle
exige qu'on établisse par des recherches soigneuses l'évolution normale de l'intelligence enfantine, afin de conformer à cette évolution,
une fois connue, toutes nos méthodes d'enseignements et tout le
contenu de nos programmes. Si nous sommes parvenus, par ce
travail, à montrer la nécessité d'une large enquête poursuivie d'après
ce plan, nous n'aurons pas perdu notre temps. Mais nous sommes
loin de nous flatter d'avoir amorcé une réforme. Les réformes en
France, ne réussissent que par la politique.

Maintenant, il reste à expliquer les usages de notre échelle
métrique, que nous considérons comme un étalon de l'intelligence
enfantine. A quoi peut servir une mesure de l'intelligence? Sans
doute, on pourrait concevoir beaucoup d'applications possibles de
ce procédé, en rêvant d'un avenir où le milieu social serait mieux
organisé que le nôtre, où chacun travaillerait selon ses aptitudes
reconnues, de manière à ce qu'aucun gramme de force psychique
ne fût perdu pour la société. Ce serait la cité idéale. Elle est encore
loin de nous. Mais il faut rester dans le terre à terre de la vie
actuelle et se montrer positif, puisqu'aussi bien il s'agit d'applications pratiques ; c'est-à-dire de la chose du monde qui est la plus
terre à terre et la plus positive.

Ne parlons point ici des parents, bien qu'un père et une mère,
qui élèvent leur enfant eux-mêmes, qui le surveillent et l'étudient
passionnément, auraient une grande satisfaction à savoir que l'intelligence d'un enfant se mesure et pourraient bien faire très volontiers
l'effort nécessaire pour se rendre compte si leur propre enfant est
intelligent. Nous pensons surtout aux maîtres qui aiment leur profession, qui s'intéressent à leurs élèves et qui comprennent que la

première condition pour bien les instruire est de les connaître. Tous les maîtres d'élite cherchent, plus ou moins heureusement, à se faire une idée de l'intelligence de leurs élèves; mais ils n'ont pas de méthode, et ce n'est pas à l'École normale primaire, ni même à l'École normale supérieure, où les cours de psychologie ont généralement un tour théorique, pour ne pas dire suranné, qu'on leur a appris comment on observe les phénomènes mentaux. Des inspecteurs primaires nous ont signalé bien des fois des instituteurs zélés qui avaient pris l'ingénieuse initiative de composer des portraits psychologiques de leurs élèves. Nous avons parcouru avec intérêt ces collections de portraits; nous avons félicité, encouragé les auteurs, sans leur dire franchement ce que nous pensions, à savoir qu'ils travaillent sans méthode, à peu près comme pourrait le faire de nos jours, un homme très intelligent mais non instruit, qui exécuterait avec des bocaux sales des expériences de bactériologie. Il semble que le procédé le plus simple qui vienne à l'esprit d'un instituteur quand il veut dégager des caractéristiques intellectuelles, ce soit de s'attacher à chacun de ses élèves, et d'accumuler sur sa tête tous les renseignements qu'il peut glaner de ci et de là. Cherchant à faire une étude dont il attend une application individuelle, il se confine dans l'individu. Cela paraît évidemment très logique, très simple. On se propose un but, on y court tout droit. Mais dans les sciences, la ligne droite n'est pas toujours le plus court chemin. Même lorsqu'on ne recherche que les applications individuelles, il vaut mieux faire un détour, aller de l'individuel au général, pour revenir ensuite à l'individuel. Voilà le point précis que nos instituteurs n'ont pas compris, voilà la route qu'ils n'ont pas suivie, la jugeant trop longue; et par conséquent leurs investigations ne profitent qu'à eux, et de plus, elles restent empiriques, à courte vue, arbitraires. En tous cas, nous leur livrons notre méthode, qui a été édifiée sur des faits particuliers, mais généralisés, et qui par conséquent peut et doit rendre service à tout le monde. Nous sommes certains d'avance que beaucoup d'instituteurs désireront en faire usage. Quelques-uns, témoins de nos expériences, et séduits par ce qu'ils en ont vu, ont déjà commencé.

Mais nous sommes d'avis que les plus précieuses applications de notre échelle ne seront pas pour le sujet normal mais bien pour les degrés inférieurs de l'intelligence.

On sait, et nous-même nous l'avons écrit bien souvent, que les aliénistes ne s'entendent pas sur la définition de *l'idiot*, de *l'imbécile* et du *débile*; autant d'auteurs, autant de définitions différentes. De plus, les formules employées, les procédés du diagnostic en usage sont tellement imprécis que l'auteur le plus consciencieux n'est pas certain de rester constamment d'accord avec lui-même. Comment en effet tirer un parti raisonnable de formules de diagnostic, fondées sur des différences de degrés, quand ces différences ne sont pas mesurées? (1)

Enfin la plus grave des critiques qu'on puisse faire à la pratique médicale actuelle, c'est que si par hasard un enfant, normal d'intelligence, est présenté à une clinique, l'aliéniste sera incapable de reconnaître qu'il a affaire à un normal. Il en sera incapable pour une raison bien simple, c'est qu'il ignore, c'est qu'un instituteur ignore aussi. c'est que tout le monde ignore ce qu'il faut d'intelligence à un enfant pour être normal; ajoutons que tout le monde ignore également comment une intelligence individuelle s'étudie et se mesure. Voilà donc une conséquence qui ne manque pas de gravité. Tout enfant que ses parents conduisent à une clinique subit par cela même, aux yeux du médecin, une présomption d'arriération; et si par hasard cet enfant n'est nullement un arriéré, l'aliéniste ne le saura pas, il n'aura même aucun moyen de s'en rendre compte.

« Mais, non dira-t-on, vous faites là des objections échaffaudées sur des cas purement théoriques, des cas possibles mais inventés

---

(1) Il ne faut pas se lasser de critiquer ces formules absurdes que l'on rencontre sous la plume des meilleurs auteurs. « Chez *l'idiot*, nous dit-on, *l'intelligence n'est presque pas développée; elle l'est un peu plus chez l'imbécile.* » Dernièrement des médecins consciencieux ont publié une statistique des débiles légers et des débiles profonds relevés dans des écoles primaires: gravement ils donnent des chiffres de pourcentages. Il y a tant de débiles légers, tant de profonds. Mais à quel signe précis, contrôlable, distingue-t-on cette légèreté, de cette profondeur? Pas un mot! C'est à peu près comme si on disait qu'il y a à Paris 45 p. 100 d'hommes de grande taille, 42 p. 100 d'hommes de petite taille, et qu'on ne définit ni la grande taille ni la petite. C'est comme si la loi de recrutement militaire décidait que pour être enrôlé, le conscrit doit avoir une taille *raisonnable*, quel arbitraire ! Et lorsque ces notions vagues sont accompagnées de chiffres, quel comique ! Ce n'est pas notre faute si en présence de ces graves statistiques médicales nous pensons à Molière.

à plaisir pour soutenir une thèse, des cas qui en réalité ne se sont jamais présentés. Vous ne connaissez pas d'exemple d'une erreur aussi forte. » Il est vrai, répondrons-nous, une forte proportion des enfants qui sont envoyés à l'asile, soit par les parents, soit d'office, sont des déficients accentués, tellement accentués qu'on n'a même pas besoin d'être médecin pour reconnaître qu'ils ne sont pas normaux ; quand un garçon de 7 ans ne sait pas encore s'habiller seul, quand il ne comprend pas la moindre phrase, quand il bave et gâte, le premier infirmier venu, le concierge de l'hospice le reconnaîtront pour *anormal*.

Mais outre tous ces arriérés si gravement atteints, il s'en rencontre d'autres dont la déficience est bien plus légère et le diagnostic bien plus délicat.

L'un de nous a étudié pendant l'année qui vient de s'écouler 25 enfants qui, pour des raisons diverses, ont été admis à Sainte-Anne et internés ensuite à Bicêtre, à la Salpêtrière, ou en d'autres lieux. Il a appliqué sans aucun parti pris à tous ces enfants les procédés de notre échelle métrique, et constaté ainsi que *trois de ces enfants étaient des réguliers de l'intelligence et deux autres étaient même d'une intelligence supérieure d'un an à la moyenne.*

A la réflexion, ces cas ne doivent pas nous étonner ; et il faudrait être peu au courant des questions de médecine mentale pour crier à la séquestration arbitraire. On doit interner un enfant d'intelligence normale, ou même supranormale, s'il a de l'épilepsie ou des impulsions irrésistibles qui constituent un danger pour ses proches ou pour lui-même. Mais il n'en est pas moins vrai que les médecins obligés de faire le diagnostic de ces cas ont été amenés à juger l'état d'intelligence de ces enfants ; et il est bien instructif de constater les erreurs de diagnostic qui ont été commises à ce propos. Pour deux de ces enfants qui étaient réellement des normaux de l'intelligence, nous regrettons d'avoir à dire que le terme de débilité intellectuelle leur a été appliqué sans ménagement. Le troisième normal d'intelligence a reçu le terme véritablement extraordinaire en l'espèce, *d'enfant idiot*. C'est le nommé T... qui est âgé de 7 ans. Un médecin a écrit à son sujet « Idiotie avec accès de colère furieuse. Veut mordre. Ne sait ni lire, ni écrire». Cette dernière mention est un peu trop naïve ; du moment que l'enfant le plus normal ne sait encore ni lire, ni

écrire à 7 ans, s'étonner que le nommé T... qui a précisément 7 ans
soit encore un illettré, c'est à peu près. toute proportion gardée,
comme si on reprochait à un bébé de 3 ans, de ne pas savoir
jouer du piano. Enfin l'un des enfants qui étaient en avance d'intelligence d'un an a été taxé de débile, et quant à l'autre, on ne
s'est pas expliqué sur son niveau intellectuel.

Rien ne démontre donc mieux qu'actuellement avec les procédés dont il dispose, un aliéniste est incapable de doser une intelligence d'enfant.

Montrons maintenant de quelle manière pratique, on devra utiliser
notre échelle. Deux cas sont à distinguer : l'arriéré adulte, et l'arriéré
enfant. Commençons par le plus simple des deux cas; c'est le
premier.

Nous conservons les termes usités d'*idiot*, d'*imbécile* et de *débile*,
mais en leur donnant une définition précise, et une application
possible au moyen des tests de notre échelle. L'idiot est l'être
qui ne peut pas communiquer avec ses semblables par le langage;
il ne parle, et ne comprend pas; il correspond au niveau d'intelligence normale qui est compris entre la naissance et l'âge de 2 ans.
Pour établir un diagnostic différentiel entre l'idiot et l'imbécile il
suffit donc d'employer les tests suivants : 1° donner des ordres
verbaux, comme de toucher son nez, sa bouche, ses yeux; 2° faire
nommer par le sujet quelques objets faciles, familiers, qu'il cherchera et choisira sur une gravure. Ce sont nos tests de l'âge de
3 ans.

La frontière entre l'imbécilité et la débilité n'est pas plus difficile
à établir. L'imbécile est celui qui est incapable de communiquer
avec ses semblables par le langage écrit, il ne peut donc ni lire en
comprenant ce qu'il dit, ni écrire sous dictée ou spontanément de
manière intelligible. On lui appliquera nos deux tests correspondant
à l'âge de 8 ans. Comme il est possible qu'on ait affaire quelquefois
à un illettré par défaut de fréquentation scolaire, on emploiera
plusieurs autres tests, qui sont de 7 ans et de 8 ans; c'est la description des gravures, le fait de compter un mélange de sous simples
et de sous doubles, la copie d'un losange. Toutes ces épreuves
complémentaires rendent très solide la frontière séparant imbécillité
et débilité.

Il reste une dernière frontière à établir, celle qui sépare débilité et état normal. Celle-ci est plus compliquée; nous ne la croyons pas fixe, mais variable selon bien des circonstances. La formule la plus générale qu'on puisse adopter est celle-ci : un individu est normal lorsqu'il peut se conduire dans la vie sans la tutelle d'autrui, qu'il arrive à faire un travail suffisamment rémunérateur pour subvenir à ses besoins personnels, et qu'enfin son intelligence ne le déclasse pas dans le milieu social de ses parents. Il ressort de là qu'un fils d'avocat qui est réduit par son intelligence à la condition de petit employé est un débile; un fils de maître maçon qui reste servant à 30 ans est un débile; un paysan, normal dans son milieu ordinaire des champs, pourrait être débile à la ville. En un mot l'arriération est une notion relative à une foule de circonstances dont il faut tenir compte pour juger chaque cas en particulier.

Par exemple nous pouvons préciser un peu davantage la limite entre la débilité et l'état normal, en envisageant une catégorie spéciale de sujets; nous voulons parler des déficients d'âge adulte, que nous avons eu l'occasion d'observer dans les hospices parisiens, et qui ont été l'objet d'une mesure d'internement. C'est une catégorie spéciale à plusieurs titres, dabord par sa nationalité et sa race, il s'agit de parisiens ou d'individus habitant la région parisienne; ensuite par sa condition sociale, tous appartiennent à la population ouvrière.

La limite que nous posons pour eux ne nous paraît juste que pour eux; nous exprimons toutes réserves pour l'application qu'on en voudrait faire à des sujets de milieux différents.

En étudiant par le menu les facultés intellectuelles de 20 de ces arriérés d'hospice, nous constatons avec intérêt que les facultés intellectuelles des mieux doués ne dépassent pas le niveau normal de 9 à 10 ans, et notre échelle métrique nous fournit par conséquent de quoi élever devant eux une barrière qu'ils ne franchiront jamais. Il y a toutefois une réserve à faire avant de leur appliquer notre échelle métrique, qui a été dressée exclusivement avec des observations de sujets jeunes.

Quelques-uns de nos tests consistent dans des connaissances usuelles, que les jeunes acquièrent assez tard ; ainsi les noms des jours de la semaine et des mois de l'année, les noms des couleurs principales, les noms des principales pièces de monnaie sont des notions que le jeune normal ne possède pas avant 9 et 10 ans. Un

déficient adulte même de degré inférieur, par exemple un imbécile
de 4o ans qui est pour l'ensemble de ses facultés au niveau d'un
enfant de 5 ans, peut souvent nous réciter sans faute les jours et
les mois, nommer les couleurs et les pièces de monnaie, même les
cartes à jouer. A ce point de vue il est certes bien supérieur à un
enfant de 5 ans, et la raison en est qu'à égalité d'intelligence il pro-
fite d'une expérience beaucoup plus longue. Laissons donc de côté
toutes ces notions usuelles qui ne peuvent pas trouver d'utilisation
ici. Il reste 5 ou 6 épreuves fondamentales exprimant uniquement l'intelligence, ce sont ces épreuves là qui peuvent être
considérées comme formant pour la population ouvrière de Paris
et des environs la frontière du débile et du normal. Ces épreuves
sont : 1° l'ordination des poids ; 2° la réponse aux questions de
compréhension difficile ; 3° la construction d'une phrase contenant
3 mots donnés ; 4° la définition de termes abstraits ; 5° l'interprétation de gravures.

Nos arriérés d'hospice ont pu arriver à réaliser quelques-uns de
ces tests mais jamais un seul ne les a réalisés tous, ni même 3.
Or, ce n'est pas un succès spécial localisé qui a de l'importance pour
diagnostiquer un niveau d'intelligence ; tout notre travail nous a
démontré que l'intelligence se mesure par une synthèse de résultats ;
nous espérons donc que nous ne ferons aucune précision dangereuse en admettant que les 6 épreuves précédentes arrêteront tous
les débiles et qu'on est un adulte normal à la condition de réussir
une majorité de ces épreuves, soit au moins 4.

Pour nous, tout sujet appartenant à la classe ouvrière de la région
parisienne est normal dès qu'il a satisfait à cette condition de l'examen de l'intelligence. Bien entendu l'épreuve atteste seulement
qu'il est à un niveau suffisant pour pouvoir vivre en dehors de
l'hospice, et ce niveau peut coexister avec une instabilité très accentuée ou avec des impulsions irrésistibles ou encore avec d'autres
symptômes pathologiques assez graves pour nécessiter son internement.

Le niveau d'un sujet arriéré étant déterminé, chacun peut con-
jecturer combien d'avantages on tirera de cette détermination pour
le traitement pédagogique de ce malade et pour la mesure des
progrès qu'on obtiendra.

D'autres recherches qui sont un peu différentes seront également

facilitées par cette mesure de l'intelligence ; ainsi l'étude céphalo-
métrique des relations des fonctions mentales avec le développe-
pement cranien gagnera en valeur quand on saura préciser un
degré d'intelligence ; les autopsies deviendront bien plus probantes
quand l'étude anatomo-pathologique du cerveau sera éclairée par
une étude de psychologie quantitative qui aura été faite sur le vivant.
Nous nous contentons de ces allusions, nous reviendrons ailleurs
sur toutes les conséquences de ce diagnostic des états inférieurs de
l'intelligence chez les adultes et nous montrerons comment le diagnostic peut être même perfectionné par l'établissement de plusieurs
sous-degrés dans l'idiotie, l'imbécillité et la débilité.

Passons au cas où l'arriéré est un sujet jeune, en cours de développement mental. L'être que nous avons à juger a par exemple
8 ans. Le problème se complique ; on ne peut pas se contenter de
classer cet enfant comme si c'était un adulte, dans un groupe spécial d'arriérés, sans tenir compte de son âge et de tout ce que cet
âge comporte de devenir. S'il a 8 ans, on n'a pas le droit de le
considérer comme un imbécile pour cette raison unique qu'il ne
sait pas lire ; un normal de 8 ans ne sait pas lire non plus, et on
n'aura jamais la tentation de faire de ce dernier un imbécile. Pour
établir le diagnostic d'un anormal jeune, nous sommes obligés de
tenir compte de deux éléments: son âge et son niveau intellectuel.
Mais comment combiner ces deux éléments ? On ne le saura d'une
manière certaine que lorsqu'une large expérience nous aura appris
enfin ce que nous ne savons pas encore : comment se développent
un idiot, un imbécile, un débile, et *quel pronostic comporte un
retard de tant, avec un âge de tant*, recherche de prime importance qui était impraticable jusqu'ici puisqu'on ne faisait que de
l'empirisme et qu'on ne pouvait se rendre compte des progrès
mentaux des arriérés.

Le procédé de classement que nous préconisons ne peut être que
provisoire. Nous avons cherché à le rendre aussi simple que possible. En examinant le tableau de nos expériences sur les normaux,
nous remarquons qu'un retard intellectuel d'un an est si fréquent
qu'il en devient insignifiant ; on ne peut y attacher aucune valeur
particulière. Au contraire le retard de 2 ans est assez rare, il ne se
rencontre que dans la proportion de 5 p. 100. Admettons que ce

retard seul a une signification péjorative; admettons que toutes les
fois qu'il se présente, la question se pose de savoir si l'enfant est
un anormal de l'intelligence et dans quelle catégorie·on doit le
placer.

Cette première détermination étant faite, et on voit son extrême
facilité, on rangera l'enfant dans la catégorie à laquelle il appartient par son développement actuel. Ainsi l'idiotie correspond à
un développement qui va de o à 2 ans; l'imbécillité va de
2 ans à 7 ans; la débilité commence à partir de 7 ans. Toutes
les fois qu'en déduisant le retard d'un enfant de son âge réel
on tombe dans l'une de ces catégories on y classe l'enfant.
Par exemple le sujet B. qui a 7 ans d'âge et 5 ans de retard, et
présente par conséquent le développement d'un enfant de 2 ans,
se trouve à la limite entre l'idiotie et l'imbécillité; B. R. qui a
13 ans d'âge, 7 ans de retard et par conséquent 6 ans de développement est un imbécile qui voisine la limite de la débilité, Lav,
qui a 9 ans d'âge, 4 ans de retard et 5 ans de développement est
en plein dans l'imbécillité.

Il est entendu que ces diagnostics ne valent que pour le moment
présent. Tel qui est un imbécile aujourd'hui, peut devenir débile
par les progrès de l'âge, au contraire rester un imbécile toute sa
vie. On n'en sait rien, le pronostic est réservé.

Il est une troisième classe d'anormaux dont il nous reste à parler, ce sont les anormaux d'école; ils ne diffèrent des anormaux
d'hospice que par un état moins accentué d'arriération ou d'instabilité. Nous pourrions donc nous borner à dire que les mêmes
méthodes de diagnostic leur sont applicables qu'aux anormaux
d'hospice, si la nécessité de confier leur recrutement à des personnes qui ne sont point des professionnels de l'aliénation ne nous
obligeait pas à simplifier les procédés dont on doit se servir
pour les reconnaître dans la foule des enfants normaux d'école au
milieu desquels ils sont confondus. En un livre récent (1), nous
avons donné une définition toute pratique de l'anormal d'école en
admettant que c'est celui qui accuse un retard de 3 ans dans ses

(1) Les enfants anormaux : Paris 1907, Colin éditeur; préface de M. Léon
Bourgeois.

études, sans avoir l'excuse d'une fréquentation irrégulière de l'école. Cette formule est suffisante le plus souvent pour guider le diagnostic pédagogique ; mais il arrive quelquefois qu'on manque de renseignements sur la scolarité d'un enfant, surtout s'il sort d'une école congréganiste, ou bien de plusieurs écoles laïques où il n'a fait que passer. Dans ce cas, l'examen de l'instituteur peut faire constater la valeur de son retard scolaire, mais on hésite sur l'interprétation de ce retard, et on se demande si c'est bien par défaut de scolarité ou si ce ne serait pas aussi par défaut d'intelligence qu'il a été retardé. L'examen intellectuel permet d'éviter ce doute ; et nous avons l'habitude de rechercher comment l'arriéré qui est candidat à une classe de perfectionnement se comporte avec notre échelle métrique. Évidemment — et disons-le de la manière la plus expresse — notre examen d'intelligence ne suffit pas pour savoir qu'un enfant est anormal, on peut être des moins brillants à cet examen d'intelligence et cependant suivre à l'école les cours de son âge ; quand on suit les cours de son âge on est protégé contre tout soupçon d'arriération.

Nous envisageons uniquement une situation où des doutes planent sur les causes du retard scolaire, et dans ce cas, lorsqu'au retard scolaire grave vient s'ajouter un retard intellectuel qui est grave aussi, c'est une raison suffisante pour envoyer l'élève à la classe de perfectionnement. Ainsi, dans des opérations récentes de recrutement, nous avons examiné une vingtaine d'enfants que leur maître proposait pour cette classe ; les renseignements de scolarité nous paraissaient assez vagues pour la plupart d'entre eux ; trois de ces candidats n'avaient qu'un retard intellectuel d'un an ; nous les avons renvoyés à l'école ordinaire, ne dirigeant vers la classe de perfectionnement que ceux dont le retard intellectuel était égal ou supérieur à deux ans.

Il suffira en terminant ce mémoire de faire une très brève allusion à l'estimation de la *responsabilité pénale* ; là aussi notre échelle métrique pourra rendre des services. Le problème de la responsabilité pénale, tel qu'il se pose actuellement devant les tribunaux est des plus complexes et a donné lieu récemment à quelques discussions qui sont surtout curieuses par l'attention qu'on a portée aux mots plutôt qu'aux choses. Nous n'avons guère la place ici de faire les distinctions multiples qui seraient nécessaires pour éclaircir la position de la question. Il suffira de remarquer que dans certains cas les médecins experts ont à donner leur avis sur le degré d'intelligence d'un accusé, et que suivant leur point de vue familier qui consiste à distinguer santé et maladie, ils se préoccupent de savoir si l'accusé doit entrer ou non dans le groupe des débiles. Il est bizarre qu'aucun autre critérium qu'une impression subjective ne puisse les guider à l'heure actuelle.

Ils jugent avec leur bon sens seulement, ce qui suppose que le bons sens est une qualité une, et distribuée uniformément ; nous leur proposons expressément de faire usage des 6 tests de frontière que nous avons décrits plus haut. Par l'emploi méthodique de ces tests ils arriveront à des conclusions précises et contrôlables qui ne pourront que rehausser dans l'esprit des juges la valeur des expertises médico-légales des aliénistes.

Ces exemples auxquels nous pourrions en ajouter tant d'autres (1), montrent que les méthodes de mesure de l'intelligence individuelle n'ont pas seulement un intérêt de spéculation ; par l'orientation, par l'organisation de toutes ses recherches, la psychologie a fourni, nous ne dirons pas pour la première fois, mais bien d'une manière plus positive que dans tout autre circonstance, la preuve qu'elle est en passe de devenir une science d'utilité sociale.

---

(1) Signalons un dernier exemple : la recherche de la débilité intellectuelle chez les jeunes conscrits au moment de leur incorporation. Cette recherche se fait en Allemagne. Jusqu'ici, elle était négligée en France. Sur notre demande, le Ministre de la Guerre a bien voulu mettre la question à l'étude et nous avons tout lieu de croire qu'une solution interviendra dans un bref délai.

M. Marcel Brillouin,

(Professeur au Collège de France).

Recherches sur les irrégularités du géoïde

Le baron R. Eötvös, professeur à Buda-Pesth, a montré en 1896 (Ann. de Wiedemann) comment on peut mesurer quatre des dérivées secondes du potentiel de l'attraction terrestre au moyen d'une balance de torsion de grande sensibilité. Il a exposé le principe de la méthode et indiqué les résultats obtenus dans un rapport au Congrès de physique de 1900 (t. III, p. 371). Dès 1899, j'avais entrepris la construction d'un appareil fondé sur le principe inventé par M. Eötvös, mais en modifiant la construction de manière à rendre les mesures quatre ou cinq fois plus rapides, avec la même sensibilité, grâce à l'emploi d'un système de lecture des angles fondé sur les propriétés des cristaux (C. R., t. 137, p. 786) qui permet de mesurer la seconde d'arc avec des dimensions restreintes. L'appareil mesure seulement deux des dérivées secondes, celles qui définissent l'ellipticité du géoïde en chaque point, c'est-à-dire la différence $\frac{1}{R_1} - \frac{1}{R_2}$ des inverses des rayons de courbure principaux R_1, R_2, du géoïde et l'orientation de chacun d'eux.

Transporté en Espagne en août 1900, au sommet du Puy-de-Dôme en juin 1903, étudié au laboratoire et progressivement amélioré dans l'intervalle, l'appareil était en bon état, lorsque, au commencement de 1906, j'appris que le tunnel du Simplon serait laissé libre pendant cinq jours pour la mesure d'une base par la Commission géodésique suisse. Par l'entremise de M. Ch.-Ed. Guillaume, je fus autorisé à profiter de l'interruption des travaux pendant ces cinq journées pour faire des mesures d'ellipticité du géoïde dans le tunnel du Simplon. Malgré des difficultés particulières de travail dans le tunnel, et un peu de temps perdu pour fixer la technique spéciale, et éviter de gêner la Commission géodésique dans ses travaux, malgré la durée du transport dans ce tunnel long de 20 kilomètres, j'ai pu en 83 heures de présence, réparties sur six journées, effectuer des mesures en 19 stations distribuées assez régulièrement dans l'intérieur du tunnel.

Pour fournir un renseignement d'intérêt un peu général, les résultats bruts des mesures doivent subir d'importantes correc-tions. C'est aux calculs numériques, longs et compliqués, néces-saires pour ces corrections qu'a été consacrée une partie de la subvention accordée par la Caisse des Recherches scientifiques; les calculs ont été faits en double par M. Kannapell à titre de contrôle de ceux que j'ai faits moi-même. On en peut trouver tout le détail dans les Mémoires des savants étrangers à l'Académie des sciences (Ch. XII et suiv.). Je me contenterai d'en rapporter ici le résultat final, en reproduisant le tableau XI du mémoire, qui donne les rayons de courbure tels qu'ils seraient si on avait fait chaque mesure dans une chambre sphérique, c'est-à-dire tels qu'ils étaient dans la montagne même avant le percement du tunnel.

TABLEAU DES DEUX RAYONS DE COURBURE PRINCIPAUX
DE LA TERRE, DANS L'INTÉRIEUR
DE LA MONTAGNE LE LONG DE L'AXE DU TUNNEL.

Chambre	R_1	R_2	Azimut de R_1
I	6210	6560	+ 56°
II	6360	6400	— 41°
IV	5050	6870	— 1
V	5040	6890	— 23
VI	5730	7170	— 27
VII	5840	7030	— 14
VIII	5950	6870	— 13
XI	6010	6800	— 21
XII	5860	6990	— 5
XIII	6290	6470	+ 40
XIV	6140	6640	— 2
XV	6220	6530	— 14
XVI	6240	6540	+ 58
XVII	6140	6680	+ 24°
XVIII	6230	6540	+ 79°

Les chambres sont numérotées à partir de Brigue ; la première
est à 600 mètres de l'entrée du tunnel ; elles se succèdent de kilomètre en kilomètre. Les azimuts sont comptés à droite du tunnel.

La comparaison sommaire avec la carte géodésique montre que
ces grandes variations de courbure sont en relation avec le relief
des montagnes dans la région ; mais la comparaison exacte exige
des mesures et des calculs bien loin d'être achevés.

Recherches entreprises.

1° Calcul des actions de tout le massif montagneux en chaque
station, au moyen de règles divisées et de cercles gradués que j'ai
fait construire spécialement dans ce but ;

2° Perfectionnements de détail à diverses parties de l'appareil —
pour améliorer l'achromatisme des franges qui servent aux pointés ;
— pour améliorer la protection contre les inégalités de température — etc. ;

3° Construction d'un autre appareil pour la mesure des deux
autres dérivées séparément suivant le principe indiqué dans le
mémoire p. 16. C'est à cette construction que sera consacrée la
plus grosse partie de la subvention ;

4° Reprise d'un appareil léger à flexion de lame de quartz pour
la mesure directe de g, dont j'avais commencé l'étude avec une
petite subvention de l'Association géodésique en 1903. L'appareil
a été transporté en Savoie cet été, et j'ai étudié les retards d'élasticité de la lame, et l'action de la chaleur. Des modifications de
détail sont étudiées cette année ;

5° Adaptation d'un baromètre de gravité, genre Mascart, à l'exécution de mesures de la gravité en ballon libre, suivant un projet
mûri depuis plusieurs années.

M. Calmette,

(Professeur à la Faculté mixte de médecine et de pharmacie, directeur
de l'Institut Pasteur de Lille).

I

Recherches expérimentales sur la tuberculose.

Les recherches expérimentales que j'ai poursuivies en 1907 sur
la tuberculose ont eu pour objet :

1° La détermination des conditions d'infection par les voies
digestives ;

· 2° La suite des essais de vaccination par ces mêmes voies digestives, à l'aide de bacilles tuberculeux atténués ou modifiés ;

3° Le diagnostic clinique et expérimental de la tuberculose par
la nouvelle méthode que j'ai appelée « ophtalmo-réaction ».

Dans un mémoire publié en *juin* dans les *Annales de l'Institut
Pasteur* et qui résume de longues séries d'expériences faites en
collaboration avec *C. Guérin* et *M. Breton*, j'ai précisé la technique grâce à laquelle on peut *toujours* provoquer chez les animaux
l'infection tuberculeuse à la suite d'une seule ingestion de matière
infectante convenablement préparée. J'ai montré en particulier
que, pour réaliser sûrement cette infection, il est essentiel que les
bacilles virulents soient en état d'émulsion très finement divisée,
tels qu'ils se trouvent normalement dans les crachats ou dans le lait
provenant de sujets tuberculeux.

J'ai montré, en outre, que les lésions présentées par les animaux,
à la suite de cette infection par les voies digestives, sont surtout
ganglionnaires et *pulmonaires* comme l'avait déjà constaté M. Chauveau dans des expériences datant de 1868 à 1872, trop oubliées
depuis par la plupart des expérimentateurs.

Ces lésions n'intéressent que très exceptionnellement l'intestin, la rate ou les autres viscères abdominaux, mais elles s'accompagnent quelquefois de localisations diverses telles que orchites ou arthrites tuberculeuses et, plus fréquemment, d'adénopathies trachéo-bronchiques uni ou bi-latérales.

Mes expériences permettaient en outre de reconnaître : .

1° Que les bacilles tuberculeux tués par la chaleur ou par macération dans l'alcool, et les bacilles privés de leur enveloppe cirograisseuse, sont toxiques lorsqu'on les fait absorber par le tube digestif ;

2° Que les mêmes bacilles traités par diverses substances chimiques ou tués par la chaleur peuvent, lorsqu'ils sont absorbés par le tube digestif à doses minimes et à intervalles suffisamment éloignés, conférer aux animaux une résistance marquée à l'infection virulente.

Continuant la série d'expériences que j'avais entreprises en 1905 et 1906 avec C. Guérin sur la vaccination des bovidés par les voies digestives, j'ai réuni dans un autre mémoire, publié en juillet par les *Annales de l'Institut Pasteur*, quelques-uns des résultats qu'il m'a paru possible de faire connaître immédiatement afin de susciter leur contrôle.

Ces résultats se rapportent à 12 bovidés dont 7 paraissaient bien vaccinés contre l'infection tuberculeuse par les voies digestives et qui furent tous éprouvés par une ingestion virulente. Celle-ci contamina les 5 témoins qui réagirent au bout d'un mois à la tuberculine, tandis qu'aucun des vaccinés ne présenta de réaction. Après 8 mois, ces derniers étaient encore indemnes.

D'autres expériences relatées dans le même mémoire, nous devions conclure :

1° Que, chez les bovidés *jeunes* ou *adultes* (et il en est probablement ainsi dans l'espèce humaine), la gravité des infections tuberculeuses dépend du *nombre des microbes absorbés*, de l'adaptation de ceux-ci à l'organisme infecté (autrement dit de leur *virulence*) et de la *fréquence des contaminations ;*

2° Qu'*une seule infection*, même relativement massive, mais restée unique, *peut guérir* ;

3° Que toute infection *guérie* ou dont la guérison est rendue probable par l'absence de la réaction à la tuberculine, paraît conférer à l'organisme une résistance marquée à l'égard de nouvelles infections ;

4° Qu'il est impossible de fixer actuellement la durée de cette immunité, mais qu'elle persiste chez les bovins éprouvés depuis huit mois ;

5° Que la cohabitation libre et continue des animaux vaccinés avec des animaux porteurs de lésions tuberculeuses ouvertes pourra seule nous fournir à ce sujet des données précises.

Ces conclusions ont été confirmées depuis par d'autres expériences actuellement en cours et qui portent, cette fois, sur *88 bovidés*, dont 50 sont soumis à une épreuve d'infection par cohabitation dans une étable spéciale, construite toute exprès à l'Institut Pasteur de Lille. 20 autres bovidés vaccinés par les voies digestives depuis un an sont laissés en cohabitation libre dans deux exploitations agricoles dont les propriétaires ont bien voulu se charger de nous les conserver.

Enfin 18 bovidés, également vaccinés par les voies digestives, sont conservés par nous pour être suivis au point de vue de la durée de leur immunité. 6 d'entre eux ont déjà subi (3 après 8 mois, 3 après 1 an), avec plein succès l'épreuve par injection *intraveineuse* d'une dose de virus tuberculeux d'origine bovine qui a tué deux témoins (par granulie aiguë) en 28 et 30 jours.

Quels que puissent être les résultats définitifs de la méthode de vaccination instituée et étudiée par nous, il est évidemment nécessaire d'être fixé d'abord sur sa valeur pratique et ensuite sur son applicabilité à d'autres espèces animales.

Nous avons commencé à l'expérimenter sur une série de 16 singes et nous nous proposons d'étendre ces expériences à l'espèce porcine en nous attachant à préciser au moyen du *porc*, dont on connaît la grande sensibilité aux deux tuberculoses bovine et humaine, les questions relatives à la transmission héréditaire de la tuberculose et de l'immunité antituberculeuse.

*
* *

Parallèlement aux essais qui précèdent, et guidé d'une part par mes études antérieures sur l'action locale des venins et des toxines microbiennes sur les muqueuses, d'autre part par les travaux de Von Pirquet sur la cuti-réaction à la tuberculine, j'ai entrepris, indépendamment de Wolff-Eisner (de Berlin) et simultanément avec lui, d'appliquer au diagnostic précoce de l'infection tuberculeuse la méthode nouvelle à laquelle j'ai donné le nom d'*ophtalmoréaction*. Le principe de cette méthode consiste à instiller sur l'œil des sujets (homme ou animal) suspects de tuberculose, une goutte d'une tuberculine spécialement préparée par précipitation à l'alcool des cultures de tuberculose. Si le sujet est porteur de lésions tuberculeuses, celles-ci fussent-elles tout au début de leur évolution active, la conjonctive oculaire et la caroncule rougissent et restent rouges pendant 24 à 48 heures, sans qu'il se produise d'ailleurs aucun autre phénomène tel que fièvre ou douleur. Par contre, si le sujet est sain, aucune réaction n'est observée.

Aussitôt que j'eus publié, en juin dernier, les premières observations cliniques et expérimentales faites avec cette réaction, les médecins et chirurgiens des hôpitaux l'employèrent et on peut affirmer déjà qu'elle a fait ses preuves de fidélité et d'innocuité. On l'utilise maintenant sur une large échelle dans tous les services hospitaliers et le nombre des observations confirmatives relatées dans la presse scientifique depuis moins de six mois dépasse *vingt mille*.

L'intérêt qu'elle présente est considérable parce qu'elle permet de révéler la nature exacte de lésions quelconques, pulmonaires, ganglionnaires, osseuses, etc... supposées tuberculeuses. Elle constitue le meilleur procédé de diagnostic auquel on puisse actuellement recourir, dans les familles par exemple, pour sélectionner les enfants sains des enfants déjà atteints des germes de la tuberculose, ou pour écarter d'emblée de la conscription les sujets qu'il y aurait danger à recevoir soit dans l'armée, soit dans la marine.

La plupart des études cliniques et des recherches expérimentales qui se rapportent à cette question du diagnostic précoce de la tuberculose ont été publiées par moi même ou par mes élèves dans une série de travaux dont voici la liste :

1° *Calmette*. — Un nouveau procédé de diagnostic de la tuberculose chez l'homme : *l'ophtalmo-réaction à la tuberculine. Comptes rendus de l'Académie des sciences*, 17 juin 1907.

2° *Calmette*. — Sur le diagnostic précoce de la tuberculose par l'ophtalmo-réaction. *Comptes rendus de l'Académie des sciences*, 29 juillet 1907.

3° *Calmette, M. Breton et G. Petit*. — Étude expérimentale de l'ophtalmo-réaction à la tuberculine. *Comptes rendus de la Société de biologie*, 12 octobre 1907.

4° *Calmette, M. Breton. Painblan et G. Petit*. — Utilisation pratique de l'ophtalmo-réaction pour le diagnostic de la tuberculose chez l'homme. *Presse médicale*, 13 juillet 1907.

5° *Calmette*. — Prophylaxie de la tuberculose infantile par la recherche de l'ophtalmo-réaction. *La Clinique*, 16 août 1907.

6° *Léon Petit (de Lille)*. — L'ophtalmo-réaction à la tuberculine, thèse publiée chez Masson, éditeur, novembre 1907.

II

Recherches sur l'épuration biologique et chimique des eaux d'égout.

Les travaux poursuivis par M. *Calmette* et ses collaborateurs MM. *Rolants, Boullanger, Constant et Massol* en 1907 ont été réunis dans un troisième volume publié par la Caisse nationale des Recherches scientifiques (Masson, éditeur, 120, boulevard Saint-Germain) en janvier 1908.

Après l'exposé de nouvelles et nombreuses expériences effectuées tant à la station expérimentale de *la Madeleine* qu'à *l'Institut*

Pasteur de Lille, on trouvera résumés dans cet ouvrage tous les documents relatifs aux études récemment entreprises sur le même sujet en *Angleterre*, en *Allemagne* et aux *États-Unis*.

M. Calmette y précise l'état actuel de nos connaissances sur la question si controversée des fosses septiques, surtout en ce qui concerne l'assainissement des immeubles isolés ou faisant partie d'agglomérations urbaines où il existe un réseau d'égouts.

Le public et même les municipalités de quelques villes importantes ont trop souvent commis l'erreur de croire, sur l'affirmation de certains constructeurs, que les fosses septiques représentent un moyen économique et efficace d'*'épuration* pour les matières de vidange. Or il est maintenant bien établi que ces fosses n'*épurent* jamais ; elles se bornent, quand elles fonctionnent bien, à solubiliser les matières en suspension dans les eaux-vannes. L'épuration de ces matières, c'est-à-dire leur transformation en ammoniaque et en nitrates — autrement dit leur *minéralisation* — ne peut s'accomplir qu'à la surface d'un sol perméable ou sur un lit bactérien, à la faveur d'actions microbiennes *aérobies*.

Les liquides évacués par les fosses septiques sont toujours et rapidement *putrescibles*. On ne peut donc pas tolérer leur déversement direct dans les cours d'eau. On ne peut davantage tolérer leur rejet dans les égouts, parce qu' aussitôt dilués ils fermentent en dégageant des produits gazeux malsains ou gênants pour le voisinage (hydrogène sulfuré et hydrogène carboné).

Il faut donc, pour les raisons qui précèdent, proscrire l'usage des fosses septiques dans les villes. Il faut les proscrire aussi parce qu'elles présentent, au point de vue des risques de la contamination du sous-sol, les mêmes dangers que les fosses fixes.

En revanche, elles peuvent être utilisées très avantageusement dans les campagnes, dans les villages et les petites agglomérations où le tout-à-l'égout n'est pas applicable, mais *à la condition qu'on épure aussitôt les liquides qui s'en échappent, soit par irrigation culturale (non potagère), soit par déversement intermittent sur un lit bactérien convenablement construit.*

On trouvera dans cet ouvrage toutes les indications nécessaires pour réaliser pratiquement et scientifiquement l'épuration biologique ou chimico-biologique des eaux d'égout. Les dispositifs à adopter varient suivant la composition et la nature de celles-ci, et il est indispensable d'en faire l'étude avant d'élaborer un projet d'assainissement.

Plusieurs chapitres exposent en détail une foule de faits nouveaux relatifs au mécanisme de l'épuration aérobie, au colmatage des lits bactériens de contact ou des lits à percolation, à l'élimination des boues, à la désinfection de l'eau épurée et au prix de revient des installations biologiques.

D'autres indiquent comment il convient de traiter les eaux rési - duaires de certaines industries, particulièrement celles des usines à gaz et des raffineries d'huile minérale.

D'autres enfin font connaître les progrès de l'épuration biologique en France, en Allemagne, en Angleterre et aux États-Unis.

L'ouvrage est illustré de 5o figures ou plans qui en facilitent la lecture et qui permettront aux municipalités comme aux ingénieurs sanitaires de choisir, suivant les circonstances et les conditions locales, le système qui répond le mieux à leurs besoins.

M. le Dr Capitan,

(Chargé de cours au Collège de France).

La subvention qui m'a été accordée le 24 juin 1907 avait pour but de me permettre d'exécuter en divers points de la France des recherches sur *l'évolution de l'industrie humaine à travers diverses époques paléolithiques*. Je me proposais surtout de chercher à élucider certains points d'évolution industrielle, dans ses rapports avec la stratigraphie, qui sont actuellement fort discutés. Ces recherches peuvent se résumer succinctement comme il suit. Plusieurs ne sont d'ailleurs pas complètement terminées. Il y aurait grand intérêt à pouvoir les continuer.

I

En Dordogne.

A. — Avec le concours de mon dévoué collaborateur et ami Peyrony, j'ai d'abord continué les fouilles importantes que nous avons depuis assez longtemps déjà entreprises à la Ferrassie, commune du Bugue (Dordogne). Nous avons surtout porté nos investigations sur les couches profondes un peu négligées jusqu'ici, faute de fonds. Nous y avons recueilli une industrie très primitive acheuléenne, où se rencontrent des coups de poing, associés à des éclats retouchés du type moustérien grossier. Il semble bien que ce sont là les traces des plus anciens habitants de la vallée. Au-dessus, nous avons déjà signalé la présence de l'industrie moustérienne typique se modifiant peu à peu et arrivant à l'industrie dite aurignacienne. Il y a donc là une évolution industrielle très longue et successive dont le début remonte à l'acheuléen que nous avons pu reconnaître, en passant ensuite par le moustérien, puis l'aurignacien pour arriver enfin à une *culture* solutréenne assez nettement caractérisée. Là nos fouilles sont loin d'être terminées, mais arrêtées faute d'argent.

B. — Divers sondages que nous avons pratiqués dans les abris de Saint-Cirq, admirablement exposés, ont pourtant été négatifs.

C. — Dans la même région, aux abris de la Combe, des fouilles d'étude nous ont fourni la stratigraphie suivante :

A la base, une couche acheuléenne très typique avec coups de poing. Au-dessus, une couche stérile qui représente le moustérien et à laquelle se superpose une couche aurignacienne caractéristique. Voici donc un nouvel exemple qui indique bien l'évolution de l'aurignacien, succédant aux industries très primitives, nettement antérieur au solutréen et n'ayant rien à faire avec le magdalénien. Là encore une fouille un peu étendue fournirait certes d'importants résultats.

II

Dans le Gard.

La découverte des industries les plus anciennes a été faite dans le Gard par M. Dumas, de Baron (Gard). Mais nos observations communes sur place m'ont permis de fixer divers faits assez obscurs. Les fouilles ont porté en divers points des environs de Baron (Gard), à Rivières, à Foissaguet (le long du Bourdic), à Aubussargues, à Fontarèches, et à Saint-Privat-de-Chanclos.

Sans entrer dans des détails que nous réservons pour la publication de mémoires complets, nous dirons que d'une façon générale, avec des variantes locales, nos fouilles et recherches répétées nous permettent d'affirmer l'existence à la base de tous ces gisements, soit dans des sables rouges, soit dans des argiles, d'une industrie morphologiquement acheuléenne ancienne, presque chelléenne où les coups de poing sont rares. Les quelques spécimens que nous avons recueillis sont souvent fort grossiers. Avec ces pièces, nous avons toujours recueilli, et en très grand nombre, des disques souvent grossiers, parfois assez fins, soit très petits soit assez volumineux, puis des lames, quelques racloirs ou perçoirs.

Dans certains gisements, les coups de poing eux-mêmes font défaut et, *fait nouveau* que nous indiquons ici de façon précise, l'industrie acheuléenne prend un facies tout local et inédit, du fait de l'abondance des disques et de l'absence des coups de poing. Nous insistons sur l'importance de cette constatation. Les pièces sont fort souvent en quartzite.

Au-dessus de ces couches à industrie grossière (acheuléenne très vraisemblablement) peut-être même chelléenne, nous avons toujours rencontré une industrie toute différente. Les pièces sont ordinairement en silex. Elles sont du type moustérien le plus net, souvent même fort jolies : racloirs, pointes, perçoirs, coupoirs, petits disques fins, se rencontrent en fort grand nombre.

Il y a donc là une démonstration nouvelle de la superposition stratigraphique de deux niveaux géologiques et archéologiques d'âges différents et avec des facies très spéciaux, le chelléen ou acheuléen, et le moustérien ; le passage industriel est nettement caractérisé.

III

Dans la Somme.

On sait que l'étude stratigraphique, paléontologique et archéologique des graviers de la Somme présente une extrême difficulté. Avec M. Commont nous avons pu pratiquer à Belloy (Somme) une importante fouille qui nous a permis de préciser quelques points de l'évolution industrielle encore mal étudiée dans les couches correspondant au quaternaire supérieur et inférieur.

On sait que les graviers de la Somme sont couronnés de masses importantes d'argile. La moitié supérieure constitue la terre à briques (employée industriellement pour faire des briques). La moitié inférieure, au contraire, forme l'ergeron qui, lui même, repose sur une argile sableuse rouge à laquelle font suite les graviers moyens, situés au-dessous. Or, une observation minutieuse et la récolte d'abondantes pièces *in situ* au cours des multiples et importants sondages, nous ont démontré que, tandis que les haches polies ne se rencontrent qu'à la surface de la terre à briques, il peut exister dans les zones supérieures de cette terre à briques une industrie néolithique *sans haches polies* mais avec tranchets et pics (c'est en somme l'industrie campignyenne classique).

Au contraire la partie inférieure de la terre à briques renferme une industrie à facies nettement magdalénien. Enfin si l'on descend encore, on trouve dans l'ergeron une zone de petits graviers renfermant, comme ces recherches semblent l'établir, une industrie moustérienne pure ; mais à ce point de vue également de nouvelles recherches devront être entreprises pour fixer ce fait nouveau. Enfin sous l'ergeron, les sables argileux rouges renferment la belle industrie acheuléenne d'une perfection de taille remarquable, dite du type de la Micoque.

Voilà donc un ensemble d'observations intéressant qui montre l'évolution successive de l'industrie, d'âge en âge, du néolithique à l'acheuléen, en un point limité de la vallée de la Somme. Chaque ensemble de types industriels caractéristiques des divers âges qui se sont succédés en ce point se trouve placé à des niveaux archéologiques définis et toujours les mêmes.

C'est là un exemple absolument typique de l'intérêt de ces observations qui permettent de saisir sur le vif l'évolution industrielle dont les modalités sont ainsi distinctement séparées et régulièrement superposées suivant leur âge.

IV

Dans la Meurthe-et-Moselle.

Aux environs de Nancy, les observations faites avec M. Beaupré sont moins avancées. Cependant elles nous ont permis d'établir de façon très nette l'existence d'un niveau acheuléen sous-jacent à une couche néolithique. La culture, mélangeant et brassant les produits industriels de ces deux époques si éloignées l'une de l'autre, il était intéressant d'établir cette distinction stratigraphique qu'on observe d'ailleurs dans nombre d'autres régions.

L'industrie acheuléenne est assez particulière. Les pièces, d'ailleurs toujours rares, sont taillées dans des quartzites brunâtres. Ce

sont quelques très rares coups de poing, fort typiques d'ailleurs,
des disques, des pointes et des racloirs. Cette curieuse industrie est
très analogue à celle des environs de Toulouse. Chose curieuse,
elle ressemble beaucoup aussi à l'industrie similaire d'Amérique
signalée depuis longtemps déjà par Wilson. .

V

Dans la Vienne.

J'ai pu continuer et préciser mes observations déjà anciennes aux
environs de Châtellerault (Vienne). Dans le gisement classique de
la Navelière (tout comme aux environs de Nancy) j'ai retrouvé la
couche archéologique quaternaire qui, au sommet de ce plateau,
se trouve sous 3o à 4o centimètres de terre arable. Dans cette terre
arable, il n'y a que du néolithique. Il faut aller chercher dans la
profondeur le paléolithique. Il se présente sous forme d'une remarquable industrie acheuléenne assez ancienne. Les coups de poing
n'y sont en effet pas rares; les disques fréquents et les pièces d'usage
plus ou .moins bien retouchées innombrables. Les pointes et
racloirs du type du moustier y sont extrêmement rares. J'ai pu
recueillir également des pièces à divers stades de fabrication qui
constituent une série fort intéressante au point de vue de l'étude de
la technique du travail chez les acheuléens.

VI

Dans l'Aisne.

Aux alentours de Lizy-sur-Ourcq (Aisne) nos études ont porté
sur une autre manifestation industrielle. Avec mon collaborateur
dévoué, M. Reynier, j'ai pu observer sur place et recueillir des spécimens nombreux d'un très curieux faciès industriel qu'on pourrait
dénommer, comme l'avait fait jadis notre regretté ami Salmon.
l'outillage de fortune. Les habitants néolithiques de ces lieux se

contentaient, dans beaucoup de circonstances, d'employer presque
le premier caillou venu pour exécuter tel ou tel travail. Cet outil,
façonné très facilement, était rejeté après un emploi très court et
immédiatement remplacé par un autre. C'est ce qui explique
l'extrême abondance de ces pièces. En général, elles sont constituées
par un fragment de silex ordinairement assez volumineux brisé
naturellement ou cassé par l'homme préhistorique. Une pointe de
ce fragment ou un bord ayant paru commode pour exécuter tel ou
tel travail, l'homme préhistorique aménageait d'abord la pierre de
façon à pouvoir l'empoigner sans se blesser. Il frappait, éclatait
et souvent écrasait les parties coupantes qui auraient pu entamer la
main tandis qu'il laissait le tranchant vif ou la pointe aiguë à la
partie destinée à travailler. Parfois cette partie active (coupante,
raclante, piquante, ou percutante) était avivée par des retouches.
En tous cas la pièce servait en général peu de temps.

Ces curieuses particularités ressortent très nettement de l'étude
des multiples pièces que nous avons recueillies.

C'est encore là un chapitre intéressant de l'évolution industrielle
que nous aurions d'ailleurs besoin de compléter.

Ainsi qu'on a pu le voir, ces diverses études, en des parties très
différentes de la France, nous ont permis de constater des faits
nouveaux, grâce à la subvention qui nous avait été accordée et
que nous nous sommes efforcés d'employer au mieux des études
générales.

M. Chauveau,

(Professeur au Muséum d'histoire naturelle).

La subvention attribuée à M. A. *Chauveau*, pour continuer ses études antérieures, devait être consacrée, d'une part à la détermination des caractères de la dépense d'énergie qu'entraîne, chez l'animal sain ou malade, l'ensemble des activités fonctionnelles constitutives de la *vie*, d'autre part à l'accroissement de nos connaissances sur un certain nombre d'importantes questions, encore très obscures, de la physiologie et de la pathologie cardiaques.

Sur le premier point, les recherches de M. Chauveau étaient engagées dans l'étude de deux sujets principaux :

1° La théorie du rendement mécanique des muscles et des moteurs animés ;

2° La théorie de l'alimentation.

Il n'a pas été possible de s'occuper du premier sujet, malgré son importance et le grand intérêt attaché aux déterminations déjà commencées, qui doivent permettre d'établir les lois des transformations énergétiques qu'entraîne l'exercice du travail musculaire. Mais cette laborieuse étude a dû être ajournée, faute de l'assistance d'un personnel suffisant et parce qu'il y fallait un trop coûteux complément de l'outillage spécial consacré aux expériences, plus particulièrement à celles qui devaient porter sur le travail d'ensemble du moteur animé.

Quant au deuxième sujet visé, qui consistait surtout dans la comparaison de la dépense énergétique suscitée par l'assimilation des trois grandes catégories d'aliments, albuminoïdes, graisses et hydrates de carbone, le temps a manqué pour engager à fond les études extrêmement longues et compliquées que ce sujet réclame. Elles exigeaient, en effet, des conditions particulières d'outillage calorimétrique, dont la réalisation a été entravée par l'usure et surtout l'insuffisance des installations électriques du laboratoire. Il a fallu remédier tout d'abord à cette insuffisance. Mais on vient seulement d'en avoir raison, et le long programme des expériences à exécuter est loin d'être épuisé.

Dans le domaine de la physiologie et de la pathologie cardiaques, les travaux effectués ont pu, au contraire, être poussés jusqu'au point d'aboutir au but qu'ils s'étaient proposé.

Ainsi, pour ne citer que les faits les plus importants auxquels l'auteur s'était attaché, il n'y a plus à douter de l'influence aspiratrice exercée par la systole ventriculaire, sur le sang veineux versé dans l'oreillette droite, agrandie par le déplacement de la valvule tricuspide qui en forme alors le plancher et qui est tirée du côté de la cavité du ventricule, par la rétraction des piliers ou muscles papillaires du cœur.

Il n'y a pas à douter davantage de l'action que ces organes spéciaux du muscle cardiaque exercent, pendant la *pause ventriculaire*, dans la production des chocs partiels surajoutés à la pulsation cardiaque essentielle et dans celle des souffles présystoliques accidentels, qui ont fait croire faussement à l'existence de rétrécissements temporaires, de l'orifice mitral. Les souffles présystoliques en question siégent, en réalité, à l'orifice aortique. Il a été démontré expérimentalement que les vibrations de la veine fluide qui engendre ces souffles se révèlent spontanément dans les graphiques où s'inscrivent les indications d'une petite ampoule exploratrice, placée entre les sigmoïdes aortiques. Dans certaines conditions, ces valvules deviennent fugitivement insuffisantes sous l'influence des mouvements partiels qu'effectuent les piliers du ventricule gauche pendant la période présystolique.

La grande valve mitrale, qui sépare l'un de l'autre les deux orifices du ventricule, reçoit, en effet, de ces mouvements, des tractions qui retentissent sur celui de l'aorte et peuvent y modifier l'adaptation réciproque des trois valvules sigmoïdes.

En tout cas, l'insuffisance temporaire de ces valvules, isochrone à la présystole, est un fait expérimentalement établi. Cette démonstration fournit à la clinique et à la physiologie pathologique du cœur un document positif de grande valeur pour l'étude critique du *faux rétrécissement mitral*.

Il convient d'exposer brièvement les études expérimentales qui ont servi à l'établissement de ces propositions.

Les phénomènes actifs de la *pause ventriculaire*, de même que

l'important fait de l'aspiration ventriculo-auriculaire ont été mis
pour la première fois en évidence dans les recherches cardiographiques initiales entreprises par l'auteur, avec la collaboration de
Marey. Mais ce n'était là qu'une vague ébauche, qui serait restée
lettre morte si elle n'avait été complétée par de nouvelles expériences. L'auteur les a entreprises et réalisées, en continuant à se
servir de l'*exploration intérieure* du cœur par la méthode Chauveau
et Marey.

Ces expériences ont donné un caractère de complète certitude
aux faits qu'il s'agissait de contrôler, faits qui dépendent tous plus
ou moins directement d'une intervention active des muscles papillaires. On ne pouvait plus nier, après ces expériences, la dépression
que ces muscles papillaires concourent à produire, pendant la systole ventriculaire, dans la cavité de l'oreillette, dont ils abaissent
le plancher formé par la valvule tricuspide tendue alors en travers
de son orifice, comme il a été dit ci-dessus. Il n'était pas permis
davantage de se refuser à admettre les brefs ébranlements locaux
que la contraction des dits muscles papillaires peut imprimer, en
diverses régions, à l'organe central de la circulation, pendant la
diastole ventriculaire, tout particulièrement au commencement et à
la fin de cette période, soit avant, soit pendant, soit surtout après
la systole de l'oreillette.

Les résultats de ces expériences, les anciens comme les nouveaux,
sont restés jusqu'à présent inédits. La divulgation en est nécessaire.
Mais il est impossible de les exposer sans la reproduction des
nombreux graphiques où les faits se traduisent. Il n'en peut donc
pas être question dans ce rapport, qui n'admet pas de figures. Ces
études seront publiées *in extenso* dans un mémoire spécial.

Mais une grave question se pose au sujet de la valeur et de la
signification de ces études. On doit se demander si les susdits phénomènes placés sous la dépendance du jeu des valvules auriculo-
ventriculaires, ou plutôt des piliers musculaires auxquels est reliée
la face extérieure de ces valvules, sont bien exactement déterminés,
dans leurs caractères et leur mécanisme, par les expériences de
cardiographie intérieure où ces phénomènes se sont révélés.

En effet, on peut toujours objecter que la présence des appareils
explorateurs dont la méthode nécessite l'introduction dans les cavités
du cœur est capable d'en troubler le fonctionnement. L'objection,

tout spécieuse qu'elle soit, devait être écartée. Il était donc indiqué de chercher si les dits phénomènes se traduisent aussi dans les graphiques obtenus avec *l'exploration cardiaque extérieure.*

C'était surtout pour le plus important de ces phénomènes, l'aspiration ventriculo-auriculaire, c'est-à-dire l'action aspiratrice qu'exerce le ventricule au moment où il remplit son rôle de pompe foulante, que toutes réserves devaient être faites.

Ces réserves étaient d'autant plus légitimes que l'auteur lui-même, dans une première série d'études expérimentales datant de 1858, avait situé l'aspiration intra-auriculaire au début de la diastole des ventricules. Il l'attribuait alors à la traction excentrique que subit le myocarde relâché, du fait de la mise en jeu préalable de l'élas- ticité pulmonaire par la rétraction systolique des cavités ventri- culaires. Quand il fut démontré, en 1860, par les graphiques de Chauveau et Marey, que l'aspiration auriculaire essentielle est syn- chrone avec la systole ventriculaire, d'autres physiologistes invo- quèrent encore l'intervention de l'élasticité du poumon, pour expliquer le mécanisme du phénomène.

Or, l'élasticité du poumon ne joue aucun rôle dans l'aspiration dont l'oreillette droite est le siège. En effet, cette aspiration continue à se manifester quand, la poitrine ayant été largement ouverte sur les sujets d'expériences, les poumons affaissés sont dans l'impossi- bilité d'exercer aucune influence sur le cœur. L'auteur a pu constater alors que l'ampoule de l'oreillette droite subit, dans les expériences de cardiographie, chez les sujets ainsi préparés, la même dépression que chez les sujets normaux, pendant la systole ventriculaire. Les recherches actuelles ont ajouté de nouveaux documents à ceux qui ont été déjà publiés. Mais ces documents, qui consistent tous en graphiques, ne pouvant, pas plus que les précédents, trouver place dans ce rapport, seront exposés dans une publication spéciale.

Ces expériences ne réunissent pas, du reste, les conditions voulues pour écarter l'objection soulevée tout à l'heure. puisqu'on a continué à y avoir recours à la méthode de *l'exploration intérieure.* Mais elles nous procurent le précieux avantage de savoir que la supression de la loge pulmonaire du cœur, pour la mise à nu nécessaire à *l'explo- ration extérieure directe* de l'organe, n'empêche pas la production du phénomène de l'aspiration ventriculo-auriculaire. Il nous est ainsi prouvé qu'il n'est pas inutile de s'assurer si la dépression qui se manifeste dans la cavité de l'oreillette droite, au moment de la systole ventriculaire, ne serait pas l'effet d'un trouble provoqué par la présence des ampoules exploratrices de la pression à l'intérieur des cavités cardiaques.

Aussi préalablement renseigné, on a procédé à l'institution des expériences où la *cardiographie extérieure* devait être employée pour rechercher si l'aspiration ventriculo-auriculaire existe réellement. Les mêmes expériences se prêtaient également à la détermination de l'existence réelle des signes locaux d'activité partielle constatés, dans les graphiques de la pression intracardiaque, pendant la *pause ventriculaire*. Il s'agit, rappelons-le, des phénomènes d'apparence insolite qui ont été considérés comme des témoins de l'action isolée des muscles papillaires s'exerçant sur les orifices des ventricules par l'intermédiaire des cordages tendineux qui unissent ces muscles papillaires aux festons des valvules tricuspide et mitrale.

Les sujets sont préparés aux expériences comme dans les cas où l'on se propose d'observer tout simplement le cœur à nu. Ils sont, d'une part, insensibilisés et immobilisés par la section atloïdo-occipitale de la moelle épinière, d'autre part soumis à la respiration artificielle. Suivant le but visé et l'espèce de mammifères choisie pour l'expérience, on couche les sujets sur le dos ou sur l'un des côtés, soit le gauche, soit le droit.

On a soin de ne point ouvrir le péricarde. La transparence des parois permet de suivre de l'œil tous les mouvements du cœur et d'appliquer avec précision, par l'intermédiaire de l'enveloppe péricardique, à la surface du myocarde, les appareils explorateurs chargés de recevoir et de transmettre toutes les pressions qui s'y répercutent.

Ces appareils transmetteurs dérivent tous des cardiographes ou sphygmographes à transmission de Marey. On en a employé de plusieurs formes et de toutes sensibilités.

Divers procédés d'application ont été mis en œuvre. C'est quand les appareils sont maintenus directement par une main bien exercée qu'on obtient les meilleurs graphiques.

Ces appareils ont été conjugués le plus souvent deux à deux : ventricule droit et ventricule gauche ; oreillette droite et oreillette gauche ; oreillette et ventricule du cœur droit ; oreillette et ventricule du cœur gauche.

On a aussi conjugué à trois ces appareils : un sur l'oreillette droite et un autre sur chacun des deux ventricules.

C'est la combinaison ventricule droit et oreillette droite qui a été le plus souvent employée. Elle a donné les plus remarquables résultats, en ce qui concerne le phénomène de l'aspiration ventriculo-auriculaire, c'est-à-dire la démonstration du rôle de pompe double, aspirante et foulante, rempli par le ventricule pendant sa systole. Des graphiques recueillis, comme de ceux obtenus avec la *cardiographie intérieure*, il ressortait, en effet, que, du même coup, cette systole rétrécit la cavité du ventricule et agrandit celle de l'oreillette. Le rétrécissement ventriculaire et l'accroissement de pression dont il s'accompagne *refoule* le sang dans le système artériel pulmonaire. L'agrandissement de l'oreillette, par l'abaissement du plancher que forme alors à sa cavité la tricuspide, tendue en travers de l'orifice auriculo-ventriculaire, s'accompagne au contraire d'une dépression d'où résulte l'*appel* ou l'*aspiration* du sang des veines afférentes.

Jamais cette dépression ne manque de se manifester dans les expériences de *cardiographie extérieure*. Il est toujours possible d'en obtenir la révélation dans les graphiques, avec des détails plus ou moins nuancés, suivant les conditions d'application des explorateurs. Mais ici encore, il n'est pas possible de fournir une description complète des résultats. Elle sera introduite dans un mémoire particulier, où tous les types de graphiques obtenus seront fidèlement reproduits. Bornons-nous à dire, pour le moment, que la simple vue des leviers des deux appareils récepteurs, conjugués avec les transmetteurs appliqués sur le cœur, suffit à la démonstration de la dépression auriculaire synchrone avec l'accroissement de la pression provoqué dans le ventricule par son état systolique. Selon la position respective des appareils, les deux leviers s'éloignent ou se rapprochent l'un de l'autre à chaque systole ventriculaire.

Tels sont, en gros, les précieux enseignements fournis par la *cardiographie extérieure*, sur l'importante question de l'existence et du mécanisme de l'aspiration ventriculo-auriculaire.

La *cardiographie extérieure* a permis de mettre aussi en évidence les accidents graphiques qui dénotent de fugitives activités dans les muscles papillaires pendant la *pause* ou l'état de relâchement des ventricules. Le fait ne peut malheureusement être exposé sans les preuves, c'est-à-dire les graphiques, à l'appui. On se borne à le signaler.

En terminant, l'auteur de ces recherches a le devoir d'annoncer. qu'il a eu l'occasion d'étudier un cas d'*ectopie* complète du cœur chez un sujet de l'espèce bovine. L'organe était situé tout entier hors de la poitrine, dans le fanon, vaste pli de peau que les sujets bovins présentent en avant du poitrail. Dans la poche péricardique qu'il occupait sous la trachée, on pouvait saisir cet organe entre les mains et en sentir les moindres battements. C'était donc un cas exceptionnellement favorable à l'étude du cœur soustrait à l'influence de l'élasticité pulmonaire, se prêtant admirablement à la *cardiographie extérieure directe*.

L'emploi qu'on en a fait a donné de remarquables et très suggestifs graphiques, d'autant plus précieux qu'ils ont été recueillis dans des conditions absolument physiologiques, c'est-à-dire sur un sujet en parfait état de santé. Dans ces graphiques, les phénomènes actifs de la *pause* ventriculaire et l'aspiration ventriculo-auriculaire surtout se révèlent avec la plus instructive netteté. La publication qui en sera faite prochainement, sorte d'illustration de la méthode de *cardiographie extérieure directe*, constituera une très utile contribution à la physiologie normale et pathologique du cœur.

M. le Dr Henri Claude,

(Professeur à la Faculté de médecine de l'Université de Paris,
médecin des hôpitaux).

Poursuivant nos recherches sur la pathogénie de l'épilepsie et
sur les méthodes de traitement qui peuvent découler d'une notion
bien établie de l'origine des accès épileptiques nous avons, dans le
cours de cette année, tenté de nouveaux essais de sérothérapie.
Pour certains auteurs, l'épilepsie est la conséquence d'une auto-
intoxication, non par les poisons fabriqués par les divers organes,
mais par le système nerveux lui-même. L'épileptique détruirait ses
cellules nerveuses par un processus de neurolyse conditionné par
la présence dans le sang d'une alexine thermolabile et d'une sensibilisatrice. Normalement, ces antisensibilisatrices sont en quantité
suffisante pour neutraliser l'effet des premières, mais chez l'épileptique l'abaissement de la proportion de sensibilisatrice serait fréquent et engendrerait la crise, qui serait l'expression de la destruction, de la neurolyse des éléments histologiques.

Il n'est pas douteux, et nous avons pu le vérifier dans plusieurs
cas, que le sérum des épileptiques a des propriétés histolytiques
très particulières, et que la résistance globulaire est chez eux
souvent amoindrie. Mais peut-on en inférer qu'il existe une
neurolyse paroxystique? La démonstration est impossible à fournir
et l'on ne peut raisonner à cet égard que par analogie.

Néanmoins nous avons cherché à provoquer chez divers animaux
la production d'une antisensibilisatrice dans l'espoir d'obtenir un
sérum, susceptible de renforcer l'antisensibilisatrice de nos épileptiques. Nous avons tenté deux séries d'expériences. Dans la première série nous avons injecté du sérum d'épileptique à des animaux
pour provoquer chez eux l'apparition d'antisensibilisatrices. Mais
dans ces tentatives on rencontre une difficulté provenant de la
nécessité d'injecter à fortes doses des sérums aux animaux, dans le
péritoine, pour avoir un effet toxique et une production d'antitoxine.
Or, les saignées sont très mal supportées par les épileptiques, et

nous avons dû renoncer à faire des prises de sang de plus de 100 centimètres cubes.

En injectant ainsi de petites doses on n'arrive pas à créer chez les
animaux une modification utilisable du sérum. Dans une autre série
d'expériences encore en cours nous cherchons à produire un sérum
neurotoxique chez des animaux par l'injection rejetée dans le péritoine de substance nerveuse pour les accoutumer à produire l'antitoxine et plus tard nous voudrions reprendre l'injection de sérum
d'épileptique chez les animaux entraînés, au préalable, en quelque
sorte. Nous estimons toutefois que de semblables expériences ne
pourront donner des résultats que chez les animaux voisins de
l'espèce humaine, et nous pensons que ces études devront être
reprises chez des singes pour qu'on puisse être fixé sur la valeur de
la méthode.

Les résultats peu encourageants obtenus dans la voie de la
méthode sérothérapique nous ont invité à persister dans les
recherches que nous avions déjà entreprises sur les processus d'auto-
intoxication dans l'épilepsie, par l'insuffisance fonctionnelle des
glandes vasculaires sanguines. Nous avons déjà signalé antérieurement la grande fréquence des lésions de l'une ou l'autre de ces
glandes suivant les cas et nous avons insisté particulièrement sur
les altérations de l'appareil thyro-parathyroïdien, et sur les phénomènes compensateurs que l'on observe du côté de certaines glandes
(surrénales, hypophyse, par exemple) dans les cas de troubles
fonctionnels des autres.

Au point de vue expérimental, M. Alquier, qui a entrepris des
recherches dans notre laboratoire, a pu se rendre compte que
l'extirpation des parathyroïdes produit des accidents nerveux, indépendamment de l'état du thyroïde, dans un laps de temps variable,
environ quarante-huit heures après l'opération. Dans les cas où
les parathyroïdes sont enlevées, une à une, à de longs intervalles,
de manière à se rapprocher le plus possible des conditions de la
clinique humaine, on n'observe pas d'accidents toxiques ; les
accidents convulsifs aigus apparaissent dès que l'insuffisance glandulaire a atteint un degré excessif ou bien à l'occasion d'une cause
d'intoxication telle que la grossesse. Ces accidents consistent essentiellement en convulsions et en contractions atteignant les gros
muscles du tronc et de la racine des membres, ressemblant aux

crises d'épilepsie ou d'éclampsie, jamais analogues à celles de la
tétanie humaine. L'opothérapie thyroïdienne ou parathyroïdienne
exercent l'une et l'autre une influence sédative sur les accidents,
mais elles ne peuvent que retarder la mort sans arriver à l'éviter.

La genèse des accidents observés est complexe. Les ablations,
soit du thyroïde, soit des parathyroïdes, sont suivies d'albuminuries
et de lésions hépatorénales analogues à celles de l'urémie et de
l'éclampsie, pouvant si l'animal survit, devenir chroniques. Ces
lésions et l'albuminurie apparaissent même dans les cas où l'opération a été faite aseptiquement. Des recherches ultérieures montreront s'il existe des lésions du système nerveux.

L'hypertrophie compensatrice des glandes internes et les relations
qui les unissent aux autres ont fait l'objet également de nombreuses
recherches dans notre laboratoire. Cette hypertrophie a été étudiée
en laissant, lorsqu'il s'agissait d'organes multiples, un ou plusieurs
de ces organes en place, pendant qu'on détruisait les autres. Cette
étude a permis de tenter la première description de l'hypertrophie
fonctionnelle des parathyroïdes. Elle a montré en outre, chez le
chien adulte, l'indépendance anatomique complète des deux
appareils thyroïdien et parathyroïdien, l'absence de transformation
de l'un dans l'autre.

Pour les surrénales l'hypertrophie compensatrice, après ablation
de l'une d'entre elles, produit des modifications du même ordre
que celles observées par de nombreux auteurs dans diverses intoxications.

Pour ce qui est des relations unissant entre elles les diverses
glandes à sécrétion interne, on observe, après les opérations portant
sur l'appareil thyro–parathyroïdien, chez le chien, des modifications de l'hypophyse et des surrénales analogues à celles qu'on
voit dans les intoxications, et qui ne paraissent pas indiquer nécessairement une suppléance fonctionnelle.

De toutes ces constatations expérimentales comme des faits
anatomiques qui nous ont montré chez des sujets succombant dans
un état de mal épileptique très analogue aux convulsions des
animaux parathyroïdectomisés, des lésions destructives manifestes
de deux parathyroïdes sur trois, nous avons cru être autorisés à
conclure que s'il y a véritablement une neurolyse dans l'épilepsie,
celle-ci n'est pas primitive mais dépend d'une autotoxhémie, dont

la cause doit être cherchée dans une insuffisance fonctionnelle de certains organes à fonction antitoxique. Mais nous croyons que suivant les cas il faut mettre en cause des organes différents et nous tendons à admettre que l'état épileptique est conditionné chez certains malades par l'insuffisance thyroïdienne ou thyro-parathyroïdienne, chez d'autres par l'insuffisance hypophysaire, chez quelques-uns par la dysharmonie dans les relations réciproques de ces diverses glandes.

Tant que l'organisme ne présente pas de causes d'auto-intoxication sérieuse provenant du tube digestif, du foie, du rein, d'une infection ou toxi-infection, d'une fatigue, etc., ces organes bien qu'insuffisants conservent encore leur action protectrice ; mais qu'un de ces facteurs d'intoxication vienne à prendre une importance nouvelle, la crise épileptique se produit traduisant la défaillance de la défense antitoxique. Enfin si l'un de ces organes est complètement détruit, l'état de mal épileptique apparaît. Il est bien entendu qu'il faut tenir compte aussi dans l'épilepsie dite idiofaltique, d'une certaine aptitude convulsive provoquée par des lésions encéphalo-méningées souvent très minimes ou un certain nervosisme héréditaire.

Cette conception nous a conduit à instituer chez nos épileptiques à côté d'un régime qui diminuerait les causes d'intoxication, un traitement par les diverses glandes qui nous paraissaient d'après l'étude clinique être en état d'insuffisance (thyroïde, parathyroïde, hypophyse, etc.). Souvent c'est par tâtonnements après une série d'essais que nous nous sommes arrêtés à l'emploi de certaines glandes de préférence à une autre. Nous ne pensons pas néanmoins qu'il faille s'en tenir dans une maladie comme l'épilepsie à une thérapeutique purement physiologique. Il est nécessaire de s'occuper aussi de diminuer l'irritabilité spéciale de l'écorce cérébrale et des divers centres réflexes.

C'est pourquoi afin d'éviter l'emploi des préparations à base de brome dont l'action sur les centres nerveux n'est pas sans inconvénients, nous avons entrepris l'étude expérimentale des sels de magnésium qui nous ont donné des résultats fort intéressants. Nous les emploierons bientôt chez nos malades simultanément avec l'opothérapie glandulaire. Mais déjà, sans vouloir être très affirmatifs sur une question de thérapeutique qui est encore à l'étude, nous possédons pour une série de malades des indications qui nous encouragent nettement à poursuivre nos recherches dans la voie que nous venons de signaler.

M. Cornil,

(Professeur à la Faculté de médecine de l'Université de Paris)

et

M. le Dr Coudray.

I. — Ostéomes musculaires. (Étude expérimentale et histologique.)

Les nombreux travaux publiés depuis une dizaine d'années sur les myostéomes traumatiques ont projeté une grande lumière sur la structure de ces productions, mais ils ont toutefois laissé en suspens la question d'origine du tissu osseux de ces tumeurs aux dépens du tissu conjonctif des muscles ou de la fibre musculaire transformée.

Les auteurs ont repris les expériences déjà anciennes de Berthier (1894) avec un procédé différent, et ont provoqué la formation d'ostéomes intra-musculaires en transplantant au sein des muscles de la jambe des fragments de périoste pris sur le tibia de chiens. Examinant les pièces dès les premiers jours, ils ont noté l'apparition du tissu osseux au huitième jour, dans le tissu conjonctif hypertrophié et multiplié qui entoure la greffe périostique. Quant aux fibres musculaires, objet d'un traumatisme plus ou moins considérable par le fait de l'introduction du fragment périostique, elles subissent diverses dégénérescences, mais elles ne prennent aucune part à la genèse du tissu osseux.

Dans l'une des pièces expérimentales, une altération spéciale de la fibre musculaire a été notée, c'est une fibrillation consistant en une perte de la substance musculaire, mais jamais cette lésion n'a semblé être le point de départ d'un retour à l'état embryonnaire de la fibre, état embryonnaire pouvant favoriser l'ossification directe de cette fibre ainsi transformée. Les auteurs estiment donc que cette dernière manière de voir émise par Brewig, d'après une seule observation, et qui a reçu en France une faveur exagérée, n'est pas fondée. Si ce processus existe, il ne devrait en tout cas être considéré que comme exceptionnel. Les auteurs ont fait les mêmes constatations sur trois pièces relatives à des myostéomes traumatiques extirpés chez l'homme.

II. — *Quelques variétés d'ostéomes et d'exostoses, envisagées particulièrement au point de vue anatomo-pathologique.*

Après avoir examiné quelques ostéomes rares (intestin, mamelle). les auteurs étudient avec soin la structure des *exostoses ostéogéniques*, et en particulier le mode suivant lequel le tissu osseux naît à la face profonde du cartilage qui recouvre la surface de ces exostoses ; ils montrent que le périoste se prolonge à la surface de ce cartilage en lui formant un véritable périchondre. De la description résulte que les cellules osseuses des lamelles naissantes ne proviennent pas des cellules cartilagineuses, pâles et atrophiées, mais des cellules conjonctives des espaces médullaires qui bordent ces lamelles, cellules conjonctives qui deviennent ostéoplastes. Tous ces détails sont indiqués sur les figures.

Les auteurs décrivent aussi une forme d'ostéome, observée au niveau de l'extrémité inférieure de l'humérus, provenant d'une opération de M. Lucas-Championnière ; ce cas avait donné lieu à des difficultés d'interprétation : tumeur blanche, ostéososcome. Dans ce cas il s'agit d'une exostose ou mieux *exostose-parenchymateuse, sans cartilage.*

Parmi les *ostéomes de la face*, les auteurs rapportent un nouveau cas de l'affection curieuse et rare désignée par Virchow du nom de leontiasis ossea, et à laquelle celui d'ostéome diffus de la face et du crâne conviendrait. Dans ce fait observé par M. Cornil, à Grenade, en 1902, le tableau est complet : l'ostéome envahit non seulement les maxillaires supérieur et inférieur, mais le frontal et les temporaux, comme sur la pièce merveilleuse qui est au musée Dupuytren. Les auteurs rappellent un examen histologique fait par M. Cornil sur une pièce due à M. Le Dentu et d'après laquelle il pourrait exister dans ces tumeurs des éléments qui rappellent le sarcome. Dans le cas de M. Le Dentu à la vérité il n'y avait pas la généralisation des ostéomes à tous les os de la face et à ceux du crâne. Le type de l'affection ne serait donc pas unique.

A propos de l'*exostose unguéale*, les auteurs affirment que d'après leurs examens, le cartilage signalé par quelques-uns à la surface de l'exostose est rare, et lorsqu'il existe, il est d'origine périostique imitative.

Enfin les auteurs rappellent les principaux faits tirés de leur récent mémoire sur les *myostéomes traumatiques et expérimentaux*, pour dire que leurs expériences n'ont nullement pour but de venir à l'appui de la théorie périostique de ces ostéomes, théorie qui est en défaut, pour une catégorie très nombreuse d'ostéomes musculaires.

M. le Dr Courmont,

(Professeur à la Faculté mixte de médecine et de pharmacie de Lyon, médecin des hôpitaux).

Mes recherches ont été entièrement consacrées à la *tuberculose*. J'ai mis sur le chantier des expériences sur la *vaccination antituberculeuse*. Elles m'ont déjà donné des résultats encourageants. Je ne puis, néanmoins, les publier dès maintenant. Plusieurs années sont nécessaires pour juger une pareille question. Mon maître et collègue, le Prof^r Arloing (nous avons d'ailleurs fait en commun quelques expériences parallèles) connaît ces premiers résulats et m'encourage vivement à continuer ces essais.

En attendant, j'ai pu tirer de mes expériences des conclusions fort intéressantes sur la *pénétration des bacilles de Koch à travers la peau saine (pénétration transcutanée)*. J'ai publié, sur ce sujet, différents mémoires, avec la collaboration de deux de mes élèves, le Dr Lesieur, agrégé, médecin des hôpitaux, chef de travaux de mon laboratoire, et le Dr André (au point de vue anatomo-pathologique). En voici l'énumération :

Société de biologie, 22 juin et 6 juillet 1907.

Association internationale de la tuberculose. — Vienne, sept. 1907.

Congrès d'hygiène. — Berlin, septembre 1907.

Journal de physiologie et de pathologie générale, novembre 1907.

Je joins, à ce rapport, les épreuves (1) de ce dernier mémoire qui condense tous les autres. On pourra y voir la quantité d'animaux utilisée, dont certains fort coûteux (veaux). Ces expériences ne constituent qu'une partie de mes travaux de 1907 sur la tuberculose ; les autres sont en cours.

---

(1) *Journal de physiologie et de pathologie générales* (novembre 1907. IX).

Le meilleur résumé de ce mémoire est contenu dans les conclusions qu'il suffit de citer mot à mot.

Il en résulte que :

1° Le bacille de Koch traverse aisément la peau saine, rasée, épilée, s'il est suffisamment virulent ; *conclusion importante au point de vue hygiénique* ;

2° La peau peut ne conserver absolument aucune trace du passage des bacilles. Il se produit alors, chez le lapin par exemple, une *tuberculose pulmonaire dont la porte d'entrée* (cutanée, fort éloignée) *est impossible à découvrir. C'est là un côté fort intéressant de la question très actuelle de l'origine non aérogène de la tuberculose pulmonaire* ;

3° Lorsque le bacille est peu virulent, les lésions peuvent s'arrêter aux ganglions voisins ; c'est la *reproduction des lésions scrofuleuses humaines*, dont la porte d'entrée cutanée est ainsi démontrée ;

4° Lorsqu'il se produit des lésions cutanées, on obtient la reproduction des lésions humaines de *tuberculose verruqueuse.*

En somme : un point de vue hygiénique (le danger des inoculations transcutanées, par rasage par exemple, sans trace du passage à travers la peau), un point de vue étiologique (origine cutanée possible de la tuberculose pulmonaire), et la reproduction expérimentale de deux lésions locales humaines (scrofule, tuberculose verruqueuse), tels sont les résultats de mes expériences de 1907.

Pour la partie relative à mes expériences de vaccination, je ne puis encore rien conclure. Il faut multiplier ces essais, et *sur le veau.*

M. le Dr Coÿne,

(Professeur à la Faculté mixte de médecine et de pharmacie
de l'Université de Bordeaux).

Les recherches que j'ai entreprises en collaboration avec M. le
Dr Auché, professeur agrégé et chef des travaux pratiques d'anatomie
pathologique ont porté sur la sérothérapie de la dysenterie
bacillaire.

Dans les années précédentes avec des ressources provenant des
fonds affectés à mon enseignement et ce que nous avons pu y ajouter
personnellement nous avons étudié les agents bacillaires de la dysenterie infantile de nos régions; nous avions pu reconnaître que les
dysenteries étaient dues à l'action pathogène soit du bacille Shiga-
Chantemesse, soit du bacille de Flexner et que la fréquence des cas
dus à l'un ou à l'autre de ces bacilles était assez variable, le bacille
de Flexner paraissant être plus fréquemment rencontré que le
premier. Nous avions pu déterminer la nocuité de l'un et de l'autre
soit chez l'enfant soit chez les animaux. Ces deux bacilles pathogènes, paraissant se distinguer l'un de l'autre par un assez grand
nombre de propriétés biologiques et physico-chimiques, et l'un et
l'autre se rencontrant isolés dans des cas de dysenterie grave il nous
avait paru, comme conclusion, utile de chercher à produire un sérum
antidysentérique polyvalent et par conséquent s'adressant indifféremment à tous les cas de dysenterie quelle que fût la cause pathogène
qui les provoquât.

Les travaux préparatoires que je rappelle avaient abouti à des
résultats intéressants consignés dans la thèse de Mlle Campana,
interne des hôpitaux de Bordeaux et actuellement attachée comme
aide à mon laboratoire.

Pendant le cours de ces recherches nous avions entrepris la production d'un sérum polyvalent antidysentérique, valant en même
temps pour le bacille Shiga et pour le bacille de Flexner.

Nous avons étudié l'action curative de ce sérum pendant l'année
1906 expérimentalement sur les animaux de laboratoire, et pendant
l'automne de la même année, nous avons expérimenté cliniquement

son action sur un certain nombre de malades, 13 pendant les mois d'août et septembre 1906.

C'est dans ces conditions que nous avons reçu une subvention de 1.500 francs que la Commission des Recherches scientifiques a eu la bonté de nous accorder. Avec cette aide précieuse nous avons pu développer nos recherches, renouveler le cheval qui nous avait servi à la production de nos premières fournées de sérum et qui était complètement usé par l'âge.

Le sérum que nous avons retiré du nouveau cheval en expérience nous a donné de bons résultats curatifs chez les animaux et il nous permet de poursuivre un certain nombre d'expériences probantes sur l'action pathogène du bacille de Flexner, expériences que nous pratiquons aussitôt que nous avons réuni un lot suffisant d'animaux très sensibles à l'action de ce bacille, ce qui n'est pas toujours facile et demande parfois un certain temps.

Les résultats que nous avons obtenus dans nos recherches de laboratoire et clinique ont été condensés dans deux publications que nous joignons à ce rapport.

La première de ces publications est représentée par une communication faite à l'Académie de médecine le 1er octobre. Nous y avons mis en lumière les résultats expérimentaux que nous avions obtenus et qui nous avaient amenés à considérer le bacille Shiga-Chantemesse et le bacille de Flexner comme deux espèces assez différentes pour avoir une action pathogène indépendante.

Nous y avons démontré également que le sérum polyvalent que nous avions obtenu avait une âction curative certaine et rapide sur l'infection dysentérique produite par le bacille Shiga-Chantemesse, confirmant ainsi les résultats obtenus par MM. Vaillard et Dopter.

De plus nous avons pu établir aussi que ce sérum polyvalent avait une action curative et préventive certaine contre l'infection produite par le bacille de Flexner.

Dans la seconde de ces publications insérées dans la *Revue de médecine* du 10 décembre 1907, nous avons relaté en détail nos recherches expérimentales et surtout développé les applications cliniques que nous en avons faites pendant l'année 1906.

Les 13 cas cliniques que nous avons suivi démontrent que ce sérum polyvalent possède une action curative certaine, évidente et relativement rapide sur les dysenteries bacillaires qu'elles soient dues à l'action du bacille Shiga ou bien à celle du bacille de Flexner. L'automne 1907 a été heureusement pauvre en fait de dysenteries infantiles graves, nous n'en avons observé que deux cas, et l'un et l'autre ont été guéris rapidement avec une seule injection de sérum.

Le mémoire que nous publions dans la *Revue de médecine* était déjà remis au journal. Aussi publierons-nous ces observations plus tard.

En somme jusqu'à présent nous avons traité 15 cas de dysenterie infantile bacillaire graves, dont 3 étaient dus au bacille Shiga-Chantemesse et 12 au bacille de Flexner.

Ces 15 cas ont été traités par notre sérum polyvalent après un insuccès répété des méthodes curatives anciennes. Tous ont guéri, les uns très rapidement après une seule injection, et un très petit nombre, 3, après deux ou trois injections de sérum. Il n'est pas douteux pour nous qu'un certain nombre de ceux qui ont guéri après une seule injection et tous ceux qui ont eu besoin de plusieurs injections eussent certainement succombé et les autres qui eussent probablement guéri seraient restés longtemps, des années peut-être dans un grand état de faiblesse.

Nous serions désireux de pouvoir continuer ces recherches dans le cours de l'année 1908, d'abord dans le but de répondre à certaines objections qui nous ont été faites au sujet du bacille de Flexner. Des expériences que nous nous proposons de répéter nous permettent de croire que cette réponse sera péremptoire mais pour cela il nous faut un nombre assez grand de cobayes.

En second lieu nous avons le désir de préparer une provision suffisante de sérum polyvalent, de répandre dans le corps médical de la région et qui nous connaît l'exposé des résultats cliniques que nous avons obtenus et l'engager à utiliser ce moyen thérapeutique dans les cas sérieux et rebelles aux méthodes de traitements usuels.

Après quoi la démonstration clinique et expérimentale étant faite ce serait au corps médical lui-même et aux praticiens à juger s'il est utile de continuer dans cette voie. Mais alors ils auraient à s'adresser aux organisations dont c'est la fonction de produire des sérums en quantité suffisante. Quant à nous nous aurions rempli la tâche scientifique et humanitaire que nous nous étions fixée.

Je dois ajouter à ces considérations que la question des dysenteries amibiennes a souvent sollicité mon attention. — J'aurais bien
désiré la faire rentrer dans le cadre des recherches dont je viens de
parler. — Mais jusqu'à ce jour j'ai été retenu par l'impossibilité
d'avoir à ma disposition, des produits frais, faciles à cultiver et
pouvant permettre d'assurer des recherches d'une certaine durée ;
la dissémination des malades atteints de cette infection dans des services multiples et éloignés rendant difficile la possibilité de les
suivre.

M. Darboux,

(Professeur à la Faculté des sciences de l'Université
d'Aix-Marseille).

Au moment où nous allions entreprendre ensemble M. *Pierre
Stephan* et moi la rédaction des recherches que nous avons accomplies sur la faune de l'étang de Berre, M. P. Stephan a dû s'aliter
pour ne plus se relever ; j'ai donc eu à rédiger seul l'exposé de nos
travaux communs ; et il me sera permis, au début de cette notice
qui évoque devant moi mon collaborateur et ami, si prématurément enlevé à la science, de dire une fois encore ma douleur et
mes regrets.

Il n'échappera pas que des recherches faunistiques, telles que
celles que nous avions en vue et pour lesquelles la Caisse des
Recherches scientifiques nous a généreusement alloué une importante subvention, constituent forcément, par leur nature même,
une œuvre de longue haleine, exigeant de nombreux séjours dans
la région étudiée et comportant par ailleurs un travail de détermination des matériaux recueillis ; la difficulté réelle de ce travail de
spécification, portant sur des formes qui appartiennent à tous les
groupes du règne animal, apparaît immédiatement à quiconque a
pratiqué la zoologie systématique. Aussi serait-il téméraire de prétendre donner, même après une année de recherches assidues, un
travail définitif sur la faune d'un étang qui est le plus grand de
tous ceux du littoral méditerranéen et dont la superficie dépasse
15.500 hectares. Je prierai donc, à raison des considérations qui
précèdent, d'excuser les lacunes de notre travail, lacunes que je
m'efforcerai d'ailleurs de combler en 1908.

Ainsi que nous l'avons indiqué dans la demande de subvention
que nous avons adressée à la Caisse des Recherches scientifiques,
la faune de l'étang de Berre a déjà été étudiée par P. Gourret,
complétant lui-même les indications assez sommaires fournies
antérieurement par F. Marion. Les résultats acquis ont été consignés dans le chapitre quatorzième du mémoire de Gourret intitulé

« Les étangs saumâtres du midi de la France et leurs pêcheries »
(*Annales du musée d'histoire naturelle de Marseille*, tome V, 1897).
Ce mémoire devait naturellement servir de base à nos recherches.
Il nous avait paru intéressant, avant que l'ouverture du canal de
Marseille au Rhône ait profondément modifié le régime actuel de
l'étang de Berre, de fixer la physionomie de la faune de cet étang,
en contrôlant d'abord les résultats publiés par Gourret, en les complétant surtout en ce qui concerne la faune des Invertébrés. Gourret
s'est en effet attaché surtout, dans le mémoire cité plus haut, à
l'étude des procédés de pêche et des produits de la pêche. Et, sur
les soixante pages du chapitre qui nous intéresse, trois seulement
sont consacrées à une rapide énumération des Invertébrés recueillis
dans l'étang de Berre. Le plan de notre travail était dès lors
tracé : nous devions constater, s'il y avait lieu, les modifications
qui avaient pu s'introduire dans la population ichthyologique de
l'étang depuis 1897. Mais nous devions principalement porter nos
efforts sur l'étude des Invertébrés, à peine ébauchée par nos prédé-
cesseurs.

Sur le premier point, nos recherches personnelles et les renseignements que nous avons recueillis auprès des pêcheurs de l'étang
nous ont montré, comme on pouvait d'ailleurs le prévoir, qu'il n'y
avait pas lieu de modifier la liste des Poissons et des Invertébrés
comestibles de Port-de-Bouc et des étangs de Caronte, de Berre et
de Bolmon qui occupe les pages 275 à 280 du mémoire précité.
Ce que Gourret dit des différentes espèces, des procédés de pêche
employés demeure exact aujourd'hui encore. Tout au plus y aurait-
il lieu de noter que certains poissons, comme le Trachyptère, le
Turbot, le Saumon, la Truite et l'Esturgeon sont plus rares encore,
au dire des pêcheurs des Martigues et de Saint-Chamas, que ne
l'indique Gourret. Il nous a été aussi formellement affirmé que
jamais aucun Homard ou Langouste n'avait été pêché dans l'étang
de Berre. Mais ce sont là, comme on voit, des points de détail,
sans aucune importance réelle. Dans l'ensemble il résulte de ce
que nous avons vu et des renseignements oraux que nous avons pu
recueillir que, sur le point qui nous occupe, les résultats publiés
par P. Gourret dans son mémoire de 1897 sont fondamenta-
lement exacts. Mais à la fin de 1907 a paru, dans le tome XI
des *Annales du musée d'histoire naturelle de Marseille*, un nouveau

mémoire (posthume) de Gourret, rédigé en 1902 et intitulé:
« Topographie zoologique des étangs de Caronte, du Labillon, de
Berre et de Bolmon ». Ce travail, d'allure beaucoup plus zoologique que le mémoire de 1897, contient de nombreux renseignements sur les diverses espèces de Poissons comestibles (p. 93-130),
sur la pâture des poissons (p. 131-135), sur leur maturité sexuelle
(p. 136-143) et enfin sur la statistique de la pêche (p. 144-153).
La lecture de ces pages inspire évidemment l'idée de recherches
nouvelles, que je me propose de faire en 1908. En particulier
l'étude, très sommaire au total, que Gourret a faite de la pâture
des poissons mérite d'être reprise très attentivement, parce que les
résultats qu'elle pourra fournir viendront sans doute corroborer et
compléter ceux que nous ont déjà donnés les recherches entreprises
par nous sur le plankton.

J'arrive maintenant aux recherches concernant les Invertébrés.
Ici encore j'aurai à tenir compte du mémoire posthume de Gourret.
Paru en novembre 1907, ce travail renferme, sur la faune des Invertébrés de l'étang de Berre des renseignements beaucoup plus
complets que ceux que fournissait le mémoire de 1897. Bien des
formes citées pour la première fois dans ce travail avaient déjà été
recueillies et déterminées par nous longtemps avant sa publication. Nous avons rencontré d'autres types qui ne sont pas mentionnés par Gourret et nous sommes par ailleurs conduits à rectifier
quelques-unes des assertions de notre prédécesseur.

En ce qui concerne les Spongiaires et les Cœlentérés nous avons
retrouvé, à deux exceptions près, toutes les formes mentionnées
antérieurement et qui sont d'ailleurs excessivement abondantes,
pour la plupart, dans toute l'étendue de l'étang. En particulier,
l'abondance des Aurélies et des Rhizostomes, mais des premières
surtout, a été telle, en 1907, au mois d'août, qu'il nous a été impossible de faire alors des pêches pélagiques : nous avons ainsi perdu
deux grands filets fins, dont le tissu a cédé sous le poids des
méduses qui s'étaient accumulées à l'intérieur, après un temps très
court d'immersion. Notons aussi que *Laodice cruciata* L. Ag., particulièrement abondante dans les eaux douceâtres de Saint-Chamas,
n'est pas cependant localisée dans le fond de l'étang et vient
jusqu'au voisinage des Martigues. Les seules espèces de Cœlentérés
que nous n'avons pas revues, parmi celles que cite Gourret, sont le

Tubularia mesenbryanthemum Allm. et la *Calliactis effœta* And. La première avait été trouvée une fois seulement. Quant à la seconde, étant données les circonstances dans lesquelles Gourret l'a trouvée, il nous paraît démontré qu'il s'agit là d'une de ces formes nombreuses introduites tous les jours dans l'étang de Caronte par les pêcheurs des Martigues qui, revenant du large, jettent par dessus bord leurs fonds de filets. Par contre il convient d'ajouter à la liste des Cœlentérés la *Campanularia flexuosa* Hincks, abondante sur les coquilles de *Nassa* dans les points les plus divers de l'étang et la jolie méduse *Cytocis exigua* Hckl. dont l'hydraire demeure inconnu mais appartient à la même famille que le *Dysmorphosa (Blastogaster) carnea* Hckl., que l'on trouve aussi dans l'étang.

Les Échinodermes sont mal représentés dans l'étang de Berre. A la liste, très courte et d'ailleurs exacte, donnée par Gourret, liste qui comprend seulement :

Strongylocentrotus lividus Brdt.,

Astropecten platyacanthus M. et Tr.,

Asterina gibbosa Forb.,

Ophioglypha lacertosa Lym.,

Amphiura squamata Sars.,

il convient d'ajouter seulement une espèce d'Échinide, trouvée par nous à diverses reprises dans l'étang de Caronte : c'est l'*Échinus microtuberculatus* Blv. Comme le *Strongylocentrotus*, en compagnie duquel on le rencontre, cet Oursin est d'ailleurs toujours de taille réduite, si on le compare aux exemplaires de même espèce provenant du golfe de Marseille.

Nous n'avons rencontré qu'un nombre restreint d'Helminthes et sommes loin, en ce qui concerne ce groupe, d'avoir vu toutes les formes mentionnées par Gourret. Nous avons, à la vérité, recueilli d'assez nombreux Nématodes libres. Mais il ne nous a pas été possible de les déterminer. Mentionnons ici la présence fréquente, dans la vase de l'étang, du *Desmocolex minutus* Clpde..

Nous n'avons rien à ajouter à ce que l'on savait avant nous sur la faunule malacologique de l'étang de Berre. Nous noterons cependant que le *Cyclonassa neritea* Mrts. est plus abondant que ne le

fait entendre Gourret et se rencontre partout dans l'étang, depuis
Port-de-Bouc jusqu'au fond de l'anse de Saint-Chamas.

Par contre, les Annélides nous ont fourni quelques types intéressants : nous citerons en première ligne une forme qui est, selon
toute vraisemblance, celle que Gourret appelait *Polyophthalmus
pictus;* il s'agit en réalité d'une *Armandia* probablement nouvelle
et dont nous nous réservons de faire une étude complète, rendue
facile par l'abondance des matériaux. Nous avons rencontré aussi
dans l'étang le *Saccocirrus papillocercus* Bobe, qui a donné lieu, de
la part de MM. P. Stephan et F. Van Gaver. à des recherches sur
l'ovogenèse; ces recherches ont été publiées dans les comptes-rendus
de la Société de Biologie de Paris et M. P. Stephan a laissé toute
une série de préparations et de dessins en vue d'un mémoire qui
sera sans doute publié par les soins de M. F. Van Gaver. Nous
avons encore à mentionner ici la découverte d'une *Spio,* probablement nouvelle et d'un capitellide qui diffère de toutes les formes
connues jusqu'ici par le nombre des anneaux thoraciques, qui est
uniformément de 8, et par le nombre des grosses soies copula-
trices. Disons enfin que nous avons rencontré de nombreux Oligo-
chétes qu'il ne nous a pas toujours été possible de déterminer;
citons cependant, parmi les formes trouvées par nous:

Psammoryctes Benedeni Udek. ;

Clitellio arenarius Müll. ;

Lumbricillus lineatus Müll. ;

Eiseniella tetraedra Sav., forme *neapolitana* Orley.

Cette dernière espèce a été trouvée par nous, à un exemplaire
seulement, dans le gravier qui garnissait le fond d'un des petits
ruisseaux, au courant très rapide, qui viennent se jeter dans l'étang
aux environs de Saint-Chamas, à moins d'un mètre de l'embouchure de ce ruisseau. Avec l'*Eiseniella* nous avons trouvé des
Hirudinées.

Les Arthropodes nous ont fourni quelques types intéressants.
Nous ne citerons que pour mémoire le *Diogenes varians* Heller,
assez fréquent dans l'étang de Caronte, où il est sans doute apporté
du large par les pêcheurs, dans leurs fonds de filets.

Les Isopodes, abondants comme individus, sont peu nombreux en espèces : nous n'avons à mentionner ici, en dehors des formes vulgaires comme l'*Idothea tricuspidata* Desm., le *Sphœrom serratum* Leach et la *Ligia italica* Fabr., que le *Tanais tomentosus* Kroyer, dont nous avons trouvé quelques individus aux Martigues et d'autres, plus nombreux, dans la manche de Saint-Chamas. Il va sans dire que, comme dans le golfe de Marseille, les poissons, les Labroïdes, en particulier portent assez fréquemment le parasite externe bien connu *Nerocila bivittata* M. Edw.

Les Amphipodes sont nombreux et variés. Nous en donnons ci-dessous une liste encore incomplète sans doute :

Sthenothœ cf monoculoïdes;
Apherusa bispinosa Bate ;
Melita palmata Mont. ;
Melita sp. nov. ;
Gammarus locusta L. ;
Gammarus Duebeni Lilj.;
Dexamine spinosa Lilj. ;
Dexamine blossevilliana Bate ;
Orchestia mediterranea Costa ;
Orchestia gamarellus Pallas ;
Hyale Prevosti M. Edw.;
Hyale sp. nov. ;
Microdeutopus gryllotalpa Costa ;
Amphitœ rubricata Mont. ;
Pleonexes gammaroïdes Bate ;
Erichthonius difformis M. Edw. ;
Corophium Bonelli M. Edw. ;
Podocerus variegatus Leach.

Il est à noter que les *Gammarus* présentent des variations indi-viduelles dans l'ornementation des derniers anneaux abdominaux analogues à celles que Hoeck a signalées jadis chez les *Gammarus* de l'Escaut de l'est.

Nous laissons momentanément de côté les résultats obtenus dans l'étude des Copépodes, des Cumacés et des Mysidiens, dont nous parlerons à propos du plankton.

Le groupe des Trachéates nous a fourni :

1° Un bel Hydrachnide, qui vit en abondance dans des mares littorales avoisinant les Martigues, où la salure de l'eau est très faible (o, 4 B). Nous pensons qu'il s'agit de l'*Hydryphantes flexuosus* Kan ;

2° Un petit acarien, *Pontarachna punctulum* Phil., assez abondant dans la manche de Saint-Chamas ;

3° De nombreuses larves de Chironomes paraissant se rapporter à deux espèces distinctes : il y a des larves d'un rouge vif et d'autres d'un vert pâle : les deux types se rencontrent indifféremment dans toutes les parties de l'étang, depuis les eaux très salées avoisinant les Martigues jusqu'aux eaux douceâtres de Saint-Chamas.

4° Un Thysanoure signalé jusqu'ici dans l'Atlantique seulement, l'*Anurida maritima* Guer. Mon., qui vit en bandes nombreuses à la surface de l'eau, près du bord, dans les petites criques un peu abritées ;

5° Enfin, bien que nous n'en ayons trouvé qu'un seul exemplaire, nous croyons devoir mentionner ici la présence, dans le produit d'une pêche au filet fin faite dans l'axe de la manche de Saint-Chamas, d'un Mymaride, dont les pattes étaient comme engluées dans la masse des œufs d'une *stenothœ*. C'est en vain que nous avons recherché à nouveau cette forme intéressante, qui viendrait se placer au voisinage de *Preswitchia*, de *Polynema* et de *Lymnodytes*. Peut-être serons-nous plus heureux dans une nouvelle campagne.

Ainsi que l'avait pressenti Gourret, qui n'en a pas poursuivi l'étude, la faune des Tuniciers de l'étang de Berre est assez variée ; nous donnons ci-dessous une liste des espèces rencontrées par nous :

Molgula occulta Kupff. ;
Molgula euprocta V. Drasche ;
Molgula impura Hell. ;
Ascidiella cristata Risso ;
Botryllus gemmeus Sav. ;
Botryllus violaceus M. Edw. ;
Oikopleura sp.

Naturellement la forme mentionnée en dernier lieu a été trouvée par nous dans les pêches faites au filet fin, pêches dont le résultat doit maintenant nous occuper.

Le plankton de l'étang de Berre nous a paru mériter, pour diverses raisons, une attention toute spéciale. Tout d'abord, l'étude de ce plankton a été jusqu'ici complètement négligée; il y avait là une lacune à combler; en second lieu l'examen du plankton pouvait donner lieu à des comparaisons intéressantes avec les résultats obtenus par Pavillard dans l'étang de Thau, qui offre des conditions à peu près semblables à celles qui se trouvent réalisées dans l'étang de Berre. Enfin, au point de vue pratique et économique, cette étude peut avoir une certaine importance, puisque les variations saisonnières du plankton sont très vraisemblablement liées par une relation de cause à effet à la migration de certains poissons.

Les conditions climatériques si anormales de la fin de l'année 1907 ne nous ont pas permis de poursuivre dans les quatre derniers mois de cette année les recherches que nous avions commencées sur les variations du plankton. Au surplus l'étude de ces variations nous est apparue comme plus complexe encore que nous ne l'avions pensé, en ce sens que la composition fondamentale du plankton varie, à une époque donnée, suivant le point de l'étang que l'on considère. Si nous prenons par exemple les mois de mai et de juin, nous trouvons, aux Martigues et dans la partie sud de l'étang, un plankton composé presque exclusivement de Copépodes, parmi lesquels nous citerons, par ordre de fréquence, *Temora longicornis* Müll., qui forme la masse principale, puis *Centropages Kroyeri* Giesbr. et *Acartia clausi* Giesbr., à peu près également représentés et enfin, beaucoup plus rares, *Idya furcata* Baird, un *Amphiaseus* et un *Ectinosoma*; les Mysidiens font complètement défaut, de même que les Cumacés; les Ostracodes sont très rares; il y a, en grand nombre, des larves de Gastéropodes et de Lamellibranches. A la même époque on trouve à Saint-Chamas, dans le produit des pêches au filet fin, des Mysidiens, *Macropsis slabberi* Goës, *Mysis helleri* Sars, qui, bien que moins nombreux que les Copépodes, forment de beaucoup la plus grande partie du plankton, puis des Copépodes, *Centropages Kroyeri* Giesbr. (abondant), *Peltidium purpureum* Philippi, un *Amphiascus* et l'*Acartia latisetosa* Kriczg., tous trois très rares; bien ue mal représentés, les Cumacés

sont cependant présents; notons seulement *Iphion tenella* Sars.
Les Ostracodes sont rares, les larves de Mollusques abondantes.

L'étude des variations saisonnières, que nous nous proposions
de faire, n'a donc pu être qu'ébauchée, pour les raisons que nous
venons d'indiquer; et nous avons jugé bon d'attendre, pour publier
nos résultats, les renseignements qui nous seront fournis par de
nouvelles recherches. Mais nous pouvons dès maintenant attirer
l'attention sur ce fait que, alors que dans l'étang de Thau, au mois
de juin, Pavillard recueille des quantités considérables de plankton,
presque exclusivement végétal, nous sommes au contraire frappés,
dans l'étang de Berre, de la prédominance très nette des formes
animales dans un plankton qui, pour l'abondance, ne le cède en
rien à celui de l'étang de Thau.

M. Delage,

(Professeur à la Faculté des sciences de l'Université de Paris).

En méditant sur le problème des causes de la division cellulaire
et de la segmentation de l'œuf, qui n'est qu'une suite ininterrompue
de divisions, j'étais arrivé l'hiver dernier à cette conclusion que les
phénomènes essentiels de ce processus se ramènent à des faits de
coagulation et de liquéfaction des colloïdes qui constituent le protoplasma ovulaire, et que, si l'on pouvait, par des réactifs appropriés,
déterminer ces coagulations et liquéfactions dans l'ordre voulu,
on forcerait la division cellulaire, et, par suite, la segmentation de
l'œuf à s'effectuer. Ces coagulations et liquéfactions sont trop nombreuses, alternent dans un ordre trop varié, et se produisent à des
places trop limitées et trop précises pour qu'il soit possible de les
déterminer toutes individuellement. Mais j'ai pensé qu'il suffirait
sans doute, de déterminer les premières pour déclancher le processus, que la cellule, ou l'œuf, suivrait ensuite de lui-même,
sous l'impulsion des forces internes qui, depuis un nombre incal-
culable de générations, lui font parcourir toujours le même
cycle.

De ces coagulations et liquéfactions successives, les deux premiers sont, pour l'œuf : 1° la formation de la membrane vitelline
par coagulation de la superficie du cytoplasme, 2° la dissolution de
la membrane nucléaire. Les acides m'ont paru aptes à produire la
première, les alcalis propres à déterminer la seconde. J'ai donc
inauguré mes recherches de cette année en soumettant les œufs à
deux traitements successifs, le premier acide, le second alcalin.

Le succès a dépassé mes espérances.

Le procédé a été laborieux à fixer dans ses détails, mais, une
fois déterminé, il m'a permis d'obtenir, à coup sûr, des larves en
quantité illimitée, autant et plus qu'il ne m'était nécessaire.

Puisque, en employant les acides, je faisais appel à leurs propriétés coagulantes, j'ai pensé ensuite qu'il y aurait avantage à les
remplacer par une substance qui, aux fonctions acides, joindrait
des propriétés coagulantes spécifiques, et j'ai essayé le tanin.
Cette vue s'est trouvée juste, et le procédé définitif auquel je me suis

arrêté consiste dans l'emploi successif d'une solution de tanin et d'une solution d'ammoniaque. J'ai pu même réunir les deux traitements en un seul, par le tannate d'ammoniaque, en raison de la haute dissociation de cette substance, qui permet aux fonctions opposées qu'elle renferme de coexister côte à côte.

Ce procédé au tannate d'ammoniaque est si efficace, si incomparablement supérieur à tous ceux imaginés antérieurement par d'autres ou par moi-même, qu'il permet d'obtenir la parthénogénèse expérimentale en l'absence de conditions jugées autrefois nécessaires.

C'est ainsi que j'ai pu, grâce à lui, obtenir des larves : 1° en solutions isotoniques à l'eau de mer, 2° en solutions pures de sels à cation soit monovalent, soit divalent, indifféremment, 3° en solutions privées de tout électrolyte, 4° en l'absence d'oxygène. Les conséquences de ces faits sont importantes en ce qu'elles condamnent les théories qui font reposer le déterminisme de la parthénogénèse soit sur l'hypertonie des solutions, soit sur la toxicité des solutions pures, soit sûr les charges électriques ou les propriétés chimiques des ions, soit enfin sur les oxydations des constituants du cytoplasme pour former le protoplasme nucléaire.

Concurremment à ces études théoriques j'ai poursuivi la solution du problème pratique de l'élevage des larves parthénogénétiques, et, après 5 ans d'efforts inutiles, j'y suis enfin parvenu. J'ai obtenu deux astéries et sept oursins ayant franchi la métamorphose. Il ne me reste aujourd'hui que deux de ces derniers, mais leur avenir semble assuré car, depuis qu'ils ont franchi la phase critique de la métamorphose, leur volume est devenu 400 à 500 fois plus grand, ce qui montre qu'ils se nourrissent bien et permet d'espérer qu'ils atteindront l'âge adulte.

Maintenant que le procédé pour les obtenir est connu, il y aurait intérêt à l'appliquer sur une grande échelle, pour résoudre, par une statistique portant sur un grand nombre d'individus, le problème important du sexe de ces êtres dont le père a été remplacé par un simple agent chimique.

J'ai présenté les résultats de mes recherches dans 3 notes à l'Académie des sciences et dans un travail *in extenso* qui va paraître incessamment dans les *Archives de zoologie expérimentale*.

M. le Dr Fabre,

(Professeur à la Faculté mixte de médecine et de
pharmacie de l'Université de Lyon).

DU TRAITEMENT PROPHYLACTIQUE ET CURATIF DES INFECTIONS PUER-
PÉRALES A STREPTOCOQUE PYOGÈNE PAR L'ESSENCE DE TÉRÉBEN-
THINE

Il peut paraître inutile au premier abord de chercher un traitement pour une affection dont on a proclamé la disparition; on
entend, en effet, dire fréquemment que la fièvre puerpérale n'existe
plus. Il peut paraître d'ailleurs étonnant qu'après les découvertes
de Semmelweiss, de Tarnier, celles de Pasteur, de Chauveau et
d'Arloing, le traitement prophylactique basé sur la désinfection
des mains et des instruments n'ait pu faire disparaître définitivement cette terrible maladie qui frappe la mère et souvent son
enfant, en pleine vie, à l'occasion de l'accouchement, cet acte
physiologique sur lequel est basée la perpétuité de l'espèce.

Il n'en est malheureusement rien, la fièvre puerpérale existe encore
d'une façon permanente, aussi bien dans la pratique urbaine que
dans les milieux hospitaliers. Les grandes épidémies qui déci-
maient autrefois les malades des maternités sont très exceptionnelles actuellement, mais on observe des cas se produisant en
séries et qui s'accompagnent d'accidents de gravité variable; la mortalité obstétricale est moins élevée qu'autrefois, mais les accidents
sont encore trop fréquents; à la ville, on note des phlébites, des
morts subites, des embolies pulmonaires; à la campagne, la mortalité est assez élevée.

Ce ne sont là, malheureusement que des impressions, il est
difficile de donner des statistiques exactes; malgré la loi sur la
déclaration des maladies, le plus souvent le décès est catalogué
sous une rubrique autre que celle de l'infection puerpérale. Mais
ce que je puis affirmer c'est que les accidents graves sont fréquents
dans les jours qui suivent l'accouchement: la prophylaxie, basée
sur la désinfection, devrait théoriquement mettre à l'abri de tous les

accidents, mais pratiquement, par suite des difficultés dans l'exécution des précautions antiseptiques, il est certain que les complications fébriles de l'accouchement sont fréquentes.

Il semble même que la mortalité tende à augmenter, je sais de quelles objections est passible la statistique de la mortalité par infection puerpérale ; mais, malgré les erreurs de diagnostic, malgré les déclarations inexactes, on peut se faire une idée approximative de ce que j'avance, c'est-à-dire l'augmentation de la mortalité des accouchées.

La statistique que nous publions ci-dessous a été faite en comptant chaque année les chiffres des naissances, celui des décès catalogués : affections puerpérales et en faisant le pourcentage des décès par rapport à 100 naissances ; cette statistique est tirée du *Lyon médical* depuis 1872 ; depuis 1896, elle est vérifiée par celle du *Bulletin municipal* qui a été publié à cette date.

La mort par infection puerpérale à Lyon de 1872 à 1906.

ANNÉES	NAISSANCES A LYON chiffres absolus	DÉCÈS A LYON AFFECTIONS PUERPÉRALES chiffres absolus	POUR CENT NAISSANCES combien de décès ?
1872..........	9.829	77	0,78
1873..........	9.879	12,5	1,27
1874..........	9.416	88	0,93
1875..........	9.361	106	1.14
1876..........	9.565	52	0.54
1877..........	9.450	84	0,88
1878..........	9.138	75	0,75
1879..........	9.434	52	0,54
1880..........	9.197	54	0,58
1881..........	9.878	58	0,58
1882..........	9.944	67	0,73
1883..........	10.111	51	0.50
1884..........	9.910	61	0,61
1885..........	9.602	69	0.70
1886..........	9.247	54	0.58
1887..........	9.060	23	0.25
1888..........	9.058	33	0.36

La mort par infection puerpérale à Lyon de 1872 à 1906 (Suite).

ANNÉES	NAISSANCES A LYON chiffres absolus.	DÉCÈS A LYON AFFECTIONS PUERPÉRALES chiffres absolus.	POUR CENT NAISSANCES combien de décès ?
1889.........	9.013	28	0,31
1890.........	8.721	36	0,41
1891.........	9.150	29	0,39
1892.........	9.046	37	0,42
1893.........	8.671	41	0,47
1894.........	9.058	29	0,32
1895.........	8.699	26	0,30
1896.........	9.028	25	0,27
1897.........	9.012	19	0,21
1898.........	9.122	32	0,34
1899.........	9.385	34	0,36
1900.........	7.911	38	0,44
1901.........	9.403	54	0,57
1902.........	9.286	72	0,77
1903.........	9.068	63	0,65
1904.........	8.852	74	0,83
1905.........	8.366	54	0,64
1906.........	8.473	42	0,49

Analyse de la statistique.

Ces trente-quatre années se divisent en trois périodes :

La première période va de 1872 à 1886, inclusivement. Pendant ces quinze années, le nombre de décès annuels par fièvre puerpérale est de 72,8. Pour cent accouchées il y a 0,74 infections.

La deuxième période va de 1887 à 1900. Pendant ces quatorze années, le nombre de décès annuels par infection puerpérale est de 30,71. Pour cent accouchées il n'y a plus que 0,346 infections.

La troisième période va de 1901 à nos jours. De 1901 à 1906 le nombre de décès annuels par infection est, en moyenne de 59,83. Pour cent accouchées il y a 0,658 infections.

Ces trois séries présentent une homogénéité très différente.

Pour la première, l'hétérogénie est maxima, l'amplitude de l'écart atteint dans le pourcentage 77 centièmes. Pour la seconde série l'homogénéité est, au contraire, maxima ; l'amplitude du même écart est de 26 centièmes seulement. Pour la troisième série, les valeurs sont intermédiaires : amplitude de l'écart, 34 centièmes.

Ces chiffres et les courbes dressées d'après eux mettent en lumière que :

1° Non seulement il y a dans la première période de grandes oscillations, de grands écarts, mais elle est franchement mauvaise ; l'accusé du pourcentage atteint 1,27 p. 100 sans que la mortalité tombe jamais au-dessous de 0,50 p. 100.

2° La seconde période ne doit pas sa faible mortalité à des années exceptionnellement heureuses. C'est une série de quatorze bonnes années, et une série harmonieuse puisque l'écart oscille entre 0,47 et 0,21.

3° A partir de 1901, la courbe rebondit, mais le phénomène semble devoir être heureusement passager.

Très peu homogène la courbe ascensionne à 0,83 p. 100 pour

retomber à 0,49 et cela sur un court laps de temps. Les dernières années sont d'ailleurs les meilleures — Descente en hysis de 0,87 à 0,64 puis 0,49 — mais on n'atteint pas les pourcentages si favorables de la seconde période.

De 1871 à 1886, s'étend la période où la prophylaxie de la fièvre puerpérale n'a pas encore influencé la statistique générale: la mortalité est considérable.

De 1886 à 1901, période où la lutte est efficace, tant le monde médical est convaincu de l'utilité des précautions hygiéniques et de la prophylaxie. c'est la période héroïque; les résultats en sont très bons.

Depuis 1901, il semble que les convictions se soient atténuées, la lutte n'est plus aussi acharnée, on s'abandonne à une fausse sécurité, les précautions antiseptiques sont réduites à des simulacres, on se sert de la solution de sublimé comme pour des ablutions rituelles, on se passe les mains dans le sublimé et on pratique une exploration vaginale. Aussi en 1902, 1903, 1904, la mortalité générale par accidents puerpéraux revient à ce qu'elle était entre 1880 et 1886.

De là, la nécessité de revenir sur cette question de la prophylaxie de la fièvre puerpérale. Nous sommes mieux armés que nos devanciers pour la lutte et les résultats pratiques devraient être beaucoup meilleurs: il est nécessaire de bien mettre en évidence ce fait étiologique qui domine toute la question, la fièvre puerpérale se transmet par contagion; les mains et les instruments sont les agents de ce contage. L'hétéro-infection est la cause pathogénique de l'immense majorité des cas d'infections puerpérales, l'auto-infection doit être admise, mais elle ne peut expliquer que quelques cas d'infections dans lesquels le plus souvent le strepto-coque pyogène n'est pas l'agent de l'infection.

La prophylaxie de la fièvre puerpérale doit donc être basée en premier lieu, sur la désinfection méticuleuse des mains de l'accou-cheur, sur la stérilisation des instruments, et enfin sur la désinfection de l'accouchée.

La désinfection des mains peut être réalisée par l'emploi de l'eau chaude, du savon et de la brosse, par l'emploi de l'alcool, puis de solution de sublimé: mais le nettoyage mécanique doit durer longtemps, l'action des antiseptiques n'est pas non plus immédiate, il faut du temps.

Pour la désinfection de l'accouchée, la toilette de la vulve et de la région périnéale se fait en employant l'eau tiède et le savon, puis une solution étendue de sublimé; pour la désinfection vaginale, la difficulté commence: les antiseptiques chimiques à cause de leur causticité, de leur toxicité, ne peuvent être employés qu'avec prudence; c'est pour cela que, après la délivrance, nous employons comme moyen prophylactique, une injection intra-utérine d'essence de térébenthine diluée.

De même l'infection puerpérale étant déclarée, si cette infection est due à la pullulation du streptocoque pyogène, nous nous servons comme agent de lavage intra-utérin de la même solution, non caustique, non toxique, et dont l'action antiseptique sur le streptocoque est considérable. De plus, par l'emploi d'injections sous-cutanées de sérum artificiel contenant de l'essence de térébenthine, la résistance de l'organisme est augmentée par action antiseptique directe et par la leucocytose produite.

De là, les recherches que nous poursuivons depuis longtemps déjà sur la prophylaxie et le traitement de l'infection puerpérale par l'essence de térébenthine. C'est à mon maître et prédécesseur Fochier que revient l'idée originale de ce traitement: je n'ai fait que suivre ses principes, j'ai substitué à la térébenthine pure la térébenthine diluée et établi des injections intra-utérines à la même mère.

Cette action particulière de l'essence de térébenthine dans la fièvre puerpérale avait été entrevue avant Fochier: c'est là ce qui rend nécessaires quelques renseignements historiques.

Nous publierons les recherches historiques sur l'emploi de l'essence de térébenthine dans le traitement de la fièvre puerpérale. Dans une seconde partie, je montrerai quelle est la méthode de culture des lochies qui permet en clinique de déterminer le germe qui est l'agent de l'infection, car les infections à streptocoque sont justiciables au maximum du traitement térébenthiné.

Les résultats cliniques obtenus par ce traitement sont très satisfaisants, mais le nombre des cas traités est encore trop restreint pour entraîner la conviction de tous les observateurs: c'est pour cela que je remets à plus tard la publication des résultats, de manière à ce que par le groupement d'un nombre considérable de faits, l'action favorable de la térébenthine soit admise par tous. Fochier était persuadé de son action, M. le Prof⁰ Audebert de Toulouse a publié des faits très intéressants, pour moi, je suis convaincu que c'est le traitement térébenthiné qui systématiquement appliqué donne les meilleurs résultats dans les infections dont la cause est le streptocoque pyogène.

Historique de l'emploi de l'essence de térébenthine dans la fièvre puerpérale

Le premier auteur, qui, à ce que je sais, ait parlé de l'emploi de l'essence de térébenthine est Brenan, qui publia à Londres en 1814, un mémoire intitulé : *Cas de fièvre puerpérale et de leur traitement par l'essence de térébenthine.* Je n'ai pu lire ce mémoire, mais M. le D⁰ Bossan pendant un voyage à Londres a pu consulter le seul exemplaire qui existe au Collège des chirurgiens et il m'a fourni une analyse de ce travail.

Brenan faisait ingérer l'essence de térébenthine par la bouche à la dose d'une once en une fois, ou par cuillère à thé toutes les trois heures.

Vingt observations sont publiées, toutes ne se terminent pas par guérison, mais des améliorations de l'état général se produisent souvent : il y a huit guérisons sur vingt observations et cette proportion de guérisons doit être considérée comme très satisfaisante, étant donné que Brenan observait pendant une épidémie où 97 p. 100 des malades mouraient.

Le travail de Brenan fut traduit en français et les observations reproduites dans la thèse de Fernandès, (Paris, 1830) intitulée : *De la péritonite puerpérale et de son traitement en particulier par l'essence de térébenthine.*

Six observations de Brenan sont rapportées, dont trois paraissent très convaincantes.

A la suite, Fernandès rapporte quatre observations de James Macabe, quatre observations de Johnson, une d'Atkinson, une de Payne, une de Richard Edgel, une de Georges Parkmann, une de Werder, une de Denvees, tous des contemporains de Brenan.

Ces observations peuvent être critiquées sur certains points, mais tous les auteurs s'accordent à signaler une amélioration rapide de l'état général, qui fait que les malades demandent elles-mêmes à prendre de l'essence. Une des malades de Johnson infectée deux fois, répétait que l'essence de térébenthine lui avait sauvé deux fois la vie.

Les contemporains de Brenan attribuent une grande action à sa méthode : Werder parle de l'effet magique de l'essence de térébenthine.

Kinneir considère la méthode comme une des plus grandes découvertes de la médecine.

Douglas, dans une lettre à Brenan, et plus tard dans un rapport sur le traitement de la fièvre puerpérale écrit : « Je penserais être « injuste envers la société, si je n'affirmais positivement que je « considère l'essence de térébenthine, quand elle est judicieusement « administrée, comme le plus convenable et le plus efficace de tous « ceux qui ont été proposés jusqu'à présent. »

Douglas ajoute : « Je puis assurer avec candeur avoir vu des « femmes recouvrer la santé par son influence dans des cas déses- « pérés et après avoir certainement perdu tout espoir de les guérir « par le traitement ordinaire. »

Fernandès cite, par contre, des observations de Clarke et d'Hamilton, où l'essence n'a pas eu de résultats favorables ; de même Trousseau dans sa thérapeutique (t. II, p. 593), discute les diagnostics de Brenan et de ses contemporains, les met en doute et attribue à l'action purgative de l'essence les effets favorables constatés.

Cette action de l'essence de térébenthine semble avoir été complètement oubliée, quand en 1892, Fochier a publié sa méthode de traitement de la fièvre puerpérale par l'injection sous-cutanée d'essence de térébenthine pure, méthode des *abcès de fixation*.

Il est très intéressant de savoir comment et pourquoi l'essence de térébenthine a été employée par lui : Fochier, frappé par le fait observé fréquemment en clinique qu'un état infectieux grave s'améliore brusquement lorsqu'il se produit une localisation suppurée, un abcès, cherchait à provoquer artificiellement cette suppuration ; il se servait de solution de nitrate d'argent (Luton), il employait les solutions de sels acides de quinine. Opitz, à ce moment publie son travail sur la suppuration aseptique produite par l'injection sous-cutanée d'essence de térébenthine : Fochier se sert de ce moyen pour provoquer des *abcès de fixation* ; pour lui, la suppuration est d'un bon pronostic, il se fait un appel des agents microbiens qui sont tués par l'essence ; mais le pus des abcès est aseptique, comme le démontrent un grand nombre d'observations, il admet alors que l'abcès sert à *la neutralisation* des agents nocifs par des produits sécrétés sous l'influence de l'irritation du tissu cellulaire.

Quelle que soit l'explication donnée, les résultats favorables de la méthode de Fochier ont été vérifiés dans des maladies très différentes par un grand nombre d'auteurs : pour moi, dans la fièvre puerpérale, ·la térébenthine agit favorablement et on constate des guérisons inespérées analogues à celles qu'observèrent Brenan et Douglas.

Le mode d'action de l'essence de térébenthine est pour moi beaucoup plus simple à expliquer et à comprendre, c'est une action antiseptique directe; que l'essence soit ingérée par la bouche, appliquée sur la peau sur des compresses, absorbée par la voie pulmonaire, injectée dans le tissu cellulaire sous-cutané ou introduite dans la cavité utérine, l'action est la même : c'est un antiseptique interne, non toxique, l'organisme tolère des doses relativement élevées de ce médicament qui agit sur le streptocoque lequel est très sensible à son action microbicide.

Toxicité de l'essence de térébenthine

Les essences ont une action antiseptique inférieure *in vitro* à celle des antiseptiques minéraux : mais leur toxicité est beaucoup moindre que celles des antiseptiques minéraux, leur action est donc plus facile à utiliser sur l'organisme. L'essence de térébenthine, en particulier, est peu toxique : Purkinje a absorbé 4 grammes d'essence de térébenthine pendant quatre jours sans accidents. La dose toxique s'élèverait pour l'homme, d'après Nothnagel et Rossbach, à 130 grammes : néanmoins on a observé quelques cas de mort par l'absorption en une fois de 60 grammes de ce produit.

Chez le lapin, 3 grammes sont injectés sous la peau sans

accidents ; 5 grammes injectés sous la peau ou dans l'estomac n'ont pas d'action mortelle ; après une dose de 10 grammes, la mort se produit entre 5 et 24 heures. En injection intra-veineuse, 15 à 28 centigrammes suffisent pour amener la mort.

Il semble donc que la dose de térébenthine qu'il est possible de faire absorber en 24 heures, puisse être considérable : 4 à 10 grammes par la voie buccale, 2 grammes dans le tissu cellulaire, sont des doses faibles et non dangereuses ; ce qu'il faut éviter, c'est la voie intra-veineuse. Jamais, du reste, cet accident de pénétration dans les veines ne s'est produit par la méthode de Fochier.

Nous n'avons jamais observé d'action défavorable sur le rein, l'action diurétique est faible, l'albumine disparaît souvent dans les urines, et nous ne l'avons pas vu apparaître pendant le traitement.

Action antiseptique de l'essence de térébenthine

On peut donc employer l'essence de térébenthine à assez fortes doses ; il faut savoir si l'action antiseptique de l'essence de térébenthine est réelle.

Les propriétés antiseptiques des essences ont été utilisées dès la plus haute antiquité.

Les corps goudronneux, les résines étaient employés en Egypte pour les embaumements.

Hippocrate se servait pour panser les plaies, d'un mélange de vin, de myrrhe et d'une petite quantité d'essence de térébenthine.

L'emploi des parfums, dont quelques-uns sont fournis par des essences, correspond à une idée d'assainissement, propriété que les parfums synthétiques n'ont peut-être pas.

La thérapeutique médicale et l'ancienne pharmacopée sont riches en mélanges complexes, dans la composition desquels entrent des essences, et en particulier l'essence de térébenthine ; l'élimination par les voies urinaires, de l'essence ingérée par la bouche, explique son emploi dans les affections du rein, de l'uretère et de la vessie.

L'action bactéricide des essences a été scientifiquement étudiée dans les temps modernes, par Chamberlan, par Cadéac et Albin Meunier.

Chamberlan (*Annales de l'Institut Pasteur*, 1887, p. 153) étudie l'action des vapeurs de nombreuses essences sur le bacille du charbon : c'est l'essence de vespetro qui est la plus active. Cet auteur signale le fait que l'essence de térébenthine en émulsion ne permet pas à la culture d'être positive ; lorsque le bouillon ne contient plus qu'une partie d'essence sur dix de bouillon, la culture est positive. Chamberlan n'a pu obtenir de résultats favorables en faisant ingérer les essences aux animaux.

Cadéac et Meunier ont repris ces recherches (*Annales de l'Institut Pasteur*, 1889). Ces auteurs étudient l'action des essences sur le microbe de la morve et le bacille d'Eberth : l'action des antiseptiques minéraux, tels que le sublimé corrosif et l'acide phénique, est supérieure *in vitro* à l'action des essences ; cependant la térébenthine tue le microbe de la morve en 67 heures et le bacille d'Eberth en 45 heures.

Winternitz a étudié cette influence antiseptique des essences pour le santal, le copahu et la térébenthine ; il a constaté que l'urine peut être conservée à l'abri de la putréfaction pendant plusieurs jours en la mettant dans une atmosphère contenant des vapeurs de ces essences, et il suffit d'une quantité très faible pour obtenir ces résultats (Winternitz, *Arch. für experimentale Pathologie und Pharmacologie*, vol. 35, p. 77).

L'influence de la térébenthine sur le développement des microorganismes est donc mise en évidence par les recherches d'un grand nombre d'auteurs.

Cette action est très caractérisée sur le streptocoque pyogène ; nous avons fait tout un groupe d'expériences qui prouvent que l'essence de térébenthine agit sur les cultures de streptocoque pyogène.

Nous avons été amené à faire ces recherches en étudiant l'influence du pus des abcès de fixation sur les cultures de streptocoque. Après incision aseptique des abcès, par la centrifugation du pus, on obtient une séparation du pus en deux couches, l'une comprenant tous les débris du tissu cellulaire sphacélé et l'autre superficielle comprenant 2 à 3 centimètres cubes d'un liquide clair. Avec Fochier, je pensais que ce liquide contenait les subtances neutralisantes, et je faisais des mélanges de ce liquide avec le bouillon des cultures : l'action d'arrêt des cultures était évidente ; en analysant ce phénomène je m'aperçus que dans le liquide qui surnage après centrifugation, il existe de l'essence de térébenthine, et en faisant agir cette essence seule, l'action sur le streptocoque était la même.

En étudiant de plus près cette action, on constate qu'une goutte d'essence sur 10 centimètres cubes de bouillon produit un ralentissement très sûr dans la végétation de la culture; cinq gouttes atténuent la culture d'une façon très nette. Ces recherches doivent être reprises d'une façon plus précise de manière à démontrer l'action de l'essence *in vitro*.

De plus l'essence de térébenthine a une action anti-inflammatoire, elle provoque de la leucocytose, comme Braun l'a montré. Winternitz admet que cette action est due à l'excitation vitale des leucocytes sous l'influence de la très faible quantité d'essence contenue dans les humeurs.

La térébenthine est donc un antiseptique puissant, elle agit spécialement sur le streptocoque: l'infection puerpérale due à ce streptocoque sera donc utilement traitée par cette essence.

Il est indispensable de pouvoir déterminer par un procédé d'application facile en clinique quel est l'agent pathogène de l'infection : cette méthode est celle de la culture des lochies sur le *Blutagar*.

DE LA DÉTERMINATION DE L'AGENT PATHOGÈNE DES INFECTIONS ; CULTURE DU STREPTOCOQUE PYOGÈNE SUR PLAQUES D'AGAR SANGUIN

C'est en 1894, que Sittmann préconise les cultures de streptocoques sur agar sanguin; la méthode est perfectionnée par Lenhartz et son élève Schottmuller qui l'exposent complètement dans l'*Encyclopédie de Nothnagel* en 1904. Le 16 mars 1905, j'ai communiqué le procédé à la Société d'obstétrique de Paris.

La méthode repose sur deux principes :

1° Le milieu de culture est formé par un mélange de sang frais avec de l'agar rendu liquide par la chaleur et refroidi à 42 — 45°; après refroidissement complet, on obtient un milieu solide, c'est le *Blutagar*;

2° Le streptocoque pyogène sur ce milieu forme des colonies
dont l'aspect est particulier 'et caractéristique; la colonie forme, vue
par transparence un point noir auréolé d'une couronne blanche où
l'hémoglobine a disparu : c'est l'*auréole de résorption* caractéristique
du streptocoque pyogène; certains autres streptocoques, le gracilis,
par exemple, ne présente pas cette résorption; de là, l'importance
de ce signe qui donne un substratum solide au diagnostic d'espèce,
qui est impossible à l'examen microscopique seul.

Préparation de l'agar sanguin. — La préparation des tubes
d'agar ne présente rien de particulier. Chaque tube doit contenir
environ 5 centimètres cubes d'agar stérilisé.

Prise de sang. — Où prendre le sang nécessaire au mélange?

a) Dans un service d'obstétrique, on a par le cordon ombilical
au moment de la section une source assez abondante de sang fœtal
stérile. Une ponction faite dans la veine ombilicale après ligature et
asepsie de la tige funiculaire peut donner une quantité suffisante
de sang. Malheureusement la stérilisation superficielle du cordon
est difficile à obtenir par un moyen simple à appliquer, d'autre
part le sang fœtal paraît moins favorable que le sang de l'adulte à
la pullulation du streptocoque.

b) Nous avons surtout employé le sang de lapin; l'aspect caractéristique de la colonie streptococique n'y est pas différent et le
développement des colonies est aussi rapide. Il est assez facile d'obtenir ce sang aseptique par une ponction du cœur au niveau de la
pointe avec une seringue de Luer stérilisée : la quantité de sang
atteint 5 à 6 centimètres cubes; quelquefois le lapin survit et peut
servir plusieurs fois, ce qui permet d'avoir un milieu de culture
frais au moment où l'on en a besoin.

c) Dans un service hospitalier, on peut prendre du sang à une
accouchée qui présente de la température et préparer de l'agar
sanguin, qui est versé dans une boîte de Petri; si, au bout de
48 heures, le sang n'a pas donné des cultures de streptocoques ou
d'autres mirco-organismes d'origine sanguine, ces plaques stériles
servent à ensemencer en surface les sécrétions vaginales suspectes.
La prise de sang est faite par ponction d'une veine du pli du

coude avec une seringue de Luer de 5 centimètres cubes ; la seringue et son aiguille sont stérilisées dans le four Pasteur à 160° en même temps que la boîte de Petri.

Le pli du coude est soigneusement désinfecté; une bande d'Esmark placée à la racine du bras fait saillir la veine sans supprimer les pulsations de la radiale.

L'opérateur a les mains aseptiques.

La seringue refroidie est retirée de son éprouvette, l'aiguille est saisie par le fil d'argent passé dans sa lumière et fixée à la seringue en tenant l'aiguille par sa base.

La veine la plus saillante est choisie; il vaut mieux perforer d'abord la peau, puis secondairement la veine, on évite ainsi d'enfoncer trop profondément et trop brusquement l'aiguille qui alors transpercerait de part en part le vaisseau ; un hématome se forme dans ces cas-là et rend impossible la prise de sang.

Quand le bec de l'aiguille est dans la lumière du vaisseau, le piston monte de lui-même par la seule pression du sang ; cette ascension du piston doit être assez rapide et ininterrompue, sinon des coagulations arrêtent la prise et empêchent ensuite l'expulsion du sang hors de la seringue. En 20 à 30 secondes, la quantité de sang nécessaire est obtenue. L'aiguille est séparée de la seringue, un pansement simple est appliqué sur la veine par un aide qui enlève la bande d'Esmark.

Mélange du sang et de l'agar. — Immédiatement il faut faire le mélange avec l'agar.

Les tubes d'agar ont été préalablement liquéfiés à 100° dans un récipient muni d'un thermomètre, puis refroidis progressivement à 48°. A chaque tube, avec les précautions aseptiques d'usage on ajoute 2 cc. 1/2 de sang. Le tube est retourné doucement 2 fois de manière à mélanger le sang et l'agar, puis le contenu du tube est immédiatement versé après flambage de son ouverture dans une boîte de Petri. Au bout de 15 minutes, le mélange est pris.

Mise à l'étuve. — Les boîtes de Petri sont portées à l'étuve à 37°. On place les boîtes de telle sorte que le blutagar soit à la partie supérieure de la boîte, on évite ainsi la condensation sur la plaque de vapeur d'eau qui gêne l'examen de la culture.

Examen des plaques. — Douze à quatorze heures après la mise
à l'étuve, les plaques sont examinées de face et par transparence :
si le sang est stérile, la plaque est d'un beau rouge uniforme.
Pour être bien sûr que le sang ne contient pas de streptocoques, il
faut encore attendre vingt-quatre heures. Passé ce temps, si les
colonies résorbantes ne sont pas apparues, le blutagar peut servir à
des ensemencements en surface.

Manuel opératoire de l'ensemencement en surface. — Pour ensemencer en surface sur blutagar, il faut se servir de plaques obtenues
par le mélange du sang de lapin ou du sang humain datant de
quatre jours au maximum.

Les sécrétions vaginales sont recueillies aseptiquement au moyen
d'un spéculum, et dans le col de l'utérus on introduit une œse en
platine : le couvercle de la boîte de Petri est soulevé légèrement, le
fil de platine est promené légèrement en traits sur la surface du
milieu de culture : on fait ainsi trois ou quatre traits parallèles en
prenant garde de ne pas érailler la surface, car on aurait alors des
régions plus claires qui pourraient induire en erreur.

La plaque est remise à l'étuve, examinée une première fois
après douze heures, une seconde au bout de vingt-quatre heures :
si des colonies de streptocoques se sont développées, on voit sur les
traits du fil de platine apparaître des points noirs entourés d'une
zone de résorption caractéristique. Le nombre des colonies est très
variable, ou bien elles sont bien isolées et faciles à compter, ou
bien elles sont confluentes : le trait de l'œse apparaît comme une
raie blanche qui zèbre le fond rouge de la plaque : en douze heures,
en vingt-quatre heures ou plus, la présence ou l'absence du streptocoque pyogène est démontrée.

La rapidité du développement des colonies, qui sont très nettes
en douze heures, indique une infection grave, le traitement par la
térébenthine doit être immédiatement appliqué. Au contraire le
développement des colonies après vingt-quatre heures indique une
infection peu dangereuse ou à son déclin.

La méthode du blutagar donne ainsi des renseignements précieux,
et cela en très peu de temps, sur la nature et la gravité de l'infection.

Recherche du streptocoque dans le sang. — Le passage du strep-
.tocoque dans le sang d'une infectée est très aisé à saisir sur le fait
par la même méthode.

Lorsque dans les lochies d'une accouchée on a trouvé du streptocoque, si l'état général est grave, il est utile de faire une prise de
sang; si le sang reste stérile, la situation, malgré la gravité des
symptômes, n'est pas désespérée; si, au contraire les colonies avec
auréole de résorption se développent, la septicémie existe et nous
n'avons vu des malades survivre après cette constatation. On comprend l'importance de cette notion pour établir le pronostic de
l'infection si difficile à établir.

La recherche du streptocoque dans les lochies des accouchées,
l'examen du sang des infectées par le streptocoque ne sont pas
seulement des faits expérimentaux sans intérêt pratique: l'examen
des lochies permet de faire très rapidement le diagnostic de l'agent
infecteur, d'isoler les malades, et d'appliquer immédiatement le
traitement térébenthiné.

TRAITEMENT DE L'INFECTION PUERPÉRALE A STREPTOCOQUE
PAR L'ESSENCE DE TÉRÉBENTHINE

L'action si nette de l'essence sur le streptocoque pyogène a été
appliquée au traitement de l'infection puerpérale à streptocoques.
Ce traitement est prophylactique ou curatif (1).

Traitement prophylactique.

Nous avons institué ce traitement de la façon suivante: depuis
le mois de juin 1907, toutes les femmes accouchées dans notre
service reçoivent, immédiatement après leur accouchement, une
injection intra-utérine de térébenthine émulsionnée dans de l'eau;

---

(1) Du traitement des infections puerpérales à streptocoques par les injections
intra-utérines d'essence de térébenthine et les injections sous-cutanées de sérum
térébenthiné. — J. Fabre, *Académie de médecine*, 6 juin 1905.

cette solution a remplacé l'ancienne solution iodo-iodurée de Tarnier. Nous la formulons ainsi :

Essence de térébenthine....................	300 cc.
Eau	600 cc.
Teinture de bois de Panama..............	5 gr.

30 cc. pour 1 litre d'eau bouillie.

Nous n'avons eu qu'à nous louer de cette substitution ; les résultats en ont été des plus remarquables.

Cette injection n'est pas douloureuse, elle n'offre aucun des inconvénients des injections faites avec le sublimé : aucun accident d'intoxication ne s'est produit, nous n'avons jamais observé de lésions cutanées consécutives ; tout au plus les malades ressentent-elles une sensation légère de brûlure au niveau de la vulve et du vagin.

La térébenthine ainsi injectée préventivement nous paraît être de la plus haute efficacité, elle imprègne longuement les voies génitales et crée un milieu antiseptique dont l'action se prolonge plusieurs jours. Les lochies présentent, en effet, pendant deux ou trois jours cette odeur térébenthinée caractéristique de la présence de l'essence à l'intérieur de la cavité vaginale.

Pour nous rendre un compte exact de la valeur de ces injections préventives, nous nous sommes livrés à une série d'expériences que nous allons maintenant rapporter en détail.

a) Nous avons remarqué tout d'abord que ces injections prophylactiques avaient une influence très évidente sur les courbes de la température dans les suites de couches.

La température de nos malades est toujours prise rectale, le thermomètre laissé un temps très suffisant, cinq minutes au minimum, et le chiffre relevé avec soin deux fois par jour.

Nous avons été très heureusement surpris des résultats obtenus avec les injections térébenthinées.

Auparavant, nous déclarions la courbe de température *satisfaisante* quand le thermomètre ne dépassait pas 37°7 ou 37°8 le soir et *très satisfaisante* quand il atteignait 37°5 seulement le soir.

Depuis que nous employons les injections prophylactiques la température se maintient d'une façon très constante au-dessous de 37°5. Deux ou trois dixièmes seulement d'écart entre les températures matutinale et vespérale sont observés : la courbe de température est ramenée ainsi artificiellement à la normale.

Très fréquemment, le matin, la température est au-dessous de 37°, le thermomètre donne 36°8, 36°9 et le soir 37°1, 37°3.

Et cela malgré la longueur de l'accouchement, malgré les difficultés du travail, malgré surtout le nombre des touchers pratiqués par les étudiants de nos stages.

Nous avons obtenu ainsi un *abaissement thérapeutique de température*.

b) Pour rendre nos expériences plus concluantes, nous avons essayé de pratiquer ces injections par séries distinctes et pendant les mois de juin, juillet, août, septembre et octobre, nous avons procédé ainsi qu'il suit :

Toutes les accouchées reçurent de la térébenthine pendant les premiers mois. Pendant le mois de septembre la térébenthine ne fut donnée qu'à une accouchée sur deux ; celles qui étaient inscrites sous un numéro pair recevaient l'injection, celles qui étaient inscrites sous un numéro impair n'en recevaient pas.

Pendant le dernier mois la térébenthine fut complètement supprimée.

Voici les résultats obtenus :

Nous classons dans les accouchements avec fièvre ceux dont la courbe de température s'élève trois soirs à 38°1 ou un seul soir à 38°5.

Juin 1907. — Sur 92 accouchements, tous reçoivent la térébenthine :

77 sans fièvre, 15 avec fièvre = 16,3 p. 100.

Juillet 1907. — Sur 97 accouchements, tous reçoivent la térébenthine :

79 sans fièvre, 18 avec fièvre = 18,5 p. 100.

Août 1907. — Sur 97 accouchements, tous reçoivent la térébenthine :

74 sans fièvre, 23 avec fièvre = 23,7 p. 100.

Septembre 1907. — Sur 86 accouchements,

43 reçoivent la térébenthine : 1 avec fièvre $=$ 2,3 p. 100.

43 ne reçoivent pas de térébenthine : 5 avec fièvre $=$ 11,6 p. 100.

Octobre 1907. — Sur 93 accouchements, *aucun ne reçoit la térébenthine* :

66 sans fièvre, 27 avec fièvre $=$ 31,2 p. 100, avec un décès.

En somme, les mois où l'on fit de l'injection de térébenthine, la morbidité oscille entre 16,3 p. 100 et 23 p. 100.

Le seul mois où l'injection est supprimée, elle monte à 31,2 p. 100.

Mais les résultats les plus remarquables furent ceux du mois de septembre. Pendant ce mois la morbidité fut peu élevée et seulement de 13 p. 100. Or, sur les 43 femmes qui ne reçurent pas d'injection elle était de 11,6 p. 100, alors que sur les autres elle descendit à 2,3 p. 100. L'injection de térébenthine avait diminué de cinq fois la morbidité.

Quoi de plus éloquent que ces résultats ! N'avons-nous pas le droit de conclure que les injections prophylactiques d'essence de térébenthine ont une réelle action sur la marche heureuse des suites de couches.

*   *
*

Traitement curatif.

L'infection puerpérale à streptocoques évolue en deux étapes : tout d'abord l'infection est vulvaire ou utérine, restant localisée à ces organes, puis elle se généralise dans les cas graves soit par voie sanguine ou lymphatique, soit par continuité de la trompe.

Tant que l'infection reste locale, je prescris des injections intra-utérines à l'essence de térébenthine, au nombre de deux à trois par vingt-quatre heures, d'un volume de deux litres environ.

Quand l'infection tend à se généraliser, je fais en même temps pénétrer l'essence de térébenthine par les voies sous-cutanées ou par les voies digestives.

1° *Lavages intra-utérins.* — Les lavages intra-utérins se font avec les précautions habituelles ; dans un litre d'eau stérilisée, on verse 3o centimètres cubes d'un mélange contenant :

> 3oo grammes d'essence de térébenthine ;
> 6oo — d'eau stérilisée ;
> 5 — de teinture de bois de Panama.

En agitant ce mélange il se produit une émulsion assez fine qui persiste un temps suffisant pour pratiquer l'injection.

Cette proportion de 10 p. 100 d'essence est généralement bien supportée. Ce n'est qu'au bout d'un certain nombre de lavages que les malades se plaignent d'une sensation de chaleur localisée à la. région vulvaire et vaginale. Un lavage à l'eau bouillie met fin à ces sensations désagréables.

L'emploi des injections intra-utérines donne des résultats très favorables lorsque le traitement est institué de bonne heure. Après deux ou trois lavages la température tend à baisser, même alors que l'agent de l'infection est le streptocoque pyogène.

Quand le traitement est plus tardif, c'est-à-dire débute après deux ou trois jours d'élévation thermique, il faut cinq ou six jours pour que l'abaissement thermique commence à se produire.

Ce qu'il faut bien signaler, c'est la nécessité où l'on se trouve de continuer les lavages biquotidiens, même alors que la température est normale ou presque normale.

Si en effet, on cesse les lavages, la température remonte, le streptocoque existe encore virulent dans les lochies même alors que la température est normale : il est donc indispensable de constater l'absence de streptocoques avant de cesser le traitement.

Dans les cas graves où l'injection intra-utérine ne donne pas des résultats complets, dans les cas où les symptômes font supposer que l'infection est généralisée, dans les cas enfin où l'involution utérine rend l'injection impossible, dans les cas où l'on constate une phlébite au début, il y a avantage à faire pénétrer directement dans le tissu cellulaire sous-cutané de l'essence de térébenthine à la dose de deux grammes par jour.

2° *Injections sous-cutanées de sérum térébenthiné.* — La térébenthine est émulsionnée dans du sérum artificiel. On mélange

un centimètre cube d'essence de térébenthine rectifiée à un centimètre cube d'alcool absolu, on agite et on verse dans 200 grammes
de sérum artificiel. Il se fait alors une émulsion fine qui permet
l'injection.

L'aiguille est piquée dans le tissu cellulaire de la paroi abdominale à 5 centimètres autour de l'ombilic. L'injection n'est pas
douloureuse, le boule d'œdème disparaît en trois à quatre heures.
La région reste sensible pendant environ trois jours; mais à son
niveau, on ne constate ni rougeurs, ni modifications dans la consistance des tissus.

L'injection étant pratiquée le matin, la température reste élevée
le soir, quelquefois même plus élevée que la veille ; mais le lendemain, on note une défervescence et à partir de ce moment la
malade est très améliorée.

Il est quelquefois nécessaire de faire huit à dix de ces injections
pour arriver à un état complètement satisfaisant.

Le traitement prophylactique et curatif à l'essence de térébenthine,
tel que nous venons de l'indiquer n'est appliqué à la Clinique Obstétricale que depuis le mois de juin de cette année, moment où nos
recherches nous ont amené à une conception précise des indications. C'est pour cela que les résultats généraux ne sont pas
aussi satisfaisants que ceux que nous avons le droit d'espérer. C'est
ainsi que, en 1905, sur 1.069 accouchements nous avons eu 30 cas
d'infections avec 4 décès.

En 1906, sur 1.031 accouchements nous avons eu 48 infections
et 5 décès.

En 1907, sur 593 accouchements nous avons eu 22 infections
et 2 décès.

Ce qui fait que dans l'espace de 30 mois sur 2.886 accouchements nous avons eu 100 infections avec 11 décès: la mortalité
moyenne des infectées est donc de 11 p. 100.

La morbidité est donc de 3,4 p. 100, la mortalité est de 0,38
p 100. Cette mortalité est très élevée, mais il faut penser qu'à
la clinique obstétricale, l'enseignement de l'exploration vaginale par
le toucher est encore en vigueur et l'on sait les risques que font
courir aux malades ces explorations répétées.

En conclusion, nous dirons que le traitement prophylactique et curatif de l'infection puerpérale par l'essence de térébenthine est le traitement qui donne les meilleurs résultats.

Bien des points de cette rapide étude méritent des développements destinés à faire pénétrer chez d'autres les convictions que nous avons; et l'on comprend quelle est l'importance que nous attachons à ces études, dont la conséquence serait la sauvegarde de bien des mères et de bien des enfants.

M. le Dr Feytaud,

(Préparateur à la Faculté des sciences de l'Université
de Bordeaux).

Mes études ont eu pour objet au cours de cette année trois insectes des plus nuisibles à notre région :

1° L'*Eudemis botrana* qui cause chaque année des pertes énormes aux viticulteurs du sud-ouest et contre, laquelle on est jusqu'à présent resté à peu près impuissant.;

2° La *Phyllodecta vulgatissima*, insecte qui ravage une des deux espèces d'osier cultivées en Gironde;

3° Le *Termite lucifuge* dont les colonies abondent dans les souches de pin des Landes et qui, introduit dans les maisons, compromet leur solidité et peut provoquer leur effondrement. Ce dernier insecte signalé par ses ravages dans les villes de La Rochelle, Saintes, Rochefort et Bordeaux, fera pour moi l'objet d'une étude approfondie.

RAPPORT SUR L'EUDEMIS BOTRANA, SES DÉGATS EN GIRONDE ET LES EXPÉRIENCES FAITES EN 1907 CONTRE CET INSECTE

Les vignobles français ont eu depuis longtemps à souffrir des ravages de la Cochylis (*Cochylis ambiguella*), microlépidoptère dont la chenille s'attaque aux grains de raisin, occasionnant de grosses pertes de récolte.

Signalée en 1713 dans l'île de Reichenau sur le lac de Constance par des dégâts mémorables, la Cochylis apparaissait en 1746 au bord du lac de Genève et de là gagnait vers 1771 la plupart des vignobles français qu'elle n'a pas quittés depuis (Bourgogne, Dauphiné, Beaujolais, Champagne).

En Gironde la Cochylis fit parler d'elle en 1864 et 1868 sans que les dégâts fussent alors très importants. Mais ils le devinrent à partir de 1886 et le vignoble bordelais eut à subir de gros ravages par le fait de cet insecte en 1887, 1890, 1892, 1896 et 1897.

Cependant, à côté de la Cochylis, apparaissait dans notre région un autre insecte très voisin, plus redoutable encore, l'*Eudemis botrana*. Connue en Gironde depuis une quinzaine d'années seulement, l'Eudemis y a trouvé des conditions très favorables à son extension. Signalée au xviiie siècle en Autriche, plus tard en plusieurs pays d'Europe, elle s'est installée plus particulièrement en Italie, où M. Tarzioni-Tozzetti l'étudie vers 1875. En France c'est dans les Alpes-Maritimes qu'on a trouvé d'abord cet insecte.

C'est en 1891 que M. Kehrig trouva pour la première fois en Gironde l'Eudemis botrana sur des treilles et des espaliers dans quelques jardins du sud de Bordeaux. L'insecte avait sans doute été introduit accidentellement avec des plants ou avec des raisins secs provenant d'Italie ou des Alpes-Maritimes. En 1892 et 1893 il se propageait dans les jardins et dans la campagne voisine avec une très grande rapidité. Le 18 mai 1893, la *Feuille vinicole de la Gironde* poussait le cri d'alarme. M. H. Kehrig invitait à faire la guerre au parasite sans aucun retard, pendant qu'il était encore localisé, et il préconisait la destruction des chenilles par écrasement du repaire entre le pouce et l'index, procédé qui pouvait être suffisant et assez pratique dans les jardins. « Cette précaution, écrivait-il, ne doit pas être négligée, car à la seconde génération l'Eudemis sera en beaucoup plus grand nombre, et lorsqu'on l'a laissée s'établir dans les vignes, elle se charge, au bout de trois ou quatre ans, grâce à sa prolifique reproduction, d'en supprimer toute récolte ».

L'invasion était imminente. Un an après cet appel, l'Eudemis est déjà répandue dans les vignobles de Villenave d'Ornon et de Léognan au sud de Bordeaux. Puis elle se propage rapidement dans les Graves de la Gironde et gagne successivement le Sauternais, l'Entre-Deux Mers, le Libournais, le Saint-Emilionnais. Le Médoc et le Blayais sont les seules régions de la Gironde qui soient épargnées et qui restent encore à peu près privées d'Eudemis. Vers le sud et l'est l'invasion dépasse les limites de la Gironde et gagne les départements voisins.

Dans les Graves de la Gironde et dans les diverses régions envahies

l'Eudemis rencontrait la Cochylis et ajoutait ses dégâts à ceux
de ce dernier insecte. Mais à partir de 1897, la Cochylis disparaît
peu à peu devant elle et devient très rare partout où l'Eudemis
s'est installée. L'Eudemis a pour ainsi dire chassé la Cochylis. Les
palus du Médoc et du Blayais qui ont seuls été épargnés par l'invasion de l'Eudemis sont aussi les seuls points du département
où la Cochylis ait persisté en abondance. Cette répartition
différente et en quelque sorte exclusive des deux parasites
en Gironde tient à la différence de leurs affinités. Alors que
tout, dans leurs mœurs et leurs dégâts, les rapproche au point
que de nombreux viticulteurs continuent à accuser la Cochylis des
ravages causés par l'Eudemis, n'ayant vu dans la substitution d'un
insecte à l'autre qu'une différence d'intensité des dégâts, au contraire
leur origine et leurs préférences climatiques les séparent et se contra-
rient. La Cochylis préfère incontestablement les climats des régions
plus septentrionales d'où elle est originaire, aussi les sols frais du
Médoc et du Blayais lui conviennent-ils plus spécialement. Au
contraire l'Eudemis est une espèce méridionale, accoutumée à la
chaleur et mieux adaptée aux conditions climatiques qui ont régné
dans ces dernières années sur la majeure partie du vignoble bordelais. Elle a donc pris possession des vignes en tous les
points où le climat lui convenait. Mieux adaptée, plus prolifique,
plus active, plus vorace, elle affame la Cochylis et l'oblige à
disparaître devant elle en vertu du principe qui régit la lutte
pour l'existence : la « survivance du plus apte » (1).

Dans la majorité de nos vignobles bordelais, la question Cochylis
est donc devenue aujourd'hui la question Eudemis. Nous n'avons
certes pas gagné au changement, car le second insecte est plus

---

(1) Ce phénomène est d'ailleurs d'ordre naturel. C'est ainsi, par exemple,
que l'huître de Portugal s'est depuis trente ou quarante ans abondamment
développée sur les rochers calcaires de la rive droite de l'estuaire de la
Gironde, pendant que disparaissait peu à peu l'huître comestible ordinaire qui
s'y trouvait auparavant. « Les mollusques acéphales vivent en filtrant l'eau qui
traverse leur organisme et la plus large part de nourriture est à celui qui
représente le filtre le plus parfait, le plus rapide surtout : et celui-là affame les
autres. Or, l'huître de Portugal représente justement ce filtre à grande
vitesse ; dans ce trait de son organisation physiologique réside le secret de sa
victoire sur ses congénères, l'explication de son irrésistible envahissement ».
(Ch. Perez, Actes de la Société-Linnéenne de Bordeaux, avril 1906).

dangereux encore que le premier : tandis que la Cochylis a deux générations par an et par suite, deux périodes de dégâts, l'une au moment de la floraison, l'autre vers la maturation du raisin, l'Eudemis en a trois : la première sur la fleur, la deuxième sur le verjus, la troisième sur le raisin mûr. Parfois même une quatrième génération peut apparaître en Italie où le climat est plus chaud et même dans notre sud-ouest : c'est ainsi qu'en 1900 la température assez élevée en octobre a provoqué l'éclosion de quelques chrysalides, donnant une quatrième génération de papillons, mais il n'a pu y avoir de nouvelle génération de larves.

Au printemps les larves de Cochylis commettent peut-être plus de dégâts que celles de l'Eudemis, parce qu'elles agglomèrent plus de fleurons, mais ces dernières deviennent beaucoup plus redoutables à la deuxième et à la troisième générations, attaquant un nombre de grains beaucoup plus considérable.

Description et biologie : Le *papillon* de l'Eudemis mesure 7 à 8 millimètres de long ; son corps est d'un gris terne un peu bleuté ; ses ailes antérieures marbrées de gris, de brun et de roux avec une bande transversale brunâtre assez large mais peu nette ; les ailes postérieures sont grises uniformément. Il se distingue aisément du papillon de la Cochylis qui est de taille un peu plus grande, avec des ailes antérieures jaune clair traversées par une bande brune très nette.

La *chenille*, qui peut atteindre 9 à 10 millimètres, est gris verdâtre ; elle devient un peu violacée à la troisième génération, au moment où elle est gorgée de jus de raisin mûr. Sa tête est brun rouge, plus claire que chez la Cochylis ; le prothorax est traversé par une bande brune, formant un collier plus étroit que sur la larve de Cochylis. La chenille d'Eudemis a une allure beaucoup plus vive que l'autre et attaque un plus grand nombre de grains.

La *chrysalide* est brune, de 6 à 7 millimètres, terminée postérieurement en pointe aiguë munie de 5 ou 6 poils à crochets (celle de la Cochylis est plus foncée avec l'extrémité postérieure arrondie et munie de 12 crochets). Elle est renfermée dans un cocon de soie blanche, à tissu assez dense et complètement fermé sauf à une extrémité où doit se faire la déhiscence par une fente bilabiée (le cocon de la Cochylis est d'un blanc sale, mélangé de nombreux débris d'écorce et présente souvent des solutions de continuité en plusieurs points).

L'Eudemis passe l'hiver à l'état de chrysalide, enfermée dans son cocon, sous les écorces du cep, parfois dans d'autres abris (fentes des échalas, liens, broussailles voisines, interstices des murs, etc.). En mai les papillons sortent des chrysalides, voltigent autour des ceps, au crépuscule et à l'aube, s'accouplent et pondent sur les inflorescences.

Chaque femelle pond de 20 à 30 œufs très petits, jaune verdâtre, luisants, que l'on peut apercevoir à la loupe vers la base des fleurons ; la ponte a lieu presque toujours avant la fleur.

Après une semaine d'incubation, la larve naît et pique aussitôt les tissus, elle pénètre même très souvent dans le capuchon de la fleur sur le point même où l'œuf a été déposé et sans se montrer au dehors. Deux ou trois jours après, les fleurons voisins sont déjà agglomérés par des fils de soie, formant un repaire à l'abri duquel la chenille commet ses dégâts. L'invasion de cette première géné-ration de larves coïncide avec l'époque de la floraison et les nais-sances s'échelonnent en général sur une quinzaine de jours.

Arrivées à leur taille maxima les chenilles se transforment en chrysalides dans les replis des feuilles flétries ou sèches, dans les feuilles froissées au niveau des liens, sur les petites feuilles de la base des rameaux et sur celles des rejets.

A la fin de juin et en juillet apparaissent de nouveaux papillons, issus de ces chrysalides, et qui pondent vers la base des grains. Les larves de la deuxième génération attaquent le verjus ; ce sont elles qui occasionnent généralement le plus de dégâts en perçant de nombreux grains et favorisant la pourriture. Ces larves vont se chrysalider dans les mêmes repaires que celles de la génération précédente, mais se rencontrent aussi quelquefois en cocon à l'intérieur de grains secs.

Fin août ou dans les premiers jours de septembre les papillons de la troisième génération voltigent et vont s'accoupler pour pondre sur les raisins en voie de maturation ; de leurs œufs sortent les larves de troisième génération qui se nourrissent du raisin à peu près mûr.

C'est vers le moment des vendanges, c'est-à-dire à la maturité complète des raisins, que ces larves quittent les grappes et cherchent une retraite pour se chrysalider ; elles gagnent pour cela des abris

plus sûrs que lors des générations précédentes, les interstices des
écorces, les fissures des échalas. La transformation a lieu presque
immédiatement après la retraite des chenilles, c'est-à-dire fin septembre ou en octobre. Nous savons que pour la Cochylis il n'en est
pas de même : les chenilles quittent aussi les grappes vers le milieu
de septembre, gagnent les retraites d'hiver sous les écorces, mais
restent là un mois ou deux à l'état de chenilles, pour ne prendre
la forme de chrysalides qu'en novembre ou décembre seulement.

Dégâts : Les dégâts sont causés par les trois générations de larves,
mais surtout par les deux dernières. Ce n'est pas seulement par la
quantité de nourriture qu'elles prélèvent sur la récolte et par
l'agglomération des grains que les larves se rendent nuisibles ;
mais elles piquent successivement plusieurs grains, qui deviennent
un excellent bouillon de culture pour les moisissures, particulièrement pour le *Botrytis cinerea*.

Au point de vue de la qualité des vins, la Cochylis passe pour
avoir une influence désastreuse, les raisins cochylisés faisant de
mauvais vins ; il est vrai que les fortes invasions de Cochylis correspondent à des années humides, très favorables au développement
de la pourriture grise. — L'Eudemis au contraire est généralement
considérée comme n'étant pas nuisible à la qualité des vins ; en
1906 des quantités de larves ont été mises en cuve avec la vendange
et cependant la qualité du vin a été excellente. Mais il faut
remarquer que la vendange a été favorisée cette année là par une
période sèche. Il est probable qu'il en eût été autrement si le
mois de septembre avait été pluvieux, la pluie mouillant la pulpe
des raisins attaqués, l'appauvrissant ensuite et favorisant le
développement de la pourriture.

Les dégâts de l'Eudemis ont été appréciables tous les ans dans
la Gironde depuis 1897, mais plus particulièrement importants
par les années les plus chaudes. En 1899 et 1900, années de
grandes récoltes, on en a perdu dans certaines localités 50 p. 100
par le fait de cet insecte et l'on eût constaté une perte beaucoup
plus considérable si ces invasions avaient coïncidé avec des années
de disette. En 1900 en particulier, l'été très chaud a été très favorable au développement de l'Eudemis et la troisième génération
fit de grands ravages.

En 1906, l'année a été également très chaude et les dégâts très importants. Presque partout la moitié de la récolte, en certains points les trois quarts, ont été perdus ainsi en 1906, si bien que M. H. Kehrig a pu évaluer à plus de vingt millions de francs la perte occasionnée cette année là par l'Eudemis au seul département de la Gironde.

Destruction de l'Eudemis : Devant de pareils ravages on conçoit la nécessité de rechercher activement des moyens de destruction de ce parasite. M. H. Kehrig s'est livré sur la reproduction de l'Eudemis à un calcul assez original : une seule femelle, pondant quarante œufs, donnant un nombre égal de mâles et de femelles, donnerait en quatre ans le chiffre énorme de cinquante et un milliards deux cents millions de chenilles.

Ces chiffres ne sont heureusement que théoriques. Dans la nature en effet il intervient des forces régulatrices qui empêchent un développement aussi excessif. Ce sont d'abord les phénomènes atmosphériques qui exercent une certaine influence sur le développement et sur la vitalité de l'Eudemis. Le froid de l'hiver est à peu près sans action sur les chrysalides, ainsi que M. Laborde a pu le constater en les maintenant plusieurs jours à des températures très basses. Mais les années où le printemps et l'été sont relativement froids et humides sont défavorables aux chenilles et aux papillons. Les invasions sont très atténuées ces années là, on a pu en faire l'expérience en 1901 où l'énorme invasion de printemps semblait présager pour l'été et l'automne un véritable désastre, alors que les dégâts ont été moindres que les années précédentes.

La chaleur convient au contraire à l'Eudemis, mais seulement dans une certaine mesure; nous avons pu constater en 1906 que la chaleur excessive d'août et septembre a desséché un très grand nombre d'œufs dont le développement s'est ainsi trouvé arrêté.

L'Eudemis a aussi des ennemis naturels jouant un grand rôle dans sa destruction : les oiseaux, les coléoptères carnassiers. Il n'est pas rare de trouver des araignées installées parmi les agglomérations de grains et faisant la chasse aux chenilles dans leur repaire. Mais ce sont surtout des *Ichneumons* de diverses espèces et des moisissures du genre *Isaria* qui détruisent un grand nombre d'Eudemis; ces derniers auraient fait périr, au cours de l'hiver

1899-1900. 60 p. 100 des chrysalides d'après les observations de M. Laborde.

Enfin la précocité des vendanges prive parfois de nourriture un grand nombre de larves incomplètement développées et encore incapables de se chrysalider; un grand nombre aussi peuvent être mises en cuve ou sous le pressoir. En 1901 par exemple, la troisième génération était très en retard au moment des vendanges beaucoup de ses larves ont été ainsi détruites et l'invasion du printemps 1902 s'est trouvée très réduite.

La destruction de l'Eudemis a fait l'objet de diverses études en France et à l'étranger. En Allemagne particulièrement, où cet insecte est venu ajouter ses dégâts à ceux de la Cochylis, le gouvernement a chargé le Dr Dewitz d'étudier les moyens de détruire ces deux parasites.

Les procédés de destruction de la Cochylis et de l'Eudemis sont en effet à peu près les mêmes. Ils s'adressent aux différentes phases de leur évolution et peuvent être répartis en trois catégories : des traitements d'hiver. des traitements de printemps et des traitements d'été.

Traitements d'hiver : Ils visent la destruction des chrysalides; l'Eudemis passant plusieurs mois immobile sous cette forme, il était naturel de songer à l'attaquer durant cette période. Ce sont d'ailleurs les traitements d'hiver qui ont atteint jusqu'à présent la plus grande efficacité. En principe cependant il est difficile d'atteindre par leur moyen toutes les chrysalides, car si la grosse majorité se trouve sous les écorces du cep. un certain nombre sont dans des abris différents. où il est difficile de les découvrir.

Quatre sortes de traitements ont été conseillés contre les chrysalides d'hiver :

1° Le *flambage* des ceps avec une lampe analogue à celle des soudeurs, procédé inefficace, la température obtenue dans la profondeur des écorces n'étant pas suffisante.

2° Le *badigeonnage* des ceps avec divers produits insecticides est également peu efficace dans les conditions ordinaires, parce qu'il ne pénètre pas suffisamment dans la profondeur des écorces où se trouve cachée la chrysalide.

3° Le *décorticage* consiste à dépouiller le cep de ses vieilles écorces, au moyen de couteaux, de raclettes, de gants métalliques ; on enlève ainsi les principaux repaires des chrysalides d'hiver. L'opération en est facile et peut être confiée à des femmes. Il faut toujours avoir soin d'étendre une toile au pied du cep pour ramasser toutes les écorces, que l'on emporte ensuite pour les brûler. J'ai pu moi-même constater dans mes expériences que le décorticage est très efficace. Il revient à 100 francs environ par hectare de 9.000 pieds ; il n'a pas besoin d'être renouvelé tous les ans et peut être avantageusement remplacé l'année suivante par un badigeonnage qui produira alors sur le cep dénudé le plus d'effet possible. Le décorticage, pratiqué dans plusieurs vignobles de la Gironde, a toutefois l'inconvénient d'exiger un personnel nombreux qu'il est souvent difficile de se procurer dans les grands vignobles.

4° L'*ébouillantage* consiste à faire pénétrer sous les écorces de l'eau à une température assez voisine du point d'ébullition. Imaginé vers 1840 contre la Pyrale il est très efficace contre cet insecte qui hiverne sous la forme de chenille. La Cochylis restant aussi à l'état de chenille pendant les mois d'octobre et de novembre peut être elle aussi facilement tuée à ce moment là. L'Eudemis, mise en cocon et chrysalidée dès le début d'octobre, offre sous cette forme plus de résistance. Elle peut être détruite par l'ébouillantage ; mais il faut verser l'eau la plus chaude possible et utiliser pour cela des cafetières à réchaud. Le procédé, pratique dans les vignes de palus, devient incommode dans les vignes serrées et conduites sur fil de fer ; il nécessite de plus un matériel coûteux. Il pourrait cependant être appelé à remplacer le décorticage dans les grandes exploitations, car il nécessite peu de main-d'œuvre et se fait assez rapidement.

Traitements de printemps : Ils sont dirigés contre les larves, qui sont la forme directement nuisible et qui sont toutes sur les inflorescences :

La recherche et l'enlèvement des chenilles, l'écrasement du repaire entre le pouce et l'index sont des moyens très efficaces, mais pratiques seulement dans les jardins et impossibles à employer en grande culture.

C'est aux procédés par application d'insecticides qu'on a géné-

ralement songé pour combattre les larves. Les poudres insecticides ont été peu employées jusqu'à présent contre l'Eudemis,
elles ont fait l'objet d'études poursuivies en 1906 en Allemagne
par M. Dewitz, les résultats de ces essais n'ont pas encore été
publiés.

On s'adresse le plus souvent à des insecticides liquides qui peuvent être groupés en deux catégories suivant leur mode d'action :
les uns sont destinés à asphyxier la chenille en obstruant ses stigmates par la formation d'une sorte de vernis imperméable à l'air ;
les autres doivent agir comme poisons. Les premiers sont des
insecticides externes, les seconds des insecticides internes.

Jusqu'à 1906 les insecticides externes seuls avaient donné des
résultats satisfaisants. Ce sont surtout les insecticides Laborde et
Audebert.

Le liquide Laborde est constitué suivant la formule :

Gemme de pin........................   1 kilog. 500
Soude caustique ....   0 —   200
Ammoniaque à 22°.................   1 lit.
Verdet ....   0 kilog. 100
Eau................................   100 lit.

Le liquide Audebert répond à la formule suivante :

Colophane pure.....................   1 kilog. 500
Éther sulfurique....................   1 —
Essence d'absinthe ....   0 —   150
Ammoniure de cuivre...............   0 —   850
Carbonate de soude................   1 —   500
Eau................................   100 lit.

Ces préparations renferment une substance destinée à former
un vernis asphyxiant sur les chenilles, la gemme de pin dans un
cas, la colophane dans l'autre ; le sel de cuivre (ammoniure de
cuivre, verdet) rend en même temps ces liquides efficaces contre
le mildiou de la grappe et contre le rot brun. L'application peut
se faire par pulvérisation, mais est surtout efficace par trempage
des grappes dans un récipient contenant le liquide.

Ces liquides sont difficiles à préparer au vignoble. Il faut souvent répéter l'opération plusieurs fois au cours de la période d'apparition des chenilles pour obtenir une grande efficacité. Néanmoins ceux qui utilisent ces préparations en obtiennent généralement de bons résultats.

Le lait de chaux préconisé en 1906 à la suite des essais de M. Dillaire et de M. David, agirait aussi comme un insecticide externe, sur les œufs, qu'il tuerait par dessication. Les expériences faites au printemps 1907 avec cet insecticide n'ont pas donné les résultats que nous espérions.

Les insecticides internes sont des poisons que l'on cherche à faire absorber aux larves, ils ont donné jusqu'à présent fort peu de résultats :

Les *arsénicaux*, qui avaient donné de très bons résultats dans la destruction d'autres insectes, de l'altise de la vigne par exemple, ont été essayés en 1906 en Allemagne et aux États-Unis et cette année en France. Le traitement devant être appliqué sur les grappes doit être fait avec prudence et il serait intéressant de connaître l'influence qu'il peut exercer sur le vin : pour cela des analyses sont nécessaires dans les vignobles où l'on a fait ces essais.

La *nicotine* a été essayée en 1906 par M. Gruvel. Encouragé par le succès qu'il avait obtenu par la bouillie bordelaise nicotinée contre l'hyponomeute du prunier, et frappé d'autre part par la grande analogie de mœurs qui existe entre cet insecte et l'Eudemis, il avait pensé que la bouillie nicotinée serait aussi efficace contre cette dernière. Les résultats obtenus dans ses essais ont été encourageants, la bouillie bordelaise nicotinée à 1 p. 100 a donné une mortalité d'un tiers.

En somme aucun insecticide n'a donné jusqu'à présent contre l'Eudemis des résultats qui puissent faire espérer la possibilité d'enrayer complètement le fléau. La période des études reste donc ouverte.

Traitements d'été : Le papillonnage au moyen des lanternes-pièges utilisé contre la Cochylis, ne peut être utilement employé contre l'Eudemis dont le papillon vole seulement au crépuscule et à l'aube et non en pleine nuit. Le papillonnage au moyen d'écrans englués donne au contraire des résultats.

Le *ramassage des chrysalides d'été* est pratiqué chaque année dans certains vignobles et donne des résultats satisfaisants. On le facilite en disposant à la portée des chenilles des abris artificiels dans lesquels elles puissent se chrysalider : vieux paillons de bouteilles, paquets de broussailles, chiffons cravatant les astes, vieux journaux.

Le *ramassage des dégâts,* c'est-à-dire des grains piqués par les larves de deuxième génération diminue le nombre de celles de la troisième. Mais il est préférable de chercher à réduire la génération précédente par le ramassage des chrysalides ou par les insecticides employés contre les larves.

Expériences et observations faites en 1907 sur les traitements contre l'Eudemis

Dans les recherches que j'ai entreprises cette année, j'ai étudié divers moyens de destruction de l'Eudemis, en portant plus spécialement mon attention sur les traitements insecticides dirigés contre les larves, c'est-à-dire contre la forme directement nuisible.

C'est en effet à l'époque des dégâts qu'il serait le plus utile de pouvoir attaquer l'insecte ; c'est alors aussi que des traitements énergiques pourraient toucher le plus grand nombre d'individus. En hiver les chrysalides sont en majorité cachées sous les écorces du cep où l'on cherche à les atteindre ; mais beaucoup, réfugiées dans les fentes des piquets, sous les écorces d'arbres voisins, dans les trous des murs, etc., échappent forcément au traitement d'hiver. Au printemps toutes les larves sont au contraire sur les inflorescences et l'on peut concevoir la possibilité d'un traitement qui s'adresse à toutes.

Jusqu'à présent les traitements insecticides proposés contre les larves d'Eudemis n'ont pas donné les résultats qu'on était en droit d'en attendre. C'est pourquoi il m'a paru intéressant de porter mes recherches sur ce point et de chercher si ce moyen de destruction peut être efficace.

Les insuccès nombreux obtenus avec les insecticides internes sont dus certainement pour une grosse part à une erreur de méthode. On applique généralement les insecticides au cours de la vie des chenilles; dans ces conditions un poison même violent ne peut agir que d'une façon très relative : il ne peut être appliqué sur toute la surface de la grappe, les tractus soyeux des repaires opposant un obstacle à la pénétration entre les grains ; il ne s'adresse d'ailleurs qu'aux chenilles présentes au moment de l'application et à celles qui doivent naître par la suite, mais laisse échapper celles dont le développement est terminé. Ajoutons à cela que les chenilles jeunes succombent plus facilement à l'absorption du poison, parce qu'elles ont moins de résistance et qu'elles absorbent relativement à leur masse une quantité plus grande de nourriture empoisonnée; les chenilles âgées au contraire mangent relativement beaucoup moins et cessent de s'alimenter à l'approche de la chrysalidation.

Pour ces diverses raisons, j'ai pensé que les poisons agiraient d'autant mieux qu'ils seraient absorbés par des larves plus jeunes et qu'il y aurait intérêt à empoisonner les grappes avant que les larves ne soient sorties de l'œuf ou même avant la ponte. Par cette méthode l'application se fera plus régulièrement, les trames soyeuses n'existant pas encore, et si la substance est assez adhérente elle s'adressera également à toutes les larves de la génération. C'est donc *avant l'apparition des larves* ou mieux encore avant la ponte que j'ai fait appliquer les insecticides qui devaient agir par empoisonnement des tissus de la grappe.

Les expériences faites en Russie par M. Krassilchtchik et dont j'ai connu seulement les résultats après les expériences de printemps, confirment d'ailleurs ma manière de voir en ce qui concerne l'influence de l'âge des larves sur l'efficacité des poisons. Cet entomologiste a constaté que l'action insecticide diminuait considérablement à la fin de la vie larvaire de même qu'elle diminue à l'approche des mues.

Les diverses expériences de traitement faites par moi au printemps et à l'été de 1907 ont été faites avec la collaboration de M. J. Capus, professeur spécial d'agriculture à Cadillac.

Expériences et observations sur les larves de première
génération au printemps 1907

Dans ces essais nous nous proposions :

1° De reprendre et d'étudier le procédé de traitement à la nicotine de M. Gruvel, seul et associé au traitement d'hiver ; 2° d'étudier comparativement la nicotine et l'arséniate de plomb ; 3° de
constater le degré d'efficacité du lait de chaux dont les journaux
agricoles avaient beaucoup parlé.

Les essais ont eu lieu, aux environs de Cadillac, dans trois
champs d'expériences : un à Cérons, dans le vignoble de M. Ardouin,
les deux autres à Béguey, chez Mme Flix et chez M. Chauvin. Le
premier était situé dans une des localités les plus contaminées de
la région, tandis qu'à Béguey nous nous trouvions en un point
moyennement atteint.

A. — *Champ d'expériences de Cérons :* Nous avons fait ici des
traitements à la *nicotine* sous diverses formes, à l'*arséniate de
plomb* et au *lait de chaux.*
Les formules employées étaient les suivantes :

1 {
Nicotine titrée (au jus de tabac riche).   1 kilog.
Chaux ....   10 —
Eau q. suff. pour faire ....   100 lit.

2 {
Nicotine titrée ....   1 kilog.
Glucose......................   1 —
Eau q. suff. p. ....   100 lit.

3 {
Nicotine titrée ....   1 kilog.
Sulfate de cuivre..............   2 —
Chaux ....   1 —
Eau q. suff. p ....   100 lit.

4 {
Nicotine titrée.................   1 kilog. 330
Sulfate de cuivre..............   2 —
Chaux ....   1 —
Eau q. suff. p.... ....   100 lit.

	Arséniate de soude ordinaire......	o kilog. 3oo
5	Acétate de plomb..............	o — 5oo
	Glucose........................	1 —
	Eau q. suff. p.................	1oo lit.
6	Lait de chaux à...............	1o p. 1oo

Les premiers papillons ont été vus le 2o mai, les pontes ont dû commencer vers le 25 et être surtout fréquentes à la fin du mois. Les premières larves ont été trouvées le 8 juin et leur chrysalidation commençait vers le 26 du même mois.

Les insecticides à base de nicotine ou d'arsenic, insecticides internes (formules 1 à 5) ont été appliqués en pulvérisation sur les inflorescences pendant la période de vol des papillons, le 23 mai, par conséquent avant la ponte, plusieurs jours avant la naissance des premières larves. Le lait de chaux au contraire a été appliqué quelques jours plus tard, après la ponte, puisqu'il devait agir sur les œufs, le 3o mai sur certains rangs, le 3 juin ou le 1o juin sur d'autres.

Dans tous les cas une seule application a été faite, précédée d'un effeuillage sommaire permettant de voir et de traiter toutes les inflorescences. Des rangs témoins étaient laissés entre les rangs traités et en dehors d'eux.

La constatation des résultats a été faite du 15 au 25 juin par des observations répétées de trois en trois jours de la façon suivante : sur chaque rang d'expériences on prenait une ou plusieurs séries de cinq pieds sur lesquels on comptait très soigneusement le nombre d'inflorescences et le nombre de larves vivantes. Après addition de tous les résultats obtenus dans les observations successives, il était facile d'établir, pour un rang donné, la quantité moyenne de larves existant sur 1oo inflorescences. Le comptage étant fait dans les mêmes conditions sur les pieds témoins, qui représentent l'état moyen du vignoble en dehors de tout traitement, on obtient par un simple calcul le pourcentage des larves qui ont résisté à un traitement donné et celui des larves qui ont disparu sous son action. Ce dernier nombre traduit l'efficacité du traitement.

Les dénombrements faits les 15, 19, 22 et 25 juin, ont donné les résultats indiqués par le tableau suivant, dans lequel chaque observation porte sur une série de cinq pieds.

DATES DES OBSERVATIONS	TÉMOINS		NICOTINE FORMULE N° I		NIC FORM
	Inflorescences	Larves vivantes	Inflorescences.	Larves vivantes	Inflorescences.
15 juin	54	63	76	30	75
15 —	81	106	»	»	»
19 —	84	92	53	59	72
19 —	68	77	»	»	»
22 —	48	65	42	28	57
22 —	47	52	»	»	»
25 —	53	58	50	31	28
25 —	55	56	»	»	»
Totaux	490	569	221	148	247
Quantité de larves vivantes sur cent inflorescences.....	116,1		66,9		3
Proportion des larves ayant résisté au traitement......	100		57 p. 100		45 p
Proportion des larves disparues à la suite du traitement (efficacité du traitement.........	0		43 p. 100		55 p

Cérons.

NICOTINE FORMULE N° 3		NICOTINE FORMULE N° 4		ARSÉNIATE DE PLOMB		LAIT DE CHAUX	
Inflores-cences.	Larves vivantes.	Inflores-cences	Larves vivantes.	Inflores-cences.	Larves vivantes	Inflores-cences.	Larves vivantes.
66	32	57	11	51	13	53	30
»	»	»	»	»	»	67	53
55	24	65	25	46	20	47	25
»	»	»	»	»	»	53	47
64	34	75	33	53	16	41	37
»	»	»	»	»	»	51	43
59	28	61	28	55	32	»	»
»	»	»	»	»	»	»	»
244	118	258	97	205	81	312	244
48,3		37,5		39,5		78,2	
41 p. 100		32 p. 100		34 p. 100		67 p. 100	
59 p. 100		68 p. 100		66 p. 100		33 p. 100	

L'Eudemis était en très grande abondance dans ce champ d'expériences, puisque la quantité moyenne de larves sur cent inflorescences atteint 116, c'est-à-dire plus d'une larve par grappe.

Le *lait de chaux* appliqué sur les pontes a donc réduit de *33 p. 100* le nombre des larves, soit d'un tiers. L'*arséniate de plomb glucosé*, appliqué sur les inflorescences avant la ponte, a donné une diminution de *66 p. 100*, soit des deux tiers environ. La *nicotine titrée* a donné une mortalité de 43 p. 100 avec la formule n° 1 (nicotine et chaux), de 55 p. 100 avec la formule n° 2 (nicotine et glucose); mais les meilleurs résultats ont été obtenus par son association avec la bouillie bordelaise, *59 p. 100* avec la formule n°.3 et *68 p. 100* avec la formule n° 4, où la dose de nicotine titrée est élevée à 1,33 p. 100. Ce dernier résultat (68 p. 100), le plus favorable de toute la série, est un peu supérieur à celui qu'a donné l'arséniate de plomb (66 p. 100).

B. — *Champ d'expériences de Béguey chez Mme Flix*: Les essais faits dans ce second champ d'expériences avaient encore pour but d'étudier l'action du *traitement à la bouillie nicotinée*. On a appliqué sur une grande étendue la bouillie bordelaise nicotinée à 1 p. 100 suivant la formule :

Nicotine titrée.......................... 1 kilog.
Sulfate de cuivre........................ 2 —
Chaux................................... 1 —
Eau q. suff. pour.......................100 lit.

Les premiers papillons ont été vus vers le 20 mai. Le traitement, précédé de l'effeuillage nécessaire, eut lieu le 25 mai. Les observations, faites les 18, 21 et 26 juin dans les mêmes conditions qu'à Cérons, ont donné les résultats suivants :

TABLEAU

DATES DES OBSERVATIONS	TÉMOINS		NICOTINE	
18 juin.:............	46	12	84	4
18 —	87	46	73	7
21 —	107	65	87	9
26 —	66	56	73	9
26 —	60	27	65	10
Totaux	366	206	382	39
Moyenne des larves vivantes sur cent inflorescences	56,2		10,2	
Moyenne des larves ayant résisté au traitement.	100		18 p. 100	
Moyenne des larves disparues (efficacité du traitement).........	0		82 p. 100	

Soi *une mortalité de 82 p. 100,* encore plus élevée que celle constatée à Cérons avec la même bouillie.

La contamination était ici beaucoup moins forte qu'à Cérons, puisqu'on a constaté sur 100 inflorescences une moyenne de 56 larves, au lieu de 116, chiffre trouvé à Cérons.

C. — *Champ d'expériences de Béguey chez M. Chauvin:* Dans le vignoble de M. Chauvin, peu éloigné du précédent et à peu près également atteint (48 larves en moyenne sur 100 inflorescences), nous avons encore étudié le même traitement nicotiné en remplaçant la bouillie bordelaise par la bouillie bourguignonne ; nous y avons aussi étudié les effets du décorticage d'hiver sur la génération de printemps et les effets d'un traitement mixte par décorticage d'hiver et traitement de printemps à la nicotine.

Le décorticage avait été fait aux premiers jours de mars sur 600 pieds, avec le plus grand soin, tous les débris d'écorce ayant été ramassés et brûlés. Le traitement insecticide de printemps a été fait avec la nicotine titrée, à la dose de 1 p. 100 dans de la bouillie bourguignonne suivant la formule :

Nicotine titrée.............................. 1 kilog.
Sulfate de cuivre........................... 1 —
Carbonate de soude Solway.................. 0 — ·500
Eau q. suff. pour ....100 lit.

L'application eut lieu le 25 mai sur les pieds non décortiqués et sur des pieds situés au centre même de la portion décortiquée. On gardait des témoins décortiqués et d'autres non décortiqués.

Les observations ont été faites les 18, 21 et 26 juin ; le tableau suivant en donne les résultats :

Champ d'expériences chez M.Chauvin, à Béguey.

DATES des OBSERVATIONS	TÉMOINS		DÉCORTICAGE		NICOTINE		DÉCORTICAGE ET NICOTINE	
	Inflorescences.	Larves vivantes.	Inflorescences.	Larves vivantes.	Inflorescences.	Larves vivantes.	Inflorescences.	Larves vivantes.
18 juin.,..	72	31	73	15	65	2	73	0
21 —	80	38	74	10	82	10	101	5
21 —	59	33	64	9	88	12	80	2
26 —	86	41	71	16	88	9	72	0
26 —	»	»	70	10	»	»	63	2
TOTAUX..	297	143	352	60	323	33	389	9
Moyenne des larves vivantes sur cent inflorescences.	48,1		17		10,2		2.3	
Proportion des larves ayant résisté au traitement	100							
Proportion 0,0 des larves disparues (efficacité)			35 p. 100		21 p. 100		4 p. 100	
	0		65 p. 100		79 p. 100		96 p. 100	

Ici la quantité moyenne de larves sur cent inflorescences des ceps témoins n'était que de 48, au lieu de 116 à Cérons.

Le *décorticage* a réduit cette moyenne à 17, c'est-à-dire de *65 p. 100* ; il a donc, même exécuté en petit, présenté une réelle efficacité. Nous pouvions craindre en effet que la contamination par des papillons nés sur les pieds voisins non décortiqués, n'empêchât l'obtention de résultats démonstratifs sur les 600 pieds décortiqués. L'écorçage en grand donnerait certainement des résultats encore plus nets et plus probants.

La *bouillie bourguignonne nicotinée* à 1 p. 100 a donné une mortalité de *79 p. 100*, c'est-à-dire sensiblement égale à celle obtenue dans le vignoble voisin par la bouillie bordelaise nicotinée (82 p. 100).

Enfin l'association sur les mêmes pieds du *décorticage et du traitement nicotiné*, a diminué le nombre des larves dans la proportion de *96 p. 100* par rapport aux pieds témoins non décortiqués et non traités.

EXPÉRIENCES ET OBSERVATIONS SUR LES LARVES DE DEUXIÈME GÉNÉRATION (TRAITEMENT D'ÉTÉ)

Elles ont été relatives : 1° aux traitements par des liquides insecticides ; 2° aux traitements par ramassage des chrysalides et des grains piqués.

Traitements par des liquides insecticides.

A. — *Champ d'expériences de Cérons :* Ces expériences ont été la suite naturelle de celles du printemps. Nous avons repris-contre la deuxième génération de larves l'essai des *bouillies nicotinées*, dont nous avons pu apprécier de nouveau la grande efficacité. Nous avons essayé aussi un nouvel insecticide, encore peu étudié, le *chlorure de baryum*. Les expériences de printemps étaient terminées, lorsque nous avons eu connaissance des études faites en Russie par M. Krassilchtchik sur l'action insecticide des arsenicaux et du chlorure de baryum. Ce sel aurait le grand avantage, outre son prix peu élevé, d'agir très énergiquement sur les insectes, alors qu'aux doses courantes il serait sans danger pour l'homme et les animaux domestiques. Les résultats obtenus par l'entomologiste russe sur diverses chenilles sont extrêmement encourageants, et le chlorure de baryum parait être appelé à rendre de grands services en agriculture et pourrait peut-être remplacer avantageusement les arsénicaux que leur grande toxicité rend très dangereux. Il nous a paru intéressant de faire l'essai de cet insecticide contre l'Eudemis.

Les formules que nous avons employées contre les larves de deuxième génération sont les suivantes :

$$1 \begin{cases} \text{Nicotine titrée} \dots & \text{1 kilog.} \\ \text{Sulfate de cuivre} \dots & \text{1 — 335} \\ \text{Carbonate de soude Solvay} \dots & \text{0 — 665} \\ \text{Eau q. suff. p} \dots & \text{100 lit.} \end{cases}$$

$$2 \begin{cases} \text{Nicotine titrée} \dots & \text{1 kilog. 330} \\ \text{Sulfate de cuivre} \dots & \text{1 — 335} \\ \text{Carbonate de soude Solvay} \dots & \text{0 — 665} \\ \text{Eau q. suff. p} \dots & \text{100 lit.} \end{cases}$$

$$3 \begin{cases} \text{Chlorure de baryum} \dots & \text{2 kilog.} \\ \text{Mélasse} \dots & \text{2 —} \\ \text{Eau q. suff. p} \dots & \text{100 lit.} \end{cases}$$

$$4 \begin{cases} \text{Chlorure de baryum} \dots & \text{4 kilog.} \\ \text{Mélasse} \dots & \text{2 —} \\ \text{Eau q. suff. p} \dots & \text{100 lit.} \end{cases}$$

Les papillons ont apparu à Cérons vers le 10 juillet et ont été nombreux surtout à partir du 20; les pontes se sont effectuées surtout aux derniers jours de juillet, les larves ont commis leurs dégâts du 5 au 30 août, les premières chrysalides ont été vues le 20 août, les papillons de troisième génération à partir du 1er septembre.

Comme en mai l'application des liquides a été faite pendant la période de vol des papillons, plusieurs jours avant la naissance des larves, avant la plupart des pontes. Ce traitement eut lieu le 27 juillet. Les quatre formules ont été appliquées chacune sur un rang de vigne n'ayant subi antérieurement aucun traitement insecticide. La formule n° 2 (bouillie bourguignonne nicotinée à 1,33 p. 100) a été en outre appliquée sur quelques pieds qui avaient déjà reçu cette même bouillie sur les inflorescences lors des traitements de printemps.

La formule n° 4 (chlorure de baryum à 4 p. 100) a brûlé les grappes et les feuilles touchées et n'a pu donner de résultats; les trois autres formules n'ont pas produit de brûlure.

La constatation des résultats a été faite comme en juin en remplaçant toutefois le nombre des larves vivantes par le nombre des grains piqués par elles. On a donc compté à diverses reprises, au cours de la période des dégâts, sur des séries de cinq pieds, le nombre des grappes et le nombre des grains piqués. On a calculé la quantité moyenne de grains piqués sur 100 grappes dans les rangs traités et sur les témoins et l'on a déduit la différence produite par chaque traitement, c'est-à-dire son degré d'efficacité. Les observations ont été faites les 12, 16, 20, 24 et 30 août: 1° sur des rangs témoins; 2° sur des pieds traités en mai à la bouillie bordelaise nicotinée; 3° sur des pieds traités en mai à la bouillie nicotinée et traités de nouveau le 26 juillet avec la même bouillie; 4° sur des pieds traités seulement le 26 juillet par la bouillie bourguignonne nicotinée à 1 p. 100 ou à 1,33 p. 100; 5° enfin sur des pieds traités au chlorure de baryum à 2 p. 100.

Le tableau suivant indique les résultats des diverses observations:

Tableau

Champ d'expérieneces <del>de</del>

DATES DES OBSERVATIONS	TÉMOINS		BOUILLIE NICOTINÉE à 1,33 p. 100 APPLIQUÉE LE 23 ...	
	Grappes	Grains piqués.	Grappes.	Grains piqués
oût...............................	53	61	58	22
—	54	72	»	»
—	58	142	61	63
—	51	136	»	»
—	60	122	61	48
Totaux...................	276	533	180	133
enne du nombre des grains piqués sur 100 appes...............................	192		73	
ortion des grains piqués par rapport à cent ains piqués sur les témoins..............	100		38 p. 100	
centage des piqûres évitées par le traitement flicacité du traitement)...................	0		62 p. 100	

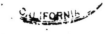

Cérons. (Traitements d'été.)

BOUILLIE NICOTINÉE à 1,33 p. 100 2 APPLICATIONS : MAI-JUILLET		BOUILLIE NICOTINÉE à 1 p. 100 APPLIQUÉE LE 26 JUILLET		BOUILLIE NICOTINÉE à 1,33 p. 100 APPLIQUÉE LE 26 JUILLET		CHLORURE DE BARYUM à 2 p. 100 APPLIQUÉE LE 26 JUILLET	
Grappes.	Grains piqués	Grappes	Grains piqués	Grappes.	Grains piqués	Grappes	Grains piqués
71	11	62	16	58	14	58	13
»	»	52	18	46	13	56	15
72	35	56	44	63	49	44	25
63	39	48	51	53	41	38	14
»	»	42	33	61	39	56	24
206	85	260	162	281	156	252	91
41		62		55		36	
21 p. 100		32 p. 100		28 p. 100		18 p. 100	
79 p. 100		68 p. 100		72 p. 100		82 p. 100	

Sur les pieds traités en mai il a persisté une différence très marquée par rapport aux témoins (qui représentent l'état du vignoble en dehors des traitements), cette différence est de 62 p. 100. Elle ne saurait être expliquée suffisamment par le moins grand nombre de papillons éclos sur ces pieds, car le voisinage immédiat des rangs témoins les aurait aisément contaminés. Il faut admettre que la bouillie appliquée le 23 mai persistait encore en partie sur les grappes et qu'elle a pu agir encore après deux mois en éloignant peut-être les papillons au moment de la ponte et en empoisonnant une partie des larves de deuxième génération.

Sur les pieds où deux traitements ont été faits l'un fin mai, l'autre fin juillet, les effets combinés des deux traitements ont provoqué une diminution de 79 p. 100 dans le nombre des grains piqués.

Quant aux traitements faits une seule fois le 26 juillet, ils ont présenté une efficacité de 68 p. 100 avec la bouillie nicotinée à 1 p. 100. et de 72 p. 100 avec la bouillie à 1. 33 p. 100. Les résultats sont un peu supérieurs à ceux obtenus au printemps par ces mêmes doses (59 p. 100 et 68 p. 100).

Le chlorure de baryum à 2 p. 100 a supprimé 82 p. 100 des chenilles, c'est-à-dire une proportion plus élevée encore que dans le cas des insecticides à la nicotine.

B. — *Champ d'expériences de Béguey chez M. Chauvin.*

A Béguey nous n'avons pas fait de nouveaux traitements contre la deuxième génération de larves, mais nous avons examiné l'influence des traitements antérieurs sur les dégâts de cette seconde génération. Dans ce vignoble nous avions essayé le décorticage, le traitement nicotiné et le traitement mixte (décorticage en mars, bouillie nicotinée en mai) et nous avions étudié leurs résultats sur les larves de printemps. A la fin des dégâts de la deuxième génération, le 29 août, nous avons compté les grains piqués sur une série de soixante pieds dans chaque portion traitée et d'autre part sur les témoins.

Les résultats ont été les suivants :

DÉSIGNATION	TÉMOINS	DÉCOR- TICAGE	NICOTINE	TRAITEM^T MIXTE
Nombre de grains piqués sur 60 pieds.........	130	63	58	15
Pourcentage par rapport aux témoins..........	100	48	45	11
Différence en faveur du traitement	0	52 p. 100	55 p. 100	89 p. 100

Ces résultats confirment ceux que nous avons notés à Cérons (colonnes 2 et 3 du tableau) sur l'influence prolongée des bouillies nicotinées. A Béguey comme à Cérons nous constatons que des liquides insecticides assez adhérents appliqués lors de la première génération, peuvent agir sur la seconde et opposer un obstacle à la réinfection par les pieds voisins non traités ; le décorticage lui-même effectué sur une portion de vignoble assez restreinte a créé à la première génération une diminution du nombre des larves qui persiste à la seconde génération au centre du carré décortiqué. Il est aisé de s'imaginer combien le traitement unique décorticage ou traitement nicotiné ou le traitement mixte, appliqué au début de la végétation, aurait plus d'influence encore sur les trois générations successives, s'il était fait en grand, c'est-à-dire si les pieds traités n'étaient pas exposés au voisinage de pieds témoins très contaminés.

Traitements d'été par le ramassage.

Champ d'expériences à Château Climens : Dans ce nouveau champ d'expériences, nous avons étudié des traitements d'été ne comportant pas l'emploi des insecticides, c'est-à-dire le ramassage des chrysalides d'été et le ramassage des grains piqués.

Pour donner au *ramassage des chrysalides d'été* la plus grande efficacité possible, il fallait faire coïncider cette opération avec le moment où les chrysalides sont le plus nombreuses. A aucun moment en effet tous les individus d'Eudemis ne sont en même temps sous cette forme, certaines chenilles étant encore sur les grappes alors que déjà des papillons ont quitté les chrysalides. Comme d'autre part le ramassage ne saurait être répété en raison de la dépense et souvent aussi à cause du manque de bras, il faut obtenir d'un ramassage unique le plus grand rendement possible en opérant au moment le plus opportun, qui paraît suivre de 4 ou 5 jours l'apparition des premiers papillons.

A Château-Climens les premières chrysalidations avaient eu lieu vers la fin de juin et les premiers papillons ont apparu le 10 juillet ; leurs éclosions ont dû être surtout nombreuses du 15 au 20, ainsi que paraît l'indiquer le tableau suivant où sont notées les éclosions de nombreuses chrysalides apportées le 14 juillet au laboratoire.

DATES	PAPILLONS ÉCLOS	DATES	PAPILLONS ÉCLOS
15 juillet......	3	20 juillet......	9
16 —	7	22 —	3
17 —	4	25 —	6
18 —	11	26 —	2
19 —	5	27 —	1

Des dénombrements de larves et de chrysalides faits le 10 et le 15 juillet ont donné d'autre part les chiffres suivants :

DATES DES OBSERVATIONS	NOMBRE DE PIEDS EXAMINÉS	NOMBRE DE LARVES		NOMBRE DE CHRYSALIDES	
		Jeunes.	Agées.	Aux petites feuilles et rejets.	Aux feuilles froissées aux liens.
10 juillet...	5 pieds musca-delle........	10	12	16	8
10 — ...	5 pieds sémillon.	6	9	11	10
15 — ...	5 pieds musca-delle........	0	4	14	24
15 — ...	5 pieds sémillon.	0	4	10	17

Le 15 juillet il existait encore quelques larves âgées peu nombreuses sur les grappes, les chrysalides étaient nombreuses et peu de papillons étaient apparus.

Le ramassage des chrysalides opéré du 15 au 18 juillet a paru coïncider avec le moment le plus favorable. 22 femmes ont visité en quatre journées de travail 29.440 pieds sur lesquels elles enlevaient soigneusement les rejets, les petites feuilles, les feuilles flétries, froissées par les liens, c'est-à-dire les divers repaires habituels des chrysalides d'été. Les feuilles et les rejets ramassés ont été enfouis à la charrue :

Le 16 août, un mois environ après le traitement, et au cours des dégâts des larves de deuxième génération, nous avons observé la différence des dégâts sur la partie traitée et sur les témoins. Les résultats ont été les suivants :

	TÉMOINS	TRAITÉS
Pieds examinés..........		2
Grappes	15	15
Grains piqués	110	63
Larves.................	42	32

Sur un même nombre de grappes, nous trouvons donc une différence très sensible dans la quantité des grains piqués par les larves de deuxième génération. Nous constatons ainsi par des chiffres l'efficacité de ce procédé de traitement par ramassage des chrysalides, efficacité d'ailleurs forcément relative puisque l'opération ne peut jamais intéresser qu'une partie des chrysalides, les insectes n'étant à aucun moment tous sous cette forme.

Du 20 au 25 août a été fait dans le même vignoble le *ramassage des grains piqués*, dans le but de soustraire ces grains au pressoir et de détruire les larves contenues à leur intérieur. Le ramassage a été fait par des femmes ; chacune visitait environ 350 pieds par jour dans la portion de 30.000 pieds où l'on avait ramassé les chrysalides, 200 seulement dans la pièce voisine où les grains piqués étaient beaucoup plus nombreux. Les grains ramassés ont été jetés dans l'eau bouillante pour tuer les larves.

Le nombre des grains piqués était alors beaucoup plus grand que lors des observations du 16 août, puisque le 30 août sur un seul pied dans des rangs témoins nous trouvons couramment 30, 60, 100 grains piqués et plus et des larves très nombreuses aussi, ainsi qu'en témoignent les chiffres suivants :

DATE DE L'OBSERVATION	NOMBRE DE PIEDS	GRAPPES	GRAINS PIQUÉS	LARVES	CHRY- SALIDES
30 août	5	28	très nombreux	très nombreu .	22
» —	1	6	60	27	
» —	1	8	112	42	14
» —	1	6	27	13	

Dans la portion de 30.000 pieds où le ramassage des chrysalides a été fait en juillet, suivi en août du ramassage des grains piqués, le nombre des chrysalides à la même époque (30 août) est extrêmement faible, et réduit énormément celui des papillons de la troisième génération. Sur 10 pieds c'est à peine si on trouve 2, 3 ou au plus 5 chrysalides, alors que ces mêmes nombres se rencontrent couramment sur un seul pied des témoins.

Observations sur la récolte: Pour compléter ces diverses expériences en grand, il était intéressant de noter comparativement la quantité de récolte donnée par des pieds témoins et par le même nombre de pieds traités. Cette opération a été faite à Château-Climens où on avait fait le ramassage des chrysalides et l'enlèvement des grains piqués.

Sur 25.800 pieds qui avaient été soumis à ces deux ramassages, on a récolté 103 comportes de vendange, soit pour un hectare de 4.500 pieds ·18 comportes, c'est à dire 4 barriques de vin. Sur 113.400 pieds non traités, on a récolté 378 comportes, soit pour un hectare de 4.500 pieds, 15 comportes ou 3 barriques $\frac{1}{2}$.

Les deux ramassages ont coûté 25 francs par hectare ; cette faible dépense a permis de sauver 2/3 de barrique de vin. On a pu constater d'ailleurs que la récolte s'est effectuée beaucoup plus rapidement dans la partie du vignoble traitée, les grains piqués à trier s'y trouvant beaucoup moins nombreux.

Cet exemple prouve que le viticulteur a grand intérêt à lutter contre l'Eudémis même par des moyens très simples comme les ramassages d'été ; il aura plus d'intérêt encore à lutter dès la première génération par les traitements insecticides. La dépense sera largement compensée par l'augmentation de la récolte surtout dans nos vignobles à vin cher.

Nous nous proposons de faire en 1908 des observations analogues sur des traitements en grand à la nicotine.

Conclusions

À la suite des expériences et des observations que je viens de rapporter, il m'est permis de formuler quelques conclusions relatives aux divers modes de traitement que l'on peut opposer à l'Eudemis.

Traitements d'hiver: Le *décorticage* même effectué sur une faible étendue, produit une diminution très marquée du nombre de larves lors de la génération de printemps, diminution qui se maintient en partie aux autres générations, tout en s'atténuant par suite de la contamination de voisinage. Cette différence se maintiendrait beaucoup mieux dans un décorticage fait en grand ; effectué simultanément par les divers propriétaires d'une région, il serait capable à lui seul de réduire considérablement l'intensité des invasions d'Eudemis. Il doit être fait avec soin, en ramassant toujours les écorces enlevées et en les brûlant. L'opération du décorticage n'est pas nécessaire tous les ans, mais seulement tous les deux ou trois ans, dans l'intervalle un badigeonnage d'hiver pourra être avantageusement appliqué. Le prix de revient n'est pas très élevé (120 francs environ à l'hectare de 10.000 pieds); mais il nécessite une main-d'œuvre assez considérable qu'il est souvent difficile de se procurer dans les grandes exploitations.

L'*ébouillantage* nécessite une dépense assez élevée au début pour l'achat des appareils, mais il se fait beaucoup plus rapidement que le décorticage. Il pourrait constituer un traitement d'hiver plus pratique que le décorticage dans les vignobles où l'on dispose d'un personnel restreint. Je me propose de faire cet hiver des observations relatives à ce traitement, jusqu'à présent très peu connu dans notre région.

Traitements de printemps et d'été: 1° Les *insecticides externes*, appliqués au cours de la vie des chenilles, n'agissent que sur les larves présentes au moment de l'application; ils doivent être appliqués à un moment où les repaires des larves sont protégés par des réseaux soyeux qui empêchent la pénétration du liquide sur tous les points de la grappe. Les liquides Laborde et Audebert qui pénètrent suffisamment, jouissent d'une réputation méritée; mais leur préparation est compliquée et paraît être un obstacle à leur vulgarisation. Il est généralement nécessaire de faire plusieurs applications.

Le *lait de chaux* à 10 pour 100 dont il a été beaucoup parlé l'année dernière, et qui agirait sur les pontes par dessication ne paraît pas devoir donner des résultats suffisants. Dans nos expériences il a donné une réduction d'un tiers au maximum sur le nombre des larves.

2° Les *insecticides internes*, qui agissent en empoisonnant les larves, donnent des résultats très différents suivant le moment choisi pour le traitement. Pour donner le maximum de résultats, ils *doivent être appliqués avant la naissance des larves ou mieux encore avant la ponte.* Si on les applique au cours de la vie des larves comme il a été fait dans les essais antérieurs, beaucoup de larves échappent à leur action soit parce qu'elles sont déjà chrysalidées, soit parce qu'elles sont déjà à l'intérieur du grain, soit enfin parce que le réseau soyeux protège leur repaire contre la pénétration du liquide. Au contraire l'application faite avant la ponte se fait plus uniformément sur toute la surface de la grappe ; elle s'adresse à toutes les larves de la génération, même à celles qui piquent le grain sur le point d'attache de l'œuf, toutes rencontrent dès leur naissance une nourriture empoisonnée. L'âge des larves a d'ailleurs une grande influence sur l'action des poisons : la même dose est toujours plus active sur une chenille jeune que sur une chenille âgée qui se nourrit moins activement surtout aux derniers jours de la vie larvaire. C'est ainsi que la même bouillie bordelaise avec la même dose 1 p. 100 de nicotine, donnait une mortalité de 33 p. 100 dans une application faite sur les chenilles elles-mêmes, tandis qu'appliquée avant la ponte elle a donné 68, 79 et 82 p. 100.

Il est donc important de traiter avant la ponte; le traitement doit être fait en général une dizaine de jours après l'apparition des premiers papillons.

Il est nécessaire d'*incorporer le poison à une bouillie assez adhérente*, capable de persister sur les grappes pendant toute la durée de l'apparition des chenilles. La mélasse et la bouillie bordelaise nous ont fort bien réussi.

Il importe enfin d'*opérer par une journée sans pluie* afin que la bouillie ait le temps de sécher et ne soit pas lavée par la pluie avant d'être devenue adhérente. Il convient d'opérer le matin ou le soir, pour *éviter l'action de la chaleur solaire* qui favoriserait les brûlures.

Quel que soit l'insecticide à appliquer, il faut toujours faire un *effeuillage sommaire*, mettre les grappes à découvert en enlevant les feuilles qui les cachent, de façon à les bien voir et à les traiter toutes.

L'*arséniate de plomb glucosé* appliqué avant la ponte est très efficace dans la destruction des chenilles d'Eudemis, comme il l'était déjà contre l'Altise. Dans nos essais il a tué les 2/3 des chenilles. Son prix de revient est peu élevé, mais sa manipulation est dangereuse, en raison de la grande toxicité des arsénicaux pour l'homme et les animaux domestiques. Il ne doit être appliqué que contre la première génération, avant la floraison, et il n'est même pas prouvé que dans ces conditions il ne laisse pas de trace dans la vendange. Le vin provenant des rangs traités par ce poison a été fait à part pour être analysé au point de vue de la quantité d'arsenic et de plomb.

Le *chlorure de baryum*. qui a déjà donné de très bons résultats en Russie contre diverses chenilles, nous en a donné d'excellents contre la deuxième génération d'Eudemis. Les doses de 4 et 6 p. 100 indiquées par l'expérimentateur russe sont trop fortes et brûlent la vigne. La dose de 2 p. 100 au contraire n'a pas provoqué de brûlure et a donné une diminution de 82 p. 100 dans le nombre des grains piqués. Il sera nécessaire d'étudier au printemps si cette dose de 2 p. 100 est bien supportée par les fleurs.

La *nicotine* appliquée dans les mêmes conditions, c'est-à-dire avant la ponte, plusieurs jours avant l'apparition des chenilles, nous a donné aussi d'excellents résultats surtout dans le cas d'association avec les bouillies cupriques. *On doit employer le « jus de tabac riche »* ou *nicotine titrée*, mis en vente par l'administration des tabacs et qui renferme 100 grammes d'alcaloïde par litre. Ce jus riche a sur les jus ordinaires de grands avantages : il ne contient aucune matière fermentescible et se conserve indéfiniment en vase clos ; il n'encrasse pas les pulvérisateurs ; enfin et surtout il est titré, c'est-à-dire qu'il contient une proportion régulière de nicotine, tandis que les jus ordinaires ont une teneur variable en alcaloïde et peuvent donner lieu à des erreurs de dosage.

La nicotine titrée *doit être associée aux bouillies cupriques* ; sous cette forme elle est beaucoup plus active. Le cuivre de la bouillie ajoute d'ailleurs ses propriétés anticryptogamiques à l'action insecticide de la nicotine, et le traitement est ainsi efficace contre le mildiou de la grappe et contre le rot brun. La bouillie bourguignonne donne à peu près les mêmes résultats que la bouillie bordelaise dans les traitements à la nicotine.

La dose de 1,33 p. 100 a donné le maximum des résultats, sans nuire aucunement à la végétation. Mais les doses supérieures ne doivent être essayées qu'avec prudence.

Un *traitement mixte* par décorticage d'hiver suivi au printemps d'un traitement à la bouillie bordelaise ou bourguignonne nicotinée, paraît capable d'enrayer considérablement la multiplication de l'Eudemis puisqu'il nous a donné une mortalité de 96 p. 100, qui s'est maintenue très élevée encore à la deuxième génération.

Le *ramassage des chrysalides* en juillet est aussi un traitement efficace, à la condition qu'il soit effectué au moment opportun. Il peut être facilité par l'emploi d'abris artificiels.

Le *ramassage des grains piqués*, tout en les supprimant de la vendange, permet en outre de tuer en les ébouillantant un grand nombre de larves de deuxième et de troisième générations.

Observations et expériences faites en 1907 sur Phyllodecta vulgatissima, parasite de l'osier en Gironde

La culture de l'osier est très répandue dans le département de la Gironde; elle y occupe 500 hectares et constitue pour lui une importante source de revenus. La Gironde tient à cet égard le troisième rang parmi les départements français; elle vient après la Haute-Marne et la Meurthe-et-Moselle, et à peu près de pair avec la Loire-Inférieure.

Cette culture est localisée dans les îles et sur les rives du fleuve et de son affluent la Dordogne.

On cultive surtout deux espèces d'osier en Gironde : 1° le *Salix fragilis*, vulgairement appelé « vime brûle » ou « vime de vignes », qui se tord sans se casser et que l'on utilise pour lier la vigne et pour la vannerie fine; 2° le *Salix viminalis*, « vime à barriques » ou « vime de cuve », qui se casse à la torsion et dont on fait des cercles de barriques ; ce dernier sert aussi en vannerie.

J'ai pu observer ces deux variétés l'une à côté de l'autre à Cérons dans une oseraie très étendue dont la moitié environ est plantée de S. fragilis, et l'autre moitié de S. viminalis.

Ces deux osiers ont beaucoup à souffrir des attaques de plusieurs insectes, des longicornes et des curculionides qui attaquent diversement la souche ou les tiges, mais surtout des Phytophages qui dévorent le feuillage.

Chacun des deux osiers est d'ailleurs attaqué par un Phytophage particulier.

Sur Salix fragilis se rencontre en abondance *Lina populi*, chrysomélide jaune brun de 1 centimètre de long, dont les insectes parfaits et les larves rongent le parenchyme des feuilles qu'ils criblent de trous et qu'ils découpent de dentelures. Cet insecte s'attaque

aussi au peuplier et au tremble. Les propriétaires d'oseraies se
défendent contre la Lina en faisant pratiquer le ramassage des
insectes parfaits que l'on rassemble ensuite en tas et que l'on brûle
sur un foyer de branchages.

La taille assez grande de cet insecte rend cette opération du
ramassage relativement facile et elle atténue certainement beaucoup
les dégâts. L'insecte est localisé sur S. fragilis et ne se rencontre pas
sur l'autre osier.

Le Salix viminalis au contraire est attaqué par un autre chrysomélide, de plus petite taille, la *Phyllodecta vulgatissima* qui se
signale par des ravages bien plus considérables que ceux de Lina
populi. Normalement la Phyllodecta n'attaque à Cérons que
S. viminalis, mais en cage elle se laisse nourrir sans difficulté avec
le feuillage de l'autre osier, et nous avons pu aussi lui faire manger
des feuilles de vigne; il serait donc très polyphage. Cette année les
Phyllodecta sont allés d'eux-mêmes sur Salix fragilis lorsque
toute la portion d'oseraie plantée de S. viminalis a été complètement
ravagée et ne leur a plus offert de nourriture.

Phyllodecta vulgatissima, long de 5 à 7 millimètres, est de couleur bleue dorsalement, un peu vert à reflet métallique du côté
ventral; sa forme est un peu allongée. Sa taille et sa coloration
l'avaient fait rapprocher de l'Altise de la vigne et désigner sous l'appel-
lation d' « Altise des oseraies ». Or, ce n'est pas une Altise, il n'a
pas les caractères de ce genre, en particulier les pattes postérieures
sauteuses qui ont valu leur nom aux Halticides. On lui donne
encore en Gironde le nom vulgaire de *pibolle-bleue*.

En hiver les insectes parfaits sont cachés sous des écorces d'arbres,
dans les murailles, dans les souches mêmes de l'osier; beaucoup
doivent hiverner en dehors de l'oseraie. Celle-ci à Cérons fut en
effet complètement submergée par les crues de la Garonne au cours
de l'hiver dernier à plusieurs reprises et plus particulièrement
pendant quatre jours consécutifs en décembre, ce qui n'a pas
empêché l'apparition d'insectes en nombre considérable dès la
première génération de printemps.

L'apparition des imagos sur les saules a lieu quelques jours à
peine après l'ouverture des bourgeons, dans les premiers jours de
mai. Aussitôt les insectes attaquent les feuilles et les rongent en
les trouant de part en part. Puis ils s'accouplent et les femelles

pondent à la face inférieure des feuilles les plus jeunes; après la ponte les insectes continuent à vivre et à ronger les feuilles pendant quelques jours. Chaque ponte comprend un groupe de 3 à 15 œufs, d'une dizaine généralement, souvent alignés à côté les uns des autres; ces œufs sont allongés, de couleur jaune et mesurent 1 mm. 1/2 de long à peu près. Les pontes s'échelonnent sur une quinzaine de jours.

Les larves naissent une dizaine de jours après la ponte. Aussitôt nées elles rongent le parenchyme de la face inférieure de la feuile, après avoir écarté et repoussé avec la tête le duvet blanchâtre qui recouvre cette face et qu'elles ne mangent pas. On aperçoit généralement à ce stade plusieurs petites larves alignées et avançant de front en repoussant le duvet blanc et en rongeant la feuille dont elles respectent toujours l'épiderme de la face opposée. Les feuilles attaquées présentent des taches blanchâtres qui s'étendent et gagnent peu à peu toute la surface; la feuille réduite à un mince feuillet et à ses nervures, se dessèche et brunit. Les larves l'ont déjà quittée pour attaquer de nouvelles feuilles. D'abord blanchâtre, la larve présente bientôt la tête et le prothorax noirs, les autres segments portant deux rangées dorsales de plages noires et des tubercules noirs latéraux. Ces tubercules sont surtout développés sur les deux derniers segments thoraciques. Les pattes thoraciques sont terminées en griffe. Le dernier segment abdominal est muni d'un pseudopode ventral qui sert à la locomotion. Inquiétées, les larves, cramponnées solidement par leurs pattes thoraciques, relèvent l'abdomen perpendiculairement à la feuille et font sourdre à l'extrémité des tubercules latéraux une gouttelette claire destinée sans doute à éloigner les ennemis naturels.

La vie larvaire dure 15 à 20 jours, puis la larve descend dans le sol, se recourbe en arc, puis se transforme en une nymphe de couleur blanche. La nymphose dure huit jours environ, puis l'insecte parfait éclôt et monte jusqu'aux plus jeunes feuilles pour entreprendre de nouveaux dégâts. Il y a ainsi trois générations au cours du printemps et de l'été; les imagos de la dernière génération se retirent en septembre dans leurs abris d'hiver.

En 1907, comme les années précédentes, les Phyllodecta ont fait énormément de mal au Salix viminalis; le feuillage a été à certains moments complètement rongé sur toute l'oseraie qui

paraissait roussie comme si un incendie avait passé par là. L'osier
ravagé se développe dans de très mauvaises conditions et la récolte
est beaucoup diminuée en quantité et en qualité par le fait de ces
attaques pour ainsi dire ininterrompues pendant toute la période
végétative.

Jusqu'à présent les propriétaires des oseraies ravagées sont
demeurés impuissants à combattre cet insecte qui est pour eux
un véritable fléau. Ils font pratiquer le ramassage par des femmes,
le matin de bonne heure, pendant que l'insecte est engourdi.
Mais ce ramassage est coûteux et bien insuffisant, car les apparitions sont échelonnées sur plusieurs semaines ; souvent aussi il
arrive de véritables vols de Phyllodecta qui viennent s'abattre sur
l'oseraie après les ramassages.

Les traitements insecticides qui avaient donné de bons résultats
en Loire-Inférieure n'ont été essayés en Gironde que l'année
dernière. En 1906, M. Gruvel, maître de conférences à la
Faculté des sciences, eût l'idée d'essayer la bouillie bordelaise
nicotinée sur l'osier et il en constata les bons effets. En 1907 j'ai
étudié de nouveau avec M. Capus, l'action de cet insecticide.

Le 21 mai, au moment où les imagos étaient très nombreuses
sur les tiges et commençaient à pondre, nous avons appliqué un
premier traitement avec la nicotine titrée à 1 p. 100 dans la bouillie
bourguignonne, sur un carré d'une cinquantaine de pieds, au
milieu de l'oseraie. On avait soin d'incliner les tiges pour faire
aller le jet du pulvérisateur sur la face intérieure des feuilles où
devaient naître les larves. Le lendemain 22 mai les imagos avaient
quitté le carré traité pour aller se nourrir sur les témoins ; les han-
netons qui à la même époque étaient exceptionnellement en grand
nombre sur S. viminalis, avaient de même abandonné les osiers
traités.

Il y avait cependant des pontes sur ces pieds traités ; mais les
larves écloses aux premiers jours de juin étaient bientôt trouvées
mortes ou se montraient peu vigoureuses, tombant facilement
quand on secouait la tige, tandis que celles des témoins, en pleine
vigueur étaient cramponnées solidement et difficiles à détacher.

De nouveaux traitements à la bouillie nicotinée ont été faits
le 5 juin et le 12 juillet sur de nouveaux pieds et sur ceux déjà
traités. La portion traitée présentait toujours moins d'imagos, moins de

larves et des larves malades et mourant de bonne heure. Cette portion d'oseraie est restée verte et vigoureuse, tranchant nettement sur le reste de l'oseraie dont la teinte roussie et les tiges plus courtes indiquaient assez l'état lamentable.

D'autres liquides insecticides ont été essayés : l'arséniate de plomb glucosé, le chlorure de baryum. Ni l'un ni l'autre de ces insecticides n'ont donné les résultats si nets obtenus par la nicotine. Les liquides glucosés n'ont sans doute pas présenté l'adhérence nécesaire et ne se sont pas maintenus sur la face inférieure duveteuse des feuilles, d'où l'inefficacité apparente des poisons violents incorpés à ces liquides. La bouillie bordelaise ou bourguignonne au contraire a fort bien adhéré sur ce duvet et la nicotine titrée a pu agir avec une très grande efficacité.

Les bouillies nicotinées sont donc capables de protéger l'osier contre les atteintes du terrible ravageur qu'est Phyllodecta vulgatissima.

RECHERCHES SUR LE TERMITE LUCIFUGE

Les Termites sont essentiellement des insectes des pays chauds, leurs grandes espèces existent seulement sous les tropiques. En France cependant nous avons une espèce indigène assez répandue dans notre sud-ouest, le *Termes lucifugus*. Il se rencontre surtout dans les landes de Gascogne, installé dans les souches du Pin maritime dont il aime à faire son nid lorsqu'elles commencent à se pourrir : mais il attaque aussi volontiers les souches d'autres arbres, les pieux, les échalas et pénètre aussi dans les poutres et les planchers des habitations. Le T. lucifugus peut être transporté dans les villes avec des bois de construction ayant séjourné quelque temps sur le sol humide. C'est probablement ainsi qu'il a été introduit à La Rochelle, à Rochefort et à Saintes, où l'on a maintes fois vu des maisons s'effondrer par suite de la destruction des poutres par les Termites.

A Bordeaux les dégâts sont moins répandus qu'à La Rochelle, mais ils existent cependant. La Préfecture, la Bourse, le Muséum d'histoire naturelle sont en partie envahis par le Termite lucifuge, ainsi que de nombreuses maisons particulières. L'été dernier on nous signalait l'effondrement d'une ferme dans le Lot-et-Garonne par le fait de ces insectes.

Les Termites ont donc dans notre région une grosse importance en raison de leurs ravages. Leur étude biologique n'est pas moins intéressante. Vulgairement appelés « fourmis blanches », ils appartiennent en réalité à un ordre très différent de celui des vraies fourmis, mais ils se rapprochent d'elles par convergence en ce qu'ils ont comme elles une vie sociale. La colonie de Termes lucifugus présente des individus neutres très nombreux : ouvriers et soldats, ces derniers ayant pour rôle de défendre le nid, les ouvriers vaquant aux différents travaux, au creusement ou à la construction des galeries, à la nourriture des larves, etc. A la tête de la colonie se trouve normalement un couple royal, c'est-à-dire un mâle et une femelle assurant la reproduction. A côté des individus neutres et du couple royal on rencontre dans le nid un certain nombre de nymphes : les unes, nymphes de première forme munies de rudiments d'ailes se transforment en mai en individus complètement ailés, noirs, sexués, qui essaiment et vont fonder de nouveaux nids ou se faire adopter par des nids privés de couple royal ; les autres nymphes, nymphes de deuxième forme, à courts bourgeons alaires, atteignent sans quitter le nid leur maturité sexuelle et constituent de véritables sexués complémentaires qui sont parfois les seuls individus sexués du nid, beaucoup de ces nids, chez Termes lucifugus, étant dépourvus de vrai roi et de vraie reine.

J'ai entrepris des recherches sur ces insectes si intéressants pour notre sud-ouest ; les premiers résultats ont été communiqués à la société de Biologie.

M. François-Franok,

(Professeur au Collège de France, membre de l'Académie de médecine).

ÉTUDES GRAPHIQUES ET GRAPHO – PHOTOGRAPHIQUES SUR LE JEU
DE LA MUSCULATURE RESPIRATOIRE A L'ÉTAT NORMAL ET PATHO-
LOGIQUE CHEZ LES ANIMAUX SUPÉRIEURS

L'analyse des mouvements extérieurs et profonds de l'appareil respiratoire a été poursuivie dans son détail à l'aide des divers procédés
expérimentaux que j'ai indiqués dans mon précédent rapport, la
technique de ces explorations souvent fort complexes ayant dû
être modifiée sur la plupart des points.

Nous avons combiné l'examen des mouvements des diverses
régions de l'appareil moteur externe (muscles intercostaux, diaphragme, grands dentelés, abdominaux) avec celui des effets mécaniques intérieurs produits par ces mouvements; cet examen comparatif a été exécuté chez les mammifères les plus divers et, dans la
mesure du possible, chez l'homme, et dans les conditions normales
ou à l'état pathologique accidentellement réalisé chez l'homme ou
méthodiquement provoqué chez les animaux.

Ainsi ont été acquises un certain nombre de données nouvelles
et précisés nombre de faits connus plus ou moins clairement établis.
La suite de cet exposé permettra d'en juger.

Mouvements et rôle respiratoire des muscles intercostaux.

La question toujours débattue du jeu des muscles intercostaux
chez les animaux supérieurs et chez l'homme peut être tranchée par
les procédés grapho-photographiques.

Nos expériences montrent que l'excitation électrique des muscles
intercostaux externes et internes produit le soulèvement de la côte
inférieure vers la côte supérieure et, au total, un déploiement de la
paroi thoracique, acte d'inspiration. Ce résultat s'observe nettement

quand la partie supérieure de l'appareil costal est fixée par la tonicité des muscles (cervico et scapulo-thoraciques), tandis que si l'on opère localement sur un espace intercostal isolé on constate le rapprochement des deux côtés limitant cet espace; c'est ainsi qu'on a pu soutenir que les muscles intercostaux étaient des muscles expirateurs; mais dans les conditions normales de solidarité de l'ensemble de l'appareil, la fonction inspiratrice de ces plexus musculaires apparaît avec une parfaite évidence.

Dans l'hémiplégie respiratoire costale produite par une hémisection transversale de la moelle au-dessous de l'origine des nerfs phréniques, les espaces intercostaux dont les muscles ont perdu leur tonicité se dépriment à chaque inspiration et les côtes s'inclinent vers le bas : le rôle d'un véritable ligament intercostal actif, admis depuis Duchenne de Boulogne, pour les muscles intercostaux ressort clairement de cette expérience.

Mouvements et effets mécaniques du diaphragme.

Analyse des conséquences de sa paralysie totale ou partielle.

Nous avons repris méthodiquement, à l'aide de nos appareils phrénographiques comparatifs associés aux autres procédés d'exploration graphique des mouvements respiratoires thoraciques et abdominaux et des variations intérieures de pression qui en dépendent, l'analyse détaillée de la fonction diaphragmatique, de l'innervation du diaphragme et des troubles que produit sa paralysie.

Cette longue étude ne peut qu'être esquissée ici ; j'en donnerai seulement les résultats essentiels.

La contraction totale du diaphragme comporte un premier instant de mise en tension par l'action des piliers qui projettent en bas et en avant la portion dorsale de la voûte ; ainsi se réalise le point d'appui sur les viscères abdominaux indispensable au fonctionnement de la voûte diaphragmatique ; ainsi s'établit, en outre, l'augmentation du sinus costo-diaphragmatique postérieur que vient occuper la base du poumon dans l'inspiration profonde. La voûte diaphragmatique en se contractant soulève, grâce à l'obliquité de ses insertions, toutes les côtes à la face interne desquelles elle s'attache, produisant ainsi une augmentation importante de la capacité thoracique grâce à la projection en dehors et vers le haut de l'éventail costal inférieur. Le centre phrénique ne subit qu'un déplacement insignifiant et le péricarde aucune élongation capable de produire une compression du cœur; tout au contraire, le péricarde, comme les autres organes souples situés à l'intérieur du thorax, subit une expansion inspiratrice favorable à la réplétion du cœur et des gros vaisseaux, en même temps qu'à la circulation veineuse générale et pulmonaire. Ces faits, dont quelques-uns sont admis et les autres nouveaux, ont été graphiquement et photographiquement établis dans nos expériences.

Chaque nerf phrénique agit sur la moitié du diaphragme correspondante; c'est dans les centres et non à la périphérie que s'établit l'effet associé des deux nerfs sur les deux moitiés du diaphragme; les expériences d'excitation localisée à l'un des nerfs montrent cette action unilatérale, tout comme les sections d'un seul nerf phrénique et les hémisections de la moelle au-dessus de l'origine supérieure de ce nerf. La moitié paralysée du diaphragme devient passive et subit l'entraînement dû aux variations intérieures de pression maintenues par le reste de l'appareil moteur respiratoire; dans ces conditions d'hémiparalysie diaphragmatique, la moitié normale présente un surcroît immédiat d'activité qui, s'associant à une exagération de l'action des autres muscles inspirateurs, compense à peu près rigoureusement le déficit de l'hémiparalysie: les mesures manométriques intra-thoraciques et l'évaluation des volumes d'air inspirés en un même temps établissent l'efficacité de cette compensation.

Chacune des trois racines du nerf phrénique agit sur la totalité de l'hémidiaphragme correspondant; il n'y a pas de territoire indépendant subordonné à chaque racine.

Cette dissémination de l'effet moteur paraît due aux riches plexus d'association intra-diaphragmatiques.

Le type de la contraction du diaphragme correspond graphiquement à celui des muscles mixtes (rouges et pâles de Ranvier); le mouvement de ce muscle s'accomplit en effet d'une façon progressive, sans présenter le caractère de brusquerie des muscles blancs, de même que sa décontraction s'opère graduellement. Ce mode d'action concorde avec les nécessités de la fonction respiratoire qui s'exécute avec lenteur et graduellement.

. La fonction rythmique-propre attribuée au muscle diaphragme ne réside pas, comme pour le myocarde, dans des appareils terminaux neuro-moteurs, mais provient d'actions nerveuses centrales rythmiquement coordonnées.

La croyance clinique à l'asphyxie par paralysie totale du .diaphragme dans certaines intoxications comme celle de la diphtérie ou à la suite de traumatismes portant sur la région cervicale ne repose sur aucune démonstration. L'animal dont le type respiratoire se rapproche le plus de celui de l'homme, le chien, ne subit aucun accident asphyxique après la double résection totale des nerfs phréniques; sa mécanique respiratoire se transforme, une nouvelle adaptation se produit, d'autres muscles (et notamment les grands dentelés et les muscles abdominaux) interviennent comme moyen de compensation, mais la fonction respiratoire ne subit pas l'entrave classiquement admise en pareil cas.

Les faits cliniques sont plus complexes qu'on ne l'enseigne dans la paralysie diphtérique par exemple, c'est tout l'ensemble de l'appareil moteur respiratoire qui est atteint dans les centres et non l'appareil nerveux diaphragmatique seul. J'ai pu observer ces faits non seulement chez les animaux, mais chez l'homme dans un cas de paralysie respiratoire diphtérique où les injections de sérum associées à la respiration artificielle prolongée *plusieurs jours* ont certainement sauvé un enfant dont l'asphyxie était imminente.

Le diaphragme participe à l'état convulsif des muscles du squelette *dans les grandes attaques d'épilepsie*, d'origine cérébrale, comme l'ont établi nos expériences phrénographiques, mais seulement pendant la phase tonique où la totalité de l'appareil moteur est contracturée: la respiration est à ce moment spasmodiquement suspendue. Tout au contraire, pendant la phase clonique avec secousses vibratoires générales, le diaphragme continue à fonctionner rythmiquement et entretient ainsi la respiration, comme le démontrent les explorations graphiques simultanées des variations de la pression dans la plèvre et des mouvements convulsifs extérieurs.

La sensibilité propre du diaphragme, bien connue des cliniciens, intervient normalement comme un procédé de *régulation* de ses mouvements. J'ai étudié avec détail cette sensibilité des nerfs phré-

niques et ses réactions respiratoires, après un physiologiste russe
Louria, et suis arrivé, par des procédes différents, aux mêmes conclusions.

Le diaphragme subit l'effet réflexe des excitations des nerfs sensibles contenus dans le pneumogastrique en suspendant ses mouvements dans l'attitude de repos expiratoire, sans contraction,
pendant les arrêts réflexes de la respiration ; c'est un acte inhibitoire
qui se produit ici et non un phénomène d'expiration active. Ce
point présente quelque intérêt dans la discussion toujours pendante
de la forme des arrêts réflexes respiratoires produits par l'excitation centripète du vague cervical.

L'origine pulmonaire de ces réflexes d'arrêt m'a été démontrée
dans des expériences où, seuls, les nerfs sensibles des poumons ont
été mis en cause. Tout au contraire l'excitation des filets sensibles
laryngés provoque l'arrêt expiratoire actif, comme j'y ai depuis
longtemps insisté et l'ai de nouveau constaté dans mes récentes
expériences.

Ces arrêts réflexes d'origine sensitive supérieure (larynx,
muqueuse nasale) sont des arrêts spasmodiques auxquels participent tous les muscles superficiels et profonds de l'appareil respiratoire (muscles laryngés, muscles bronchiques) : il en résulte une
forme spéciale de dyspnée motrice à laquelle la contraction des
vaisseaux pulmonaires contribue pour une large part : on peut
dire que dans ces cas (dont l'irritation accidentelle de la muqueuse
laryngée par un corps étranger fournit le type) tout ce qui est con-
tractile dans l'appareil respiratoire subit une contracture, celle-ci
n'étant en somme que l'exagération d'un acte défensif fermant les
voies respiratoires et les préservant d'une pénétration offensive.

Dans cette série d'études sur l'innervation motrice de l'appareil
respiratoire, a pris place l'examen détaillé de l'action des nerfs sur
les muscles laryngés et sur les muscles bronchiques.

1° Nos expériences sur le jeu de *l'appareil moteur du larynx* ont
précisé, entre autres faits, l'action des nerf moteurs crico-thyroï-
diens (laryngé extrême et moyen) et celle des nerfs moteurs profonds, les récurrents, dont l'action croisée sur les muscles crico-
axysphénoïdiens avait été récemment soutenue ; nous avons montré

que l'action des récurrents est rigoureusement *unilatérale*. L'affirmation contraire résulte d'une illusion visuelle (et photogra-
phique), les deux cordes vocales se raccourcissant, mais l'une
passivement, l'autre activement; leur dissociation est facile avec
le palper simple et avec des appareils explorateurs indépendants.

Par suite la paralysie des cordes vocales reste unilatérale si un
seul récurrent est intéressé, fait admis depuis longtemps par les
cliniciens (anévrisme de l'aorte, par exemple) et qui tendait à
infirmer déjà la donnée nouvelle d'une action croisée, bilatérale de
chaque récurrent.

2° Nous avons repris l'étude de l'innervation des *muscles bronchiques* qui complète l'ensemble de nos recherches sur l'appareil
moteur de la respiration·

A l'aide des procédés bronchio-manométriques associés aux
explorations de la pression pleurale, de la résistance du poumon
à l'insufflation, méthodes que nous avons fixées depuis longtemps et
perfectionnées ces derniers temps, nous avons pu nettement déterminer la réaction motrice bronchique produite par l'excitation du
nerf vague chez les mammifères vivants, au lieu d'opérer sur le
poumon détaché ou sur des animaux récemment tués.

Cette étude fait une suite naturelle à nos recherches comparatives sur la contractilité propre du poumon des chéloniens, sauriens
et ophidiens; elle s'en inspire et la complète.

Nous avons ainsi un ensemble de documents coordonnés sur
l'innervation motrice respiratoire, sur les influences centrales qui
la commandent, sur les réflexes qui s'y produisent, sur l'action
de diverses subtances toxiques et médicamenteuses modifiant la
contractilité bronchique et sur l'association fonctionnelle de l'appareil moteur des bronches avec l'appareil moteur des vaisseaux
pulmonaires.

Parmi les faits intéressants au point de vue pratique qui se
dégagent de ces recherches, nous mentionnons la démonstration du
spasme réflexe des bronches (asthme spasmodique) produit par
l'irritation des muqueuses respiratoires (asthme nasal, asthme
laryngo-trachéal) et aussi par l'irritation cardio-aortique (asthme
cardiaque).

La connaissance de l'action paralysante de la belladone et de son alcaloïde l'atropine sur les terminaisons neuro-motrices bronchiques, que l'expérimentation permet d'analyser en détail, rend compte de l'action si efficace des préparations belladonées de tout temps employées dans les formes spasmodiques de l'asthme. On y doit ajouter l'action du nitrite d'amyle que nos expériences montrent si puissante au point de vue du relâchement simultané des bronches et des vaisseaux pulmonaires et qui assure le retour rapide de la perméabilité des voies respiratoires profondes, aérienne et circulatoire.

Mais ces agents médicamenteux si énergiques sont en même temps des agents toxiques nerveux et sanguins dont l'emploi thérapeutique nécessite une étroite surveillance.

Dans ces recherches sur l'innervation motrice des bronches nous avons été amenés à aborder la question des accidents toujours mortels de *la double vagotomie* chez les mammifères et les oiseaux et, après beaucoup d'autres, à en rechercher la cause, tout en étudiant l'évolution des accidents respiratoires et circulatoires qui lui font immédiatement suite. Ces analyses que nous avions entamées depuis longtemps avec nos procédés ordinaires, ont été récemment reprises dans de meilleures conditions expérimentales grâce à l'intallation du laboratoire de chirurgie expérimentale que nous avons organisé à la station physiologique du Parc des Princes. Là ont été opérés aseptiquement des animaux qui ont subi la résection des nerfs vagues à différents niveaux, dans le thorax, entre le cœur et le diaphragme et à la région du cou au-dessous et au-dessus des nerfs laryngés supérieurs. L'examen suivi de tous ces sujets nous a confirmé dans l'idée que la mort après la vagotomie résulte à la fois de la paralysie motrice bronchique et de la perte de sensibilité du poumon ; tous les sujets dont les vagues avaient été coupés au niveau du diaphragme ont survécu avec des accidents de paralysie gastrique et œsophagienne inférieure. L'exposé de cette série fera l'objet d'un prochain rapport sur la physico-pathologie de l'appareil respiratoire.

De même nous réservons l'indication des résultats fournis par les expériences d'embolies aseptiques obtenues par l'injection veineuse de nombreux produits non toxiques gazeux, liquides (corps gras) et solides (poudres inertes): les accidents immédiats de

ces projections emboliques ont été analysés en détail avec l'exploration simultanée du cœur, des vaisseaux et de la respiration; les
poumons soumis à l'examen histologique et les coupes agrandies
avec nos appareils·micro-photographiques nous ont donné des
documents intéressants que nous nous bornons à mentionner ici.

Tous ces travaux d'ordre physio-pathologique seront présentés
méthodiquement dans notre rapport de 1908.

M. Galtier,

(Professeur à l'École nationale vétérinaire de Lyon).

Bien que la plupart des cas de tuberculose semblent dus à la contagion par ingestion, il est avéré que l'introduction d'une faible dose de matière tuberculeuse dans les voies digestives n'infecte qu'exceptionnellement les animaux d'expérience. Le nombre des cas d'infection s'accroît, quand les repas sont copieusement et fréquemment souillés, et lorsque les germes sont en suspension dans une matière (eau, lait...) liquide. Mais il résulte de mes nombreuses expériences, entreprises jadis et continuées pendant ces dernières années, que l'ingestion plus ou moins fréquemment répétée de la viande de bovidés tuberculeux est sans dangers pour les animaux, quand on a distrait les organes et les ganglions malades. La viande des animaux bovins atteints de tuberculose n'est qu'exceptionnellement virulente et ne l'est qu'à un très faible degré; aussi n'ai-je jamais réussi à infecter aucun des nombreux animaux (chiens, moutons, chèvres, veaux, porcs, lapins et cobayes) d'expérience auxquels j'ai fait consommer à l'état cru de la chair provenant d'animaux tuberculeux saisis aux abattoirs de Lyon.

On peut encore juger du peu de danger, qui peut être inhérent à la consommation de la chair, qui n'a pas de lésion apparente, d'après ce qui advient chez les chiens auxquels on a donné à manger crues des lésions tuberculeuses de vache grossièrement découpées. Dans une expérience, qui dura du 15 décembre 1900 au 4 décembre 1902, deux chiens reçurent, séparés par des intervalles plus ou moins longs, quatorze repas préparés avec des lésions tuberculeuses de bovidés; aucun des deux ne parut jamais incommodé; et, quand on les sacrifia le 4 décembre 1902, neuf mois après le dernier repas tuberculeux, aucun d'eux, malgré les recherches les plus minutieuses, ne fut trouvé porteur d'aucune lésion apparente. Un autre chien, ayant reçu de même six repas tuberculeux, préparés avec des lésions crues de vache grossièrement découpées, fut trouvé indemne de toute lésion tuberculeuse apparente à l'autopsie, faite cinq mois après le dernier repas.

Dernièrement (30 mars 1907) huit chiens sains m'ont servi dans une expérience faite pour apprécier comparativement les dangers de l'introduction de la matière tuberculeuse dans les voies respiratoires et dans les voies digestives profondes. Deux sujets, qui avaient reçu une seule fois, en injection intra-trachéale, une émulsion préparée avec des lésions pulmonaires de chèvre, sont devenus tuberculeux; l'un a succombé le 15 juillet, et l'autre, sacrifié le 10 août, a présenté une belle tuberculose très avancée. Les six autres chiens de cette expérience ont reçu, du 30 mars au 2 juillet, cinq repas dans lesquels ils ont mangé entre tous 10 kilogrammes de lésions crues (1.850 grammes de lésions de chèvres et 8.150 grammes de lésions de vache) grossièrement découpées ; les lésions des chèvres étaient riches en bacilles de Koch ; sacrifiés l'un le 15 octobre, un second le 16 novembre et les quatre autres le 19 novembre, on en a trouvé quatre indemnes de toute lésion apparente, un, qui n'avait que deux petites lésions tuberculeuses au poumon, et un, qui avait une tuberculose pleuro-pulmonaire grave.

Les personnes peuvent s'infecter en ingérant, sans stérilisation préalable, le lait bacillifère provenant de vaches tuberculeuses ; mais, si l'usage quotidien de lait tuberculeux peut provoquer plus ou moins tôt l'infection, les individus, les adultes principalement, qui n'en prennent qu'accidentellement, courent un mince danger ; et d'ailleurs l'ébullition rend inoffensifs les laits virulents. Comparée au lait des vaches tuberculeuses, dont la mamelle est envahie par les lésions, la chair musculaire des bovidés atteints de tuberculose est infiniment moins dangereuse pour ceux qui la consomment même sans cuisson préalable. Il est évident que cette viande ne fait courir qu'un danger hypothétique d'infection aux personnes qui la consomment, surtout quand elle provient d'animaux, qui ne sont pas arrivés à la période de consomption, parce que l'homme ne la mange généralement qu'après l'avoir soumise à une cuisson plus ou moins complète, parce que les muscles, lorsqu'ils sont virulents, ce qui est exceptionnel, ne le sont qu'à un faible degré, et parce qu'ils sont incapables d'infecter les animaux les plus sensibles, qui les ingèrent crûs. On peut conséquemment, sans exposer les consommateurs à aucun danger, en arriver à ne plus saisir les viandes d'animaux bovins tuberculeux, quand il n'y a pas maigreur excessive et lorsqu'il n'y a pas des lésions musculaires ou osseuses graves.

Cette conclusion est renforcée, si je peux ainsi m'exprimer, par la constatation que j'ai maintes fois faite de la non toxicité des viandes tuberculeuses, des laits bacillifères et des lésions elles-mêmes stérilisées par la cuisson. Il résulte en effet de mes expériences nombreuses réalisées antérieurement et de celles que j'ai faites en 1906 et 1907 : que le lait abondamment souillé par l'addition de matière tuberculeuse empruntée aux lésions de vache, ne peut occasionner ni infection, ni intoxication, quand il a été stérilisé par une ébullition convenable, et que des repas répétés, composés avec un tel produit traité de la sorte, ne s'accompagnent d'aucun empoisonnement ; que la cuisson, convenablement opérée, détruit la virulence qui peut être parfois inhérente aux viandes tuberculeuses, et que la toxine, qu'elles peuvent contenir, ne peut exister qu'en quantité si minime que son action est sûrement négligeable ;

Que les viandes d'animaux bovins atteints de tuberculose ne sont pas toxiques, et qu'elles sont absolument innoffensives pour les animaux et les personnes qui les consomment après stérilisation ou même sans stérilisation ; que la consommation accidentelle d'organes tuberculeux plus ou moins riches en lésions ne peut pas provoquer d'empoisonnement ;

Que l'ingestion de lésions provenant de bovidés tuberculeux est sans danger quand elles ont subi la cuisson ; qu'il en est de même de l'ingestion du bouillon de cuisson ; que nul accident n'est à redouter à la suite de la consommation des viandes et des organes d'animaux tuberculeux convenablement cuits, alors mêmes qu'ils auraient quelques lésions ;

Que même des repas répétés, dans lesquels entrent des quantités relativement élevées de lésions tuberculeuses stérilisées ne provoquent aucune indisposition ;

Que la consommation de viandes, de produits ou d'organes

tuberculeux, préalablement stérilisés par la chaleur, ne peut s'accompagner d'aucun degré d'empoisonnement;

Que la consommation desdits produits, viandes ou organes stérilisés par la chaleur (cuisson), non seulement ne s'accompagne d'aucun degré d'empoisonnement, mais n'aggrave aucunement l'état des sujets atteints de tuberculose.

La cherté croissante de la viande et la sauvegarde des intérêts de l'agriculture commandent, sans qu'on soit exposé à sacrifier ceux de l'hygiène et de la salubrité publiques, de ne pas s'autoriser de la crainte d'un danger imaginaire pour décréter des saisies, qui ne sont pas justifiées. Les viandes de bovidés tuberculeux, qui ne sont ni maigres ni fiévreuses, ne sont pas dangereuses pour les animaux qui les consomment crues; elles ne sauraient l'être pour les personnes, qui ne les consomment ordinairement qu'après une cuisson plus ou moins complète. D'ailleurs, pour faire disparaître l'apparence de tout danger, quand il s'agit de viandes provenant d'animaux atteints de tuberculose avancée, il est possible de mettre le consommateur sur ses gardes en lui recommandant de les soumettre à la cuisson; on pourrait aussi les transformer en conserves pour les livrer ensuite à la consommation, sans avoir à redouter une infection ni une intoxication. Il est urgent d'atténuer la rigueur de la réglementation actuellement en vigueur.

II

De 1897 à 1901, j'avais obtenu des résultats encourageants, en employant la strychnine et l'arsenic, dans le traitement de la tuberculose chez divers animaux (lapin, âne, mouton, chèvre, génisse, porc). Mes expériences publiées en janvier 1901, démontraient:

Que le traitement par l'emploi simultané de la liqueur de Fowler et d'une solution strychnée peut se montrer d'une certaine efficacité contre la tuberculose;

Que, grâce au traitement par l'emploi de l'arsenic et de la strychnine, des ânes, inoculés de tuberculose à forte dose par injection intra-veineuse, des moutons, des chèvres, des génisses et des porcs, contaminés par ingestion, pouvaient rester en meilleur état de chair que les témoins, présenter une tuberculose plus lente et plus discrète avec des lésions tendant à s'éteindre ;

Que le traitement par l'arsenic et par la strychnine associés, ou par la strychnine seule, employé préventivement et après la contamination, ou seulement après l'infection, accroît la résistance de l'organisme, peut prévenir la généralisation de la maladie et amener la cicatrisation ou l'extinction des lésions ;

Que la strychnine convenablement dosée, administrée à faibles doses, peut être avantageusement employée dans le traitement de la tuberculose, sans que son usage prolongé expose les malades à aucun danger.

D'après diverses recherches et constatations, faites après la publication des résultats que j'avais obtenus de 1897 à 1901, la strychnine serait un remède précieux contre la tuberculose pulmonaire consécutive à l'infection spontanée.

Dans l'année qui vient de s'écouler, j'ai répété mes expériences, sur des chèvres contaminées expérimentalement, en employant la strychnine seule ou la strychnine et l'iodure de sodium associés. La médication a été administrée avec les aliments et les boissons ; son usage, convenablement réglé, a été continué longtemps, avec des intermittences de courte durée ; les témoins et les traités ont été contaminés de la même façon (injection intra-veineuse) et avec la même dose du même virus ; les uns et les autres ont vécu avec le même régime et dans les mêmes conditions hygiéniques. Le traitement n'a été commencé que quarante-cinq jours après l'inoculation, alors que la tuberculose pulmonaire était suffisamment développée, afin de pouvoir apprécier son influence sur sa marche et son évolution ultérieures.

Dans une de mes expériences sept chèvres ont été employées ; trois ont servi comme témoins et quatre ont été traitées.

Deux chèvres témoins ont succombé, l'une cinq mois et l'autre cinq mois et vingt jours après l'inoculation ; les poumons de ces deux chèvres, farcis d'innombrables lésions, pesaient 1.500 grammes et 1.550 grammes.

Trois des chèvres traitées ont été sacrifiées l'une sept mois et les deux autres huit mois après l'inoculation, soit cinq mois et

demi et six mois et demi après le commencement du traitement ;
leurs poumons montraient d'assez nombreuses lésions réunies en
amas, disséminés dans les diverses parties, séparés par des intervalles au niveau desquels l'organe avait été respecté ; mais le poids
du poumon le plus atteint n'allait pas jusqu'à 1.150 grammes.

La troisième chèvre témoin et la quatrième chèvre traitée ont
été sacrifiées le même jour, onze mois après l'inoculation et neuf
mois et demi après le commencement du traitement. Toutes les
deux étaient tuberculeuses, mais la chèvre traitée l'était beaucoup
moins que l'autre. La chèvre témoin présentait une tuberculose
étendue à tout le poumon, à la plèvre, au médiastin, aux ganglions
trachéo-bronchiques, au foie, aux ganglions mésentériques, au
rein, au péritoine ; son poumon pesait 1.650 grammes. La chèvre
traitée présentait une tuberculose localisée à la cavité thoracique ;
son poumon était beaucoup moins riche en lésions et ne pesait
que 1.200 grammes.

Il est de toute évidence que le traitement, bien qu'entrepris
tardivement, contre une infection grave, provoquée par un mode
d'inoculation très sévère, a eu néanmoins une réelle efficacité, en
retardant la généralisation des lésions. Le même résultat a été
obtenu sur d'autres animaux..

Mes diverses expériences démontrent donc :

Que la médication par l'emploi simultané de l'arsenic ou de
l'odiure de sodium et de la strychnine, ou par l'usage de la strychnine seule, peut se montrer d'une certaine efficacité contre la
tuberculose expérimentale ;

Que le traitement par la strychnine, employé aussitôt après la
contamination, accroît la résistance de l'organisme, peut prévenir
la généralisation de la maladie et amener la cicatrisation ou
l'extinction des lésions ;

Que le même traitement, employé seulement après qu'il s'est
écoulé un laps de temps relativement long après l'inoculation,
alors que de nombreuses lésions ont eu le temps de se former,
peut encore produire un résultat très appréciable, ralentir l'évolution de l'affection et prolonger l'existence des malades.

En outre des recherches ci-dessus exposées, il en a été fait d'autres dans le service des maladies contagieuses par mon chef de travaux M. Nicolas : 1° les unes ont porté sur la vaccination antirabique, par les injections intra-veineuses et ont donné sur les bovidés d'excellents résultats ; 2° d'autres ont été faites sur l'immunisation d'animaux contre plusieurs maladies en vue d'obtenir un sérum polyvalent, elles seront terminées dans le courant de la présente année.

M. A. Imbert,

(Professeur à la Faculté de médecine de l'Université de Montpellier).

Au cours de l'année 1907, j'ai pu réaliser, grâce à la subvention de la Caisse des Recherches scientifiques, divers dispositifs destinés à l'exploration graphique de la fatigue des divers muscles de l'organisme, quelle que soit leur force.

Ces dispositifs sont en quelque sorte de deux types. Dans l'un, le muscle agit sur un ressort métallique de force variable, ou même un dynamomètre tel qu'on en trouve dans le commerce ; dans l'autre type, le muscle travaille en soulevant un poids convenable, comme dans l'ergographe de Mosso.

Dans l'un et l'autre de ces dispositifs, l'inscription est obtenue en utilisant le chariot de l'appareil de Mosso. Comme, d'autre part, si le muscle travaille en soulevant un poids, celui-ci peut être considérable (muscles des bras, et surtout des jambes), et que, au moment du relâchement musculaire, la solidité du chariot serait gravement compromise, j'ai en quelque sorte dissocié les poids soulevés. Pour cela, je fais exercer l'action du muscle, ou du groupe de muscles à explorer, sur deux fils métalliques ; de ceux-ci l'un aboutit au chariot, auquel est suspendu dans tous les cas un poids uniforme de 2 kilogrammes, suffisant pour ramener ce chariot à sa position initiale au moment où le muscle se relâche ; l'autre fil se réfléchit, en avant du chariot inscripteur, sur une poulie et supporte le poids complémentaire. Il suffit ainsi que la poulie soit solidement fixée sur un bâti assez résistant pour qu'il n'y ait plus lieu de craindre aucune déformation d'aucune partie du dispositif, quel que soit le poids total soulevé.

Les graphiques des soulèvements de poids ou des tractions sur des ressorts ne sont pas d'ailleurs les seuls éléments d'appréciation de la fatigue ; la rapidité et en quelque sorte la forme de la contraction musculaire subissent des modifications qu'il peut être utile de constater objectivement. Ces indications peuvent être obtenues en faisant inscrire les tracés sur un cylindre animé d'un mouvement suffisamment rapide.

Il m'a paru, d'autre part, qu'il pouvait être utile aussi, pour fixer l'état de fonctionnement de certains muscles ayant participé à un travail professionnel, d'explorer certains phénomènes connexes de la contraction musculaire inscrite par les dispositifs décrits ci-dessus. Par exemple, les ouvriers qui, à Cette, déchargent le soufre ou le kaolin en transportant sur le dos, à une distance de 5o ou 1oo mètres, des sacs pesant environ 8o kilogrammes, se plaignent surtout de sensation de fatigue dans le mollet. On est conduit, d'après cela, à explorer ergographiquement les mouvements de flexion et d'extension du pied, ou plus exactement les mouvements de soulèvement de la pointe du pied ou du talon, le talon ou la pointe du pied restant en contact avec le sol. Or, dans le cas de soulèvement du talon, par exemple, on peut raisonnablement espérer trouver des indications utiles, non seulement dans les graphiques de ce soulèvement, mais encore dans celui des pressions que l'extrémité antérieure du pied exerce alors sur le sol. Pour réaliser cette inscription de pression, j'ai disposé sous la chaussure du sujet, et au niveau de la pointe du pied, un ressort à boudin, disposé verticalement, dont les déformations sont transmises à un tambour inscripteur par l'intermédiaire d'une poire en caoutchouc. Soulèvement du talon et pression de la pointe du pied peuvent ainsi être inscrits simultanément.

En outre de la construction de ces dispositifs d'utilisation en quelque sorte générale, j'ai poursuivi l'étude expérimentale des divers moyens de transport de fardeaux auxquels les enfants peuvent être employés.

On sait que des arrêtés ministériels limitent d'une façon précise le poids des charges à faire transporter par les jeunes ouvriers, suivant qu'il est fait usage d'une brouette, d'un charreton, d'un tricycle, d'un wagonnet sur rails. Dans un travail antérieur, j'avais étudié cette question en ce qui concerne le *diable* ou *cabrouet*, et j'avais pu, d'une part, inscrire, en intensité et en durée, tous les efforts divers de charge, de transport et de décharge, d'autre part, explorer la fatigue consécutive et donner une évaluation du travail total d'une journée par comparaison avec des travaux en quelque sorte courants : ascension verticale et marche en terrain plat. C'est ce genre de recherches que je poursuis à l'égard des autres moyens de transport, en vue de fournir des bases expérimentales et précises pour une comparaison entre ces divers moyens.

L'indication suivante, relative aux premiers résultats obtenus par les expériences faites avec une brouette, montre la nature et l'intérêt des renseignements qu'il sera possible de réunir.

Le règlement ministériel repose sur cette base que l'on peut faire porter directement par un jeune ouvrier (de moins de 16 ans) un poids maximum de 15 kilogrammes. Si le transport est effectué avec une brouette, le maximum de charge autorisé est de 40 kilogrammes, véhicule compris. Il est facile d'induire de là comment cette charge limite a été fixée à 40 kilogrammes, c'est-à-dire de retrouver pour quelle raison on a admis ce rapport d'équivalence entre la charge de la brouette et la charge directe de 15 kilogrammes prise pour base. En effet, d'après les dimensions courantes des brouettes en usage, lorsque brouette et fardeau forment un poids total de 40 kilogrammes, c'est bien un effort de 15 kilogrammes environ qu'il faut faire à l'extrémité des bras pour les soulever avant d'effectuer le poussage.

Or, il y a lieu de remarquer d'abord que les brouettes livrées par le commerce ont un poids minimum de 28 à 30 kilogrammes, ce qui limite à 12 ou 10 kilogrammes le poids maximum à transporter avec ce lourd véhicule.

De plus en établissant le règlement, on a négligé les efforts de poussage, et on n'a tenu aucun compte du terrain sur lequel se fait ce transport, bien que l'on puisse affirmer *a priori*, avant toute détermination expérimentale, que la nature de ce terrain doit avoir une influence appréciable sur l'intensité des efforts à faire.

Pour apprécier cette influence du terrain, j'ai adapté aux bras de la brouette un dispositif composé essentiellement d'un ressort par l'intermédiaire duquel l'effort de poussée est transmis au véhicule et dont les déformations sont recueillies par une poire en caoutchouc réunie à un tambour inscripteur. Les premiers graphiques obtenus montrent que les efforts de poussage à faire sur un sol horizontal, ferme comme celui d'une route, pour une charge totale de 40 kilogrammes sont sensiblement égaux à ceux que nécessite le poussage d'une charge de 100 kilogrammes sur un sol cimenté. Ces premiers résultats mettent en évidence l'extrême influence du terrain, influence qui est capable, à elle seule, de fausser, en quelque sorte, l'économie même du règlement ministériel.

Cette affirmation paraîtra plus fondée encore si l'on remarque que, dans beaucoup d'usines, ce n'est même pas sur un sol sec en terre ferme qu'est fait, par des enfants, le travail à la brouette, mais sur un sol humide, argileux, très adhérent, inégal, toutes circonstances qui augmentent, dans une proportion que je me propose de déterminer, les efforts de poussage nécessaire pour assurer une progression régulière.

Comme pour le cabrouet, d'ailleurs, il y aura lieu, non seulement d'inscrire les efforts à exercer sur les véhicules divers visés par le règlement actuel, mais de rechercher aussi les effets d'un tel travail prolongé sur l'organisme du jeune ouvrier qui l'effectue. La nature et la précision relative des résultats auxquels m'ont conduit mes recherches sur le cabrouet sont en quelque sorte un garant de l'intérêt de ceux que fourniront les recherches actuellement en cours d'exécution.

J'ai, d'autre part, commencé une enquête comparative sur les caractères du travail de certaines catégories bien déterminées d'ouvriers dockers dans des ports différents. Voici d'ailleurs les faits qui m'ont donné l'idée de cette enquête.

Les ouvriers dockers de Cette touchent un salaire de 8 francs pour une journée de 8 heures, tandis qu'un ouvrier de la même profession n'est payé à Marseille que 6 francs pour 9 heures de travail quotidien, et l'on constate des différences plus grandes encore si l'on compare Cette à d'autres ports. Il m'a paru qu'il n'était pas sans intérêt de chercher si ces différences de salaire et de durée de la journée de travail, qui paraissent d'abord paradoxales, étaient dues à une cause purement économique et sociale, à une lutte victorieuse des syndicats ouvriers de Cette, ou si au contraire un salaire plus élevé avec une journée plus courte ne trouvaient pas leur justification dans un meilleur rendement en travail des ouvriers mieux payés. L'enquête n'est pas achevée encore, mais les premières constatations faites me conduisent à croire que les différences de salaire existant entre Cette et Marseille correspondent à des différences analogues dans l'intensité du travail ouvrier, et que l'organisation syndicale n'a pu jouer qu'un rôle tout à fait accessoire. J'espère pouvoir être plus affirmatif dans quelques mois et justifier mes prévisions par des nombres rigoureusement contrôlés.

En même temps que se poursuivaient les recherches dont je

viens d'indiquer l'état actuel, j'ai fait étudier la question de la présence et du dosage de l'oxyde de carbone dans les locaux où fonctionnent des moteurs à gaz pauvre. Cet ordre de recherches a été entrepris d'abord au moyen de l'appareil de Pécoul et Lévy ; mais cet appareil présentant quelques défectuosités susceptibles de fausser les résultats, des modifications durent y être apportées dont l'efficacité a été soumise à de nombreuses expériences de contrôle. L'appareil modifié a été ensuite utilisé, en quelque sorte comme essai, pour le dosage de l'oxyde de carbone dans la fumée de tabac et l'ensemble de ces recherches a été consigné dans un travail d'un élève de notre Université. Je joins à ce rapport un exemplaire de ce travail.

Je crois devoir ajouter encore que, au cours de l'année 1907, j'ai en outre publié, sur la question du travail professionnel, les articles suivants :

L'étude scientifique expérimentale du travail professionnel (*Année psychologique*) ;

Le surmenage par suite du travail professionnel (*Rapport présenté au XIVe Congrès d'hygiène et de démographie*, Berlin, septembre 1907).

M. G. Küss,

(Médecin en chef du sanatorium Villemin, à Angicourt (Oise).

Les recherches que nous avons poursuivies cette année grâce à la subvention de la Caisse des Recherches scientifiques ont porté principalement sur la *transmission expérimentale de la tuberculose par voie d'inhalation.*

Mais auparavent nous avions été logiquement conduit à étudier les *voies de pénétration dans l'organisme des poussières insolubles* : M. Calmette avait apporté en effet en 1905 et 1906 de nombreuses expériences desquelles il résulterait que l'anthracose pulmonaire est due à l'absorption intestinale des poussières : selon lui, il serait « extrêmement difficile, souvent même impossible, de faire pénétrer par les voies respiratoires jusqu'aux poumons, soit des poussières inertes, soit des microbes ». Avant toute discussion sur la contagion de la tuberculose, il était indispensable de savoir si ces théories nouvelles étaient exactes.

Enfin nous avons continué l'étude, déjà entreprise par nous, des *variations des échanges respiratoires chez les tuberculeux pulmonaires.*

A. — Voies de pénétration dans l'organisme des poussières insolubles.

Nos recherches ayant été publiées dans une série de notes présentées par M. le Prof. Chauveau à l'Académie des sciences ou par nous-même à la Société de Biologie et à la Conférence de Vienne, nous donnerons simplement les résultats de ces expériences.

1° Nous avons établi tout d'abord, à l'aide d'une méthode rigoureuse, que *la pénétration des poussières atmosphériques (fines et sèches) dans les voies respiratoires profondes se produit facilement, alors même que l'atmosphère poussiéreuse est très peu dense, et que les inhalations sont de courte durée.*

Ce fait ne peut plus être contesté : nous avons montré comment doivent être interprétées les objections *a priori* qu'on lui oppose ; nous ferons seulement observer ici que nos expériences sont les seules dans lesquelles ait été prévue et évitée la cause d'erreur consistant à forcer la défense des voies aériennes supérieures par des inhalations poussiéreuses trop intensives.

2° Nous avons établi que les poussières apportées aux poumons par l'air inspiré se déposent, non pas sur les bronches (ou tout au moins, lorsqu'elles s'y déposent, elles n'y restent pas), mais *sur les parois des alvéoles pulmonaires*.

3° M. Calmette nous a objecté que, arrivées aux alvéoles, les poussières ne peuvent franchir leurs parois pour pénétrer dans le parenchyme pulmonaire proprement dit. Par de nouvelles expériences de contrôle, et par l'étude histologique des lésions obtenues, nous avons pu démontrer que les granulations de noir de fumée intra-alvéolaires sont rapidement englobées par des cellules et transportées dans les cloisons inter-alvéolaires et dans les voies lymphatiques du poumon et du médiastin. L'anthracose pulmonaire expérimentale que nous avons réalisée est une *anthracose aérogène progressive et profonde, exactement superposable à l'anthracose spontanée dite physiologique*.

4° Étudiant d'autre part la *pénétration des poussières par la voie intestinale*, nous avons constaté, dès nos premières expériences, que « les quantités de noir de fumée qui déterminent par inhalation une anthracose pulmonaire très marquée ne produisent par voie d'ingestion ni anthracose mésentérique ni anthracose pulmonaire, que, par conséquent, *l'anthracose pulmonaire physiologique ne relève jamais ni en totalité, ni même partiellement d'une origine intestinale*. »

5° Nous avons complété cette étude des conditions de pénétration des poussières par la voie intestinale, à la suite d'un certain nombre d'expériences contradictoires publiées d'une part, par MM. Schultze, Remlinger, Basset, d'autre part par M. Calmette : les uns considérant la muqueuse intestinale absolument infranchissable pour les fines poussières insolubles, quelle que soit leur quantité, M. Calmette affirmant au contraire que des doses très fortes de poussière de noir de fumée font pénétrer les granulations charbonneuses dans les ganglions mésentériques et dans le sang.

Nos expériences ont montré que ces opinions opposées n'étaient, ni l'une ni l'autre, rigoureusement exactes : *une ingestion unique de noir de fumée, quelle que soit la dose ingérée, n'est jamais suivie du passage du noir dans les chylifères.* Par contre l'introduction *répétée* de fortes doses d'encre de Chine dans l'estomac permet d'obtenir presque à coup sûr le passage *en petite quantité* des granulations noires au travers de la muqueuse intestinale, et leur localisation dans les ganglions mésentériques, et cela chez des animaux qui conservent toutes les apparences de la santé.

Mais, les *poumons restent toujours indemnes,* même quand les ganglions mésentériques ont été anthracosés.

Nos résultats ont été vérifiés et retrouvés par la Commission de contrôle nommée par la Société de Biologie et composée de MM. Dastre, Borrel, Hennceguy, Letulle, Malassez. (Rapport déposé dans la séance du 11 mai 1907.)

En résumé, les poussières atmosphériques ne sont jamais apportées aux poumons par la voie intestinale ; toutes celles que l'on retrouve dans l'appareil pulmonaire ou dans les ganglions annexes sont venues directement par les voies respiratoires, qu'il s'agisse de l'anthracose physiologique ou des pneumoconioses professionnelles.

Est-ce à dire que l'on puisse contester le rôle important joué par l'appareil de défense des voies aériennes ? Évidemment non ; la protection du poumon, réalisée par cet appareil est importante, mais elle n'est pas absolue : non seulement elle se montre inefficace en présence d'inhalations poussiéreuses intensives, mais, même en présence de poussières flottant dans l'atmosphère en petite quantité, elle laisse quelques poussières pénétrer jusqu'aux alvéoles pulmonaires : de ces poussières, les unes sont rejetées au dehors par le mouvement incessant des cils vibratils, les autres sont véhiculées rapidement dans les ganglions lymphatiques pulmonaires ou médiastinaux.

6° Ce qui est vrai pour les poussières sèches, se vérifie également pour les *poussières tenues en suspension dans l'air par des fines gouttelettes aqueuses.* Nous avons démontré que des animaux qui respirent dans un brouillard de petites gouttelettes d'encre de Chine très diluée présentent au bout d'un certain temps une anthracose pulmonaire analogue, toutes choses égales d'ailleurs, à celle que déterminent les inhalations de fumée.

Ce fait est très important à connaître, aussi bien au point de vue de l'emploi rationnel des pulvérisations médicamenteuses, qu'au point de vue du danger des fines gouttelettes bacillifères projetées dans les secousses de toux par les phtisiques à lésions ouvertes (Trœpfen-infection).

Toutefois, l'importance de la défense phagocytaire des voies respiratoires profondes est telle (comme le montre la constatation de l'état aseptique des alvéoles et des bronchioles à l'état normal), que seule l'étude directe de la pénétration des gouttelettes bacillifères dans les poumons pouvait faire connaître la réalité et l'étendue du danger de la contagion tuberculeuse par les voies respiratoires.

C'est à cette étude que nous avons consacré la plus grande partie de nos efforts.

B. — *Étude expérimentale de la transmission de la tuberculose par inhalation de gouttelettes bacillifères.*

Nos résultats ont été exposés à la VIᵉ Conférence de l'Association internationale contre la tuberculose, réunie à Vienne en septembre dernier. Nous pourrons donc, sur ce point encore, nous borner à un bref résumé de nos recherches.

Mais comme ces recherches n'ont donné un résultat rigoureux que grâce à l'emploi d'un dispositif expérimental dispendieux, que la subvention de la Caisse des Recherches scientifiques nous a mis à même d'installer, nous rappellerons sommairement les parties essentielles de ce dispositif (qui est décrit et figuré dans un mémoire publié dans la *Revue de la Tuberculose*, en octobre 1907).

Nous avons fait construire :

1° Un *pulvérisateur*, désinfectable et réglable, fonctionnant sous une pression de trois atmosphères, et capable de fournir un spray très fin et peu abondant (le débit de liquide peut être fixé à 4 centimètres cubes par minute);

2" Une *pompe à air*, actionnée par un moteur électrique. Cette pompe comprime l'air à une pression de six atmosphères dans un réservoir de 5o litres, muni d'un manomètre et d'un détendeur ;

3° Une *caisse d'inhalation* métallique, désinfectable à l'étuve, munie de vitres de mica et d'une paroi démontable avec joints d'amiante : cette caisse reçoit le jet du pulvérisateur ; il se produit ainsi dans la caisse, au milieu d'un courant incessant d'air frais puisé à l'extérieur, un brouillard bacillifère très fin dont on gradue à volonté la densité. Les dispositions sont telles que les animaux se trouvent absolument soustraits à l'action directe du spray ;

4° Une *caissette latérale*, renfermant deux chariots mobiles qui glissent sur rails, permet d'introduire les animaux dans la caisse d'inhalations au moment voulu, sans contaminer l'air extérieur. On peut ainsi, avec un minimum de risques pour l'expérimentateur, soumettre les animaux à une succession d'inhalations peu intensives de très courte durée ;

5° Un *appareil à déplacement* permet, à la fois, de ventiler suffisamment les cobayes dans la caissette latérale, et d'aspirer, pendant les inhalations, un volume d'air connu, au travers d'une bourre de carottes pulpées et tassées, servant à filtrer l'air infecté et à recueillir tous les germes ;

6° Un *broyeur à billes*, actionné par un moteur à pétrole, a servi à la préparation de nos émulsions bacillaires ;

7° Des *cages métalliques*, désinfectables et en nombre suffisant, nous ont permis de loger nos animaux d'expériences, dans de bonnes conditions d'hygiène et à l'abri de toute contamination réciproque.

Nos expériences d'*inhalations* ont été faites de manière à éviter plusieurs causes d'erreurs très importantes, qui ont vicié un grand nombre de résultats publiés en France et à l'étranger. Ces causes d'erreurs ont été indiquées et analysées dans le travail cité précédemment.

Parallèlement à ces expériences d'inhalations, nous avons fait plusieurs séries d'*expériences d'ingestion* sur des animaux témoins, les unes en utilisant des aliments infectés par aspiration d'un volume connu de l'atmosphère bacillifère de la caisse d'inhalations, les autres en nous servant de quantités soigneusement dosées d'émulsions bacillaires homogènes.

Enfin nous avons étudié la *virulence* des émulsions bacillaires injectées sous la peau à doses croissantes.

Nous renvoyons le lecteur, pour tous renseignements complémentaires à notre mémoire de la *Revue de la tuberculose*.

Voici les faits que nous avons établis:

CONCLUSIONS

1° Contrairement aux affirmations d'un certain nombre d'expérimentateurs modernes, Weleminski, G. Petit, Vallée, Calmette, il *est très facile de tuberculiser le cobaye par inhalation* en lui faisant respirer d'une manière tout à fait naturelle une atmosphère renfermant de fines gouttelettes bacillifères.

2° Les tuberculoses qui se produisent dans ces conditions ne sont pas dues, comme l'a prétendu M. Calmette, à la déglutition des bacilles déposés dans le pharynx. Elles sont déterminées par la *pénétration directe des bacilles dans les alvéoles pulmonaires*. Les bacilles qui s'arrêtent au niveau du pharynx au cours des inhalations, ou qui sont déglutis ultérieurement, n'exercent aucune action pathogène, sauf si l'infection respiratoire a été très intense.

3° Il est impossible d'accepter l'opinion de Weichselbaum et de Bartel, d'après lesquels la tuberculose expérimentale d'inhalation se ferait par le mécanisme d'une infection diffuse de tout l'appareil lymphoïde annexé aux tractus respiratoire et digestif. Les lésions ganglionnaires mésentériques et cervicales que l'on observe fréquemment dans ces expériences résultent le plus souvent d'une *généralisation* du processus bacillaire par voie lymphatique ou sanguine: *la tuberculose expérimentale d'inhalation est d'abord, et primitivement une tuberculose pulmonaire, puis médiastine*: elle se développe principalement dans le poumon, non point parce que le poumon est un *locus minoris resistantiæ*, mais parce que les germes pénètrent à ce niveau et y colonisent d'abord et surtout.

3° Pour tuberculiser des animaux par ingestion, il est généralement nécessaire d'employer des doses bacillaires très supérieures à celles qui, par inhalation, produisent d'une manière constante des lésions pulmonaires graves. *L'inhalation est donc, chez le cobaye, une cause de tuberculisation expérimentale incomparablement plus efficace et plus redoutable que l'ingestion, elle est même plus redoutable que l'inoculation sous-cutanée.*

C. — Variations des échanges respiratoires chez les tuberculeux pulmonaires.

Au congrès de la tuberculose de 1905, nous avons publié les résultats d'une première série de recherches entreprises pour étudier les variations des échanges respiratoires chez les tuberculeux pulmonaires.

Nous avions constaté à cette époque que chez les tuberculeux pulmonaires apyrétiques, les combustions intra-organiques, mesurées par la quantité d'oxygène consommée ont habituellement une valeur normale, et que l'étude des variations des échanges respiratoires au repos n'est d'aucun secours pour établir le diagnostic ou le pronostic de la tuberculose.

Nous avons, depuis, continué ces recherches, en nous attachant à étudier des phtisiques atteints de formes avancées étendues évoluant d'une manière nettement défavorable, en pleine période d'aggravation rapide.

Ces recherches sont encore inédites : nous ne les publierons dans leurs détails que lorsque nous aurons pu les compléter par l'étude des échanges respiratoires chez des tuberculeux *au cours du travail musculaire*.

Mais, dès maintenant nous pouvons dire que nos résultats récents confirment complètement ceux que nous avons publiés en 1905. Sans doute, il arrive assez souvent, qu'en calculant la quantité d'oxygène consommé par minute et par kilogramme de poids vif, on trouve, chez les phtisiques, des chiffres un peu plus élevés que chez des sujets sains ; mais ce résultat s'explique toujours, dans le cas considéré, par un amaigrissement marqué ou par une augmentation considérable du débit respiratoire apparent, conséquence elle-même de l'étendue des lésions pulmonaires. Cette augmentation de débit détermine un supplément de travail des muscles respiratoires : c'est par ce mécanisme, et non par une soi-disant augmentation des combustions intra-organiques que se produit la légère élévation des coefficients respiratoires.

Travaux publiés résumés dans ce rapport

(La plupart de ces recherches ont été faites et publiées en collaboration avec M. E. Lobstein, assistant du sanatorium.)

1° *L'anthracose pulmonaire et les poussières atmosphériques*. Note présentée à l'Académie des sciences, par M. le Prof Chauveau (séance du 19 novembre 1906). — Mémoire plus développé publié dans le *Bulletin médical*, le 21 novembre ;

2° *Pathogénie de l'anthracose pulmonaire et passage des poussières insolubles à travers l'intestin*. Note présentée à l'Académie des sciences, par M. le Prof Chauveau (séance du 21 janvier 1907) ;

3° *Passage des poussières insolubles à travers la muqueuse intestinale. Comptes rendus des séances de la Société de Biologie* (séance du 20 avril 1907). — *Bulletin médical*, 24 avril 1907 ;

4° *Communication à la Conférence de Vienne*, le 20 septembre 1907. (Voir le volume spécial édité à Berlin par le prof. Pannwitz. Cette communication est développée dans le mémoire suivant : *Étude expérimentale de la transmission de la tuberculose par inhalation. Revue de la tuberculose*, octobre 1907 ;

5° *Communication au Congrès de médecine de Paris*, octobre. Résumée in *Bulletin médical*, n° du 18 octobre.

M. G. Lafon,

(Professeur à l'École vétérinaire de Toulouse.)

Recherches expérimentales sur le diabète et la glycogénie

Après avoir étudié, dans mon rapport de 1906, les sources de la glycosurie dans le diabète pancréatique expérimental j'ai pu montrer :

1° La formation du glucose aux dépens de l'albumine conformément aux faits déjà établis par Minkowski et contestés par Pflüger ;

2° Que la formation du sucre à partir de l'albumine consiste dans une oxydation qui se traduit par une consommation supplémentaire d'oxygène, conformément à l'idée émise et soutenue depuis longtemps par M. Chauveau ;

3° Que cette formation, en ce qui concerne l'albumine alimentaire, a lieu vraisemblablement dans le foie aux dépens des produits de la digestion de l'albumine et aboutit à la formation simultanée de sucre et d'urée, établissant ainsi un lien étroit entre les fonctions glycopoïétique et uropoïétique du foie ;

4° Que les graisses (aussi bien les graisses alimentaires que la graisse corporelle) ne participent pas ou ne participent que dans une très faible mesure à la formation du sucre.

Dans les recherches actuelles je me suis préoccupé d'établir :

1° Par quel mécanisme le foie réalise cette oxydation des produits de la digestion de l'albumine pour arriver à les décomposer en sucre et urée ;

2° Quel est le rôle respectif du sucre fourni par le foie et des graisses de réserve dans l'entretien de la vie chez l'animal inanitié. Y a-t-il renouvellement du glycogène du foie aux dépens des graisses de réserve, ou bien y a t-il simplement consommation simultanée de ces deux principes ?

Pour résoudre ces deux questions des expériences nombreuses étaient nécessaires, malheureusement je n'ai pas pu consacrer à ces recherches tout le temps désirable et mes résultats sont encore trop incomplets pour justifier une conclusion définitive ; je vais néanmoins indiquer la méthode que j'ai suivie et les résultats obtenus jusqu'à ce jour.

I. — *Mécanisme de la formation du sucre dans le foie aux dépens des produits de la digestion de l'albumine.*

Dans l'organisme diabétique l'albumine alimentaire donne 44 p. 100 de son poids de glucose. Nous avons cherché à réaliser cette formation *in vitro* en imitant le procédé employé par l'organisme lui-même.

Chez un chien rendu diabétique par l'extirpation du pancréas, la digestion s'opère exclusivement par l'action successive du suc gastrique et du suc intestinal (cette action aboutit, comme on sait, à la transformation de l'albumine en produits azotés cristallisables).

Les produits de la digestion sont ensuite transportés au foie où s'opère l'oxydation qui les transforme finalement en sucre et urée. Cette oxydation implique l'action combinée des éléments du foie et de l'oxygène apporté par le sang.

On peut se demander si, dans cette transformation, le foie intervient directement par l'activité propre de ses éléments cellulaires ou indirectement par l'intermédiaire d'une diastase analogue à la zymase de Buchner qui dédouble comme on sait le glucose en alcool et CO²

Nous avons cherché à retirer du foie, soit par macération dans la glycérine et précipitation par l'alcool, soit par la dialyse chloroformique, une substance capable d'agir sur les produits de la digestion de l'albumine obtenus par l'action successive du suc gastrique et du suc intestinal sur de la viande hachée jusqu'à disparition de la réaction du biuret ; dans aucun cas nous n'avons pu constater la formation de sucre, même en favorisant l'oxydation du mélange par le passage d'un courant d'air. Le produit obtenu s'est également montré sans action sur le glycocolle.

Ces résultats tendraient à montrer que la formation du sucre dans le foie aux dépens des produits de la digestion de l'albumine n'est pas une action diastasique mais une action cellulaire, protoplasmique, qui réclame l'intervention directe de la cellule hépatique. C'était aussi la conclusion à laquelle on s'arrêtait à propos de la levure de bière jusqu'à la découverte de la zymase alcoolique par Buchner ; c'est pourquoi nous pensons qu'une conclusion serait prématurée.

II. — *Rôle respectif du sucre fourni par le foie et des graisses de réserve dans l'entretien de la vie chez l'animal soumis à l'inanition.*

Chez l'animal privé d'aliments les combustions internes s'alimentent aux dépens de l'albumine corporelle et des graisses de réserve.

Les réserves hydrocarbonées (glycogène du foie et des muscles) suffisent à peine à couvrir les besoins d'une journée; or, le foie renferme encore des traces de glycogène après plus de huit jours d'inanition et continue à livrer à la circulation générale ; le sang contient d'autre part, jusqu'aux derniers jours de l'inanition, sa proportion normale de sucre.

En présence de cette persistance du sucre du sang et du glycogène du foie on peut faire deux hypothèses :

Ou bien les graisses sont consommées en nature et les combustions s'alimentent simultanément aux dépens du sucre du sang (provenant du glycogène hépatique) et des graisses de réserve.

Ou bien les graisses, mobilisées par un procédé encore indéterminé, vont se transformer en glycogène dans le foie pour renouveler la provision de glycogène hépatique et de sucre du sang.

Contre la doctrine de la transformation en sucre des graisses de réserve plaide le fait, que nous avons mis en évidence en étudiant le diabète pancréatique, que les graisses de réserve, pas plus d'ailleurs que les graisses alimentaires, ne participent pas notablement à la formation du sucre éliminé.

Sur le même sujet nous apportons aujourd'hui des expériences d'une autre nature dans lesquelles nous avons cherché à résoudre la question en supprimant l'intervention du foie.

a) Dans une première série d'expériences nous avons réalisé cette suppression par la ligature du tronc cœliaque, des artères grande et petite mésentérique et de la veine porte, ce qui isole complètement le foie de la circulation, et nous avons étudié les modifications introduites par cette intervention dans les échanges respiratoires et dans le sucre du sang.

Ces recherches ont été effectuées sur des chiens légèrement anesthésiés par le chloral.

Expérience I. — Chien : 21 kilogrammes.

O^2 consommé par heure et par kilogr. : o lit. 266.

$$\frac{CO^2}{O^2} = 0,866$$

Sucre du sang (carotide) : 2 g. 04 par litre.

Après l'exclusion du foie :

O^2 consommé par heure et par kilogr. : o lit. 100.

$$\frac{CO^2}{O^2} = 0,714$$

Sucre du sang (après 3 heures) : 1 gr. 92 par litre.

Le chien a consommé en 3 heures, au moins o litre 100 $\times$ 21 $\times$ 3 = 6 lit. 300 d'oxygène répondant à la combustion de $\frac{0,300}{0,711}$ = 8 gr. 10 de glucose ; or, le sucre du sang n'a diminué que dans des proportions insignifiantes (1 gr. 92 au lieu de 2 gr. 04 par litre).

D'où cette conclusion :

Ou bien le sucre consommé peut être fourni par d'autres organes que le foie, par exemple par les muscles.

Ou bien les combustions ont été alimentées à l'aide de matériaux autres que le sucre, par exemple par les graisses.

En faveur de cette dernière hypothèse on peut invoquer les changements du quotient respiratoire survenus après l'exclusion du foie. Ce quotient qui était de 0,866 est tombé à 0,714, chiffre voisin du quotient des graisses. (Si ce quotient est un peu supérieur à 0,700, quotient théorique des graisses c'est que l'albumine des tissus intervient aussi pour une faible part dans les combustions.)

On pourrait encore soutenir que les graisses de réserve ont été transformées en sucre sur place avant leur combustion complète, mais c'est là une hypothèse purement gratuite contre laquelle plaident d'ailleurs les faits déjà établis dans le diabète pancréatique expérimental.

Un autre fait à signaler dans cette expérience c'est la diminution de l'intensité des combustions après l'exclusion du foie; la consommation d'oxygène est tombée de 0 lit. 266 à 0 lit. 100 par heure et par kilogramme.

On pourrait en tirer argument pour montrer dans quelle mesure intervient le sucre fourni par le foie dans l'entretien des combustions internes, car sa suppression entraîne la diminution de l'intensité des combustions et l'abaissement de la température; mais ces effets peuvent aussi être en grande partie la conséquence de l'anesthésie et du choc opératoire.

Expérience II. — Chien : 18 kilogrammes.

Cette expérience est identique à la précédente avec cette différence qu'on a soumis l'animal à la faradisation pour augmenter l'intensité des combustions. Les résultats parlent dans le même sens que dans l'expérience ci-dessus :

O^2 consommé par heure et par kilogr. : 0 lit. 444.

$$\frac{CO^2}{O^2} = 0,933$$

Sucre du sang : 1 gr. 16 par litre.

Après l'exclusion du foie :

1re *épreuve* : O^2 consommé par heure et par kilogr. : 0 lit. 287.

$$\frac{CO^2}{O^2} = 0,700$$

2e *épreuve* : O^2 consommé par heure et par kilogr. : 0 lit. 286.

$$\frac{CO^2}{O^2} = 0,736$$

Quotient moyen : 0,718.
Sucre du sang (après 4 heures) : 1 gr. 16.

Après l'exclusion du foie la consommation d'oxygène est tombée de o lit. 444 à o lit. 287 par heure et par kilogramme et le quotient respiratoire s'est abaissé en même temps de 0,933 à 0,718.

Le chien a consommé en 4 heures o lit. 287 $\times$ 18 $\times$ 4 = 20 lit. 640 d'oxygène correspondant à une consommation de 27 gr. 660 de glucose, malgré cela l'analyse n'a pas permis de constater une diminution du sucre du sang.

Ces résultats appellent néanmoins quelques réserves, nous avons vu en effet dans un cas le quotient respiratoire s'abaisser sous l'influence seule de l'anesthésie :

ExPÉRIENCE III. — Chien : 12 kilogrammes.

Avant l'anesthésie :

O^2 consommé par heure et par kilogr. : o lit. 900.

$$\frac{CO^2}{O^2} = 0,766$$

Pendant l'anesthésie :

O^2 consommé par heure et par kilog. : o lit. 470.

$$\frac{CO^2}{O^2} = 0,700$$

Après le réveil :

O^2 consommé par heure et par kilog. : 1 lit. 131.

$$\frac{CO^2}{O^2} = 0,827$$

C'est pourquoi nous nous proposons de reprendre ces expériences sans anesthésie des animaux.

b) Les expériences de courte durée comme celles que ·nous venons de rapporter soulèvent quelques objections à cause des troubles introduits dans l'organisme du fait de l'anesthésie et du choc opératoire.

L'idéal serait d'obtenir la survie des animaux après l'extirpation du foie. S'il est vrai que les fonctions du foie sont exclusivement liées à l'acte digestif et en particulier à la transformation de l'albumine en glucose, ce rôle est considérablement amoindri, sinon tout à fait supprimé, chez l'animal inanitié et on doit pouvoir l'extirper sans porter atteinte à la vie des sujets.

Si dans ces conditions on pouvait obtenir une survie suffisante cela prouverait que le foie n'intervient pas dans l'utilisation des graisses de réserve qui constituent la source principale du potentiel dépensé dans l'inanition.

Il faut, bien entendu, éviter les troubles circulatoires dus à l'interruption de la circulation porte. J'ai écarté la fistule d'Eck comme étant d'une exécution trop délicate et je lui ai substitué la ligature lente de la veine porte par le procédé d'Oré qui aboutit au même résultat. Dans ces conditions la santé des animaux n'est nullement altérée et ils survivent indéfiniment sans présenter le moindre trouble, (du moins par une nourriture exclusive de soupe au lait).

L'extirpation du foie est ensuite réalisée dans une deuxième séance, après la cicatrisation de la plaie opératoire.

Une autre difficulté réside dans les relations intimes du foie avec la veine cave postérieure, ce qui rend l'opération longue et difficile.

Pour écarter cette difficulté j'ai combiné la ligature lente de la veine cave postérieure, en arrière du foie, avec la ligature de la veine porte. Ces deux ligatures peuvent être faites dans la même séance sans entraîner de troubles graves (il y a seulement un peu de diarrhée et d'ascite les premiers jours, on nourrit les animaux au lait et ils se remettent facilement).

Lorsque les circulations collatérales se sont établies (notamment au niveau des veines capsulaires du rein qui font communiquer le système de la veine cave postérieure avec le système des veines azygos) le foie ne reçoit plus de sang que par l'artère hépatique et il est facile de l'extirper comme une tumeur.

Le point délicat ici est la ligature du bout central de la veine cave dont le manque de solidité nous a procuré un certain nombre d'insuccès.

Par ce procédé nous avons obtenu dans un cas une survie de 2 heures et dans un autre cas une survie de 7 heures.

L'analyse du sucre du sang nous a donné dans ce dernier cas 0 gr. 42 de sucre par litre au bout de 7 heures. La diminution du sucre du sang ne suffit évidemment pas à rendre compte des combustions effectuées pendant ce temps.

c) Nous avons également essayé de supprimer les fonctions du foie en combinant la ligature de l'artère hépatique avec la ligature lente de la veine porte (on a lié également le canal cholédoque pour éviter l'infection ascendante des voies biliaires).

Un chien ainsi opéré n'a présenté aucun trouble apparent pendant 6 jours et a continué à s'alimenter (on l'a nourri à la soupe au lait), il a commencé à refuser la nourriture le septième jour et a succombé seulement le onzième jour après l'opération.

On a trouvé à l'autopsie la veine porte parfaitement oblitérée, le foie nécrosé et la vésicule biliaire perforée, ce qui a causé une péritonite mortelle.

La suppression fonctionnelle du foie n'a donc pas entraîné la mort immédiate de l'animal ; les combustions internes ont continué à s'exécuter encore pendant 11 jours après cette suppression et pendant 5 jours après que l'animal a cessé de prendre toute nourriture. Il semble donc légitime de conclure que chez l'animal inanitié les combustions internes s'alimentent simultanément aux dépens du sucre fourni par le foie et aux dépens des graisses de réserve et que celles-ci n'ont pas besoin de l'intervention du foie pour être utilisées. Elles ne sont vraisemblablement pas transformées en sucre mais consommées sous une autre forme.

M. Laguesse, *

(Professeur à la Faculté mixte de médecine et de pharmacie de Lille).

J'ai employé la subvention qui m'a été accordée à continuer mes recherches, d'une part sur le pancréas, d'autre part sur le tissu conjonctif.

A. — RECHERCHES SUR LES ILOTS DE LANGERHANS, ET SUR LEUR ROLE DANS LA SÉCRÉTION INTERNE DE CETTE GLANDE ET LA PATHOGÉNIE DU DIABÈTE

I. *Résection du canal.* — Un premier travail a été achevé, et publié dans les *Archives d'anatomie microscopique* (T. IX, 1906–1907), relatant les résultats d'une expérience en train depuis 2 ans. Il s'agit de lapins auxquels le canal pancréatique avait été réséqué entre deux ligatures, de façon à en empêcher absolument la reconstitution. L'un d'eux (VIII) fut sacrifié au cours du premier mois, l'autre (VII) plus de 2 ans (25 mois) après la ligature. Dans les 2 on a trouvé l'atrophie de la glande à sécrétion externe, mise en évidence depuis longtemps, dans ces conditions, par Sobolew. Mais l'auteur russe, et ceux qui ont renouvelé ses expériences, n'ont en général gardé les animaux en expérience que pendant quelques mois au plus. Dans nos recherches, nous avons au contraire conservé un animal pendant un temps relativement considérable, et nous avons pu d'autre part donner une description très détaillée de l'état de sa glande au bout de ce temps.

Voici les résultats de cette étude. Non seulement le pancréas exocrine est atrophié, mais nous pouvons affirmer qu'il a complètement disparu. Non seulement il n'y a plus trace d'acini, mais les gros canaux eux-mêmes sont détruits. Du principal, il ne reste qu'une traînée fibreuse pleine, juste suffisante pour jalonner son trajet antérieur. Et pourtant, l'animal opéré jeune (dans son quatrième mois), n'a cessé de grossir et a été sacrifié en parfaite santé. Qu'est-ce qui a donc empêché le diabète de s'établir et l'animal de dépérir? C'est que la glande endocrine, c'est-à-dire l'ensemble des îlots de Langerhans, a persisté dans son intégralité, comme le montre l'examen microscopique détaillé. Ces îlots sont noyés dans une masse adipeuse, qui a conservé dans une certaine mesure la forme et le volume (pourtant accru) du pancréas normal. Comme chez l'individu normal, les îlots sont plus nombreux au niveau de la queue de l'organe, c'est-à-dire au voisinage de la rate. Un très grand nombre d'entre eux ont conservé la forme, les dispositions, et les dimensions ordinaires. La plupart pourtant sont plus petits, et ont revêtu des dispositions plus simples (cordon unique), mais sans rien perdre des caractères essentiels du tissu endocrine. Ils rachètent cette petitesse par leur nombre plus grand. Comme ils ne peuvent plus emprunter leur matériel au tissu exocrine absent, un cycle sécrétoire de nature un peu nouvelle s'y est établi : les choses se passent comme au niveau des îlots primaires chez l'embryon, à l'époque où les acini n'étaient pas encore développés.

Depuis la publication de ce travail, nous avons mis en train de *nouvelles expériences*. D'une part nous voulions chercher si, dans les mêmes conditions de résection du canal, l'évolution de la glande serait toujours la même dans le même espace de temps. D'autre part nous voulions essayer de prolonger davantage encore l'expérience. Car il n'est pas absolument impossible qu'à la longue, dans ces conditions de fonctionnement différentes, les îlots surmenés ne deviennent plus vite séniles, ne dégénèrent, et qu'un diabète tardif secondaire ne finisse par s'établir. Enfin il fallait compléter notre première expérience, où l'examen des urines n'avait pas été fait. Cela n'avait d'ailleurs qu'une importance secondaire, vu l'état de santé évident de l'animal, et parce que cette analyse, pratiquée par d'autres auteurs dans les expériences de moins longue durée, a toujours donné des résultats négatifs.

Ces nouvelles recherches ne nous ont encore donné que des résultats partiels.

5 jeunes lapins de 5 à 6 mois ont été opérés dans les mêmes conditions que précédemment (résection de 1 centimètre à 1 cent. 1/2 du canal pancréatique à son insertion sur l'intestin), gardés avec un animal témoin (XIV) et alimentés dans les mêmes conditions.

Le premier (XIII) a été sacrifié au bout de 6 mois. La région pancréatique présentait le même aspect que précédemment à l'œil nu : c'était déjà une masse de graisse. L'examen microscopique détaillé n'a pas encore été fait. L'animal n'avait cessé de croître depuis l'opération, et était gras et bien portant au moment où il fut tué. Ici les urines ont été examinées plusieurs fois, et n'ont pas montré trace de sucre.

Le second lapin de cette série (XII) mourut subitement de péritonite plus d'un mois après l'opération. Son pancréas ne put être examiné.

Le troisième, le quatrième et le cinquième (XI, XV et XVI), sont encore en expérience actuellement, depuis de longs mois déjà, et en excellente santé. Nous nous proposons de les garder 3 ans s'il est possible, pour les raisons que nous avons données plus haut.

II. *Greffes*. — Dans un autre ordre d'idées, nous avons voulu savoir si des fragments de pancréas ne pourraient être greffés sous la peau de sujet à sujet. Théoriquement il devrait être possible, à l'aide de ces greffes, de préserver les animaux du diabète après ablation totale du pancréas. Cette ablation étant à peu près impossible chez le lapin, où le pancréas héberge quelques-uns des gros troncs vasculaires abdominaux, il s'agissait seulement ici de suivre le sort des fragments greffés.

Dans une *première série d'expériences*, nous avons greffé de petits fragments de pancréas normal. Nous n'avons obtenu que des échecs. Au bout de quelques semaines nos fragments avaient disparu sans qu'il fût possible d'en retrouver trace.

Mais ici le suc pancréatique ou les grains de préferment contenus dans les cellules contribuent à attaquer le tissu, et souvent à le faire suppurer.

Aussi, dans une *deuxième série d'expériences*, nous avons greffé non plus du pancréas normal, mais des fragments de pancréas endocrine pur empruntés à l'un de nos lapins (XIII), chez lequel le canal pancréatique était réséqué depuis plus de six mois. Nous avons pratiqué la greffe tantôt dans l'oreille, tantôt dans le grand épiploon. Jusqu'ici nous n'avons encore rien obtenu. Il faut ajouter pourtant que la recherche de la greffe au bout de quelques mois est difficile. Le tissu graisseux du fragment a disparu ; souvent du tissu cica-

tricicl s'est développé, et un certain nombre d'ilots pourraient être
conservés, tout en échappant facilement à l'observation. Ce sont
des recherches à continuer.

III. *Ilots de l'homme.* — Nous avons continué l'étude des ilots
de Langerhans de l'homme, en utilisant notre matériel de suppliciés.

Nos observations actuelles tendent à établir sur tout un ensemble
de faits indiscutables la partie de notre théorie d'après laquelle les
ilots sont intimement liés au parenchyme exocrine, en proviennent,
et y retournent. (Théorie du Balancement.)

Pour cela nous avons étudié en coupes sériées un grand nombre
d'ilots, et surtout de formes de transition. Pour les plus intéressantes d'entre elles, nous avons dû dessiner nous même en détail à
la chambre claire, photographier, ou faire dessiner par un homme
du métier toutes les coupes sériées intéressant un même ilot. C'est
une œuvre de longue haleine ; mais c'est seulement quand on a
simultanément sous les yeux l'ensemble de ces dessins, qu'on peut
se rendre compte des rapports exacts du groupe de cellules endocrines avec les acini, les canaux, et les vaisseaux voisins. De
nombreux dessins nous sont encore nécessaires ; leur exécution sera
beaucoup facilitée par un système de projection que nous installons
actuellement, la photographie microscopique ne nous ayant pas
donné des résultats assez satisfaisants pour ce genre de travail.
Nous pourrons alors compléter par des reconstitutions plastiques
en cire.

Dès maintenant, nous pouvons cependant apporter de nombreux
faits à l'appui de notre Théorie du Balancement, non encore admise
par la plupart des auteurs, et qui permet pourtant seule d'expliquer
la plupart des formes trouvées par les anatomo-pathologistes dans
le pancréas des diabétiques.

En premier lieu, certains ilots en voie d'accroissement (*décons-
tructions d'acini*) mettent particulièrement bien en évidence la
liaison des deux parenchymes exocrine et endocrine. Ce sont ceux
qui montrent, sur toute ou presque toute la périphérie, des conti-
nuités évidentes de leur tissu avec les cavités sécrétantes voisines,
envahies par la transformation. Il arrive souvent en effet que, de
plusieurs de ces cavités il ne persiste plus que quelques groupes
de cellules, encore bien reconnaissables à leurs caractères, qui

sertissent de place en place le pourtour de l'îlot, en s'enfonçant entre les éléments endocrines. On trouve par exemple soudain un coin formé de trois cellules principales, ayant encore la disposition radiée, mais enfoui jusqu'à sa base dans le parenchyme endocrine clair. Il nous semble impossible d'expliquer la présence de ces éléments autrement que par une transformation relativement récente. La méthode au picro-noir naphtol de Curtis est ici très précieuse, parce qu'elle permet de colorer très vivement les membranes basales, et, par conséquent, de démontrer leur absence en certains points, et la contiguïté immédiate entres les deux espèces d'éléments.

Une autre phase de l'évolution de l'îlot nous paraît également démonstrative. C'est la dernière, la *phase de reconstitution*. Dans un groupe d'acini par exemple, étudié en série, nous voyons un amas du volume d'un assez gros îlot, tranchant sur le reste du parenchyme par sa coloration un peu différente, son retrait plus considérable autour d'un centre commun, et possédant tous les caractères que nous avons attribués aux reconstitutions. Les premières coupes nous montrent le pédicule du groupe avec ses canaux pénétrants ; plus loin se dessine une grappe de gros acini, largement pédiculés ou encore cohérents par places. Plus loin enfin l'un de ces acini reste énorme, se modifie peu à peu, et finit par devenir insensiblement une masse de tissu insulaire, qui grossit dans les coupes suivantes, et se met en large continuité avec d'autres acini, tous en train de s'ébaucher à ses dépens, comme le premier. On voit par places des tiges centro-acineuses qui pénètrent peu à peu dans le tissu d'îlot déjà modifié et semblent exercer une attraction manifeste sur les cellules voisines, pour les grouper autour d'elles.

IV. *Ilots de l'âne*. — Nous les avons étudiés avec notre élève le Dr Debeyre (dans la *Bibliographie anatomique*, 1907). Nous avons montré leurs caractères spéciaux, et nous rappellerons seulement ici nos conclusions.

Ces ilots sont constitués de cordons unistratifiés, avec, par places, une seconde variété de cordons élargis, en dégénérescence. Ils ne paraissent pas évoluer rapidement et en bloc, mais être de longue durée, s'accroître sans cesse à la périphérie, et reconstituer des cavités sécrétantes par une série de transformations plus ou moins périodiques, et relativement soudaines, de la partie de leur substance qui est passée peu à peu à l'état de cordons en dégénérescence.

V. *Ilots de la couleuvre*. — Le Dr Gellé, chargé des travaux d'anatomie pathologique, et notre ancien élève, a bien voulu, sous notre direction, entreprendre la vérification de certaines expériences de Dale.

Dale a soutenu récemment que les injections répétées de sécrétine ont une grande influence sur les îlots de Langerhans, et y provoquent un accroissement considérable. Il a expérimenté sur le chien et sur le crapaud. Ayant étudié en détail la couleuvre, nous avions espéré que ses volumineux îlots nous offriraient un objet plus facile à suivre encore, et où les variations apparaîtraient avec une grande netteté. Malheureusement les résultats obtenus ont été peu encourageants.

Sur 5 couleuvres, 2 sont mortes de 24 à 48 heures après le commencement des injections. Nous devons dire qu'intentionnellement nous les avions tenues à jeun au laboratoire depuis un mois et plus.

La troisième (40) a reçu en 24 heures 4 injections successives de 1 centimètre cube de sécrétine, préparée avec de l'intestin de chien par notre collègue M. Wertheimer. Ces injections ont été pratiquées sous la peau du dos à des intervalles variant de 3 h. 1/2 à 9 heures. L'animal a été sacrifié 6 heures après la dernière, et des fragments de pancréas ont été fixés dans divers liquides.

La quatrième et la cinquième (c. 41 et 42) furent soumises plus. longtemps encore aux injections de sécrétine acide. Elles en reçurent d'abord 2 centimètres cubes, puis 1 centimètre cube toutes les 4 à 6 heures environ. La première fut sacrifiée au bout de 48 heures, après avoir reçu en tout 10 centimètres cubes de sécrétine, la seconde au bout de 7 jours, après en avoir reçu jusqu'à 33 centimètres cubes. Chez ces deux derniers animaux la salivation était très marquée, et la sérosité péritoniale abondante.

Pourtant le pancréas d'aucune de ces 3 couleuvres ne nous a montré les variations considérables des îlots signalés par Dale, et par conséquent, jusqu'ici, le résultat de ces expériences est négatif.

B. — Recherches sur le tissu conjonctif

Nous avions, il y a 3 ans, mis en train des recherches sur le développement et la structure du tissu conjonctif, et particulièrement sur le rôle de la substance amorphe. Nous avons été arrêté par d'autres travaux à achever, et aussi par une épidémie qui s'est déclarée parmi nos rats blancs. Pour en avoir des embryons en série, il est indispensable de pouvoir sacrifier (et souvent en vain) de très nombreuses femelles : nous venons donc tout d'abord de reconstituer notre collection.

Nous avons pu alors aborder l'histogénèse de certaines variétés de tissu conjonctif, et particulièrement de la paroi aortique. Nous sommes arrivé à cette conclusion que la substance amorphe semble se développer ici (dans la tunique moyenne) aux dépens de l'exoplasme même des fibres musculaires lisses, c'est-à-dire aux dépens de cellules mésenchymateuses en train de subir une différenciation tout à fait spéciale. Cette substance amorphe forme par places des lits superposés plus épais, des sortes de lames conjonctives amorphes, et c'est dans leur épaisseur même que se développent les lames élastiques. Elles y restent toujours incluses ; mais l'élément élastique prédomine bientôt sur le conjonctif, réduit sur la coupe à deux simples liserés, c'est-à-dire en réalité à deux fines lamelles superficielles. Ce sont là des données qui peuvent être très fécondes, au point de vue anatomo-pathologique surtout.

Elles ont été exposées dans la thèse de notre élève le Dr Lemoine (Lille, décembre 1906).

Avec lui nous avons entrepris d'autre part des recherches, qu'il a continuées dans son travail, sur les dispositions de la charpente conjonctive du muscle lisse en général, et montré que, là encore, une substance amorphe joue le rôle capital, en s'alvéolisant. Nous arrivons sur ce point à des descriptions analogues à celles publiées dès 1899 par J. Schaffer, mais qui n'avaient pas rencontré grande créance.

M. le Dr Henri Lamy,

(Chef de laboratoire à la Faculté de médecine de l'Université de Paris),

et

M. le Dr André Mayer,

(Maître de conférences au Laboratoire de Physiologie pathologique
de l'École des Hautes Études).

Sur la sécrétion urinaire et l'action des diurétiques

Nous avons pu continuer, grâce aux ressources fournies par la
Caisse des Recherches scientifiques, des recherches poursuivies
depuis 5 ans déjà sur la sécrétion urinaire.

Toutes les conceptions relatives aux maladies du rein, à l'action
thérapeutique des diurétiques, au mécanisme de l'influence des
substances toxiques sur les fonctions rénales, reposent naturellement
sur les notions que les recherches physiologiques permettent d'acquérir, touchant la sécrétion urinaire. Il y a donc un intérêt pratique évident à approfondir ces notions.

Avant ces dernières années, on avait coutume de considérer le
rein comme un appareil de mécanisme relativement très simple :
on pensait que la sécrétion urinaire dépend surtout soit des phénomènes mécaniques de la circulation du sang (vaso-dilatation des
vaisseaux du rein, élévation de la pression artérielle sanguine), soit
de processus physiques simples se produisant au niveau du glomérule et de l'épithélium des canalicules (filtration d'eau salée au
niveau du glomérule rénal, diffusion des composés urinaires, etc.).
Une telle conception était très insuffisante pour expliquer la pathogénie
des troubles urinaires et prévoir l'action des substances diurétiques.
Nos expériences (1) ont montré qu'en réalité la sécrétion urinaire

(1) Voir notamment : *Journal de physiologie et de pathologie générale*,
nov. 1904, n° 6, juillet 1905 p. 679, 1906, n° 2, 1906, n° 4, p. 624 et p. 661,
où se trouvent réunies un grand nombre de communications à l'Académie des
sciences et à la Société de Biologie.

est de nature beaucoup plus complexe. Elle ne dépend que pour une part minime des actions mécaniques, des variations de la pression et de la vitesse du sang. Elle ne peut être le résultat de processus physiques simples tels que la filtration, la diffusion et l'osmose. Elle dépend surtout de l'activité des cellules bordantes des tubes urinifères; par conséquent elle met en jeu des actions physico-chimiques extrêmement compliquées et encore mal connues.

Par exemple, nous avons pu préciser toute une série de cas où les cellules rénales — bien que la composition du sang ne varie pas — excrètent une plus grande quantité d'eau, ou des sels en plus forte concentration, ou de l'urée à un taux plus élevé; nous avons montré que, dans d'autres cas bien définis — le sang restant toujours invariable — elles rejettent moins de ces substances. Elles exercent donc, dans le premier cas, un véritable travail, elles sécrètent les substances dont se compose l'urine. Dans le second, elles ont une remarquable action d'arrêt. Ces faits nouveaux nous ont amenés à considérer le rein comme une véritable glande. D'autre part, l'histo-physiologie nous a permis de montrer les différents éléments de cette glande dans les espaces intertubulaires, dont l'étude avait été jusqu'ici négligée — et dans les cellules urinaires, notamment les cellules des tubes contournés dont nous avons étudié, avec M. Rathery, les variations au cours des changements provoqués de la sécrétion rénale.

Dans cette conception, un point demande à être étudié spécialement. Ces notions nouvelles qui tendent à faire considérer le rein comme une glande ne rendent pas compte de la fonction du glomérule. Nous avons émis l'hypothèse que cette formation est un organe *pulsatile*, dont le rôle est de favoriser, par ses battements, l'excrétion, le cheminement de l'urine sécrétée par les cellules dans le tube urinifère. La fonction serait purement mécanique.

On voit que ces idées notablement différentes des idées classiques, mèneraient à considérer les états pathologiques (notamment l'imperméabilité rénale au chlorure de sodium, qu'on observe au cours de certaines néphrites) comme l'exagération anormale d'un processus physiologique. Il serait donc d'une importance capitale de connaître le processus. De même les substances diurétiques seraient des excitants sécrétoires, analogues dans leur action aux autres excitants glandulaires déjà connus. Enfin il faudrait tenir grand compte de la fonction pulsatile du glomérule en étudiant la pathogénie de certains troubles provoqués par la sclérose pathologique de ces organes, au cours des néphrites interstitielles.

Au point où nous étions parvenus de nos études, deux objets se présentaient donc à nous : d'une part, essayer de vérifier notre hypothèse sur la fonction glomérulaire; d'autre part essayer d'agir sur les processus physiologiques, physico-chimiques, qui se déroulent à l'intérieur des cellules rénales, pour aboutir soit aux actions de sécrétion, soit aux actions d'arrêt : à la sélection positive ou négative dont nous avons parlé plus haut.

Après divers essais dont nous allons parler, nous avons résolu d'employer, dans cette recherche, la méthode des circulations artificielles, mais en la modifiant pour l'adapter à notre objet.

Nos expériences comportaient un montage assez compliqué. D'autre part nous avions besoin, pour les mener à bien, d'acquérir un matériel de stérilisation (autoclave, four à flamber, etc.) et des appareils de mesure (polarimètre, etc.) Nous avons pu le faire grâce à la subvention qui nous a été accordée. Nos recherches, que nous n'avons pas interrompues, ne sont pas terminées; elles sont encore actuellement en cours; mais nous pouvons rendre compte des résultats déjà obtenus.

1° Fonction du glomérule rénal.

a) *Recherches préliminaires*. — Si l'hypothèse que le glomérule est un organe pulsatile répond aux faits, l'excrétion de l'urine hors des tubuli doit être discontinue, suivre un certain rythme, et ce rythme doit être parallèle au rythme artériel. Nous avons essayé de le constater *de visu* en faisant, sous la loupe de Zeiss, des sections du rein du lapin, au cours de polyuries abondantes. Les conditions d'observation, dans ces conditions, étaient trop défectueuses. Nous ne pûmes rien conclure.

Nous avons alors tenté d'amplifier le phénomène de la façon suivante : un tube de verre à large embouchure est poussé par l'uretère d'un chien aussi loin que possible dans le bassinet; on le réunit

par une jonction en caoutchouc à un tube vertical (de 4 millimètres
de diamètre) en verre. On provoque alors, par injection intra-
veineuse de sucre, une polyurie abondante, et on examine comment
l'urine monte dans le tube. On constate alors : 1° que le ménisque
de l'urine présente des oscillations très apparentes, et que les élévations, les abaissements sont absolument isochrones aux battements
du manomètre artériel; 2° que l'urine, de plus, s'élève dans le tube
d'une façon *discontinue,* saccadée; lorsque la diurèse n'est pas très
abondante, le ménisque de l'urine continue à osciller, et cette oscillation se superpose à l'ascension saccadée, chaque ascension étant
suivie d'une légère descente; 3° lorsque la polyurie est très abondante, il n'y a plus d'abaissement, mais seulement une ascension
progressive, saccadée, chaque ascension (souvent de 1 ou 2 centimètres) étant isochrone à la pulsation artérielle.

Nous avons discuté les résultats de ces expériences (1). Nous
avons discerné plusieurs causes d'erreurs, dues à la transmission
des battements des artérioles rénales par le parenchyme encapsulé
du rein, ou aux battements propres des pyramides de Malpighi,
projetées à chaque pulsation dans le bassinet. Bien que ces phénomènes ne nous paraissent pas rendre absolument compte des faits
observés, ils sont cependant à considérer; et comme il est impossible
d'éliminer ces battements transmis, force nous a été de nous tourner
vers d'autres expériences.

Nous avons alors pensé, pour rechercher l'influence des pulsations artérielles sur la circulation et la sécrétion urinaires, à
faire des circulations artificielles dans le rein soit extrait de
l'animal, soit laissé en place; et nous avons entrepris de comparer
les circulations continues à des *circulations rythmées.*

2° *Dispositif général pour circulations artificielles rythmées.*

La construction d'un appareil pour circulations artificielles
rythmées à travers les organes présentait plusieurs difficultés.
Le problème était le suivant : faire circuler à travers l'organe un
liquide de composition connue, de température invariable; et

---

(1) *Comptes rendus des séances de la Société de Biologie,* 6 juillet 1907.

faire varier à volonté la *pression* sous laquelle il circule, le *rythme* de son arrivée dans l'artère, et la *forme de l'onde* dans le vaisseau.

Premier appareil. — Nous avons d'abord monté un premier appareil, composé d'un vase de Mariotte d'où le liquide s'écoulait au moyen d'un tube de caoutchouc ; ce tube pouvait être serré rythmiquement par une pince dont les mors étaient mis en mouvement au moyen d'un électro-aimant. Celui-ci était relié à un métronome, placé dans un circuit électrique, et, à chaque battement, le tube était ouvert ou fermé. Ce dispositif permettait de faire varier la pression (en élevant le vase de Mariotte) et le rythme (en réglant le métronome). Mais la forme de l'onde était invariable. Or, il s'est trouvé qu'elle était très différente de l'onde sanguine ; et le dispositif ne nous a pas donné de bons résultats pour la circulation artificielle.

Deuxième appareil. — Nous avons alors utilisé un appareil composé de deux pompes foulantes couplées. Ces pompes, mues par un petit moteur, avaient l'inconvénient d'être trop brutales dans leur action : le front d'onde était presque vertical. Nous avons alors étudié le dispositif suivant que nous avons adopté définitivement, et dont nous regrettons de ne pouvoir donner ici la photographie.

DISPOSITIF GÉNÉRAL

La *pression* est donnée par un vase de Mariotte. Suspendu au moyen d'une poulie, il peut être à volonté élevé ou abaissé.

Rythme. — Le rythme est obtenu au moyen des appareils suivants : le liquide s'écoulant du vase de Mariotte arrive dans un flacon de Wolff communiquant d'autre part avec le tube de sortie du liquide. Par la tubulure inférieure du flacon passe un tube sur lequel on attache, à l'intérieur du flacon de Wolff, un ballonnet de caoutchouc.

D'autre part un corps de pompe, ou mieux une sorte de seringue métallique, montée sur des paliers bien stables, peut à chaque coup de piston, envoyer de l'air dans le ballonnet de caoutchouc, au moyen du tube dépassant la tubulure supérieure du flacon de Wolff. Pour faire mouvoir le piston, celui-ci est monté sur une bielle, et celle-ci est mise en mouvement, par un mécanisme simple comprenant un volant et un démultiplicateur, par un moteur électrique. On a disposé près de celui-ci toute une série de résis-·tances graduées, de façon à faire varier sa vitesse. — Ainsi l'on peut, en réglant le moteur, envoyer rythmiquement, par le va-et-vient du piston, de l'air dans le ballonnet ·de caoutchouc. Celui-ci se gonfle et se rétracte. Le liquide qui remplit le flacon de Wolff, venant du vase de Mariotte s'écoule donc d'une façon continue si le moteur n'est pas mis en mouvement; et, au contraire, si on fait battre la pompe, le gonflement et la rétraction du ballonnet lui communiquent une impulsion rythmée; la pression oscille alors autour d'une pression moyenne.

Forme de l'onde. — A la sortie du flacon de Wolff, on a communiqué au liquide un certain rythme. On peut faire varier la forme de l'onde soit en établissant des abouchements latéraux, soit en lui faisant traverser une soupape spéciale empêchant les reflux et jouant le rôle de valvule sigmoïde. On a ainsi réalisé un véritable cœur artificiel.

Température. — Le liquide passe ensuite dans un tube métallique en serpentin qui plonge dans un thermostat rempli d'eau. Cette eau est maintenue à 40° au moyen d'un régulateur métallique très sensible, réglant l'arrivée du gaz d'éclairage alimentant les becs échauffants.

Enregistrement. — A la sortie du serpentin le liquide passe dans un tube de caoutchouc, qu'on abouche à l'artère au moyen d'une canule. Un tube latéral communique : 1° avec un manomètre de François-Franck; 2° avec un sphygmomanomètre de Chauveau. Les stylets de ces appareils se meuvent sur le papier enfumé d'un cylindre de Marey, et inscrivent à chaque moment, le pouls, la pression.

Enfin le rein lui-même est, soit laissé en place dans l'animal, soit placé entre des couches d'ouate hydrophile, dans le thermostat à 40°.

Le dispositif que nous venons de décrire et dont nous nous servons pour nos expériences pourrait être réalisé facilement toutes les fois qu'on devra avoir recours aux circulations artificielles rythmées. Nous espérons que les études que nous avons faites pour le réaliser pourront être utiles à d'autres chercheurs.

Résultats touchant la circulation et la sécrétion rénales

Ce dispositif nous a permis d'utiliser soit des pressions continues, soit des pressions oscillant rythmiquement autour d'une valeur moyenne. Nous avons fait toutes nos expériences avec des liquides maintenus à 40°. Nous avons fait des essais : 1° avec de l'eau salée aux taux de 7, 8, 10 p. 1.000, préalablement stérilisée ; 2° avec du liquide de Locke ; 3° avec du liquide de Ringer ; 4° avec du liquide d'ascite ; 5° avec du sérum de veau ou de cheval ; 6° avec du sang défibriné de veau ; 7° avec du sang défibriné de chien. Nous ne parlerons, dans ce compte rendu, que des expériences réalisées avec le liquide de Locke, les autres étant encore en cours et soulevant des problèmes accessoires non encore résolus.

Nous avons expérimenté sur le rein soit maintenu hors de l'animal, soit laissé en place dans l'animal sacrifié. Dans tous les cas cette seconde méthode paraît beaucoup plus favorable que la première ; le débit du liquide par la veine paraît plus abondant, pendant un temps plus long. Il nous a paru qu'il y a quelquefois intérêt à provoquer une vaso-dilatation avant de sacrifier l'animal, en injectant dans les veines une solution de sucre concentrée, par exemple. Nous ne pouvons donner ici les faits mis au jour par toutes nos expériences ; nous nous bornerons à en énoncer les résultats généraux.

Circulations continues

1° D'une manière générale, on voit que la *quantité de liquide recueillie par la veine*, augmente un peu quand la pression s'accroît entre 10 et 20 cent. Hg., mais pas d'une façon rigoureusement proportionnelle.

·2° Quand on fait une circulation sous pression continue, le débit de la veine reste stationnaire, ou même va le plus souvent en diminuant depuis le début de l'expérience. Il en est de même du *débit du liquide par l'uretère*.

La circulation continue est donc, en somme défavorable au rein. Toute lésion des appareils pulsatiles aura donc pour effet d'amener la diminution de la circulation et de la sécrétion urinaire. C'est le cas dans les scléroses. Et il y a lieu de chercher si l'élévation de pression artérielle observée dans ces cas n'est pas une élévation compensatrice.

Résultats des circulations rythmées

A. *Circulation.* — 1° D'une façon absolument générale, le débit du liquide par la veine se maintient constant ou même augmente considérablement depuis le début de l'expérience, jusqu'à une certaine limite maxima.

2° Si on compare deux reins, dont l'un est soumis à une pression continue et l'autre à une pression oscillant de 4 à 5 cent. Hg. autour de la même pression moyenne, la veine du second débite beaucoup plus de liquide que la veine du premier. En voici deux exemples, empruntés, l'un à un cas où les reins étaient placés dans le thermostat, le second, à un cas où ils étaient laissés en place sur l'animal. (V. tableaux p. 206 et 207.)

3° La forme de l'onde rythmique paraît avoir une importance ; elle doit réaliser une ascension rapide, d'un effet balistique net. Si on la modifie, par exemple en établissant, sur les tuyaux d'apport, une dérivation qu'on ouvre ou qu'on ferme à volonté, l'effet que nous signalons se produit d'autant moins que la dérivation est plus forte.

4° La fréquence du rythme a une certaine importance. Dans les conditions où nous nous sommes placés, il y a un optimum, entre 80 et 120 pulsations.

4 Juin. — Chien de 20 kilogr. Reins enlevés, maintenus dans le thermostat à 40° c. Pression moyenne, 12 cent. Hg. Rythme 84 par minute, oscillant de 5 à 6 cent. Hg.

REIN GAUCHE

NATURE de la circulation	TEMPS	DÉBIT de la veine	DÉBIT de l'urèthre
	minutes.	centimètres cubes.	centimètres cubes.
Continue....	2	48	0
—	5	31	0,5
—	5	24	7,8
—	15	190	22,2
—	15	189	18,8
—	20	130	13,4
—	10	72	3,9
Rythmée....	15	575	10,5
—	10	339	6

REIN DROIT

NATURE de la circulation	TEMPS	DÉBIT de la veine	DÉBIT de l'uretère
	minutes.	centimètres cubes.	centimètres cubes.
Continue....	2	48	0
—	5	25	6,5
Rythmée....	5	72	15,0
—	15	276	50,5
—	15	316	88,0
—	20	472	30,0
—	10	282	10,0
Continue....	15	305	5,1
—	10	165	2,0

9 juin. — *Caniche 14 kil.* — *Canules placées dans l'aorte
et dans la veine cave. Débit de la veine.*

NATURE DE LA CIRCULATION	PRESSION CENT. Hg.	TEMPS MINUTES	DÉBIT CENT. CUBES
Continue.............	18	2' 2'	160 160
Rythmée 84 par 1'.....	15,22	2' 2' 2' 2'	200 225 235 225
Continue.,..........	18	2' 4' 2'	250 490 240
Rythmée 84..........	14,21	2' 6'	295 910
Continue.............	17,5	2' 6'	260 730
Rythmée 84..........	14,19	2' 6'	295 995
Continue.............	18,5	2' 6'	320 815
Rythmée 84..........	15,21	2' 6'	325 860
Continue.............	18,5	2' 6' 1'	230 505 70
Rythmée.............	»	1' 1' 1'	80 100 105
Continue.............	»	1' 1' 1'	70 55 55

B. *Débit du liquide par l'uretère*. — Il est toujours plus abondant et plus prolongé dans les cas de circulation rythmée. Mais le ralentissement progressif se produit presque toujours.

ALTERNANCE DES CIRCULATIONS CONTINUES ET DES CIRCULATIONS RYTHMÉES

L'accélération du débit par circulation rythmée est-elle le fait de l'oscillation de la pression elle-même ou d'une modification de l'état du rein? C'est ce qu'on peut essayer de voir en soumettant alternativement le même rein à une circulation continue, puis rythmée. Dans ce cas, toutes les fois qu'on laisse écouler le liquide continûment, on a une diminution progressive ; quant on rythme le courant, on a une augmentation brusque ; le débit croît tant que la pression rythmique est conservée. Si à ce moment on substitue la pression continue, le débit se maintient pendant un certain temps au même taux, et ensuite va diminuant ; en répétant cette succession d'actions, la même succession d'effets se reproduit. Lorsque le maximum de débit est atteint, il semble bien que le débit sous pression continue n'arrive jamais au taux du débit sous pression rythmée.

Tous les faits que nous venons d'exposer ont été discutés (1). Ils montrent bien l'influence du rythme artériel sur la circulation et la sécrétion urinaire. L'importance de ce rythme pour le bon fonctionnement de l'organe paraît considérable. Il y a donc lieu de porter sur lui son attention lorsqu'on examine la pathogénie des troubles de la fonction rénale, et leur traitement.

COMPOSITION DE L'URINE SÉCRÉTÉE

La méthode des articulations artificielles rythmées nous a permis d'obtenir un résultat vainement cherché par plusieurs observateurs. Nous avons, dans certains cas, et moyennant certaines précautions

---

(1) *Comptes rendus de la Société de Biologie*, t. LXIII p. 106.

particulières, pu obtenir pendant un temps appréciable (15 minutes) une véritable action glandulaire du rein extrait de l'animal. Nos recherches sur ce point sont encore en cours. Elles montrent que pendant un certain temps, le liquide qui s'écoule par l'uretère est différent du liquide qu'on injecte par l'artère, et plus concentré que lui en urée et en sels. Il y a donc pendant ce temps *sécrétion véritable*. Nous nous proposons donc d'essayer, dans ces conditions, l'effet des substances excito-sécrétoires, diurétiques.

MM. Leclainche,

(Professeur à l'École vétérinaire de Toulouse)

et

Ch. Morel,

(Agrégé de la Faculté mixte de médecine et de pharmacie
de l'Université de Toulouse).

Recherches sur la perméabilité microbienne
des voies respiratoires

Dans des recherches communiquées en partie par un précédent
rapport nous avons fait connaître les résultats de divers essais
d'infection tuberculeuse par les voies respiratoires.

L'analyse des nombreux documents fournis par la littérature et
nos propres constatations nous ont montré que la pénétration est
influencée par de très nombreuses conditions. Ces variations
suffisent à expliquer la diversité des opinions formulées quant au
rôle de l'inhalation dans la genèse des infections et de la tuberculose en particulier.

Les divers expérimentateurs arrivent ainsi à des conclusions tout
opposées en ce qui concerne une même infection selon les conditions
expérimentales réalisées.

Il nous a paru qu'avant de continuer nos recherches sur les
conditions de la pénétration du bacille tuberculeux par les voies
respiratoires il convenait de préciser par l'analyse expérimentale
certaines au moins des circonstances qui facilitent ou entravent la
pénétration directe des agents pathogènes dans le poumon.

Les travaux de Flügge et de ses élèves ayant établi que les particules liquides jouent un rôle très prédominant dans la contagion
naturelle et qu'elles permettent plus facilement que les poussières
de réaliser l'infection expérimentale. nous les avons exclusivement
utilisées dans cette première série.

Nos recherches antérieures nous ont montré que l'on se heurte à des difficultés à peu près insurmontables pour écarter complètement le risque d'une contamination des voies digestives dans les tentatives de pénétration exclusive par les voies respiratoires. Alors que l'on obtient l'occlusion de celles-ci pendant la durée de la contamination, on ne peut éviter la souillure ultérieure par les sécrétions broncho-pulmonaires chargées de virus; dans le cas où la trachée sectionnée a été abouchée à la peau, les mêmes sécrétions risquent encore d'être reprises avec les aliments. Ces inconvénients de l'infection à lointaine échéance et les incertitudes qu'ils comportent ne peuvent être évités que par la recherche immédiate dans le poumon des microbes introduits.

Si l'on opère avec un agent donnant sans difficulté des cultures caractéristiques, on pourra le déceler par l'ensemencement de prises opérées en divers points du poumon ou dans d'autres organes (1). Le procédé est des plus sûrs puisqu'il permet de retrouver des unités microbiennes et de chiffrer approximativement la gravité de la contamination.

Nos expériences ont été réalisées avec le Microbacillus Prodigiosus qui nous a paru réunir les conditions désirables et que nous n'avons jamais rencontré dans le poumon des animaux à l'état normal. Elles ont porté sur diverses espèces (cheval, chien, lapin, cobaye).

La culture en bouillon du B. Prodigiosus est diluée dans 5 à 10 fois son volume d'eau bouillie et des quantités fixes du mélange sont pulvérisées en des temps variables, de façon continue ou intermittente, soit dans une atmosphère limitée, soit en plein air dans le voisinage des cavités nasales.

Les animaux sont sacrifiés, par piqûre du bulbe ou par strangulation, immédiatement après l'inhalation. On recueille aseptiquement de la pulpe des différents viscères, du sang et de la lymphe du canal thoracique. Des prises sont faites en divers points sur la muqueuse digestive, de la bouche à l'estomac. En ce qui concerne

---

(1) Flügge vient de communiquer au Congrès d'hygiène de Berlin un procédé d'analyse différent mais inspiré de la même idée : il recherche par l'inoculation la virulence des organes recueillis chez des animaux sacrifiés immédiatement après une inhalation de particules liquides chargées de bacilles tuberculeux.

les voies respiratoires, on opère des prises sur la muqueuse des diverses régions dans l'épaisseur et à la périphérie du parenchyme pulmonaire.

Les pulpes et les liquides recueillis sont ensemencés sur gélose et sur pomme de terre glycérinée.

Les résultats, que nous ferons connaître en détail, montrent que la pénétration des microbes dans les dernières ramifications bronchiques est à peu près sûrement obtenue chez tous les animaux qui séjournent, pendant 15 à 20 minutes au moins, dans une atmosphère limitée souillée par des pulvérisations liquides.

Les chances de la pénétration à l'air libre sont variables suivant une série de circonstances qui doivent être étudiées en détail.

Cette recherche des influences les plus favorables à l'introduction des particules liquides est d'autant plus intéressante qu'elle permettra de préciser les conditions nécessaires à l'introduction par la même voie des particules solides, démontrée par l'observation et très difficilement réalisée par l'expérimentation.

En dehors de ces recherches, nous avons continué l'étude de la pénétration du bacille tuberculeux par les voies respiratoires. Ces expériences sont rapportées d'autre part, dans un rapport spécial sur les modes de l'infection tuberculeuse.

MM. Besnoit et Leclainche,

(Professeurs à l'École vétérinaire de Toulouse)

et

Ch. Morel,

(Agrégé à la Faculté mixte de médecine et de pharmacie
de l'Université de Toulouse).

RECHERCHES EXPÉRIMENTALES SUR LA TUBERCULOSE

I

Modes de l'infection tuberculeuse. — Dans un rapport sommaire présenté l'année dernière, M. *Leclainche* faisait connaître les circonstances qui avaient retardé la réalisation des *Recherches de contrôle sur la méthode de vaccination antituberculeuse de Von Behring* et indiquait que 20 bovidés étaient préparés pour l'expérience.

A la suite des rapports sommaires de MM. Arloing et Vallée sur le même sujet, la Commission décidait d'interrompre ces recherches et réservait la seconde annuité prévue pour leur exécution.

Nous avons néanmoins utilisé les animaux préparés en même temps que d'autres sujets en élargissant le programme primitivement établi.

Les expériences ici résumées s'appliquent à la fois:

1° A la détermination des voies d'introduction et de diffusion du bacille tuberculeux dans l'organisme.

2° A l'étude des divers procédés de vaccination.

Chiens.

A. — L'ingestion avec les aliments d'un même bacille d'origine humaine a des conséquences très variables. Avec une même dose de virus, on obtient chez certains animaux une infection étendue tandis que d'autres restent complètement indemnes. La plupart des chiens résistent à l'ingestion de quantités notables de bacilles tuberculeux et certains supportent des doses considérables d'un virus très actif ou de viscères virulents.

Cette variabilité de la réceptivité individuelle du chien à la contamination par les voies digestives tient-elle à l'action du suc gastrique sur les bacilles? L'inoculation directe du virus tuberculeux dans l'intestin, après laparatomie, n'est pas plus constante dans ses effets que l'ingestion simple et ses conséquences sont comparables. Il est très exceptionnel que l'on découvre des lésions sur la muqueuse de l'intestin ou dans les ganglions du mésentère. Parfois, chez les animaux sacrifiés, après deux mois environ, on trouve les ganglions bronchiques virulents, bien que, microscopiquement, ces ganglions paraissent simplement tuméfiés.

Les chiens qui reçoivent directement dans l'intestin 1 centigramme de bacilles dilués dans 1 cc. d'eau, sacrifiés après deux mois, sont trouvés indemnes dans la proportion de 1 sur 2. Chez ceux qui sont infectés, les tubercules se localisent dans les ganglions bronchiques. Dans tous les cas, les poumons ont été trouvés indemnes.

. B. — L'infection est moins sûre encore avec un bacille d'origine bovine. Avec la souche utilisée, très virulente pourtant pour le porc et le cobaye, nous n'avons pas réussi à infecter les chiens par inoculation directe dans une anse intestinale, après laparatomie. avec 1 centigramme de bacilles. Un chien a résisté complètement à l'ingestion de la totalité des viscères d'un cobaye mort de tuberculose généralisée à la suite de l'inoculation du même bacille bovin dans le péritoine.

Porcs.

A. — Cinq porcs, âgés de 3 à 5 mois reçoivent dans l'estomac, après laparatomie, une dilution de bacilles tuberculeux humains.

Pour deux d'entre eux, l'injection est faite directement avec une aiguille fine à travers la paroi de l'estomac attiré au niveau de la plaie abdominale. Pour les trois autres, on se sert d'un trocart à double canule, pour éviter plus sûrement toute contamination du péritoine.

On injecte à chaque animal le 1/3 d'une culture sur pomme de terre diluée dans 5 cc. d'eau. La même dilution, injectée au cobaye à la dose de 1/2 cc., tue en un mois dans le péritoine et en deux mois sous la peau.

Les porcs ont été sacrifiés après 30 et 32 jours. Chez tous, il existe de la péritonite tuberculeuse généralisée et chez tous aussi l'intestin est complètement indemne. Une souillure accidentelle du péritoine nous paraît à craindre, bien que les lésions péritonéales se retrouvent chez tous les animaux et que les précautions prises aient dû les éviter.

Les viscères abdominaux sont le plus souvent indemnes, la séreuse viscérale seule est parsemée par places de granulations spécifiques; dans un cas seulement, on voit quelques granulations miliaires dans le foie et dans la rate. Les ganglions de l'abdomen sont volumineux, sans lésions tuberculeuses apparentes; néanmoins ils sont trouvés virulents par l'inoculation.

L'extension à la cavité thoracique est constante, mais elle s'opère suivant des modes différents. Une seule lésion se montre dans tous les cas : les ganglions de l'entrée de la poitrine sont considérablement tuméfiés, en partie détruits par des foyers caséeux renfermant de très nombreux bacilles. Chez un seul sujet, les ganglions trachéo-bronchiques contiennent de petits foyers de nécrose tuberculeuse; chez les autres, ces ganglions d'apparence normale ou légèrement tuméfiés, sont virulents pour le cobaye. Chez trois porcs, les poumons renferment des granulations miliaires disséminées; chez les deux autres, ils sont indemnes.

B. — Le danger d'une souillure du péritoine rendant suspects les résultats d'une inoculation à travers les parois de l'estomac, nous avons cherché à réaliser par d'autres voies l'apport direct des bacilles dans l'estomac ou dans l'intestin.

a) Trois porcs, âgés de 4 à 5 mois, ingèrent chacun une capsule de gélatine renfermant 1 cc. d'une dilution épaisse de bacilles tuberculeux d'origine bovine.

Les animaux sont sacrifiés après 3 et 6 mois.

Les lésions sont très comparables en tous les cas : les muqueuses de l'estomac et de l'intestin sont normales; le péritoine est également indemne. Les ganglions mésentériques sont volumineux et en partie caséeux; ceux du hile du foie, très altérés, montrent de larges foyers de nécrose. Dans un cas, on trouve quelques petites granulations à la surface de la rate et du foie.

Dans la cavité thoracique, chez les deux animaux, il existe une éruption de tubercules miliaires dans les deux poumons. Ces granulations tuberculeuses sont nettement isolées, entourées de larges zones emphysémateuses.

Les ganglions trachéo-bronchiques ne sont envahis que dans un cas. Chez un autre animal, la plèvre est parsemée de granulations miliaires au niveau des espaces intercostaux et de sa partie diaphragmatique. Ces lésions sont en continuité avec une éruption analogue siégeant sur la face postérieure du diaphragme. L'un des inoculés présente des lésions massives des ganglions sous-glossiens; ceux du côté droit sont transformés en un énorme abcès tuberculeux; ceux du côté gauche sont remplis de masses caséeuses dont l'aspect rappelle celui des lésions ganglionnaires scrofuleuses.

En même temps, un porc était soumis à l'ingestion dans le lait d'une même quantité de matières virulentes. Sacrifié après 3 mois, il présente des lésions abdominales et thoraciques semblables à celles des animaux précédents; les ganglions sous-glossiens et parotidiens sont envahis.

b) Deux porcs âgés de 5 mois reçoivent dans l'estomac, *avec la sonde*, un tiers d'une culture sur pomme de terre de bacille humain, avec les précautions indiquées pour ne pas souiller les premières voies. La culture employée, utilisée dans toutes nos expériences avec le virus humain, est hautement virulente pour le cobaye.

Ces animaux sont sacrifiés trois mois et demi après l'ingestion virulente.

Il n'existe aucune lésion dans les qualités splanchniques. Par contre, on découvre de petits foyers caséeux avec bacilles dans les ganglions sous-glossiens. Cette localisation existe chez les deux animaux.

Bovidés.

Douze génisses, âgées de 3 à 6 mois, sont infectées expérimentalement par diverses voies avec le bacille d'origine bovine.

Nous nous sommes attachés, dans ces expériences, à éviter les doses massives de virus qui ne réalisent nullement les conditions de la contagion naturelle et qui provoquent des évolutions tout à fait spéciales.

Opérant avec un virus de propriétés connues, nous avons voulu employer des doses assez faibles pour déterminer des accidents comparables à ceux qui résultent de l'infection accidentelle.

L'expérience a pour but de déterminer les conditions et les effets de la pénétration par la voie digestive et de les comparer avec ceux qui suivent la pénétration par la voie respiratoire.

Tous les animaux ont été soumis à l'épreuve de la tuberculine : une première fois, avec une dose simple et 48 heures plus tard, une deuxième fois, avec une dose double.

On utilise une dilution titrée dans l'eau bouillie d'un bacille bovin de virulence connue, employé par MM. Roux et Vallée dans de grosses séries d'expériences.

Les amas bacillaires sont longuement broyés, en mortier d'agate, avec le liquide ajouté goutte à goutte de façon à obtenir une dilution aussi homogène que possible.

I. — Voies digestives

La pénétration est réalisée avec le même virus et chez les animaux de même âge, par 4 modes différents :

1° Ingestion simple ;

2° Introduction avec la sonde œsophagienne ;

3° Injection dans le rumen ;

4° Introduction directe dans l'intestin, après laparotomie.

1° *Ingestion simple*. — Deux génisses (n° 42 et 3).

N° 2. — Génisse, âgée de trois mois et demi, pesant 75 kilogrammes reçoit, le 25 avril, 10 centigrammes de bacilles bovins mélangés à du son mouillé.

Tuberculinée le 4 juillet, la génisse donne à la dose simple une réaction de 0°7 (39°4 — 40°1) et le 6 juillet une réaction de 1° (39°1 — 40°1) à la dose double, après 10 heures.

Sacrifiée le 27 juillet (3 mois après l'inoculation virulente). Pas de trace de lésions tuberculeuses à l'autopsie.

Les ganglions abdominaux et thoraciques, inoculés en péritoine de cobaye, ne sont pas virulents.

N° 3. — Génisse, âgée de 3 mois, pesant 61 kilogrammes reçoit, le 26 avril, 50 centigrammes de bacilles bovins dans du son mouillé.

Tuberculinée le 4 juillet, la génisse donne à la dose simple une réaction de 0°9 (38°6 — 39°5) à la 12° heure et le 6 juillet une réaction de 1° (38°9 — 39°9) à la dose double, après 12 heures.

Tuberculinée à nouveau le 22 octobre, réaction de 2°4 à la 12° heure.

Sacrifiée le 31 octobre, 6 mois après l'ingestion virulente. Un seul tubercule de la grosseur d'une lentille dans un ganglion mésentérique de l'iléon; dans les poumons, 4 nodules caséifiés de la grosseur d'un petit pois.

Les ganglions trachéo-bronchiques, inoculés aux cobayes, ne sont pas virulents.

2° *Injection dans le rumen*. — L'injection est pratiquée par la canule du trocart après ponction dans le flanc gauche.

Génisse n° 16. — Agée de 5 mois, pesant 110 kilogrammes, reçoit, le 25 avril, 10 centigrammes de bacilles bovins.

Tuberculinée le 4 juillet, la génisse donne, à la dose simple, une réaction de 0°5 à la 9° heure (39°3 — 39°8) et le 6 juillet, une réaction de 1°9 à la dose double, après 10 heures (38°8 — 40°7).

Tuberculinée à nouveau le 22 octobre, réaction de 2°1 à la dose simple.

Sacrifiée le 2 novembre, 6 mois après l'inoculation virulente. Les ganglions médiastinaux postérieurs et les ganglions bronchiques renferment de multiples foyers tuberculeux jaunes et caséeux de la grosseur d'une lentille. Rien dans les poumons. Pas de trace de la porte d'entrée par la voie digestive.

Les ganglions bronchiques ne sont pas virulents.

Génisse n° 10. — Agée de 6 mois, pesant .130 kilogrammes, reçoit, le 25 avril, 50 centigrammes de bacilles bovins.

Tuberculinée le 4 juillet, la génisse donne à la dose simple une réaction de 2"2 (38°8 — 41°) à la 15ᵉ heure.

Sacrifiée le 25 juillet, 3 mois après l'inoculation virulente, un ganglion bronchique renferme quelques granulations miliaires, dont une calcaire avec bacilles décelables au microscope. Les autres ganglions sont gros, succulents, sans lésions apparentes.

Rien dans les poumons, rien dans l'abdomen.

Les cobayes inoculés avec les ganglions du mésentère restent indemnes.

3° *Inoculations avec la sonde œsophagienne.* — On se sert d'une sonde de Hauptner qui est engagée dans la gouttière œsophagienne jusqu'au niveau de la septième côte. Le liquide virulent est dilué dans 300 cc. d'eau et versé lentement dans un entonnoir fixé à l'extrémité de la sonde. Pour éviter la contamination des premières voies, on lave ensuite l'appareil à diverses reprises.

Génisse n° 12. — Agée de 6 mois, pesant 142 kilogrammes, reçoit, le 25 avril, 10 centigrammes de bacilles bovins.

Tuberculinée le 4 juillet, la génisse ne réagit pas à la dose simple ; le 6 juillet, elle donne à la dose double une élévation de température de 0°8 à la 10ᵉ heure.

Éprouvée à nouveau le 22 octobre, elle donne une réaction de 1°7 à la dose simple.

Sacrifiée le 2 novembre, 6 mois après l'injection virulente, elle est trouvée indemne de toute lésion tuberculeuse.

Génisse n° 11. — Agée de 7 mois, pesant 162 kilogrammes, reçoit, le 25 avril, 50 centigrammes de bacilles bovins.

Tuberculinée le 4 juillet, elle donne à dose simple une réaction de 0°4 à la 12ᵉ heure et à la dose double une réaction de 1°1 à la 10ᵉ heure.

Éprouvée à nouveau le 22 octobre, elle donne une réaction de 2°5 à la dose simple.

Sacrifiée le 29 octobre, 6 mois après l'inoculation virulente.

Les poumons renferment de petits amas de tubercules miliaires entourés d'une zone de congestion. Les ganglions médiastinaux postérieurs sont volumineux et infiltrés ; on y voit quelques petits foyers tuberculeux. Les ganglions médiastinaux antérieurs et les ganglions bronchiques sont indemnes et non virulents. Aucune trace de lésion tuberculeuse dans l'abdomen.

4° *Inoculation intestinale*. — On pratique la laparotomie et dans une anse intestinale attirée vers l'incision de la paroi, on injecte une quantité variable de dilution virulente, au moyen d'une aiguille fine introduite très obliquement et lavée abondamment avant d'être retirée.

Génisse n° 4. — Agée de 4 mois, pesant 81 kilogrammes, reçoit, le 25 avril, 5 centigrammes de bacilles bovins.

Tuberculinée le 4 juillet, la génisse donne à la dose simple une hyperthermie de 0°6 (38°6 — 39°2) à la 6° heure et le 6 juillet une réaction de 1° à la 8° heure, avec la dose double.

Tuberculinée à nouveau, le 22 octobre, réaction de 2°3 à la dose simple.

Sacrifiée le 31 octobre, 6 mois après l'inoculation virulente. Aucune lésion n'est décelée à l'autopsie. Les ganglions abdominaux et thoraciques, inoculés au cobaye, ne sont pas virulents.

Génisse n° 17. — Agée de 4 mois, pesant 81 kilogrammes, reçoit, le 25 avril, 10 centigrammes de bacilles bovins.

Tuberculinée le 4 juillet, elle donne à la dose simple, une hyperthermie de 0°8 à la 12° heure et, le 6 juillet, à la dose double, une réaction de 1°3 à la 10° heure.

Éprouvée à nouveau le 22 octobre, réaction de 1°1 à la dose simple.

L'animal est sacrifié le 2 novembre. On constate la présence de grains miliaires calcaires dans un ganglion voisin du rumen. Dans le rumen, on voit deux nodules tuberculeux ayant la grosseur d'un pois.

Génisse n° 23. — Agée de 4 mois et demi environ, pesant 92 kilogrammes, reçoit, le 25 avril, 20 centigrammes de bacilles bovins.

Tuberculinée le 4 juillet, elle donne à la dose simple une réaction de 1°4 à la 12° heure (39° — 40°4).

Sacrifiée le 7 juillet, 3 mois après l'inoculation virulente, pas de lésions constatables à l'autopsie. Inoculés aux cobayes, les ganglions du mésentère ne se montrent pas virulents.

Génisse n° 9. — Agée de 5 mois environ, pesant 98 kilogrammes, reçoit, le 25 avril, 50 centigrammes de bacilles bovins.

Tuberculinée le 4 juillet, elle ne donne aucune réaction à la dose simple ; le 6 juillet, à la dose double, hyperthermie de 0°6 après 10 heures (39°—39°6).

Éprouvée à nouveau le 22 octobre, réaction de 2°2 à la dose simple.

Sacrifiée le 29 octobre, 6 mois après l'inoculation virulente.

Les ganglions mésentériqnes sont volumineux et infiltrés. Dans un des plus volumineux, on voit deux foyers tuberculeux ; le volume du plus gros atteint la grosseur d'un pois.

Les ganglions bronchiques, non altérés en apparence, sont cependant virulents. Les cobayes inoculés dans le péritoine et sous la peau présentent, après 2 mois, des lésions généralisées.

∴

II. — Voies respiratoires

Deux génisses reçoivent par la voie trachéale une inoculation de la dilution virulente employée dans les expériences précédentes : on pratique une trachéotomie provisoire et on introduit jusqu'à la bifurcation de la trachée un cathéter relié à un entonnoir.

Génisse n° 9. — Agée de 4 mois et demi, pesant 84 kilogrammes, reçoit, le 25 avril, 5 centigrammes de bacilles bovins.

Tuberculinée le 4 juillet, la génisse donne, à dose simple, une hyperthermie de 0°9 à la 12° heure (39°4 -- 40°3). Éprouvée à nouveau, le 22 octobre, elle donne à la dose simple une réaction de 0°8 et le 24, une hyperthermie de 0°9 à la dose double.

Sacrifiée le 2 novembre : dans un ganglion du médiastin postérieur on voit 3 foyers caséeux ; ils contiennent de nombreux bacilles. — Les poumons sont sains.

Génisse n° 6. — Agée de 4 mois, pesant 78 kilogrammes, reçoit 20 centigrammes de bacilles bovins.

Tuberculinée le 4 juillet, la génisse donne à la dose simple, après 13 heures, une réaction de 2°2 (39° — 41°2).

Sacrifiée le 27 juillet : on ne constate aucune lésion dans l'abdomen. Les ganglions mésentériques, mous et succulents, sont inoculés à des cobayes, chez lesquels ultérieurement on ne constate aucune évolution tuberculeuse. Dans le lobe postérieur du poumon droit, on voit un tubercule de la grosseur d'un pois, constitué par une conglomération de granulations calcaires ; la surface externe du même lobe présente une lésion de volume et de structure identiques : deux granulations isolées siègent sous la plèvre vers la partie moyenne du poumon droit. Les ganglions trachéo-bronchiques renferment un gros foyer caséeux et quelques petits foyers caséo-calcaires.

Conclusions :

Il résulte de ces constatations que l'infection tuberculeuse est réalisée au moins aussi sûrement par les voies respiratoires que par les voies digestives.

Par la pénétration d'une dose de virus assez faible, on réussit à provoquer des évolutions comparables à celles qui procèdent de la contagion naturelle.

Le point de pénétration du virus peut n'être indiqué par aucune lésion locale, les altérations primitives siégeant en des régions plus ou moins éloignées.

A la suite d'une irruption par la voie intestinale, les localisations primitives s'établissent ainsi soit dans les ganglions abdominaux, soit dans les ganglions thoraciques, soit dans les poumons, soit dans les ganglions périphériques. Chez le porc, les ganglions sous-glossiens et ceux de l'entrée de la poitrine sont le siège fréquent de ces localisations primitives.

Dans ces mêmes conditions expérimentales, les lésions du poumon et des ganglions thoraciques ne sont pas constantes et les altérations peuvent rester localisées, au moins pendant plusieurs mois, dans la cavité abdominale.

Suivant leur origine, les lésions pulmonaires affectent des caractères tout différents. L'irruption dans les bronches d'une dose massive de virus provoqué, au lieu même de l'absorption, la formation d'un bloc de *pneumonie pseudo-lobaire tuberculeuse*, avec édification de tubercules intra-alvéolaires ou présence d'exsudats inflammatoires ; l'irruption discrète des bacilles aboutit à la formation de quelques amas de granulations tuberculeuses.

Lors d'invasion indirecte du poumon par la voie sanguine, on constate une éruption de granulations miliaires disséminées dans toute la masse des deux poumons.

L'ingestion simple donne les mêmes résultats que l'inoculation directe dans l'estomac.

La pénétration dans l'intestin, après laparotomie, expose à de graves incertitudes : il est à peu près impossible d'atteindre sûrement les anses duodénales et, en fait, on pratique l'inoculation en des régions très diverses.

En ce qui concerne les ruminants, l'ingestion simple avec des aliments solides ou l'injection d'une dilution virulente dans le rumen assurent l'infection tout aussi bien que la pénétration profonde avec la sonde.

Chez les bovidés, l'injection dans les bronches de petites quantités de virus détermine des lésions ganglionnaires ou des lésions pulmonaires de forme et d'évolution analogues aux altérations que l'on observe lors d'infection accidentelle.

II

RECHERCHES SUR LA VACCINATION ANTITUBERCULEUSE

Nous nous sommes proposés à la fois de contrôler les propriétés du bovo-vaccin de Von Behring, introduit par diverses voies, et de comparer ces effets avec ceux d'un virus d'une autre provenance.

Huit veaux sont soumis à la vaccination :

A. — 1° Deux sont traités par la méthode primitive de Behring (deux inoculations intra-veineuses de bovo-vaccin) ;

2° Deux autres reçoivent deux inoculations du même vaccin dans la trachée.

B. — 1° Deux veaux reçoivent dans les veines deux inoculations d'un bacille de type aviaire, provenant d'un cas de tuberculose abdominale du cheval;

2° Deux veaux reçoivent dans la trachée deux inoculations du même bacille.

Tous les animaux sont âgés de 4 mois environ. Ils sont éprouvés par la tuberculine, une première fois avec la dose simple, une seconde fois, 48 heures après, avec la dose double.

I. — *Vaccins de Behring*.

a) *Inoculation intra-veineuse*. — Deux veaux (14 et 15) reçoivent le 15 mars une unité immunisante de vaccin de Marbourg, et. le 19 juin, cinq unités immunisantes.

Les opérations ne provoquent aucun accident. Pas d'hyperthermie consécutive.

b) *Inoculation dans la trachée*. — Deux veaux (1 et 19) reçoivent le 15 mars une unité immunisante, et, le 19 juin, cinq unités immunisantes.

L'inoculation est faite à la partie inférieure du trajet cervical de la trachée, avec un fin trocart. On note un léger jetage trois heures après les injections. Pas de toux. Pas d'hyperthermie.

II. — *Bacille à type aviaire*.

a) *Inoculation intra-veineuse*. — Le 16 mars, un veau (n° 20) reçoit 10 milligrammes de bacilles et un autre (n° 18) 20 milligrammes. Pas de réaction. Le 29 juin, le premier reçoit 50 milligrammes et le second 100 milligrammes de bacilles. Pas de réaction.

b) *Inoculation dans la trachée*. — Deux veaux (3 et 4) reçoivent, le 16 mars, le premier 10 milligrammes, le second

20 milligrammes du bacille. Pas de réaction. Le 29 juin, on injecte 5o milligrammes au premier et 100 milligrammes au deuxième sans accident ni hyperthermie.

Les épreuves par la tuberculine pratiquées six mois après donnent les résultats suivants :

	NUMÉROS	DOSE SIMPLE	DOSE DOUBLE
Inoculés dans les veines.... {	20	1° 8	—
	18	0° 6	0° 5
Inoculés dans la trachée.... {	13	0° 2	1° 4
	3	0° 5	1° 2

Tous les vaccinés reçoivent, le 5 novembre, en même temps qu'un témoin, 20 centigrammes d'un bacille bovin virulent. Chaque dose, finement et longuement triturée, est diluée peu à peu dans 3 litres d'eau. On injecte avec la sonde œsophagienne engagée jusqu'au niveau de la 7° côte.

Les animaux ont été tuberculinés le 14 décembre, 4o jours après l'injection virulente, avec les résultats suivants :

			NUMÉROS	RÉACTION DE	APRÈS :
I. — Vaccin de Behring. {	In-veines.... {		14	0° 8	18 heures.
			15	0° 8	—
	In-trachée... {		1	1° 1	
			19	1°	
II. — Bacille aviaire.... {	In-veines.... {		20	1° 1	
			18	1°	
	In-trachée... {		13	1° 2	
			4	1° 1	—
III. — Témoin............................				2° 3	12 heures.

Tous les animaux sont encore vivants. Ils seront sacrifiés dans le courant de février 1908.

M. P. Lemoult,

(Professeur à la Faculté des sciences de l'Université de Lille).

Dans mon rapport de l'année dernière (pages 203 à 216) j'indiquais mon intention d'étudier dans la bombe calorimétrique à revêtement de platine les composés phosphorés et les difficultés assez considérables que présente cette étude.

L'objet principal de mes recherches de cette année est précisément cette étude des composés phosphorés qui m'a paru intéressante à divers égards. Tout d'abord, on n'a pas encore jusqu'ici examiné comment se comportent ces corps quand on les enflamme dans une atmosphère d'oxygène comprimé, ni cherché à évaluer la quantité de chaleur qu'ils dégagent alors. M. Berthelot a bien donné le principe de l'opération et indiqué les résultats qu'on en peut espérer au point de vue analytique aussi bien qu'au point de vue thermochimique; et M. Giran a mesuré par combustion directe la chaleur que dégagent en brûlant les diverses variétés de phosphore pur (*Annales de chimie et de physique*), mais les corps qui contiennent avec du phosphore, du carbone, de l'azote, de l'hydrogène et d'autres éléments n'ont fait l'objet d'aucune mesure par combustion; or, la présence de ces éléments complique la question au point de la rendre parfois difficilement soluble. Le charbon en effet, malgré l'excès d'oxygène, et sans doute en raison de la rapidité du phénomène, réduit partiellement les composés oxygénés que le phosphore a formés et remet en liberté du phosphore qui attaque les supports de platine sur lesquels repose le corps à brûler; en quelques opérations ceux-ci sont détériorés et il est toujours à craindre qu'un peu de phosphore ne reste combiné au platine, ce qui complique l'opération analytique. En outre, l'hydrogène du composé étudié brûle en donnant de l'eau et celle-ci en présence de l'anhydride phosphorique venant du phosphore fournit ou peut fournir les trois acides phosphoriques d'hydratation, ce qui complique l'opération thermique.

En dépit de ces prévisions pessimistes, j'ai tenté de mesurer la chaleur de combustion des composés phosphorés et de faire servir

la bombe calorimétrique à des mesures analytiques. La connaissance des chaleurs de combustion devait me permettre — et m'a
en effet permis — de fixer avec une approximation suffisante,
l'appoint calorifique de l'atome de phosphore d'un corps composé.
Comme j'ai fixé antérieurement les appoints des autres atomes,
la nouvelle valeur obtenue permet de calculer la chaleur de
combustion des composés phosphorés. Il est à peine besoin de
faire remarquer l'intérêt que présente un tel calcul au point de vue
biologique; en effet, le phosphore joue dans l'organisme un rôle
peut-être encore mal connu, mais qui sera tôt ou tard élucidé;
à ce moment on aura besoin de connaître l'énergie calorifique des
composés phosphorés de l'organisme; la méthode de calcul donnera
alors provisoirement une valeur très approchée des quantités
cherchées.

Au point de vue analytique, on sait que le dosage du phosphore
dans un composé complexe est en général une opération fastidieuse
parce qu'elle exige l'oxydation préalable de cet élément pour
l'amener à la forme phosphorique puis à l'état de sel ammoniaco-
magnésien; si cette seconde partie est facile, la première est très
difficile et la méthode Carius, la seule qui donne toutes garanties
d'exactitude, est d'une application pénible et souvent dangereuse;
l'oxydation dans la bombe calorimétrique devait être presque
instantanée et ne présentait à coup sur aucun danger.

Les déterminations thermochimiques n'ont pu jusqu'ici être
menées à bonne fin que pour deux substances :

Le phosphure gazeux d'hydrogène PH^3 ;

La triphénylphosphine : $P(C^6H^5)^3$.

Avec la triéthylphosphine $P(C^2H^5)^3$ les difficultés ont été telles
que les résultats présentent quelques incertitudes dont les causes me
sont maintenant connues, mais que je n'ai pu éviter complètement.

Les déterminations analytiques ont été beaucoup plus nombreuses et je me sers maintenant d'une manière courante de la
bombe calorimétrique pour les dosages du phosphore dans les
composés phosphorés dont j'ai depuis plusieurs années entrepris
l'étude.

Le phosphure gazeux d'hydrogène PH^3 n'avait pas été brûlé dans la bombe calorimétrique et sa chaleur de combustion n'était connue qu'indirectement, avec une précision d'environ $\frac{3}{200}$, par la mesure de sa chaleur de formation que M. Ogier avait effectuée en 1880 (*Ann. ch. et phys.* 5° T. 20, page 9). La valeur déduite des expériences de ce savant et des données intermédiaires dues à M. Berthelot et à M. Giran, fixait la chaleur de combustion à 302 Cal. 3 pour la molécule gazeuse avec, comme limites extrêmes dues aux erreurs, les valeurs 300 Cal. 45 et 307 Cal. 7. En vue de sa combustion, le gaz pur ou contenant une quantité très faible et connue d'azote inerte, est introduit dans la bombe garnie de quelques centimètres cubes d'eau ; il a été mesuré sur l'eau à température et pression connues ; une fois mélangé à l'oxygène nécessaire à sa combustion, le gaz emflammé par du coton poudre brûle très régulièrement et l'élévation de température atteint environ 1° 5. A l'ouverture de la bombe, les gaz qui se dégagent ne contiennent pas trace de composés phosphorés ; on trouve dans l'eau les trois acides phosphoriques ortho, méta et pyro ; on dose l'acide ortho actuellement présent, puis l'acide ortho total, ce qui donne la teneur en acides méta et pyro, par différence ; et on constate qu'il y a toujours formation prépondérante d'acide ortho, mais avec une proportion sensible des deux autres. Heureusement, au point de vue thermique, cela n'entraîne aucune complication grave, car on déduit des expériences de M. Giran, que 1 gramme de phosphore blanc brûlant dans l'oxygène en présence d'eau fournit suivant qu'il donne de l'acide ortho, méta ou pyro les dégagements de chaleur :

$$6 \text{ cal. } 6129. \qquad 6 \text{ cal. } 513. \qquad 6 \text{ cal. } 542.$$

c'est-à-dire sensiblement égaux ; dès lors on peut calculer le phénomène qui correspond à la formation de l'hydrogène phosphoré et on a les deux réactions :

$$PH^3gaz + O^4gaz = PO^4H^3diss + 310 cal (v.c) \text{ ou } 311 col, 2 (p.c)$$
$$Pbl. sol + H^3 = PH^3gaz - 5 cal, 8.$$

où les valeurs numériques sont mesurées à environ 1/250 près. Le gaz étudié est donc de formation endothermique à partir de ses éléments et non exothermique comme on le croyait jusqu'ici. J'ai constaté en effet sa décomposition spontanée en ses éléments sous l'action d'un violent jet d'oxygène ; on trouve le phosphore sous forme d'enduit rouge qui garnit entièrement la bombe et qu'accompagnent des traces de phosphore blanc.

Analytiquement, les résultats sont tout à fait satisfaisants ; dans une expérience où d'après le volume gazeux employé on devait trouver 1 gr. 315 de pyrophosphate de magnésium, j'ai trouvé 1 gr. 317 ; donc concordance absolue.

La triphénylphosphine est un corps solide, blanc, cristallisé fondant à 79°, qui se prête très bien à la fabrication des pastilles comprimées nécessaires quand on veut brûler un corps solide dans la bombe calorimétrique ; mais la combustion présente de grandes difficultés ; si par le fait de ce phénomène les parois métalliques de la bombe ne sont pas altérées, condition qui est essentielle, les capsules qui retiennent les pastilles sont rapidement détériorées. Attaquées par le phosphore mis en liberté au cours de la combustion, elles donnent des produits fusibles qui ne retiennent plus les fragments solides ; ceux-ci s'éteignent en tombant dans l'eau qui garnit le fond de la bombe ; la combustion est incomplète et l'expérience perdue. On fait quelques progrès en remplaçant la capsule en platine par une petite capsule en verre ou en porcelaine, ou en quartz ; ici la combustion est satisfaisante parce que la matière des capsules est à peu près insensible à l'action du phosphore ; mais ces capsules se fendillent infailliblement et on doit les consolider extérieurement par un petit cadre en fils de platine qui les maintient suffisamment ; la mise hors d'usage de ces capsules à chaque opération interdit l'emploi d'objets en quartz fondu à cause de leur prix, et d'ailleurs le quartz ne présente pas d'avantages nettement marqués sur le verre où la porcelaine vernissée. Quand la combustion est bien réussie, il y a toujours une petite quantité de phosphore qui ne se trouve pas à l'état phosphorique, mais qui se dépose sous forme d'un léger enduit noir recouvrant les capsules ; cet enduit, de poids faible, ne donne pas de perturbations notables au point de vue thermique, mais il faut avoir soin d'en tenir compte analytiquement ; à cet effet, on le fond avec de l'azotate de potassium et la liqueur obtenue en reprenant le tout par l'eau, va rejoindre les eaux de lavage pour les opérations de dosage. Toutefois on peut obtenir des combustions parfaites en garnissant le fond des capsules d'une couche d'azotate alcalin sur laquelle repose la pastille ; tout le phosphore est brûlé, mais si l'opération est parfaite, pour l'analyse, elle présente pour la thermochimie quelques incertitudes relatives à la quantité de l'azotate décomposé.

J'ai pu, au cours d'une nombreuse série d'essais, réussir cinq combustions qui m'ont donné des résultats thermiques concordants d'où j'ai déduit que la chaleur de combustion à vol. const. Qvc du composé étudié s'élève à $Qvc = 2.483$ Cal. 95, ce qui donne $Qpc = 2.480$ Cal. 7.

Analytiquement, la méthode est parfaite quand on a soin de s'assurer d'une combustion complète (en une ou deux phases) par l'azotate, voici quelques-uns des résultats obtenus :

P o/o par la bombe................ 11,67; — 11,56; —
　　　　　　　　　　　　　　　　 11,60; — 11,88.
P o/o par méthodes courantes....... 11,42 et 11,51.
P o/o calculé d'après la f^{le} P (C^{6}H^5)^3.. 11,83.

Les deux résultats 311 Cal. 2 pour P H^3 et 2.480 Cal. 7 pour P (C^6 H^5)^3 donnent, par leur rapprochement quelques conséquences importantes. L'appoint calorifique des atomes d'hydrogène de P H^3 s'élève comme je l'ai montré antérieurement à $3. \frac{55}{2}$ soit 82 Cal. 5; le reste, à savoir 228 Cal. 7 représente donc l'appoint calorifique de l'atome de phosphore. De même, dans le total 2.480,7 on peut faire la part de l'appoint du carbone : 102,18 et de l'appoint de l'hydrogène : $15: \frac{55}{2}$ ce qui fait au total : 2.248 Cal. 5 et par conséquent la différence représente l'appoint de l'atome de phosphore, soit 232 Cal. 2. Il est très curieux de constater que les deux évaluations relatives au phosphore sont extrêmement voisines l'une de l'autre et on peut alors admettre que l'atome de phosphore apporte aux composés dans lesquels il entre de la même manière que dans les composés envisagés, un nombre de calories qui s'élève à environ 230 Cal. 5.

Il en résulte une différence inattendue entre l'atome de phosphore et l'atome d'azote son voisin dans la 3e famille des métalloïdes; en effet l'appoint de l'atome d'azote : 16 Cal. 5, se trouve diminué de 10 Cal. chaque fois que Az est lié à un atome d'hydrogène tandis que de telles liaisons ne paraissent pas diminuer l'appoint de l'atome de phosphore puisque cet appoint est le même dans le cas du P H^3 (3 atomes d'hydrogène fixés au phosphore) et dans le cas de P $(C^6 H^5)^3$ (aucun H n'est fixé directement sur le phosphore).

J'aurais voulu vérifier sur un liquide, la triéthylphosphine P $(C^2 H^5)^3$ la valeur d'appoint du phosphore; mais les difficultés expérimentales dues à l'éclatement violent des ampoules de verre qui contiennent le liquide ou à la combustion prématurée du liquide quand il n'est pas soigneusement mis à l'abri de l'oxygène comprimé, ne m'ont pas jusqu'ici permis d'arriver au résultat espéré. Mes premières expériences m'avaient donné pour chaleur de combustion par gramme : 10.287 Cal. 6 ou $Q^{pc} = 1.215$ Cal. et valeur d'appoint du phosphore : 194 Cal. 5 ce qui est inadmissible ; une nouvelle série d'essais m'a donné des chiffres un peu plus satisfaisants 10.355 Cal. 7 et $Q^{pc} = 1.223$ Cal. : valeur d'appoint 198 Cal. 5, mais encore inacceptables. Enfin avec des corrections où je tiens compte d'une petite quantité de phosphine qui échappe à la combustion, j'arrive à la valeur probable :

$$Q^{pc} = 1249 \text{ cal. } 7 \qquad \text{Valeur d'appoint : } 229 \text{ Cal. } 7$$

et cette dernière coïncide autant qu'on peut le désirer, avec les deux autres : 228,7 et 232,2. Mais les corrections à faire laissent ici une incertitude que j'espère faire disparaître par des expériences ultérieures. Quoiqu'il en soit, la valeur d'appoint de l'atome de phosphore doit être fixée au voisinage de 230 Cal. 5 et ceci permet de calculer la valeur très approchée de la chaleur de combustion d'un grand nombre de composés phosphorés en attendant qu'on les détermine expérimentalement.

Quand le phosphore fait partie d'une molécule complexe, chaque atome brûle en donnant, comme on vient de le voir : 230 Cal. 5 ; or quand du phosphore blanc pur brûle en donnant les mêmes produits finaux, il dégage 308 Cal. 5. Conformément aux déductions dont j'ai donné antérieurement quelques exemples, il en résulte que la chaleur de formation de la molécule de phosphore (supposée formée de 4 atomes) à partir de ces 4 atomes s'élève à — 312 Cal : elle est négative comme la chaleur de formation de la molécule des autres éléments combustibles : carbone, hydrogène, soufre, etc..

Ces diverses expériences et d'autres que j'ai eu l'occasion de faire, surtout en vue du dosage du phosphore, m'ont permis de constater que la méthode de la bombe calorimétrique se prête très bien au dosage de cet élément; je donnerai seulement ici les valeurs numériques permettant de comparer les résultats obtenus avec la bombe et ceux qu'on obtient avec les méthodes connues antérieurement, presque toutes d'une utilisation plus laborieuse.

Désignation.	p. 100 par la bombe.	p. 100 anc. méthodes.	p. 100 théorique.
Gaz PH³..............	91,23	»	91,17
Triéthylphosphine......	26,0	25,92	26,27
Triphénylphosphine.....	11,88 et 11,60	11,47	11,83
P { = Az C⁶H⁵ / — Az HC⁶H⁵ (1)...}	14,37 et 14,52	14,30	14,48
P⁴ C¹²H³⁰Az⁷ (1).......	16,24 et 16,39	16,35	16,20
Composé f¹⁰ inconnue (1).	14,87	14,77	»
Phosphite d'aniline	17,75 et 17,63	17,85	17,71
O=P (Az HC⁶H⁵)³......	9,42 et 9,79	9,37	9,59
O=P≡(AzHC⁶H⁴CH³)³..	8,41	8,22	8,49

On peut donc, en toute sécurité, employer la bombe calorimétrique pour la combustion des composés phosphorés en vue de l'évaluation quantitative du phosphore contenu.

Composés divers.

A côté des composés phosphorés dont il vient d'être question, j'ai étudié deux séries de corps organiques exempts de phosphore, en vue de comparer comme je l'avais fait, dans mes rapports antérieurs, la chaleur de combustion mesurée au moyen de la bombe avec la chaleur de combustion calculée d'après les méthodes que j'ai imaginées. Les comparaisons ont toujours été très satisfaisantes et ont, par conséquent, étendu le domaine dans lequel sont valables les considérations théoriques qui m'ont conduit aux formules de calcul que je viens de rappeler. Je me bornerai à résumer ici sous forme de tableaux les résultats obtenus.

1°) Composés éthyléniques. $f[C^x H^{y-a} (Az^m H^a)]$ éthylén. $=$

$$102 \ x + \frac{55}{2} \ y + 16,5 \ m - 10a + 28 \ \text{cal}.$$

(1) Ces 3 composés sont nouveaux et n'ont pas encore été décrits: ils résultent de l'action plus ou moins vive du trichlorure de phosphore sur les amines.

	Mesuré.	Calculé.	App^os
Diphényléthylène dissymétrique	1941 Cal. 2	1943	(3)
$CH^3 - CH = C \mid C^6H^4Az(CH^3)^2 \mid^2$	2655 4	2659	(3)
(1) $CH^2 = C \beg{cases} C^6H^5 \\ C^6H^4Az(CH^3)^2 \end{cases}$	2151	2144	(3)
(1) $CH^3 - CH = C \begin{cases} C^6H^5 \\ C^6H^4Az(C^2H^5)^2 \end{cases}$	2432 4	2458	(3)
(1) $CH^2 = C = [C^6H^4Az((CH^3)^2]^2$	2500 3	2502	(3)
(1) $CH^2 = C = [C^6H^4Az(C^2H^5)^2]^2$	3120 9	3130	(3)
(1) $C^6H^5 - CH - C = [C^6H^4Az(CH^3)^2]^2$	3133 1	3130	(3)

2°) Composés cétoniques. $f [C^x H^{y-a} (Az^m H^a) O] = $
$$102 \text{ x} + \frac{55}{2} \text{ y} + 16,5 \text{ m} - 10 \text{ a} - 45 \text{ cal.}$$

	Mesuré.	Calculé.	App^os
Diméthylamidobenzophénone	1912 Cal. 2	1914 Cal.	(3)
Diéthyl	2227 1	2228	(3)
Tétraméthyldiamidobenzophénone	2275 6	2272	(3)
Tétra-éthyl	2897 3	2900	(3)

Il y a lieu de remarquer la concordance parfaite entre les valeurs
mesurées et les valeurs calculées; il faut remarquer également que
la comparaison entre les chiffres du deuxième tableau et quelques-
uns de ceux du premier tableau pourrait donner lieu à des rappro-
chements intéressants; mais ils seront développés ultérieurement
lors d'une publication plus étendue.

---

(1) Les corps nouveaux éthyléniques ont été préparés en collaboration avec
mon élève M. Busignies.

M. Le Myre de Vilers,

(Président de la Société de géographie)

et

M. le Dr Gustave Martin, •

(Médecin-major des troupes coloniales, chef de la mission).

(*Mission d'étude de la maladie du sommeil au Congo français.*)

I

La subvention mise à la disposition de la mission du Congo par la Caisse des Recherches scientifiques a été exclusivement affectée à l'achat de notre outillage scientifique qui comprend :

1° *Le matériel proprement dit du laboratoire central créé à Brazzaville par la mission* (Etuves. — Autoclaves. — Glacière. Appareils à stérilisation, à filtration. — Trois microscopes avec objectifs à immersion. — Un microscope binoculaire. — Un microtome. — Centrifugeurs. — Loupes. — Verrerie. — Produits chimiques. — Colorants.)

Arsenal de chirurgie (Seringues. — Aiguilles en platine pour ponctions lombaires et pour ponctions veineuses, etc) ;

2° *Le matériel destiné aux animaux d'expérience.* (Cages. — Appareils pour préhension et contention des animaux. — Instrumentation pour les inoculations, les opérations et les autopsies) ;

3° *Le matériel des petits laboratoires ambulants* pour chacun des membres de la mission.

Celle-ci se compose de deux médecins, d'un agrégé des sciences naturelles et d'un aide naturaliste. A certains moments ils se sont trouvés tous dispersés en des points différents de la brousse. Il était donc nécessaire de prévoir l'aménagement pour chacun d'eux de

cantines scientifiques les unes médicales pour les examens bactériologiques, les autres munies d'un outillage spécial pour la capture,
l'examen et la conservation des insectes.

Ces cantines très solides, feutrées, divisées en compartiments
s'emboîtant les uns dans les autres, maintenant en des boîtes
séparées les flacons de colorants et la verrerie indispensable, étaient
pourvues d'un microscope pliant dont le modèle fut créé spécialement par M. Stiassnie au moment du départ de la mission.
Elles étaient facilement transportables à tête d'homme, pouvaient
subir sans inconvénient de nombreux chocs, et nous ont rendu les
plus grands services.

Suivant les instructions rédigées par MM. Bouvier, Giard,
Laveran, nous nous sommes mis en rapport avec les médecins et
les administrateurs des diverses régions. Les questionnaires sur la
répartition et la fréquence de la trypanosomiase humaine, sur la
présence des mouches piqueuses, ont été adressés à plusieurs
reprises aux commerçants, aux concessionnaires et aux mission-
naires du Gabon, du Moyen-Congo et de l'Oubanghi-Chari-Tchad.
Ainsi nous avons recueilli des renseignements nombreux, très
importants, qui feront l'objet d'un long rapport.

Des explorations d'ailleurs ont été faites par M. Roubaud et le
Dr Gustave Martin, dans le cercle de Kimpanzou, dans la Haute-
Alima jusqu'à Lékéti, et sur la rive française du Congo ; par M. le
Dr Lebœuf dans la Basse-Sangha et dans le Haut-Oubanghi jusqu'à
Kemo et à Bessou; par M. Roubaud et M. Weiss sur la route
des caravanes de Brazzaville à Loango.

L'étude des questions soulevées par l'application de mesures de
prophylaxie et concernant d'une part les glossines, d'autre part les
malades infectés de trypanosomiase, a été la principale préoccupation et l'objectif constant des efforts de la mission. L'interdiction
de pénétration dans certains districts indemnes, aux indigènes
atteints, l'arrêt dans des postes d'inspection des individus malades,
nécessitent l'emploi d'un moyen pratique de diagnostic précoce et
certain de maladie du sommeil. Dutton et Todd ont surtout
insisté sur la valeur de la ponction ganglionnaire. Nous avons
répété leurs expériences: les résultats de l'examen du suc lymphatique sont certes infiniment précieux, mais l'examen du sang soit
directement, soit après centrifugation, nous paraît également avoir

une grande valeur. Nous aurons à ce sujet des remarques nouvelles et intéressantes à mettre en évidence, car nous avons pu comparer les résultats des ponctions ganglionnaires, des ponctions veineuses et des ponctions lombaires chez de nombreux malades examinés avant traitement.

Les deux médications qui ont été mises en expériences sont le traitement par l'atoxyl et le traitement mixte par l'atoxyl et les couleurs de benzidine (Afridol Ph). Des guérisons ont été obtenues.

Depuis l'arrivée de la mission, six Européens atteints de trypanosomiase ont pu être examinés au Congo par les membres de la mission ou par leurs collaborateurs des troupes coloniales. Cinq d'entre eux étaient dans les deux premières années de séjour à la colonie. L'une des observations au sujet de la rapidité de l'infection après une courte période d'incubation a la valeur d'une expérience de laboratoire. Elle a pu être prise par l'un de nous à Fort-de-Possel.

Des recherches sur l'association de la trypanosomiase avec la filariose et l'ankylostomiase, sur le rôle des infections bactériennes secondaires dans la pathogénie des accidents de la maladie du sommeil, des travaux sur l'anatomie pathologique sont en cours.

La partie biologique de notre programme comportait deux catégories de recherches et de leur résultat doit dépendre l'établissement de mesures prophylactiques rationnelles :

1° *Recherches sur le cycle vital des trypanosomes pathogènes.* — Le parasite accomplit-il toute son existence dans l'organisme humain, et passe-t-il d'un individu à l'autre simplement convoyé par les insectes suçeurs de sang sans subir dans leurs organismes des transformations nécessaires? Dans ce cas, l'insecte agissant comme simple vecteur, non seulement la *Glossina palpalis*, mais encore les diverses mouches tsétsés, les stomoxes, les taons, les moustiques, les puces, les punaises, tous les insectes suçeurs de sang sont aptes à transmettre la maladie.

Ou bien le parasite subit-il dans l'organisme de certains insectes parfaitement spécifiques, une multiplication, une évolution quelconque, qui rende sa transmission liée nécessairement à la présence de ces insectes agissant dès lors comme hôtes intermédiaires vis-à-vis des trypanosomes?

Enfin, ce parasite est-il également hébergé par des espèces animales sauvages, constituant des réservoirs de virus, chez lesquels ces mêmes insectes iraient s'infecter?

Les résultats actuels de la mission semblent faire prévoir que la transmission du parasite est bien liée à une évolution de celui-ci chez certains insectes piqueurs déterminés mais qu'il conviendra d'élargir le cadre des anciennes données, d'après lesquelles la seule *Glossina palpalis* pouvait être envisagée comme agent transmetteur. Certaines espèces de moustiques pourront peut-être également jouer ce rôle.

2° *Recherches sur le mode de vie des insectes transmetteurs.* — Le rôle de certains insectes dans le cycle vital du trypanosome étant connu, il conviendra de pénétrer dans les diverses manifestations de leur existence, de préciser leur histoire; la prophylaxie pouvant dépendre d'une donnée biologique en apparence insignifiante. La *Glossina palpalis* étant, à l'heure actuelle, l'agent de transmission certain de la trypanosomiase humaine, la mission a fait construire une grande cage pour l'élevage de cette mouche, afin de suivre son mode de vie, les heures de ses piqûres, la durée de son existence, ses habitudes diurne ou nocturne, ses endroits de ponte, et toutes les conditions qui influent sur le développement de la nymphe.

L'étude des trypanosomiases animales n'a pas été négligée. L'infection naturelle a été étudiée à Brazzaville chez le cheval, les bœufs et le chien. Elle a pu être suivie chez des animaux d'expérience. Elle a été rencontrée par nous dans l'Alima chez le chien, à Bétou chez la chèvre et le mouton, à Kémo chez le bœuf, à Bangui chez les cabris. Des trypanosomes nouveaux du crapaud, des oiseaux, des lémuriens ont été trouvés.

La mission a envoyé au Muséum de nombreux échantillons divers de mouches, diptères, etc. Elle a fait paraître dans les *Annales de l'Institut Pasteur* (juin 1907), une étude sur la transmission du *T. dimorphon* par la *G. palpalis.* Elle a exposé des faits nouveaux sur les trypanosomiases de la Guinée française (novembre, décembre 1906) et signalé pour la première fois des trypanosomes chez les bœufs du Dahomey (*Annales de l'Institut Pasteur*, mai 1907).

La mission s'occupe aussi de parasitologie et des questions d'hygiène générale pouvant intéresser la colonie.

M. le Prof' Bouvier a communiqué à l'Académie des sciences un travail du laboratoire de Brazzaville sur les *simulies et les conditions de la vie larvaire de certaines espèces dans les contrées chaudes,* par M. Roubaud, qui a fait également la description nouvelle de plusieurs insectes piqueurs.

Au point de vue prophylactique, plusieurs villages infectés ont été déplacés sur les hauteurs. Des travaux importants de voirie et de débroussaillement ont été accomplis à Brazzaville. Un pavillon d'isolement a été construit.

Une courte instruction sur les symptômes, la propagation et la prophylaxie de la maladie du sommeil a été rédigée par la mission et envoyée à tous les Européens résidant au Congo, et a paru au *Journal officiel* de la colonie.

II

Voici l'exposé de la marche générale des travaux effectués pendant l'année 1907, au laboratoire de Brazzaville, en collaboration avec M. le D' *Lebœuf*, aide-major des troupes coloniales et avec M. *Roubaud*, agrégé des sciences naturelles, membres de la mission d'études de la maladie du sommeil.

La mission a réuni les éléments d'une carte précise de la distribution de la maladie grâce aux explorations que nous avons faites dans l'Alima, dans le Haut-Oubanghi, dans la Basse-Sangha, sur la route des caravanes de Loango et grâce à la collaboration de plusieurs médecins des troupes coloniales et en particulier du D' Kérandel de la mission Lenfant.

Une carte des gîtes à tsétsés pour Brazzaville et ses environs immédiats a été dressée par M. Weiss, aide-naturaliste attaché à la mission.

L'étude des questions soulevées par l'application des mesures de prophylaxie et concernant d'une part les glossines, d'autre part les malades infectés de trypanosomiase a été la grande préoccupation et l'objectif principal des efforts de la mission.

L'interdiction aux gens suspects de pénétrer dans certains districts indemnes et l'arrêt dans les « postes d'inspection » des individus atteints, nécessitent l'emploi d'un moyen pratique de diagnostic précoce.

Dutton et Todd ont surtout insisté sur la valeur de l'hypertrophie ganglionnaire, mais cet engorgement des ganglions ne doit pas être un symptôme unique sur lequel on se basera pour poser un diagnostic et établir des mesures prophylactiques.

Ainsi l'un de nous dans une tournée dans le Haut-Oubanghi a examiné 257 individus porteurs de ganglions plus ou moins ponctionnables. 91 seulement furent trouvés trypanosomés et parmi ces derniers 80 avaient des trypanosomes dans les ganglions soit donc comme pourcentage : sujets ayant des trypanosomes dans les ganglions : 31,12 p. 100 ; individus trypanosomés ayant des parasites dans les ganglions : 87 p. 100.

Le nombre total des ganglions ponctionnés fut de 720 (en ne comptant que pour une les ponctions redoublées quand la première lymphe ne contenait pas de parasites). Celui des ganglions ponctionnés chez les individus trouvés porteurs de trypanosomes fut de 264 et sur ces 264, 121 ganglions laissèrent voir des trypanosomes, soit 46,51 p. 100.

Au cours d'un de nos voyages nous avons rencontré un convoi de 50 porteurs recrutés la plupart à Loango. Tous avaient les ganglions hypertrophiés : 20 présentaient un peu d'engorgement des ganglions du triangle cervical postérieur et parmi eux 11 étaient ponctionnables. 9 n'ont rien laissé voir dans le suc lymphatique, 2 seulement ont été trouvés atteints de trypanosomiase.

Les ganglions des malades atteints de trypanosomiase sont d'ailleurs parfois très petits et il est impossible d'en retirer du suc lymphatique pour l'examen. Nous avons eu une série de malades qui a donné 61 p. 100 de ganglions ponctionnables et chez les gens trouvés porteurs de trypanosomes 25 p. 100 ne laissaient pas voir de trypanosomes dans le liquide ganglionnaire.

Il ne faut donc pas considérer comme suspect un individu simplement porteur de ganglions et établir contre lui des mesures quarantenaires ; il est nécessaire de pratiquer un examen sérieux et

*approfondi avant de poser le diagnostic très souvent délicat au
début de l'affection.*

Quel sera le meilleur moyen de déceler microscopiquement la
trypanosomiase humaine ?

Nous allons résumer une étude très complète·faite à ce sujet en
collaboration avec le Dr Lebœuf, sur :

*Le diagnostic microscopique de la trypanosomiase humaine
et la valeur comparée de divers procédés.*

Le diagnostic microscopique de la trypanosomiase humaine peut
se faire pratiquement en examinant trois liquides de l'organisme :
le sang périphérique, la lymphe des ganglions superficiels et le
liquide céphalo-rachidien. Ces diverses investigations nous ont
révélé la présence du trypanosome chez 258 individus examinés,
les uns au laboratoire créé à Brazzaville par la mission, les autres·
au cours de tournées dans l'Alima, dans le Congo, dans le Haut-
Oubanghi et sur la route des caravanes de Brazzaville à Loango.

Les individus atteints ont été divisés en trois catégories. La première que nous avons classée sous l'étiquette « cas cliniques »
comprend les malades chez lesquels le diagnostic s'impose en dehors
de tout examen microscopique. Le deuxième se compose de ce
que nous appelons les « cas suspects » et renferme les trypanosomiasiques ne présentant avec netteté aucun symptôme de la
maladie. Enfin, dans les « cas en bon état » nous avons rangé
les sujets chez lesquels aucun symptôme, si minime fût-il, ne
pouvait, bien qu'ils fussent parasités, faire songer à l'existence de
l'affection.

I. — *Recherche du* T. gambiense *dans le sang.*

Cette recherche peut s'effectuer de deux façons, soit *a*) par
examen direct entre lame et lamelle, soit *b*) en œntrifugeant du
sang recueilli à une veine du pli du coude.

a) *Dans le sang par examen direct.* — Sur 217 individus atteints nous avons trouvé 81 fois le *T. gambiense* à l'examen direct du sang, soit 37.78 p. 100 des cas.

Ce chiffre de pourcentage général serait d'ailleurs une évaluation plutôt un peu faible des résultats que l'on peut obtenir par cette méthode si simple et si commode, puisque l'un de nous au cours d'une tournée dans l'Oubanghi a obtenu le chiffre de 43,95 p. o/o.

Quatre européens entrent en ligne de compte dans notre pourcentage. Trois autres ont pu être examinés par des camarades des troupes coloniales. Or, il est des plus intéressants de constater que sur ce total de sept malades européens l'examen périphérique du sang entre lame et lamelle a permis de déceler six fois la présence de l'agent pathogène.

Il semblerait d'après le tableau 5 que c'est chez le sujet en état apparent de bonne santé que les parasites sont le plus facilement décelables à l'examen direct du sang périphérique.

b) *Par centrifugation du sang.* — Dix centimètres cubes de sang sont prélevés à une veine du pli du coude en enfonçant directement dans la veine la plus saillante une aiguille de platine stérilisée. Le sang est recueilli dans le tube à sédimentation contenant 1 centimètre cube de solution nitratée et est soumis à trois centrifugations successives en surveillant tout spécialement et de fort près la première. Celle-ci aura une durée de 8 à 12 minutes. A partir de la 7e minute, il faut vérifier l'état du tube toutes les soixante secondes et arrêter la centrifugation dès que la séparation en deux couches à peu près distinctes est faite. On obtient les meilleurs résultats quand il flotte dans le plasma quelques très légers nuages de globules rouges.

On décante avec soin toute la couche supérieure que l'on recueille dans un deuxième tube à sédimentation et l'on centrifuge pendant dix minutes à la même vitesse que pour la première centrifugation, c'est-à-dire à 1.500 tours par minute, soit 65 tours de la manivelle de centrifugeur Krauss, placée sur l'axe « urine ». On obtient ainsi un sédiment dans lequel se trouvent déjà de rares trypanosomes (ce fait se produit toujours quand les parasites sont nombreux dans le troisième sédiment).

Tout le liquide provenant de la deuxième centrifugation est décanté, recueilli dans un nouveau tube qui est centrifugé pendant 20 minutes. Le sédiment fort peu volumineux renferme quelques leucocytes, de rares hématies, tous les hématoblastes et les trypanosomes, enfin quelques filaires lorsqu'elles sont particulièrement abondantes dans le 2ᵉ sédiment.

Sur 75 centrifugations effectuées suivant les indications précédentes, nous avons obtenu 69 résultats positifs, soit un pourcentage de 92 p. 100. Dans 56 p. 100 des centrifugations suivies de succès, les parasites sont au moins assez nombreux, c'est assez dire combien leur recherche est en général facile dans le 3ᵉ sédiment.

II. — Recherche du T. gambiense dans la lymphe extraite des ganglions superficiels.

Chez 216 malades, chaque groupe ganglionnaire a été l'objet de ponctions répétées et nous n'avons conclu à la négative qu'après l'examen approfondi de tous les ganglions. Dans ces conditions nous avons trouvé 197 fois des trypanosomes, soit une proportion de 91,20 p. 100.

En thèse générale les parasites sont plutôt rares dans la lymphe extraite des ganglions superficiels et bien souvent pour les y trouver nous avons passé plus de temps sur les préparations ainsi obtenues que sur les lames de sang étudiées à l'examen direct. L'âge de la maladie semble peu influer sur la présence ou l'absence des flagellés.

C'est dans les ganglions cervicaux que se rencontrent le plus fréquemment les trypanosomes, puis viennent les inguinaux, et enfin fort en arrière les axillaires et les épitrochléens. Chez 42 malades, ces quatre groupes ganglionnaires principaux ont été ponctionnés et les résultats ont pu ainsi être comparés entr'eux (voir tableau 2). Les chiffres obtenus sont absolument de même ordre que ceux résultant des pourcentages des résultats positifs obtenus avec tous les ganglions ponctionnés chez nos malades (voir tableau 1). Ces nombres représentent un maximum de rendement par la méthode de la ponction ganglionnaire, car bien souvent les ganglions sont de trop faibles dimensions pour pouvoir être ponctionnés et dès lors le procédé, ne pouvant être appliqué, chaque fois que ce fait se produit, correspond en somme dans la pratique à un résultat négatif. Nous avons donc pensé qu'il pouvait y avoir un intérêt à déterminer dans quelle mesure on pouvait ponctionner les ganglions chez nos malades.

Nous avons obtenu :

Ganglions sous-maxillaires . . . .   86,66 p. 100
  —   cervicaux   85,59   —
  —   axillaires   63,15   —
  —   épitrochléens   54,40   —
  —   inguinaux   84,50   —

Les sous-maxillaires sont donc très facilement ponctionnables. 39 fois nous avons recherché les trypanosomes dans leur lymphe. Nous avons eu 27 résultats positifs, soit une proportion de 69,23 p. 100, ce qui les placerait immédiatement après les cervicaux (voir tableau 1).

Il est à noter que la présence des trypanosomes dans le suc ganglionnaire est également soumise à des variations nombreuses pour des raisons qu'il est difficile de déterminer. Très nombreux un jour, ils peuvent être complètement absents le lendemain ou inversement.

III. — Recherche du T. gambiense dans le liquide céphalo-rachidien.

Dans tous les cas, nous avons soumis à la centrifugation 10 centimètres cubes de liquide céphalo-rachidien pendant une durée d'un quart d'heure. 105 ponctions lombaires ont été pratiquées, nous avons eu 74 résultats positifs, soit une proportion de 70,47 p. 100 de succès.

Les parasites se rencontrent beaucoup plus fréquemment dans le liquide céphalo-rachidien des malades arrivés à la dernière période que chez les sujets encore au début de leur affection (voir tableau 5). Sur 16,67 p. 100 de nos malades avancés, nous n'avons pas trouvé de trypanosomes par cette méthode, bien qu'il y eut souvent un sédiment abondant et malgré les recherches les plus minutieuses.

En général, ils sont plus abondants dans le liquide céphalo-rachidien des malades avancés, mais on peut parfaitement ne rencontrer que de très rares parasites chez des sujets très avancés ou même arrivés au terme ultime de la maladie, alors que l'on observe parfois de nombreux flagellés chez des individus simplement suspects chez lesquels il est impossible de poser cliniquement un diagnostic certain.

Dans 17 p. 100 des cas, les trypanosomes étaient presque innombrables dans le sédiment (15 à 20 par champ ; et une fois 29 par champ chez un Loango).

IV. — *Valeur comparée des différents procédés de recherche du T. gambiense chez les malades du sommeil.*

Tout d'abord deux points principaux sont à déterminer.

A. — Quel est le procédé qui permet de découvrir les trypanosomes :

1° avec le maximum de certitude ;

2° dans le minimum de temps.

B. — Quel est celui que les indigènes subissent avec le minimum de récriminations.

A. — Si nous considérons le tableau d'ensemble n° 4 la réponse à cette question semble s'imposer de prime abord. La centrifugation du sang seule nous donne en effet une proportion de cas positifs de 92 p. 100, supérieure de 0,8 p. 100 au chiffre de 91,20 p. 100 que l'on obtient avec le diagnostic ganglionnaire complet. Si l'on y ajoute les résultats positifs obtenus par l'examen direct du sang (il n'y a pas eu besoin de centrifuger dans ces cas), le pourcentage des succès fournis par le sang, atteint 96,15 p. 100.

C'est donc en pratiquant la centrifugation du sang que l'on a le maximum de chances pour rencontrer les parasites, puisque d'autre part le pourcentage de résultats positifs fournis par la ponction lombaire n'est que de 70,47 p. 100, ce qui rejette ce procédé au troisième rang et loin derrière les deux autres.

1° Il importait de se demander si les résultats finaux étaient de même nature en considérant les « cas suspects » et les « cas en bon état » au lieu d'envisager l'ensemble des malades : car c'est en effet chez ces deux catégories de malades que le diagnostic micro-biologique offre tout son intérêt. Le diagnostic ganglionnaire complet nous fournit (voir tableau 5) respectivement les chiffres de 92,76 p. 100 et 90,56 p. 100, la méthode du sang ceux de 94,23 p. 100 et de 100 p. 100: donc ici encore la supériorité de cette dernière continue à s'affirmer.

2° En nous plaçant maintenant au point de vue du temps dépensé, il est bien certain que si l'on trouvait des trypanosomes dans la première ou la seconde lymphe obtenue, c'est la méthode de la ponction ganglionnaire qui serait pratiquement préférable, mais il ne faut pas oublier qu'il est loin d'en être toujours ainsi, que l'on est bien souvent obligé de faire plusieurs ponctions de divers groupes ganglionnaires ; il faut songer aussi que les parasites sont rares dans 72,65 p. 100 des examens positifs faits sur la lymphe extraite des ganglions superficiels et que dans ces condi-tions on peut être exposé à pratiquer deux heures et même plus d'examen continu sur un malade sans pouvoir lui trouver un trypa-nosome.

Or, la centrifugation du sang n'exige, montre en main, que trois quarts d'heure de manipulations. De plus, au cours des diverses centrifugations, qui sont naturellement faites par un aide, le médecin peut se livrer à d'autres travaux, une fois la 1re centri-fugation achevée (il n'a en effet à s'occuper du 2e sédiment que s'il veut se renseigner sur la présence des filaires chez son malade). Enfin l'examen du 3e sédiment se fait en général beaucoup plus rapidement que celui de la lymphe ganglionnaire, puisque les parasites n'y sont « Très rares », « Rares » ou « Non rares » que dans 43,37 p. 100 des cas positifs.

Pratiquement c'est la ponction lombaire qui, dans la moyenne
des cas, serait la méthode la plus rapide, mais ses résultats sont
trop inconstants surtout dans les « cas suspects » et les « cas en
bon état » qui sont justement les plus importants au point de vue
qui nous occupe, pour que l'on s'y arrête davantage.

B. — La ponction lombaire inspire en général aux indigènes
une insurmontable répugnance : elle paraît leur être extrêmement
pénible, et, à quelques exceptions près, son exécution s'accom-
pagnera toujours de cris ou tout au moins de contorsions fort
gênantes.

La ponction ganglionnaire est acceptée beaucoup plus facilement ; mais elle est déjà quelque peu douloureuse. Quand elle à
été faite deux ou trois fois, l'indigène congolais commence à récri-
miner, et, quand on lui a passé tous ses groupes ganglionnaires
en revue, il serait bien difficile, pour ne pas dire impossible, de
lui faire accepter une nouvelle séance pour le lendemain sans le
voir s'en aller pour ne plus revenir.

La piqûre de la pulpe d'un doigt se fait presque toujours avec la
plus grande facilité, sauf chez quelques individus exceptionnellement nerveux qui ne s'y prêtent qu'en rechignant.

Quant à la ponction d'une veine du pli du coude, elle est en
général supportée des indigènes avec au moins la même indiffé-
rence que la piqûre du doigt. L'aiguille pénètre la peau très
mince du pli du coude et traverse les parois de la veine avec la
plus grande facilité et la plupart du temps le sujet ne réagit que
par un léger mouvement du bras, arrêté par un aide qui lui tient
la main.

C'est donc ici encore à l'examen du sang que revient la première place, toutefois comme il convient de ne pas négliger ce
qu'a d'éminemment pratique la ponction ganglionnaire quand une
première ou une deuxième prises de lymphe (bien entendu parfaites) laissent voir des parasites, nous conseillons, dans la recherche
des trypanosomes chez un individu quelconque, de procéder de la
façon suivante :

1° Examen (d'une durée de dix minutes) et systématique (avec
une platine mobile graduée) d'une lamelle de sang provenant de la

pulpe d'un doigt, ou de préférence de deux lamelles de sang provenant de deux doigts différents, l'un de la main gauche, l'autre de la main droite.

2° Si ce premier examen est négatif et si le sujet possède des groupes ganglionnaires ponctionnables, lui faire deux ponctions ganglionnaires, en choisissant de préférence les ganglions cervicaux. Si ces derniers n'existent pas ou sont trop petits, aller aux sous-maxillaires ou aux inguinaux qui fournissent après eux le plus de succès.

3° Si on n'a pu ainsi trouver de parasites, prendre 10 cc. de sang à une veine du pli du coude et centrifuger; examiner une ou, si besoin est, deux lamelles du 3° sédiment.

4° Si à ce moment on n'a pas encore vu de trypanosomes, l'individu observé à les plus grandes chances pour être rigoureusement sain, mais, par acquit de conscience, et si le sujet y consent, il sera utile de recueillir par ponction lombaire 10 cc. de liquide céphalo-rachidien et de les centrifuger durant 15'.

C'est à notre avis, en opérant de cette façon que l'on passera le temps minimum sur les individus à examiner et que l'on aura le maximum de chances pour découvrir leurs parasites, au cas où ils seraient infectés.

V. — *Numération des éléments figurés du sang.* — *Valeur de la formule hémo-leucocytaire.*

La numération des éléments figurés du sang a été faite sur 22 malades. Le nombre trouvé pour les hématies, en faisant la moyenne des résultats obtenus pour ces 22 cas est de 3.041.545 par millimètre cube. Il y a donc en général forte diminution du nombre des globules rouges.

Le nombre moyen des globules blancs est de 10.572 par millimètre cube. Les leucocytes se trouvent donc en général sauf quelques exceptions en plus grande quantité dans le sang des trypanosomiasiques que dans le sang normal.

En ce qui concerne les polynucléaires et les lymphocytes il y a

une tendance à une inversion des rapports normaux : les polynucléaires neutrophiles diminuent, les lymphocytes augmentent, mais
cette lymphocytose dépend-elle uniquement des trypanosomes, ou
bien les filaires que l'on trouve presque toujours en même temps
qu'eux dans le sang des malades doivent-elles aussi être incrimi-
nées ? Nous pourrons sans doute nous prononcer un jour à ce sujet
et, s'il était nettement démontré que cette lymphocytose est bien
due à l'action nocive des trypanosomes, nous posséderions là un
excellent moyen complémentaire de diagnostic.

VI. — *Éléments figurés du liquide céphalo-rachidien.*

La mononucléose est constante. En principe, il y a progression
constante des éléments figurés dans le liquide céphalo-rachidien du
commencement à la fin de la maladie et en général à la toute dernière période de l'affection, le liquide céphalo-rachidien, au lieu
d'être limpide devient quelque peu opalescent ou même légèrement
louche. Cependant chez un grand nombre de malades très avancés,
le liquide reste clair comme l'eau de roche et ne contient que très
peu d'éléments figurés, même quand la ponction a pu être faite la
veille de la mort.

Il n'y a généralement aucun parallélisme entre le nombre des
trypanosomes et celui de beaucoup de leucocytes dans le liquide
céphalo-rachidien. On peut aussi bien observer des liquides louches
ne laissant voir que de rares parasites dans le sédiment obtenu par
centrifugation que des liquides limpides contenant de nombreux
trypanosomes.

Nous avons cherché également à déceler l'albumine dans le
liquide céphalo-rachidien. Sa présence est constatée d'une manière
très irrégulière.

VII. — *Auto-agglutination des hématies.*

Tous nos malades ont montré ce phénomène déjà signalé par
Christy. Une goutte de leur sang, placée entre lame et lamelle,
montre au bout de quelques minutes à l'examen microscopique, de
véritables îlots formés au milieu de plasma par les globules rouges

réunis en amas et en paquets où les piles de monnaie classiques ne
se retrouvent plus.

A l'examen direct du sang, nous avons trouvé des filaires à gaine
ou sans gaine dans 47,92 p. 100 de nos malades. Nos observations à ce sujet coïncident d'une manière presque absolue avec
celles du Dr Brumpt. Après centrifugation du sang, nous les avons
rencontrées dans 85,68 p. 100 de nos individus trypanosomés.

Nous ne nous étendrons pas pour le moment sur les nombreuses
observations cliniques que nous avons prises. Notons cependant
que sur sept européens visités par nous ou nos collègues des troupes
coloniales dans le courant de l'année, six se trouvaient dans les
deux premières années de leur séjour colonial.

Une observation au sujet de la rapidité de l'infection après une
courte période d'incubation a la valeur d'une expérience de laboratoire. Elle a été prise par le Dr Lebœuf à Fort-de-Possel.

« Un capitaine d'infanterie coloniale arrive le 20 mai à Brazzaville. C'est son premier séjour au Congo après des années de
service antérieur à la Réunion et à Madagascar. Il remonte le
Congo et le Haut-Oubanghi en juin et se trouve le 8 juillet à
Fort-de-Possel où il est piqué par une glossine. Le 1er août et le
5 août des trypanosomes sont vus dans le sang et dans les ganglions. Le malade se plaignait déjà de céphalée, de fièvre, de cour-
bature et de lassitude générale. »

La partie biologique de notre programme comprenait des
recherches sur le mode de vie des insectes transmetteurs et sur le
cycle vital du trypanosome pathogène. Les résultats actuels de la
mission semblent faire prévoir que la transmission du parasite est
bien liée à une évolution de celui-ci chez la glossine agissant
comme hôte intermédiaire, mais qu'il conviendra d'élargir les

anciennes données d'après lesquelles la seule *Glossina palpalis* pouvait être envisagée comme agent transmetteur. Tout en reconnaissant le rôle capital qu'elle joue dans la propagation de la maladie, la mission a été frappée de l'existence d'*épidémies de cases* qui ne peut relever de la tsétsé, puisque cette mouche n'abandonne guère les bords broussailleux des rivières. Des expériences ont été entreprises et suivent leur cours pour reconnaître la part due dans ces épidémies restreintes aux divers insectes ectoparasites (puces, punaises, vers de case, poux) et surtout aux moustiques du genre *Stegomya*.

Chez des glossines infectées depuis 48 heures, M. Roubaud a vu un grand nombre de trypanosomes fixés comme des vorticelles par leur flagelle à la face interne de l'épipharynx dans l'entrée même du pharynx et dans l'entrée du conduit salivaire. Ils oscillent d'un mouvement pendulaire. Les trypanosomes élargis étaient sensiblement normaux, présentaient les relations ordinaires entre centrosome et noyau et différaient des longues formes de l'intestin. Dans ces mouvements actifs quelques-uns se déplacent dans l'étendue de la trompe pour aller se fixer plus loin.

M. Roubaud a poursuivi des recherches sur les facultés culturelles des moustiques et autres insectes piqueurs vis-à-vis du *T. gambiense*. Les vers de case, les stomoxes n'ont rien donné, mais chez les *Stegomya* comme chez les *Mansonia*, les trypanosomes se maintiennent après plus de 52 heures. Non seulement ils sont encore vivants, mais ils ont augmenté de nombre dans des proportions considérables. Ils ont acquis des modifications de taille, d'allures et de formes extérieures absolument identiques à celles que l'on observe chez les *Glossina palpalis*.

Chez les poux de rats infectés, des trypanosomes parfaitement vivaces ont été trouvés.

Cette question capitale de développement des trypanosomes chez les tsétsés et chez les différents insectes est très difficile en raison de l'existence chez eux des trypanosomes propres à ces insectes. L'étude comparée de ces trypanosomes avec ceux provenant du développement du *T. gambiense* a été poursuivi d'une façon spéciale et avec le plus grand soin par M. Roubaud.

La mission s'est préoccupée de trouver un traitement pratique et efficace de la maladie du sommeil.

L'atoxyl est un produit délicat à manier, qui cause parfois des accidents et qui seul ne guérit pas le malade, mais il rend des services en faisant disparaître les parasites du sang circulant. Il faut l'associer à un ou plusieurs autres médicaments (mercure, couleurs de benzidine) et c'est dans cet ordre de recherches que la mission s'est orientée. La couleur violette Ph (afridol) ayant donné à MM. Mesnil et Nicolle dans leur laboratoire de l'Institut Pasteur d'excellents résultats, nous avons cherché un procédé pratique pour faire absorber à nos malades d'assez grandes quantités de ce produit et nous sommes arrivés à obtenir un liquide absolument pur, limpide, en filtrant notre solution à 2/100 entre deux stérilisations à 120°. Dans ces conditions des doses de 150, 200 et même 250 centimètres cubes (soit 3 grammes, 4 grammes et 5 grammes de couleur) étaient très bien supportées. Dans ces cas de traitement mixte, nos malades ont été très améliorés, n'ont jamais présenté de symptômes d'intoxication. Nous avons constaté des rechutes, mais nous espérons qu'en perfectionnant notre méthode et en alternant nos doses d'une façon spéciale nous arriverons dans cette voie à d'excellents résultats.

TRYPANOSOMIASES ANIMALES

Les recherches sur les trypanosomiases animales n'ont pas été négligées.

Au laboratoire de Brazzaville, nous avons étudié la morphologie de plusieurs trypanosomes différents rencontrés chez le cheval, le chien et le bœuf. Nous les avons suivis chez des animaux d'expérience. Celui du bœuf et celui du chien ont pu être ramenés en France. Ils ressemblent au *T. congolense* décrit déjà par Broden ; mais l'étude de son identification avec le *T. dimorphon*, dont il se rapproche beaucoup, s'impose.

L'un de nous a rencontré dans sa tournée du Haut-Oubanghi l'infection naturelle chez la chèvre et chez le mouton. Il a trouvé aussi très probablement le *T. cazalboui*.

Enfin des trypanosomes de grenouilles et de crapauds seront décrits ainsi que des trypanosomes de divers Oiseaux et de Lémuriens (galagos).

TABLEAU I

GANGLIONS	SOUS-MAXILLAIRES	CERVICAUX	AXILLAIRES	ÉPITROCHLÉENS	INGUINAUX
Nombre de malades ponctionnés......	39	196	72	08	120
Résultats positifs.	27	145	31	34	09
Pourcentage	69,23 0/0	73,97 0/0	43,55 0/0	50 0/0	57,50 0/0

TABLEAU II

GANGLIONS	CERVICAUX	AXILLAIRES	ÉPITROPHÉENS	INGUINAUX
Les quatre groupes ganglionnaires ont été ponctionnés chez 42 malades.				
Résultats positifs ...	34	24	23	29
Pourcentages.......	80,95 0/0	57,14 0/0	54,76 0/0	69,04 0/0

TABLEAU III

GANGLIONS	SOUS-MAXILLAIRES	CERVICAUX	AXILLAIRES	EPITROCHLÉENS	INGUINAUX
Groupes ganglion-naires notés...	45	220	114	125	142
Groupes ganglion-naires ponction-nables	39	196	72	68	120
Pourcentage des ganglions ponc-tionnables	88,66 0/0	85,59 0/0	63,15 0,0	54,40 0,0	84,50 0/0

TABLEAU IV

	EXAMEN DIRECT DU SANG	CENTRIFUGATION DU SANG	SANG TOTAL	DIAGNOSTIC GANGLIONNAIRE COMPLET	PONCTION LOMBAIRE
Nombre d'exa-mens	217	75	»	216	105
Résultats positifs .	81	69	»	197	74
Pourcentages	37,78 0/0	92 0/0	96,15 0/0	91,20 0/0	70,47 C/0

TABLEAU V

MÉTHODES EMPLOYÉES	DÉSIGNATION	CAS CLINIQUES	CAS SUSPECTS	CAS EN BON ÉTAT
Examen direct du sang.........	Nombre d'examens.	94	73	50
	Résultats positifs...	37	22	22
	Pourcentages......	39,36 0/0	30,13 0/0	44 0/0
Centrifugation du sang.........	Nombre d'examens.	39	30	6
	Résultats positifs...	36	27	6
	Pourcentages......	92,30 0/0	90 0/0	100 0/0
Sang total......	Pourcentages......	96,05 0/0	94,23 0/0	100 0/0
Diagnostic ganglionnaire complet	Nombre de malades.	79	84	53
	Résultats positifs...	71	78	48
	Pourcentages......	89,87 0/0	92,76 0/0	90,56 0/0
Ponction lombaire	Nombre d'examens.	66	32	7
	Résultats positifs...	55	17	2
	Pourcentages......	83,33 0/0	53,12 0/0	28,57 0/0

M. Lépine,

(Professeur à la Faculté mixte de médecine et de pharmacie
de l'Université de Lyon).

Avec la collaboration de **M. Boulud**.

I. — RECHERCHES SUR LE SUCRE DU SANG

1° *Sucre du plasma* (1)

Le sucre est l'aliment principal des tissus. Il leur est porté par
le plasma ; d'où l'utilité de connaître la teneur du plasma en sucre.
Ce qu'on savait seulement avant nos derniers travaux, c'est que le
sérum paraissait plus riche en sucre que le sang. Mais cette donnée
ne reposait que sur une base peu solide, car nous avions démontré
depuis plusieurs années (avec la collaboration de M. Barral) qu'il
se fait dans le sang, dès sa sortie du vaisseau, un *dégagement* d'une
partie du sucre qui dans le sang circulant se trouve à l'état de
combinaison, et, par conséquent échappe au dosage (2). Or, la
quantité de sucre dégagée pendant la durée de la centrifugation,
nécessaire pour obtenir le sérum, est parfois assez considérable.
Le sérum peut donc renfermer un excès de sucre qui n'existait
pas dans le sang circulant, et, comme on n'en connaît pas la valeur,
on était, en somme, assez peu certain que le plasma fût plus riche
en sucre que le sang.

Nos recherches de cette année ont établi ce fait d'une manière
indiscutable. Elles ont, en outre, démontré que la teneur en sucre
du sang et du plasma, est loin d'être parallèle : 1.000 grammes de
sang renferment souvent moins de 60 p. 100 et parfois plus
de 95 p. 100 du sucre contenu dans 1.000 grammes de plasma.

---

(1) *C. R. de l'Académie des sciences*, 4 novembre 1907.
(2) Nous avons donné à ce sucre dissimulé le nom de *sucre virtuel*.

Les globules ont donc une teneur en sucre très variable : si l'on
infuse dans le sang, en solution isotonique, une faible quantité de
glycose (1 gramme par kilogramme de poids vif), ce dernier ne
pénètre dans les globules qu'au bout d'un certain temps, pendant
lequel la proportion de sucre contenu dans le plasma, est, relativement, considérable.

Pour apprécier la teneur du plasma en sucre il ne suffit donc
pas de doser le sucre du sang. Or, la détermination de la proportion
réelle du sucre dans le plasma est des plus difficiles, par suite du
dégagement de sucre signalé plus haut, aux dépens du sucre virtuel. L'addition au sang de différentes substances anticoagulantes,
le refroidissement, à l'aide d'un mélange réfrigérant, etc., n'empêchent pas ce phénomène perturbateur. Pour y mettre obstacle,
ou, au moins, pour l'atténuer beaucoup, il faut opérer très vite (1).

Pour 100 grammes d'albumine du sérum la quantité de sucre
virtuel est très variable : parfois elle dépasse 1 gramme. On l'obtient
en chauffant le caillot avec certaines précautions. Comme, dans
quelques cas, ce sucre virtuel se transforme très rapidement en
sucre décelable il peut en quelques instants augmenter d'une
manière très notable la proportion de ce dernier dans le sang
circulant.

2° *Sucre du sang du ventricule droit et de la carotide.*

On a la preuve de cette augmentation, en dosant simultanément
le sucre dans le sang de la carotide et dans celui du ventricule droit.
— Ainsi que nous l'avons déjà dit, (contrairement à l'opinion de
Claude Bernard,) le premier est souvent plus sucré que le second,
et nous avons prouvé que cette augmentation de sucre se fait aux
dépens du sucre virtuel. — Cette année, nous avons pu reconnaître qu'elle se produit, chez le chien, à jeun depuis 16 heures,
environ : (2)

1° Si, peu d'heures auparavant, on a injecté sous la peau 0 gr. 25

---

(1) Très souvent, une forte proportion de sucre virtuel se transforme en
moins de 15 minutes en sucre décelable (*C. R.*, 13 mai 1907).

(2) *Congrès des Physiologistes* tenu à Heidelberg, août 1907.

de phlorizine ou o gr. 10 d'invertine, substances qui, d'après nos recherches, dégagent le sucre virtuel (1) ;

2° Si pendant la double prise de sang l'animal est sous l'influence du chloroforme.

3° *Glycosurie sans hyperglycémie.*

L'un de nous avait autrefois attiré l'attention sur la glycosurie que l'on observe, dans certaines conditions, sans que le sang soit plus riche en sucre qu'à l'état normal. Naturellement, pour être en état d'affirmer, dans un cas donné, la réalité d'une glycosurie sans hyperglycémie, il faut que la saignée ait été pratiquée au moment précis où l'urine sucrée a été sécrétée par le rein. — En remplissant cette condition essentielle nous avons pu démontrer l'existence d'une glycosurie indépendante de toute hyperglycémie (2) :

1° dans certaines intoxications ;

2° à la suite d'infusion de sang asphyxique ;

3° consécutivement à l'injection d'extraits d'organes, etc.

Deux hypothèses peuvent être émises pour expliquer ces glycosuries : on peut supposer qu'elles sont de cause rénale, comme la glycosurie phlorizique ; mais cette assimilation ne repose sur aucune base expérimentale, et il y a, d'autre part, de bonnes raisons pour admettre que, dans les conditions que nous venons d'énumérer, la glycosurie se produit, parce que le sucre ne peut se combiner dans le sang, d'une manière suffisante.

Nos derniers travaux concourent donc à faire admettre que le sucre du sang est à l'état de combinaison. Les ouvrages classiques le représentent comme du glycose libre. Nous pensons, au contraire qu'il s'y trouve à l'état de combinaisons multiples, plus ou moins lâches et qu'il se dégage de certaines d'entre elles avec une extrême facilité. La réalité de ces combinaisons multiples est prouvée

---

(1) *C. R. de l'Académie des sciences*, 1906.
(2) *C. R. de l'Académie des sciences*, 10 décembre 1906.

par le fait que, suivant qu'on emploie tel ou tel procédé, on retire, du même sang, des quantités très variables de sucre. Ainsi, on en extrait relativement peu en épuisant le sang avec l'alcool faible qui est cependant un bon dissolvant du sucre, mais qui est incapable de le dégager d'une combinaison un peu solide.

II. — DES PHÉNOMÈNES RÉACTIONNELS EN THÉRAPEUTIQUE

Dans ce travail (1), je montre l'importance de la *réaction* dans la cure de la plupart des maladies. Ainsi, ayant vu une jeune fille anémique guérir après l'infusion intra-veineuse d'eau salée, j'ai étudié avec soin l'influence de cette infusion, et j'ai pu établir que, bien qu'elle ait été qualifiée d'indifférente, elle agit d'une manière énergique et complexe : on avait prétendu qu'elle se borne à donner au système vasculaire la tonicité convenable ; mais, si, à un chien sain et neuf, on infuse 25 centimètres cubes par kilogramme de poids vif, d'une solution isotonique de chlorure de sodium on observe, au bout de quelques heures, une augmentation énorme du pouvoir glycolytique du sang. Or, cette réaction, dans certains cas, est salutaire (1). Mais un sujet trop affaibli n'est pas capable de faire une réaction. J'en ai fourni des exemples.

III. — RECHERCHES SUR L'ACIDE PHOSPHORIQUE DES EXSUDATS
(avec la collaboration de M. *Rochaix*).

On sait que, de toutes les matières protéiques, les nucléo-albumines sont les seules qui renferment du phosphore dans leur molécule ; d'où l'utilité de doser ce corps dans les exsudats pathologiques. Cette recherche, qui paraît avoir un intérêt clinique, est en cours dans mon laboratoire.

---

(1) *Semaine médicale*, 20 janvier 1907.

(2) J'admets que le chlore, dans ce cas, joue un rôle ; car les infusions isotoniques de sulfate ou de bicarbonate de soude, n'amènent pas une réaction aussi forte. Elles sont donc préférables quand on veut produire une réaction atténuée.

M. le Dr Maurice Letulle,

(Professeur agrégé à la Faculté de médecine de l'Université de Paris),

et

Mlle M. Pompilian.

Les recherches entreprises par nous à l'hôpital Boucicaut ont pour but l'étude de la nutrition chez l'homme sain et chez les malades.

Ces recherches comportent l'étude simultanée des *échanges matériels* (solides, liquides et gazeux) et *énergétiques* (chaleur et travail). Tout en étant arrivés à nous créer l'outillage (très coûteux) nécessité par ce genre d'études, nous n'avons pas encore pu, malheureusement, réaliser notre programme complet, en faisant fonctionner notre *chambre respiratoire calorimétrique*.

Jusqu'à présent, nous nous sommes bornés à étudier le chimisme alimentaire seulement, en constituant le bilan des *ingesta* et *excréta* avec les données de l'analyse chimique des aliments, des fèces et des urines, au point de vue de leur teneur en eau, graisse, hydrates de carbone, azote total, urée, acide urique, chlorure de sodium, soufre, phosphore, etc.

Nos recherches ont été faites sur des hommes sains (jeunes hommes de 22 ans) et sur des jeunes femmes tuberculeuses. Deux personnes étaient soumises en même temps au même régime. La durée des observations était de 9 à 30 jours. Souvent, on faisait alterner le régime lacté (2 jours) et le régime mixte (4 jours). Le régime mixte se composait de lait, pain, biscuits, viande de bœuf grillée, beurre, pommes de terre en robe de chambre, beurre, sel, eau et bière. On faisait la pesée deux fois par jour : à 7 heures du matin et à 7 heures du soir. Pendant la nuit (de 7 heures du soir à 7 heures du matin), abstinence complète. On recueillait et on analysait à part les urines du jour et les urines de la nuit. Les nombreux dosages étaient faits par plusieurs personnes (MM. Grenier, Vévet, Mlle Revekind).

Nous donnons, maintenant, seulement une petite partie des résultats de nos recherches.

I. — Voici quelques exemples concernant les quantités de principes fondamentaux contenus dans la ration journalière d'entretien.

1° Chez l'homme sain :

	POIDS DU CORPS	ALBUMI- NOÏDES	GRAISSES	HYDRATES DE CARBONE	TOTAL	CALORIES
	kg.	gr.	gr.	gr.		
a) Homme ..	76	131	140	426	697	3.680
		150	116	616	882	4.100
b) Homme ..	55	93	108	450	651	3.740
		131	122	522	775	3.700
c) Femme...	41	95	58	452	605	2.710
		95	72	438	605	2.780

Avec ces rations, suffisantes pour maintenir le poids du corps en équilibre, on a, par kilogramme corporel, les nombres suivants de calories :

a) Homme de 76 kg.   48 à 55 calories par kilogramme.
b)   —   55 —   56 à 67   —   —   —
c) Femme de 41 --   65 à 67   --   —   —

En faisant l'analyse des urines, au point de vue de la quantité d'azote total qu'elles contiennent, on voit que l'équilibre azoté s'établit pour les quantités suivantes d'albumine ingérée :

a) Homme de 76 kg... 130 gr. albumine; soit 17 gr. d'albumine par kg. corporel.
b)   —   55 —   130   —   —   23   —   —
c) Femme de 41 —   87   —   —   22   —

Le besoin de substances albuminoïdes est plus grand pour *b*) et *c*) que pour *a*).

En ce qui concerne le besoin de matières albuminoïdes, on peut rencontrer des différences encore plus grandes que celles citées plus haut.

Quant à la quantité de graisses nécessaires, on rencontre aussi des différences assez grandes d'une personne à une autre.

Voici le tableau des quantités maxima d'aliments ingérées par *a*) *b*) et *c*) après deux journées d'alimentation insuffisante (de régime lacté).

	ALBUMINOÏDES	GRAISSES	HYDRATES DE CARBONE	TOTAL	CALORIES	CALORIES PAR kilogr. corporel.
	gr.	gr.	gr.	gr.		
a)......	175	206	633	1.014	4.940	65
b)......	156	83	656	895	4.000	72
c)......	116	89	538	743	3.417	83

Chez les tuberculeux, la guérison clinique coïncide avec une augmentation des besoins alimentaires. Voici un exemple :

Une jeune fille de 16 ans, très malade, présentait des besoins alimentaires faibles, représentés par les nombres suivants :

Albumine 60, graisse 30, hydrates de carbone 200. Soit en calories, 1.300 calories environ; et par kilogramme corporel, 34 calories (le poids de la malade était de 37 kilogrammes).

Après six mois, cette même personne, dont la santé s'était notablement améliorée, étant soumise au même régime que précédemment (auquel on avait ajouté 30 grammes environ de matière cérébrale grise), on trouve les chiffres suivants, pour les quantités de principes nutritifs contenus dans la ration journalière :

Albumine 95, graisse 72, hydrates de carbone 438. Soit en calories, 2.780 calories; et par kilogramme corporel 67 calories (le poids du corps étant de 41 kilogrammes).

On rencontre chez les tuberculeux, de même que chez l'homme sain, des différences (des caractéristiques personnelles) en ce qui concerne leurs besoins en matières albuminoïdes, graisses et hydrates de carbone.

II. — La quantité *d'azote* éliminée par les urines varie en général avec la quantité d'azote ingérée; seulement les oscillations de l'azote des urines ne sont pas aussi grandes que celles présentées par l'azote ingéré. Par exemple, si les quantités d'azote ingérées sont de 13 grammes (2 jours de régime lacté), 27 grammes et 23 grammes (4 jours de régime mixte), l'azote des urines présentera les variations suivantes : 16 à 17 grammes (régime lacté); 21 (ou 23) et 18 (régime mixte).

On dirait que l'organisme fait une sorte de compensation : l'azote des tissus perdu les jours d'alimentation azotée insuffisante, est remplacé par l'azote ingéré les jours d'alimentation azotée abondante.

Il en est de même, quand les quantités d'azote ingérées sont toujours faibles. Exemple : pour des variations de l'azote ingéré de 3 gr. 50 à 11 grammes, on trouve dans les urines 6 gr. 50 d'azote environ.

Il y a une quantité d'azote ingérée minima pour laquelle s'établit l'équilibre entre l'azote ingéré et l'azote excrété par les urines. Cette quantité représente le *besoin d'azote*. Nous l'avons trouvé égal à 18 gr. environ pour les hommes (de 55 à 76 kilogrammes) et de 11 pour une jeune fille de 41 kilogrammes. Ce besoin d'azote peut varier du simple au double, même chez des personnes ayant le même poids et le même âge.

III. — Le dosage de l'azote excrété le jour et la nuit peut donner quelques indications précieuses sur la vitesse d'absorption et d'élaboration des matières azotées. Ainsi, on voit que les variations de l'azote des urines du jour et des urines de la nuit ne se font pas de la même façon chez différentes personnes :

1° Il y a des cas où les quantités d'azote total contenues dans les urines du jour sont toujours supérieures (de 1 à 2 grammes environ) aux quantités d'azote contenues dans les urines de la nuit ;

2° On peut observer aussi une égalité presque parfaite entre l'azote du jour et de la nuit (cela surtout dans les cas où l'alimentation est très faible) ;

3° Avec le régime lacté, l'azote du jour semble être toujours supérieur à l'azote de nuit. La différence entre ces deux quantités peut être très grande (11 grammes le jour, et 6 grammes la nuit) ;

4° Quand le régime mixte est très riche en azote et particulièrement en azote provenant de la viande, la quantité d'azote excrétée la nuit est plus grande que celle excrétée le jour,

5° Après le régime lacté, le maximum de l'excrétion azotée a lieu dans la première nuit du régime mixte. Le retour à l'équilibre azoté se fait par oscillations la nuit, oscillations qui se font autour de la moyenne représentée par l'azote excrété le jour. Ces oscillations peuvent varier de 12 à 8 grammes, la moyenne des quantités d'azote excrétées le jour étant de 9 grammes.

IV. — L'azote de la viande ingérée représente, chez certaines personne le 1/3 de l'azote total des aliments, chez d'autres les 2/3. Ces proportions, nous ne les avons pas imposées dans nos observations ; elles sont choisies par le sujet soumis à l'étude. Il y a donc des hommes qui sont, par goût, de grands mangeurs de viande.

En faisant le dosage de *l'acide urique* de l'urine de ces hommes, nous n'avons pas trouvé que cet acide soit toujours plus abondant chez eux que chez les personnes mangeant peu de viande.

Voici quelques chiffres :

	Viande ingéré.	Acide urique.
a) Hommes 76 kilogs.	432 gr.	0,432 milligr.
b) — 55 —	352 —	0.795 —
c) Femmes 41 —	145 —	0,408 —

Ces chiffres montrent que le maximum de l'acide urique excrété ne correspond pas au maximum de viande ingérée, ni au maximum du poids du corps.

La quantité d'acide urique de provenance endogène présente aussi des variations individuelles, indépendantes du poids du corps. Ainsi, chez des hommes soumis au régime lacté, on observe les quantités suivantes d'acide urique excrété :

a) Homme de 76 kilg.	0,247 millig. d'acide urique.
b) — 55 —	0,321 — — —

La quantité d'acide urique excrété est plus grande chez (*b*) l'homme d'un poids plus faible. Chez cette même personne, on a observé aussi de grandes quantités d'acide urique pour des quantités pas très grandes de viandes ingérées.

Ce qui précède montre qu'il y a des différences personnelles pour la formation de l'acide urique et pour l'élaboration des corps puriques de la viande.

On observe souvent des périodes de grandes décharges uriques : il peut y avoir jusqu'à 1.339 milligrammes d'acide urique par jour.

Chez certaines personnes, la quantité d'acide urique excrétée et la densité de l'urine en acide urique (proportion d'acide pour 1.000 grammes d'urine), sont plus grandes le jour que la nuit ; chez d'autres, c'est l'inverse : l'excrétion d'acide urique est plus abondante la nuit.

V. — Les quantités de *chlorure de sodium* éliminées par les urines, pendant deux jours de régime lacté, sont égales (21 grammes le 1ᵉʳ jour ; 11 grammes le 2ᵉ jour), chez des hommes de poids différents (76 kilogrammes et 55 kilogrammes), et pour des quantités d'urine différentes (variant du simple au double).

Le minimum du chlorure de sodium de l'urine s'observe le
lendemain du régime lacté : il est de 12 grammes, par exemple et
il correspond à 24 grammes de chlorure de sodium ingéré.

En général, l'équilibre chloruré s'établit le troisième jour du
régime mixte, autour de 14 grammes, si les quantités de chlorure
de sodium ingérées ne présentent pas de trop grandes variations.
Dans ce cas, si, par exemple, le chlorure de sodium ingéré varie de
24 à 13 grammes, le chlorure de sodium de l'urine ne suit pas ces
variations : il reste supérieur au chlorure de sodium ingéré.

Ce qui précède montre combien il est important, dans les
analyses d'urines, de tenir compte de l'état dans lequel se trouvent les
tissus et de l'alimentation qui a précédé. Ce fait qui se manifeste
d'une façon si évidente pour le chlorure de sodium, est vrai pour
toutes les autres substances, quoiqu'il soit, pour elles, plus difficile
à déceler.

L'équilibre chloruré s'établit par oscillations après les périodes
d'abondante déchloruration des tissus. Ces oscillations sont d'autant
plus visibles qu'on examine séparément les courbes de chlorure de
sodium excrété le jour et la nuit. Ces courbes sont en quelque
sorte l'inverse l'une de l'autre : aux maxima de la courbe du jour
correspondent les minima de la courbe de la nuit. Le minimum de
l'excrétion de chlorure de sodium a lieu dans la journée du premier
jour de régime mixte (il est de 3 gr. 3 ou de 2 gr. 4). Le maximum
de l'excrétion a lieu dans la nuit du premier jour (il est de
10 grammes environ).

Pendant le régime lacté, la quantité de chlorure de sodium
excrétée le jour est toujours plus grande que celle excrétée la nuit.

VI. — Pour une même quantité de *phosphore* ingérée, on ne
trouve pas, chez différentes personnes, des quantités égales de
phosphore dans les urines. Ces variations du phosphore peuvent
aller du simple au double (2 gr. 14 à 4 gr. 33 P^2O^5 par exemple).

En général, les quantités de phosphore excrétées le jour sont
supérieures à celles excrétées la nuit.

Il en est de même en ce qui concerne le *soufre* des urines.

Pour une même quantité de *soufre* ingérée, on trouve, chez
certaines personnes, 1 gr. 85 ou 1 gr. 27 de soufre total dans les
urines, chez d'autres seulement 1 gr. 08 ou 0 gr. 73.

Les variations du soufre des sulfates sont plus grandes que celles du soufre total. Le soufre des sulfates représente environ la 1/2 ou les 3/4 du soufre total.

VII. — Voici quelques considérations relatives aux variations que présentent l'absorption, et l'élimination de *l'eau* et la teneur en eau de l'organisme.

Le premier jour de régime lacté, on observe de très grandes pertes du poids du corps : pour 2.500 grammes de lait ingéré, la perte du poids peut être de 1.210 grammes environ. Cette perte est due à l'augmentation considérable de l'excrétion d'eau par les reins ; la quantité d'eau éliminée par les reins peut dépasser le poids du lait ingéré. De par ce fait, les tissus perdent une quantité d'eau plus ou moins grande (elle peut être de 357 grammes quelquefois).

Le deuxième jour de régime lacté, les pertes de poids du corps sont moins grandes ; l'excrétion d'eau par les reins diminue, et il y a une rétention d'eau par les tissus (la quantité d'eau retenue par les tissus peut être de 973 grammes).

Avec le régime mixte, la quantité d'eau retenue par les tissus, pour une même quantité d'eau ingérée, varie d'une personne à l'autre : il y en a qui en retiennent beaucoup (jusqu'à 1.200 grammes environ) il y en a d'autres qui en retiennent moins (660 grammes seulement). Ces différences indiquent que l'organisme a besoin de quantités d'eau variables pour les autres voies d'élimination de l'eau (poumon et peau).

Le rein présente des puissances d'élimination pour l'eau variables d'une personne à l'autre. Ainsi, il y a des personnes dont le rein arrive à éliminer jusqu'à 2.000 grammes d'eau environ en 12 heures. Chez certaines personnes, la quantité d'eau excrétée la nuit est presque toujours supérieure à celle excrétée le jour.

En général, la quantité d'eau excrétée le jour par les reins (avec le régime mixte), est proportionnelle à la quantité d'eau ingérée. Chaque fois, on peut observer avec une faible quantité d'eau ingérée, une quantité très grande d'eau excrétée le jour, et cela sans que la quantité de sels ou de matières azotées à éliminer soit très grande. Il y a donc d'autres causes qui interviennent dans

ce cas (serait-ce à cause des variations de la pression sanguine provoquées par des excitations nerveuses?).

VIII. — Grâce aux pesées des sujets en observation, on arrive
à suivre les variations d'un élément important mais complexe, qui
ne peut être connu qu'à l'aide de la mesure des échanges respiratoires. Cet élément représente la somme des pertes et des apports
qui se font par le poumon et par la peau. Il est représenté par
l'équation suivante : oxygène — acide carbonique — eau $= R\,C$
($R\,C$ étant un signe conventionnel que nous adoptons pour la
commodité de notre exposé).

Cette quantité $R\,C$ est à peu près égale en moyenne à 1.500
grammes. Chez certaines personnes, elle est de 1.250 grammes, —
quel que soit le régime alimentaire suivi (alternance de régime
lacté et de régime mixte), cette quantité est remarquablement
constante. Dans certains cas, $R\,C$ est plus grand le jour (660
grammes) que la nuit (400 grammes); dans d'autres, $R\,C$ est
plus grand la nuit. En général, les variations de $R\,C$ sont plus
grandes le jour que la nuit. Quand la quantité d'eau ingérée est
très faible, $R\,C$ diminue; cette diminution se fait sentir surtout
sur $R\,C$ du jour; celui-ci par exemple devient égal à 303
grammes, au lieu de 660 grammes qu'il était avant.

IX. — Nous avons vu, dans ce qui précède, que l'élimination
de différentes substances ne se fait pas de la même façon le jour et
la nuit et qu'il y a des personnes chez lesquelles un grand nombre
d'excrétions sont plus abondantes la nuit que le jour. Ces différences
peuvent être attribuées soit à des différences dans la vitesse avec
laquelle se font l'absorption et l'élaboration des aliments ingérés,
soit à l'effet qu'exerceraient sur la nutrition les diverses radiations
qui existent le jour. Il doit y avoir là tout un champ d'études nouvelles à exploiter, et que, pour le moment, nous ne pouvons qu'indiquer. Cette question, comme bien d'autres. ne pourra être résolue
que grâce à l'étude simultanée de tous les échanges, respiratoires,
alimentaires et énergétiques.

M. Gustave Loisel,

(Directeur du laboratoire d'Embriologie générale et expérimentale
à l'École des Hautes-Études,
Préparateur à la Faculté des sciences de l'Université de Paris).

I. — *Recherches expérimentales sur l'influence du sexe mâle dans l'hérédité*. — Les expériences que nous avons entreprises dans notre laboratoire sur ce sujet et que nous avons exposées dans notre dernier rapport se sont poursuivies, au cours de l'année 1907, de la façon suivante :

DESIGNATION des MALES	DATE des PORTÉES	HYBRIDES						OBSERVATIONS
		NOIRS ♂	NOIRS ♀	GRIS ♂	GRIS ♀	BLANCS ♂	BLANCS ♀	
A — Femelle grise n° 8 (cage 17).								
Noir n° 7.	5 déc. 1906.	3	0	1	1	1	0	
Gris n° 10.	25 mars 1907.	0	0	1	3	1	2	
Noir n° 7.	18 juin —	1	1	1	0	0	0	
Gris n° 10.	28 août —	1	0	0	2	0	2	Le mâle noir est mort à la naissance.
B — Femelle grise n° 6 (cage 18).								
Gris n° 10.	10 déc. 1906.	0	0	3	4	0	1	
Noir n° 5.	25 mars 1907.	2	1	1	2	2	0	
Gris n° 10.	2 juillet —	0	0	1	5	2	1	Une des femelles grises a beaucoup de poils blancs sur la tête et au cou.
Noir n° 5.	6 déc. —	1	0	0	3	1	1	Le mâle noir a une large étoile frontale blanche, les 3 femelles grises ont le ventre et le tour du cou blancs.

DÉSIGNATION des MALES	DATE des PORTÉES	HYBRIDES						OBSERVATIONS
		NOIRS		GRIS		BLANCS		
		♂	♀	♂	♀	♂	♀	

C — Femelle grise n° 3.

DÉSIGNATION	DATE	♂	♀	♂	♀	♂	♀	OBSERVATIONS
Noir n° 4.	3o nov. 1906.	4	1	1	3	0	1	
Gris n° 10.	— —	»	»	»	»	»	»	Accouplée le 18 décembre mais non fécondée; elle fait pourtant son nid.
Gris n° 10.	— —	»	»	»	»	»	»	Accouplée le 13 février mais non fécondée; elle fait pourtant son nid le 4 mars.
Gris n° 10.	— —	»	»	»	»	»	»	Accouplée le 26 mars mais non fécondée; elle fait son nid le 13 avril.
Gris n° 10.	6 juin 1907.	1	1	0	0	0	0	Accouplée le 7 mai.
Noir n° 4.	— —	»	»	»	»	»	»	Accouplée le 8 juillet mais non fécondée.
Noir n° 5.	— —	»	»	»	»	»	»	Accouplée le 28 octobre mais non fécondée.
Noir n° 10.	— —	»	»	»	»	»	»	Accouplée le 3o novembre mais non fécondée.

Cette femelle qui maigrissait beaucoup depuis quelque temps, tout en conservant son appétit normal, est morte le 13 janvier 1907 ; l'autopsie n'a décélé rien autre chose qu'une grande maigreur.

II. — Expériences sur la formation d'hybrides de lièvre et de lapin.

Nous avons abordé, il y a trois ans, l'étude expérimentale de cette question encore si controversée en France et qui nous a paru être résolue par l'affirmative chez les éleveurs de Belgique. Nous l'avons abordée d'abord en essayant d'élever trois levrauts qui sont morts au bout de peu de temps dans notre laboratoire. Nous avons pensé mieux réussir avec l'aide de deux éleveurs de Normandie, mais aucun d'eux n'a été plus heureux que nous. Lorsque tout récemment M. Sauton, notre collègue à la Société d'Acclima-

tation, a pu nous envoyer quatre léporides obtenus dans les conditions suivantes :

En septembre 1905, un levraut mâle, de la race de France, gros
comme le poing, est pris dans un champ et élevé en captivité, nourri
de lait au moyen de la cuillère à café. Lorsqu'il se mit à manger
des herbes, on le plaça dans une caisse en bois de 1 mètre de long
sur o m. 5o de large et recouverte d'un panneau grillagé. Ce lièvre,
soigné toujours par la même personne devint très familier avec elle,
se laissant prendre sur les genoux et flatter sans bouger ; mais dès
qu'une personne étrangère approchait de sa cage il faisait des bonds
« à se tuer ».

En janvier, époque où les lièvres entrent en rut, de l'année 1907,
c'est-à-dire 15 à 16 mois après sa naissance, ce lièvre fut mis avec
une lapine de race belge dite léporide, âgée de 7 mois et n'ayant
pas encore été couverte. Il n'y eut aucune bataille entre les deux
individus, mais on ne les vit jamais s'accoupler, le lièvre se serrant
toujours dans un coin de sa loge quand on s'approchait pour
l'examiner. Au mois d'avril suivant, on s'aperçut que la lapine,
restée toujours en compagnie du lièvre était pleine, quand le 12 de
ce mois, on commença à s'apercevoir qu'elle battait et mordait son
compagnon et le 14 au matin, on trouva ce dernier couvert de sang
et mourant; la lapine l'avait entièrement castré. Quatre jours
après, le 18 avril, on présenta à la lapine un mâle de sa race pour
voir comment elle se comporterait avec lui, mais on n'eut que le
temps de le retirer pour lui éviter le même sort qu'au lièvre.

Le 12 mai, la lapine fait son nid comme une lapine ordinaire
et le 14 au soir, elle mettait au monde quatre petits très gros :
3 mâles et 1 femelle.

Deux jours après leur naissance, le 16, ces jeunes étaient couverts
de poils ; le 6e jour, le 20 mai, leurs yeux étaient ouverts alors
que les lapereaux ordinaires ne les ouvrent que le 15e jour et le
10e jour nos jeunes individus étaient sortis du nid et couraient dans
leur cage (les lapereaux ne sortent ordinairement que 2 à 3 semaines
au plus tôt après leur naissance). Le poids de ces quatre individus,
pesés 14 jours après leur naissance était respectivement de 230,
230, 250 et 250 grammes; quatre jours après, le 1er juin, ils
pesaient 300, 330, 340 et 350 grammes.

Ces individus ont été envoyés à mon laboratoire en janvier 1908, en compagnie de leur mère et d'un lapin belge de même âge. Nous devons dire que nous les avons trouvés ressemblant à peu près complètement comme forme et pelage à la mère. Si donc l'expérience a été bien conduite jusqu'ici, ce dont nous n'avons pas raison de douter jusqu'ici, il y aurait ici un bel exemple de mendeléisme, les hybrides présentant tous le caractère dominant de l'espèce lapin. Mais ce ne sera qu'en croisant nos lapins entre eux, c'est-à-dire au courant de cette année, que nous pourrons voir si réellement nous avons affaire ici à de véritables hybrides.

III. — *Expériences sur les chats anoures de l'île de Man, sur les chats anoures de Russie et sur les chats de France ordinaires.*

Nos recherches expérimentales entreprises pour rechercher l'origine de la race de chats anoures et pour étudier le mode de transmission du caractère anoure de l'hérédité ont porté jusqu'à maintenant sur 25 individus se répartissant dans les accouplements suivants :

Tableau

a) *Descendance d'une chatte (n°1) anoure prise dans l'île de Man.*

DATES DE L'ACCOUPLEMENT	DÉSIGNATION DES MALES	DATES DE LA PARTURITION	DESCENDANCE	OBSERVATIONS
30 mai 1906.... 1er juin 1906....	Chat ordinaire anglais (?)	1906.....	♀ anoure (n°2)	Pelage de la mère; morte de cause inconnue.
			♂ à queue (n°3)	Pelage de la mère.
			♀ idem. (n°4)	idem.
			♂ idem. (n°5)	Jaune et blanc.
	Chat anoure russe (n°6) de couleur blanche; borgne et sourd de naissance.........	7 août 1906.....	à queue (n°7)	Blanc, monstrueux mort-né.
			anoure (n°8)	Blanc, monstrueux mort-né.
			anoure (n°9)	Blanc et noir, ayant vécu quelques jours.
29 et 30 décembre 1907.	Même chat....	Non fécondée.....		

b) — *Descendance d'un chat (n°6) anoure, borgne et sourd d'origine russe.*

DATES DE L'ACCOUPLEMENT	DÉSIGNATION DES FEMELLES	DESCENDANCE	OBSERVATIONS
? avril 1906	Chatte ordinaire (n° 10; blanc et jaune)	2 petits à longue queue (n°ˢ 11 et 12)	Non étudiés mais normaux et ayant vécu.
30 mai 1906	Chatte anoure n° 1;	à queue (n° 7)	Blanc monstrueux, mort-né.
		anoure (n° 8)	idem.
		anoure (n° 9)	Blanc et noir, ayant vécu quelques jours.
juin 1906	Chatte ordinaire toute noire (n° 13)	♂ anoure (n° 14)	Entièrement noir, mort âgé de 4 mois.
		♂+♀ à queue (15)	Noir et bandes grises.
		♂+♀ à queue (16)	Tout blanc.
		♀ anoure (17)	Noir et bandes grises.
		♀ anoure (18)	Toute noire avec étoile frontale blanche.
décembre 1907	Chatte anoure n° 1	....	Pas de fécondation.
janvier 1907	Chatte ordinaire n° 20	♂ femelle à courte queue(n°22)	Pelage du père, sacrifié le 21 mars 1908.
		♂+♀ à queue normale (n° 23)	Pelage de la mère.
		♀ tronçon de queue (n° 24)	— du père.
		♂ idem (n° 25)	— de la mère double anophtalmie.

IV. — *Recherches sur la nature des sexes.* — *Etude comparative du poids des organes, dans les sexes mâle et femelle.*

Nous avons commencé depuis deux ans, dans notre laboratoire, des travaux de recherches sur les différences organiques qui peuvent exister entre les deux sexes. Ces recherches nouvelles ont pour point de départ un premier travail fait sur l'espèce humaine dont nous avons présenté le résumé dans une note à la Société de Biologie, dans sa séance du 31 octobre 1903, sous les titres :

1° Croissance comparée en poids et en longueur des fœtus mâle et femelle dans l'espèce humaine ;

2° Activité de croissance comparée dans les fœtus mâle et femelle de l'espèce humaine.

Les conclusions de cette note étaient les suivantes :

« En résumé, dans la période de la vie fœtale qui s'étend du troisième au sixième mois, la croissance des organes marche par poussées successives qui vont en diminuant d'intensité au fur et à mesure que l'organisation se complique. D'un autre côté la *somme* des activités de croissance des organes est plus grande chez le mâle que chez la femelle. Or, comme nous avons vu que, dans la même période, le poids relatif de tous les organes de la vie de relation était plus grand chez les fœtus femelles que chez les fœtus mâles, il faut en conclure que cette suractivité ne conduit pas, pour l'organisme mâle, à un bénéfice réel, du moins si on le compare avec le sexe femelle en voie de développement.

« Cette idée concorde du reste avec les données de la physiologie comparée qui nous montrent constamment, dans la série animale tout entière, que les organismes femelles possèdent une plus grande vitalité que les organismes mâles.

« Si, d'un autre côté, nous nous rappelons le fait que nous avons montré du plus grand développement des reins, des capsules surrénales et du foie dans le sexe femelle, on doit admettre, il nous semble, que la suractivité propre au sexe mâle est due à la présence de substances stimulantes en excès, de l'ordre des substances excrétrices ; ces stimulines seraient formées en plus grand nombre, ou moins bien détruites, ou encore plus mal rejetées, dans le sexe mâle que dans le sexe femelle. »

LAPINS (1)

SEXE	LONGUEUR (2) cm.	POIDS TOTAL gr.	POIDS DE L'ESTOMAC, foie rate et intestins gr.	POIDS DU FOIE gr.	POIDS DES REINS gr.	POIDS DE LA RATE gr.	OBSERVATIONS

a) Portée de 8 lapins pris au moment même de leur naissance sans avoir tété, le 17 juin 1906.

SEXE	LONGUEUR cm.	POIDS TOTAL gr.	POIDS ESTOMAC gr.	POIDS DU FOIE gr.	POIDS REINS gr.	POIDS RATE gr.	OBSERVATIONS
♂	9	38,70	»	3,01	0,25	»	
♂♂	9	50,24	8,51	4,40	0,37	»	
♀♀	9	47	7,50	3,75	0,37	»	
♀♀	9	43,30	»	3,64	0,32	»	
♀♀	7,50	30,74	5,30	2,35	0,24	»	
♀♀	9,30	43,65	7,38	3,50	0,34	»	
♀♀	9	42,80	7,20	4,15	0,31	»	
♀	10	41,60	7,40	3,85	0,34	»	

b) Portée de 7 lapins pris quelques jours après la naissance.

SEXE	LONGUEUR cm.	POIDS TOTAL gr.	POIDS ESTOMAC gr.	POIDS DU FOIE gr.	POIDS REINS gr.	POIDS RATE gr.	OBSERVATIONS
♂	11,50	53,90	»	3,26	0,46	»	Race ordinaire.
♂♂	11,50	68,25	»	6,03	0,53	»	—
♀♀	12	49,50	»	3,15	0,50	»	Race russe.
♀♀	11,50	57,20	»	4,25	0,45	»	—
♀♀	13	66,90	»	5,10	0,61	»	Race ordinaire.
♀♀	12	53,95	»	4,10	0,49	»	—
♀	10	45,95	»	3,00	0,33	»	—

c) Portée de 7 lapins âgés de 52 jours.

SEXE	LONGUEUR cm.	POIDS TOTAL gr.	POIDS ESTOMAC gr.	POIDS DU FOIE gr.	POIDS REINS gr.	POIDS RATE gr.	OBSERVATIONS
♂	30	730	»	29,40	8,28	0,50	
♀♀	31	992	»	42,40	8,42	0,73	
♀♀	31	667	»	18,80	6,85	0,32	Malade.
♀♀	32	875	»	35,70	8,40	0,48	
♀♀	31	755	»	29,95	7,50	0,60	
♀♀	29	655	»	41,90	7,46	0,42	
♀	29	767	»	41,89	8,08	0,54	

Portée de 4 lapins âgés de 53 jours.

SEXE	LONGUEUR cm.	POIDS TOTAL gr.	POIDS ESTOMAC gr.	POIDS DU FOIE gr.	POIDS REINS gr.	POIDS RATE gr.	OBSERVATIONS
♂	35	1107	»	41,20	9,20	0,74	
♀♀	35	1090	»	42,78	9,85	0,52	
♀	33	1110	»	43,05	9,42	0,74	

(1) Hybrides de 2ᵉ génération de russes et de gris ordinaires. Les animaux sont tous sacrifiés de la même façon (chloroforme); pourtant dans l'enlèvement du foie pour pesées les veines hépatiques laissant couler plus ou moins de sang.
(2) Prise de l'extrémité du museau au coccyx.

COBAYES

SEXE	LONGUEUR TOTALE	POIDS TOTAL	POIDS DE LA RATE	POIDS DES REINS	POIDS DU FOIE	OBSERVATIONS
	cm.	gr.	gr.	gr.	gr.	
a) *Portée de 5 cobayes âgés de 39 jours :*						
♂	19	252	0,42	2,77	11,60	
♀	19	254	0,40	2,96	14,54	
♀	20	257	0,52	2,25	12,20	
♀	21	326	0,47	3,60	17,80	
♀	21	305	0,50	3,62	18,44	
b) *Portée de 6 cobayes âgés de 6 jours.*						
♂	12	65.60	0,10	0,76	2,59	
♀	13	84,60	0,14	0,86	3,62	
♀	13,5	70	0.12	0,86	3,08	
♀	13	67	0,10	0,80	3,03	
♀	14	81	0,13	0,90	3,54	
♀	14	82	0,10	0,90	3,81	
c) *Cobayes âgés de 4 et 5 mois.*						
♂	27	470	1.03	4,66	22.54	
♂	27	536	0.75	5,20	25.31	
♂	30	611	0.85	5,60	26.02	
♂	24	355	0.45	3,74	18,40	
♀	24	445	1,40	4,55	22,16	
♀	25	382	0,66	4,20	20,84	

(1) Longueur prise de l'extrémité du museau, tête étendue.

RATS. — *Portée de 4 surmulots mâles âgés de 2 à 3 mois (1).*

LONGUEUR DE LA pointe du museau à la racine caudale.	LONGUEUR DE LA QUEUE	POIDS TOTAL	POIDS DU FOIE	POIDS DES REINS	POIDS DE LA RATE
cm.	cm.	gr.	gr.	gr.	gr.
13,50	10,8	76,20	0,72	4,08	0,28
14,50	10,5	77,25	0,90	4,28	0,68
15,00	11	85,80	0,92	4,90	0,40
13,50	11	75,80	0,84	4,00	0,30

(1) Ces rats qui étaient tous mâles et avaient les testicules descendus dans les bourses, ont été sacrifiés par strangulation.

CHATS. — *Portée de 4 chats pris dans la matrice.*

SEXE	LONGUEUR TOTALE	POIDS TOTAL	ESTOMAC INTESTIN, FOIE, RATE	POIDS DU FOIE	POIDS DES REINS	POIDS DU THYMUS	OBSERVATIONS
	cm.	gr.	gr.	gr.	gr.	gr.	gr.
♂	10	55,15	7,90	8,85	0,45	0,21	Rein et testicule gauches, gros, congestionnés et noirs.
♂	10,50	58,90	8,20	4,65	0,73	0,30	Même observation. Aussi le rein droit pèse 0,28 et le rein gauche 0,45.
♀	11	63,50	10	4,90	1,05	0,32	»
♀	10,50	50,85	6,20	2,90	0,75	0,24	Même observation pour les reins seulement, mais avec différence moins grande que chez les deux mâles.

M. Lortet,

(Doyen honoraire de la Faculté mixte de médecine et de pharmacie
de l'Université de Lyon).

Atténuation de la tuberculose expérimentale par la lumière.

L'année dernière, à Assouan, où la lumière est d'une intensité sans pareille, j'ai pu démontrer par des expériences fréquemment renouvelées et longtemps suivies, depuis le mois de novembre 1906, jusqu'en mai 1907, qu'il était possible de créer des races de bacilles tuberculeux, très atténuées quant à leur virulence, grâce à une exposition plus ou moins prolongée dans des tubes de cristal soumis à l'action de la lumière diffuse. J'ai dit que ces tubes renfermant ces cultures très virulentes, étaient exposés, non aux rayons solaires, mais au contraire placés à l'ombre, au nord, soumis seulement à l'influence des rayons célestes toujours si intenses dans la haute Égypte, et renfermant certainement des radiations dont la véritable nature nous est probablement inconnue.

D'après mes expériences faites l'année dernière, j'ai pu constater que les cultures virulentes renfermées dans des tubes bleus, jaunes ou violets, après une exposition suffisamment prolongée aux radiations célestes, pouvaient être innoculées même aux cobayes sans produire de processus tuberculeux.

J'ai donc pensé que, par ce produit, il serait peut-être possible de créer des races suffisamment atténuées, et dont l'inoculation pourrait remplir le rôle d'une véritable vaccination contre l'infection tuberculeuse expérimentale. C'est en effet ce que nos expériences de cette année semblent démontrer de la façon la plus positive.

En mai 1907, j'inocule sous la peau, dans la région inguinale, cinq veaux d'une quinzaine de jours environ, avec de fortes doses d'une culture de tuberculose humaine, atténuée, par une exposition de trois jours, pendant six heures, aux radiations célestes et renfermée dans des tubes violets.

Deux jours après cette inoculation vaccinale, trois animaux reçoivent avec une seringue Pravaz, dans le creux de l'aisselle de l'autre côté une forte dose de culture virulente non atténuée par la lumière. Deux témoins ne sont pas soumis à cette seconde inoculation.

Ces cinq veaux sont soigneusement marqués au fer rouge et sont laissés en pension chez un riche fellah des environs de Luxor qui me promet d'en prendre soin. Cette année en 1907, lorsque je reviens à Luxor, ma première préoccupation a été d'examiner avec soin les animaux mis en expérience.

A première vue, il est facile de reconnaître les témoins inoculés avec la culture virulente, faite sans inoculation vaccinale. Ces animaux sont plus maigres que les autres, et l'état de leur robe indique qu'ils sont en mauvais état. A l'autopsie, le premier des deux veaux présente dans les poumons des lésions non douteuses, ainsi que des foyers dans les ganglions mésentériques. Le second ne montre presque rien aux poumons, mais porte de très grands foyers caseux dans les ganglions du mésentère. Ces deux animaux sont donc atteints par une tuberculose expérimentale grave.

Quelques jours plus tard, je fais l'autopsie des trois animaux vaccinés avant l'inoculation virulente. Chez le premier j'ai trouvé un petit nodule de nature douteuse dans le poumon droit, mais absolument rien dans les ganglions. Les deux autres animaux autopsiés avec le plus grand soin ne montrent aucun processus tuberculeux.

Cette première expérience me paraît donc avoir une certaine valeur car elle permet d'admettre que la vaccination préventive avec des cultures atténuées par la lumière, a joué un rôle important qui mérite d'être suivi avec soin.

C'est dans ce but, que je suis parvenu, après bien des efforts infructueux, à créer chez le fellah copte dont j'ai parlé plus haut, une véritable écurie laboratoire où j'ai pu placer ces jours-ci un certain nombre de veaux inoculés de différentes manières et avec des cultures atténuées par les rayons lumineux agissant de différentes manières. Je pourrai donc en 1908, en novembre, faire connaître les résultats probablement intéressants qui me seront donnés par une série plus grande d'animaux mis en expérience.

J'ai déjà dit, l'année dernière, que les cobayes que l'on peut se procurer au Caire sont d'une race tout à fait spéciale. Ils sont

grands, forts, couverts de très longs poils, rudes, d'un brun noirâtre, et sont infiniment plus résistants aux inoculations virulentes
que la race dégénérée et abâtardie qui nous sert dans nos laboratoires européens.

Avec la solution tuberculeuse atténuée par les radiations lumineuses, j'ai pu vacciner préventivement huit animaux de cette
espèce, tandis que quatre témoins ont reçu dans le pli de l'aine la
solution virulente non atténuée. Ces quatre témoins, au dire de
mon fellah sont morts après un mois ou un mois et demi, au
printemps passé, en présentant des abcès dans la région inguinale.

Sur les huits cobayes vaccinés préventivement, quatre se sont
échappés de l'écurie sans qu'on ait pu en retrouver les traces. Les
quatre derniers, très bien portants en novembre 1907, et dont j'ai
pu faire l'autopsie, n'ont montré aucune trace d'une lésion tuberculeuse quelconque.

Cette expérience que je renouvelle ces jours-ci sur une très
grande échelle, a une importance qu'on ne saurait méconnaître,
quoique cette race de cobayes bruns présente toujours, ainsi que
je l'ai dit, une très grande résistance, et après une infection expérimentale, une survie infiniment plus longue que nos cobayes
d'Europe.

Quoiqu'il en soit, et d'après d'autres expériences de différentes
natures, il me semble résulter, avec évidence, que les radiations
non solaires, mais purement célestes, peuvent agir sur les cultures
virulentes d'une façon spéciale.

C'est ce qui semble résulter des expériences qui sont en cours,
et des nombreux examens microscopiques des cultures qu'il nous
a été possible de faire cette année, dans de très mauvaises conditions, mais qui seront peut-être plus faciles en automne.

M. le Dr Marie,

(Médecin des asiles de la Seine, directeur d'un laboratoire à l'Ecole
des Hautes Études).

LA RÉACTION DES ANTICORPS SYPHILITIQUES DANS LA PARALYSIE

GÉNÉRALE ET LE TABES

MM. Wassermann et Plaut ont récemment appliqué la méthode
de Bordet et Gengou à la recherche des anticorps syphilitiques
dans le liquide céphalo-rachidien des paralytiques généraux.

Cette méthode a permis à Neisser, Wassermann et Bruck de
déceler les anticorps et les antigènes de la syphilis (produits
dérivés des spirochètes de Schaudinn) dans les liquides et les tissus
des malades syphilitiques, ainsi que des singes syphilisés.

Le principe de cette méthode est le suivant :

A. — On forme un système composé de : 1° complément de
cobaye (cysase); 2° un ambocepteur spécifique; 3° hématies.

B. — A ce composé on ajoute un mélange d'anticorps et
d'antigène.

On empêche ainsi l'hémolyse qui s'opérerait normalement à
défaut de ce mélange.

Par ce procédé et en prenant comme antigène l'extrait de foie
et de rate de fœtus hérédo-syphilitiques, Wassermann et Plaut
ont pu déceler les anticorps syphilitiques spécifiques dans 32 sur
41 liquides céphalo-rachidiens de paralysie générale.

Nous avons appliqué la réaction de Wassermann et Plaut à
l'étude du liquide céphalo-rachidien chez 67 malades de notre
service et nous avons fait un nombre de réactions supérieur à ce
chiffre. En effet, dans plus d'un cas, nous avons examiné la teneur
de ce liquide en anticorps à plusieurs reprises chez un même
malade. Voici les résultats fournis par nos recherches :

I. — *Paralysie générale.*

Le nombre total des paralytiques a été de 39. Nous nous sommes efforcés de soumettre à notre examen les cas les plus variés comme forme de la maladie, comme gravité des symptômes, comme allure d'évolution, etc., et si, dans la grande majorité de nos recherches, nous nous sommes adressés à des paralytiques généraux types, nous avons eu soin également d'examiner des individus dont le diagnostic de paralysie générale était douteux, les symptômes étant relativement peu accusés. Ceci étant nécessaire, vu que nous désirions nous faire une opinion de la valeur de · la méthode au point de vue des services qu'elle pourrait rendre au diagnostic précoce de l'affection paralytique.

Parmi ces 39 cas, 29 ont donné une réaction positive, ce qui fournit un pourcentage de 73 p. 100. Ce pourcentage est inférieur à celui de Wassermann et Plaut 88 p. 100. D'après nous, cette différence s'explique par le fait que nous avons soumis à notre examen les types les plus variés de paralysie générale, des formes légères comme des formes très avancées. Or, si dans ces formes avancées la réaction est presque constamment positive, elle est le plus souvent négative chez les paralytiques pris au début de l'évolution de l'affection (voir plus loin).

Le tableau I (p. 283 et suiv.) résume les données concernant nos recherches sur la paralysie générale. Nous avons eu soin d'indiquer dans ce tableau les caractères les plus saillants de la maladie et de classer nos observations en trois catégories. Voici quels ont été les critériums ayant servi à cette classification :

Presque tous nos malades présentaient la triade des symptômes caractéristiques de la paralysie générale, à savoir l'inégalité pupillaire, l'embarras de la parole et la démence amnésique. Ont été rangés dans la première catégorie :

a) Des cas atypiques, passibles de diagnostic de pseudo-paralysie générale ;

b) Des paralytiques généraux avérés, mais dont la maladie évoluait lentement, présentant des rémissions suivies de rechutes

TABLEAU I. — Paralysie générale.

NUMÉROS	AGE	DATE D'ENTRÉE	INDICATIONS sur la syphilis	RÉSULTAT de la réaction	OBSERVATIONS
			Première période.		
1	35	juillet 1906.	Accidents vénériens il y a huit ans.	Zéro	État stationnaire.
2	38	sept. —	Nie la syphilis.	+++	
3	53	avril —	Nie la syphilis.	Zéro	Forme à évolution lente (2 entrées, la 1re en 1902).
4	40	janv. 1903.	Nie la syphilis.	Zéro	Forme à évolution lente.
5	28	nov. 1902.	Syphilis en 1892.	Zéro +++	Le liquide d'une seconde ponction faite 23 jours plus tard a donné une réaction positive.
6	40	déc. 1905.	Nie la syphilis.	Zéro +	Alcoolique. A une seconde ponction faite 34 jours après réaction positive faible.
7	41	oct. 1903.	Nie la syphilis.	Zéro	Forme à rechutes.
8	35	»		Zéro	Pas d'antécédents connus.
9	39	oct. 1903.		Zéro	Pas d'antécédents connus, forme lente.
10	32	— 1906.	Syphilis en 1893.	Zéro	Forme à rémissive.

TABLEAU I. — Paralysie générale (Suite.)

NUMÉROS	ÂGE	DATE D'ENTRÉE	INDICATIONS sur la SYPHILIS	RÉSULTAT de la réaction	OBSERVATIONS
			Deuxième période.		
11	43	août 1905.	Syphilis en 1898.	·÷·	Sa femme a actuellement des accidents syphilitiques.
12	45	juin —	Syphilis il y a vingt ans.	·÷· ·÷· ·÷· ·÷·	Évolué de la 1ᵉ à la 2ᵉ période.
13	34	janv. 1906.	?	÷ ·÷· ÷ +	
14	38	— —	?	·÷· ·÷· + +	Demi-rémission.
15	33	oct. 1900.	Nie la syphilis.	Zéro	Stationnaire.
16	40	juillet 1906.	Syphilis il y a dix-huit ans.	·+·	
17	46	sept. —	Syphilis douteuse.	+ + + ·+·	
18	51	juin —	?	Zéro	
19	48	août 1904.	Pas d'indications.	·÷· — ·+·	
			Troisième période.		
20	46	janv. 1906.	Syphilis il y a vingt ans.	·÷· ·÷· ·+·	
21	47	juillet —	Syphilis douteuse.	·÷·	
22	66	nov. 1905.	Syphilis ancienne.	·÷· ·÷·	
23	45	août 1903.	Syphilis ancienne.	·+· ·+·	
24	36	sept. 1906.		·÷·	Pas d'antécédents connus.
25	35	mai 1904.	Syphilis ancienne.	·+· ·+·	
26	33	juillet 1905.	Syphilis il y a seize ans.	·÷·	Forme dépression.

TABLEAU I. — Paralysie générale (Suite.)

NUMÉROS	AGE	DATE D'ENTRÉE	INDICATIONS sur la SYPHILIS	RÉSULTAT de la RÉACTION	OBSERVATIONS
			Troisième période. (Suite.)		
27	34	nov. 1906.	Syphilis il y a seize ans.	+ +	Décédé depuis.
28	38	avril —	Syphilis il y a vingt-trois ans.	+ +	
29	39	nov. —	Syphilis il y a vingt-et un ans.	+ + + +	Commence à entrer dans la troisième période.
30	34	déc. —		+ + +	Pas d'indications sur la syphilis.
31	50	mai —		+ + + +	Sa femme lui aurait communiqué affection vénérienne. Décédé depuis.
82	38	janv. —	Syphilis il y a vingt ans.	+ + + +	
33	39	janv. —	Syphilis probable.	+ + + +	Décédé depuis.
34	44	oct. 1905.		+ + +	Pas d'indications sur la syphilis.
35	27	oct. 1906.	Maladie vénérienne au régiment.	Zéro	Démence paralytique type. Décédé depuis.
36	41	janv. —		+ + + +	Pas d'indications sur la syphilis. Décédé depuis.
37	55	déc. —	Nie la syphilis.	+ + + +	
38	37	janv. 1907.	Syphilis il y a quinze ans.	+ + + +	
39	42	août 1906.	Nie la syphilis.	+ + + +	

(forme en cascade). Plusieurs de ces malades avaient quitté l'asile, pour y revenir quelques temps après.

De la seconde catégorie font partie des paralytiques généraux très avancés, pour la plupart gâteux et alités. Certains de ces malades ont d'ailleurs succombé depuis le commencement de nos recherches qui remontent déjà à plusieurs mois.

L'analyse des données résumées dans le tableau permet quelques réflexions, dont voici les principales :

a) Si l'on fait le pourcentage des cas ayant donné une réaction positive, dans chacune des trois catégories qui viennent d'être définies, prise à part, on obtient les chiffres suivants :

I⁰ catégorie : 10 cas, dont un positif = 10 p. 100.

II⁰ catégorie : 9 cas, dont sept positifs = 77 p. 100.

III⁰ catégorie : 20 cas, dont dix-neuf positifs = 95 p. 100.

Ces chiffres sont des plus expressifs. Ils prouvent l'existence d'une relation intime entre la fréquence des résultats positifs fournis par la réaction de Bordet et Gengou et l'état avancé de la paralysie générale. Or, comme dans le dispositif expérimental imaginé par Wassermann et Plaut, cette réaction est un indice de la présence d'anticorps syphilitiques dans le liquide céphalo-rachidien, cela revient à dire que ces anticorps s'accumulent dans le liquide cérébro-spinal au fur et à mesure que le processus morbide de la paralysie générale avance et que s'aggravent les altérations encéphalo-méningées qui forment le substratum matériel de ce processus. La preuve de l'existence d'un lien de causalité entre les deux facteurs qui viennent d'être cités, réside dans le fait que dans plus d'un cas l'examen du liquide céphalo-rachidien, fait à deux reprises et à un intervalle de quelques semaines chez le même individu, nous a montré l'existence d'un accroissement dans la richesse de ce liquide en principes actifs. Or, l'observation clinique montrait une aggravation du syndrome paralytique chez ces individus.

b) L'examen du même tableau permet de préciser jusqu'à quel point la présence dans le liquide céphalo-rachidien de substances capables d'empêcher l'hémolyse est en rapport avec les *antécédents syphitiques* des paralytiques généraux. Dès l'abord, il faut reconnaître que l'enquête clinique est assez souvent impuissante à nous renseigner d'une façon exacte sur ces antécédents, étant donné l'état mental des paralytiques généraux. Aussi avons-nous eu soin de ne consacrer dans le tableau que des données qui méritaient quelque confiance, étant corroborée d'une part par des renseignements précis fournis par le malade lui-même, d'autre part par les témoignages de sa famille.

Parmi les 39 paralytiques examinés par nous, vingt étaient sûrement ou très problablement syphilitiques, leur syphilis remontait à 8, 15 et même 23 ans en arrière. Si l'on calcule le pourcentage des réactions positives chez ces vingt paralytiques généraux syphilitiques, on le trouve égal à 80 p. 100. Cela montre de la façon la plus nette que la syphilis doit être considérée au moins comme une des causes qui provoquent chez les paralytiques généraux l'apparition de substances empêchantes dans le liquide cérébro-spinal. Cette conclusion est d'autant plus justifiée que, si on fait le pourcentage des cas ayant donné une réaction positive chez les paralytiques généraux qui nient avoir eu une affection vénérienne quelconque, on le trouve égal à 36 p. 100, c'est-à-dire sensiblement inférieur à celui fourni par les malades ayant des antécédents spécifiques. D'ailleurs, le fait que dans quelques observations (n⁰ˢ 2, 37 et 39), la recherche des anticorps dans le liquide céphalo-rachidien a donné des résultats positifs, quoique les malades aient formellement nié la syphilis, ne saurait être invoqué comme un argument contre ce que nous venons de dire. En effet, cette syphilis niée, peut n'être qu'une syphilis ignorée, ou oubliée par des malades atteints d'amnésie démentielle.

c) Parallèlement à la recherche de la réaction de Bordet et Gengou, nous avons examiné le liquide céphalo-rachidien de certains de nos malades au point de vue de sa richesse (albumo-diagnostic). Le cyto-diagnostic nous a montré l'absence de tout rapport constant entre la présence de lymphocytes dans ce liquide et de sa teneur en principes capables d'empêcher l'hémolyse. Il a été fréquent de rencontrer des liquides donnant une forte séro-réaction et qui cependant ne contenaient que peu ou pas d'éléments cellulaires, Par contre, et quoique le nombre de nos observations soit encore restreint, nous pouvons affirmer l'existence d'un parallélisme frappant entre les données fournies par la séro-réaction et celle de l'albumo-diagnostic.

II. — *Tabes et tabo-paralysie.*

Le nombre des tabétiques purs, non paralytiques généraux, observés par nous, a été restreint et il en fut presque de même de celui des malades atteints à la fois de tabes et de paralysie générale. Nous résumons dans le tableau II (p. 289) le résultat de l'examen du liquide céphalo-rachidien dans ces neuf cas de tabes pur ou associé.

Ce tableau montre que le pourcentage des réactions positives dans le tabes pur ou associé est inférieur à celui de la paralysie générale, puisqu'il n'atteint que le chiffre de 66 p. 100 au lieu de 73 p. 100.

Il semble être plus petit encore, si on s'adresse exclusivement aux cas de tabes non combiné à la paralysie générale (50 p. 100 au lieu de 80 p. 100). Mais le nombre de nos observations est trop insuffisant pour permettre de formuler une conclusion définitive au sujet de la fréquence des anticorps spécifiques dans le liquide céphalo-rachidien des tabétiques. Tout ce que l'on peut dire, c'est que ces anticorps existent réellement et que cela fournit un argument de plus en faveur du lien intime qui relie le tabes à la maladie de Bayle.

III. — *Cas témoins.*

Nos cas témoins ont été choisis parmi les mélancoliques, les idiots, les déments alcooliques ou traumatiques de notre service. Il sont au nombre de 17, et se trouvent résumé dans le tableau III, (p. 290.)

Ce tableau nous dispense de tout commentaire. La séro-réaction du liquide céphalo-rachichien provenant de ces 17 cas témoins nous a fourni un résultat négatif.

TABLEAU II. — *Tabes et tabo-paralysie.*

NUMÉROS	NOM DU malade.	AGE	DIAGNOSTIC	DATE DE l'entrée.	INDICATIONS SUR a syphilis.	RÉSULTAT DE la réaction.	OBSERVATIONS
1	Bi........	48	Tabo-paralysie..	octobre 1906.	Syphilis douteuse..	+++	Décédé depuis. Pas d'indications sur la syphilis.
2	Imb........	46	..	novembre 1906.	.....	++	
3	Val........	43	—	décembre 1906.	Nie la syphilis	++ ++	Décédé depuis. Pas d'indications sur la syphilis. Paralysie générale à début tabétique.
4	Depl........	47	—	juillet 1906....	.....	Zéro.....	
5	Coif........	70	—	octobre 1906.	Nie la syphilis.....	++	Paralysie générale à début tabétique. Décédé depuis.
6	Guer........	43	Tabes.........	décembre 1905.	.....	++	Tabes avec affaiblissement intellectuel.
7	Gauch.......	45	—	août 1906.....	Syphilis ancienne...	Zéro........	Tabes avec affaiblissement intellectuel.
8	Fou........	55	—	juillet 1906....	Syphilis il y a 18 ans.	Zéro (+ +).	Tabe démentiel. Réaction légèrement positive à une 2e ponction.
9	Liar........	62	—	janvier 1906...	—	Zéro........	Tabes avec affaiblissement intellectuel.

TABLEAU III. — *Cas témoins.*

NUMÉROS	NOM DU malade.	DIAGNOSTIC	INDICATIONS SUR la syphilis.	RÉSULTAT DE la réaction.
1	Rom.......	Mélancolie..........	»	Zéro.
2	Roch.......	Démence épileptique...	»	»
3	Ca........	Épileptique..........	»	»
4	Mar........	Maladie de Little......	»	»
5	Ger........	Démence traumatique..	»	»
6	Lem	Idiotie..............	»	»
7	Dup	Saturnin Hémiplégie ..	»	»
8	Sauble	— Alcoolique...	»	»
9	Ol.......	Persécuté............	Syphilitique.	»
10	Math.......	Démence précoce.....	—	»
11	Bl.........	Imbécile.............	»	»
12	Fran	Démence précoce......	»	»
13	West.......	Idiotie..............	»	»
14	Bouch......	Épilepsie............	»	»
15	Fur........	Démence précoce......	»	»
16	Liz	-- —	»	»
17	Charb......	— traumatique...	»	»

Les constatations que nous venons de résumer dans ce qui précède nous permettent de synthétiser de la façon suivante les indications fournies par l'étude du liquide céphalo-rachidien des paralytiques généraux et des tabétiques à l'aide de la méthode proposée par Wassermann et Plaut:

Il faut tout d'abord reconnaître que du moins pour ce qui concerne la paralysie générale, la proportion des réactions positives est suffisamment élevée pour pouvoir considérer l'apparition de substances spécifiques dans le liquide céphalo-rachidien comme un phénomène presque constant.

La question est de savoir si la méthode appliquée par Wassermann et Plaut peut servir à faciliter le diagnostic de la paralysie générale dans le cas où la clinique n'a pas à sa disposition des données suffisantes pour affirmer avec certitude ce diagnostic. Notre étude nous autorise à répondre négativement à cette question. En effet, nous venons de voir que précisément, lorsque le clinicien se trouve embarrassé pour formuler un diagnostic sûr, la méthode des anticorps donne des résultats négatifs ou peu certains, et ce n'est que dans la paralysie générale, confirmée et même avancée, que ces résultats deviennent franchement affirmatifs. D'ailleurs, quand même la recherche des anticorps dans le liquide cérébro-spinal donnerait des indications pouvant guider le clinicien dans les circonstances embarrassantes, elle ne saurait encore servir couramment dans la pratique journalière. Le maniement de la méthode est des plus délicats et exige un certain nombre de dosages préliminaires assez minutieux. Bien entendu, cela n'enlève nullement aux constatations de Wassermann et Plaut leur intérêt théorique.

Ainsi, un des problèmes qui se posent à l'esprit est celui des conditions qui président à l'apparition des principes spécifiques découverts par les observateurs allemands, dans le liquide céphalo-rachidien. Ce que nous venons d'énoncer nous autorise, à accorder, avec Wassermann et Plaut, un rôle prépondérant à l'infection par le *Treponema pallidum* dans la genèse de ces principes spécifiques. Mais la syphilis suffit-elle à elle seule pour provoquer la pénétration des anticorps spécifiques dans le liquide céphalo-rachidien ? Nous ne le pensons pas et voici pourquoi :

Parmi nos malades pris comme témoins, qui n'avaient aucun signe de paralysie générale, il s'en trouve deux (n⁰ˢ 9 et 10) qui sont sûrement des anciens syphilitiques; or, le liquide céphalo-rachidien de ces malades, atteints l'un de manie de persécution et l'autre de démence précoce, s'est montré totalement dépourvu d'anticorps. Cela démontre de la façon la plus nette que la syphilis seule est impuissante à faire apparaître dans le liquide céphalo-rachidien les substances spécifiques de Wassermann et Plaut.

Devant cette constatation, on est porté à faire intervenir dans le processus dont il est question, d'autres facteurs en plus de l'infection syphilitique, en particulier l'existence d'une lésion syphilitique, ou para-syphilitique des centres nerveux. Nos recherches nous ont montré que si la présence d'une telle lésion est effectivement nécessaire pour faire apparaître les anticorps dans le liquide cérébro-spinal, ses qualités et surtout son siège sont d'une importance de premier ordre à ce point de vue. Ainsi chose surprenante au premier abord, il nous a été impossible de déceler des substances empêchantes dans le liquide céphalo-rachidien provenant de deux individus syphilitiques porteurs de lésions cérébrales en foyer. Voici d'ailleurs en quelques mots les observations auxquelles nous faisons allusion.

Mor....., 39 ans : syphilis il y a neuf ans. Alcoolisme aigu, hallucination, agitation. Contraction pupillaire, hémiplégie gauche avec exagération des réflexes remontant à cinq ans. Réformé pour syphilis cérébrale. Réaction négative.

Lelaid, 32 ans : syphilis il y a douze ans. Hémiplégie droite avec aphasie; inégalité pupillaire affaiblissement intellectuel. Réaction négative.

Ceci prouve l'insuffisance du facteur *syphilis* et du facteur lésion cérébrale dans la production des substances spécifiques contenues dans le liquide céphalo-rachidien. Cette production est dominée par l'existence de lésions intéressant à la fois le cortex et les méninges et surtout par l'état avancé de ces lésions. Nous avons vu, en effet, que le plus grand nombre de réactions positives a été fourni par les malades atteints de méningo-encéphalite chronique diffuse et que, parmi ces malades, ceux qui étaient les plus éprouvés par ces lésions ont donné les liquides céphalo-rachidiens les plus actifs.

Devant ces faits, nous sommes enclins à admettre que la production des principes spécifiques contenus dans le liquide cérébro-spinal des paralytiques généraux doit être assurée par les éléments cellulaires qui prennent part à l'inflammation cortico-méningée qui caractérise la maladie de Bayle. C'est un acte de sécrétion dont il s'agit, et en cela, nous nous rapprochons de l'opinion déjà émise à ce propos par Wassermann et Plaut. Néanmoins, il y a une nuance qui nous sépare de ces savants et cette nuance réside en ce que, pour nous, ce sont les leucocytes, en particulier les lymphocites, qui assurent cette sécrétion, cependant que pour Wassermann et Plaut, ce sont les centres nerveux qui ont cette charge.

En résumé, l'apparition des anticorps dans le liquide cérébro-spinal est, d'après nous, conditionnée par l'existence d'une syphilis plus ou moins ancienne et par la localisation cortico-méningée d'un processus inflammatoire syphilitique ou para-syphilitique intense et prolongé.

M. de Martonne,

(Professeur à la Faculté des lettres, de l'Université de Lyon).

Recherches concernant la géographie physique
des Karpathes méridionales

Un rapide exposé des résultats obtenus dans mes précédentes campagnes paraît nécessaire pour faciliter l'intelligence des recherches qui ont pu être poursuivies en 1906, grâce à la subvention accordée par la Caisse des Recherches scientifiques.

J'ai commencé à étudier les Karpathes méridionales en 1896. J'y suis revenu en 1897, 1898, 1900 et 1903. Je me proposais d'abord d'étudier particulièrement les traces glaciaires signalées par Lehmann et de chercher l'explication des curieuses vallées transversales, qui percent de part en part les plus hautes chaînes (Jiu, Oltu). Bien d'autres problèmes ont sollicité mon attention. J'ai dès le début été frappé de la monotonie des formes des hauts sommets. A part les régions dépassant 2.200 mètres, qui ont subi l'empreinte de la glaciation pléistocène, les Hautes Karpathes rappellent les aspects des Vosges, bien que deux fois plus élevées en moyenne. Mais ce n'est qu'après plusieurs campagnes, que j'ai été mis sur la voie d'une explication rationnelle. J'ai découvert dans le plateau de Mehedintzi, d'une hauteur moyenne de 500 mètres, une pénéplaine typique, et j'ai pu retrouver la même surface, portée par des mouvements du sol récents, jusqu'à des altitudes de 2.000 mètres, dans la plupart des hauts sommets du massif banatique. J'ai reconnu l'existence d'un niveau d'érosion plus récent, très développé dans les vallées et les bassins intérieurs, que j'avais appelé *plateforme des vallées*, tandis que le niveau supérieur était la *plateforme des hauts sommets*, ou *plateforme Boresco*. Je considérais la plateforme Boresco comme d'âge miocène, très postérieure aux plissements des Karpathes méridionales, qui datent de la fin du secondaire et la plateforme des vallées comme pliocène. En

même temps j'avais réussi à débrouiller l'histoire de la zone bor-
dière des Karpathes méridionales, que j'avais appelée *zone des
dépressions subkarpathiques*. Dès le début de mes recherches, j'en
avais indiqué l'origine tectonique, hypothèse confirmée dans la suite
par mes propres recherches et les travaux des géologues roumains.
Mais en 1903, j'y découvrais partout, depuis Baia de Arama
jusqu'en Moldavie- les traces manifestes de deux cycles d'érosion,
inscrites dans la topographie et démontrais par l'étude des terrasses toute une série de captures en rapport avec des mouvements
du sol.

C'est en cherchant à coordonner définitivement toutes ces observations dans un mémoire assez étendu que j'ai été amené à reconnaître les lacunes de mes connaissances et la nécessité d'une
nouvelle campagne. Des travaux importants étaient parus depuis
mon dernier voyage : monographie du tertiaire de l'Olténie par
Murgoci, notes sur l'existence de grands charriages par le même
auteur, Guide géologique des Portes de Fer par Schafarzik, Monographie géologique des terrains salifères par Mrazec et Teisseyre.
Quelques-uns des faits mis en lumière ne semblaient pas s'accorder
avec mes observations et mes hypothèses. En outre, l'examen
attentif des cartes topographiques autrichiennes, qui donnent une
représentation suffisante pour le versant hongrois des Karpathes
méridionales, le rapprochement de tous mes profils, levés topographiques, dessins à la chambre claire et photographies, en vue
d'une interprétation rationnelle de l'évolution des formes, et
notamment pour construire une carte de l'extension de la plateforme Boresco et de ses déformations, m'avaient mis en présence
de trop de difficultés. Je soupçonnais une extension beaucoup plus
grande que je ne l'avais d'abord cru, de la plateforme des vallées,
et l'existence d'un troisième niveau d'érosion.

Quoique certain de trouver des résultats nouveaux en abordant
pour la cinquième fois une région qui m'était déjà familière, je
n'espérais pas recueillir une moisson aussi abondante que celle que
j'ai rapportée. Même la question glaciaire, sur laquelle je croyais
n'avoir plus rien à glaner m'a donné des faits nouveaux et importants. Mais les questions qui ont été le plus spécialement étudiées
et sur lesquelles j'ai rapporté les documents les plus intéressants,
sont : la question du charriage, l'évolution de la zone subkarpa-

thique, l'étude des anciens niveaux d'érosion du plateau de Mehedintzi et des Hautes Karpathes et la question des vallées transversales.

Tectonique des Karpathes méridionales, le charriage. — La première question à trancher était celle des charriages. Murgoci
n'avait publié à ce sujet que trois courtes notes dans les comptes rendus
de l'Académie des sciences. Je m'entendis avec l'auteur pour visiter
ensemble les points les plus caractéristiques à son avis : plateau
de Mehedintzi et région des Portes de Fer. Je n'eus pas de peine
à reconnaître la réalité du phénomène.

J'avais moi-même étudié déjà deux ou trois coupes du plateau
de Mehedintzi, alors fort peu connu, et j'en avais esquissé une
carte géologique. Ces coupes n'ont pas été publiées et je les
réservais pour mon mémoire ; j'ai seulement indiqué dans une
note parue aux Comptes rendus de l'Académie des sciences (25 avril
1904) comment j'expliquais cette structure curieuse. J'y voyais
une série de plis uniformément couchés vers l'est. J'avais en
effet remarqué en plusieurs points le chevauchement des micaschistes par dessus les calcaires jurassiques. J'ai pu suivre avec
M. Murgoci, aux environs de Baia de Arama, tout le contour
d'une lentille synclinale de micaschistes reposant partout sur les
couches secondaires, par l'intermédiaire d'une formation curieuse,
injectée de serpentines, qui semble un flanc médian laminé.
L'examen attentif des contacts anormaux déjà reconnus, m'a
montré des faits analogues.

Les schistes cristallins des Karpathes méridionales comprennent
une série paléozoïque et une série mésozoïque ; la première divisée
en deux groupes : un groupe inférieur caractérisé par la prédominance du type micaschiste, un deuxième groupe caractérisé par
la prédominance du type chloritoschiste. Partout on constate que
le contact de ces deux groupes est anormal et souvent accompagné de chevauchements, la ligne de chevauchement est très
fortement inclinée, parfois voisine de l'horizontale et marquée
par la même brèche de friction, cimentée d'éléments éruptifs, que
près de Baia de Arama. La tournée faite avec M. Murgoci dans
les Portes de Fer et le Miroci Planina serbe nous a permis de
suivre ce phénomène sur une grande étendue et d'expliquer certaines coupes mal interprétées jusqu'à présent.

En explorant seul le Rétyézat, j'ai porté mon attention sur l'examen du même phénomène, j'y ai constaté nettement sur le versant nord l'existence du chevauchement du groupe des micaschistes par dessus le groupe des chloritoschistes et la série mésozoïque.

Je ne pouvais m'engager à fond dans cette voie qui m'aurait écarté de mes recherches portant spécialement sur l'évolution morphologique, mais il était indispensable de me faire une opinion personnelle sur la réalité du phénomène du charriage. L'auteur de la théorie Murgoci a laissé indécise *la question du sens de la poussée*. J'ai l'impression que le mouvement est venu du N.-W. L'âge de ce mouvement est d'après lui antésénonien, alors qu'on considère tous les charriages alpins comme tertiaires. L'existence des anciens niveaux d'érosion constatés déjà par moi était favorable à l'hypothèse de l'ancienneté du charriage, mais la question méritait un examen. Malheureusement elle ne peut être encore tranchée d'une façon entièrement satisfaisante, vu l'indétermination de la stratigraphie des terrains secondaires dans les Karpathes méridionales. Un des terrains qui jouent le rôle le plus caractéristique dans le massif banatique est un complexe de schistes noirs, de grès arkoses et de lentilles calcaires, que les uns attribuent aux lias, les autres aux crétacés supérieurs. L'absence de bons fossiles rend impossible une détermination plus rigoureuse, surtout étant données les conditions tectoniques anormales, dans lesquelles ces terrains affleurent toujours.

Mais si l'on ne peut dire à quelle date remonte le charriage, il est possible, semble-t-il, d'affirmer qu'il n'est pas tertiaire. J'ai étudié à ce point de vue la région de la percée de l'Oltu. Le massif de gneiss du Cozia et les micaschistes de la chaîne Capatzina y sont nettement recouverts en transgression par les conglomérats et grès du sénonien et de l'éocène. Les éléments du conglomérat sont locaux, le remplissage de la surface ancienne ravinée est visible en maints endroits. Je suis d'accord avec M. Murgoci pour considérer ces dépôts détritiques comme en place. Toutes les couches tertiaires, dont la série est assez complète au sud du Cozia, de l'éocène jusqu'au miocène supérieur se suivent en concordance. L'hypothèse des charriages miocènes de M. Bergeron paraît donc devoir être écartée.

Zone subkarpathique. — L'étude de la zone subkarpathique avait été assez poussée dans mes campagnes précédentes, pour en fixer à peu près définitivement l'évolution. Je rappelle que j'ai nommé *zone des dépresssions subkarpathiques*, une zone continue dans toute l'Olténie depuis Baia de Arama jusqu'à Râmnic, formant comme une sorte de large sillon au contact du massif ancien avec le terrain tertiaire. Bien qu'elle n'ait pas les caractères ordinaires d'une dépression subséquente, et soit en rapport avec un affaissement tectonique, ainsi que je l'ai démontré en plusieurs endroits, j'ai pu montrer, surtout à la suite de ma campagne de 1903, qu'elle avait vu se développer un réseau de vallées longitudinales, parvenues à maturité avant le dernier cycle d'érosion (*Comptes rendus de l'Académie des sciences* 18 et 25 juillet 1904). J'ai indiqué comment les derniers mouvements du sol (soulèvement des collines d'Olténie et affaissement de la plaine danubienne) ont ranimé l'érosion et déterminé la dislocation du réseau longitudinal par toute une série de captures, dont celle de l'Oltetzu à Polovraci est la plus frappante, l'étude des alluvions des terrasses confirmant l'évidence topographique.

Quelques points restaient cependant obscurs. J'ai noté dès 1900 l'existence d'une sorte de terrasse dans le roc le long du bord méridional des monts du Vulcan. Cette terrasse domine les dépressions subkarpathiques de 100 à 150 mètres et doit être en rapport avec leur formation. Je l'ai appelée plateforme de Gornovitza, du nom de la localité, où j'en ai pour la première fois reconnu l'individualité. Il restait à en déterminer l'âge, le rapport avec le plateau de Mehedintzi, avec la formation des dépressions subkarpathiques et enfin avec les anciens niveaux d'érosion des Hautes Karpathes. J'ai pu y arriver en l'étudiant spécialement à Runcu, Borosteni et Franzesci, et en refaisant l'ascension de Dealu Sporesci. En même temps ont pu être fixés de nouveaux détails, notamment la capture de l'ancien Motru, affluent de la Tismana, dont témoignent au point de vue topographique l'encaissement du Motru dans le granit de Negoiesci et au point de vue géologique la terrasse d'alluvions anciennes du Motru à granits pourris et quartz patinés, correspondant aux anciennes terrasses déjà précédemment notées entre Orzesci et Isvarna.

L'ascension de Dealu Sporesci par le versant sud me permettait aussi d'en reconnaître la constitution géologique, qui n'avait pas encore été étudiée. La présence des cailloutis pliocènes montant à 400 mètres presque jusqu'au sommet est un des faits les plus importants que j'aie découverts. Il confirme pleinement mes conclusions sur l'ancienne extension des alluvions pliocènes, que j'ai retrouvées au-dessous de Runcu jusqu'à 600 mètres et à Schela jusqu'à 700 mètres. Les collines de Godinesci à Telesci sont d'ailleurs formées par des argiles à *Valenciennesia*, surmontées de sables, légèrement plissés dans le sens N. S. J'y ai découvert deux gisements fossilifères assez riches dans le ravin de Sunca, qui m'ont donné *Congeria rhomboidea*, des *Neritina*, *Psilodon* et petites vivipares. Ces fossiles ont été déposés à l'Institut géologique de Roumanie.

D'après ces résultats, voici comment je crois pouvoir résumer l'histoire de la zone subkarpathique en Olténie.

Son origine tectonique ne peut plus être mise en doute. Elle est démontrée à Tismana, Novaci, Baia, Polovraci, Horezu. Entre le Gilortu et l'Oltu, les mouvements récents du sol ont amené une dissection plus profonde du sous-sol, qui permet de reconnaître des dislocations importantes dans la zone subkarpathique, préparant la dépression pontienne. Ces dislocations anciennes ne sont que subsidiairement responsables de la destinée de la zone subkarpathique. Elles l'ont préparée dans une certaine mesure. Un réseau longitudinal des rivières se développait dans la dépression tectonique, qui soulignait le bord du massif ancien.

La terrasse de Gornovitza est la trace du nivellement opéré par l'érosion pendant ce cycle, poussé incontestablement jusqu'à la maturité. Un remblayage énorme par des cailloutis d'origine karpathique marque la fin du pliocène. La dépression disparaît presque entièrement, le pied des Karpathes est enseveli jusque bien au-dessus du niveau de la terrasse de Gornovitza. C'est à l'ouest du Jiu, qu'on retrouve le mieux les traces de ce remblayage, grâce à une érosion moins profonde que plus à l'est.

Le soulèvement de la zone des collines s'associant dans une certaine mesure à des mouvements du massif ancien et entraînant la zone subkarpatique, met fin à la période d'alluvionnement intense et inaugure un nouveau cycle d'érosion, qui amène de profonds remaniements dans la topographie et l'hydrographie de la zone subkarpathique. Les rivières conséquentes prennent dans la zone des collines un développement nouveau et poussent leurs têtes de source dans la zone subkarpathique, capturant les rivières subséquentes à tracé E. O. au cours plus lent. Ainsi se trouve disloqué un réseau longitudinal qui écoulait ses eaux, semble-t-il, par trois artères maîtresses correspondant à peu près au Motru, au Gilortu et à la Bistritza actuelle. En ce qui touche à la région Polovraci-Horezu, où il semble possible de suivre d'un peu plus près les choses, on peut placer à ce moment l'individualisation du Terea (plus tard décapité par l'Oltezu) et du Luncavetzu (plus tard victime des rapines de la Cerna). En même temps, les envahisseurs de la zone subkarpathique travaillaient vigoureusement à déblayer les cailloutis pliocènes et mettaient à nu la terrasse de Gornovitza, en y sciant des gorges en canyons dans les massifs calcaires.

Toutes ces transformations se placent à l'époque pléistocène. Elles devaient nécessairement s'arrêter une fois les cours d'eaux adaptés aux nouvelles conditions de pente. Dans les graviers meubles et les marnes de la zone subkarpathique, les rivières eurent vite fait de régulariser leur profil longitudinal, les vallées s'élargirent en acquérant un profil transversal de plus en plus adouci, et le moment vint où, la maturité étant atteinte dans la zone subkarpathique alors que l'érosion était encore dans toute sa vigueur dans la montagne, l'alluvionnement recommença. C'est alors que se forment les larges plaines alluviales, qui caractérisent les dépressions subkarpatiques à l'ouest du Gilortu. Le même processus dut s'accomplir à l'est, et nous en trouvons encore la trace dans la terrasse de Polovraci, ainsi que dans les terrasses inférieures de Horezu (Luncavetzu) et Veratice-Tomshani (Bistritza).

Mais un épisode nouveau survient ici. Le relief de la zone des collines témoigne d'un rajeunissement récent et d'une activité de l'érosion qui ne s'explique que par un abaissement du niveau de base pendant l'époque pléistocène. Ce changement est vraisemblablement dû à un mouvement du sol, car la position de la zone subkarpathique à l'ouest du Gilortu ne paraît pas avoir changé par rapport au niveau de base; elle est restée une zone d'alluvionnement. Au contraire, les mouvements du sol paraissent avoir affecté la zone subkarpathique à l'est du Gilortu. L'alluvionnement a cessé très vite, et une érosion vigoureuse entaille les plaines allu-

viales quaternaires, comme elle avait fait jadis des plaines alluviales
pliocènes, les transforment en terrasses et creusant des vallées en
gorges comme celle de l'Oltetzu dans le sous-sol ancien. De même
que dans le cycle d'érosion précédent, ce rajeunissement amène
des remaniements du réseau hydrographique : l'Oltetzu capture
le haut Terea, la Cerna fait subir le même sort à la branche occi-
dentale du Luncavetzu. Telle est en résumé l'histoire de la zone
subkarpathique. Mais cette histoire ne peut être séparée de celle du
plateau de Mehedintzi.

Le plateau de Mehedintzi. — J'ai montré en 1903 que cette
curieuse région avait tous les caractères d'une pénéplaine attaquée
depuis peu par un nouveau cycle d'érosion, qui y a taillé des
vallées profondes et étroites. En réalité, il n'y a ni en Bretagne,
ni dans le Massif central français de tables plus parfaites, que
celle où circule la route de Severinu à Baia de Arama, et cette surface d'érosion tranche uniformément toutes les couches sans souci
des dislocations violentes qui les ont affectées jadis. On a pu voir
plus haut, que j'y ai reconnu, avec M. Murgoci, la région typique
du charriage.

Depuis ma campagne de 1903 bien des points obscurs m'étaient
apparus. La surface du plateau n'est pas partout uniforme. Sa
partie orientale est plus élevée et il y a une sorte d'abrupt la
séparant de la partie centrale. Des terrasses dans le roc, formant
une sorte de plateforme m'avaient frappé dans la vallée de la Bahna.
Quel était le rapport entre la pénéplaine du plateau de Mehedintzi
et la plateforme de Gornovitza? Ce point était particulièrement
difficile à élucider. J'étais tenté de considérer la plateforme du
Mehedintzi comme l'équivalent des niveaux d'érosion distingués
par moi dans les Hautes Karpathes sous le nom de plateforme des
hauts sommets, tandis que la plateforme de Gornovitza corres-
pondait à ma plateforme des vallées, la première étant d'âge miocène. la seconde pliocène. Mais les bassins tertiaires de la région
des Portes de Fer récemment étudiés par M. Schafarzik et les géologues serbes paraissaient s'opposer à cette interprétation, car,
d'après ces auteurs, on y trouvait au niveau du Danube des
sédiments marins. Selon M. Schafarzik et M. Cvijic la vallée danubienne était déjà préparée, sinon entièrement creusée au miocène.

Pour résoudre ces difficultés, je me décidai à parcourir de nouveau le plateau de Mehedintzi, à reprendre en détail l'étude des Portes de Fer, et à pousser en Serbie jurqu'au Miroci Planina. Je devais en route étudier en détail tous les petits bassins tertiaires signalés aussi bien en Roumanie qu'en Hongrie et en Serbie. Cette tournée m'a donné des résultats importants. J'ai reconnu que les couches continentales ou saumâtres dominent dans les bassins de Fàntànele, Ponore, Bahna, Dubova et Milanovac, les couches marines ne représentent que des épisodes. Une dizaine de coupes levées à des échelles variant du 10 au 1:25.000 montrent que leur tectonique est beaucoup plus compliquée qu'on ne le croyait. Tous ces bassins sont plissés et hàchés de failles. On a l'impression que les couches ont été comme pincées et écrasées. L'extension actuelle de ces bassins ne peut en rien renseigner sur celle des dépôts, dont ils ne sont que de faibles lambeaux. Il est donc tout à fait impossible de s'en servir pour reconstituer d'anciens golfes préparant le cours du Danube actuel. D'importants mouvements du sol se sont produits depuis le dépôt de ces couches.

Il résulte de ces considérations que la pénéplaine du Mehedintzi central ne peut être d'âge miocène, elle est certainement plus récente. Une étude attentive de la topographie des environs de Baia m'a montré qu'elle se raccorde avec la plateforme de Gornovitza et avec la plateforme, nivelant à la fois le cristallin et les conglomérats tortoniens, déjà signalée par moi en 1903 près de Tarnitza. C'est cette plateforme où j'ai pu découvrir cette année les cailloutis pliocènes à quartz patinés montant à 400 mètres et continuant la terrasse de Padeshu (voir plus haut).

Mais on se rappelle que cette terrasse de Tarnitza est située bien au-dessous du plateau du Mehedintzi oriental, j'ai pu à nouveau m'en assurer cette fois, et même j'ai pu suivre le léger abrupt qui sépare tout du long ce plateau atteignant 750 mètres, de celui du Mehedintzi central, qui reste à 400, 500 mètres. Or, ce plateau du Mehedintzi oriental s'incline doucement vers l'est et vient plonger sous les couches miocènes recouvertes de pontien. Ces couches miocènes ne sont pas disloquées, mais seulement légèrement relevées, suivant le bombement de la surface de la pénéplaine qu'elles ont recouverte. En quelques points il y a seulement une flexure, constatée par moi à Valea Lenesca, Gura Vai, etc. Ainsi j'arrive à la conclusion que la plateforme du Mehedintzi oriental est le seul reste de la pénéplaine miocène, conservée en partie grâce à sa couverture de sédiments. Cette surface, fortement bombée dans le Mehedintzi central, coupée même de failles, le long desquelles se sont conservés des lambeaux disloqués des couches tertiaires, a été emportée par l'érosion, qui, nivelant à la fois et indifféremment aussi bien les terrains anciens que les couches tertiaires, a formé la plateforme du Mehedintzi central, pénéplaine partielle, correspondant à la plateforme de Gornovitza, et sur laquelle j'ai retrouvé les cailloutis pliocènes.

Tels sont les résultats principaux de l'étude du plateau de Mehedintzi. Les mêmes traits se retrouvent dans le Miroci Planina serbe : charriages, arasements miocènes (la pénéplaine est d'une uniformité extraordinaire à l'est de Miroci, vers Brzka Palanka), gauchissement avec dislocation du tertiaire et pénéplanation partielle au pliocène. Ainsi il est bien vrai de dire que les Karpathes vont jusqu'au Timoc. Le défilé des Portes de Fer est certainement de formation très récente: Il n'a rien à voir avec des failles et des cassures hypothétiques, il est en rapport avec le videment du lac quaternaire de l'alföld hongrois.

Niveaux d'érosion des Hautes Karpathes. — Nous sommes maintenant à même de comprendre l'évolution des Hautes Karpathes. Deux faits m'ont mis sur la voie d'une théorie nouvelle inspirée et développée par l'observation seule: le premier est le désaccord entre les grands traits du relief actuel et les lignes tectoniques anciennes. Il apparaît clairement dans la carte géologique, que j'ai dressée pour accompagner mon mémoire détaillé, en rassemblant tous les documents et cartes partielles parus dans les publications autrichiennes, hongroises, roumaines et serbes. Le second fait est l'absence de formes de hautes montagnes dans toutes les Hautes-Karpathes, malgré la grande extension des surfaces supérieures à 2.000 mètres, sauf là où ont existé d'anciens glaciers. Le type ordinaire des hauts sommets est celui du chaume vosgien, bien que l'altitude soit double. Dans la région que j'ai appelée le massif banatique (Karpathes méridionales à l'ouest du Jiu), ce caractère des hauts sommets est partout très net. Cette surface, nivelant uniformément toutes les couches, qui se retrouvent dans toutes les crêtes inférieures à 2.200 mètres avait été considérée par moi comme les restes d'une pénéplaine d'âge miocène (plateforme Boresco). J'avais signalé en même temps des traces d'un niveau inférieur plus récent dans certaines vallées des monts du Vulcan et dans les bassins de Petrosheni et Brezoiu, formés de couches meubles burdigaliennes et de flysh crétacé-éocène (plateforme des vallées).

Mais depuis bien des faits embarrassants m'avaient été révélés par l'étude de mes profils levés barométriquement en territoire roumain et des cartes topographiques dont je disposais en territoire hongrois. La plateforme des vallées paraissait être plus étendue que je ne l'avais d'abord cru. L'âge miocène de la plateforme des hauts sommets paraissait douteux (il n'est plus soutenable en présence des nouveaux résultats de l'étude du plateau de Mehedintzi). La découverte de couches daniennes à dinosauriens dans le bassin de Hatzeg par M. Nopcsa offrait de nouvelles difficultés.

Je me suis attaché particulièrement à l'étude des monts du Vulcan, qui ne m'étaient connus qu'à leurs deux extrémités vers les sources de la Cerna et vers le Surduc; j'ai exploré aussi le Rétyézat avec les deux bassins de Hatzeg et Petrosheni qui le bordent, les vallées transversales du Jiu et de l'Oltu avec le groupe du Cozia. Malgré le mauvais temps, j'ai réussi à accomplir mon programme et rapporter des résultats tout à fait nouveaux.

Le plus intéressant est la grande extension de la plateforme des vallées, je l'appelle désormais *plateforme Riu Ses*, parce que c'est au Riu Ses qu'elle est située le plus haut et le mieux conservée. Il y a là, à une hauteur de 1.600 mètres, une vieille vallée à profil évasé, encombrée d'alluvions anciennes, qui se suit vers l'aval en un long couloir, jusqu'au bassin de Hatzeg, où elle débouche à une hauteur de 1.100 mètres, et s'épanouit en une vaste plateforme constituant tout le versant nord du Rétyézat. Cette surface est profondément burinée par les vallées actuelles, qui débouchent à 4 ou 500 mètres dans le bassin de Hatzeg. Ce bassin est limité au sud par un abrupt de 5 à 600 mètres, tranchant la plateforme Riu Ses, et qui correspond à un plan de faille incliné de 30 à 45°. En étudiant deux coupes des collines s'étendant au pied de cet abrupt, j'ai constaté que le danien est fortement plissé (fait déjà indiqué par M. Nopcsa). Les argiles sarmatiennes sont conservées dans les synclinaux. Le pliocène lui-même est plissé et disloqué par des failles multiples à Ohaba. Il a le caractère d'un dépôt torrentiel sur le bord de la montagne et les éléments deviennent de plus en plus fins vers l'aval. Il correspond aux cônes de déjections des torrents ravinant la plateforme Riu Ses.

De l'autre côté du Rétyézat, le bassin de Petrosheni est encore plus intéressant. La plateforme Riu Ses se retrouve nettement dans les croupes de Dealu Mare, Dealu Sirpa, Dealu Bratzi, etc. Mais, chose dont je n'avais pu encore me rendre compte, elle est nettement distincte de la plateforme du bassin de Petrosheni. Celle-ci nivelle uniformément toutes les croupes tertiaires et mord même le bord des monts du Vulcan, où j'ai trouvé des cailloutis pliocènes à une hauteur de 900 à 1.000 mètres. Tout le long de la vallée du Jiu, j'ai pu suivre cette même terrasse conservée sous forme de lambeau, où se perchent les villages, tandis que la plateforme Riu Ses s'étale très au-dessus en larges croupes à des hauteurs variant entre 1.200 et 1.500 mètres.

Dès lors, il devient évident qu'il y a à distinguer trois niveaux d'érosion dans le massif banatique : la plateforme Boresco, la plateforme Riu Ses et une plateforme pliocène, qui est probablement l'équivalent de la plateforme de Gornovitza. L'étude des monts du Vulcan m'a confirmé cette assimilation. J'ai suivi la plateforme Riu Ses le long de toutes les vallées principales ; je n'ai pour ainsi dire pas trouvé de traces de la plateforme Boresco, qui a dû être à peu près entièrement détruite par le cycle d'érosion miocène, sans que cependant il y ait aplanissement général. Sur le bord méridional, la plateforme Riu Ses s'étale et il apparaît nettement qu'elle est distincte de la plateforme de Gornovitza. Les panoramas dessinés à la chambre claire le montrent d'une façon frappante. Du haut de Dealu Sporesci, on voit notamment les vallées pliocènes ravinant la plateforme Riu Ses déboucher au niveau de la plateforme de Gornovitza, qui est actuellement elle-même attaquée par des vallées en gorges. Ces vallées pliocènes sont assez larges. A leur débouché se trouvent des amas de cailloux à quartz patinés, notamment à Runcu et à Schela.

Ces constatations ont été confirmées par l'étude du Cozia et du bassin de Brezoiu-Titesci. J'ai reconnu dans ce bassin intérieur de flysh la plateforme pliocène ravinée par des vallées profondes et je l'ai suivie dans la vallée transversale de l'Oltu ; je l'ai vu s'étaler au débouché de ce fleuve dans la zone des collines, recouvertes sur toutes les crêtes assez larges de cailloutis anciens.

Ces faits nouveaux m'ont donné la clef d'une foule de difficultés. Le massif banatique porte partout les traces de trois cycles d'érosion postérieurs aux dislocations secondaires. Le rajeunissement du relief, après une évolution plus ou mois prononcée vers la maturité, paraît avoir été déterminé chaque fois par des mouvements d'ensemble du massif ancien, qui avait épuisé tous les procédés d'accommodation aux efforts de striction. Ces mouvements ont amené un gauchissement de la surface topographique, se résolvant en failles ou flexures, le long de certaines lignes de moindre résistance. Les couches tertiaires ont été violemment froissées dans le Mehedintzi central, plissées régulièrement dans le bassin de Petrosheni et la région Caransebes, simplement ondulées dans le Mehedintzi oriental et sur la bordure sud des monts du Vulcan. Ces faits sont établis d'une manière particulièrement nette pour la plateforme Riu Ses, dont l'âge est également fixé (miocène).

La plateforme pliocène, qui n'est autre que notre plateforme de Gornovitza, ne paraît pas avoir été soumise à des mouvements aussi importants. Son altitude est assez constante: 400 mètres dans la région subkarpathique, 500 dans le Mehedintzi central, 4 à 800 mètres dans les monts de la Cerna. Seule la région de Petrosheni fait exception (900 à 1.100). Nous pouvons dès à présent noter ici une des causes de l'histoire paradoxale du Jiu.

La plateforme des hauts sommets est la plus ancienne. C'est aussi la moins bien conservée. Nous ne pouvons dire que peu de choses sur ses déformations, car nous ne sommes pas sûrs d'en connaître tous les lambeaux formant des témoins d'érosion au-dessus de la plateforme Riu Ses. Fixer son âge exact nous est aussi difficile. Elle n'est certainement pas tertiaire comme je l'ai d'abord cru. Sa formation peut remonter au crétacé supérieur. L'énorme ablation qu'elle suppose a commencé pendant le dépôt des couches détritiques du flysh, dont elle explique l'origine. L'existence d'une période d'érosion continentale à la fin du secondaire nous est d'ailleurs attestée par la grande étendue des couches du danien de Hatzeg qui se sont déposées dans un lac, aux bords couverts d'une riche végétation et peuplés de dinosauriens.

La conservation même partielle d'une plateforme aussi ancienne peut paraître singulière. Mais ce n'est qu'au centre du massif banatique qu'on en connaît des traces assez étendues (plateforme du Boresco, Tzarcù, Rétyézat). En outre, l'évolution des mers tertiaires nous montre cette région constamment à l'état d'île ou presqu'île. Aucun grand bassin fluvial n'a donc pu s'y former, et l'érosion n'a pu y faire sentir partout son œuvre, arrêtée d'ailleurs à plusieurs reprises dans son action, par des mouvements du sol.

Cette interprétation peut être étendue aux montagnes à l'est du Jiu, que j'ai appelées le massif transylvain. La plateforme Boresco est largement étalée dans le haut Paringu, comme le montre la carte topographique, que j'ai levée au 1:25.000 et le relief exécuté d'après cette carte. La plateforme Riu Ses a une grande extension dans le Paringu méridional. Elle s'étale presque sur toute l'étendue des groupes du Surian et du Cândrelu. Elle forme toute la partie centrale des monts de Fogarash, découpés par les rivières qui descendent vers le sud en crêtes parallèles toutes au même niveau. Ainsi s'explique une structure, que j'avais signalée dès 1900, sans en comprendre l'origine. La chaîne du Cozia correspond à une dislocation récente de la plateforme Riu Ses, dislocation qui affecte les couches du flysh éocène fortement redressées sur son flanc sud.

La conception nouvelle de l'histoire des Alpes de Transylvanie que j'avais conçue en 1903, et exposée dans plusieurs notes présentées à l'Académie des sciences, ainsi que dans une communication au Congrès international de Géographie de Washington, sort confirmée de cette nouvelle enquête, mais légèrement modifiée, en ce sens que l'évolution est encore plus complexe que je ne l'avais imaginée. L'histoire des Alpes de Transylvanie pendant tout le tertiaire est celle d'un massif ancien soumis à des mouvements d'ensemble, les seuls dont soit susceptible une région plissée soumise à une érosion prolongée qui l'a réduite presque entièrement à l'état de pénéplaine. Ces mouvements tertiaires ont été des mouvements épeirogéniques. La surface topographique a plusieurs fois subi un gauchissement, parfois accentué jusqu'à la dislocation, là où des sédiments récents exerçaient une surcharge. Telles sont la faille du bassin de Hatzeg, la flexure du bassin de Petrosheni, les dislocations du Mehedintzi central et du bassin de Brezoiu, accompagnées de plissements et de failles des dépôts tertiaires.

On conçoit la possibilité et même la nécessité de pareils mouvements du sol, si l'on songe que le massif des Alpes de Transylvanie est compris entre deux aires d'affaissement, le bassin pannonique et la plaine valaque, qu'il est accolé à une chaîne de plissement récent, les Karpathes de flysh, commençant à la Prahova, et qu'enfin les terrains qui le forment avaient épuisé entièrement leur plasticité dans les grandioses dislocations du charriage secondaire. Dans les Alpes, si l'interprétation des détails diffère chez les tectoniciens qui ont démontré le charriage, tous sont d'accord pour y voir un phénomène qui s'est produit en profondeur, probablement au-dessous du niveau de la mer et sous une couverture sédimentaire épaisse de plusieurs milliers de mètres. Ce n'est qu'après le charriage que la montagne se soulève, le même phénomène semble s'être produit dans les Karpathes méridionales, mais plus timidement en quelque sorte et par une suite d'à-coups. Le charriage est ici plus ancien que dans les Alpes, mais le soulèvement a pris plusieurs fois comme une sorte de coup manqué. Ainsi ont pu se former les divers niveaux d'érosion que nous suivons dans la topographie. Pareille étude est à peu près impossible dans les Alpes, où le soulèvement a été plus brusque et plus ample. Les Karpathes méridionales ont pour ainsi dire essayé de se faire chaîne alpine, sans y réussir ; mais le fait même que l'effort orogénique a été plus lent et plus timide permet d'en enregistrer plus facilement les effets.

Les différences, au premier abord déconcertantes, qui existent entre le charriage des Karpathes méridionales et celui des Alpes, peuvent peut-être s'expliquer maintenant. Si nous ne connaissons qu'une nappe charriée, c'est probablement que, le soulèvement ayant été moins intense, l'érosion n'a pas pénétré aussi profondément que dans les Alpes. En tout cas on peut remarquer que la nappe charriée correspond le plus souvent à la plateforme Boresco, les fenêtres sont formées par la plateforme Rius Ses ou la plateforme pliocène. L'intensité des mouvements récents augmente de l'ouest à l'est. Si les monts de Fogarash n'offrent pas de fenêtres, c'est sans doute que le soulèvement en a été plus tardif. L'étude des conditions géologiques et topographiques des monts du Bucegiu serait nécessaire pour confirmer ce point. Il semble que la région du flysh elle-même témoigne d'un soulèvement épeirogénique récent. Nous ne savons ce qui se cache sur le manteau plissé de flysh crétacé et tertiaire : peut-être y a-t-il là une chaîne alpine en formation qui commence à se soulever.

On voit que les horizons nous ouvre l'interprétation des mouvements tertiaires des Alpes de Transylvanie, considérés comme le retentissement lointain d'anciens efforts orogéniques. Mais il n'en est pas moins vrai que le plissement récent des Karpathes du flysh a contribué à compromettre la stabilité des cycles d'érosion et son contre-coup est surtout sensible dans la partie orientale du massif ancien.

Les vallées transversales. — Le problème des vallées transversales des Karpathes méridionales a depuis longtemps préoccupé les géographes. On a émis toutes les hypothèses pour expliquer le cours paradoxal du Jiu et celui de l'Oltu, mais aucun auteur n'a pu donner de preuves décisives. La clef du problème était évidemment dans la connaissance des mouvements tertiaires. Aussi l'étude attentive que j'ai faite des vallées du Jiu et de l'Oltu m'a-t-elle cette fois, permis d'arriver à des résultats que je crois à peu près définitifs.

Le Jiu, formé dans le bassin de Petrosheni par la réunion du Jiu Unguresc et du Jiu Românesc, perce un bourrelet de micaschistes, amphibolites, roches vertes et granites, d'une altitude de 1.600 mètres, en des gorges si sauvages qu'aucune habitation ne s'y trouvait avant la construction toute récente d'une chaussée qui a coûté des frais énormes. L'étude détaillée de la gorge elle-même n'a donné jusqu'à présent que des résultats négatifs. On n'y a trouvé aucune trace de failles ou de dislocations ouvrant la voie à l'érosion. Il faut s'élever au-dessus du thalweg et parcourir les montagnes voisines, pour comprendre ce qui s'est passé. On s'aperçoit alors que la gorge est entaillée dans une ancienne vallée relativement large, dont j'ai suivi le raccordement avec la terrasse pliocène du bassin de Petrosheni. Les lambeaux de terrasses quaternaires, qu'on remarque çà et là le long du cours du fleuve, ont d'un bout à l'autre la même altitude relative ; elles datent d'un moment où la percée existait déjà et se raccordent avec la basse terrasse de la dépression subkarpathique de Târgu Jiu. Il en est autrement de la terrasse pliocène, sur laquelle se trouvent les rares habitations ; elle porte les traces d'un gauchissement, qui explique la capture de l'ancien Jiu tributaire du Streiu et du bassin de Hatzeg par le Jiu roumain. Il suffit de rappeler les alluvions pliocènes trouvées à Lupeni (800 m.), à Banitza (700 m.) sur le partage des eaux actuelles du Streiu et du Jiu, pour établir la vraisemblance d'un écoulement vers le nord des eaux du bassin de Petrosheni, à l'époque où il était nivelé à 200 mètres plus haut que le thalweg actuel. Les mouvements du sol qui ont inauguré le cycle d'érosion miopliocène devaient d'ailleurs forcer les eaux de la région de Petrosheni à s'écouler vers le nord.

On se rappelle que le bassin de Hatzeg s'affaisse le long d'une dislocation encore bien marquée dans la topographie. La plateforme Riu Ses, restant à un niveau plus élevé, est ravinée par les rivières transformées en torrents, qui étalent de puissants cônes de déjection sur les bords de l'escarpement. D'autre part, la région Petrosheni-Surduc était assez notablement soulevée et même disloquée. La plateforme Riu Ses est portée à 1.400, 1.500 mètres sur le versant sud du Rétyézat, tandis qu'elle n'est qu'à 1.200 mètres dans les monts du Vulcan. Le gauchissement du massif ancien a comme conséquence le plissement des formations meubles tertiaires. L'Aquitanien forme une cuvette aux bords relevés. Les eaux ont dû s'y rassembler et s'échapper par le point le plus bas. Ce point ne pouvait être du côté de la Cerna, où la plateforme Riu Ses est portée à 1.500 mètres entre Oslia et Soabele, pas plus que dans la région du Surduc, où la plateforme Riu Ses est à 1.500, 1600 mètres. Il est vrai que ces chiffres se rapportent à l'altitude absolue actuelle, qui peut être due en partie aux mouvements pliocènes. Mais si nous ne considérons que la différence entre l'altitude de la plateforme Riu Ses et de la plateforme Gornovitza, nous trouvons qu'elle est plus forte dans la région du Surduc que partout ailleurs (700 m. au lieu de 400 à 600 m). Quant à un écoulement par la Bistritza il est rendu douteux par l'absence de toute trace d'alluvions pliocènes, tandis que ces traces existent dans la région Petrosheni-Merishor. En outre si l'écoulement avait eu lieu vers le sud par la Bistritza, la terrasse pliocène devrait traverser les monts du Vulcan de part en part sous forme d'un couloir très net. Or, nous n'en avons trouvé aucune trace sur la ligne de partage des eaux encore formée par la plateforme Riu Ses.

Au contraire, la plateforme pliocène pénètre le long de la vallée du Jiu jusqu'à Lainici. L'érosion de l'ancien Jiu, tributaire du Streiu, en poussant sa tête de source très loin vers le sud, avait ainsi préparé la voie à la capture. Mais, à partir de Rafaila, la vallée du Jiu est entaillée dans une gorge de plus en plus étroite, jusqu'au débouché à Bumbesci. Les seules terrasses qu'on retrouve ensuite sont quaternaires, la plateforme pliocène a disparu. Le fait est d'autant plus curieux, que le Sadu offre une vallée large, où se suivent jusqu'au pied du Muncelu les cailloutis pliocènes de la dépression subkarpathique. On ne peut échapper à l'impression que le Sadu était jadis l'artère maîtresse de la région. Le partage des eaux pliocènes paraît conservé dans un col très bas (930 m.), mais supérieur de 150 mètres à la terrasse pliocène.

Tout nous conduit donc à cette double conclusion : au pliocène le Jiu coulait vers le nord ; au pléistocène il coulait vers le sud.

Le changement a été dû à deux causes principales : d'un côté soulèvement du bassin de Petrosheni ; de l'autre, formation des dépressions subkarpathiques. Le niveau exceptionnellement bas de la dépression de Târgu Jiu n'est pas dû seulement au large déblaiement des cailloutis pliocènes, mais à ce que la région n'a pas pris part au soulèvement de la zone des collines d'Olténie. Il est même possible qu'il y ait eu un affaissement. Un sondage fait à Târgu Jiu a traversé 180 mètres de marnes à Valenciennesia. Tandis qu'un appel d'érosion était exercé du côté du sud, le bassin supérieur du Streiu, encastré dans le massif karpathique, participait à des mouvements du sol qui devaient favoriser sa dislocation. Nous avons appelé l'attention sur l'horizontabilité de la plateforme pliocène dans le Surduc ; son altitude presque constante est de 750 mètres. Une plateforme correspondant à une ancienne vallée devrait présenter une pente déterminée. Cette pente devrait être régulièrement vers le nord ; non seulement elle n'existe plus, mais les traces de la plateforme pliocène sont plus élevées dans le bassin de Petrosheni que dans le Surduc. Nous les trouvons à 900 et 1.000 mètres vers Câmpuluniag, à 800, 900 mètres vers Lupeni. Il semble donc qu'un mouvement de bascule ait relevé le bassin du Streiu vers le nord en déformant l'ancienne vallée.

Dans ces conditions on comprend la capture; elle était inévitable. Une fois que les eaux eurent trouvé leur chemin vers le sud, la gorge du Surduc s'approfondit rapidement, les vallées affluentes essayèrent de suivre le mouvement, mais sans y parvenir. La Polatiste et le Paraul Isvoru se terminent par des gorges impraticables sciées dans la plateforme pliocène. Le déblaiement du bassin de Petrosheni dans les formations tertiaires fut plus rapide ; mais les rivières ayant leur cours supérieur dans les schistes cristallins n'ont pu encore s'accommoder au niveau de base local. Pas une qui ne soit comme verrouillée au contact du tertiaire et du massif ancien. Telle est l'origine des gorges de Buta, Valea Mare, Bilugu, au nord de Câmpuluniag. Le Jiu Romanesc descend du col de Scoca par une gorge semblable. Le Jietzu lui-même débouche au village du même nom d'un canyon creusé dans son ancienne vallée facilement reconnaissable à 250 mètres plus haut.

Si logiques que puissent paraître ces déductions, on pourrait y faire une objection, c'est l'existence du bassin de Hatzeg, où le Streiu débouche à un niveau à peu près aussi bas que le Jiu dans la dépression de Târgu Jiu. C'est en partie pour y répondre que j'ai étudié de près ce bassin. Je n'ai pas eu de peine à y reconnaître une plaine de déblaiement très récente. Une série de terrasses marque les étapes de l'érosion, les plus hautes correspondant à l'ancienne surface, qui était au début du quaternaire de 200 mètres plus haute que le bassin de Târgu Jiu. Toutes ces terrasses sont en effet quaternaires, leurs alluvions sont très fraîches. Des captures récentes sont visibles en plusieurs endroits.

L'histoire de l'Oltu est plus complexe encore que celle du Jiu. J'avais dans mes campagnes précédentes étudié en détail ces terrasses en Transylvanie, en Roumanie et dans la vallée transversalle elle-même, où elles sont assez développées près de Câineni et Brezoiu. Le résultat avait été négatif ; ces terrasses sont toutes quaternaires, elles forment deux étages se suivant sans grandes variations d'altitudes relatives. L'étude du bassin de Brezoiu m'a cette fois donné des résultats intéressants, en montrant le rapport de la formation de la vallée avec les mouvements du sol tertiaires. Je me suis attaché à fixer exactement l'étendue actuelle et la tectonique du flysh, qui a été surtout étudié au point de vue paléontologique (Redlich). De curieuses adaptations du réseau hydrographique, se montrent dans le bassin de Titesti (capture du P. Griblesci par le P. Baiash). Elles parlent en faveur d'un écoulement vers le nord par le passage de la Tour Rouge. La dislocation de la plateforme Riu Ses et la formation de l'anticlinal du Cozia auraient suffi à établir cet état de choses, même s'il n'existait pas à l'époque Riu Ses. D'autre part les terrasses quaternaires montrent que la percée existait à l'époque de leur formation. Comme pour le Jiu, nous arrivons donc à localiser l'âge du renversement du drainage, en constatant qu'il avait lieu vers le nord dans le cycle d'érosion miopliocène et qu'au quaternaire les conditions actuelles étaient déjà réalisées.

L'extension de la plateforme pliocène permet de comprendre comment a pu s'opérer la capture. J'ai constaté qu'elle existe encore dans le bassin de Brezoiu et sur tout le pourtour du bassin de Titesti, la jonction topographique ayant lieu par une série de croupes basses le long du flanc nord du Cozia. Les rivières avaient pu depuis les dislocations miocènes, reconquérir leur profil d'équilibre et élargir facilement leurs vallées dans le flysh jusqu'à la formation d'une vaste dépression ; l'aplanissement s'était étendu par endroits jusqu'aux schistes cristallins.

La ligne de partage des eaux, devenue assez basse pour qu'un mouvement du sol permît aussitôt au bassin le plus favorisé de prendre l'avantage, ne peut être retrouvée dans la topographie actuelle. Il est probable qu'elle a été emportée par l'érosion quaternaire, car elle se trouvait vraisemblablement dans la région du flysh. Le nivellement du cristallin à Forfeca et la continuité de la plateforme pliocène de Brezoiu avec celle du bord méridional du Cozia, indiquent que le Lotru prenait déjà à cette époque la direction du sud. Quelles circonstances lui ont assuré la victoire dans la lutte contre le P. Baiash, qui avait pu jadis empiéter sur le flanc sud de l'anticlinal du Cozia ? Vraisemblablement les mêmes qui ont déterminé la capture du Jiu : affaissement du côté roumain, soulèvement du côté transylvain. Mais ces mouvements du sol ne sont pas limités à la bordure de la montagne, ils se sont fait sentir d'un côté sur tout le bassin transylvain, de l'autre jusqu'au Danube. Comme le problème de l'Oltu est plus vaste et plus complexe que celui du Jiu, les influences qui ont déterminé l'état de choses actuel ont retenti sur un théâtre plus vaste.

Je suis ainsi amené à tirer parti d'observations antérieures, les unes personnelles, les autres empruntées aux géologues hongrois ou roumains, sur la Transylvanie et la Basse Valachie. Sans entrer ici dans le détail de ces observations, qui ne sont pas dues à la campagne actuelle, mais dont tout le fruit n'a pu être tiré qu'à la suite de constatations récemment faites, je puis dire qu'elles concordent pour montrer d'une part la continuité de l'affaissement de la Valachie depuis le Pontien jusqu'à l'heure actuelle, de l'autre, le soulèvement du tertiaire transylvain au pliocène et le déblaiement récent des bassins de Fogarash et Haromzeg, comparables au bassin de Hatzeg.

Extension glaciaire. — Je ne me proposais pas dans cette campagne une étude spéciale des questions glaciaires, auxquelles j'avais consacré beaucoup de temps dans mes campagnes précédentes. Ce n'est qu'incidemment que j'ai été amené à des découvertes importantes.

Ayant remarqué dans la vallée de Petrile (versant nord du Rétyézat) des apparences de moraines plus basses qu'aucune de celles qui m'étaient connues, je m'y suis arrêté, et, en deux jours de courses j'ai pu reconnaître l'existence de superbes moraines latérales se suivant jusqu'à 1.250 mètres. Le glacier de Petrile avait une longueur de plus de 6 kilomètres. C'était un des plus grands des Karpathes méridionales. En redescendant sur le versant sud, j'ai reconnu l'existence de stries glaciaires superbes recouvertes de moraines à Scorota à une altitude de 1.500 mètres. En même temps j'ai pu observer que la théorie du surcreusement s'appliquait fort bien, toutes proportions gardées, aux anciennes vallées glaciaires du Rétyézat.

Ces constatations ont leur répercussion sur l'interprétation d'observations antérieures. Le surcreusement est encore plus net dans les Fogarash et l'identité des moraines très basses observées jadis par moi ne peut plus être mise en doute. Le glacier de Capra le plus grand des Karpathes méridionales, avait 8 à 10 kilomètres de long et descendait à 1.300 mètres.

Enfin l'étude des monts du Vulcan n'a pas été sans intérêt elle-même pour la question glaciaire. Dans cette région, où aucun point n'atteint 2.000 mètres et où les sommets voisins de 1.900 mètres sont très rares, je n'ai trouvé nulle part la moindre apparence de moraines, de roches moutonnées, de lacs ni de cirques. La liaison des cirques avec le phénomène glaciaire est donc bien constante, ainsi que je l'ai déjà montré, et la limite des neiges éternelles était bien, comme je l'ai indiqué, aux environs de 1.900 mètres pendant la période glaciaire.

Tels sont les principaux résultats de ma campagne de 1906. Elle m'a permis de mettre au point de longues recherches antérieures, de les mettre d'accord avec les travaux récemment parus; elle m'a même donné plus que je n'attendais, car si de nouveaux faits sont venus confirmer les hypothèses que m'avaient suggérées mes précédentes recherches, des constatations tout à fait nouvelles m'ont amené à modifier et à étendre certaines théories. Je crois être arrivé à une explication rationnelle de l'évolution du massif des Alpes de Transylvanie, explication assez compliquée, mais qui, je l'espère, tient compte de tous les faits connus : tectonique alpine des terrains antérieurs au flysch affectés de charriages grandioses, mouvements récents du sol se poursuivant pendant tout le tertiaire et inscrits dans la topographie grâce à la conservation partielle des anciens niveaux d'érosion, distribution singulière des petits bassins tertiaires disloqués et allure tranquille de la frange miocène de l'Olténie, creusement des bassins intérieurs et cours paradoxal des rivières qui s'en échappent en perçant la barrière montagneuse grâce à un mouvement de bascule récent. C'est là le résultat le plus nouveau d'une enquête poursuivie depuis 10 ans au milieu d'une région d'accès difficile, enquête que j'ai pu enfin clore définitivement. Si l'on voulait le résumer en quelques mots on pourrait dire : les Karpathes méridionales sont une chaîne plus ancienne qu'on ne l'a cru jusqu'à présent, *c'est une fausse chaîne alpine.*

M. Charles Moureu,

(Professeur à l'École supérieure de pharmacie de l'Université de Paris,
membre de l'Académie de médecine).

Dans des recherches antérieures, j'ai établi la présence générale
de l'argon, de l'hélium et du néon dans les eaux minérales, et j'ai,
en outre, déterminé la proportion globale de ces « gaz rares » dans
les mélanges gazeux qui s'échappent spontanément au griffon d'un
grand nombre de sources thermales. Le sujet, comme on sait, est
en relations étroites avec les phénomènes de radioactivité, et ces
expériences présentent un grand intérêt, tant sous le rapport de la
médecine qu'au point de vue des théories géologiques et hydrologiques. J'ai activement poursuivi mes recherches, avec la collaboration de M. Robert Biquard.

Fractionnement des gaz rares des eaux minérales

Proportions d'hélium

Nous nous sommes tout d'abord proposé de déterminer les proportions respectives de chaque gaz rare dans les mélanges.

Nous avons utilisé la remarquable méthode de fractionnement
au charbon de bois refroidi due à Sir James Dewar. C'est, en
général, le mélange global des gaz rares, bien exempt des gaz
ordinaires, que nous traitions par le charbon refroidi, préalablement purgé des gaz occlus grâce à un long chauffage dans le vide
au rouge sombre.

Nos expériences ont le plus souvent été faites à la température de
l'air liquide (— 191°). D'un côté, l'hélium et une partie du néon
restaient libres; on les extrayait à la trompe et l'on en mesurait le
volume. D'autre part, le reste du néon et les autres gaz rares
demeuraient fixés sur le charbon; les gaz non absorbés ayant été
évacués, on laissait le charbon reprendre la température ambiante,

ce qui libérait le gaz qu'il avait absorbé; celui-ci était extrait et mesuré à son tour.

Dans quelques cas, nous avons opéré sur le mélange gazeux brut, tel qu'il émerge du griffon. On traitait alors un plus grand volume de gaz que précédemment.

En soumettant à l'action du charbon refroidi à — 100°, selon les indications de Sir W. Ramsay, nos mélanges d'hélium et de néon, nous n'avons pu réussir à isoler des volumes mesurables de néon. Nous n'avons pas été plus heureux en traitant ces mêmes mélanges par le charbon à la température de l'air liquide bouillant sous pression réduite ($40^m/^m$ — $60^m/^m$). Il faut en conclure que la proportion de néon était beaucoup trop faible pour permettre une séparation. Sa présence étant constatée, nous le considérerons comme quantitativement négligeable devant l'argon et l'hélium.

Dans quelques cas, les teneurs en hélium se trouvaient elles-mêmes minimes. A part quelques exceptions, elles suffisaient cependant à déterminer une pression mesurable dans l'appareil; on en déduisait alors le volume de gaz par le calcul,

Nous devons dire, enfin, qu'en étudiant les gaz rares absorbés par le charbon à — 100°, nous avons remarqué, dans quelques sources, et notamment à Maizières, que la fraction qu'abandonne le charbon entre + 10° et + 250°, examinée au spectroscope, montrait, faible mais nette, la raie jaune ($\lambda = 587,1$) du crypton, à côté des lignes principales de l'argon.

En rapprochant les résultats quantitatifs obtenus des dosages des autres éléments gazeux que nous avons pratiqués antérieurement, et des dosages d'émanation effectués par Curie et Láborde, nous avons dressé le tableau suivant, qui comprend les chiffres relatifs à 48 sources thermales. La première colonne est consacrée à la radioactivité proprement dite, les quatre colonnes suivantes aux gaz courants, et les deux dernières aux gaz rares et à l'hélium. Les sources sont rangées par ordre d'intensité de la radioactivité et par stations. (V. tableau p. 318.)

On voit que l'intensité de la radioactivité est très variable. La source de Badgastein, en Autriche, est en tête, avec une avance notable sur la station de Plombières, dont les sources sont les plus radioactives de toutes celles qui, en France ont été étudiées au même qoint de vue. D'autres sources françaises, notamment

Étude des gaz se dégageant spontanément au griffon de diverses sources thermales.

SOURCES	RADIOACTIVITÉ (1)	CO² o/o (en volume)	OXYGÈNE o/o (en volume)	AZOTE o/o (en volume)	OXYGÈNE ET AZOTE en bloc o/o (en volume)	GAZ RARES en bloc o/o (en volume)	HÉLIUM o/o (en volume)
Badgastein (Autriche): Source Gratenbacker	39,6	traces.	1,40	97,25	»	1,35	0,169
Source Vauquelin	5,17et5,72	0,20	traces.	97,75	»	2,03	0,258
Plombières — des Capucins	2,31	1	8,90	88,65	»	1,45	0,036
(Vosges) — n° 3	3,19	traces.	3,70	94,50	»	1,78	0,292
— n° 5	3,08	1,58	1,47	95,32	»	1,65	0,404
— Crucifix	non dosée.	traces.	3,30	95,14	»	1,56	0,201
Caldellas (Portugal)	1,82	néant.	2,44	96,40	»	1,16	0,017
Bains-les-Bains (Vosges)	1,76	traces.	4,69	94,07	»	1,24	0,198
Aix-les-Bains (Savoie): Source Alun	1,76et1,43	non dosé	non dosé	non dosé	»	1,19	0,037
Dax — Source Trou des Pauvres	1,46	1,9	0,7	96,2	»	1,2	0,005
(Landes) — Nehe	0,23	1,3	1	96,26	»	1,44	0,034
Ax (Ariège): Source Viguerie	1,16	néant.	néant.	98,45	»	1,55	0,097
Bagnères-de-Bigorre (Hautes-Pyrénées): Source Salies	1,16	3,14	traces.	95,25	»	1,60	0,04
Bourbon-Lancy — Source le Lymbe	1,03	2,8	2,2	91,96	»	3,04	1,84
(Saône-et-Loire) — Reine	non dosée.	traces.	0,9	96,1	»	2,9	1,75
Maizières (Côte-d'Or)	0,74	0,3	0,86	92,45	»	6,39	5,34
Luxeuil — Bains-des-Dames	0,62	0,83	traces.	97,06	»	2,09	0,87
(Haute-Saône) — Grand-Bain	0,25	1,6	traces.	96,25	»	2,11	0,77
Néris (Allier)	0,40	11,8	traces.	86,02	»	2.16	1,06
Bagnoles-de-l'Orne	0,36	non dosé	non dosé	non dosé	»	non dosé	non dosé
Salins-Moutiers (Savoie)	0,33	36,70	traces.	62,54	»	0,77	0,21

Panticosa (Aragon): Source Saint-Augustin	non dosé.	0,2	1,6	97	»	1,2	non dosé
Source César	<0,33	néant.	néant.	98,44	»	1,56	0,237
Cauterets — Mauhourat	<0,83	néant.	néant.	98,47	»	1,53	0,04
— Du Bois	<0,33	néant.	néant.	98,48	»	1,52	0,102
(Hautes-Pyrénées) — La Raillière	<0,33	néant.	néant.	98,79	»	1,21	0,108
— des Œufs	<0,33	0,60	traces.	97,76	»	1,64	0,059
Cambo (Basses-Pyrénées)	non dosée.	néant.	0,76	98,49	»	0,75	non dosé
Eaux-Chaudes (Basses-Pyrénées): Source Esquirette	<0,33	néant.	néant.	98,57	»	1,43	0,140
Eaux-Bonnes (Basses-Pyrénées): Source Vieille	<0,33	néant.	néant.	98,20	»	1,80	0,613
Ogeu (Basses-Pyrénées): Source Peyré	<0,33	traces.	11	87,92	»	1,08	non dosé
Mont-Dore (Puy-de-Dôme)	<0,33	99,39	»	»	0,604	0,0061	non dosé
Royat (Puy-de-Dôme)	<0,33	99,5	»	»	0,4945	0,0052	non dosé
Vichy (Allier): Source intermittente	<0,33	non dosé	non dosé	non dosé	»	non dosé	non dosé
Lamalou (Hérault)	<0,33	99,5	»	»	0,495	0,005	non dosé
Larderello (Italie)	<0,33	»	»	»	»	»	»
Alet (Aude)	<0,1	non dosé	non dosé	non dosé	non dosé	non dosé	non dosé
Chatel-Guyon (Puy-de-Dôme)	<0,1	97,4	»	»	2,576	0,024	0,0063
Source Célestins	<0,1	98,85	non dosé	non dosé	1,135	0,015	non dosé
Vichy — Grande-Grille	<0,1	85,70	»	»	14,192	0,108	non dosé
— Hôpital	<0,1	88,30	»	»	11,61	0,09	0,0012
(Allier) — Chomel	<0,1	86,15	»	»	13,726	0,124	0,0013
— Lucas	<0,1	98,9	»	»	1,0874	0,0126	non dosé
— Boussange	<0,1	96,18	»	»	3,777	0,0428	0,0038
Pougues-Saint-Léger (Nièvre)	<0,1	98,6	»	»	1,385	0,015	0,002
Saint-Honoré-les-Bains (Nièvre)	<0,1	néant.	traces.	97,92	»	2,08	0,91
Forges-les-Eaux (Seine-Inférieure)	<0,1	»	»	»	»	»	»
Spa (Belgique): Source du Tonnelet	<0,1	84,25	0,175	15,296	»	0,279	0,064

(1) N représente le nombre de minutes pendant lequel il faudrait laisser séjourner 1 milligramme de bromure de radium pur dans 10 litres d'air, pour que cet air se chargeât d'une quantité d'émanation égale à celle qui est contenue dans le même volume de gaz des sources âgé de quatre jours.

celles de Bains, d'Aix, de Dax, d'Ax et de Bourbon–Lancy, sont douées également d'une radioactivité très appréciable.

Aucune proportionnalité n'apparaît entre les gaz rares et l'hélium, d'une part, et la radioactivité, de l'autre. La relation entre la radio-activité et l'hélium des sources thermales, pour des raisons que j'examinerai plus tard, n'est donc que qualitative ; mais elle est étroite et absolue.

La proportion globale des gaz rares suit assez régulièrement la teneur en azote ; elle est inverse, au contraire, de celle de l'acide carbonique, l'un ou l'autre de ces deux gaz étant tour à tour prédo-minant. La source d'Eaux-Bonnes, par exemple, pour une teneur en azote de 98,20 p. 100, renferme, en volume, 1,80 de gaz rares, tandis que la source du Mont-Dore, pour une proportion de gaz carbonique de 99,39, contient 0,0061 de gaz rares. En général, la proportion des gaz rares est voisine de 1 à 1,5 p. 100 de celle de l'azote.

Quelques sources dépassent notablement cette proportion : à Bourbon-Lancy, par exemple, nous trouvons 2,9 et 3,04 p. 100, et, à Maizières, la proportion des gaz rares atteint le chiffre excep-tionnellement élevé de 6,39 p. 100.

En ce qui concerne les proportions d'hélium, elles sont très variables et par rapport au gaz naturel brut, et par rapport au mélange des gaz rares. Quelques-unes sont particulièrement élevées. Pour 100 centimètres cubes de gaz brut, nous trouvons, par exemple, 0,613 d'hélium à Eaux-Bonnes, 0,91 à Saint-Honoré, 1,06 à Néris ; à Maizières, la proportion d'hélium atteint le chiffre tout à fait exceptionnel de 5,34 p. 100.

Il ressort cependant de mes récentes expériences que la source de Maizières n'est pas, à la vérité, la plus riche en gaz rares et hélium. Un facteur essentiel de l'évaluation est la quantité totale de gaz brut que dégagent les sources durant un laps de temps déterminé, en d'autres termes, le débit gazeux total. Je l'ai déter-miné récemment au griffon de quelques sources de l'est et du midi de la France.

En combinant les résultats de ces mesures avec les teneurs en gaz rares et hélium des mélanges gazeux bruts, j'ai pu dresser le tableau comparatif suivant, où figurent, exprimés en litres, à côté des débits gazeux totaux pour une année, les débits en gaz rares et hélium.

SOURCES	DÉBIT GAZEUX TOTAL PAR AN (EN LITRES)	GAZ RARES (EN BLOC)		HÉLIUM	
		Proportion P. 100.	Débit annuel (en litres).	Proportion P. 100.	Débit annuel (en litres).
Plombières ⎰ Source Vauquelin	17.520	2,03	356	0,258	45
(Vosges) ⎱ — n° 3	14.381	1,78	256	0,292	42
Bains-les-Bains (Vosges) : Source Savonneuse	4.891	1,24	61	0,198	9,7
Luxeuil ⎰ Grand-Bain.......	36.354	2,11	767	0,77	280
(Haute-Saône) ⎱ Bains-des-Dames...	22.995	2,09	480	0,87	200
Maizières (Côte-d'Or)	18.250	6,39	1166	5,34	974
Bourbon-Lancy: Source Lymbe	547.500	3,04	1.6644	1,84	10,074
Ax (Ariège): Source Viguerie......	500.640	1,55	8.760	0,097	543
Eaux-Bonnes(Basses-Pyrénées): Source Vieille.....................	10.950	1,80	197	0,613	67

On voit que, tant pour les gaz rares que pour les gaz totaux, les diverses sources peuvent avoir des débits très différents. Les sources de Luxeuil, d'Ax et de Maizières ont des débits en gaz rares et hélium déjà importants. Mais la plus riche, et de beaucoup, est la source du Lymbe, à Bourbon-Lancy : elle débite annuellement plus de 16.000 litres de gaz rares, où l'hélium entre pour une proportion supérieure à 10.000 litres. La source du Lymbe, à Bourbon-Lancy, nous apparaît ainsi comme une véritable mine de gaz rares et d'hélium.

D'autres sources, curieuses au même point de vue, et peut-être plus riches encore, seront sans doute signalées dans l'avenir. Mais d'ores et déjà, il est acquis que les sources thermales déversent continuellement dans l'atmosphère, en même temps que des émanations radioactives, des quantités relativement considérables de gaz

rares et d'hélium. L'hélium, qu'on se procurait jusqu'ici à prix
d'or en calcinant certains minéraux, ne sera donc plus, à l'avenir
« gaz rare » que de nom, et il pourra être extrait avec avantage
des sources thermales, pour tels usages, thérapeutiques ou autres,
que l'on voudra.

RECHERCHES EN COURS

Les résultats que nous venons de relater constitueront sans doute
d'utiles documents pour les théories géologiques et hydrologiques
de l'avenir. Ils prennent, en outre, un intérêt primordial si on les
rapproche des récentes et sensationnelles expériences de Sir W.
Ramsay, qui a pu transformer à volonté l'émanation du radium en
hélium, néon, ou argon, suivant qu'il l'abandonnait à elle-même,
ou qu'il la mettait en présence d'eau pure ou de solution aqueuse
de sulfate de cuivre (dans ce dernier cas, on voyait, en outre,
apparaître le lithium).

Ces expériences méritent donc d'être poursuivies. Nous les continuons effectivement, et avec un intérêt sans cesse grandissant.

Il y a lieu tout d'abord, pour suivre un ordre logique, de rechercher dans les eaux thermales deux autres gaz de la famille de
l'argon, le crypton et le xénon, que nous avons déjà entrevus dans
quelques sources. Il conviendra ensuite d'élaborer une méthode
qui permettra de les doser ainsi que le néon, que nous n'avons
encore pu déterminer que qualitativement. Enfin, il est possible
que d'autres éléments, connus ou inconnus, existent dans les eaux
minérales en dehors de ceux qu'on y a jusqu'ici rencontrés. Aucune
des faces du problème ne sera négligée dans nos recherches.

M. G. Moussu,

(Professeur à l'École vétérinaire d'Alfort).

1° *Cultures de tuberculose in vivo et vaccination anti-tuberculeuse.*

En poursuivant ces recherches commencées depuis plusieurs années, et par des procédés différents (méthode des sacs de collodion et méthode des filtres), j'ai précisé quels étaient les effets physiologiques de ces cultures et déterminé leur influence sur la résistance des sujets à l'infection tuberculeuse expérimentale.

Les résultats auxquels je suis arrivé sont les suivants :

A. — Lorsqu'on opère sur des animaux tuberculeux (animaux de l'espèce bovine) avec des cultures abondantes et florissantes :

1° On provoque une réaction thermique comparable à celle déterminée par une injection de tuberculine ;

2° La température fébrile ne revient que lentement à la normale, parfois seulement après plusieurs jours, et elle oscille ultérieurement autour de cette normale sans écarts marqués ;

3° L'état général des malades tuberculeux ne semble pas autrement modifié par la présence de la culture à l'intérieur de leur cavité abdominale. Rien dans les signes cliniques présentés par ces malades ne semble indiquer d'amélioration ou d'aggravation.

B. — Lorsqu'on opère dans les mêmes conditions sur les animaux sains :

1° L'introduction de la culture dans l'organisme ne produit ni trouble immédiat, ni réaction thermique, et une injection de tuberculine pratiquée dans les jours qui suivent, reste sans effets ;

2° La réaction à la tuberculine apparaît avec ses caractères classiques environ un mois après la mise en place de la culture ; elle se renouvelle durant des mois tant que la culture reste vivante. Il en résulte donc que des animaux non tuberculeux peuvent réagir positivement ; *ce qui démontre que la réaction à la tuberculine n'est pas une réaction qui tient à la présence même des bacilles tuberculeux dans un organisme, mais bien à une réaction d'imprégnation de cet organisme par des produits toxiques élaborés par le bacille de Koch ;*

3° Les animaux sains porteurs de cultures de tuberculose *in vivo* ne semblent pas sensiblement impressionnés par cette épreuve, leur développement reste parfaitement régulier.

Les chiens supportent moins bien la même épreuve, leur état de santé est troublé.

C. — En ce qui concerne les propriétés du sérum des animaux porteurs de cultures de tuberculose *in vivo* depuis 6 mois, 1 an et 2 ans :

1° Ce sérum ne semble doué que de propriétés anti-tuberculeuses très faibles, insuffisantes pour recevoir une application pratique ;

2° Les séries d'animaux (cobayes, lapins, chiens, chèvres) tuberculisés expérimentalement et soumis au traitement par les injections de sérum dont il est parlé, deviennent tuberculeux, moins vite que des témoins, et avec des lésions en général moins étendues, mais ils succombent néanmoins dans des délais peu différents de ceux des témoins.

D. — Enfin pour ce qui concerne la vaccination, ou mieux la résistance des animaux soumis aux cultures *in vivo*, contre une infection expérimentale régulière :

1° Tous les animaux soumis aux cultures *in vivo* se sont tuberculisés, peut-être plus lentement et avec des lésions moins étendues que les témoins ;

2° L'entretien, même prolongé, de cultures de tuberculose *in vivo* ne fait pas de vaccination anti-tuberculeuse efficace et utile. (Séance de l'*Académie des sciences*, 25 novembre 1907.)

2° *Sur les variations de composition chimique du lait des laitières tuberculeuses.*

Ayant démontré antérieurement, que chez des vaches tuberculeuses à mamelles cliniquement saines, le lait, d'apparence normale, pouvait parfois cependant se trouver virulent, j'ai cherché à compléter ces premières données par l'examen comparatif des analyses chimiques. On savait déjà, d'après les recherches de Storch que la quantité de caséine diminuait, et que la proportion de chlorures se trouvait au-dessus de la normale; mais on n'avait pas fait de recherches systématiques sur le lait des vaches tuberculeuses sans lésions mammaires et avec lésions mammaires. Comme les bêtes tuberculeuses, sans lésions mammaires ou avec lésions mammaires discrètes, peuvent durant longtemps fournir un lait qui est d'apparence normale, les résultats étaient intéressants à connaître.

Avec l'aide de mon jeune collaborateur M. *Monvoisin*, chef de chimie, nous avons établi que les variations de composition chimique sont les suivantes :

1° Sous le rapport de l'acidité, il y a diminution progressive à mesure que les lésions s'accentuent. C'est là une variation de composition contraire à ce que l'on trouve dans la plupart des mammites vulgaires, où l'acidité augmente par suite de la décomposition du lactose ;

2° L'azote total augmente, au point de se trouver parfois en quantité double de la normale ;

3° La matière grasse diminue progressivement, au point de n'en plus trouver que des proportions insignifiantes lorsque les lésions mammaires sont très étendues;

4° Le lactose diminue régulièrement, progressivement jusqu'à disparition complète;

5° Il y a abaissement de la valeur de l'indice de réfraction ;

6° Dans nos recherches, le point de congélation est resté à peu près invariable;

7° Il y a augmentation de la proportion de chlorure de sodium, fait qui était déjà connu.

D'où il résulte, pour l'ensemble, qu'il y a modification plus ou moins profonde de la composition chimique du lait, et diminution de sa valeur nutritive. Le lait des vaches tuberculeuses est donc doublement dangereux : parce qu'il peut être virulent d'abord, et parce que sa composition chimique est mauvaise ensuite. (*Société de Biologie*, 20 juillet 1907.)

Dans des recherches actuellement en cours, entreprises avec la collaboration de M. *Goupil*, préparateur au Collège de France, j'ai montré que le bacille tuberculeux pouvait être modifié par voie chimique et pouvait être injecté à doses élevées, sans danger à des animaux d'expériences. Nous établirons si cette modification du bacille peut être utilisée en vue d'une vaccination.

M. Nicolle,

(Directeur de l'Institut Pasteur à Tunis).

Les travaux que j'ai poursuivis pendant l'année 1907, grâce à la libéralité de la Caisse des Recherches scientifiques, peuvent se diviser ainsi :

I. — Expériences sur la lèpre.

II. — Recherches sur la pathologie spéciale de l'homme dans l'Afrique du nord.

III. — Recherches sur les infections sanguines des animaux dans la même région.

I. — Expériences sur la lèpre

Nos connaissances actuelles sur la lèpre, en dehors de la symptomatologie et de l'anatomie pathologique, se réduisent à la découverte déjà ancienne du bacille lépreux par Hansen. Nous ne savons ni cultiver ce microbe, ni reproduire expérimentalement la maladie chez les animaux. Nous ignorons d'autre part comment la lèpre se contracte et son traitement spécifique nous est encore inconnu.

A. — Depuis quelques années, je me suis attaché à l'étude de la lèpre en raison de sa fréquence relative en Tunisie.

J'ai montré antérieurement la sensibilité de certains singes inférieurs (*macacus sinicus*, *macacus rhésus*) vis-à-vis des produits lépreux. L'inoculation sous-cutanée de ces produits détermine chez ces animaux une lésion locale à incubation très lente (deux mois environ) et à durée très courte (quelques semaines). En répétant les inoculations, l'incubation devient plus brève et la lésion sans cesser d'être bénigne, plus durable. Les résultats de mes recherches ont été publiés dans les *Comptes rendus de l'Académie des sciences* (séance du 20 février 1905) et dans les *Annales de l'Institut Pasteur* (fascicule du 25 mai 1906).

B. — Dans une enquête commencée en 1906 et terminée en 1907, j'ai établi, en collaboration avec le Dr Bastide, la distribution géographique de la lèpre en Tunisie (consulter: *Archives de l'Institut Pasteur* de Tunis 1907, fascicules II et III; *Lepra, Bibliotheca internationalis* 1907, volume VII, fascicules 2 et 3). Comme dans tous les autres pays où elle a été étudiée, la lèpre se montre dans la régence presqu'exclusivement chez les habitants du bord de la mer.

C. — Il m'a semblé que cette constatation était peut-être de nature à éclairer l'étiologie encore inconnue de cette infection et j'ai fait l'hypothèse que la lèpre pouvait être une maladie d'un animal marin transmissible à l'homme.

Pour vérifier cette opinion, j'ai pensé que le mieux serait d'établir une station expérimentale dans un foyer lépreux et là :

1° D'autopsier un grand nombre d'animaux marins pour voir si quelques-uns ne présenteraient pas de lésions analogues à celles de la lèpre ;

2° D'inoculer des produits lépreux recueillis sur des malades à des animaux sains de ces mêmes espèces et de les examiner après les avoir sacrifiés à des époques variables après l'inoculation.

J'ai fait choix pour y établir une station expérimentale d'un petit port de pêcheurs, situé au sud-ouest de l'île de Djerba, Adjim. Djerba est avec Tunis le foyer de lèpre le plus important de la Tunisie, et Adjim le village le plus infecté de l'île.

Mes expériences ont commencé au début de mars pour se terminer à la fin de septembre. J'ai été secondé de la façon la plus active par M. le Dr Comte, chef de laboratoire et par M. Catouillard, préparateur à l'Institut Pasteur de Tunis. A tour de rôle, nous nous sommes succédé dans le laboratoire d'Adjim de mars à juillet ; plus tard, je suis retourné sur place pour clôturer nos expériences.

1° *Examen et autopsie d'animaux côtiers.*

Ces examens ont porté principalement sur des poissons appartenant à toutes les espèces communes sur la côte de Djerba pendant le printemps et l'été, sur quelques tortues de mer, sur des rongeurs (rats, gerboises) et sur des oiseaux marins. Elles ont toutes été négatives. Aucun des animaux examinés ne présentait de lésions analogues à la lèpre ou à une pseudo-tuberculose occasionnée par un microbe ayant les caractère du bacille lépreux.

2° Inoculations de produits lépreux à des animaux marins.

Deux groupes seulement d'animaux ont été inoculés avec des produits recueillis sur l'homme : des poissons et des rats.

Poissons. — J'ai expérimenté sur les espèces suivantes : Pataclès, Saupes, Marbrés, Mulets, Merous, Rougets, ainsi que sur quelques individus d'autres espèces dont je ne connais que le nom en langue indigène et qu'il ne m'a pas été jusqu'à présent possible de déterminer.

Au total, mes expériences ont porté sur 115 poissons. Tous ces animaux ont été inoculés une seule fois dans la cavité péritonéale avec le produit de broyage de léprômes dans l'eau physiologique stérile ; la quantité de substance lépreuse injectée a atteint pour certains poissons 25 centigrammes correspondant à 2 cc. environ d'émulsion ; la mortalité à la suite des inoculations a été des plus faibles (un dizième tout au plus). Nos animaux, et c'est en cela sans doute que consiste la plus grande originalité de nos expériences, ont été conservés vivants en pleine mer dans des nasses. Pour leur entretien, j'ai conclu un arrangement avec un pêcheur d'Adjim qui a disposé les nasses contenant les poissons inoculés dans l'intérieur d'une pêcherie indigène du même type que les bordigues (Zerba). Cette pêcherie, dont il était propriétaire était située à plus de 500 mètres de la côte. Les nasses ou drina en forme de deux entonnoirs ouverts, inclus l'un dans l'autre, étaient, après introduction des poissons, fermées au niveau de l'ouverture de l'entonnoir extérieur ; l'orifice de l'autre entonnoir en raison d'une disposition spéciale qui ne permettait pas la sortie des poissons, pouvait rester ouvert sans inconvénient. La longueur de ces nasses atteignait en moyenne 1 m. 50 sur une largeur de 60 centimètres environ à la base. Quinze à vingt poissons (de petite taille, il est vrai) pouvaient vivre dans leur intérieur. Tous les jours, l'un de nous allait avec le pêcheur et un aide relever les nasses, donner à manger aux poissons, enlever les morts et prélever de temps à autre des vivants pour les examiner. Sur 115 poissons, mis en expérience du 21 mars au 1er juillet, 60 ont été autopsiés après avoir été sacrifiés par nous; la mortalité accidentelle ou spontanée n'a donc pas au total atteint la moitié, ce qui est peu, étant données les conditions difficiles dans lesquelles nos expériences devaient être réalisées. Quarante poissons ont été conservés vivants pendant plus de trois mois et huit ont survécu six mois.

Nous ne croyons pas utile de donner ici des renseignements plus détaillés, car nos expériences ont été entièrement négatives. Chez aucun poisson, nous n'avons constaté la moindre multiplication des bacilles lépreux inoculés; ceux-ci ont, au contraire, disparu très vite de la cavité péritonéale, quelquefois en moins de 15 jours.

L'intervention des phagocytes, nette dans certains cas, nous a paru manquer totalement dans d'autres. Les poissons conservés vivants trois et six mois ne nous ont montré aucune lésion qui puisse être rapportée à nos inoculations; une légère hypertrophie des ganglions voisins du cœur constatée chez certains poissons, avait un instant attiré notre attention, nous avons reconnu bientôt qu'elle était d'origine physiologique, en rapport avec l'absorption digestive. Chez deux seulement des poissons examinés après six mois nous avons pu retrouver dans les organes de très rares bactéries acidophiles ressemblant aux bacilles de Hansen.

Il ne semble donc pas que la lèpre soit une maladie des poissons transmissible à l'homme.

Rats. — Nous avons expérimenté à Djerba sur des rats blancs, les rats sauvages ne pouvant être conservés longtemps vivants en captivité.

Trois rats blancs ont ingéré en 17 repas, répartis sur 22 jours une quantité de tissu lépreux frais et finement broyé pouvant être évaluée au total à 20 grammes environ de tissu par animal.

Trois autres rats ont reçu en 5 inoculations péritonéales pratiquées 5 jours de suite, trois grammes environ de tissu lépreux. Un rat de la seconde série a été sacrifié 64 jours après la dernière inoculation; il présentait un certain nombre de petites granulations blanches, d'aspect crétacé, sur le petit épiploon et sur les

parties voisines du péritoine viscéral, deux granulations identiques
à la surface du foie, rien sur ou dans la rate. Le contenu de ces
granulations était presque entièrement constitué par des bacilles
lépreux bien colorables. Il ne semble pas cependant que les
microbes introduits par nous aient subi une multiplication ; il est
probable que ce sont leurs cadavres très résistants aux moyens de
destruction de l'organisme du rat, dont nous avons constaté l'accumulation dans les granulations.

Nous conservons les animaux survivants des deux séries pour
les examiner après un délai d'un an, si leur vie atteint ce terme.

Antérieurement à ces expériences, j'en avais pratiqué d'autres,
moins sévères, il est vrai, sur le même animal. Les produits provenaient d'un cas de lèpre évoluant sous forme de petits abcès
froids et correspondant sans doute à des microbes peu virulents.
Les rats inoculés sous la peau ou nourris avec le pus des léprômes
n'ont présenté aucune lésion lépreuse. Si les inoculations sous-
cutanées étaient répétées à intervalles trop rapprochés, certains se
cachectisaient et mouraient. Les bacilles lépreux dans tous ces cas
étaient retrouvés facilement aux points d'inoculation.

D. — Parallèlement à ces recherches, j'ai tenté la culture du
bacille de la lèpre. Ce microbe ne poussant pas sur les milieux
ordinaires, j'ai été conduit à essayer les milieux les plus divers et
aussi les plus complexes.

Ainsi que M. Weil l'a montré, le bacille lépreux pousse en première culture dans le jaune d'œuf cru. J'ai constaté qu'il poussait
également dans le bouillon dans lequel on ajoute une quantité
égale de ce produit ; mais les repiquages dans ces milieux restent
stériles.

J'ai obtenu des premières cultures, parfois des secondes, jamais
de troisièmes dans le milieu suivant :

Bouillon fait avec : viande 125 grammes, eau
250 grammes, peptone Defresne 10 grammes,
nutrose 10 grammes .... 1 partie.
Solution de glucose à 4 p. 100 .... 1 partie.
Sérum humain (ascite ou mieux sang)....... 1 partie.

Le mélange doit être fait au moment de s'en servir.

L'addition d'une partie de jaune d'œuf semble favoriser le développement de la première culture, mais ne donne pas de résultats spéciaux pour les repiquages.

Les colonies du bacille lépreux ne sont jamais visibles à l'œil nu. Au microscope, elles sont des plus nettes et se présentent sous forme d'amas sphériques constitués par des bacilles jeunes très colorables, serrés intimement les uns contre les autres.

Plusieurs autres milieux composés nous ont donné des résultats analogues.

Ces résultats sont encourageants. Cependant il est à craindre que les premières et secondes cultures se fassent presqu'exclusivement aux dépens, non du milieu de culture, mais des traces de tissus lépreux ou des corps de bacilles apportés par les ensemencements. Cette hypothèse expliquerait pourquoi nous n'avons jamais obtenu de troisième culture, la quantité de tissus introduite dans le milieu par le troisième passage étant pour ainsi dire nulle. Guidés par cette idée, nous avons, dans quelques expériences, ajouté à nos milieux artificiels des cadavres de bactéries aussi voisines que possible du bacille lépreux (b. tuberculeux, pseudo-tuberculeux) pensant introduire ainsi les matériaux nécessaires au développement de ce microbe, nous n'avons obtenu aucun résultat appréciable.

Toutes ces expériences sont à continuer.

E. — Au cours de l'année 1907, Von Pirket a montré que les individus atteints de tuberculose réagissent d'une façon spécifique lorsqu'on dépose à la surface de leur peau scarifiée une goutte de solution à 1/100 de tuberculine. Wolf et Calmette ont fait voir plus tard qu'une réaction identique pouvait être obtenue par le dépôt sur la conjonctive normale d'une goutte de la même solution.

Je me suis demandé, en raison des grandes analogies que présente le bacille de la lèpre avec celui de la tuberculose, si les lépreux ne se comporteraient pas de la même façon que les tuberculeux vis-à-vis de la tuberculine. J'ai constaté que si l'inoculation sous-cutanée de quelques traces de ce produit suffit pour provoquer chez les malades atteints de lèpre une réaction des plus nettes, aucun effet manifeste ne suit par contre le dépôt d'une goutte de ce produit à la surface de la peau dénudée ou sur celle de la conjonctive.

Un extrait glycériné de léprômes, riches en bacilles de Hansen, s'est montré également inactif chez mes malades par les mêmes voies.

Les résultats de ces expériences ont été résumés dans une note que j'ai présentée à la séance du 12 août 1907 de l'Académie des sciences (voir *Comptes rendus*).

II. — Recherches sur la pathologie de l'homme dans l'Afrique du nord

Depuis mon entrée en fonctions à l'Institut Pasteur de Tunis (1er janvier 1903), je me suis attaché à établir sur des bases scientifiques, la pathologie de l'homme en Tunisie. J'ai démontré l'existence inconnue ou discutée dans ce pays de la fièvre méditerranéenne et des infections paratyphiques; j'ai prouvé d'autre part que la dysenterie dans la Régence était causée par une bactérie identique au type découvert en France par Chantemesse et étudié au Japon par Shiga. Je parlerai plus loin de mes recherches sur le mycétôme.

Continuant mes travaux pendant l'année 1907, j'ai eu la bonne fortune de préciser quelques nouveaux points inconnus de la pathologie tunisienne.

A. — Le mycétôme ou pied de Madura, affection assez fréquente dans les Indes et rare dans l'Afrique du nord, présente deux variétés qui correspondent en réalité à des maladies différentes dont la caractéristique respective, au point de vue clinique, est la couleur des grains inclus dans les lésions. Dans la variété dite à grains blancs, M. Vincent a découvert une bactérie spéciale voisine des streptothricées, le *discomyces maduræ*, dont il a fait l'agent pathogène de la maladie. L'opinion de M. Vincent était devenue classique.

J'ai étudié en 1905 un cas de mycétôme à grains blancs dont l'agent n'était pas le parasite de Vincent mais un champignon, l'*aspergillus nidulans*, ainsi que cela résulte de recherches entreprises en collaboration avec M. Pinoy (*Archives de parasitologie*, tome X fasc. 3, 1906).

La variété à grains noirs du mycétôme était presque inconnue, quelques auteurs avaient bien décrit dans les lésions, la présence de filaments dans lesquels ils voyaient le mycelium d'un champignon mais aucune culture n'ayant été pratiquée, la question n'était pas résolue. J'ai observé au cours de cette année (1907) un cas de mycétôme à grains noirs et je suis parvenu à isoler des lésions un champignon spécial.

L'étude de ce champignon poursuivie en collaboration avec M. Pinoy n'est pas encore terminéé; nous avons déterminé cependant déjà les plus importants de ses caractères: présence de spores échidnées, sécrétion dans les milieux de culture d'un pigment noir, etc.

Mes recherches sur le mycétôme auront donc apporté une contribution importante à l'étude de cette curieuse affection, puisqu'elles ont démontré le rôle joué par certains champignons dans la production de lésions qu'on attribuait jusque là à l'action d'une bactérie.

B. — La conjonctivite granuleuse ou trachôme est une des maladies les plus fréquentes et les plus graves de l'Afrique du nord. C'est elle, avec la variole, qui fait les aveugles si nombreux dans ce pays. J'en ai commencé l'étude expérimentale en collaboration avec le Dr Cuénod.

Dans une note présentée à l'Académie des sciences (*Comptes rendus*, séance du 6 mai 1906) nous avons démontré que la maladie était inoculable à certains singes inférieurs (*macacus sinicus*) et que chez eux, quoique bénigne, elle présentait les mêmes caractères cliniques et les mêmes lésions histologiques que chez l'homme. Depuis cette communication, nous avons continué nos travaux: un grand nombre de singes sont actuellement en expérience dans notre laboratoire et nous espérons pouvoir arriver au cours de l'an prochain à préciser de nouveaux points concernant l'étude expérimentale et l'étiologie de cette maladie.

C. — Sous le nom de Kala Azar (fièvre noire) ou splénomégalie tropicale, on désigne dans les Indes anglaises une affection très grave caractérisée par une fièvre irrégulière, des œdèmes, un amaigrissement extrême, ainsi que par une hypertrophie souvent considérable de la rate et du foie. Leishman, puis Donovan ont découvert dans les frottis du tissu splénique des malades un protozoaire particulier dont ils ont fait l'agent pathogène de la maladie et que Laveran et Mesnil rangent parmi les piroplasmes.

La maladie était entièrement inconnue en Afrique lorsque M. Cathoire en 1905 trouva dans la rate d'un jeune enfant, vu par lui quelques jours seulement avant sa mort, des corps identiques à ceux de Leishman.

J'avais cherché vainement depuis un cas analogue, lorsque j'eus la bonne fortune de voir en septembre 1907 avec le Dr Cassuto un autre enfant de 2 ans présentant les symptômes ordinaires du Kala Azar. Une ponction de la rate pratiquée pendant la vie me permit de confirmer le diagnostic de façon certaine, car je trouvai sur les préparations les corps de Leishman les plus caractéristiques.

Une note présentée à l'Académie de médecine (séance du 1er octobre 1907) a donné les premiers résultats de mes recherches.

Depuis la publication de cette note, j'ai continué l'étude de ce cas en la dirigeant principalement du côté de la culture du microbe pathogène et de la thérapeutique encore inconnue du Kala Azar. J'ai obtenu à ce dernier point de vue un résultat très appréciable par l'emploi de l'atoxyl sous forme d'injections hypodermiques. L'état général qui était très alarmant s'est amélioré, la rate a diminué de moitié de volume, il semble actuellement que la guérison soit possible dans cette affection regardée jusqu'à présent comme incurable.

D'autres recherches en cours montreront les analogies qui existent entre le Kala Azar des Indes et l'affection décrite par les médecins italiens sous le nom d'anémie splénique infantile.

III. — RECHERCHES SUR LES INFECTIONS SANGUINES DES ANIMAUX DE L'AFRIQUE DU NORD

Il est intéressant au point de vue de la pathologie comparée d'étudier non seulement les maladies humaines d'un pays mais encore les infections des diverses espèces même très éloignées de l'homme.

Depuis mon arrivée en Tunisie, j'ai découvert et décrit ainsi deux spirilloses animales, celle de l'oie et celle de la chauve-souris, ainsi qu'un grand nombre d'infections à hémogrégarines.

Dans le cours de l'année présente, j'ai ajouté à cette liste déjà longue la connaissance de la piroplasmose et de la spirillose d'un rongeur saharien, le gondi (*ctenodactylus gondi*). J'ai présenté à ce sujet une note à la *Société de Biologie* (séance du 27 juillet). Le piroplasme du gondi est intéressant au point de vue zoologique par la présence de deux karyosomes et par son mode de multiplication (quadrigémation) ; il se montre intermédiaire entre les piroplasmes proprement dites et les corps de Leishman et de Wright, parasites du Kala Azar et du bouton-d'Orient.

Je publierai bientôt le résultat de mes recherches sur deux hémogrégarines nouvelles découvertes au cours d'un voyage dans le sud-tunisien, celles de *Zamenis algirus* et de *Lithorynchus diadema* ; cette dernière est particulièrement intéressante parce qu'elle parasite le noyau même de l'hématie.

Je viens enfin d'obtenir la culture sur un milieu analogue à celui de Novy et Neal du trypanosome de la chauve-souris. Cette culture n'avait pas encore été réalisée.

Conclusions

Je me propose au cours de l'année 1908 :

1° De continuer mes recherches sur la lèpre, recherches qui seront dirigées surtout du côté de la culture du bacille lépreux ;

2° De poursuivre en la développant l'étude expérimentale que j'ai commencée de la conjonctivite granuleuse ou trachôme ;

3° D'aborder le problème de l'étiologie du clou de Gafsa ;

4° De continuer mes investigations sur la pathologie spéciale de l'homme en Tunisie en m'attachant plus que je ne l'ai fait jusqu'à présent à l'étude de la parasitologie intestinale ;

5° De poursuivre incidemment mes recherches sur les infections sanguines des animaux de la Régence.

MM. Piettre,

(Inspecteur du service vétérinaire sanitaire de la Seine)

et

A. Vila,

(Chimiste à l'Institut Pasteur).

TRAVAIL MÉCANIQUE DU SANG. — ÉLÉMENTS HISTOLOGIQUES

DU GLOBULE SANGUIN (STROMA-NOYAU)

Après avoir étudié le pigment sanguin surtout au point de vue chimique il nous restait à envisager parmi ses propriétés physiques, la plus importante de toutes, la propriété respiratoire, c'est-à-dire l'activité remarquable qu'il possède vis-à-vis de certains gaz, en particulier de l'oxygène. Mais avant d'aborder cette délicate question qui exige un outillage mécanique très compliqué et nécessite des dépenses considérables de temps et d'argent, il était logique d'étudier le support organisé de l'oxyhémoglobine, le stroma nucléé ou anucléé suivant les espèces. Partant, en effet, d'une individualité histologique, le globule rouge, que l'on séparait quantitativement en ses principaux constituants, oxyhémoglobine, stroma et faisceau de substances solubles dans l'éther, nous ne pouvions sacrifier l'un de ces éléments.

Les méthodes de préparation des stromas indiquées par les auteurs peuvent être classées en deux groupes : méthodes de précipitation et méthodes mécaniques. Les premières sont basées sur le traitement du sang global par des sels minéraux en particulier par le bisulfate de potassium ou le sulfate d'ammoniac (Wooldridge, Halliburton, Friend et récemment Olinto Pascucci). Les secondes comportent le traitement des hématies par un excès d'eau distillée ; les stromas ainsi libérés sont recueillis par centrifugation après addition ou non, aux liqueurs mères, de chlorure de sodium ou d'autre sel. Nous avons appliqué ces différentes techniques, suivies à la lettre ou diversement modifiées. Les résultats ont été peu satisfaisants pour plusieurs raisons.

L'emploi du sang total, milieu si complexe, expose à de nombreuses souillures, dues notamment à la présence de globules blancs. En outre, la précipitation à l'aide de sels minéraux, en même temps qu'elle détermine l'isolement des stromas, s'accompagne d'un entraînement des matières albuminoïdes du plasma, substance dont il est déjà si difficile de débarasser les hématies même par des lavages et des centrifugations nombreuses. Enfin es cendres du précipité contiennent des impuretés minérales étrangères introduites avec les réactifs.

Le laquage dans un grand excès d'eau présente également de sérieux inconvénients. Le rendement est inférieur à la réalité, et suivant la durée du contact avec l'eau la quantité de stromas désagrégés, dissous est plus ou moins grande ; assez vite, en effet, dans ce milieu il se produit une désintégration qui correspond à une véritable dissolution. Dès que ce stade est atteint la précipitation ne peut plus être obtenue.

La récolte des stromas au sein de volumes considérables de liquide offre de grandes difficultés. La centrifugation doit être longtemps prolongée, elle est dangereuse en raison du dispositif mécanique en usage, et fournit sans doute des culots floconneux abondants, parce que très volumineux, mais d'un poids extrêmement faible, après dessiccation complète.

Le plus grave défaut de ces techniques est le séjour du stroma dans des solutions hypotoniques. Ce contact interne, sur une surface énorme toute proportion gardée, exerce une grande influence au point de vue de la composition chimique. C'est dans cette direction que les recherches de chimie-physique pourraient sans doute donner des résultats intéressants. Jusque-là les phénomènes osmotiques entre hématies et solutions ont fait l'objet de considérations plutôt théoriques que vraiment expérimentales. D'ailleurs tant que le globule est intact, l'atmosphère colloïdale (oxyhémoglobine, matières grasses) qui entoure le stroma et peut-être aussi le pénètre à la façon d'une éponge, paraît constituer une paroi étanche. Au contraire, après hématolyse on peut observer et apprécier la grande sensibilité osmotique propre au stroma. Si, en effet, on étudie les modifications physiques subies par l'hématie en période de laquage on constate qu'elles dépendent intimement de la concentration saline du milieu. Dans de l'eau distillée pure le stroma apparaît sous la forme d'un disque transparent, de structure homogène, de diamètre sensiblement supérieur à celui du globule intact; chaque élément reste indépendant. En liqueur hypertonique, au contraire, le corpuscule globulaire subit une forte rétraction dans tous les sens, le diamètre transversal diminue, le protoplasma devient granuleux, la visibilité augmente, il existe une tendance très manifeste au groupement, à l'agglutination. Si l'on transporte des stromas d'une solution hypotonique dans une hypertonique on observe aisément la série de ces modifications portant sur le volume, la structure, la viscosité.

Ces recherches préliminaires nous ont conduit à réaliser l'hémotolyse globulaire non en liqueur quelconque mais en solutions isotoniques.

Déjà dans cette voie, et d'ailleurs en dehors de toute préoccupation de cet ordre, Rollett avait montré que le départ de l'oxyhémoglobine du globule peut être obtenu par des refroidissements et des réchauffements successifs. Il expérimentait sur le sang en nature, plasma et globules.

Nous avons refait ces expériences mais en opérant sur des hématies parfaitement lavées. L'emploi de larges capsules en platine et en cuivre étamé permettaient de mettre en œuvre des quantités assez considérables de globules additionnées d'eau salée physiologique (NaCL 8, 5o p. 1.ooo). La congélation avait lieu par le mélange de glace et de sel, et le réchauffement à $+$ 3o°, au bain-marie.

Bien que le procédé de Rollett soit ingénieux et qu'il permette de préparer des stromas avec leurs caractères histologiques peu modifiés nous avons dû y renoncer. Le rendement suffisant pour des observations microscopiques, est trop faible pour des recherches chimiques ou même purement physiologiques. Les changements brusques de température nécessaires pour que le laquage s'opère dans de bonnes conditions proscrivent les larges expériences. En outre, ce laquage est long à obtenir complet, même pour de petites quantités de matières.

Bien mieux que les agents physiques (chaleur, froid, etc.), certains agents chimiques déterminent très activement le laquage.

Les uns tels que l'ammoniac poussent très loin leur action et dissolvent les stromas libérés, et d'autres tels que les acides attaquent le pigment lui-même. Parmi les substances hémolytiques neutres l'éther sulfurique est le seul convenable à cause de son action toujours la même et de la facilité d'élimination. Si l'on met une émulsion globulaire isotonique en présence d'éther, il se fait une hématolyse plus ou moins abondante, ou même complète; mais les stromas restent mêlés au liquide laqué, et la séparation en est difficile. La centrifugation qui seule permettrait de les isoler, les donnerait légèrement teintés en rouge nécessitant un lavage délicat. Lorsqu'on emploie une quantité d'éther telle qu'après saturation de la solution, il surnage un excès de réactif, non seulement l'hématolyse a lieu, mais elle s'accompagne d'un isolement parfait des stromas devenus libres. Le phénomène n'est pas instantané, mais se produit en quelques minutes: on le voit se propager de proche en proche et bientôt devenir complet.

Outillage mécanique. — Avant de décrire les détails de notre technique et ses résultats nous insisterons sur la préparation et le lavage des globules.

Le travail mécanique du sang. c'est-à-dire l'ensemble des manipulations qui permettent de séparer méthodiquement les principaux éléments du sang; plasma, globules rouges, globules blancs, offre de graves difficultés dans la pratique. Il faut disposer d'un matériel mécanique très dispendieux, et qui fatigue beaucoup. Les centrifuges actuelles du type Ruhne donnant un rendement insuffisant. Dans l'industrie, il existe des machines fondées sur des principes différents, mais leur destination très spéciale en limite, d'une façon trop étroite, l'usage. Tel appareil capable de séparer dans une liqueur complexe, une ou plusieurs portions de densité non identique, ne peut par exemple isoler des particules solides, minérales ou organiques, organisées ou inorganisées (sulfate de baryte, amidon, cellules, etc.), en dispersion dans un liquide.

Nous avons tenté, à plusieurs reprises, mais en vain de réaliser un appareil, pouvant servir à tous les usages et répondre à toutes les exigences. Il nous a fallu recourir aux machines industrielles.

. Pour ces recherches nous avons choisi puis modifié deux types de centrifuges qui se complètent, l'une permet l'isolement des globules rouges et par suite leur lavage parfait, elle tourne à 3.000 tours par minute, sa vitesse tangentielle est de 11 mètres à la seconde; l'autre à bol suspendu, opère aisément la séparation de particules solides contenues dans un liquide, elle tourne à 5.000 tours par minute, avec une vitesse tangentielle de 65 mètres à la seconde. Tous deux possèdent, sur les appareils des laboratoires, le précieux avantage d'opérer des séparations continues; dans le premier modèle à mesure que la liqueur isotonique contenant les globules sanguins pénètre dans le cylindre de rotation, la centrifugation produit son effet, par un des orifices s'écoule l'eau de lavages complètement incolore, par l'autre les globules en épais magma rouge foncé; dans le deuxième modèle les particules solides sont projetées à la périphérie du bol et y restent fixées, l'eau mère est évacuée au dehors. Il nous suffira de citer les deux exemples suivants pour donner une idée du travail fourni par leur emploi: en quatre heures nous avons lavé à fond 10 litres de sang de pigeon dans 90 litres d'eau physiologique; et recueilli dans le même temps les noyaux de globules nucléés dilués dans 50 litres de liqueur formique. L'introduction de ce matériel mécanique modifié et adapté aux travaux du laboratoire peut désormais rendre d'importants servises.

Après lavages et centrifugations les hématies forment un magma analogue à un sirop épais. La densité de ce produit est invariablement $D = 1,11$. Quelle que soit l'espèce animale on obtient ce même chiffre qui devient, pour ainsi dire, une constante de notre appareil vis-à-vis du sang.

Ce caractère de fixité a permis de constater un fait intéressant: c'est que pour un même volume de sang soumis à sa centrifugation dans les mêmes conditions, on ne retrouve pas exactement la même quantité de purée globulaire comme le montre le tableau ci-dessous:

100 cc. de sang de poulet donnent..	28 cc. de magma globulaire.
— de pigeon —	36 —
— de cheval —	40 —
— de mouton —	25
— de porc —	26
— de chien —	46
— de cobaye —	30

Il résulte de cette constance de la densité un avantage pour les manipulations ultérieures; la matière initiale possédant, dans tous les cas, une condensation identique il devient plus aisé de saisir les différences ou les ressemblances.

Stromas des globules rouges. — Pour obtenir les stromas, en partant d'hématies lavées, on introduit par exemple, dans un entonnoir à robinet de 3 litres, 1.000 centimètres cubes de solution isotonique (8,50 p. 1.000) et 500 centimètres cubes de magma globulaire. La masse est rendue aussi homogène que possible, puis additionnée d'éther sulfurique (250 cc. environ). On agite avec précaution, l'éther sature la liqueur, puis entre en contact avec les hématies. Bientôt l'émulsion initiale, d'abord opaque, s'éclaircit et vire au rouge rubis. On voit alors se former sur les parois du récipient des grumeaux rosés, petits, mais s'agglomérant bientôt en gros flocons. Ce sont des amas de stromas qui, débarrassés de leur pigment, se rétractent et s'agglutinent. Il ne faut pas agiter trop brusquement au début de l'hématolyse et surtout au moment où apparaissent les flocons sous peine d'en gêner la formation dans le premier cas ou de les détruire dans le second, conditions très défavorables à leur récolte. Aussitôt formés ces grumeaux spongieux, rendus plus légers encore par interposition d'une quantité notable d'éther, se séparent de la liqueur mère et montent dans la couche éthérée qui s'est rassemblée peu à peu au-dessus. Le contenu de l'entonnoir à robinet est donc séparé en deux portions parfaitement distinctes : l'inférieure, transparente, est une solution concentrée d'oxyhémoglobine; la supérieure, blanc rosé, contient la totalité des stromas libérés. C'est donc vraiment une séparation quantitative et à ce titre intéressante puisqu'elle démontre la possibilité d'apporter une certaine rigueur analytique dans des questions de biologie.

La solution d'oxyhémoglobine décantée est mise à cristalliser à — 15° après addition d'alcool.

La masse des stromas teintée par un peu de matière colorante est soumise à des lavages avec de l'eau physiologique jusqu'à ce que ces eaux ne se colorent plus.

L'éther a un double rôle : il permet le laquage et, d'autre part, soustrait les stromas au contact des liqueurs de lavage.

Avec les globules de certaines espèces l'hémolyse s'accompagne d'une cristallisation de l'oxyhémoglobine due au refroidissement provoqué par l'évaporation de l'éther. La liqueur prend un aspect moiré, par suite de la formation de cristaux brisés dont un grand nombre adhère aux stromas. On évite cet inconvénient en maintenant l'émulsion à une température modérée.

Pendant le laquage, en même temps que se fait la séparation en pigment et stroma, l'éther enlève un soluble qui après distillation se trouve formé de graisses, d'acides gras, de cholestérine et de lécithine. Cet extrait atteint de 2 à 5 p. 100 du poids sec de stroma. Des recherches complémentaires permettraient seules de pousser plus avant cette importante question.

La matière stroma ainsi préparée possède des propriétés spéciales : molle, visqueuse, de saveur jaune, de couleur gris rosé (globules anucléés), blanc jaunâtre (globules nucléés). Elle se solubilise en partie dans l'eau pour donner une émulsion légèrement laiteuse. Elle fermente avec une extrême facilité et à ce titre peut servir de base à des bouillons pour culture d'organismes délicats et particuliers des piroplasmes qui normalement sont fixés sur la charpente albuminoïde du globule.

Le froid constitue le meilleur mode de conservation de cette substance. On peut encore utiliser la coagulation par l'alcool fort.

En appliquant cette technique au sang des différents animaux, nous avons obtenu les chiffres suivants :

	Cheval	2,65 / 2,54
Stromas secs par litre de sang défibriné	Porc	2,90
	Chien	3,65
	Cobaye	3,74
	Pigeon	21,55

La matière stroma a été soumise à l'analyse chimique.

Épuisée à l'éther, on obtient un extrait considérable, 44 p. 100 chez le cheval.

L'analyse organique élémentaire nous a donné pour les stromas secs, épuisés à l'éther, défalcation faite des cendres :

	Cheval.	Chien.
C............	53,32	54,22
H............	7,47	8,20
N............	11,70	13,21

Les cendres atteignent pour 100 :

Cheval.................................	$\left\{ \begin{array}{l} 2,32 \\ 2,34 \\ 3 \end{array} \right.$
Chien.................................	2,9
Canard.................................	8,25
Poulet.................................	8,96

L'étude des matières minérales contenues dans ces résidus constitue une partie intéressante, car les recherches antérieures indiquent des teneurs moins élevées (Wooldridge : 0,87 p. 100 et Olinto Pascucci : 0,87 p. 100) chez le cheval. On ne peut expliquer ces écarts considérables (plus de 50 p. 100) que par le départ d'éléments minéraux pendant le laquage dans l'eau pure. Dans notre technique, au contraire, en réduisant au minimum les phénomènes osmotiques, on conserve au stroma toutes ses substances minérales Il n'y a donc ni perte, ni gain comme le démontre la recherche du chlore.

Cette recherche, quoique faite sur 500 milligrammes de matière sèche, a donné dans tous les cas des résultats insignifiants. Le chlorure de sodium employé en vue de l'isotonie ne pénètre donc pas dans le stroma ou peut en être éliminé.

Les cendres de certaines espèces ont des caractères particuliers. La calcination donne un résidu fixe, alcalin, non fondu ni vitrifié et coloré plus ou moins fortement en bleu chez les mammifères; chez les oiseaux le résidu acide vitrifié est blanc. Il reste incolore ou prend parfois une très légère teinte bleuâtre, après fusion au carbonate de soude.

La présence du manganèse est donc très nette dans les stromas anucléés; nous avons obtenu notamment avec ceux de cobaye, de chien, des cendres d'un bleu azur intense.

Les dosages de phosphore ont donné pour 100 :

Cheval	{	0,31
		0,33
Poulet		2,6
Canard		2,3

Les cendres des stromas d'oiseaux laissent toujours un résidu à l'attaque chlorhydrique, qui disparaît totalement par addition de fluorure d'ammonium, c'est de la silice qui peut, chez le pigeon, atteindre o.6 p. 100 du poids du stroma sec. Ce chiffre a été fourni par incinération de 4 gr. 8 de matière dans un bain d'azotate d'ammoniaque pur.

Noyaux des globules rouges nucléés. — La richesse en phosphore des stromas des oiseaux s'explique par la présence du noyau dans le globule, et l'on sait que l'élément nucléaire de toute cellule est formé en grande partie de nucléines, c'est-à-dire de substances très phosphorées.

- Nous nous sommes attachés à isoler ce noyau dans les globules rouges pour en préciser la composition chimique.

Après de nombreux essais nous avons pu fixer une technique permettant d'obtenir pratiquement de grandes quantités de noyaux globulaires ; c'est là une source abondante de nucléines parfaitement utilisables en thérapeutique. Nous avons préparé dans une seule opération 75 grammes de noyaux secs.

Notre procédé est basé sur la propriété que possède, à des doses convenables, l'acide formique, d'attaquer et de solubiliser certaines matières albuminoïdes.

Si l'on verse dans une émulsion globulaire de l'acide formique en solution concentrée, il se produit une rapide hématolyse, mais le stroma libéré subit une coagulation, une vraie fixation histologique. Au contraire, dans le cas de solutions étendues le stroma est dissous, et il ne reste que le noyau élément plus condensé, plus résistant.

Les hématies doivent être intactes, c'est-à-dire en solutions isotoniques.

On emploie 120 centimètres cubes de globules lavés pour 500 centimètres cubes de liqueur physiologique ; le mélange est

versé par petite quantité dans 10 litres d'eau distillée contenant
1 p. 1.000 d'acide formique glacial. Il importe d'agiter constamment
pendant le mélange. D'abord colorée en rouge par l'oxyhémoglobine, la masse vire au brun et l'on voit se former de fines
particules grisâtres qui ne se déposent que lentement et d'une façon
incomplète : ce sont des noyaux.

Pour les isoler, il faut encore recourir à la centrifugation à l'aide
de la machine à bol suspendu.

Partant de 100 centimètres cubes d'émulsion globulaire D = 1,11,
on recueille 5 gr. 2 de noyaux secs. Si l'on rapporte ce chiffre au
sang en nature, on trouve que :

1 litre de sang de poulet peut fournir 14 gr. 5 de noyaux secs.
—   —   pigeon   —   18 gr. 7   —

Les noyaux préparés par cette méthode sont histologiquement
purs ; ils ont conservé la forme, le volume et les réactions colorées
qu'ils possèdent dans le globule rouge.

Les noyaux, après centrifugation, forment une masse humide
grisâtre ; on les lave sur filtre à l'eau distillée ; on fait la dessication
dans le vide et l'on épuise à l'éther. Ce dissolvant enlève de 2 à 3
p. 100 de matières grasses. La partie insoluble est soumise à
l'analyse chimique dont voici résumées les indications :

		C.	H.	N.	P. Total.	Reste minéral
Columba domestica..	I.	48,60	6,56	15,60	»	3,81
	II.	48,00	6,67	15,94	2,50	»
Gallus domesticus...	I.	49,80	6,60	15,92	2,90	3,35
	II.	49,31	6,77	15,51	3,24	»

Il ressort de ces dosages que le phosphore est un élément prédo-
minant dans la composition de la substance nucléée des hématies
d'oiseaux et qu'il y existe en forte proportion à l'état de combinaison
organique. C'est aussi dans le noyau qu'il faut localiser une partie
de la silice signalée dans le stroma tout entier.

Tels sont les principaux résultats obtenus pendant cette année.
En possession de notions complètes sur les divers éléments du
globule, nous pouvons désormais aborder avec plus de fruits l'étude
de l'oxyhémoglobine au point de vue respiratoire.

M. le Dr Rappin,

(Professeur à l'École de médecine et de pharmacie de plein exercice,
directeur de l'Institut Pasteur de Nantes).

Dans mon rapport de l'année dernière, après avoir exposé les
résultats acquis à ce moment dans mes recherches sur l'immunisation contre la tuberculose, je concluais que pour approcher de
plus en plus de la solution du problème et réaliser enfin une méthode
susceptible d'être appliquée sans danger au traitement de la tuberculose humaine, j'en étais amené, par la suite logique de mes
observations, à rechercher « un vaccin qui tout en étant dépourvu de
« germes figurés même atténués, possédât cependant encore assez
« de propriétés actives pour provoquer, de la part de l'organisme
« inoculé avec ce vaccin, la série des phénomènes aboutissant à
« l'immunisation ».

C'est dans cet ordre d'idées que pendant tout le cours de l'année
présente, nous n'avons cessé de diriger nos efforts.

Dans une série de publications, dont je joins des exemplaires à
ce rapport, j'ai exposé, pour une grande partie, les résultats obtenus
dans ces recherches, et je les résume aujourd'hui ici, en y ajoutant
l'exposé des faits nouveaux que j'ai été à même d'observer depuis
ces publications.

Par l'emploi de deux méthodes différentes, je suis parvenu enfin
à obtenir une désagrégation pour ainsi dire complète des bacilles
extraits de cultures en bouillon.

Dans un premier procédé, les bacilles, dépouillés d'abord de leur
enveloppe ciro-graisseuse par l'emploi des réactifs communément
utilisés dans ce but, sont ensuite soumis à l'action d'un composé
qui, tout en détruisant les quelques bacilles qui auraient pu échapper
à l'action des premiers réactifs et, par conséquent, demeurer encore
virulents, ménagent cependant leurs propriétés toxiques et permettent
au moins en partie aux corps bacillaires de conserver leur activité.
Dans cette méthode, c'est à certains composés fluorés que je
m'adresse, et plus spécialement au fluorum de sodium. Ce sel, étudié
autrefois par Artus et Huber, par notre confrère, M. le Dr Blaizot,

et aussi par M. Andouard et nous-même, au point de vue de son action antiseptique présente, d'après les différents auteurs, cette particularité importante de détruire les ferments figurés, tout en ménageant les ferments solubles : ainsi que je le dirai tout à l'heure, j'ai pu dans ces dernières expériences vérifier d'ailleurs cette propriété.

La seconde méthode que j'utilise pour obtenir une substance répondant au postulat que j'ai formulé plus haut, est une méthode nouvelle, basée sur un fait d'observation auquel j'ai été amené, par une suite de déductions tirées de la connaissance des propriétés que possèdent certaines bactéries, dont les sécrétions agissent sur la cellulose.

Pour libérer complètement les endotoxines ou les corps bacillaires du germe tuberculeux en dépouillant celui-ci de ses différentes enveloppes, sans nuire d'une façon trop absolue à l'activité de ces endotoxines, je me suis rappelé que certains microbes sécrètent des enzymes ou diastases qui dissolvent, même énergiquement, la cellulose ; c'est d'ailleurs par ce mécanisme que s'opère dans l'organisme des ruminants la digestion des substances cellulosiques. Parmi les espèces bactériennes qui participent à ces métamorphoses, il en est une entre autres, le *B. amylobacter*, dont l'activité à ce point de vue est remarquable. Pour dissoudre ou désagréger les membranes d'enveloppe du B. tuberculeux, qui en partie tout au moins sont constituées par de la cellulose, j'ai pensé d'abord à utiliser cette espèce. mais en l'absence d'une souche authentique de ce bacille, j'ai expérimenté l'action de certaines autres variétés, parmi lesquelles le *B. subtilis* et le *B. mesentericus vulgatus*. J'ai été assez heureux pour constater que ces deux espèces possèdent une action diastasique assez énergique pour que je pusse tenter avec elles des expériences dans le but que je me proposais d'atteindre.

En contaminant, au moyen de l'une ou de l'autre de ces deux variétés, des cultures en bouillon de bacilles de Koch, on observe au bout de quelque temps l'action exercée par les sécrétions de ces bacilles sur la cellule du bacille tuberculeux.

Après quinze jours ou trois semaines de contact, ou mieux, de végétation de ces espèces saprophytiques dans les bouillons de culture du bacille tuberculeux, si l'on colore celui-ci, suivant la méthode ordinaire, par le procédé de Ziehl, on remarque que l'enveloppe extérieure ne se colore plus aussi avidement: le bacille paraît plus fin et comme entouré d'une zone moins colorable et réfringente. Si l'on laisse l'action se prolonger, le bacille paraît se désagréger, il revêt un aspect plus fragmenté et, phénomène qui me paraît avoir une réelle importance, concurremment il perd toute virulence. Les expériences et les inoculations que j'ai faites à ce sujet sont très démonstratives, et je possède encore des cobayes qui, inoculés ainsi au début de cette année, sont demeurés depuis ce temps en parfait état, sans avoir présenté à aucun moment de signes d'infection locale ou générale de tuberculose ; de même que par contre, d'autres animaux inoculés en même temps, et sacrifiés depuis; n'ont présenté à l'autopsie aucune lésion. A un point de vue général, cette constatation me paraît présenter un réel intérêt et nous voyons là se réaliser, *in vitro*, l'action générale des saprophytes sur les bactéries pathogènes, et dans l'espèce, ici, sur l'une des mieux armées pour la résistance à certaines influences extérieures.

Mais ces dernières recherches n'ont été tentées par nous qu'en vue de l'obtention d'une substance bacillaire répondant, comme celle que nous obtenons par la précédente méthode, au but que nous avons énoncé en commençant.

Et, en effet, par cette méthode comme par la première, nous obtenons des substances qui, dépourvues de virulence, n'en possèdent pas moins encore des propriétés toxiques qui démontrent que si les bacilles ont perdu par ces deux modes de traitement leurs propriétés virulentes, les corps bacillaires eux-mêmes, ou au moins certains d'entre-eux, n'ont pas perdu toute activité. Lorsqu'on examine ces substances dans des préparations colorées au Ziehl, on remarque que les bacilles ont, dans beaucoup de points, perdu leur morphologie distincte, et en particulier dans la méthode au fluorure de sodium, lorsque l'action des premiers réactifs employés a été suffisamment prolongée et que le lavage primitif à l'eau a été opéré, en divisant et en émulsionnant finement dans un batteur les voiles de culture en bouillon, les bacilles perdent toute propriété acido-résistante, contrairement à ce qui a été dit par certains auteurs : ils n'apparaissent plus alors, au microscope, que sous la forme de petits fragments filiformes qui demeurent simplement colorés par le bleu de Fraenkel ou prennent, comme d'autres microbes, les couleurs ordinaires d'aniline. Cette action paraît

moins profonde par l'emploi des sécrétions des espèces saprophytiques, mais on peut également la rendre plus intense en faisant
agir ensuite également le fluorure de sodium. Ainsi préparées, ces
substances se présentent à l'œil sous l'aspect d'un magma assez
homogène, facile à émulsionner dans la solution physiologique par
exemple. Elles sont, on peut dire, composées presque uniquement
du protoplasma des bacilles, en quelque sorte libéré de ses enveloppes par ces modes de préparation. On peut donc, à nos yeux,
les considérer comme de véritables extraits bacillaires comprenant
les principes mêmes du protoplasma, et pour cette raison je les
dénomme « bacillases ». Je me suis appliqué cette année, depuis
leur obtention, à étudier autant que possible les propriétés de ces
substances, en expérimentant plus spécialement leur action sur
le cobaye et chez le chien, et je puis dire, d'une façon générale,
que les propriétés que je leur ai reconnues paraissent les rapprocher
des tuberculines, mais avec certaines particularités intéressantes.

Leur injection, chez le cobaye sain, produit une légère élévation
de température qui disparaît assez rapidement, mais elle amène
localement une réaction des plus manifestes, caractérisée d'abord
par un œdème souvent étendu, si la dose a été exagérée, et qui ne
disparaît qu'au bout de plusieurs jours. Parallèlement, on remarque
une réaction ganglionnaire intense dans la région inoculée, et ces
ganglions demeurent ainsi augmentés de volume pendant de longs
mois.

Chez le cobaye tuberculeux, la réaction fébrile est bien plus
marquée, elle peut atteindre jusqu'à 1° 5 et même un peu plus, et
l'on remarque les mêmes phénomènes locaux, mais plus intenses
que précédemment; la mort même peut survenir au bout de
plusieurs jours. On voit donc que ces substances bacillaires
possèdent encore une grande activité et que, dans ces conditions,
on se trouve autorisé à croire que leurs propriétés peuvent être
utilisées en vue d'expériences d'immunisation. C'est dans ce sens
que nous avons travaillé depuis plus d'un an, et je puis dire que
dans les observattions que j'ai recueillies de ce côté, j'ai pu noter
de la part de ces substances, dans quelques cas à la vérité encore
peu nombreux, une action immunisante bien plus certaine que
celle que j'avais pu obtenir par l'emploi de tous les autres composés — tuberculines, sérum — que j'avais utilisés auparavant.

J'ai pu mettre en évidence cette propriété immunisante, en particulier chez quelques cobayes, qui, vaccinés par ce moyen au début de cette année, ont résisté depuis ce temps à l'inoculation virulente à laquelle ont succombé plus ou moins rapidement leurs témoins. Mais en dehors de ces faits heureux et dont l'observation, du reste, se poursuit encore, je dois ajouter que dans beaucoup de cas ces substances m'ont donné un assez grand nombre d'insuccès, et je suis amené, à l'heure qu'il est, à penser non pas à leur inactivité, mais bien plutôt à la difficulté de leur préparation. Pour que ces « bacillases » puissent conserver toutes leurs qualités, il faudra observer certaines règles assez délicates dans la série des manipulations qu'exige leur obtention et c'est de ce côté que je dirige maintenant mes efforts.

En dehors d'un pouvoir préventif, leur emploi comme agent thérapeutique semble, d'après les expériences que j'ai faites sur le cobaye tuberculeux, plus aléatoire, et les effets nuisibles que j'ai observés parfois doivent commander encore la plus grande réserve. Toutefois, la sensibilité de l'animal que j'ai choisi pour mes expériences est, comme l'on sait, tellement vive, que l'on doit dans ces premières tentatives ne jamais l'oublier et s'en inspirer au contraire pour apporter, dans tous ces essais avec cet animal, une très grande prudence et les soins les plus minutieux dans le choix, en particulier, des doses, tant de virus tuberculeux injecté primordialement que des principes bacillaires supposés vaccinants.

Les expériences d'immunisation antituberculeuse chez le cobaye sont, on le comprend, d'une infinie délicatesse et exigent, pour ainsi dire, un doigté qui les rend particulièrement difficiles et plus incertaines dans leurs résultats définitifs. C'est pour cela que parallèlement j'ai commencé à me servir, depuis un certain temps déjà, du chien et qu'en ce moment je me dispose à éprouver plusieurs de ces animaux au point de vue de la résistance que les injections préventives de ces extraits que j'ai pratiquées sur eux ont pu leur conférer. Mais on comprend combien il serait désirable de pouvoir étendre encore ces expériences à d'autres espèces animales non moins sensibles à la tuberculose expérimentale : on augmenterait ainsi de beaucoup la possibilité de formuler des conclusions plus rapides, plus certaines.

Pour terminer, je dois ajouter que dans toutes ces expériences je

ne perds pas un instant de vue le but que je me suis proposé
d'atteindre, et tel que je l'ai exposé dans mes précédents rapports
et aussi au Congrès de 1905.

Tout en m'efforçant de réaliser d'abord l'immunisation active par
l'injection directe des produits et des composés que je prépare,
je cherche ainsi à développer dans l'organisme animal l'existence
d'anticorps, de principes immunisants, afin d'aller les y rechercher
ensuite, en particulier dans les organes, pour les transporter dans
l'organisme tuberculeux et en faire de véritables agents curatifs. En
d'autres termes, ces recherches poursuivies en vue de l'obtention de
substances réellement vaccinantes, doivent aboutir, dans ma pensée,
à la réalisation d'une méthode d'immunisation passive, dont l'application puisse se montrer à la fois vraiment efficace et exempte de
tout danger dans la thérapeutique de la tuberculose humaine.

Les faits que j'ai pu observer dans le cours de mes expériences de
cette année *me montrent* que j'ai heureusement *accompli un nouveau pas* dans cette voie.

En dehors de ces recherches que j'ai poursuivies avec mon aide,
M. L. Soubrane, et qui ont naturellement absorbé la plus grande
partie du temps que me laissent les travaux quotidiens du laboratoire,
je dois ajouter que j'ai aussi étudié un certain nombre de cas de
méningite cérébro-spinale sur lesquels je dois présenter une note où
seront exposées les observations bactériologiques que j'ai recueillies
à cette occasion.

J'ai, de même, continué avec M. Vaney, vétérinaire militaire, le
travail que nous avons commencé l'année dernière sur l'Étiologie
de la diphtérie aviaire, en faisant porter nos expériences sur la
toxine sécrétée par le bacille que nous avons isolé dans cette
maladie.

M. Ravaz,

(Professeur à l'École nationale d'agriculture de Montpellier).

RECHERCHES SUR LES MALADIES DE LA VIGNE

I. — Apoplexie.

A. — J'ai déterminé, dans plusieurs vignobles du midi de la France, la distribution des souches mortes ou atteintes de cette maladie, et j'ai pu ainsi établir :

1° L'importance des dommages que l'apoplexie peut causer : la perte annuelle représente souvent le 1/10 ou le 1/8 de la récolte et,

2° Que les souches mortes ou malades sont généralement *groupées* : elles forment des taches plus ou moins circulaires, ou allongées suivant la ligne des ceps ; ce qui tend à établir l'allure contagieuse de la maladie.

B. — Pour établir expérimentalement le rôle du champignon *polyporé*, dont la présence est *constante* sur *toutes* les souches malades, et qui me *paraît* être la cause de la maladie, j'ai institué deux séries d'expériences. Dans l'une, on a enlevé, durant l'hiver 1906-1907, à un certain nombre de souches malades, tous les tissus envahis par le mycélium de ce champignon ; les plaies ont été ensuite recouvertes de goudron. Actuellement toutes les souches ainsi traitées sont en parfaite santé ; aucune d'elles ne présente le plus léger symptôme de la maladie.

Dans la 2ᵉ série, j'ai mis le mycélium du *polypore* en contact avec des souches saines, cultivées sous verre et, par suite, parfaitement isolées des souches malades dans les vignes. Ces expériences plus récentes, n'ont pas encore donné de résultat.

II. — Court-noué.

A. — J'ai déjà montré l'année dernière que la maladie du court-noué était la conséquence des gelées. Cette année j'ai tenu à déterminer expérimentalement les *températures limites* qui, sans tuer les bour-

gcons *en voie d'épanouissement*, les endommagent assez pour en
ralentir la croissance ultérieure et empêcher l'allongement des
mérithalles. Les expériences ont été faites en serre et en plein
champ. Les basses températures ont été obtenues par un mélange
réfrigérant, les hautes températures avec de l'eau chaude, entourant l'espace clos dans lequel étaient enfermées les souches d'expériences. Un thermomètre placé près des bourgeons indiquait la
température de l'air réchauffé ou refroidi qui les environnait.

· Durant l'hiver, pour des vignes aux bourgeons épanouis frêles,
les altérations qui aboutissent au court-noué ont été obtenues à la
température de — 2°5 maintenue pendant 1 heure. Pour les ceps de
plein champ, aux bourgeons vigoureux, il a fallu descendre à —4°.
On peut en conclure — et cela résulte d'un grand nombre d'essais — que la résistance au froid des bourgeons est variable, que
les plus vigoureux sont les plus résistants. On a ainsi l'explication
des singularités des effets des gelées que l'on observe souvent dans
les vignes.

B. — Les températures limites élevées (47° pendant un quart
d'heure) produisent des effets analogues : les bourgeons sont
endommagés et se court-nouent. Je pense que ces résultats
expliquent les cas de court-noué tardif, qui se produisent au sommet des rameaux poussant encore en juillet-août.

C. — Dans les vignobles, le court-noué est héréditaire : un sarment court-noué donne naissance à une pousse court-nouée. En
est-il de même du court-noué expérimental?

Pour répondre à cette question, j'ai fait développer en 1907 les
bourgeons des mérithalles court-noués par la gelée de mars 1906,
à l'exclusion des bourgeons des mérithalles normaux; et voici
ce qui s'est produit : quand le nombre des mérithalles court-noués
est très petit, les bourgeons qu'ils portent se développent *presque*
normalement; quand, au contraire les mérithalles court-noués
sont en plus grand nombre sur un même sarment, leurs bourgeons
donnent des pousses assez nettement court-nouées. Il en a été de
même pour les rameaux des sarments court-noués expérimentalement en serre. Je continue l'étude de cette question ; mais en
attendant que des résultats décisifs aient été obtenus, je serais

porté à croire qu'il faut, pour que cette maladie soit nettement héréditaire, ou bien certaines conditions de milieu que j'essaie de préciser, ou bien que l'action du froid se soit exercée sur une grande partie de la souche.

III. — Panachure.

La panachure de la vigne se déclare sensiblement dans les mêmes conditions que le court-noué, c'est-à-dire dans les sols bas et humides. Elle amène peu à peu l'affaiblissement de la souche et la perte de la récolte.

Je l'ai reproduite avec la plus grande netteté en soumettant les bourgeons en vue d'épanouissement à un froid de — 2°4 pendant 1 heure. Tiges, feuilles, grappes et grains de raisin ont été nettement *panachés*. — Dans le cas de panachure, les altérations dues au froid m'ont paru moins importantes que dans les cas de court-noué expérimental; les cellules mortes sont peu nombreuses.

La panachure est héréditaire comme le court-noué; elle se transmet également du sujet au greffon et du greffon au sujet: la panachure expérimentale dans mes essais s'est comportée comme la panachure spontanée. La transmission du sujet au greffon est pour le moment difficile à expliquer: elle est l'objet de nouvelles expériences, qui sont actuellement en cours.

IV. — Fascies.

Les fascies sont nombreuses sur la vigne: elles paraissent liées aux gelées de printemps; en tous cas, elles sont particulièrement fréquentes sur les vignes court-nouées et panachées; toutefois je n'ai pu encore les produire nettement expérimentalement.

Beaucoup d'autres affections de la vigne par exemple *dartrose*, *subérose*, *retour de sève*, etc... me paraissent liées à l'action des *températures limites* sur les tissus en voie de croissance, et c'est à leur étude, dans la voie que je viens d'indiquer, que je consacre actuellement tous mes efforts.

M. J. Renaut,

(Professeur à la Faculté mixte de médecine et de pharmacie
de l'Université de Lyon).

Les études que je poursuis ont pris leur origine dans une découverte faite par moi il y a déjà plusieurs années. Cette découverte consiste en ce que les cellules caractéristiques du tissu conjonctif sont capables d'exercer, dans certaines conditions que je suis maintenant en mesure de déterminer, une activité glandulaire intense qui les rend tout à fait comparables aux cellules glandulaires de l'ordre le plus élevé. Elles sécrètent alors, au sein de leur cytoplasma, des grains de ségrégation albuminoïdes tout à fait comparables à ceux élaborés par les cellules sécrétantes telles que celles du pancréas, des glandes salivaires, des tubes contournés du rein des ophidiens par exemple, etc.

Ces grains naissent, s'accroissent, mûrissent dans des vacuoles particulières très nombreuses dont le cytoplasma cellulaire est alors criblé, exactement comme le font les grains de ségrégation des glandes précitées, bien connues de tout le monde.

Une pareille constatation avait une grande portée. En effet, jusqu'alors on avait admis que le tissu conjonctif, tant diffus que modelé en organes (tels que les tendons, les membranes fibreuses etc.), n'était dans le premier cas rien qu'un tissu de remplissage et de soutien, dans le second qu'un tissu de charpente exerçant surtout des fonctions mécaniques. On savait simplement que, dans le voisinage des vaisseaux, les cellules connectives devenaient souvent capables d'élaborer des graisses et, sous forme de vésicules adipeuses, de les garder en réserve pour, le cas échéant, les distribuer ensuite au milieu intérieur. Là se bornaient les propriétés sécrétoires connues des cellules fixes du tissu conjonctif. Or, de par ce fait même que dans certaines conditions elles devenaient capables de sécréter des grains de proferment figuré, identiques par leur constitution et leur évolution à ceux élaborés par les cellules des glandes vraies, à ferment et du type le plus élevé, cette conception étroite de la fonctionnalité du tissu conjonctif faisait forcément place à une conception toute différente : c'est à savoir, que les éléments actifs, cellulaires du tissu conjonctif, étaient aptes à exercer la fonction glandulaire par excellence. C'est dire autrement que, dans les points du tissu conjonctif où ses cellules fixes développent une telle activité, *ce tissu prend du même coup la signification fonctionnelle d'une glande, à ferment et à sécrétion interne.*

Une telle conception seconde, absolument inattendue, exigeait naturellement une étude analytique extrêmement rigoureuse et qui ne pouvait s'exécuter ni en peu de temps, ni en y prenant peu de peine. C'est cette étude analytique que je poursuis depuis 1904, date de mes premières recherches. Au fur et à mesure que la question était ainsi serrée de près et creusée, je ne tardai pas à la voir progressivement s'élargir. Aussi, dès 1906, je dus associer à mes recherches mon élève et ami M. le Dr Dubreuil. Le travail de l'année 1907 a consisté à mettre cette grande question à son point actuel, par une suite de vérifications et de recherches complémentaires intéressantes. Mais, si l'on peut considérer comme acquis en cette question un grand nombre de faits déjà, ce n'est pas là dire qu'elle soit épuisée. J'ai pu cependant l'exposer dans ses grandes lignes — qui, elles, me semblent définitivement arrêtées — en un compendieux mémoire paru en octobre 1907 (1).

I. — J'ai d'abord déterminé l'ensemble des phénomènes cytologiques qui caractérisent le mode particulier de sécrétion qu'exercent, pour former leurs grains de proferment, les cellules connectives. Ce mode, qui leur est commun avec celui propre aux cellules glandulaires pancréatiques, salivaires, etc., et qui consiste dans l'élaboration d'un grain de ségrégation albuminoïde au sein d'une vacuole elle-même remplie d'un liquide sélectionné, au centre duquel reste suspendu et mûrit le grain, a été dénommé par moi *mode rhagiocrine* de la sécrétion glandulaire, (de τὸ ῥάγιον petit grain de raisin : grain dans une vésicule). Il diffère, par la présence du grain, du *mode plasmocrine* où le liquide de la vacuole ne renferme pas de grain de proferment. Il est encore davantage

---

(1) J. RETAUT. Les cellules connectives rhagiocrines (*Arch. d'Anatomie microscopique*, t. IX, fasc. III et IV, page 495 à 606, Pl. XV, XVI, XVII).

différent du *mode lipocrine*, où les vacuoles renferment seulement des lipoïdes ou des graisses. Une cellule connective peut d'ailleurs exercer, le cas échéant, son activité sécrétoire sous chacun de ces trois modes, réalisés en elle soit séparément, soit même et concurremment tous les trois. *C'est donc là une cellule non seulement glandulaire, mais encore multivalente au point de vue de son pouvoir sécrétoire.*

II. — L'activité sécrétoire « rhagiocrine » est une propriété primordiale des cellules fixes de toutes les variétés, à moi présentement connues, du tissu conjonctif des mammifères et de l'homme. *Dans une masse de tissu conjonctif nouvellement formée* (nappe de tissu conjonctif diffus, tendon non arrivé encore au terme de sa croissance) *toutes les cellules fixes, sans aucune exception sont intensément rhagiocrines.* Ceci, tant par leur corps cellulaire principal, que par leurs expansions anastomotiques les plus délicates. A ce moment donc, par toutes les parties cytoplasmiques de ses cellules propres, le tissu conjonctif jeune réalise une glande à sécrétion interne. *Chez l'embryon, ce tissu conjonctif, sécrétant un proferment à débit interstitiel dans toute l'étendue de son déploiement, c'est-à-dire partout, constitue sans contredit la plus vaste glande à sécrétion interne de l'économie* (à l'exception peut-être du foie ?).

La fonction glandulaire persiste partout là où une formation de tissu conjonctif est en voie d'évolution dans le sens de la croissance. Du même pas, on voit s'édifier progressivement la trame collagène du tissu conjonctif. Quand, et là où ce dernier a acquis tout son développement et son étendue définitive, la fonction rhagiocrine cesse en apparence d'exister. Les cellules fixes du tissu conjonctif ne sécrètent plus rien. Elles perdent également l'activité phagocytaire, qu'elles exerçaient intensément en leur stade d'activité sécrétoire. Elles représentent dès lors purement et simplement les cellules connectives fixes que chacun connaît : c'est-à-dire dépourvues de tout grain de ségrégation.

III. — Mais leur activité sécrétoire n'est pas pour cela perdue. Elle reste en elles comme larvée, bien que subsistant en puissance. Avec G. Dubreuil, j'ai pu démontrer qu'*une irritation aseptique de quelques heures restitue à toutes celles qu'elle atteint, et sans aucune exception (même pour les endothéliums qui l'ont depuis le plus longtemps vue disparaître), une intense activité glandulaire, à la fois rhagiocrine, plasmocrine, et du même coup phagocytaire.*

Avec ces nouvelles données, on voit progressivement s'élargir le domaine de l'activité physiologique propre à la cellule connective. Et non seulement on aperçoit cette cellule comme un élément pur et simple d'un tissu de soutien, mais comme une cellule bâtisseuse de la trame connective, c'est-à-dire du stroma de l'organisme auquel elle fournit, par ses sécrétions, des éléments utilisables pour son entretien et pour sa croissance. D'autre part, elle apparaît comme une cellule modificatrice, liquidatrice des corps étrangers, des déchets, des exsudats, etc., occupant le milieu interstitiel. *La cellule connective, à sa période glandulaire ou ramenée occasionnellement à l'activité glandulaire, est la grande bâtisseuse et la grande liquidatrice des espaces interorganiques.*

IV. — Ceci une fois acquis et objectivement démontrable avec maintenant la plus grande facilité, nous avons voulu savoir quelle était l'origine de cette cellule connective. Sur cette origine, en effet, personne n'était d'accord jusqu'à présent.

Mais, partant de ce principe que ce qui signale principalement parmi les autres cellules du mésenchyme la jeune cellule fixe du tissu conjonctif, c'est l'activité rhagiocrine dont elle est alors pourvue, nous avons étudié et suivi des formes de plus en plus jeunes ; arrivant ainsi à une cellule ronde, typique, semée de grains de ségrégation inégaux envacuolés, immobilisée — dans l'épiploon par exemple — au milieu d'un petit espace « le champ de fixation », d'où elle pousse ses premiers bourgeons anastomotiques pour devenir en fin de compte une jeune cellule fixe. J'ai pu démontrer, dès 1905 (*Congrès fédéral des Anatomistes*, Genève, août 1905), que pour le cas particulier de l'épiploon, cette jeune cellule fixée provenait d'une cellule ronde, libre et migratile, émigrée de la cavité péritonéale dans le tissu conjonctif interstitiel.

Depuis lors, avec Dubreuil, j'ai pu voir que cette cellule ronde, rhagiocrine, très mobile et de haut pouvoir phagocytaire, habite non seulement le liquide péritonéal, mais encore les liquides pleural, péricardique, voire même céphalo-rachidien, et aussi la synovie des cavités articulaires et tendineuses. Et là, elle affecte · des formes de plus en plus jeunes, de plus en plus voisines du lymphocyte: si bien que lorsqu'on ne met pas en évidence, alors, ses grains de ségrégation par la série des méthodes convergentes imaginées par nous dans ce but, elle ressemble absolument à un lymphocyte ordinaire.

Mais en revanche, non seulement elle en diffère par les grains de ségrégation (que les lymphocytes légitimes n'élaborent point), mais elle s'en distingue par une formation particulière de proto-plasma supérieur: le *péricaryonème* ou *périnème*, qui ne manque jamais sur aucune cellule mobile de la lignée connective. C'est une sorte de fil granuleux, « chondriomital », qui s'empelotonne dans l e cytoplasma tout autour du noyau et extérieurement à lui.

La lignée connective pouvait donc être de la sorte suivie, en remontant successivement vers son origine saisissable, de la cellule rameuse adulte aux formes jeunes et déjà interstitiellement fixées, douées du pouvoir glandulaire rhagiocrine; puis de là, aux formes mobiles, migratiles, rhagiocrines et à périnème; et enfin à un élément rhagiocrine et à périnème en dehors de là cytologiquement semblable à un lymphocyte. Tout ceci, avec une certitude absolue. Mais dès lors, une question se posait. S'agit-il, pour ce premier terme saisissable de la série cellulaire connective, d'un lymphocyte · vrai, différencié d'une certaine façon ; où bien a-t-on affaire tout simplement à une cellule spéciale plus ou moins lymphocytiforme ?

V. — La solution de ce problème très intéressant nous a occupés, Dubreuil et moi, en premier lieu au cours de l'année 1907. Partant de ce fait que, tandis qu'en amont des ganglions lymphatiques, la lymphe ne renferme pas en général de cellules connectives rhagiocrines mobiles, tandis qu'on en trouve en revanche un grand nombre dans les troncs lymphatiques collecteurs (tels que le canal thoracique), nous avons tout d'abord pensé que les rhagiocrines les plus jeunes, « lymphocytiformes », pourraient peut-être prendre leur origine dans la substance même des ganglions. De fait, il fut constaté, assez aisément, que la lymphe des voies caverneuses ganglionnaires en renferme quelques-unes.

D'autre part, nous avons pu constater que, si l'on balaie avec un courant d'eau salée isotonique les voies lymphatiques périfolliculaires de l'appendice iléo-cœcal du lapin, de façon à en chasser toute

la lymphe, puis qu'on y injecte du neutralroth en solution isotonique, on met en évidence, dans la substance folliculaire bourrée
de lymphocytes ordinaires et foyer bien connu de la formation de
ceux-ci, un série de cellules qui ont la structure exacte des lymphocytes, mais dont le cytoplasma étroit renferme des grains énva-
cuolés. Et çà et là aussi, on y rencontre des cellules rhagiocrines
rondes typiques, arrivées au stade « adulte » de cette forme jeune
des cellules connectives.

Mais, jusqu'à présent, nous n'avons pas pu y mettre en évidence
le périnème : vu que la recherche de ce détail de structure n'est
pas praticable sur un tel objet d'étude. Cela seul nous porte à faire
une réserve en notre conclusion, et à dire seulement ceci : *il est
certain que la cellule connective provient d'un ancêtre cellulaire à
forme de lymphocyte. Il est seulement aussi probable que possible,
que cette cellule rhagiocrine et à forme de lymphocyte, provient
elle-même d'un lymphocyte ayant subi une évolution particulière.*

On s'expliquerait de la sorte le fait singulier que voici : quand,
dans une lame connective telle que l'épiploon, on observe une dia-
pédèse qui vient de s'effectuer, on trouve, parmi les globules
blancs extravasés, un certain nombre de lymphocytes, mais pas une
seule cellule rhagiocrine lymphocytiforme. Ceci, du moins d'après ce
que j'ai vu jusqu'ici. En revanche, quand, dans une masse du
tissu conjonctif diffus de l'embryon, on observe un foyer de dia-
pédèse existant déjà depuis un certain temps, on y trouve un grand
nombre de lymphocytes dépourvus de tout grain ; mais parmi eux
on en voit d'autres qui en ont un, deux, trois. Puis enfin, on relève
tous les intermédiaires entre ceux-ci et des cellules connectives
rondes typiques, dont les unes sont encore libres et mobiles, tandis
que d'autres toutes semblables sont déjà en train de se fixer dans
le jeune tissu conjonctif.

Ceci porte à penser que, parmi les lymphocytes extravasés,
certains ont trouvé dans le milieu insterstitiel des conditions favorables à leur évolution en cellules rhagiocrines lymphocytiformes
d'abord, puis caractéristiques totalement, et enfin en cellules
connectives proprement dites et fixées. Et d'autre part, ceci me
fait conclure que de nouvelles recherches complémentaires sont
encore nécessaires sur le sujet. Comme en toute question ouverte,
on doit en effet toujours limiter ses conclusions fermes là où aucun

doute ne peut être formulé sur leur bien fondé. Je m'arrêterai
donc ici dans l'exposé général de nos recherches en cours.

VI. — Parmi les conclusions tout à fait fermes que nous avons
pu poser, je citerai toutefois encore les particularités relatives à la
division indirecte des cellules de la lignée connective. Une fois
fixées, à chaque mitose, ces cellules prennent des formes de plus
plus voisines de la forme adulte définitive ; et leur pouvoir glandulaire et phagocytaire, qu'elles conservent pourtant, décroît du
même pas. Elles mitosent sans cesser de sécréter, ce qui est un
fait exceptionnel ; et aussi très souvent sans ramener leur noyau,
qui est multiforme, à la configuration arrondie : ce qui est également exceptionnel. Enfin, elles conservent pendant très longtemps
leur ligament intercellulaire de Flemming. Ce sont là des particularités intéressantes, parce qu'elles ont une signification pour
ainsi dire spécifique. Elles permettent de distinguer de toute autre
une cellule rhagiocrine en mitose au sein du tissu conjonctif.

M. Albert Robin,

(Professeur à la Faculté de médecine de l'Université de Paris, membre de l'Académie de médecine).

Les recherches que j'ai entreprises en 1907, portent sur la question des échanges respiratoires et de l'élimination de la chaux et de la magnésie chez le tuberculeux.

Les échanges respiratoires.

A l'aide d'appareils qui ont le double avantage de la précision et d'une application clinique facile, puisqu'ils peuvent être employés au lit du malade, l'auteur a repris les travaux dont les conclusions avaient été attaquées par d'autres expérimentateurs.

Les investigations nouvelles portent sur 18 hommes sains et 35 tuberculeux, d'une part ; sur 9 femmes saines et 22 tuberculeuses, d'autre part, soit, au total, sur 83 sujets.

Les tableaux suivants résument les résultats obtenus.

Il résulte des analyses ci-dessous :

1° Que dans la tuberculose pulmonaire, la ventilation pulmonaire est plus élevée que chez les individus sains, et qu'elle croît avec l'évolution de la maladie, atteignant son maximum au troisième degré, c'est-à-dire au moment où les lésions tuberculeuses ont envahi plus profondément les poumons ;

2° Qu'un kilogramme de tuberculeux consomme plus d'oxygène et fabrique plus d'acide carbonique qu'un kilogramme de sujet sain et que ces deux phénomènes croissent aussi avec le degré de la maladie ;

3° Que le quotient respiratoire est généralement plus faible chez

TABLEAU I

	HOMMES SAINS			HOMMES TUBERCULEUX		
				1er degré	2e degré	3e degré
Age............	20 à 26	20 à 38	43 à 53	22 à 33	10 à 45	19 à 45
Ventilation pulmonaire, par minute......	5l 515	5l 575	5l 646	5l 863	7l 207	8l 204
CO^2 produit idem.	160cc 64	171cc 43	170cc 00	194cc 30	176cc 73	191cc 31
O^2 total consommé idem.	237cc 47	225cc 07	243cc 96	269cc 34	267cc 94	280cc 82
Ventilation pulmonaire, par kilogramme minute....	94cc 3	86cc 5	75cc 8	98cc 3	141cc 1	157cc
CO^2 produit, idem.	2cc 903	2cc 661	2cc 282	3cc 004	3cc 418	3cc 663
O^2 total consommé, idem.	4cc 064	3cc 404	3cc 276	4cc 280	5cc 182	5cc 376
Quotient respiratoire......	0,714	0,761	0,606	0,721	0,650	0,681
Poids moyen des sujets.....	58k 43	64k 4	73k 47	62k 78	51k 09	52k 23

TABLEAU II

	FEMMES SAINES		FEMMES TUBERCULEUSES		
			1er degré	2e degré	3e degré
Age	20 à 28	40 à 43	18 à 31	18 à 28	20 à 35
Ventilation pulmonaire, par minute	5¹ 517	6¹ 133	5¹ 494	6¹ 687	6¹ 998
CO² produit, idem.	176cc 76	177cc 85	162cc 01	172cc 52	176cc 34
O² total consommé, idem.	218cc 47	229cc 98	218cc 30	235cc 98	239cc 05
Ventilation pulmonaire, par kilogramme minute	100cc	100cc	107cc 5	145cc 7	156cc 4
CO² produit, idem.	3cc 207	2cc 915	3cc 170	3cc 761	3cc 943
O² total consommé, idem.	3cc 965	3cc 770	4cc 272	5cc 444	5cc 345
Quotient respiratoire	0,809	0,773	0,742	0,731	0,737
Poids moyen des sujets	55k 1	61k	51k 1	45k 87	44k 72

les tuberculeux que chez les sujets sains, ce qui prouve que les premiers fabriquent moins d'acide carbonique pour une même quantité d'oxygène consommé.

Ces trois ordres de faits comportent les conclusions thérapeutiques suivantes :

I. — Une des indications du traitement de la tuberculose pulmonaire consiste à restreindre l'aptitude des tuberculeux à consommer trop d'oxygène par kilogramme de poids, c'est-à-dire à se consumer eux-mêmes.

II. — Aux médications stimulantes qui sont aujourd'hui en vogue, il faut donc substituer les médications sédatives des échanges gazeux, en particulier de la consommation de l'oxygène.

III. — Les recherches entreprises par l'auteur permettent déjà de choisir dans ces médications sédatives les agents reconnus par la tradition, c'est-à-dire l'huile de foie de morue, le tanin et les arsénicaux, à condition que ces derniers soient employés à des doses plus faibles que celles actuellement prescrites.

II

De l'élimination de la chaux et de la magnésie chez les tuberculeux pulmonaires.

Les recherches entreprises sur cette question conduisent aux conclusions suivantes :

1° La déminéralisation calcique se manifeste déjà dans la période pré-tuberculeuse. Elle continue et s'accroît au premier degré de la phtisie. Elle atteint son maximum au deuxième degré. Elle ne se manifeste plus au troisième degré, où l'élimination de la chaux tombe au-dessous de la normale.

2° La déminéralisation magnésienne plus accentuée dans la période pré-tuberculeuse que la déminéralisation calcique, croît au premier et au second degré, mais moins que celle de la chaux. Au troisième degré, l'élimination de la magnésie diminue moins que celle de la chaux.

L'examen des rapports d'échange démontre que l'abaissement des éliminations terreuses au troisième degré de la phtisie provient de ce que l'organisme a perdu dans la phase prétuberculeuse et dans les deux premières périodes de la maladie tout ce qu'il pouvait perdre en terres.

M. Rodet,

(Professeur à la Faculté de médecine de l'Université de Montpellier,
Directeur de l'Institut Bouisson-Bertrand).

A. — *Sérum antityphique*.

Continuant, avec M. *Lagriffoul*, mes recherches sur les propriétés du sérum antityphique procuré par l'immunisation au moyen
d'injections de bacilles vivants dans les veines, et sur l'influence,
eu égard aux qualités du sérum, des conditions de détail de l'immunisation, j'ai étudié cette année le sérum de deux chevaux et de
deux moutons. Il résultait des recherches exposées dans mon précédent rapport, que, si un traitement court et modéré, administré
à un sujet neuf, procure facilement et rapidement un sérum efficace et de bonne qualité, il est difficile de prolonger l'immunisation sans voir, soit baisser le pouvoir préventif antisepticémique
(que je désigne pour abréger le langage par le signe $+ S$), soit se
développer et progressivement s'accentuer une propriété antago-
niste, nuisible ($- S$), un trop rapide accroissement des doses des
injections successives, ou au contraire l'absence de progression
donnant également un mauvais résultat. J'avais conclu que le point
délicat de la préparation du sérum antityphique réside dans un
dosage exact du traitement immunisateur.

En conséquence, deux moutons, après une période de repos
prolongé, ont été remis en immunisation dans les conditions suivantes : séries successives d'injections intra-veineuses, chaque série
composée d'un petit nombre d'injections rapprochées, avec un repos
de deux à trois semaines entre chaque série, accroissement graduel
des doses injectées dans chaque série et d'une série à l'autre ; traitement d'ailleurs absolument parallèle chez les deux sujets, mais
avec cette différence que la progression des doses, très modérée
pour un sujet, était sensiblement plus forte pour l'autre. D'autre
part, deux chevaux, l'un déjà utilisé l'année précédente, un autre
neuf, ont été soumis, le premier à un traitement calqué sur celui

des moutons, le second à une série unique et soutenue d'injections plus espacées et graduées. Les doses injectées étaient d'ailleurs plus faibles, proportionnellement au poids, chez les chevaux que chez les moutons.

Comme résultat global, les sérums fournis par ces quatre animaux se sont montrés meilleurs que ceux que nous avions précédemment obtenus dans le cas d'immunisation prolongée ; ce qui permet de conclure qu'il est possible, chez un sujet maintenu en traitement comme fournisseur de sérum, sinon d'éviter complètement la propriété fâcheuse — S, du moins de conserver la prédominance à la propriété préventive + S. Et la comparaison des sérums de nos quatre animaux nous a montré que, pour procurer ce résultat, la progression du traitement immunisateur ne doit être ni trop faible, ni trop forte, mais se maintenir dans des limites étroites. D'ailleurs, les doses d'injections doivent être relativement plus fortes chez le mouton que chez le cheval, comme si les propriétés spécifiques qui se développent dans le sang étaient moins en relation avec le rapport des doses au poids du sujet immunisé qu'avec la quantité absolue des produits microbiens (antigènes) administrés. D'autre part, une série unique d'injections régulièrement espacées et convenablement croissantes s'est montrée susceptible de donner un résultat au moins aussi bon qu'une suite de traitements courts séparés par des intervalles de repos.

Le délai de saignée a une certaine influence sur la qualité du sérum. Le sérum préparé plusieurs semaines ou même plusieurs mois après la dernière injection virulente peut être meilleur que celui d'une saignée précoce.

Les nombreuses déterminations du pouvoir préventif antisepticémique de multiples échantillons de sérum nous ont encore montré qu'un sérum possède le maximum d'efficacité lorsqu'il est tout à fait frais, le lendemain de la saignée. Son activité peut baisser dans les jours qui suivent. Ce n'est pas à dire que le pouvoir préventif soit lié à la présence de l'alexine ou cytase, attendu qu'il persiste après plusieurs semaines et plusieurs mois ; bien mieux, l'ensemble de nos observations tendent à démontrer que la baisse d'activité des premiers jours peut être suivie plus tard d'une variation inverse. Le sérum subirait donc en flacons de singulières oscillations de son activité.

Nous nous sommes appliqués, mon collaborateur et moi, au double point de vue théorique et pratique, à élucider le mécanisme des effets préventifs et favorisants du sérum à l'égard de la septicémie typhique expérimentale. Dans mon précédent rapport, je concluais à cet égard que la propriété préventive $+$ S n'était autre qu'une propriété antitoxique, et que les effets favorisants étaient peut-être le résultat d'une action protectrice du sérum sur les bacilles dans l'intimité de l'organisme. Cette interprétation se trouve confirmée par la suite de nos recherches. Nous avons fait de nombreuses déterminations pour nous éclairer sur l'action qu'exerce le sérum sur les bacilles soit *in vitro*, soit *in vivo*.

De multiples essais comparatifs nous autorisent à maintenir notre assertion antérieure, à savoir que le sérum de nos sujets immunisés ne diffère guère du sérum d'un sujet neuf de même espèce, quant à son action bactéricide, lorsqu'on le fait agir seul, frais, muni de son alexine. Il n'en est pas de même si on étudie l'action du sérum inactivé (chauffé à 55° ou vieilli), additionné d'un sérum alexique neuf : les résultats varient beaucoup suivant les échantilllons. Avec certains échantillons de sérum (procurés par un traitement immunisateur très peu intense et de courte durée), on observe nettement un certain effet de sensibilisatrice, du moins avec des proportions déterminées de sérum spécifique et de sérum alexique ; mais cet effet bactéricide spécifique est toujours très médiocre. Avec une proportion suffisamment forte de sérum, l'effet positif (b c $+$) est remplacé par un effet antibactéricide ou négatif (b c $-$). Avec d'autres échantillons de sérum (donnés par un traitement immunisateur plus intense ou plus prolongé), le pouvoir sensibilisateur s'efface graduellement et la propriété antialexique s'accentue : l'effet négatif que le sérum peut déterminer est plus intense, la gamme des doses à effets b $+$ se réduit, celle des doses à effets b c $-$ s'étend et d'autant plus que le sérum est de « moins bonne qualité ». Pour certains sérums (qu'on pourrait appeler « mauvais sérums »), l'effet b c $-$ est le seul que l'on obtienne, de la part de doses très variées, et l'on ne saisit plus, même en réduisant graduellement la dose, l'effet de sensibilisatrice. D'ailleurs, pour un même sérum, l'étendue de la gamme des doses susceptibles d'une action antialexique (b c $-$) varie suivant la dose d'alexine qui intervient dans la réaction : la limite entre les doses à effets b c ⁻ et les doses à effets b c ,⁺, ou nuls s'abaisse très rapidement et très fortement à mesure que s'abaisse un peu la proportion du sérum alexique. De plus, cette action antialexique s'exerce avec un certain optimum de doses, en ce sens que l'effet b c ⁻ est au maximum avec une certaine dose de sérum, elle même en rapport avec la quantité d'alexine avec laquelle elle agit.

Nous ne pensons pas que tous ces faits s'expliquent suffisamment par l'hypothèse d'une substance unique, fixateur ou sensibilisatrice, susceptible de déterminer des effets contraires suivant sa dose et de conférer au sérum des propriétés différentes suivant qu'il en est plus ou moins riche. Il est vrai que le pouvoir antibactéricide ou antialexique est du même ordre que le pouvoir bactéricide ou sensibilisateur, en ce sens que comme lui il est un produit de l'immunisation et possède le caractère spécifique ; bien plus, le pouvoir b c ⁻ paraît conditionné par une imprégnation plus avancée du sujet immunisé par les produits bacillaires. Mais l'hypothèse (très en faveur en Allemagne sur la foi des théories d'Ehrlich) d'un « détournement de l'alexine » par un excès d'« ambocepteur » ne paraît pas d'accord avec les faits ; et, d'autre part, les propriétés de nos divers échantillons de sérum, comparés les uns aux autres, ne peuvent guère s'expliquer par des différences simplement quantitatives ; et force est d'invoquer des différences *qualitatives*. Il est probable que l'immunisation peut donner lieu, dans le sang du sujet, au développement de fixateurs de « qualités » diverses, dont les uns sont aptes (du moins dans des limites assez étendues de doses) à exagérer l'action bactéricide de l'alexine, dont les autres exercent surtout une action antibactéricide en protégeant les bacilles au lieu de les sensibiliser.

L'influence que peut exercer le sérum sur les bacilles disséminés dans l'intimité des organes par l'injection dans les veines est également complexe. En sacrifiant, un nombre d'heures variable après l'injection intra-veineuse de culture, des cobayes ayant reçu du sérum et des témoins sans sérum, et en pratiquant une numération des bacilles dans les organes, nous avons constaté que le nombre des bacilles dans la rate, dans le foie des cobayes traités par le sérum peut être soit inférieur, soit supérieur à celui des témoins. Cela dépend de facteurs multiples : le moment où l'on sacrifie les animaux, c'est-à-dire le nombre d'heures écoulées depuis l'injection de culture, la quálité du sérum, le moment d'administration de ce sérum. Nos résultats nous obligent à conclure que le sérum peut, suivant les cas, soit simplement hâter la destruction des bacilles qui s'opère normalement dans l'intimité des organes, soit déterminer, en deux phases successives, d'abord une accentuation de cette destruction, puis une conservation et même une pullulation des bacilles. Il y a là, dans l'influence que le sérum est capable d'exercer sur les bacilles dans l'intimité des organes, des effets qui présentent une évidente analogie avec les effets bactéricide et antibactéricide (b c +, et b c −) observés *in vitro*.

Ces effets contraires concernant la destruction des bacilles dans les organes donnent-ils la clef des effets contraires + S et — S relatifs à la survie des sujets ? En ce qui concerne l'effet préventif + S, nos observations nous montrent qu'il peut coïncider, soit avec une hâte, soit au contraire avec un retard dans la destruction des bacilles. Par suite, ce n'est pas l'action du sérum sur les bacilles qui est responsable de l'effet préventif + S, ou du moins elle n'est pas seule en cause ; et il est nécessaire d'invoquer, pour expliquer l'effet utile du sérum, une action antitoxique. Toutefois, l'influence exercée sur les bacilles n'est pas indifférente ; et c'est le retard apporté à la destruction bacillaire qui, dans nos expériences, se montre préjudiciable. Plusieurs faits concordants nous permettent de conclure que le pouvoir favorisant — S s'explique par le pouvoir antibactéricide b c −, ou, si l'on veut, que ces deux propriétés se confondent. Il reste cependant possible que des effets nuisibles puissent s'exercer par plusieurs mécanismes ; mais il nous paraît démontré qu'une des manières tout au moins par lesquelles le sérum peut être favorisant est une entrave apportée à la destruction des bacilles par les forces naturelles de l'organisme.

En somme, notre sérum antityphique est préventif à l'égard de l'infection éberthienne généralisée à forme septicémique, par une propriété antitoxique, indépendante de toute action sur les bacilles eux-mêmes, cette action antitoxique étant, suivant les cas, aidée dans ses effets par une action bactéricide (b c +, *in vivo*), ou, au contraire, plus ou moins entravée par un effet contraire (b c − *in vivo*).

Cette interprétation comporte des conséquences pratiques. En effet, si la cause de la propriété favorisante réside dans une action du sérum sur les bacilles, il est possible de déterminer la qualité d'un échantillon de sérum par une épreuve *in vitro* ; et, d'autre part, connaissant la nature de cette propriété fâcheuse, il devient plus facile de s'orienter dans le choix des conditions propres, soit à corriger le sérum, soit à éviter dans l'immunisation.la production de ses défectuosités.

Nous avons continué nos essais de correction du sérum, en cherchant si, par l'influence de certaines températures, par l'addition d'alexine, par le contact du sérum avec les bacilles dans certaines conditions, il ne serait pas possible de supprimer la propriété favorisante dans un échantillon de sérum qui la possède. Ces essais n'ont jusqu'ici pas abouti. Mais, en nous appliquant, comme il a été dit ci-dessus, au dosage du traitement immunisateur, nous avons obtenu des échantillons de sérum qui nous ont donné sur l'animal d'assez bons résultats pour que nous nous soyons crus autorisés à les essayer sur l'homme ; arrivés à ce point de nos recherches sur le sérum antityphique, nous avons cru pouvoir en essayer l'application. Il serait prématuré de signaler les premiers résultats ; je me borne à dire qu'ils sont encourageants.

Ces recherches ont fait cette année l'objet d'une communication au Congrès français de médecine (Paris, octobre 1907), et de deux notes à la Société de Biologie (séances du 9 et du 30 novembre).

B. — *Propriétés diverses des sérums*.

I. — Mes recherches sur les propriétés du sérum antityphique m'ont amené à m'occuper du mécanisme des *actions bactéricides* des sérums (neufs ou spécifiques). Mes expériences sur ce sujet ne sont qu'ébauchées. Quelques faits méritent peut-être cependant d'être cités ici.

Faisant varier, en présence d'un nombre constant de bacilles, la quantité d'alexine d'une part, et d'autre part la concentration d'une même dose d'alexine, je constate que l'action d'une même quantité d'alexine sur le même nombre de bacilles est considérablement influencée par le degré de dilution : bien mieux, l'intensité de l'action bactériolytique sur un nombre donné de bacilles paraît dépendre bien plus de la concentration de la substance active, de sa tension si l'on peut ainsi parler, que de sa quantité.

Dans de certaines limites, le nombre des éléments bacillaires a peu d'influence; toutefois, pour une certaine concentration de l'alexine, ce n'est pas le *nombre* des bacilles détruits au bout d'un temps donné qui est constant, mais bien plutôt le rapport de ce nombre au nombre initial (encore une fois, dans de certaines limites).

En ce qui concerne le mode d'action des sérums spécifiques, les faits que j'observe avec M. Lagriffoul s'accordent mal avec l'hypothèse d'un « ambocepteur », et tendent à prouver, en harmonie d'ailleurs avec diverses observations d'autres auteurs, que la ou les substances spécifiques présentes dans le sérum ne s'unissent pas directement au complément (cytase) pour le porter sur les bacilles (ou, si elles sont surabondantes, pour l'en détourner), mais se fixent uniquement sur les éléments microbiens ou leurs produits.

II. — J'ai continué des essais sur la *réaction de précipitine*, plus précisément sur les propriétés du précipité formé dans cette réaction. J'ai constaté que ce précipité, du moins dans les conditions où je l'ai obtenu (isolé une fois la réaction tout à fait terminée, lavé, desséché. soigneusement pesé) est insoluble dans l'eau distillée, soluble (donnant du moins une demi-solution) dans l'eau ordinaire, insoluble dans un excès de sérum primaire (sérum dit précipitable). A ce dernier point de vue, mes résultats ne concordent pas avec les assertions de divers auteurs; il faut en conclure que les propriétés du précipité formé par l'union de la substance dite précipitable et de la « précipitine » (laquelle en réalité forme la majeure partie du précipité), et notamment sa solubilité dans le sérum primaire, dépendent de facteurs multiples qu'il serait intéressant de déterminer.

C. — *Trypanosomes. Nagana expérimental.*

Avec la collaboration de M. Vallet, j'ai continué mes recherches sur le *Trypanosoma Brucei* (nagana).

Ayant précédemment mis en évidence le rôle destructeur de la rate dans le cours du nagana expérimental, nous avons multiplié nos observations. dans des conditions variées de technique, sur l'état des parasites dans cet organe. Nos nouveaux résultats ont pleinement confirmé nos constatations antérieures, et nous ont autorisés à affirmer à nouveau (Acad. des sciences, 22 juillet 1907) que, au cours de l'infection par le *Trypan. Brucei*, la rate détruit activement les parasites qu'elle retient, par un pouvoir trypanolytique. Le pouvoir destructeur de la rate à l'égard des trypanosomes peut aussi être constaté *in vitro*. Nous avions vu précédemment que les trypanosomes s'altèrent plus vite dans le suc de rate que dans le sang défibriné. Depuis lors, nous avons varié nos expériences, en choisissant un autre critérium : plaçant dans des conditions identiques le sang et la rate d'un sujet infecté, nous avons cherché au bout de combien de temps l'un et l'autre perdent leur pouvoir infectant ; nous avons constaté que la rate cesse d'être infectante bien avant le sang.

En présence de ces faits, nous nous sommes demandé si une rate, prise au cours de l'infection, et dont on supprime le pouvoir infectant par la chaleur ou par les antiseptiques, ne posséderait pas une propriété préventive ou curative, par suite de la présence, soit de produits de destruction des parasites, soit même d'anticorps. Les essais que nous avons faits dans cette direction ne nous ont donné jusqu'ici que des résultats sans signification précise.

Nous avions déjà, par nos recherches antérieures, donné la preuve que, au cours du nagana expérimental, le sang acquiert une propriété « trypanolytique », qui s'exprime *in vitro* par les graves altérations que le sérum fait subir aux trypanosomes, et que nous avions considérée comme la cause de la disparition brusque des parasites observée sous forme de crises chez certains animaux. Nous avons fait de nouvelles observations sur cette propriété, en pratiquant sur un même sujet (chien) une série de prises de sang depuis le jour de l'inoculation jusqu'au jour de la mort, de manière à suivre les propriétés (trypanolytique, agglutinative) du sérum aux stades successifs de la maladie. Nous avons constaté que la propriété trypanolytique se développe dans le sang avant la première crise, pour persister jusqu'à la mort, sans que nous ayons pu jusqu'ici saisir d'oscillations notables dans son intensité. Pour le pouvoir agglutinatif, nous avons observé des maxima précédant immédiatement les crises. Ayant constaté précédemment que, chez un animal tel que le rat, où la maladie évolue sans crise, le sérum acquiert aussi une pro-

priété trypanolytique qui croît graduellement, à partir du moment
où elle s'établit, jusqu'à la mort , nous avons conclu de l'ensemble
de nos observations que la propriété trypanolytique ne peut être
considérée comme un résultat, une conséquense des crises; bien au
contraire, dans la mesure du moins où les observations faites sur le
sérum s'appliquent au *sang* circulant, il est légitime de considérer
cette propriété comme facteur de la disparition critique des trypanosomes. D'autre part, comparant la façon dont se comportent, en
présence du sérum trypanolytique, les parasites du sujet infecté lui-
même et des parasites pris sur un autre sujet, nous avons vu que,
lors des reprises d'infection succédant aux crises, les trypanosomes
présentent une résistance particulière à cette action trypanolytique;
cette résistance est vraisemblablement un des facteurs, une des
conditions de ces reprises. Ces constatations ont fait l'objet d'une
note à l'Académie des sciences (séance du 9 décembre 1907).

Enfin, dans des expériences encore inédites, nous avons étudié ce
que deviennent, au cours du nagana expérimental, les propriétés
bactéricides du sérum. Chez plusieurs sujets (chiens, chèvre), nous
avons vu le pouvoir bactéricide (étudié par l'action bactériolytique
in vitro du sérum frais sur le bacille d'Eberth) baisser graduellement dans le cours de l'infection. Ce fait peut contribuer à expliquer l'affaiblissement de la résistance à l'infection bactérienne, que
nous croyons avoir observée chez plusieurs chiens.

D. — *Tuberculose*. *Bacilles acido-résistants*.

1. — M. Delanoë a entrepris d'étudier sous ma direction la virulence des bacilles tuberculeux en rapport avec la marche de la tuberculose pulmonaire. Il a isolé en culture pure des bacilles fournis par
un nombre de cas déjà important (une trentaine à l'heure actuelle)
de malades atteints de formes très variées, aiguës, subaiguës, chroniques, et il détermine pour chacun d'eux la virulence, tant pour
le cobaye que pour le lapin. Les expériences sont en cours. Cette
méthode paraît devoir permettre d'apprécier quelle est l'importance
relative de la virulence du germe et de la résistance du sujet comme
cause de la marche si variable de la tuberculose pulmonaire.

II. — M. Jeanbrau a apporté une nouvelle contribution à la question de l'influence des traumatismes sur la localisation de la tuberculose, en introduisant dans les conditions expérimentales des facteurs nouveaux. Il s'est servi exclusivement, comme sujets d'expériences, de lapins, parce que, ces animaux étant moins sensibles à la tuberculose que les cobayes, on peut avec eux réaliser une expérience plus prolongée, et surtout on a plus de chances, dans certaines conditions du moins de virulence des bacilles, de n'observer de localisations qu'aux points traumatisés. Une des expériences a été faite sur des lapins jeunes, en croissance, dans le but de se rapprocher des conditions de la clinique humaine, vu la fréquence des tumeurs blanches chez l'enfant et l'adolescent. Les bacilles ont été choisis de faible virulence (ne donnant au cobaye qu'une tuberculose lente et bénigne), en vue de faire mieux ressortir, si elle devait se produire, l'influence du traumatisme sur la localisation, et parce que les tuberculoses articulaires sont fréquemment dues à des bacilles atténués. Les bacilles ont été administrés par la voie digestive, afin de réaliser les conditions qui sont peut-être le plus fréquemment en jeu dans l'étiologie de la tuberculose.

Les sujets ayant reçu une émulsion de bacilles directement dans l'estomac au moyen d'une sonde, on leur fit subir quelques jours plus tard, et à deux reprises, un traumatisme grave (entorse) d'un genou. L'autopsie fut faite et les os soigneusement examinés dans des délais qui ont varié, pour les jeunes lapins, de 10 jours à 1 mois, pour les adultes de 1 à 6 mois. Chez aucun sujet, on n'a trouvé de lésions traduisant une localisation des bacilles sur les jointures traumatisées. Cependant, la présence de quelques granulations grises dans le poumon de deux sujets (adultes) témoignait que les bacilles, partis de l'appareil digestif, avaient été disséminés par la circulation. (Communiqué à l'*Académie des sciences*.)

III. — M. Lagriffoul poursuit dans mon laboratoire ses expériences sur l'immunisation des petits animaux au moyen de bacilles tuberculeux en cultures homogènes.

IV. — M. Galavielle a continué avec moi des essais d'inoculation en série des lésions déterminées par une variété de bacilles acidorésistants saprophytes (bacille de la phléole, timotheebacillus de Mœller). Les nouveaux résultats confirment nos observations antérieures, à savoir que l'on peut reproduire en série, du moins pendant un petit nombre de passages, des lésions nodulaires, à localisation toujours pulmonaire. Ces lésions sont et restent toujours de très petites dimensions ; elle n'ont montré, dans les passages successifs, aucune tendance à se rapprocher davantage des lésions tuberculeuses proprement dites et à reproduire plus fidèlement le tableau de l'infection par le bacille de Koch. (Communiqué au Congrès français de médecine, octobre 1907.)

E. — Divers.

I. — M. Rimbaud et Mlle Rubinstein poursuivent dans mon laboratoire des recherches sur les bacilles fournis par les typhoïdiques. Mlle Rubinstein s'applique à déceler dans les déjections les diverses variétés du groupe coli-éberth ; ses résultats permettent déjà de dire que, dans les matières fécales d'un même malade, on peut rencontrer, à côté du B. coli et du bacille d'Eberth, des types intermédiaires. M. Rimbaud a en vue les relations entre l'allure clinique des cas et la qualité des bacilles fournis tant par la culture des déjections que par l'hémoculture.

II. — A l'occasion des multiples accidents déterminés sur divers points de la France par la consommation des huîtres, plus particulièrement des huîtres en provenance de Cette, une série d'expériences ont été entreprises dans mon laboratoire sur les conditions déterminantes de la toxicité des huîtres, par MM. Calvet et Galavielle. Les premiers résultats, encore inédits, décèlent à l'évidence dans les huîtres un poison du système nerveux. En broyant en totalité des huîtres, les mettant à macérer dans l'eau, et, après filtration sur papier, traitant le liquide par l'alcool, ils ont obtenu des précipités dont les solutions aqueuses sont douées de toxicité pour le cobaye ; en injection sous-cutanée, elles déterminent en quelques instants des accidents caractérisés par des convulsions et des troubles paralytiques. Ces recherches ne sont pas encore assez avancées pour permettre de dire quelles sont les conditions qui font varier cette toxicité ni si l'huître peut contenir d'autres produits toxiques.

M. Roger,

(Professeur à la Faculté de médecine de l'Université de Paris).

Physiologie normale et pathologique du tube digestif

Continuant mes études sur le tube digestif, je me suis spécialement occupé, cette année, de la saccharification des aliments féculents ; j'ai poursuivi encore quelques recherches sur les poisons intestinaux ; sur le passage dans le sang des microbes anaérobies qui pullulent dans le tube digestif ; sur les microbes anaérobies de l'estomac ; enfin j'ai entrepris quelques expériences sur la nutrition.

Digestion des féculents. — Bien que la digestion des féculents ait donné lieu à d'innombrables travaux, j'ai cru intéressant d'en reprendre l'étude. J'ai été ainsi conduit à modifier sur bien des points les conceptions classiques.

Il est admis que chaque sécrétion n'agit que dans un département du tube digestif et se trouve annihilée dans le département suivant. Mes recherches m'amènent à une conclusion opposée, au moins en ce qui concerne les féculents. C'est ainsi que l'action de la salive continue au delà de l'estomac. Au contact du suc gastrique ou simplement d'une solution d'acide chlorhydrique, la ptyaline perd ses propriétés et ne récupère pas son action dans un milieu alcalin. Mais elle n'est pas devenue inutile. Elle reste capable d'augmenter dans des proportions considérables, l'action des ferments saccharifiants. A la salive rendue inactive, il suffit d'ajouter une trace de salive fraîche ou de suc pancréatique pour obtenir une saccharification intense. Ainsi, après son passage dans l'estomac, la salive reste capable de renforcer l'action amylolytique du suc pancréatique.

Il ne s'agit pas, semble-t-il, d'une réviviscence de l'action zymotique, car la salive, après avoir été portée à la température de 100 degrés, température qui détruit tous les ferments, est encore capable d'augmenter le pouvoir saccharifiant des sécrétions salivaire et pancréatique. A côté de son pouvoir zymotique, la salive possède donc, .vis-à-vis des ferments saccharifiants, un pouvoir *zymosthénique* (*Société de Biologie*, 11 mai, 1er juin et 8 juin 1907).

Contrairement à l'opinion classique, j'ai reconnu que le suc gastrique est capable d'agir sur les féculents. La pepsine transforme une partie de l'amidon en amidon soluble et donne naissance à une certaine quantité de dextrine. Elle prépare donc la digestion pancréatique (*Presse médicale*, 26 octobre 1907).

A cela ne se borne pas son rôle. De même que la salive, après avoir été annihilée par l'acidité du suc gastrique, peut favoriser l'action du suc pancréatique, la pepsine qui semble devenue inactive dans le milieu alcalin du duodénum, reste également capable de renforcer le ferment saccharifiant qui s'y déverse. Elle agit donc comme la ptyaline et le rapprochement est d'autant plus exact, que, dans un cas comme dans l'autre, les élévations de température sont sans influence. Une solution de pepsine qui a été soumise à l'ébullition, conserve son action zymosthénique.

Pour donner plus de portée à ces recherches j'ai fait, avec l'aide de M. G.-L. Simon, des expériences sur le ferment lab. Nous sommes arrivés aux mêmes conclusions : le ferment lab possède également une action zymosthénique que la chaleur ne fait pas disparaître (*Presse médicale*, décembre 1907).

S'agit-il d'une propriété spéciale aux sécrétions digestives, ou d'une propriété générale dévolue à un grand nombre de matières organiques ?

Pour résoudre ce nouveau problème, j'ai entrepris des expériences avec du blanc et du jaune d'œuf. Ces expériences qui sont encore inédites, mais seront publiées prochainement dans les *Archives de médecine expérimentale*, m'ont conduit aux conclusions suivantes :

Le blanc d'œuf et le jaune d'œuf renferment un ferment saccharifiant. Ce ferment est plus actif ou plus abondant dans le jaune d'œuf. Il est remarquable par la lenteur de son action et par la longue persistance de cette action. Contrairement à ce que j'ai constaté avec les ferments du tube digestif, la saccharification provoquée par l'ovo-amylase n'est pas encore terminée au bout de trente jours.

A côté de son action zymotique, l'œuf possède une action zymosthénique. La première est détruite par la chaleur ; la seconde résiste à l'ébullition. Le jaune d'œuf est beaucoup plus actif que le blanc d'œuf. Le jaune et le blanc augmentent également l'action de la salive et l'action du suc pancréatique.

Le pouvoir zymosthénique du blanc d'œuf est beaucoup plus marqué pour la salive que pour le suc pancréatique. Mais après avoir subi l'action du suc gastrique et avoir été en partie peptonisé, le blanc d'œuf exerce sur le suc pancréatique une action très notable.

On peut de ces recherches tirer les deux conclusions suivantes :

1° Les divers sucs qui se déversent dans le tube digestif, alors même qu'ils ont perdu leur action zymotique, conservent ce qu'on peut appeler une *action zymosthénique* : ils renforcent le pouvoir des sécrétions sous-jacentes. C'est du moins ce qui a lieu pour les féculents. Je me propose de rechercher si la même loi se vérifie pour les autres classes d'aliments;

2° Les aliments azotés, c'est-à-dire le blanc et le jaune d'œuf, exercent également, même après un chauffage élevé, une action zymosthénique. Cette deuxième conclusion comporte un très grand nombre d'applications pratiques. Il est utile, par une bonne saccharification, de mélanger des substances azotées aux substances féculentes. Des expériences directes, encore inédites, établissent que cette loi s'applique à l'hygiène alimentaire.

Digestion peptique. — J'ai complété, cette année, les recherches que j'avais poursuivies avec M. Garnier sur la digestion peptique et sur les modifications qu'on observe en faisant varier simultanément la quantité de pepsine et la quantité d'acide chlorhydrique (*Archives des maladies de l'appareil digestif*, 15 février 1907).

Avec M. Garnier j'ai reconnu que la saccharine permet à la pepsine d'exercer une action protéolytique, en l'absence de toute autre substance acide. Pour un même degré d'acidité, la saccharine est moins active que l'acide chlorhydrique. Mais un excès de saccharine n'entrave pas son pouvoir favorable. Les effets de la saccharine et de l'acide chlorhydrique s'ajoutent, quand les doses d'acide sont très faibles; quand elles sont fortes, la saccharine entrave la digestion chlorhydro-peptique. Cependant elle semble capable d'exercer une influence favorable : c'est lorsqu'elle se trouve en contact avec un excès de ferment (*Archives de médecine exp.*, juillet 1907).

Poisons intestinaux. — J'ai exposé complètement mes expériences sur l'occlusion intestinale et j'ai développé ma nouvelle conception sur le mécanisme des accidents provoqués par cet état morbide (*Revue scientifique*, 19 janvier 1907).

J'ai eu la satisfaction de voir mes recherches confirmées par les expériences que M. Falloise a poursuivies au laboratoire du Prof' Frédéricq, à Liége. Comme je l'avais indiqué, et contrairement à l'opinion admise par tous les auteurs, les poisons qui se produisent dans le tube digestif ne relèvent pas des fermentations microbiennes. On peut même dire que la toxicité du contenu intestinal est en raison inverse de l'intensité des putréfactions.

Les travaux de M. Falloise m'ont engagé à reprendre l'étude des poisons intestinaux. Des recherches se poursuivent actuellement dans mon laboratoire sur cette importante question.

Bactériologie du tube digestif. — Sur mon conseil, M. Minot a étudié dans mon laboratoire la flore anaérobie de l'estomac. Cet auteur a isolé un bacille nouveau qu'il a désigné sous le nom de *Bacillus punctillatus* (*Thèse de Paris*, 1907). Ce bacille semble extrêmement fréquent. M. Minot l'a retrouvé dans la moitié des cas qu'il a examinés. Il est dépourvu de pouvoir pathogène, mais possède des propriétés fermentatives assez curieuses.

Continuant l'étude que nous avions commencée l'année dernière, M. Garnier a cherché dans le sang de l'homme ou dans le sang des animaux, les microbes anaérobies qui peuvent s'y rencontrer au cours des divers états pathologiques. Il a montré combien sont fréquentes les infections anaérobiques du sang d'origine intestinale (*Soc. de Biologie*, 1ᵉʳ juin et 14 décembre 1907 : *Soc. méd. des hôpitaux*, 25 octobre 1907).

Le sang peut également être infecté quand les voies biliaires sont atteintes. Je poursuis actuellement sur cette question des recherches qui pourront servir à préciser certains diagnostics difficiles et fixeront les règles d'une thérapeutique rationnelle.

Nutrition. — Les études sur la digestion doivent être complétées par des recherches sur la nutrition.

M. Ignatowsky, agrégé à l'Académie impériale de Saint-Péters-bourg, a poursuivi dans mon laboratoire des expériences sur les troubles nutritifs provoqués chez les lapins par le régime carné.

Des lapins adultes qui sont nourris exclusivement de viande succombent au bout de 8 ou 10 jours à une intoxication acide. Si, à la nourriture végétarienne habituelle, on ajoute 3 à 20 grammes de viande, on observe des troubles digestifs et secondairement des lésions viscérales, spécialement des néphrites. En opérant avec précaution, on peut accoutumer les animaux à la nourriture carnée, mais on en voit succomber un certain nombre et l'autopsie révèle une sclérose de l'aorte, de la cirrhose hépatique, de la néphrite diffuse. (Ce travail paraîtra dans le n° de janvier des *Archives de médecine expérimentale*.)

Inanition. — Toute étude sur la nutrition doit commencer par une étude sur l'inanition.

En soumettant des lapins à un jeûne absolu, j'ai fait les constatations suivantes (*Presse médicale*, 16 octobre 1907).

Sous l'influence de l'inanition l'eau contenue dans le sang diminue, mais dans des proportions assez restreintes. Parfois même, on observe au début du jeûne une hydrémie passagère, puis la quantité d'eau s'abaisse très lentement, pour remonter brusquement et dépasser de beaucoup le chiffre normal quand on reprend l'alimentation. Poussant plus loin l'analyse j'ai dosé la quantité d'eau éliminée par les divers émonctoires et la quantité d'eau contenue dans les organes. J'ai pu établir ainsi que l'eau se produit, par un dédoublement des matières grasses. L'étude de la moelle osseuse présente à ce point de vue un intérêt tout spécial.

D'une façon générale on peut dire que dans le jeûne, l'organisme, loin de se déshydrater contient une plus forte proportion d'eau, que normalement cet excès d'eau indique, suivant une loi biologique bien connue, une suractivité fonctionnelle. Aussi, quand on reprend l'alimentation après quelques jours de jeûne, constate-t-on que les animaux sont devenus plus résistants ; ils supportent mieux qu'à l'état normal, certaines infections. Ces premiers résultats serviront de base à des recherches que j'espère pouvoir publier l'année prochaine.

M. Rollet,

(Professeur à la Faculté mixte de médecine et de pharmacie
de l'Université de Lyon)

et

M. Aurand.

Chef de laboratoire à la Faculté.

Recherches expérimentales sur les infections de la choroide

Encouragés par les résultats positifs intéressants que nous avions obtenus dans nos recherches expérimentales entreprises l'an dernier sur la tuberculose et la pseudo-tuberculose aspergillaire de la choroïde (Caisse des Recherches, p. 3o3, 1906), nous avons tenté cette année de poursuivre dans la même voie, l'étude expérimentale des infections de la choroïde par deux sortes d'agents pathogènes, se rapprochant les uns du bacille de la tuberculose, les autres du parasite de l'aspergillose, l'*aspergillus fumigatus*.

Dans la première catégorie, le parasite de l'actinomycose (*actinomyces*), et le bacille de la lèpre (bacille de Hansen), ont fait d'abord l'objet de nos recherches. Dans la seconde catégorie, nous avons étudié le parasite du muguet, l'*oïdium albicans*.

Jusqu'à présent on ne connaît qu'un cas d'actinomycose humaine intra-oculaire, c'est le cas de Müller (1903). Il s'agissait d'un malade chez lequel on avait diagnostiqué une tuberculose miliaire de la rétine, mais dont l'autopsie démontra l'existence d'actinomycose généralisée, l'examen de l'œil révéla également des altérations ressemblant à celles de l'actinomycose, mais sans le parasite.

Quant aux inoculations intra-oculaires de l'*actinomyces*, elles ont été assez rarement pratiquées et souvent négatives, au point de vue local, surtout avec l'emploi des cultures sur les milieux usuels. Bérard et L. Dor, en 1893, en infectant le lapin par le corps vitré ont obtenu une mort au 40e jour avec actinomycose généralisée mais sans lésions oculaires actinomycosiques. Mertens, en 1903, en inoculant des cultures d'*actinomyces* dans la chambre antérieure du lapin a obtenu un résultat postitf.

Quant aux localisations intra-oculaires de la lèpre, elles sont un peu mieux connues car on a pu observer histologiquement des lésions lépreuses de la choroïde. D'autre part plusieurs auteurs, Trantas, Bistis, Rubert ont observé à l'ophtalmoscope des lésions de choroïdite chez des lépreux, sans cependant pouvoir fournir la preuve qu'il s'agissait bien de lésions lépreuses, et non de lésions syphilitiques ou tuberculeuses si souvent associées à la lèpre. L'inoculation intra-oculaire du bacille de Hansen au lapin a bien été essayée par Melcher et Orthmann en 1902 à l'aide de produits lépreux, mais ces auteurs, tout en obtenant une généralisation rappelant la tuberculose miliaire, n'ont pas observé de lésions lépreuses typiques intra-oculaires.

On ne connaît pas davantage les infections intra-oculaires, dues au muguet et Grauitz seul en a tenté l'inoculation dans la chambre antérieure du lapin où il put déterminer des lésions locales.

Devant la rareté des recherches faites sur ces trois agents pathogènes et aussi la rareté de leurs localisations intra-oculaires, il nous a donc paru intéressant d'en tenter l'étude expérimentale et d'en suivre l'évolution sur la choroïde du lapin.

Enfin, dans une deuxième série d'expériences, pour nous placer sur un terrain plus en rapport avec la clinique journalière, nous avons étudié aussi sur la choroïde du lapin, l'action directe de trois agents pathogènes très communs, le bacille d'Eberth, le *bacillus coli communis* et le bacille de l'influenza (bacille de Pfeiffer), qui sont bien souvent la cause d'affections métastatiques intra-oculaires graves ou bénignes et en particulier de localisations sur le tractus uvéal.

On connaît en effet les irido-choroïdites suppuratives, métastatiques, contemporaines ou consécutives de la fièvre typhoïde et les infections par le coli-bacille ; on connaît aussi les iritis, les irido-choroïdites et les choroïdites consécutives à la grippe.

Nous avons donc fait pour chacun des agents pathogènes que nous venons de citer, deux séries parallèles d'expériences d'inoculation de la choroïde sur des lapins, les unes portant directement sur la choroïde, les autres sur le vitré.

Comme dans nos expériences antérieures nous avons eu soin, après avoir pris toutes les précautions aseptiques habituelles, de suivre toujours la même technique.

Pour les inoculations directes de la choroïde, nous faisions en arrière de la région équatoriale d'un œil de lapin vigoureux, à l'aide d'un couteau de de Graefe, une petite boutonnière scléroticale, à travers laquelle nous glissions une petite spatule de platine chargée de l'agent pathogène en expérience ; enfin nous faisions suivre chaque inoculation d'une suture de la conjonctive et des paupières pendant huit jours.

Pour les inoculations du vitré, nous injections après les précautions aseptiques habituelles (lavages de l'œil et cautérisation du point d'inoculation au fer rouge), tout à fait à la partie postérieure du globe, une solution d'une goutte d'une culture en bouillon dans cinq gouttes d'eau stérilisée, pour l'Eberth, le *coli commune*. Pour les autres agents pathogènes, nous injections cinq gouttes d'une solution d'une parcelle de culture recueillie sur l'aiguille de platine dans un demi-centimètre cube d'eau stérilisée.

Dès que l'aiguille avait perforé la sclérotique, nous l'inclinions très fortement pour éviter la blessure du cristallin et du vitré en faisant couler le liquide le long de la face interne de la choroïde et vers le pôle postérieur du globe.

Nous avons fait ainsi 6 inoculations directes de la choroïde et 6 inoculations du vitré. Mais sur ces 12 expériences, 5 seulement ont été positives au point de vue oculaire. Nous croyons inutile de rapporter les expériences négatives pour ne retenir que les expériences positives.

Parmi les inoculations directes de la choroïde, celles avec la lèpre, le muguet, le bacille d'Eberth, le *bacillus coli*, l'influenza, sont restées négatives localement. Mais il faut noter cependant que le lapin inoculé avec le *bacillus coli* est mort au bout de trois mois.

Nous avons obtenu par contre des résultats plus favorables avec nos inoculations intra-vitréennes, car ici l'actinomycès et le bacille de Pfeiffer ont seuls échoué.

Nous relatons maintenant le résumé de nos expériences. d'abord sur la choroïde, ensuite sur le vitré.

I. — ACTINOMYCOSE INOCULÉE A LA CHOROÏDE

Lapin n° 44. — *16 septembre 1907* : inoculation de la choroïde à la paroi supéro-antérieure du globe droit d'un lapin avec une parcelle de culture d'actinomycès sur sérum, âgée d'une dizaine de jours. Suture de la conjonctive et des paupières. — *30 septembre* : on constate une tache blanche à l'extrémité antérieure de la papille. — *19 octobre* : cette tache blanche est plus nette et prend un aspect cicatriciel. Le vitré est bien transparent. Pas d'autre lésion des membranes profondes. — *1er novembre* : la tache blanche, déjà vue, présente une zone inflammatoire rougeâtre périphérique. — *13 novembre* : même état. — *25 novembre* : le lapin est mort d'hémorragie à la suite d'une morsure.

Examen de la coupe de l'œil. — On voit dans l'hémisphère antérieur un tractus filamenteux venant de la papille pour aboutir à un centimètre plus bas sur la choroïde à une petite plaque blanche d'atrophie choroïdienne d'un millimètre de diamètre. La papille est entourée d'une large zone blanche d'atrophie choroïdienne s'étendant en haut dans l'hémisphère postérieur.

Examen microscopique de l'œil. — L'examen microscopique des coupes ne nous a montré que des lésions d'atrophie choroïdienne et rétinienne, et nous n'avons pas trouvé traces de l'actinomycès.

Par contre, nous avons trouvé sur le rebord du foie un petit nodule jaunâtre assez dur, du volume d'un grain de plomb n° 6. A la coupe ce nodule était formé d'une petite masse centrale jaunâtre grumeleuse, entourée d'une coque fibreuse. L'examen du frottis fait avec cette matière grumeleuse et coloré au picrocarmin, nous a permis d'y déceler des fragments de mycélium, des spores disposées en chaînettes et des massues.

Par cette expérience on peut voir que nous n'avons pas été plus heureux que nos devanciers, nous n'avons pas obtenu, en effet, de lésions choroïdiennes bien typiques. La plaque d'atrophie choroïdienne que nous avons trouvée n'est peut-être pas due tout entière au traumatisme expérimental, mais il est difficile de conclure.

Néanmoins, nous avons trouvé un nodule de généralisation dans le foie, le parasite a donc suivi la voie sanguine.

II. — LÈPRE INOCULÉE AU VITRÉ

Lapin n° 80. — *16 octobre 1907* : inoculation dans la région antéro-supérieure du vitré d'un lapin, de cinq gouttes d'une dilution de parcelle de culture de lèpre (sur gélose âgée de 10 jours) dans un demi-centimètre cube d'eau stérilisée. Thermo-cautérisation du point d'inoculation avant et après. — *22 octobre* : la pupille est resserrée, l'iris repoussé en avant et assez vascularisé dans sa partie inférieure. Cercle périkératique intense, globe un peu saillant. Le vitré est grisâtre. — *30 octobre* : le vitré est toujours trouble et l'iris très projeté en avant et très vascularisé surtout à la base. — *5 novembre* : le fond de l'œil paraît toujours blanc argenté. L'iris toujours bombé se vascularise énergiquement. — *13 novembre* : le bord pupillaire de l'iris présente des synéchies postérieures multiples ; le fond de l'œil paraît toujours tapissé d'un voile blanc. — *20 novembre* : fond d'œil toujours gris blanc, avec un point plus saturé en avant. — *30 novembre* : le globe est toujours saillant, la sclérotique rosée, la chambre antérieure a disparu : le cristallin commence à se troubler. — *4 décembre* : le cristallin est complètement opacifié. L'œil est énucléé et fixé au formol à 1 p. 100. Le lapin meurt pendant l'anesthésie.

Examen macroscopique du globe. 5 décembre. — Sur une coupe verticale passant par la papille et le centre de la cornée, on constate que le vitré est complètement transformé en une masse opaque, blanche, d'aspect homogène caséeux ayant un centimètre d'épaisseur environ. Cette masse repousse le cristallin en avant en l'aplatissant. La cataracte n'est pas totale et le noyau seul est complètement opacifié. La chambre antérieure est réduite à un mince liséré.

Examen microscopique. — Coloration à l'hématéine éosinée. La choroïde est partout épaissie et infiltrée de petites cellules rondes embryonnaires, très vivement colorées par l'hématéine. En certains points ces cellules s'accumulent pour former de véritables foyers de choroïdite en boutons. Près de la papille un de ces foyers, fusiforme, est énorme et englobe la choroïde et la rétine. Sur un de ses bords, ce foyer est divisé en deux par la ligne pigmentée de l'épithélium rétinien déjà altéré. Sur toute son étendue, cet épithélium est plus ou moins bouleversé ou même détruit par places. Ces cellules tantôt dépigmentées, tantôt en dégénérescence vacuolaire ; elles sont çà et là repoussées sans ordre dans la rétine enflammée. Les grains de pigment libérés émigrent aussi dans cette membrane, épaissie par une infiltration de petites cellules et devenue méconnaissable.
La plus grande partie de la masse homogène qui a remplacé le vitré est envahie par une épaisse couronne de petites cellules et de polynucléaires qui se continue avec la rétine enflammée et pousse de nombreux bourgeonnements vers le centre. Cette région est occupée par un réseau fibrineux d'où rayonnent dans l'exsudat inflammatoire périphérique déjà signalé, de nombreux prolongements. L'iris est épaissi, très vascularisé, la chambre postérieure est également remplie par un exsudat inflammatoire où l'on rencontre de nombreux îlots cellulaires en voie de désintégration purulente. Quant au cristallin, il présente sous sa cristalloïde postérieure une zone où les cellules sont dégénérées, transformées en petites boules sphériques, réfringentes. C'est peut-être le résultat d'une blessure du cristallin par notre aiguille, cependant la cristalloïde n'est pas blessée à ce niveau. Enfin nous avons pu trouver quelques bacilles de Hansen dans l'exsudat vitréen.

Le résultat de notre expérience est des plus démonstratifs et des plus intéressants. Le bacille de Hansen s'est montré des plus virulents, puisque dès le sixième jour, nous avions une réaction très vive du vitré et du tractus uvéal; puis au bout d'un mois et demi apparaissait une cataracte symptomatique.

L'examen microscopique nous a bien montré qu'il s'agissait d'une chorio-rétino-hyalite, d'allure chronique, et bien due au bacille de Hansen, puisque nous avons pu le déceler dans l'exsudat vitréen.

Si sous comparons maintenant ce résultat à celui que nous avons obtenu dans les mêmes conditions expérimentales avec le bacille de Koch, dans nos recherches antérieures, nous sommes frappés immédiatement par la différence de gravité et d'allure des deux processus.

Autant la marche de l'infection tuberculeuse de la choroïde est lente et discrète, puisque dans nos expériences elle avait demandé un délai minimun d'un mois pour se manifester, autant celle du bacille de Hansen, est rapide et envahissante. N'est-ce pas là un résultat bien fait pour surpendre, quand on songe à l'évolution si lente de la lèpre ? Et cependant notre lapin ne semble pas avoir subi une grave atteinte dans son état général car il n'a pas maigri.

III. — Muguet inoculé au vitré

Lapin n° 81. — *16 octobre 1907* : inoculation dans la région antéro-supérieure du vitré d'un lapin, de cinq gouttes d'une dilution de parcelle de culture de muguet (sur gélose âgée de 10 jours) dans un demi-centimètre cube d'eau stérilisée. Thermo-cautérisation du point d'inoculation avant et après. — *21 octobre* : le fond d'œil paraît gris argenté, chatoyant surtout dans la portion médiane. En avant et en arrière la teinte est un peu plus grise. — *30 octobre* : le fond de l'œil est toujours d'un gris argenté, mais la portion médiane inférieure est notablement plus blanche, et, il semble exister à ce niveau deux taches blanches arrondies à bords flous, placées l'une au-dessus de l'autre. — *5 novembre* : le fond d'œil est toujours tapissé par une membrane grise plus épaisse à sa partie médiane inférieure. — *13 novembre* : on aperçoit maintenant dans la partie inférieure du vitré deux masses blanches mieux délimitées, l'une siégeant en avant, l'autre vers la portion moyenne. La région postérieure est encore indemne. A l'éclairage oblique on aperçoit un long tractus blanchâtre traversant le vitré de haut en bas et suivant la direction de la plaie opératoire. — *20 novembre* : on constate dans la partie supérieure du fond d'œil trois nouvelles taches blanchâtres, d'abord en haut et en avant une large masse blanche, neigeuse, nettement saillante, à bord supérieur arrondi, s'effilant en bas en un long tractus blanc qui aboutit à un second foyer inférieur, blanc, de même dimension, et, se recourbant un peu en arrière. En haut et en arrière, on voit un second petit foyer sous forme de nodosité triangulaire cotonneuse. Enfin plus en arrière encore, on voit en haut une troisième masse, allongée un peu verticalement, et, se prolongeant en bas en un long filament blanc recourbé en arrière et aboutissant, comme le premier, à une large nodosité inférieure, blanche, à bords flous. Au-dessus de ces deux foyers, on aperçoit la trace de la plaie opératoire sous forme d'une plaque d'atrophie choroïdienne à bords flous avec quelques points pigmentés. — *30 novembre* : toutes les masses supérieures ont augmenté de volume et devant la masse moyenne on aperçoit très nettement un vaisseau tortueux néoformé. — *7 décembre* : les masses supérieures, en augmentant de volume, sont devenues coalescentes, formant ainsi un large placard à bords polycycliques. Sur le bord supérieur on aperçoit même une petite hémorragie. La nodosité la plus antérieure s'effiloche en bas en un grand nombre de petits filaments qui vont rejoindre, en se recourbant, la nodosité inférieure encore augmentée de volume.

Cette expérience est intéressante à plus d'un titre. Tout d'abord nous avons obtenu un résultat positif très rapidement, au bout de cinq jours, et quinze jours après les lésions étaient suffisamment individualisées et caractéristiques. Elles se montraient sous forme de larges nodosités ou de placards saillants, blanchâtres, d'aspect cotonneux, à bords flous, polycycliques, occupant aussi bien la partie supérieure que la partie inférieure du globe, avec une sorte de voile grisâtre s'étendant sur la rétine.

Il est intéressant aussi de rapprocher l'évolution du muguet de celle de l'*aspergillus*. C'est ainsi que dans nos expériences nous n'avions obtenu un résultat positif qu'au bout de vingt-cinq jours, au lieu de cinq pour le muguet. Quant aux lésions, elles revêtaient bien le même aspect de nodosités ou de placards neigeux, mais elles étaient moins abondantes, moins larges et plus localisées dans la partie inférieure du globe, enfin il n'y avait pas de réaction de voisinage sur la rétine et le fond de l'œil conservait son aspect rouge normal en dehors des lésions parasitaires.

Un point cependant nous semble paradoxal dans nos expériences. En effet nous n'avons pu obtenir de lésions aspergillaires de la choroïde, visibles, c'est-à-dire n'amenant pas de troubles du vitré, que par inoculation directe de la choroïde, à l'inverse de ce que nous avons observé pour le muguet. Les inoculations d'*aspergillus* dans le vitré semblent au contraire avoir été plus graves, puisque nous n'avons pu suivre leur évolution sur le fond de l'œil par suite du développement rapide d'une hyalite et d'une cataracte.

Pourquoi notre inoculation directe de l'oïdium dans la choroïde n'a-t-elle pas été positive ? Peut-être parce que ce parasite est moins virulent ou simplement par un hasard malheureux ? En tout cas on ne peut tirer de ce fait une conclusion quelconque. On peut simplement dire que le muguet se développe plus rapidement que l'aspergillose sur les membranes profondes en provoquant en même temps des lésions de voisinage, sur la rétine qui est épaissie ; enfin il y a formation de vaisseaux, ce qui n'avait pas lieu pour l'asper-gillose et indique une réaction locale plus intense. Il faut noter enfin une tendance marquée des lésions à se développer de haut en bas en une ligne courbe, tendance qui était à peine ébauchée dans nos expériences d'aspergillose de la choroïde :

Comment se comportera cet œil dans l'avenir ? Pour le moment le globe ne présente pas de réaction vive, pas d'iritis ni de ramollissement du vitré. Quant à l'état général il reste bon, bien qu'on puisse s'attendre à constater des abcès dans les viscères comme on le note parfois.

IV. — BACILLE D'EBERTH INOCULÉ DANS LE VITRÉ

Lapin n° 42. — 27 mai 1907 : inoculation dans le vitré d'une goutte de culture de bacille d'Eberth. L'inoculation est précédée et suivie d'une thermocautérisation de la plaie. — 29 mai : le vitré est trouble, d'aspect gris. — 31 mai : le vitré tend à s'éclaircir un peu. — 5 juin : le vitré est redevenu transparent sauf dans la partie supérieure et l'on peut constater la présence d'un tractus blanc grisâtre partant de la partie supérieure du globe, dans le voisinage de la papille. pour se rendre obliquement à une tache, arrondie, d'aspect grisâtre, occupant la partie inféro-antérieure du vitré. — 13 juin : on voit toujours dans le vitré ce même fuseau allongé et grisâtre mais diminué de volume. Derrière son extrémité inférieure, on constate un centre, arrondi, grisâtre, constitué par des ponctuations multiples siégeant dans la rétine. — 22 juin : le fuseau gris persiste, mais on voit nettement au niveau de son extrémité inférieure une tache jaunâtre, à bords arrondis, qui est une plaque de choroïdite déjà en voie d'atrophie. — 6 juillet : on ne voit plus dans le vitré, très clair, qu'un fuseau effilé, grisâtre, dirigé de haut en bas et d'arrière en avant. Son extrémité antéro-inférieure assez élargie est adhérente à une plaque d'atrophie blanche de la choroïde, piriforme et entourée d'un cercle pigmenté. — 18 juillet : l'extrémité inférieure du fuseau se précise et s'épanouit en un élégant éventail de fibres blanches et très brillantes, adhérentes à une plaque d'atrophie choroïdienne, à bords encore un peu rouges. — 31 juillet : la plaque d'atrophie choroïdienne s'est un peu étendue. — 17 septembre : le fuseau du vitré s'est beaucoup aminci, il n'apparaît plus que sous forme d'un mince filament gris. à peine perceptible, un peu renflé à sa partie moyenne qui est parsemée de petits points très brillants, comme des cristaux de cholestérine. Son extrémité inférieure s'évase toujours en une sorte de cône d'implantation fibrillaire, adhérent à une plaque blanche d'atrophie choroïdienne encore plus blanche et plus élargie. L'extrémité supérieure du fuseau s'évase également en une sorte de léger voile membraneux parsemé de points brillants, et adhérent à la partie supérieure de la papille dont un vaisseau est nettement attiré en bas par la traction de ces néomembranes. — 7 *décembre* : depuis cette époque l'aspect s'est un peu modifié, la plaque d'atrophie est seulement devenue plus blanche avec des bords plus nets, plus pigmentés. Enfin les points brillants disséminés sur le fuseau vitréen sont devenus plus nombreux. Le lapin est toujours bien portant et non amaigri.

Dans cette expérience le bacille d'Eberth s'est montré peu virulent puisque le vitré est resté transparent. Néanmoins nous avons obtenu, au bout d'une huitaine de jours, une plaque de choroïdite que nous croyons bien due au bacille d'Eberth et non pas à la piqûre de notre aiguille. Celle-ci a certainement produit le curieux tractus grisâtre qui traversait le vitré et qui n'est en somme qu'un tractus cicatriciel, mais il est naturel de penser que, sous la double influence de la poussée de l'injection et de la pesanteur, le liquide inoculé s'est, de lui-même, ouvert une voie pour s'accumuler et s'étaler sur la rétine et produire ainsi un large foyer de choroïdite ; d'autre part, nous avons vu ce foyer s'agrandir peu à peu, ce qui est bien en rapport avec une infection microbienne.

Enfin ce mode d'infection est tout à fait analogue à celui que nous avons constaté dans nos inoculations antérieures du bacille de Koch dans le vitré. Là en effet nous avions observé la formation dans le vitré d'un faisceau analogue à celui de l'expérience ci-dessus. C'est par l'extrémité supérieure du fuseau que les bacilles de Koch s'étaient disséminés dans la partie inférieure de la choroïde. Nous pouvons donc bien considérer ce résultat comme positif, en remarquant cependant que l'infection est restée bien localisée et bénigne pour l'œil et l'état général du lapin. Quant aux points brillants que nous avons constatés sur le fuseau, ce sont probablement des cristaux de cholestérine.

V. — Bacillus coli inoculé au vitré

Lapin n° 70. — *19 mai 1907* : inoculation dans le vitré d'un lapin d'une goutte de culture en bouillon de *bacillus coli* commune. — *31 mai* : léger trouble du vitré. — *5 juin* : le vitré tend à s'éclaircir, mais on constate en arrière une zone blanchâtre un peu allongée. — *14 juin* : la paroi postérieure et supérieure du vitré est encore trouble, blanchâtre, floconneuse. — *22 juin* : les flocons blancs du vitré ont diminué d'étendue, on voit le fond de l'œil en avant et en arrière. — *6 juillet* : toute la moitié antérieure du fond de l'œil est occupée par un exsudat blanc, en forme de petits flocons arrondis, agglomérés, d'aspect cotonneux, en contact avec la partie postérieure du cristallin. Quelques-uns sont parcourus par des vaisseaux probablement néoformés. — *18 juillet* : il y a toujours dans la partie antéro-inférieure du fond de l'œil une masse blanchâtre, mamelonnée, qui semble avoir augmenté de volume et envahi le segment antérieur. En effet la chambre antérieure est diminuée et la pupille déformée, immobile, présente sur son bord inférieur un petit exsudat grisâtre formant synéchie postérieure. Enfin la conjonctivite bulbaire est uniformément rosée avec cercle périkératique. — *31 juillet* : chambre antérieure complètement disparue. Pupille obstruée par un exsudat blanchâtre ; l'iris surtout dans sa portion antérieure et inférieure est bombé et très vascularisé. Léger hypopyon blanchâtre. Fond d'œil inéclairable. — *9 août* : l'iris toujours très bombé dans sa portion antérieure est moins vascularisé. L'hypopyon reste stationnaire. L'œil est énucléé et fixé dans le formol à 2 p. 100.

12 août. Examen macroscopique de la coupe. — Coupe méridienne horizontale. La forme du globe est un peu modifiée. En arrière la sclérotique est plus aplatie que normalement, elle est même déprimée, la cornée au contraire est un peu ectasiée dans l'hémisphère supérieur, la chambre antérieure n'existe plus. L'iris, réduit à un mince liséré noirâtre, est partout refoulé contre la cornée par une masse blanchâtre, arrondie, assez consistante, d'aspect caséeux, du volume d'une petite noisette, qui englobe tout le cristallin dont la partie antérieure a basculé en avant sous la poussée de cette masse. La partie postérieure du vitré est également remplie par une masse blanche analogue se continuant avec la masse précédente dont elle est probablement le point d'origine. Derrière la partie postérieure du corps ciliaire on voit une petite masse arrondie indépendante de 3 millimètres environ. Dans l'hémisphère inférieur on retrouve la même masse dans la chambre postérieure agrandie. La masse située dans la partie supérieure du vitré se continue en bas en une épaisse nappe blanchâtre étalée sur la moitié antérieure de la rétine.

Examen microscopique. — Coloration : Hématéine, Éosine, Carmin aluné acétique, Van Gieson, Bleu de Unna, Thionine phéniquée.

D'une façon générale la choroïde et la rétine sont épaissies et infiltrées de petites cellules rondes. Par places l'infiltration revêt la forme de petits foyers inflammatoires de choroïdite. La couche supra-choroïdienne est également, par endroits, épaissie par des exsudats fibrineux infiltrés de quelques petites cellules. La couche pigmentée de la rétine est çà et là détruite ou disloquée, ses cellules plus ou moins dégénérées ont envahi l'épaisseur même de la rétine. Cette membrane a absolument perdu sa constitution normale, elle est doublée d'une couche de petites cellules embryonnaires et d'un exsudat fibrineux. Tous les vallons des procès ciliaires sont également remplis d'exsudats fibrineux.

Enfin tout l'espace normalement rempli par le vitré est occupé actuellement, dans le tiers de son étendue, par un gros bloc de fibrine ; les deux autres tiers sont remplis par une grosse masse compacte de petites cellules rondes et de polynucléaires qui pénètrent dans l'intérieur du cristallin cataracté par une large brèche de la cristalloïde postérieure effondrée, puis se frayant un passage à travers la zonule de Zinn, se continue en avant dans la chambre postérieure avec une masse cellulaire analogue qui en charge le cristallin et repousse l'iris en avant contre la cornée. Le tissu irien est lui-même en continuité avec cette masse, si bien que l'on peut voir les cellules de l'uvée émigrer en arrière au milieu de petites cellules. Enfin tout cet exsudat inflammatoire, où de nombreuses cellules sont en voie de dégénérescence et de désintégration purulente, est parsemé de petits îlots de cellules cristalliniennes plus ou moins dégénérées, colorées en rose par l'éosine. Les masses corticales encore contenues dans le cristallin sont elles-mêmes dégénérées et transformées en de petits blocs arrondis amorphes et translucides.

Enfin nous avons pu retrouver quelques bacilles dans les exsudats.

Cette expérience nous montre de suite la différence entre l'Eberth et le coli-bacille et la tendance manifeste et bien connue de ce dernier à provoquer des lésions locales inflammatoires et même purulents.

En effet combien ici le résultat est plus rapide et plus grave. Au bout de six jours l'infection est bien localisée et, au bout de deux mois environ, tout le vitré est transformé en une masse grumeleuse épaisse, qui peut-être deviendra purulente, et par son énorme développement remplit la chambre postérieure, englobe le cristallin en le repoussant vers l'iris. En même temps il y a une iridochoroïdite intense avec hypopyon. Enfin il y a aussi une cataracte dystrophique avec coli-bacille. En somme nous observons les mêmes lésions rapides et graves qu'avec le bacille de Hansen. Dans les deux cas nous voyons se développer dès le 6ᵉ jour une hyalo-rétino-choroïdite d'allure chronique, qui atteindra son maximum de développement et se compliquera de cataracte au bout d'un mois et demi à deux mois.

Enfin nous ne pouvons nous empêcher de rapprocher ces résultats de ceux que nous avions obtenus par nos inoculations d'*aspergillus fumigatus* dans le vitré, dans ce cas il y avait bien irido-choroïdite, cataracte dystrophique, mais la marche était plus lente, plus insidieuse, et, il n'y avait pas surtout cette production exsudative, grumeleuse, énorme dans le vitré, comme dans notre expérience sur le bacille de la lèpre et le coli-bacille.

Et cependant dans le dernier cas, malgré la gravité de l'infection locale, l'état général du lapin est resté bon ; encore actuellement. Il s'agit donc dans l'espèce d'un bacille probablement de virulence atténuée qui n'a pu produire qu'une lésion locale à cause de la résistance bien connue du lapin au coli-bacille.

Nous arrivons aux Conclusions suivantes : les inoculations directes de la choroïde avec le bacille de Hansen (lèpre), l'*oïdium*

albicans (muguet), le bacille d'Éberth (fièvre typhoïde), le coli-
bacille (gastro-entérite), le bacille de Pfeiffer (influenza), sont
restées négatives. Les inoculations directes de la choroïde avec
l'actinomycès n'a pas produit de lésions spécifiques de la choroïde,
mais elle a provoqué un noyau de généralisation au foie.

Les inoculations indirectes de la choroïde par le vitré avec l'acty-
nomycès et le bacille de Pfeiffer sont également restées négatives.
Le bacille de Hansen, inoculé dans le vitré, provoque très rapidement, dès le sixième jour, une hyalo-rétino-choroïdite septique
d'allure chronique avec cataracte dystrophique ; au bout d'un mois
et demi, le bacille n'a provoqué aucun retentissement sur l'état
général, ni aucune lésion à distance. L'évolution de cette infection
ne peut donc pas être comparée à la marche lente et discrète de
l'inoculation tuberculeuse de la choroïde qui ne devient positive
qu'au bout d'un mois chez le lapin.

L'*oïdium albicans*, inoculé dans le vitré, provoque rapidement
dès le cinquième jour des lésions de la choroïde et de la rétine
qui, au quinzième jour, sont très caractéristiques. Ces lésions se
présentent alors sous forme de nodosités arrondies, d'un blanc
neigeux, à bords flous, polycycliques, pouvant acquérir un grand
développement et se propager facilement de haut en bas sur les
membranes chorio-rétiniennes et se recouvrir de vaisseaux néoformés. La rétine semble participer à l'infection par une réaction
de voisinage qui l'épaissit et lui donne un aspect grisâtre.

On peut dire, par comparaison avec l'aspergillose de la choroïde,
que l'aspect des nodosités est analogue comme forme et comme
couleur, mais les nodosités du muguet sont plus saillantes, plus
larges et surtout plus abondantes. En outre elles sont moins nettement individualisées à cause de la participation de la rétine à l'infection. Enfin le muguet se développe plus rapidement que l'aspergillose (5 jours au lieu de 25 jours).

Cependant l'oïdium semble moins virulent que l'*aspergillus* dans
les mêmes conditions expérimentales, puisque l'inoculation de
l'*aspergillus* dans le vitré a toujours provoqué dans nos expériences
antérieures une irido-choroïdo-rétinite avec hyalitis et cataracte
dystrophique. Enfin l'*oïdium albicans* n'a pas encore provoqué de
lésions de généralisation (2 mois après l'inoculation), ce qui semble
bien en rapport avec la virulence atténuée.

Le bacille d'Éberth, inoculé dans le vitré, ne provoque que des lésions locales bénignes de choroïdite sans retentissement ni sur le globe oculaire ni sur l'état général. Le *bacillus coli commune* inoculé dans le vitré provoque rapidement au bout de six jours une rétino-choroïdite septique avec hyalite prédominante d'allure un peu chronique, suivie de cataracte dystrophique au bout de deux mois. Les lésions sont tout à fait comparables, comme évolution et aspect, à celles produites par le bacille de Hansen dans le vitré. Enfin cette inoculation du coli-bacille dans le vitré n'a provoqué aucun retentissement sur l'état général, plus de sept mois après l'expérience, ce qui est en rapport avec la résistance connue du lapin pour ce bacille.

M. le Dr Georges Rosenthal,

(Chef de clinique à la Faculté de médecine de l'Université do Paris).

Nous avons pu cette année terminer nos recherches techniques sur la méthode nouvelle de l'aérobisation des microbes anaérobies. Le travail d'ensemble a fait l'objet de notre thèse de doctorat ès sciences (1), que MM. Gaston Bonnier, Giard et Haug ont bien voulu recevoir avec mention très honorable et félicitations. Précédemment nos recherches avaient été honorées à l'Académie de médecine d'un rapport très favorable de M. Fernand Widal (30 juillet 1907). Nous allons donc résumer ici notre méthode et nos procédés d'aérobisation méthodique ; puis nous dirons quelques mots de la méthode d'aérobisation rapide que nous avons décrite avec Thiroloix, en reprenant les recherches déjà anciennes de cet auteur.

**

I. — Pour étudier la biologie des microbes anaérobies, nous avons utilisé trois procédés de culture : *le tube de Liborius-Veillon,* tube à essai ordinaire rempli d'une colonne de gélose de 6 à 12 centimètres de hauteur, est le tube classique de séparation des germes et de contrôle ; *le tube d'Achalme,* où le vide se fait à la trompe, et qui se ferme au bec Bunsen, est le tube de conservation des cultures ; *le tube cacheté,* qui nous est personnel, est le tube de culture et d'études. Ce tube cacheté est un tube ordinaire que l'on remplit d'une colonne d'un milieu liquide quelconque, au-dessus duquel on verse une légère quantité de lanoline. Le tout est stérilisé à l'autoclave, si bien qu'après refroidissement le tube cacheté se présente sous l'apparence d'un tube de culture ordinaire, dont le milieu liquide est emprisonné par un anneau de lanoline, qui s'est solidifié à 42 degrés. Il suffit de liquéfier à la flamme du bec Bunsen, l'anneau ou bague de lanoline pour pouvoir à la pipette,

---

(1) 11 novembre 1907.

faire dans ce tube anaérobie, toutes les manipulations utiles (ensemencements, prélèvements, prises) avec la même facilité qu'elles sont faites dans les tubes ordinaires de culture. Pour les microbes anaérobies gazogènes nous utilisons *le tube cacheté étranglé* dont la lanoline est contenue dans une partie rétrécie du tube, si bien que le dégagement de gaz la repousse dans la partie large susjacente sans pouvoir faire sauter le bouchon d'ouate. *Le ballon cacheté, le ballon cacheté étranglé* dérivent des tubes cachetés et permettent l'obtention de grandes quantités de toxine.

II. — Des expériences de contrôle faites avec le tube cacheté après *délanolisation*, c'est-à-dire aspiration à la pipette de la lanoline de tubes de culture bien développés, nous firent constater que tous les anaérobies poussent en tubes profonds, c'est-à-dire dans des tubes de 18 à 25 centimètres de hauteur, de 1 c. 1/2 de diamètre, contenant une colonne liquide de 12 à 18 centimètres. L'importance de la hauteur de la colonne liquide nous a fait étudier le rôle du diamètre. *Le tube étroit,* tube de culture d'un diamètre de 1/4 à 1/2 centimètre, nous a prouvé qu'il était facile de cultiver les microbes anaérobies dans des tubes ordinaires remplis d'une petite colonne de liquide (5 à 7 c.) mais ayant un diamètre très faible.

Dans toutes ces expériences il faut éviter l'emploi de lait crémeux, qui forme pour ainsi dire, un tube cacheté et recourir aux laits écrémés du commerce.

III. — De l'étude du tube profond découle naturellement la *mensuration de l'anaérobiose,* et nous allons voir disparaître l'absolutisme de ce caractère anaérobie. Il était naturel en effet de mesurer la hauteur de la colonne de liquide nécessaire pour obtenir une culture après ensemencement fait d'une façon régulière avec dix gouttes d'une culture anaérobie bien développée. Cette hauteur varie de 9 centimètres. chiffre faible, à 15 centimètres pour les tubes ayant un diamètre de 1 c. 1/2. Avec le lait, il suffira de 9 à 12 centimètres ; avec le bouillon il faut atteindre 15.

Un deuxième procédé de *mensuration de l'anaérobiose* consiste à ensemencer des tubes de culture et à y faire le vide au moyen d'une trompe à eau, sur laquelle est branché un manomètre. Un simple

système de robinet de réglage permet de maintenir la pression
désirée ; si bien qu'il est facile d'avoir une série de tubes fermés à
une pression de 765, 760, ... 55, etc., millimètres. Ce procédé
mathématique démontre que les anaérobies peuvent supporter
d'emblée une pression d'environ 40 centimètres de mercure.

IV. — Un entraînement progressif et méthodique nous a conduit
de la mensuration de l'anaérobiose à *l'aérobisation des anaérobies.*

Voici les principaux procédés employés :

1° *L'aérobisation par cultures en gamme ascendante de pression :*
ce procédé s'effectue par le repiquage dans des tubes fermés à
une pression de plus en plus forte de cultures bien développées.
Il est facile de gagner à chaque repiquage 5 à 10 centimètres de
pression et d'arriver à des tubes supportant la pression atmosphérique.

2° *L'aérobisation par cultures en tubes profonds à colonne de
liquide progressivement descendante:* ce procédé simple et facile
consiste à repiquer de cinq en cinq jours les cultures bien développées
en diminuant chaque fois de un centimètre la hauteur de la colonne
de liquide. On arrive ainsi en 10 tubes à obtenir une culture d'un
anaérobie strict sur tube de lait ayant 1 c. 1/2 de diamètre et
une colonne de liquide de 3 centimètres (lait 1 1/2, 3).

3° *L'aérobisation par délanolisation et vieillissement* n'est possible
qu'avec les cultures biens vivaces. Une culture délanolisée s'aéro-
bise spontanément après 30 à 50 jours.

4° *L'aérobisation par cultures en tubes Libonius de gélatine des
anaérobies liquéfiants* nécessite de même une culture de longue
vitalité, puisque la culture d'abord anaérobie au moment de son
ensemencement, devient *pseudo-aérobie* après liquéfaction et totalement aérobie après 40 jours en moyenne.

V. — Il eût été étonnant que les microbes anaérobies, une fois
adaptés à la vie aérienne, ne soient pas modifiés dans leur biologie.
Nous avons étudié les modifications provoquées, et nous avons
déterminé les trois étapes de l'évolution du microbe aérobisé. La

première étape est l'étape *de conservation des fonctions chimiques, biologiques et pathogènes*; la deuxième étape est spécifiée par la *disparition progressive des fonctions en culture aérobie* avec régénération si on retourne à la série anaérobie ; la troisième étape est marquée par *la perte définitive de toutes fonctions*, quel que soit le procédé de culture employé.

Cette évolution en trois étapes nécessite quelques commentaires. Dès la première étape qui dure jusqu'à l'obtention de cultures sur gélose inclinée, le pouvoir pathogène est sensiblement diminué ; il faut alors pour tuer les animaux une dose plus forte, et l'action en est plus lente. A la deuxième étape, il faut noter la *dissociation de la perte du chimisme*, phénomène caractérisé par la conservation du pouvoir de digérer la gélatine, avec perte du pouvoir de digérer la caséine et le blanc d'œuf.

L'*anaérobie de reconstitution* c'est-à-dire la culture anaérobie, ayant retrouvé toutes ses fonctions, née du repiquage d'une culture aérobisée en train de les perdre, fait retour au type primitif et ne diffère en rien de la culture initiale.

Au contraire la *sporulation aérobie* obtenue au cours de l'aérobisation fixe les caractères acquis et forme des races nouvelles, que nous dénommons *aérobacilles et aérovibrions*.

A la troisième étape, nous obtenons un germe inoffensif quelle qu'ait été la nocuité de l'élément microbien primitif. Le bacille est devenu un bacillogène. L'identité des bacille et bacillogène serait difficile à démontrer puisqu'il est impossible de remonter du bacillogène au bacille. Heureusement, dépourvu de toutes ses fonctions, le bacillogène garde la propriété spécifique d'être agglutiné par les sérums spécifiques (antitétanique et antisepticémique pour le bacillogène du tétanos et le vibriogène septique).

VI. — Existe-t-il une *quatrième étape* ? Le microbe dépourvu de toutes ses fonctions et n'ayant plus que sa morphologie va-t-il perdre sa morphologie et devenir un autre germe. Question passionnante que nous avons posée dans notre thèse et que nous avons résolue définitivement depuis en étudiant avec J. Thiroloix l'aérobisation rapide. Nous y reviendrons dans la deuxième partie de cet exposé. Dans notre thèse nous avons simplement posé le problème.

VII. — Nous ne voulons pas dans cet exposé général entrer dans les détails techniques de l'étude du bacille d'Achalme, du vibrion septique, du bacille du tétanos, ou du bacille gracile éthylogène que nous avons décrit avec Achalme.

C'est à propos du bacille d'Achalme, que nous avons vu quelques échantillons de bacillogène devenir de l'Entérocoque de Thiercelin. De même, notre méthode d'aérobisation a permis d'interpréter les faits énoncés par Thiroloix d'aérobisation rapide du bacille du rhumatisme, simple variété de bacille d'Achalme, et d'identifier les bacilles d'Achalme et de Thiroloix.

Dans l'étude du vibrion septique, relevons la facile immunisation du cobaye contre le germe, et les rapports étroits, démontrés par nos recherches, entre le vibrion septique et la bactérie septique aérobie de Legros.

Rien n'est plus curieux que de voir le lapin supporter cinq à dix centimètres cubes de bacillogène tétanique, encore agglutinable par le sérum spécifique.

VIII. — Inversement, en partant des bacilles aérobies stricts, nous avons pu les adapter à la vie anaérobie, et nous avons pu obtenir des cultures anaérobies mais asporogènes du *bacillus anthracis*.

IX. — Les faits d'immunisation du cobaye contre le vibrion septique, les expériences faites avec les bacilles aérobisés et les bacillogènes nous ont permis de jeter les bases des allobio-immunisation et allobio-vaccination, applications pratiques qui découlent de notre méthode et dont nous désirons poursuivre l'étude.

.·.

En même temps que nous terminions ces recherches, nous avons, avec la collaboration du Dʳ Thiroloix, agrégé à la Faculté, poursuivi l'étude bactériologique du rhumatisme articulaire aigu. Dans trois mémoires à la Société médicale des Hôpitaux (1907 : 16 juillet, 23 juillet, 11 octobre), nous avons étudié avec cet auteur les caractères du bacille anaérobie que Achalme retira en 1891 du myocarde des rhumatisants à l'autopsie, et Thiroloix en 1897 du sang des rhumatisants pendant la vie. Nous avons pu démontrer par nos recherches l'identité des deux germes, un moment séparés, et qui ne diffèrent que par des caractères secondaires. La constatation du bacille sur lamelles faites avec le sang du malade a donné une nouvelle force à la doctrine qui soutient la spécificité de ce germe.

En dehors des faits d'aérobisation méthodique, l'aérobisation rapide et diverses manipulations spéciales nous ont permis de transformer en entérocoque de Thiercelin le bacille d'Achalme. Cette transformation est marquée par un stade intermédiaire, le *gros entérocoque de transformation* dont nous poursuivons l'étude. Au cours de cette transformation, nous avons obtenu des cultures à évolution variable, rappelant les phénomènes du deuxième stade de l'aérobisation, et d'autre part nous avons étudié la neutralisation progressive du germe.

* *

Telles sont les recherches dont nous présentons ici le résumé. L'accueil favorable qu'elles ont reçu de nos maîtres nous engage à les poursuivre.

M. Sabrazès,

(Professeur agrégé à la Faculté mixte de médecine et de pharmacie de l'Université de Bordeaux).

Nous avons continué, en collaboration avec M. *Husnot,* nos recherches sur les surrénales de l'homme et des animaux. Le 8 juin 1897, nous communiquions à la Société de Biologie une note intitulée : « Tissu interstitiel des surrénales : mastzellen et macrophages » ; à la même séance, une seconde note sur les « Mastzellen dans les surrénales, des animaux ». Nos résultats ont fait l'objet d'une publication dans *Folia hæmatologica* (n° 6, septembre 1907). Si l'on avait beaucoup étudié les cellules parenchymateuses des surrénales — caractères morphologiques, fonctions — leur tissu de soutènement n'avait guère fixé l'attention, mise à part sa réaction fibreuse dans la vieillesse. C'est l'évolution de ce tissu interstitiel que nous nous sommes attachés à déterminer, utilisant pour cela plus de 200 surrénales humaines et animales. On sait quel rôle important joue le tissu interstitiel de l'ovaire et du testicule et combien les recherches histologiques ont contribué à définir ce rôle ; il n'était pas sans intérêt de poursuivre de semblables recherches sur les glandes surrénales, à l'état normal tout d'abord, chez l'homme et les animaux ; puis dans des conditions pathologiques.

Chez le fœtus, l'enfant, l'adulte, le tissu interstitiel de ces glandes se présente sous l'aspect d'une charpente fibrillaire délicate avec de rares cellules fusiformes très grêles, conjonctives et endothéliales, et un plus grand nombre de cellules rondes lymphocytoïdes, soit éparses, soit agminées en petits îlots lymphoïdes Ces foyers lymphoïdes sont plus nombreux et plus importants dans la syphilis héréditaire ou acquise. Chez certains sujets, vieillards ou séniles, des plasmazellen naissent de ces éléments lymphocytoïdes, en plus ou moins grand nombre ; des figures de division directe et de mitose donnent la mesure de leur prolifération. Ces plasmazellen peuvent subir la dégénérescence colloïde ou hyaline et être bourrées de corpuscules de cet ordre. De grands éléments mononucléés dérivent aussi de ces cellules lymphocytoïdes et deviennent des macrophages dont l'activité se manifeste dans les processus hématolytiques, à la naissance et au cours de certaines affections déglobulisantes.

Les mastzellen n'avaient jamais été décrites ni signalées dans les capsules surrénales; les traités classiques d'anatomie vont jusqu'à dire qu'elles feraient défaut dans ces glandes. Or, nos constatations nous permettent d'affirmer que cette affirmation ne résiste pas à l'examen. Il faut pour les dépister s'astreindre à diverses précautions techniques sur lesquelles nous insistons particulièrement.

Les cellules éosinophiles ont été rarement rencontrées par nous dans les surrénales : chez un hérédo-syphilitique, âgé de 4 mois 1/2, il existait, dans la réticulée et dans la médullaire, en voie de sclérose, des foyers et des traînées lymphocytiques avec nombreuses mastzellen, cellules rhagiocrines, plasmazellen, éosinophiles histiogènes uni — et polynucléés, contenant ou non du pigment, macrophages bourrés de débris hématiques.

Dans les septicémies aiguës, les vaisseaux intertubulaires dilatés, et le tissu interstitiel des surrénales, montrent, à côté de cellules endothéliales desquamées et devenues libres, des leucocytes polynucléés neutrophiles, parfois en grand nombre et, dans ces conditions, les mastzellen peuvent être très rares.

Nous avons trouvé des mastzellen chez le fœtus humain ; à sept mois elles sont relativement nombreuses. Les surrénales d'un fœtus de 4 mois ne nous en ont pas montré. Nous en avons trouvé de même à la naissance ; chez l'enfant, l'adulte, le vieillard, aux divers âges, nous avons toujours pu les mettre en évidence. On en compte une vingtaine par coupe, au plus, parfois moins. Leur proportion s'élève chez le vieillard artério-scléreux. Cependant il n'existe pas de rapport absolu entre l'âge et leur nombre. Elles apparaissent groupées dans certaines parties de l'organe, variables avec les cas. On les dépiste dans la capsule, dans les portions incisurées de la glande, dans l'interstice des glomérules. Elles ne pénètrent guère à plus de 200 μ de profondeur ; elles vont rarement jusque dans les parties les plus externes de la fasciculée ; cependant, depuis la publication de ce travail, nous avons eu l'occasion d'en rencontrer en pleine médullaire. Elles ont les caractères généraux des mastzellen histiogènes, à contours irréguliers, fusiformes, triangulaires, polyédriques semblant se mouler sur les points qu'elles occupent. Les mastzellen intra-glandulaires ont un aspect plus globuleux. Leurs granulations sont franchement métachromatiques.

On ne saurait confondre ces cellules avec d'autres cellules granuleuses, non encore signalées avant nous, dans ces glandes, et que nous avons fait connaître les premiers. Nous avons rencontré ces cellules particulières en très grand nombre dans quatre cas, en quantité plus restreinte dans un certain nombre d'autres surrénales. Ce sont des cellules vivaces, à cytoplasma grêle, très long, atteignant parfois 60 μ, arborescent, se moulant sur les tubes glandulaires à l'instar des plantes parasites autour d'un arbre. Elles sont surchargées de granulations basophiles inégales, virant au vert bleuâtre en présence des bleus basiques, granulations souvent associées à du pigment. Ces cellules, à l'encontre des mastzellen, avec lesquelles on ne saurait les confondre, ne se rencontrent que dans la fasciculée et la réticulée, jamais dans la glomérulaire ni dans la médullaire, sauf, dans un cas, autour d'un petit ganglion nerveux ; on en voit quelquefois dans la capsule d'enveloppe. Elles rappellent, par leur gracilité et l'aspect de leur noyau, les minces cellules allongées des espaces vasculaires, intertubulaires. Leur noyau est vésiculeux avec un ou deux grains de chromatine centrale. On en rencontre en état de division directe. Leur corps protoplasmique montre tous les intermédiaires entre l'état finement granuleux des clasmatocytes de Ranvier, des rhagiocrines de Renaut, des « ruhenden Wanderzellen » de A. Maximow, première étape de l'évolution de ces cellules, et le type macrophage, avec inclusions diverses, gros grains basophiles, pigment d'origine glandulaire, pigment ferrique, etc. Nous avons noté la présence de semblables cellules, en très grand nombre, dans divers organes, chez les vieillards ; entre autres dans le tissu conjonctif des espaces portes du foie et surtout, fait intéressant, dans la portion nerveuse de l'hypophyse.

Fibroblastes, cellules plasmatiques, clasmatocytes, macrophages concourent à l'édification de la sclérose annulaire sénile, avec micro-adénomes enkystés multiples, que nous avons décrite avec M. Husnot, d'après plus de 60 cas, et de la cirrhose, parfois du même type, le plus souvent diffuse, que nous avons constatée dans les surrénales d'enfants hérédo-syphilitiques.

Entre autres constatations faites sur le tissu interstitiel des surrénales, notons la réaction conjonctive avec cellules lymphocytoïdes,
fibroblastes, rares mastzellen autour de nodules carcinomateux secondaires (cancer du sein généralisé); l'infiltration abondante de lymphocytes et de plasmazellen autour d'un gros tubercule fibro-caséeux.
Nous avons étudié, de plus, une évolution lympho-fibromateuse de
la médullaire aboutissant à la formation d'une tumeur, que nous
avons longuement décrite avec M. Husnot. Notre travail sur ce
sujet, intitulé « névromes et fibromes des surrénales », avec figures
dans le texte, paraîtra dans les *Archives de médecine expérimentale*.
(mars 1908).

Notre attention s'est portée ensuite sur les mastzellen des surrénales des animaux : chien, chat, cobaye, lapin, mouton, porc,
cheval, singe. Dans chaque espèce animale les mastzellen ont leurs
caractères morphologiques spéciaux et, pour ainsi dire, leur individualité. Nous les décrivons minutieusement. Ainsi notre contribution
à l'étude du tissu interstitiel des surrénales a pu nous mettre sur
la voie de quelques données nouvelles. Notre élève, M. Husnot, a,
sous notre direction, utilisé la plupart des matériaux que nous avons
réunis en commun sur ce sujet et en a fait l'objet d'un travail de
longue haleine dans lequel il a groupé un grand nombre de recherches convergeant vers le même but, à savoir : l'étude de « l'*Évolution histologique de la glande surrénale de l'homme.* » Cet ouvrage
de 144 pages est illustré de 26 figures et de 3 planches dont une
en couleur. (Vigot frères, éditeurs 1908).

Poursuivant nos recherches dans la même direction nous avons,
avec M. Husnot, nous appuyant sur des documents personnels nombreux, abordé la question des néoplasmes surrénaux primitifs et
secondaires. Un premier mémoire, sur ce sujet (J. Sabrazès et
P. Husnot, *Sarcome des deux reins et des deux surrénales*) a paru dans
les *Archives de médecine expérimentale et d'anatomie pathologique*
(n° 6, novembre 1907) ; le second mémoire, auquel nous faisions
allusion ci-dessus, et dans lequel nous appuyant sur des faits personnels embryologiques et histologiques nous discutons le problème
surrénalomes, des tumeurs auxquelles nous donnons le nom de
gliomes surrénaux, des névromes et neurofibromes, paraîtra dans
un des prochains numéros de cette même revue (mars 1908).
Dans la première publication, nous établissons la possibilité de

reconnaître le siège surrénal d'une tumeur, alors que de l'organe il semble ne rien rester, d'après certains produits de désintégration caractéristiques. Dans la seconde, nous apportons les éléments d'une classification plus rigoureuse des tumeurs de ces glandes.

Nous nous sommes livrés, dans le courant de l'année 1907, à une série d'expériences sur la toxicité des benzines, sur les actions qu'elles exercent, en inhalations ; les modifications imprimées aux rapports réciproques des éléments du sang et à la structure des organes ont surtout fixé notre attention. J'ai fait ces expériences en collaboration avec MM. L. Muratet et J. Pajand. Elles ont été communiquées à la Société linnéenne de Bordeaux (1907-08); M. Pajand les a groupées dans sa thèse. Nous sommes arrivés, avec mes collaborateurs, aux conclusions suivantes : chez le cobaye la benzine *pure* en inhalations suscite, à chaque séance, de l'agitation, de la dyspnée, de la tachycardie, une miction abondante, un affaiblissement de l'animal qui se couche sur un côté ; puis des convulsions avec rotation des membres. Le nombre des globules rouges subit une baisse de plus de 1.000.000 après la 6e séance ; puis chaque séance est marquée par une glycosurie transitoire et par une hyperesthésie d'un haut degré, avec diarrhée, troubles de l'équilibre, émission de cris plaintifs. L'anémie s'accuse ; des globules rouges nucléés apparaissent dans le sang. Au moment de la mort, on constate une congestion intense de tous les organes. Dans le foie, aux lésions des cellules hépatiques se surajoute un état réactionnel de régénération des cellules, mis en évidence par les colorations au Giemsa. Le pancréas est congestionné ; les îlots de Langerhans sont œdémateux ; ces lésions cadrent avec la glycosurie. Dans les reins, en outre des phénomènes congestifs, existent de la glomérulite et des altérations des épithéliums canaliculaires., La moelle osseuse congestionnée, voire même hémorrhagique, montre beaucoup de normoblastes dans lesquels nous avons vu, fait intéressant en pleine moelle, des granulations basophiles. La surcharge pigmentaire et la réaction macrophagique sont intenses dans la rate.

Mêmes constatations quand on opère avec la benzine pure *sans thiophène*, sauf que la réaction de la moelle osseuse est moins marquée. Les poumons ont beaucoup souffert : congestion, hémorrhagie, coagula intra-alvéolaires, emphysème de compensation avec rupture des travées en certains points. Les capsules surrénales participent à la congestion qui va jusqu'à l'hémorrhagie.

Chez le lapin, les phénomènes toxiques sont de même ordre. La glycosurie cède au bout de quelque temps. L'albuminurie, la cylindrurie font leur apparition.

La toxicité de la benzine sans thiophène est donc loin d'être négligeable. En outre des phénomènes congestifs, les viscères montrent des altérations profondes avec tendance régénératrice de la part du foie. Les autres organes sont intéressés par la congestion chronique et par ses conséquences. Les troubles du système nerveux relèvent de cette cause et aussi de l'action directe de ce toxique sur ses éléments.

L'injection sous la peau de benzine cristallisable renfermant du thiophène a suscité chez le cobaye les accidents suivants (5 injections d'un cc. en un mois): empâtement local sans abcédation; poussée d'hématies à granulations basophiles dans le sang. Ultérieurement : alopécie du point injecté ; anémie et réaction normoblastique.

Chez le chien, ces injections, à l'encontre de l'essence de térébenthine, n'ont pas entraîné de suppuration.

D'autres hydrocarbures, sur lesquels MM. J.-P. Langlois et G Desbouis ont déjà expérimenté, le moto-naphta par exemple, ont parfois amené des oscillations dans l'état du sang telles qu'on peut constater parfois de la polyglobulie passagère due sans doute à une stase périphérique.

Ainsi les benzines, dont l'emploi industriel se répand de plus en plus, sont toxiques en inhalations; elles déterminent des altérations morbides particulièrement marquées dans la sphère du foie et des reins et aussi, ce que nous réservons, dans celle du système nerveux. L'action sur le système nerveux dont nous étudions présentement les lésions s'est traduite dans nos expériences avec MM. Muratet et Pajaud par un cortège de symptômes imposant : d'abord phénomènes d'excitation, tremblement, convulsions cloniques et toniques, tachycardie, dyspnée, émissions urinaire et spermatique pendant la crise. Il se produit une hyperesthésie des organes sensoriels; un bruit subit déclanche les convulsions. L'intoxication se prolonge-t-elle, un état comateux termine la scène. Nous publierons ultérieurement la description anatomo-pathologique détaillée, par rapport aux animaux témoins, des lésions provoquées par les benzines.

En matière de toxicologie citons : une note sur le « saturnisme par surabondante ingestion d'eaux potables plombifères dans le diabète » (*Annales médico-chirurgicales du centre* et *Gazette hebdomadaire des sciences médicales de Bordeaux*, 3 mars 1907, n° 9) ; une note sur la « polychromatophilie et les hématies à granulations basophiles dans le sang de sujets ayant du plomb dans l'organisme, à la suite de coups de feu (*Ibidem*, 14 juillet 1907) et des recherches expérimentales sur le cobaye et sur le chien, faites en collaboration avec L. Laffitte qui les a consignées dans sa thèse (*De l'intoxication saturnine consécutive soit à l'introduction du plomb métallique dans les voies digestives, soit au séjour de projectiles en plomb dans l'épaisseur des tissus*, Bordeaux 1907).

La région du sud-ouest abonde en kystes hydatiques. Nous avons continué la série de nos recherches sur l'éosinophilie symptomatique de l'échinococcose. Le titre de nos publications suffira pour rendre compte de l'importance pratique de ces recherches faites en collaboration avec MM. Muratet et F. Laffargue.

« Kyste hydatique du foie ouvert dans les voies biliaires. Faible vitalité des scoles. Défécation de membranes parasitaires. Énorme éosinophilie sanguine. Éosinophilie d'un ganglion du hile du foie » (Société de Biologie, 9 mars 1907 ; *Gazette hebdomadaire des sociétés médicales de Bordeaux*, 14 avril 1907).

« Nouvelle observation de kyste hydatique du foie ouvert dans les voies biliaires, avec ictère et défécation de membranes parasitaires. Énorme éosinophilie » (*Gazette hebdomadaire des sociétés médicales de Bordeaux*, 8 septembre 1907).

La cure de stase ou méthode de Bier n'a donné lieu qu'à un petit nombre de recherches expérimentales. Nous avons eu l'idée, avec M. H. Lefèvre, de rechercher histologiquement, sur l'oreille du lapin, l'effet de constrictions élastiques, de durée et d'intensité variables, appliquées à la racine de cette région ; nous avons fait 7 expériences, qui sont exposées dans la thèse de Lefèvre (Bordeaux 1907), et qui comportent la conclusion générale suivante : longtemps continuée, la stase suscite une réaction conjonctive, véritable sclérose hypertrophique jeune. Comparativement, nous avons examiné au microscope des segments d'un foyer de tuberculose fongueuse, avant et après la stase plus ou moins prolongée, et constaté la substitution au tissu semi-nécrosé des fongosités tuberculeuses d'une infiltration lymphoïde et plasmatique vivace avec sclérose, rappelant certaines modalités de lupus.

D'une enquête clinique et histologique sur le cancer du chat il résulte que cet animal est très prédisposé aux tumeurs malignes. Une partie des documents originaux que nous avons recueillis avec MM. Muratet et Antoine, grâce à l'obligeance de plusieurs vétérinaires distingués de notre ville, figurent dans la thèse de ce dernier. Nous continuons cette enquête nous espérons qu'elle aboutira, si nous en jugeons d'après les résultats acquis, à des conclusions intéressantes.

Signalons, en ce qui concerne la pathologie comparée, la description histologique d'une curieuse lésion observée sur la lèvre d'un cheval. Nous avons fait des observations précises sur l'origine de la formation locale des éosinophiles et des mastzellen qui constituent la plus grande partie des éléments cellulaires de cette lésion granulomateuse qui avait le volume d'une orange (Société de Biologie 1907 ; en collaboration avec M. Lafon).

Mentionnons enfin la cytologie (polynucléose avec hypersécrétion de mucus fibrillaire) de la conjonctivite toxique qui caractérise l'ophtalmo-réaction à la tuberculine (*Gazette hebdomadaire des sociétés médicales de Bordeaux*, 21 juillet 1907 avec M. Dupérié) ; diverses notes sur les hématies à granulations basophiles ; sur le trypanosome de l'anguille (absence d'iso- agglutination, vitalité après la mort de l'hôte) ; sur la morphologie du sang et l'hématinétrie dans le diabète (*in* thèse de R. Talbot) ; sur une modalité purpurique à rechutes de pseudo leucémie aiguë (Congrès de médecine de Paris).

M. Tourneux,

(Professeur à la Faculté mixte de médecine
et de pharmacie de Toulouse).

Les recherches entreprises au laboratoire d'histologie de la
Faculté de médecine de Toulouse, ont porté sur les premiers
stades du développement de l'appareil branchial, du larynx et des
organes génito-urinaires chez la taupe. Le matériel recueilli
pendant les dernières années, présentait de nombreuses lacunes
qu'il m'a été possible de combler en partie. Les séries d'embryons
de taupe, ainsi complétées, ont permis à mes élèves et à moi d'élucider certains points du développement encore mal connu de cet
insectivore.

Le Dr Soulié, agrégé des Facultés de médecine et chef des travaux d'histologie, en collaboration avec le Dr Bonne, s'est particulièrement occupé du développement du larynx et de la région
branchiale.

Dans une communication présentée au Congrès de l'Association
des anatomistes (Lille, 1907), ces auteurs ont montré que l'épiglotte, chez la taupe, se formait partiellement aux dépens des
extrémités antérieures des quatrièmes arcs branchiaux, et que la
lame épithéliale laryngée, pleine dans toute son étendue,
comblait, à un moment donné, entièrement la cavité du larynx.

Dans un mémoire accompagné de huit figures (Contribution
à l'étude de l'appareil branchial et des arcs aortiques chez les
mammifères: les cinq arcs branchiaux et les six arcs aortiques de
l'embryon de taupe *Journal de l'anatomie*), MM. Soulié et Bonne
ont suivi l'évolution complète des fentes et des arcs branchiaux
depuis leur première apparition. Ils ont pu constater, entre les
stades de 4, 7 et de 6 millimètres, l'existence manifeste d'un
cinquième arc branchial, fait qui n'avait pas encore été signalé
chez les mammifères. Ce cinquième arc sépare nettement la
quatrième poche de la cinquième, qui avait été envisagée jusqu'à

ce jour. par la plupart des auteurs, comme un simple diverticule de la quatrième, fournissant la thyroïde latérale.

A l'intérieur de chaque arc branchial, se trouve logé un arc aortique. D'autre part, l'arc pulmonaire est situé en dedans de la cinquième poche, ce qui élève à six le nombre total des arcs aortiques. Les divergences d'opinion portaient surtout sur l'existence d'un cinquième arc interposé entre l'arc de l'aorte et l'arc de l'artère pulmonaire. Les reconstructions de la région branchiale montrent manifestement ce cinquième arc, plus grêle, il est vrai, que les arcs voisins, mais toujours constant.

Les données précédentes ont une certaine importance, au point de vue des homologies à établir entre les formations branchiales que l'on observe chez les différents mammifères, et en particulier chez l'homme. C'est ainsi que nous avons pu constater, chez ce dernier, la présence de six poches endodermiques avec six arcs branchiaux, dont les quatre premiers seuls sont visibles à l'extérieur. L'arc pulmonaire (n° 6) se trouve logé à l'intérieur du sixième arc branchial qui fait seulement saillie dans la cavité du pharynx (F. Tourneux et A. Soulié : Sur l'existence d'une cinquième et d'une sixième poches endodermiques chez l'embryon humain, *Soc. de Biologie*, 20 juillet 1907).

Dans une communication au Congrès de l'Association des anatomistes (Liége, 1903), nous avions annoncé, M. Soulié et moi, qu'il était possible de retrouver, sur de jeunes embryons de taupe, des vestiges du pronéphros dans la région située immédiatement au-dessus du corps de Wolff. Grâce au matériel que je me suis procuré cette année, j'ai pu suivre de plus près l'évolution de ce pronéphros, et constater qu'il atteint son plus grand développement entre les stades de 4 et de 6 millimètres. Il est représenté, en général, par trois vésicules épithéliales superposées, en regard de chacune desquelles on observe un glomérule saillant dans la cavité du cœlome. L'épithélium cœlomique est notablement épaissi au niveau des vésicules, et même, dans certains cas, on peut rencontrer une invagination épithéliale figurant un néphrostome. Les vésicules sont des vestiges de la portion du canal excréteur du rein céphalique située au-dessus du corps de Wolff. Elles persistent, chez l'adulte, sous la forme d'hydatides que l'on trouve. en nombre variable (1 à 3), cachées sous le feuillet séreux qui recouvre la tête de l'épididyme. Ces hydatides répondent à l'hydatide pédiculée, parfois multiple, de l'homme.

Enfin, il m'a été possible de recueillir, à l'intérieur de la trompe, un certain nombre d'œufs de taupe répondant aux premiers stades de la segmentation. Des coupes ont pu être pratiquées sur ces œufs, mais le nombre des stades observés est encore trop restreint, pour permettre de décrire d'une façon suivie le mode de formation du bouton embryonnaire.

M. le Dʳ Toulouse,

(Directeur du laboratoire de psychologie expérimentale de l'École
des Hautes-Études à l'Asile de Villejuif [Seine]).

Nous avons continué nos recherches sur les fondements de la
psychothérapie, en examinant systématiquement l'étendue du
pouvoir volontaire, d'une part, et de l'action suggestive, d'autre
part.

Le problème expérimental est double : il y lieu de déterminer
en effet dans quelle mesure et de quelle manière la volonté peut
influencer des phénomènes qui paraissent soustraits à son action ;
et d'autre part il est nécessaire d'établir dans quelle mesure la
suggestion peut influencer ces phénomènes soustraits à la volonté,
et s'il existe bien un rapport inverse entre l'influence volontaire et
l'influence suggestive.

Dans cette voie qui nécessite un effort considérable par la multiplicité des questions à résoudre et leur difficulté, les résultats
obtenus sont de trois ordres :

1° Complétant l'étude de l'action volontaire sur les battements
cardiaques, nous avons recherché chez un grand nombre de sujets
ceux qui étaient capables d'exercer une influence appréciable
sur leur rythme circulatoire, et avons constaté leur extrême rareté,
qui n'est pas faite pour surprendre.

Chez un sujet, une femme, instruite et douée d'une volonté
forte, nous avons analysé le mécanisme d'action ; jamais l'influence
ne s'est exercée directement par simple volition, mais par un appel,
comme intermédiaire, à des images mentales. Les modifications
obtenues dépassaient nettement celles qui pouvaient relever des
variations respiratoires. L'évocation des mêmes images mentales
sans un effort parallèle d'action sur le cœur s'est montrée impuissante à provoquer les modifications du rythme cardiaque constatées

dans l'autre cas. Enfin il faut noter que les séances d'étude ont provoqué chez ce sujet une fatigue considérable, qui menaçait d'aller jusqu'à la syncope.

2° En second lieu nous avons entrepris l'étude de l'influence volontaire sur les réflexes. Comme premier point déterminé dans cette voie, nous avons pu constater, par des mesures myographiques du réflexe rotulien provoqué dans des conditions très précises par une même percussion en centimètres-grammes, que la volonté pouvait inhiber ce réflexe, qui paraît avoir son centre dans les ganglions encéphaliques de la base, jusqu'à le diminuer de moitié, et qu'en revanche elle était incapable de le rendre plus intense, mais pouvait seulement y ajouter, plus tardivement ou plus tôt, un mouvement volontaire.

3° Enfin, dans nos recherches sur les influences suggestives, nous avons tenté une exploration complète des phénomènes objectifs qu'elles pouvaient réaliser, en nous plaçant dans les conditions qui sont considérées comme les plus propres à donner le maximum d'effet, dans le sommeil hypnotique.

Or nous avons complètement échoué à obtenir des variations objectives du pouls, de la vasomotricité, des réflexes pupillaires et rotuliens, etc, n'obtenant d'effet que pour les phénomènes normalement soumis à la volonté. Chez un sujet, par exemple, qui avait passé dans le service de Charcot à la Salpêtrière, hystérique hypnotisable avec la plus grande facilité, nous avons obtenu toujours l'acquiescement intellectuel, la collaboration aux désirs de l'hypnotiseur, mais pas de phénomènes objectifs que la volonté du sujet ne puisse réaliser (efforts de vomissement, mouvements volontaires pour augmenter les réflexes, inhibition du réflexe rotulien). La force dynamographiquement enregistrée n'a même pas été notablement accrue.

Ainsi l'action suggestive directe la plus forte que nous puissions concevoir ne paraît pas dépasser en général les limites de l'action volontaire. Et, lorsque par suite d'une influence volontaire ou suggestive on semble dépasser le domaine des faits soumis à la volition, c'est en général par suite d'un appel à une influence indirecte (images mentales, émotions, etc.).

Ces recherches ont été poursuivies avec la collaboration de M. H. Piéron, maître de conférences, et M. Lahy, préparateur au laboratoire. Nous comptons vérifier ces vues dans de nouveaux domaines et rechercher s'il existe des sujets, comme la littérature scientifique en a parfois signalé, réellement pourvus d'une puissance de la volonté s'étendant naturellement au delà des limites normales. Mais pour le moment les crédits mis antérieurement à ma disposition me suffisent ; et je ne demande pas une nouvelle subvention.

M. Vallée,

(Professeur à l'Ecole vétérinaire d'Alfort).

Voici les résultats obtenus, depuis l'envoi de mon précédent rapport, dans mes recherches sur la vaccination antituberculeuse des bovidés selon le procédé de M. Von Behring.

Mes travaux ont eu pour but : la recherche de la durée de la résistance à l'infection expérimentale conférée par le *bovovaccin* ; les conditions de la vaccination dans la pratique agricole et enfin l'épreuve de la résistance à l'infection par cohabitation des sujets vaccinés avec des bovidés tuberculeux.

1° *Durée de l'immunité.*

De tous les sujets vaccinés à Melun les 11 décembre 1904 et 12 mars 1905, nous ne possédions plus fin décembre 1906, que deux génisses (n°s 45 et 46) qui depuis la clôture des expériences de Melun étaient conservées au Laboratoire de recherches de l'École d'Alfort à l'abri de toute infection.

Ces deux sujets devaient nous permettre d'apprécier ce qu'était, deux ans au moins après la vaccination, la résistance conférée par la bovovaccination. Déjà l'épreuve de deux animaux entretenus dans les mêmes conditions, épreuve effectuée un an seulement après la vaccination, nous avait montré combien est éphémère cette résistance (Caisse des Recherches scientifiques. Rapport sur les travaux entrepris en 1906, p. 331-332). Il y avait donc peu à espérer en un résultat favorable de l'épreuve à tenter.

Le 1er avril 1907, c'est-à-dire deux ans après la vaccination, les deux vaccinés 45 et 46, soumis à l'épreuve de tuberculine, sont reconnus indemnes de tuberculose.

Durant 33 jours, du 7 avril au 10 mai 1907, on introduit en liberté dans la loge qu'ils occupent un veau affecté de pneumonie tuberculeuse ; là se borne la durée et l'importance de l'épreuve de contamination.

Cette épreuve toutefois devait être suffisante à amener l'infection de l'un deux, le n° 46 qui, soumis le 20 juin à une épreuve de tuberculine réagit de 2° 3.

Sacrifié le 18 octobre dernier ce sujet fut trouvé porteur de lésions caséeuses ou calcifiées assez considérables, de tous les ganglions annexes du poumon. Son congénère (n° 45) était indemne.

Avec cette tentative s'achèvent définitivement les expériences de Melun et se confirme la seconde des conclusions de notre précédent rapport :

La résistance assez nette que présentent à l'infection, trois mois après la vaccination, les animaux bovovaccinés à l'aide d'un vaccin avirulent pour le cobaye, s'épuise assez vite et disparaît chez certains sujets déjà au bout d'une année.

2° *Des conditions de la vaccination dans la pratique agricole.*

Ainsi que je l'écrivais dans mon précédent rapport, « les constatations du professeur Behring et de divers expérimentateurs ont prouvé que la résistance (expérimentale, relative) conférée aux animaux par le *bovovaccin*, ou les vaccins analogues, ne s'établit qu'avec lenteur, en plusieurs mois. Or, une longue pratique des procédés de vaccination applicables à diverses infections et les expériences de Leclainche et Vallée, ont montré que le principal écueil en matière de vaccination réside dans l'infection latente des sujets entretenus en milieu contaminé et que l'on se propose de vacciner; moins encore que pour toutes les autres vaccinations, la résistance à l'infection tuberculeuse ne s'établissant qu'en de longues semaines, l'on ne devra entreprendre, semble-t-il, l'immunisation antituberculeuse des sujets contaminés ».

Les expériences de Melun et celles rapportées au troisième chapitre de ce rapport, dans lesquelles les sujets dont on recherchait la vaccination ont été soigneusement tenus à l'abri de la moindre cause d'infection, prouvent nettement que la bovovaccination n'offre en ces conditions aucun danger pour les opérés.

Il n'y a point à se dissimuler toutes les difficultés qu'offre ce *modus faciendi* dans la pratique et il m'a paru intéressant de rechercher si en mettant en œuvre des mesures d'isolement moins rigoureuses, l'on n'arriverait pas à vacciner les jeunes animaux en temps utile avant qu'ils eussent pu contracter les germes de la tuberculose. Nous savons en effet que l'infection à l'étable n'est point très rapide, que plusieurs mois sont nécessaires en général à sa réalisation et que, chez le veau, la tuberculose est relativement d'une grande rareté, que seuls les sujets âgés de plus d'un an se montrent d'ordinaire infectés en nombre économiquement appréciable.

L'expérience suivante, qui peut être considérée comme présentant le minimum des conditions d'isolement exigibles, indique assez que les demi-mesures ne sauraient être acceptées en la matière.

Six veaux nés de vaches bretonnes tuberculeuses, non affectées de tuberculoses ouvertes ou cliniquement décelables , sont isolés de leur mère et placés dans une écurie désinfectée, dès leur naissance. On les soumet à l'âge de 15 jours à une épreuve de tuberculine qui prouve qu'ils sont indemnes.

On vaccine ces animaux selon le procédé de Von Behring à leurs premier et quatrième mois. Les sujets sont conduits à leur mère pour chaque tétée et tout aussitôt remis dans leur étable désinfectée. Ils ne font l'objet d'aucune tentative de contamination. Soumis à l'âge de six mois à une épreuve de tuberculine, deux d'entre eux réagissent. L'infection de ces sujets procède donc des très courts contacts qu'ils ont eu avec leur mère ou de leur alimentation au lait cru.

L'isolement complet et l'alimentation au lait bouilli constituent donc des précautions accessoires indispensables de la mise en pratique de tout procédé de vaccination antituberculeuse.

3° Epreuve de la résistance à l'infection par cohabitation des sujets vaccinés avec des bovidés tuberculeux.

1re expérience. — Les 25 mars et 25 juin 1906, je procède à la vaccination de onze sujets de l'espèce bovine, âgés de 6 à 8 mois, préalablement soumis à l'épreuve de la tuberculine et reconnus indemnes. Le vaccin utilisé est fourni par des cultures de 6 semaines sur pomme de terre d'un bacille tuberculeux de type humain, très peu virulent pour le cobaye. Durant les trois mois qui séparent les deux vaccinations et les trois mois consécutifs à la dernière de ces interventions, les animaux sont entretenus dans une étable préalablement désinfectée.

Le 1er octobre 1906, les sujets sont dirigés sur une étable contaminée de longue date, non désinfectée, et qui contient cinq vaches en assez mauvais état apparent, qui toutes réagissent nettement à l'épreuve de la tuberculine. Les animaux tuberculeux sont insérés entre les vaccinés; deux sujets non vaccinés sont affectés au contrôle et le déplacement périodique et régulier des animaux est assuré de façon à égaliser pour tous les chances de contamination.

Une épreuve de tuberculine est effectuée sur tous les animaux après un an de contamination (8 octobre 1907). *Les deux témoins et quatre des vaccinés fournissent des réactions caractéristiques de l'existence de la tuberculose.*

2e *expérience.* — Les 5 juin et 20 septembre 1906, je procède à la vaccination de treize animaux de l'espèce bovine, âgés de 18 mois à 2 ans, tous indemnes de tuberculose. Le bacille utilisé est le même que celui dont il est fait mention précédemment. Tous maintenus en milieu pur de toute contamination tuberculeuse, les sujets reçoivent le vaccin, les uns par voie sous-cutanée, les autres dans la veine jugulaire. Les doses utilisées ont été de 5 et 25 milligrammes par voie veineuse et de 10 et 50 milligrammes par voie hypodermique. Le 30 décembre 1906, les vaccinés sont dirigés sur une étable contaminée comptant quatre animaux tuberculeux, dont trois sont affectés de tuberculose pulmonaire ouverte. Les tuberculeux ouverts sont périodiquement déplacés et roulent parmi les vaccinés, assurant et régularisant les chances de contamination de chacun d'eux.

Préalablement à l'épreuve de cohabitation, les vaccinés sont soumis à des injections révélatrices de tuberculine auxquelles aucun d'eux ne réagit. *Une nouvelle inoculation de tuberculine pratiquée chez les vaccinés quatre mois après la mise en contamination révèle l'existence de la tuberculose chez neuf d'entre eux.* Ce délai relativement court avait suffi à assurer une effrayante contagion.

Tous les animaux que la tuberculine indique infectés sont sacrifiés en novembre et décembre 1907. Trois présentent à l'autopsie des lésions tuberculeuses étendues aux différents viscères; six offrent des lésions limitées aux poumons.

Il résulte indiscutablement de ces deux expériences et de mes précédentes constatations *qu'il y a lieu de tenir comme pratiquement sans intérêt la résistance assez appréciable qu'offrent à l'infection tuberculeuse expérimentale les bovidés qui supportent sans dommage les inoculations de bacilles d'origine humaine dans les conditions préconisées comme moyen de jennérisation par M. Von Behring.*

Seuls demeurent applicables dans la lutte contre la tuberculose bovine, les procédés, aujourd'hui classiques de Bang-Nocard et de Siedamgrotsky-Osterlag.

M. le Dr H. Vincent,

(Professeur à l'École d'application du Val-de-Grâce).

Mes recherches ont été faites sur le *Tétanos*, l'étiologie et la pathogénie de cette affection, la toxine tétanique, l'action de l'antitoxine sur cette dernière, l'action des sucs digestifs et de la bile, la vitalité du microbe du tétanos dans le milieu extérieur et dans le tube digestif, etc.

J'ai étudié, en outre, l'influence favorisante de l'hyperthermie et celle des solutions hypertoniques de NaCl sur les infections expérimentales, en particulier l'infection typhoïdique.

J'ai publié un mémoire sur les microbes anaérobies des eaux.

L'analyse sommaire de chaque publication est donnée ci-dessous.

A. — RECHERCHES EXPÉRIMENTALES SUR LE TÉTANOS

1° *Sur les propriétés des mélanges de toxine et d'antitoxine tétaniques.* (Soc. de Biologie, 26 janv. 1987.)

Étude de l'interprétation du mécanisme d'action de l'anti-toxine (A) sur la toxine (T).

Le mélange neutre (L_0) de A et de T est très stable. La solution de chlorure de calcium, qui précipite les phosphates et entraîne, d'habitude, la toxine tétanique, ne parvient pas à dissocier le mélange T + A si celui-ci est fait depuis plus d'une à deux heures.

Mais si on inocule le précipité à des cobayes atteints d'une autre affection (tuberculose) ou soumis à l'action d'une autre toxine microbienne (*B. coli, B. megaterium*) il peut donner lieu au tétanos.

In vivo, l'injection du mélange neutre T + A est tétanigène chez les animaux hyperthermisés, lorsque le mélange est fait depuis moins de 30 minutes.

Ces expériences viennent à l'appui de l'opinion d'Ehrlich sur les rapports réciproques de T et de A.

2° Contribution à l'étude de l'antitoxine tétanique.
(Société de Biologie, 30 juin 1907.)

L'hyperthermie constitue le facteur favorisant le plus puissant de l'infection tétanique. Les animaux succombent avec le type splanchnique.

Dans ce travail, on étudie l'action préventive de l'antitoxine chez les animaux chauffés. Injectée, pendant l'incubation du tétanos, 24 heures,'6 heures et même 1 heure après la sortie de l'étuve, l'antitoxine est inefficace.

L'injection simultanée de spores tétaniques et d'antitoxine, lorsque la température de l'animal a atteint 42°8, est suivie de tétanos : celui-ci est cependant subaigu et chronique. L'injection d'antitoxine n'est efficace que si elle est faite *1 à 2 heures avant* l'inoculation des spores chez les animaux surchauffés.

Si cependant on s'adresse à des cobayes affaiblis par une maladie antérieure ou par des toxines diverses, un certain nombre d'entre eux prennent le tétanos dans ces dernières conditions.

Dans l'analyse et l'interprétation des résultats fournis par la sérothérapie préventive, il faut donc tenir compte du *terrain*, c'est-à-dire des antécédents morbides du malade, qui peuvent contrebalancer le pouvoir protecteur des sérums.

3° Étiologie et pathogénie de certains cas de tétanos. Rôle de l'hématome infecté. (Académie de médecine, 15 octobre 1907.)

Dans cette communication je relate le résultat de nombreuses expériences destinées à expliquer l'apparition du tétanos chez des opérés ou des blessés dont les plaies guérissent normalement et par première intention.

Je démontre par ces expériences que l'hématome enfermé dans la plaie, infiltré dans les tissus ou évadé dans une cavité séreuse, constitue un foyer de culture neutre, protégé contre l'intervention protectrice des leucocytes, où le microbe du tétanos peut se multiplier à loisir, sans le secours des conditions favorisantes habituelles que j'ai fait connaître dans des travaux antérieurs.

Ces faits donnent également l'explication de certains cas de tétanos puerpéral.

Ils autorisent à conclure que les injections préventives de sérum antitétanique doivent être réitérées au moins deux ou trois fois, pour protéger le blessé ou l'opéré contre la multiplication insi - dieuse et tardive des spores tétaniques dans les hématomes.

4° *Nouvelles recherches sur l'étiologie du tétanos médical. Influence prédisposante des lésions hépatiques.* (Académie de médecine, 27 novembre 1907.)

Ces recherches expérimentales, qui ont nécessité de nombreux essais, sont destinées à élucider la pathogénie de certains cas de tétanos survenus spontanément (tétanos médical ou idiopathique). L'origine de ces cas est restée très obscure. Il a été publié très peu de travaux sur ce sujet.

Les lésions expérimentales du foie, chez les animaux, à l'aide du phosphore, du sérum hépatotoxique ou des toxines microbiennes, constituent un facteur prédisposant très remarquable pour l'infection tétanique. Alors que les animaux sains résistent parfaitement à l'inoculation de spores sans toxine (telles qu'elles se trouvent dans le sol et les poussières), les animaux porteurs de lésions hépatiques à qui est faite semblable inoculation contractent presque tous le tétanos.

Cette prédisposition créée par les maladies expérimentales du foie *n'est pas spéciale au tétanos.* Je l'ai vérifiée pour les infections déterminées par le streptocoque, le bacille typhique, le coli-bacille, le pneumocoque.

Dans cette communication, j'établis par les constatations microscopiques et les réactions biologiques du sérum des animaux hépatiques, que cette prédisposition aux diverses infections s'explique par une hypoleucocytose considérable, un affaiblissement, remarquable aussi, du pouvoir opsonisant du sérum, ainsi que la diminution des qualités alexiques de celui-ci.

Le foie joue donc un rôle très important dans la protection de l'organisme contre les maladies infectieuses.

5° *Action de la bile sur la toxine tétanique.* (Société de Biologie,
7 décembre 1907.)

La bile des animaux (bœuf, chien, lapin, cobaye) et celle de
l'homme possèdent des propriétés antitoxiques non seulement sur les
venins (Fraser, Phisalix, etc.) mais encore sur la toxine tétanique.
Elle neutralise de 20 à 50 doses mortelles de toxine, en 30 minutes
à 38 degrés ; en 2 heures à 18 degrés.

La bile des animaux morts du tétanos a les mêmes propriétés.
Elle ne possède aucune propriété curative ou préventive.

J'ai essayé d'utiliser ce pouvoir antitoxique de la bile pour combattre le tétanos par la ligature du canal cholédoque Chez le chien,
cette ligature, même avec section du canal, ne provoque qu'un
subictère. L'animal qui a reçu de la toxine prend le tétanos, mais
avec retard. Ces expériences seront renouvelées sur d'autres espèces
animales.

6° *Deuxième note sur les propriétés antitoxiques de la bile. Action
des éléments qui la composent sur la toxine tétanique* (Société de
Biologie, 14 décembre 1907.)

J'ai recherché quel est ou quels sont les éléments biliaires qui
communiquent à la bile ses propriétés antitoxiques. Le glycocho-
late de soude, le tauro-cholate de soude, la lécithine, la cholestérine, le palmitate de soude, possèdent à peu près également cette
propriété.

Les expériences comparatives ont cependant montré que le pouvoir antitoxique le plus actif appartient aux *savons* biliaires (palmitate de soude) et à la *cholestérine*.

Aucune de ces substances n'a d'action curative ou préventive,
même à haute dose.

L'oxydase thermolabile de Dastre et Floresco paraît participer
aux propriétés antitoxiques de la bile.

7° J'ai fait encore d'autres recherches expérimentales sur l'origine du tétanos médical ; sur le sort de la toxine tétanique dans le tube digestif; sur la vitalité du bacille du tétanos dans l'intestin, etc.

Ces recherches, dont quelques-unes sont presque terminées, seront publiées prochainement.

B. — PUBLICATIONS DIVERSES

Recherches sur les microbes anaérobies des eaux.
(Annales de l'Institut Pasteur, 25 janvier 1907.)

J'appelle l'attention sur ce mode de contrôle de la valeur alimentaire des eaux de boisson ; j'indique une méthode technique de l'isolement et de la recherche des anaérobies, ainsi que les conclusions qui résultent de leur nombre, de leur nature, de ce que je désigne sous le nom d'indice anaérobique, etc.

Action favorisante de l'hyperthermie sur les infections.
(3ᵉ Note. Société de Biologie, 1ᵉʳ juin 1907.)

L'ensemencement du sang des animaux morts d'hyperthermie, y révèle des bactéries diverses, originaires de l'intestin.

L'hyperthermie peut triompher de l'immunité de certains animaux pour certaines infections (cobaye — streptocoque) ; elle accroît le pourcentage de la mortalité chez les lapins et les cobayes infectés par le B. pyocyanique, le staphylocoque, le coli-bacille, etc.

L'infection éberthique n'a pas, cependant, paru favorisée. Mais le sang de ces animaux infectés par la voie gastrique renferme encore le bacille pendant plusieurs jours.

La chaleur est donc un facteur adjuvant important de certaines infections.

Action favorisante des solutions hypertoniques de NaCl
sur les infections. (Même Société, même séance.)

Les injections sous-cutanées de NaCl en solution hypertonique favorisent au plus haut point l'infection tétanique, l'infection éberthique, les infections dues au B. pyocyanique, au streptocoque, au staphylocoque, au coli-bacille, *et aussi celle de certains microbes saprophytes* tels que le *B. megaterium*.

L'emploi simultané de la chaleur et des solutions hypertoniques de NaCl détermine un abaissement encore plus considérable de la résistance organique.

Ces expériences évoquent des contatations similaires en pathologie humaine. Dans la saison chaude et les régions tropicales, l'influence de la chaleur, qui déshydrate momentanément nos tissus et concentre les sels et les substances extractives du sang, réalise naturellement des conditions favorisantes très analogues à celles de nos expériences.

M. Y. Violle,

(Membre de l'Académie des sciences).

J'ai poursuivi cette année mes recherches en vue d'établir un appareil pour l'observation des nuages et particulièrement des nuages orageux. Il serait en effet très important de pouvoir observer les nuages d'une façon exacte et pratique. On n'a sur leur constitution, sur leur distance, que des moyens d'investigation insuffisants. Et cependant il est peu de questions qui intéressent davantage la météorologie. Il n'en est guère qui importent plus à l'agriculture: la condition première du succès dans la lutte contre la grêle serait de connaître la manière d'être des nuages qui la récèlent.

J'ai donc dirigé mes efforts sur la construction d'un appareil qui rendît possible l'exploration des nuages.

Par une série de travaux méthodiques j'ai été conduit à une disposition qui, je l'espère, permettra d'obtenir sous peu l'appareil réclamé instamment par la météorologie dynamique.

MELUN. IMPRIMERIE ADMINISTRATIVE --- M 1632 Z

MINISTÈRE ; DE L'INSTRUCTION PUBLIQUE ET DES BEAUX-ARTS

CAISSE DES RECHERCHES SCIENTIFIQUES

RAPPORTS SCIENTIFIQUES

SUR LES TRAVAUX ENTREPRIS EN 1908

AU MOYEN DES SUBVENTIONS

DE LA

CAISSE DES RECHERCHES SCIENTIFIQUES

MELUN

IMPRIMERIE ADMINISTRATIVE

--

1909

RAPPORTS SCIENTIFIQUES

SUR LES TRAVAUX ENTREPRIS EN 1908

AU MOYEN DES SUBVENTIONS

DE LA

CAISSE DES RECHERCHES SCIENTIFIQUES

PREMIÈRE SECTION

M. S. Arloing,

(Professeur à la Faculté mixte de médecine et de pharmacie de
l'Université de Lyon).

AGENT PATHOGÈNE DE LA TUBERCULOSE

J'ai continué à m'intéresser aux modifications que l'on peut
imprimer aux propriétés biologiques et pathogènes du bacille de la
tuberculose, la variabilité de ce bacille provoquant encore la curio-
sité des spécialistes, ainsi qu'en témoigne l'ordre du jour de la
première section du dernier et récent congrès international de la
tuberculose (Washington, septembre 1908).

Élevant peu à peu la température de l'étuve où végètent des
bacilles accoutumés à la profondeur du bouillon, je parviens actuellement à faire croître ces bacilles dont la souche est tirée des
mammifères (homme et bœuf) à + 46°. Il est vrai que la végétation n'est pas très active; néanmoins sa persistance fait disparaître
l'un des caractères invoqués pour séparer le bacille des mammifères
du bacille aviaire.

Je ne parlerai pas des formes géantes que j'ai signalées l'année
dernière dans les cultures entretenues à + 45° 5. Elles se retrouvent
dans les cultures à + 46°.

J'ai voulu connaître encore l'influence de l'air comprimé sur la
végétation du bacille en culture homogène. L'année dernière, j'avais
employé une pression de 2 kilogrammes et demi. Cette année,
je suis passé à 3 kilogrammes et demi.

A cette pression, la végétation en bouillon glycériné est très
active; des voiles formés de bacilles se succèdent rapidement à la
surface du bouillon et tombent au fond des ballons où ils forment
des grumeaux abondants.

Après avoir végété dans ces conditions pendant plusieurs générations, les bacilles gagnent un peu plus de virulence. La différence
se manifeste sur le lapin à la suite de l'injection intra-veineuse
et aussi sur le cobaye par injection sous-cutanée. Dans le premier

cas, la mort arrive plus vite, le foie est plus altéré; dans le second, des accidents pyogènes se développent plus facilement au siège de l'inoculation, et des points caséeux apparaissent de temps en temps dans les ganglions sous lombaires (l'inoculation étant faite à la cuisse), alors que ces points font défaut consécutivement à l'inoculation des bacilles cultivés à la pression ordinaire.

Les expériences sur l'influence des atmosphères comprimées méritent d'être poursuivies jusqu'à ce que l'on trouve les pressions dysgénésiques capables d'imprimer peut-être aux bacilles des modifications persistantes et d'en faire des variétés particulières.

MM. Nogier et Thévenot ont étudié dans mon laboratoire l'action de la lumière des lampes Cooper Hewit et de la lampe au quartz de Kromayer sur le bacille de la tuberculose. Ils ont observé que la lumière des lampes Cooper Hewit ne possède aucune action bactéricide, tandis que les rayons de la lampe au quartz jouissent d'un pouvoir bactéricide intense lorsqu'on les applique directement sur les ensemencements, sans verre interposé.

Caractères de l'infection tuberculeuse

Mes études sur ce sujet, indiquées dans mon rapport de 1907, ont été poursuivies cette année encore en collaboration avec mon assistant, le Dr Thévenot Lucien.

J'en ai communiqué le résultat au Congrès international de la tuberculose à Washington.

J'ai insisté pour montrer que la lésion tuberculeuse n'affectait pas toujours la disposition folliculaire, qu'elle pouvait consister en une simple infiltration de lymphocytes ou bien encore en cellules géantes, isolées, ou dispersées parmi des lymphocytes, ou bien encore en cellules épithélioïdes non accompagnées de cellules géantes ou de lymphocytes.

Les infiltrations dans des parenchymes comme le foie sont dans quelques cas si minimes qu'elles peuvent échapper à l'examen histologique. Néanmoins les sujets qui récèlent ces lésions non folliculaires, microscopiques ou dissimulées présentent les réactions caractéristiques de l'infection tuberculeuse. Il n'y a donc pas de doute sur leur nature.

Au surplus, je les ai observées à la suite d'inoculations expérimentales, principalement après des injections intra-veineuses de
bacilles atténués. Toutefois, je ne crois pas que les lésions non
folliculaires soient produites exclusivement par des bacilles atténués
ou soient liées invariablement à l'atténuation du virus, car je les
ai vues coexister sur le même animal avec des lésions folliculaires.
Par exemple, des lapins ayant reçu dans les veines de très petites
doses de bacilles faibles en culture homogène ont présenté des altérations très circonscrites non folliculaires dans le foie et des lésions
folliculaires dans certaines synoviales articulaires.

Il résulte encore de nos recherches que le criterium histologique
sera la ressource ultime pour dévoiler l'infection tuberculeuse dans
les cas où les réactions physiologiques feront défaut et où les bacilles
contenus dans les lésions seront incapables de tuberculiser un sujet
d'épreuve à raison de leur faible virulence ou de leur rareté.

TOLÉRANCE DE CERTAINES ESPÈCES POUR LES BACILLES ATTÉNUÉS

J'ai transformé les bacilles tuberculeux tirés de l'homme et du
bœuf en variétés vaccinales par une technique indiquée antérieurement.

Ces variétés vaccinales engendrent des tubercules dans le péritoine (surtout l'épiploon), sur toutes les espèces animales, des
lésions microscopiques dans le foie et la rate sur le lapin après
injection dans le sang. Comme je le dis ci-dessus, elles peuvent
déterminer secondairement des lésions tuberculeuses dans les
séreuses de l'appareil locomoteur.

Introduites dans le tube digestif du veau et du chevreau, elles
sont tolérées sans accident. Il en est ainsi. comme je l'ai remarqué
cette année, chez le cobaye, le lapin et le singe. Ces animaux supportent très bien plusieurs ingestions faites à quelques jours ou
quelques semaines d'intervalle.

Les singes m'ont particulièrement frappé à ce point de vue; tant
qu'ils ont ingéré des bacilles homogènes, ils ont conservé une santé
parfaite; dès qu'ils ont ingéré des bacilles très virulents. plus tôt ou
plus tard, mais constamment, ils prennent une tuberculose intestinale qui se généralise ensuite à tout l'organisme.

Cependant, les singes qui avaient ingéré à plusieurs reprises des bacilles des variétés vaccinales présentèrent une survie plus longue que des singes témoins. Les uns et les autres avaient reçu à titre d'épreuve, en deux fois, 1 et 2 milligrammes de bacilles bovins ayant passé sur la guenon, isolés et entretenus en culture pure sur · la pomme de terre glycérinée.

Je suis donc parvenu à donner au singe, très sensible au bacille bovin, une certaine résistance en lui faisant ingérer des bacilles tirés de culture homogène.

Cela m'amène à parler des expériences de vaccination antituberculeuse que j'ai instituées sur le bœuf, en 1908, pour faire suite à celles des années précédentes.

J'ai mis en expérience trois séries d'animaux : l'une, immunisée par ingestion de bacilles atténués, l'autre, par inoculation sous-cutanée, la troisième, par inoculation intra-veineuse.

Il serait prématuré de chercher actuellement le degré d'immunisation obtenu par les modes précités. Il vaut beaucoup mieux laisser vivre les animaux jusqu'au mois d'avril, afin d'obtenir des résultats plus concluants que je ferai connaître dans mon rapport pour l'année 1909.

INFLUENCE DE L'ANÉMIE DES TISSUS SUR LE DÉVELOPPEMENT
DES LÉSIONS TUBERCULEUSES

On a regardé l'ischémie des tissus atteints de lésions tuberculeuses comme un moyen de guérison. J'ai voulu soumettre cette notion au contrôle d'une expérimentation spéciale.

Le testicule de bélier est l'organe que j'ai choisi pour étudier l'effet de la suppression de la circulation sanguine sur les suites d'une inoculation tuberculeuse. On peut arrêter toute circulation dans l'organe en pratiquant l'émasculation par torsion du cordon testiculaire et refoulement dans le pli de l'aine. Là, le testicule s'atrophie, mais peu à peu il se laisse pénétrer ultérieurement par les fins vaisseaux de la région jusqu'à une certaine profondeur au-dessous de l'albuginée.

J'ai injecté très purement dans l'intérieur du testicule privé de circulation des bacilles faibles et des bacilles très virulents, quelques heures, quelques semaines et plusieurs mois après la torsion du cordon. Indiqués d'une manière générale, les résultats furent les suivants : tous les bacilles, quels qu'ils soient, n'ont pas produit de lésions tuberculeuses (que la nécrobiose soit récente ou ancienne), dans le tissu en voie de dégénérescence atrophique ; mais ils peuvent en produire, sur le testicule greffé dans le pli de l'aine, dans la couche superficielle où les vaisseaux ambiants ont pénétré et ont entraîné l'apparition d'un tissu conjonctif délicat au lieu et place d'une partie du tissu testiculaire primitif.

L'irrigation sanguine d'un organe est donc indispensable à l'apparition et au développement des lésions tuberculeuses.

Comme corollaire, j'ai institué des expériences sur des béliers pour déterminer l'influence de l'anémie sur des lésions tuberculeuses établies. Elles sont en cours et seront publiées ultérieurement.

Procédés de diagnostic de la tuberculose

M. *Fernand Arloing* a continué ses études sur le mécanisme et la valeur spécifique de l'oculo-réaction à la tuberculine. Il a observé une fois de plus que l'imprégnation d'un organisme par une toxine vaso-dilatatrice permet le développement d'une réaction oculaire positive à la tuberculine. Cependant, toutes les toxines dilatatrices ne produisent pas un effet identique ; il en est de plus prédisposantes que d'autres. En outre, l'intensité de la réaction oculaire est en raison inverse du degré d'immunisation créé par l'imprégnation toxinique. Ainsi un cheval sous le coup de quelques injections seulement de toxine diphtérique réagit plus vivement qu'un autre dont le sérum possède un pouvoir préventif élevé et venant, en conséquence, d'un sujet fortement imprégné de toxine. Donc, l'oculo-réaction à la tuberculine n'a pas une spécificité absolue, bien qu'elle se produise presque constamment sur les sujets tuberculeux, On peut l'utiliser dans la pratique, mais sans lui accorder plus de valeur qu'au procédé de diagnostic par séro-agglutination.

MM. *Paul Courmont* et *Fernand Arloing*, tout en poursuivant la comparaison de l'ophtalmo-réaction à la séro-agglutination dans la tuberculose, se sont aperçus que les deux réactions ne sont pas toujours parallèles, de sorte qu'elles n'ont pas rigoureusement la même signification. La séro-agglutination a une plus grande valeur pronostique, car la substance agglutinante du sérum sanguin est surtout conditionnée par un processus de défense ou d'immunisation.

M. *Paul Courmont*, de son côté, a cherché à débrouiller le problème des substances coagglutinantes, comme celle qui prend naissance chez un sujet inoculé plusieurs fois avec le bacille d'Eberth. Le sérum de ce sujet possède un pouvoir agglutinant spécifique très élevé pour le bacille d'Eberth et un faible pouvoir non spécifique pour le bacille de la tuberculose. Se produit-il deux substances agglutinantes ou bien la même substance peut-elle agglutiner inégalement deux bacilles différents ? M. Courmont ne se sent pas encore en état de se prononcer sur cette double question, ainsi que sur l'influence que peut exercer l'espèce animale touchée par le bacille d'Eberth.

Le même expérimentateur continue ses études sur les propriétés défensives que l'on tend à attribuer aux épanchements des séreuses causés par la tuberculose, notamment aux épanchements pleuraux.

Il cherche à mettre ces propriétés défensives en évidence par l'examen du pouvoir bactéricide de la sérosité sur les bacilles en culture, celui du pouvoir agglutinant sur des cultures achevées, et enfin celui du pouvoir anaphylactisant ou prédisposant sur des animaux *ad hoc*.

Ces études fourniront bientôt matière à une nouvelle publication.

ÉTUDE SUR L'INFECTION TUBERCULEUSE EXPÉRIMENTALE
DE LA CAVITÉ ABDOMINALE

MM. *Lucien Thévenot* et *Maisonnet* ont examiné, sur mon invitation, le rôle que joue le grand épiploon lorsque des bacilles tuberculeux atténués sont injectés dans la cavité péritonéale. Le grand épiploon a la réputation de protéger le péritoine contre les parcelles solides introduites dans l'abdomen. Il était intéressant de savoir la manière dont il se comporterait en présence des bacilles de Koch.

Les expérimentateurs susnommés ont observé sur le cobaye, que les bacilles de Koch disparaissent en 12 jours, par l'intermédiaire de l'épiploon, et vont se loger dans des lésions discrètes du foie d'abord et de la rate ensuite. Si le grand épiploon est réséqué préalablement, les bacilles à la même dose produisent un amaigrissement rapide, ils disparaissent encore de la cavité abdominale, mais dans ce cas, ils vont se localiser d'abord et de préférence dans le poumon.

Donc, même à l'égard des bacilles tuberculeux injectés dans le péritoine, le grand épiploon manifeste encore, bien que d'une manière imparfaite, un rôle protecteur.

Recherches de physiologie pathologique hors du domaine de la tuberculose

Athérome expérimental. — Les injections d'adrénaline produisent l'athérome. M. *Lucien Thévenot*, à l'aide d'expériences nombreuses et variées a cherché l'influence exercée sur les effets de l'adrénaline par la suppression des glandes génitales, par la splénectomie, la fatigue, l'injection de staphylocoques, de bacilles d'Eberth, enfin de produits divers.

Ces divers facteurs n'ont pas modifié sensiblement la production des lésions athéromateuses par l'adrénaline.

Recherches expérimentales sur les troubles cardiaques au cours de la fièvre typhoïde

La pathogénie des troubles cardiaques au cours de la fièvre typhoïde est encore discutée. Toutefois, on s'est demandé s'il ne faudrait pas rattacher certaines formes cardiaques de la dothinentérie à l'association d'une infection staphylococcique ou streptococcique à l'infection typhique.

M. *Fernand Arloing*, dans le but de se former une opinion sur cette hypothèse, a étudié à l'aide de la méthode graphique, les effets aigus immédiats produits par un mélange des toxines du bacille d'Eberth et du staphylocoque pyogène doré, et pour chacune des toxines prises isolément.

Dans ses expériences, l'infection associée typho-staphylococcique n'a pas aggravé les troubles cardiaques normalement déterminés par les produits solubles du bacille typhique.

M. Noël Bernard,

(Chargé de cours à la Faculté des sciences de l'Université de Poitiers).

Les recherches complémentaires que j'ai faites cette année m'ont permis de mettre au point un exposé d'ensemble des résultats acquis par cinq années de travail expérimental. Cet exposé paraîtra *in-extenso* ailleurs (1) ; je donne ici un bref résumé de ses points essentiels.

*
* *

J'ai indiqué dans mes précédents rapports les faits généraux dont la découverte a été le point de départ de mes recherches. Les graines des Orchidées ne germent pas sans le concours des champignons hébergés par les plantes adultes de cette famille. La germination ne peut être obtenue qu'au moyen de champignons récemment isolés d'Orchidées; elle ne se produit plus avec les champignons conservés depuis un an ou plus en culture pure ; il existe en un mot une « virulence » particulière aux champignons des Orchidées, nécessaire pour la germination des graines, qui se perd lorsque ces champignons mènent la vie autonome.

De ces faits déjà établis résultent deux conséquences.

L'association des Orchidées et de leurs champignons est non seulement constante, mais encore nécessaire. Depuis de nombreuses générations remontant sans doute aux premières origines de la famille, les Orchidées vivent et évoluent avec ces commensaux.

La germination pouvant seulement être produite par des champignons qui ont récemment vécu dans des Orchidées, il doit exister dans la nature des races de champignons vivant presque constamment dans les Orchidées de générations successives.

En un mot, *il y a pour les Orchidées comme pour leurs champignons une évolution continuelle dans la symbiose, qui se poursuit*

---

(1) Sous le titre l'*Évolution dans la Symbiose*, *Annales des Sciences naturelles*, 9ᵉ série, T. IX, 1909.

depuis des siècles. L'adaptation mutuelle de ces plantes et de leurs commensaux atteint un degré extrême. L'étude des mécanismes de cette adaptation touche à la fois au problème de l'évolution des Orchidées et à diverses questions de pathologie générale.

*
* *

Mes recherches ont porté sur diverses espèces d'Orchidées qui sont pour la plupart graduellement étagées dans le grand phylum des Orchidées épiphytes. Les champignons hébergés par ces plantes appartiennent à un même groupe naturel, ils peuvent tous être classés dans le genre *Rhizoctonia.*

Les Orchidées les plus primitives du groupe qui m'occupe, comme d'ailleurs les Orchidées d'autres séries naturelles, renferment des champignons d'une seule espèce (*Rhizoctonia repens,* N. B.) qui doit représenter la souche originelle des champignons commensaux de toute la famille. On trouve d'autres espèces de Rhizoctones (*R. lanuginosa* N. B., *R. mucoroïdes* N. B.) chez quelques genres d'Orchidées qui occupent les plus hautes branches de l'arbre généalogique de la famille (*Odontoglossum* d'une part, *Phalæ-nopsis* et *Vanda* de l'autre). Tout porte à croire que ces espèces de champignons sont dérivées du *Rhizoctonia repens.*

La notion de la virulence de ces diverses espèces de Rhizoctones est largement indépendante de leurs caractères spécifiques. En effet, les graines d'une même espèce d'Orchidée peuvent souvent être inoculées indifféremment avec un Rhizoctone ou un autre, ces inoculations entraînant au début un développement plus ou moins rapide des embryons qui permet d'apprécier le degré de virulence du Rhizoctone employé, quelle que soit son espèce.

La discussion des expériences nombreuses que j'ai faites à ce sujet m'a porté à penser que les Orchidées d'une même série naturelle hébergent des champignons d'autant plus virulents qu'elles sont elles-mêmes plus évoluées. Cette règle comporte des exceptions apparentes si l'on étudie les Orchidées cultivées en serre, qui peuvent vivre à l'état adulte avec des champignons d'une virulence anormalement faible.

* *
*

Partant de la vue générale que je viens d'indiquer, j'ai cherché à inoculer les graines d'une même Orchidée soit avec leur commensal habituel pris à son degré de virulence normal, soit avec les champignons plus virulents, hébergés par des Orchidées plus évoluées. Dans le premier cas on observe le mode normal de germination. Dans le second cas, il y a ordinairement un développement exubérant au début de la culture, auquel succèdent des phénomènes anormaux : assez souvent les plantules meurent précocement, mais quelquefois j'ai pu les élever et elles ont présenté alors le plus souvent des modes de germination anormaux.

Les expériences faites dans ce sens avec une Orchidée relativement primitive, le *Bletilla hyacinthina* ont démontré l'exactitude des inductions que j'avais formulées dans mon rapport de l'année dernière. Par la seule action de champignons de virulence croissante, toutes conditions égales d'ailleurs, les plantules de cette espèce peuvent passer d'une forme élancée et grêle à une forme trapue et tubérisée. La première de ces formes est exceptionnelle chez les Orchidées, la seconde s'observe en général chez toutes les Orchidées plus évoluées que le *Bletilla* dont la première forme est toujours celle d'un « protocorme » plus ou moins tubérisé.

Un *Cymbidium* a présenté de même deux modes possibles de germination. Le mode normal s'observe dans les cultures faites avec le *Rhizoctonia repens*, il est caractérisé par la formation d'un protocorme conique sur lequel se développe un seul bourgeon terminal. Dans la germination avec du mycélium virulent de *Rhizoctonia mucoroïdes*, des bourgeons latéraux de ce protocorme se développent en branches tubérisées. On obtient ainsi une forme juvénile coralloïde rappelant les formes juvéniles d'Orchidées hautement adaptées à la symbiose comme les *Eulophidium*, *Epipogon* ou *Corallorhiza*.

Dans ces cas et dans d'autres analogues, on réalise pour ainsi dire une évolution expérimentale de jeunes Orchidées par l'action

de champignons de plus en plus virulents. Cela donne une raison
sérieuse pour croire que dans l'évolution naturelle des Orchidées,
l'augmentation graduelle de virulence des champignons commensaux a été un facteur essentiel.

A ce point de vue le cas des Orchidées ne doit pas être isolé.
L'adaptation à la symbiose a été un phénomène fréquent au cours
de l'évolution des plantes. Les plus primitives des plantes vasculaires en particulier présentent souvent au début de leur vie un
protocorme infesté. Le problème de l'origine de ces plantes à partir
des Muscinées peut avoir un rapport étroit avec la question de
l'adaptation à la symbiose.

*
* *

J'ai étudié attentivement les modes de défense des orchidées
contre les Rhizoctones qui les envahissent.

Les Rhizoctones peu virulents qui pénètrent les embryons sans
arriver à produire leur développement sont détruits de bonne
heure par digestion intracellulaire, cette digestion se faisant normalement dans certaines cellules privilégiées qui méritent le nom de
« phagocytes ». La phagocytose a encore une importance essentielle comme mode de défense dans le cas d'inoculation avec les
champignons de virulence exceptionellement grande qui sont
capables de produire un développement anormal.

Dans le cas intermédiaire où la symbiose se réalise d'une manière
normale, la phagocytose s'exerce, mais elle ne suffit pas à arrêter
l'infestation qui peut se prolonger pendant toute la vie. La progression des champignons est alors partiellement enrayée par un
phénomène d'*agglutination* des champignons. Ceux-ci se pelo-
tonnent dans les cellules et ne peuvent ainsi envahir la plante
qu'avec une grande lenteur. Ce seul mécanisme régulateur suffit
pour maintenir les sommets végétatifs à l'abri de l'infestation.

La phagocytose apparaît donc ici comme un moyen de défense
accessoire, qui n'a plus d'importance prépondérante dans le cas
d'adaptation parfaite des microorganismes et de leurs hôtes.

La question de la symbiose touche de près à des questions pratiques d'horticulture. J'ai exposé mes vues actuelles à ce sujet dans une conférence faite, cette année même, à la demande d'une grande société horticole devant les praticiens qu'elle avait conviés à l'exposition internationale commémorative de son centenaire (1).

.

(1) *La culture des Orchidées dans ses rapports avec la symbiose.* Conférence faite à Gand le 24 avril 1908, publiée par les soins de la Société royale d'Agriculture et de Botanique de Gand.

M. Fernand Bezançon,

Professeur agrégé à la Faculté de médecine de l'Université de Paris,
médecin de l'hôpital Tenon,

et M. S. I. de Jong,

Ancien interne des hôpitaux de Paris.

ÉTUDE HISTO-CHIMIQUE ET CYTOLOGIQUE DU CRACHAT TUBERCULEUX. (1)

Les auteurs ont constaté les variabilités des aspects microscopiques suivant les formes et l'évolution de la lésion tuberculeuse. A la pneumonie caséeuse correspondent des aspects analogues à ceux qu'ils ont étudiés dans des travaux antérieurs sur le crachat de pneumonie franche : présence au début d'exsudat séro-albumineux, de mucus hyalin, de rares cellules endothéliales. Après quelques jours apparaissent les polynucléaires et les dégénérescences leucocytaires et cellulaires, agglomérées en réseau ; de plus, les cellules endothéliales pulmonaires jeunes ressemblant aux mononucléaires, ou macrophagiques, deviennent plus abondantes. Tous ces éléments persistent pendant l'évolution de la pneumonie caséeuse, mais présentent un certain degré de dégénérescence sur lequel les auteurs insistent, et qui est peut être le point le plus caractéristique de la nature tuberculeuse de la lésion d'origine. Cette dégénérescence des éléments est particulièrement marquée dans les crachats de phtisie galopante : elle est caractérisée par la pycnose des polynucléaires, l'effritement et le peu d'affinité tinctoriale de leurs granulations, la limitation vague du cytoplasma des cellules pulmonaires dont le noyau s'étire comme celui des cellules épithélioïdes,

(1) Un rapport a déjà été publié, en 1907, sur les travaux entrepris dans le cours de cette année ; le travail actuel a été entrepris avec le reliquat de la subvention accordée l'année précédente.

et leur vacuolisation quand elles sont devenues macrophagiques, l'effritement et la fragmentation des reticulums à réaction muqueuse, dus à l'agglomération des dégénérescences leucocytaires, bronchiques et endothéliales. Quant à l'exsudat séro-albumineux, il révèle sa présence par de nombreuses gouttelettes décelables par la technique décrite par les auteurs, pendant les périodes d'acuité du processus ; il n'existe pas dans les crachats à la période d'excavation. Dans la forme commune de la tuberculose pulmonaire chronique, les cellules endothéliales pulmonaires sont abondantes et bien conservées au début, et souvent macrophagiques. Ce qu'on a décrit comme lymphocytes dans les crachats tuberculeux, ce sont en réalité surtout des fragments de polynucléaires pycnotiques, des cellules endothéliales pulmonaires jeunes, ou des cellules bronchiques de remplacement. A la période cavitaire, les aspects dégénératifs déjà cités prédominent. Chez les emphysémato-tuberculeux, dont la tuberculose est cicatrisée où à évolution très lente, on a les aspects de la bronchite chronique banale avec polynucléaires intacts dans les réseaux muqueux bien conservés. Chez les emphysémato-tuberculeux avec lésions tuberculeuses en évolution les aspects dégénératifs prédominent. Enfin, les auteurs n'ont jamais trouvé d'éosinophiles véritables en dehors de l'asthme vrai et des états asthmatiformes des emphysémateux. Quant aux fibres élastiques que l'on peut constater directement par la méthode à la fuchseline de Weigert, elles ne leur ont paru avoir d'importance que dans les crachats des malades atteints de phtisie galopante. En résumé, ces recherches montrent qu'on peut tirer une indication pronostique, sinon diagnostique, de cette étude histo-chimique et cytologique des crachats tuberculeux. — (Ces recherches ont fait l'objet de plusieurs mémoires, communiqués au congrès pour l'étude de la tuberculose de Washington et à la société d'études scientifiques sur la tuberculose de Paris.)

M. Bordas,

(Maître de conférences de zoologie à la Faculté des sciences de
l'Université de Rennes).

Je ne saurais commencer mon rapport sans adresser mes bien
sincères remerciements et l'expression de ma profonde gratitude au
Conseil d'administration de la Caisse des Recherches scientifiques
pour la subvention qu'il a bien voulu m'accorder. Grâce à cette
allocation, j'ai pu, cette année, continuer des recherches commencées depuis longtemps et entreprendre de nouveaux travaux sur
les glandes des insectes, sur leurs produits de sécrétion, sur la
composition chimique de ces derniers, leur action sur les animaux
et leurs rôles physiologique et pathologique au point de vue
médical.

Les résumés de mes travaux ont été publiés, successivement, en
1908, dans une série de mémoires, notes ou communications dont
voici la liste :

1° Le cœcum rectal de quelques Hémiptères aquatiques : *Bulletin
de la société zoologique deFrance*, n°⁸ 1 et 2, 1908.

2° Sur les produits de sécrétion de la glande odorante des
Blattes : *Bulletin de la société zoologique de France*, n°⁸ 3 et
4, 1908.

3° Recherches sur les glandes défensives ou glandes odorantes
des Blattes : *Annales des sciences naturelles, zoologie*, 9° série,
t. VII, 1908 ; mémoire de 30 p. avec 10 fig. dans le texte et
une planche.

4° Les glandes cutanées de quelques Vespides : *Bulletin de la
société zoologique de France*, n°⁸ 3 et 4, 1908.

5° Sur quelques points d'anatomie des glandes venimeuses des
Hyménoptères : *Bulletin de la société entomologique de France*,
n° 8, 1908.

6° Rôle des Anophèles dans la transmission du paludisme : *Bulletin général de Thérapeutique*, 8 mai 1908.

7° Fonctions physiologiques des glandes arborescentes des Blattes femelles (*Periplaneta orientalis* L.) *C. rendus Société biologique de Paris*, novembre 1908.

8° Anatomie des organes appendiculaires de l'appareil reproducteur femelle des Blattes : *C. rendus Académie des sciences de Paris*, novembre 1908.

Mes recherches, effectuées au cours de l'année 1908, peuvent se diviser en trois séries :

La première est relative aux glandes odorantes (ou défensives) et aux organes annexes de certaines Blattides et à leur rôle physiologique ;

La seconde concerne les glandes séricigènes des Chenilles ou larves de Lépidoptères, avec des observations sur le mode de sécrétion de la soie ;

Enfin, le troisième groupe de mes travaux a trait à l'appareil venimeux des Hyménoptères, avec recherches sur la composition chimique du venin et son action physiologique (toxique) sur les animaux inférieurs et sur les Vertébrés.

A la première série d'études se rapportent nos travaux anatomiques et physiologiques sur la glande odorante des Blattes.

De cette étude, nous avons conclu que cet organe sécrète un liquide volatil, à odeur forte, nauséabonde, parfois âcre et alliacée, rappelant l'odeur de souris ou celle de vieux fromage en décomposition. La sécrétion s'effectue d'une façon continue ou parfois accélérée, quand l'animal est en danger, poursuivi ou saisi par un ennemi quelconque. D'autre part, la nature de ce produit est nettement alcaline, ainsi que le prouvent les réactifs suivants : papier de tournesol et phtaléine.

De notre second mémoire (*Recherches anatomiques, histologiques et physiologiques sur les organes appendiculaires de l'appareil générateur femelle des Blattes*), *actuellement en cours de publication* dans les *Annales des sciences naturelles, zoologie 1908,* nous pouvons en extraire les conclusions physiologiques suivantes :

La glande *arborescente gauche* sécrète des cristaux octaédriques de carbonate de chaux. La cavité interne ou lumière de ses innombrables ramuscules est remplie d'une masse plus ou moins compacte, parfois grenue ou hyaline et contenant, englobés dans le produit sécrété, d'innombrables cristaux, de toutes dimensions, dont les facettes mesurent de 4 à 20 μ. de côté. Ces cristaux sont irrégulièrement agglomérés dans l'intérieur des divers tubes et forment, en certains points, des massifs compacts, irréguliers, ayant l'aspect d'une pâte porphyroïde. En d'autres points, au contraire, ce sont des traînées cristallines, noyées dans un liquide mucilagineux.

Ajoutons encore que la teinte blanchâtre et lactescente de l'ensemble de l'organe est due à la présence de ces productions cristallines qui, chez les jeunes nymphes, font totalement défaut ou tout au moins sont peu nombreuses suivant la période de la nymphose. Elles ne commencent, en effet, à apparaître qu'au moment des dernières mues et ne se montrent, avec une extrême abondance, que chez les femelles adultes, à l'époque des pontes et au moment de la formation des oothèques. Un examen microscopique des parois de ces dernières (coques ou capsules ovigères) nous les montre constituées, en majeure partie, par les cristaux élaborés par *les glandes arborescentes gauches*.

Les cristaux sont formés de carbonate de chaux, ainsi que le prouvent les analyses chimiques suivantes :

1° Après dessication, la substance des tubes glandulaires, traitée par l'acide chlorhydrique dilué, donne un abondant dégagement d'acide carbonique ;

2° Pour la détermination de la chaux, on soumet à la calcination les tubes glandulaires. La matière organique est détruite et il ne reste plus que la substance minérale. Le résidu, repris par quelques gouttes d'acide azotique, se dissout entièrement et la solution, ainsi obtenue, traitée par l'oxalate d'ammoniaque en solution acétique, donne un abondant précipité d'oxalate de chaux.

Nous avons également entrepris, au cours de cette année, un travail de longue haleine sur *les glandes séricigènes des larves de Lépidoptères et sur le mécanisme de la sécrétion de la soie*. De ce mémoire, presque terminé, nous résumons les considérations générales suivantes.

Nos recherches ont porté sur 40 espèces de chenilles dont les papillons appartiennent aux diverses familles de l'ordre des Lépidoptères. Les *glandes séricigènes* présentent, en général, dans toutes les espèces, un grand développement. Complètement étalées, elles atteignent parfois deux fois la longueur du corps de la larve. Elles se présentent partout sous la forme de deux tubes cylindriques, très sinueux, comprenant trois parties principales : une région sécrétante distale, un réservoir collecteur médian, dont le diamètre est supérieur à celui de la région glandulaire et un canal excréteur très étroit. Les deux derniers canaux se fusionnent pour constituer finalement un conduit efférent impair qui présente, en un point variable de son trajet, un organe spécial, la *presse*, puis pénètre ensuite dans un court appendice labial, la *filière*.

La sécrétion soyeuse se produit tout d'abord dans chaque élément épithélial et s'accumule ensuite, sous forme d'enclaves, soit dans le cytoplasme cellulaire, soit même parfois dans le noyau et traverse ensuite, par filtration ou diffusion, la membrane cuticulaire interne (*intima*) des canaux, pour arriver finalement dans la lumière du tube glandulaire, où elle forme le filament de soie.

Aux organes séricigènes proprement dits sont annexées des glandes accessoires que nous avons désignées sous le nom de *glandes de Lyonet* du nom du zoologiste qui, le premier, les a décrites, en 1762, chez la larve du *Cossus*. Nous avons étudié ces organes chez un grand nombre de larves de Lépidoptères et avons reconnu des formes très complexes et fort variables d'une espèce à l'autre. Ils sont généralement pairs et constitués, tantôt par un assemblage de glomérules ovoïdes ou sphériques, tantôt par deux grappes de lobules allongés et coniques, renflés postérieurement et allant s'ouvrir à l'extrémité d'un canal excréteur. Ce dernier est plus ou moins long, parfois sinueux et va déboucher vers la partie terminale des conduits efférents des glandes séricigènes, tantôt vers le point de convergence des deux tubes, tantôt à une certaine distance de ce point, parfois même sur le canal impair ou tube fileur.

Nos recherches personnelles nous ont permis de conclure que les glandes annexes ou accessoires de l'appareil séricigène sécrètent une substance liquide ou légèrement visqueuse, servant à unir entre eux les deux fils de soie, et peut-être même à agir chimiquement sur ces derniers de façon à permettre leur rapide durcissement.

Toutes les chenilles de papillons possèdent également dans la région céphalique, un appareil glandulaire, en rapport avec les mandibules et que nous avons appelé, eu égard à sa position, *glandes mandibulaires*. Ces organes sont constitués, chez la plupart des espèces, par une paire de tubes plus ou moins flexueux, à surface externe à peu près lisse et régulière et pourvus parfois d'un réservoir collecteur bien développé. Ils sont situés dans la région antérieure du corps, de chaque côté de l'œsophage, et vont s'ouvrir à la face interne de la base des mandibules. Ces mêmes organes présentent une conformation différente chez les chenilles de *Stauropus*, de *Papilio*, etc.., où elles sont arrondies, courtes et sacciformes.

Leur produit de sécrétion est un liquide huileux, à odeur forte, pénétrante et destinée, sans doute, à protéger l'animal en éloignant ses ennemis. Ces glandes constituent donc un appareil défensif. Peut-être ont-elles aussi une fonction digestive, analogue à celle des glandes salivaires.

La troisième série de nos études de 1908, concerne surtout *l'appareil venimeux des Hyménoptères*. Nos recherches ont porté sur près de 80 espèces, et nous avons constaté partout l'existence d'un appareil venimeux, plus ou moins développé, comprenant toujours *deux* et quelquefois *trois* sortes de glandes : la *glande acide*, la *glande alcaline* (ou glande de Dufour) et parfois une *glande venimeuse accessoire*.

La glande acide est composée de trois parties : la portion glandulaire, le réservoir à venin et le canal excréteur.

La portion glandulaire a, dans certaines espèces, la forme d'un long tube, d'abord simple et cylindrique, mais toujours bifide à son extrémité. La ramification peut se faire en des points variables : tantôt vers l'extrémité supérieure, tantôt, au contraire, au voisinage de la vésicule à venin. Ces canaux glandulaires ont généralement leurs portions terminales enchevêtrées et entortillées de diverses façons, formant ainsi deux pelotons ovoïdes entourés de tissu adipeux et placés sur les côtés des derniers segments abdominaux, de part et d'autre du rectum. Dans beaucoup de genres, comme les *Pompilus*, les *Priocnemis*, les *Ammophila*, les *Psammophila*, les *Crabro*, les *Philanthus*, les *Cerceris*, etc.., la glande acide comprend un faisceau de courts ramuscules placés à l'extrémité des canaux sécréteurs. Les branches issues des troncs principaux sont courtes, sinueuses, cylindriques ou parfois renflées de distance en distance. Chez les Ichneumons, certaines *Cryptus*, les *Colpotrochia*, etc.., l'organe est constitué par une touffe de 8 à 10 tubes cylindriques et sinueux, disposés en faisceau. Chez certaines espèces appartenant à la famille des Tenthrédinides, la glande, d'abord constituée par deux tubes, présente, à son extrémité, une touffe de courts canalicules.

La vésicule ou réservoir à venin est variable suivant les espèces. Elle est tantôt ovoïde ou cylindrique et tantôt sphérique. Ses parois sont quelquefois minces et transparentes, mais dans la majorité des cas (Vespinæ, Polistinæ, Eumeninæ, etc...), elle est recouverte par une épaisse couche musculaire, à faisceaux dirigés obliquement et pouvant se diviser en quatre valves.

La *glande alcaline* ou *glande de Dufour* existe chez tous les Hyménoptères et présente la forme d'un tube irrégulier, à surface striée dans le sens transversal, plissée longitudinalement et à extrémité cœcale antérieure, amincie et sphérique. Aucun renflement n'indique ici la présence d'un réservoir. La portion terminale peut cependant être considérée comme l'homologue d'un canal efférent qui va se fusionner à son congénère de la glande acide. Le tube impair terminal qui en résulte est très court.

La *glande venimeuse accessoire* n'existe que chez un petit nombre d'espèces. Elle est lancéolée, ovoïde ou cordiforme et constitue un petit massif cellulaire, situé à la base du gorgeret, entre les deux faisceaux musculaires qui unissent l'aiguillon au dernier segment abdominal. Nous l'avons rencontré dans les genres : *Astata, Philanthus, Crabro, Ichneumon, Cryptus, Colpotrochia*, etc.

La partie terminale de l'appareil venimeux des Vespides présente une particularité remarquable que nous avons constatée également chez les autres groupes d'Hyménoptères. La glande alcaline des *Vespa crabro, Vespa germanica*, etc.. est peu développée, eu égard à la taille de l'insecte. Elle est constituée par une masse blanchâtre, sacciforme, aplatie et plissée transversalement à l'état de vacuité, mais pouvant, quand elle est remplie de liquide, atteindre 6 millimètres de longueur. Elle est située à gauche du corps de l'animal, dans les derniers segments de l'abdomen. Son canal excréteur est très court et fait suite, sans ligne de démarcation sensible, avec la partie glandulaire. Il pénètre à la base de l'aiguillon et va déboucher à l'extrémité antérieure renflée d'*un conduit impair* qui reçoit également le canal efférent de la glande acide. Les conduits terminaux des deux organes ne s'ouvrent donc pas séparément, comme on le croyait autrefois, à la base de l'aiguillon.

Nous avons encore fait de nombreuses recherches physiologiques concernant le venin des Hyménoptères et des expériences au sujet de son action toxique relativement à divers animaux invertébrés ou vertébrés. Phisalix avait constaté que le venin de l'Abeille, tel qu'il est inoculé par l'Insecte, contient *trois* principes actifs distincts : 1° une substance phlogogène qui est détruite à 100° ; un poison convulsivant qui ne résiste pas à l'ébullition prolongée, et 3° un poison stupéfiant qui n'est complètement détruit qu'à 150°.

Nous avons étendu nos recherches à la nature du venin d'un grand nombre d'Hyménoptères et tout spécialement des *Bombinæ* et des *Vespidæ*. Nous avons fait, au sujet de ce venin, un grand nombre d'expériences portant sur les Diptères (*Musca, Tabanus*), sur de petits Mammifères (*Lapins, Cobayes*), et sur des Batraciens (*Grenouilles*). Aux phénomènes locaux et généraux, produits par les piqûres, variables, quant à leur intensité, d'une espèce à l'autre, nous avons constaté :

1° Que l'action du venin est plus rapide et plus active sur les animaux à sang chaud que sur les animaux à sang froid ;

2° Que la piqûre d'un Hyménoptère est d'autant plus bénigne que la glande alcaline est plus développée (*Anedrenidæ, Panurgidæ*) ;

3° Que le venin des Hyménoptères pourvus de trois glandes (quelques Crabronides et la plupart des Ichneumonides) produit

sur les animaux (divers Invertébrés) une action purement anes-
thésiante..

4° De plus, pendant l'automne 1908, il nous a été donné de
faire plusieurs observations relativement à des piqûres faites sur
l'Homme par de gros Frelons (*Vespa crabro*).

Nous voyons, par ce court résumé, combien l'étude histologique et physiologique des glandes à venin des Insectes, des
Hyménoptères surtout, présente, au point de vue médical, un
intérêt immédiat et pratique, attendu qu'il ne se passe pas d'année,
je dirai pas d'automne, sans que les Hyménoptères n'occasionnent,
par leurs piqûres, des accidents parfois très graves et fréquemment
mortels. Si l'on considère, d'autre part, la prolificité et la prodi-
gieuse abondance de quelques espèces, pendant certains mois
(août et septembre), on comprendra, sans peine, les dangers que
ces insectes peuvent faire courir à l'Homme.

M. Calmette,

(Professeur à la Faculté mixte de médecine et de pharmacie de l'Université
Directeur de l'Institut Pasteur de Lille.)

Recherches expérimentales sur la tuberculose.

Les travaux sur la tuberculose que j'ai poursuivis avec mon collaborateur C. Guérin en 1908, grâce au concours de la Caisse des Recherches scientifiques, ont fait l'objet d'un important mémoire publié le 25 septembre par les *Annales de l'Institut Pasteur*, de trois communications à l'Académie des Sciences (30 mars, 25 mai et 28 décembre 1908) et d'une note à la *Société de Biologie* 19 décembre).

Le mémoire publié par les Annales de l'Institut Pasteur relate l'état actuel de nos expériences de vaccination des bovidés contre la tuberculose *par les voies digestives*. Nos études antérieures avaient démontré la possibilité de conférer aux jeunes bovins et aux bovins adultes une résistance très marquée à l'égard de l'infection tuberculeuse artificielle par le tube digestif au moyen d'ingestions répétées de virus chauffés ou d'une ingestion *unique* de bacilles virulents. On devait se demander s'il s'agissait là d'une immunité réelle, de durée plus ou moins longue, affirmée non seulement par l'absence de réaction à la tuberculine, mais aussi par la non persistance de bacilles virulents dans les différents groupes ganglionnaires de l'organisme.

En sacrifiant successivement, à des intervalles variables de mois en mois, une série de 8 génisses âgées de 18 mois à 2 ans, nous avons pu tout d'abord nous convaincre que les bacilles absorbés après les repas virulents d'épreuve, chez les bovins antérieurement soumis à l'ingestion vaccinale, sont entièrement détruits au bout de 4 à 6 mois et, déjà à la fin du 3e mois, il n'en subsiste que quelques-uns dans les glanglions mésentériques.

Cette constatation est très intéressante à retenir, parce que d'autres expériences nous ont montré que, lorsque les bacilles virulents d'épreuve sont introduits dans l'organisme des animaux vaccinés, non plus par voie digestive, mais par voie veineuse, ils restent indéfiniment dans les ganglions et peuvent encore, au bout d'un temps très long, y manifester leur existence soit par l'apparition brusque de lésions tuberculeuses chez les animaux supposés vaccinés, soit par l'inoculation expérimentale de ces ganglions au cobaye.

Cette même constatation montre, d'autre part, que les ganglions mésentériques remplissent, à l'égard de l'infection tuberculeuse comme vis-à-vis de beaucoup d'autres infections d'origine intestinale, un rôle protecteur particulièrement efficace.

Est-ce à dire que les bovins qui se sont ainsi débarrassés des bacilles virulents précédemment ingérés possèdent une aptitude suffisante à résister aux infections naturelles ou artificielles pour qu'on puisse les considérer comme vaccinés?

Les expériences que nous avons effectuées en vue d'élucider cette question de capitale importance ont porté sur un lot de *quarante-trois* vaches.

Ne pouvant les relater ici avec tous les détails qu'elles comportent, je me borne à énoncer leurs conclusions, que voici:

1° Par l'ingestion de bacilles tuberculeux virulents ou modifiés par le chauffage, on peut conférer aux bovidés jeunes ou adultes une *immunité relative*. Lorsqu'on éprouve ultérieurement la résistance des animaux ainsi préparés, en leur faisant ingérer une dose massive de bacilles virulents sûrement capables d'infecter les témoins, on constate qu'au bout de 4 à 6 mois ils restent indemnes, qu'ils ne réagissent pas à la tuberculine et que leurs ganglions mésentériques, médiastinaux, bronchiques et rétropharyngiens ne recèlent plus de bacilles tuberculeux: l'inoculation de ces ganglions au cobaye reste inoffensive. Mais aucune expérience d'assez longue durée ne permet encore d'affirmer que ces animaux soient capables de résister au-delà d'une année aux infections artificielles par voie digestive ou à l'infection naturelle par cohabitation;

2° Par contre, lorsque 8 mois ou 1 an après avoir résisté à une infection massive par les voies digestives, des bovidés supposés ainsi vaccinés reçoivent, *en injection intra-veineuse*, une dose de bacilles tuberculeux virulents suffisante pour tuer les témoins en 4 à 5 semaines par granulie aiguë, on trouve que les vaccinés, après une courte période de malaise, gardent pendant 6 à 8 mois les apparences d'une santé parfaite. Ils conservent néanmoins, *dans leurs ganglions bronchiques et médiastinaux, des bacilles virulents capables de tuberculiser les cobayes*. Ces bacilles ne manifestent aucunement leur présence, pas même par la réaction positive à la tuberculine.

Mais lorsque, après un délai, variable de 6 à 8 mois environ, l'immunité de l'animal disparaît, ces bacilles deviennent susceptibles de créer des lésions tuberculeuses ;

3o Les bacilles tuberculeux de culture, introduits *par les voies digestives*, finissent donc, après un temps plus ou moins long, par se résorber dans les ganglions mésentériques lorsqu'ils n'y sont pas en nombre suffisant pour y créer des lésions, tandis qu'introduits *par voie intra-veineuse* ils restent *vivants* et *virulents* dans les groupes ganglionnaires qui desservent les organes thoraciques ;

4o Les animaux *tuberculeux* ou *sensibilisés à la tuberculine* par deux ou trois injections massives de cette substance dans les veines, présentent une résistance très grande aux réinfections ou aux infections tuberculeuses graves, naturelles ou artificielles, alors même que celles-ci sont réalisées par voie intra-veineuse.

Cette résistance, quoique moindre, paraît être de même nature que celle que confèrent les vaccinations soit par inoculation intra-veineuse de bacilles humains ou bovins (*Behring, Koch* et *Schültz*) ou homogènes (*Arloing*), soit par inoculation sous-cutanée de ces mêmes bacilles (*Lignières, Arloing*), soit par insertion sous la peau de sacs en roseau collodionné contenant des cultures de tuberculose bovine ou humaine (*Heymans*).

Il ne s'agit là en aucune manière d'une immunité vraie, puisque les animaux ainsi vaccinés, bien qu'insensibles à la réaction tuberculinique, restent *porteurs de bacilles vivants et virulents* et que ceux-ci sont capables, lorsque la résistance vient à fléchir, de créer dans l'organisme de ces mêmes animaux des lésions graves (1), et puisque, d'autre part, ainsi que *Roux* et *Vallée* l'ont démontré, la vaccination par voie veineuse ou sous-cutanée ne protège pas contre l'infection intestinale.

Les faits que nous avons expérimentalément étudiés confirment les observations des cliniciens qui attestent la rareté des tuberculoses pulmonaires à marche rapide chez les sujets antérieurement atteints de tuberculoses locales suppurées ou de tuberculoses ganglionnaires en apparence guéries.

* *
*

Parallèlement aux expériences qui précèdent, nous avons été conduits à entreprendre l'étude de certaines réactions chimiques et physiologiques du bacille tuberculeux à l'égard de la *lécithine*. L'une de ces réactions, que nous avons découverte, est particulièrement intéressante. Elle montre que la *lécithine* libre de certains sérums, peut être déviée ou fixée, soit par les bacilles tuberculeux, soit par les solutions de tuberculine, de telle sorte que cette lécithine perd la propriété *d'activer le venin de cobra*, c'està-dire de rendre ce venin capable d'hémolyser les globules rouges.

J'ai constaté en outre, en collaboration avec deux de mes élèves, MM. L. Massol et M. Breton, que les sérums d'hommes ou d'animaux *tuberculeux* (non cachectiques) renferment une proportion importante de lécithine décelable par la réaction d'activation du venin de cobra, tandis que les sérums d'hommes ou d'animaux de mêmes espèces, *sains*, n'en renferment pas.

Nos études ultérieures sur ce même sujet nous ont convaincus qu'il existe une relation étroite entre l'infection tuberculeuse et la mise en liberté de lécithine dans le sang circulant.

La preuve en est que, si l'on infecte · expérimentalement des bovidés par voie intra-veineuse, on provoque aussitôt une décharge de lécithine dans le sérum. Cette lécithine disparaît ensuite pendant les périodes fébriles, pour reparaître aux périodes d'apyrexie.

---

(1). Dans l'expérience de *Melun* (1906), chez les ·animaux vaccinés avec le bovo-vaccin de Behring, les bacilles de l'inoculation d'épreuve *n'avaient pas encore été résorbés après six mois* (*Vallée* et *Rossignol, Moussu*).

D'autre part, si l'on injecte dans les veines d'un bovidé sain une dose forte (o gr. 5o) de tuberculine, deux fois à cinq jours d'intervalle, on obtient le même effet et, chose curieuse, après la seconde injection, l'animal réagit comme s'il était tuberculeux; son sérum devient fortement activant pour le venin (donc riche en lécithine libre) pendant une huitaine de jours, puis tout rentre dans l'ordre.

Cette réaction d'activation des sérums vis-à-vis du venin peut être utilisée pour le diagnostic précoce de la tuberculose. Nous l'avons démontré par l'étude de 1o3 sérums humains différents. Elle peut être utilisée aussi pour le diagnostic précoce de la tuberculose chez les vaches laitières et chez les nourrices en se servant, non plus du sérum, mais du *lactosérum* obtenu après coagulation du lait par la présure. Lorsqu'une nourrice fournit un lait capable d'activer le venin de cobra, elle doit être considérée comme très suspecte de tuberculose.

A la suite des nombreuses expériences relatives à l'infection tuberculeuse par la voie intestinale que j'ai effectuées depuis quatre ans, j'ai constaté récemment avec C. Guérin que le passage du bacille tuberculeux à travers les parois du tube digestif est considérablement favorisé par la présence de la bile. Nous avons pu cultiver artificiellement le bacille tuberculeux bovin sur la bile de bœuf pure et, sur ce milieu, il acquiert des propriétés physiologiques tout à fait spéciales. Ce bacille, cultivé sur bile, permet de réaliser chez le bœuf, par injection intra-veineuse, une infection générale ordinairement curable et tout à fait analogue à la typhobacillose décrite par Landouzy chez l'homme.

Par ingestion, le même microbe produit exactement les lésions de la tuberculose spontanée du bœuf, avec *calcification précoce des ganglions,* ce qu'on n'obtient jamais avec les cultures artificielles dont nous disposions jusqu'ici.

Enfin la culture sur bile permet de différencier l'origine *bovine, humaine* ou *aviaire* des bacilles tuberculeux: le bacille humain ne pousse pas sur la bile de bœuf, tandis qu'il se développe très bien sur la bile humaine; le bacille aviaire ne pousse pas non plus sur bile de bœuf et croit avec vigueur sur la bile de poule.

Tels sont, en résumé bref, les résultats des études que j'ai pu mener à bien en 1908. Elles attestent qu'on peut obtenir artificiellement l'immunité contre la tuberculose par les voies digestives, qui sont les voies normales d'infection, mais que la durée de cette immunité ne dépasse guère un an. Il sera peut-être possible de la rendre plus facile à obtenir, d'abord, et plus durable, ensuite, si nous pouvons utiliser comme vaccins des bacilles tuberculeux très aisément et rapidement résorbables par les ganglions lymphatiques quoique suffisamment virulents, tels que ceux que fournissent nos cultures sur bile de bœuf. Nos recherches actuelles sont orientées dans cette direction.

M. le Dr Henri Claude,

(Professeur agrégé à la Faculté de Médecine de l'Université de Paris).

Les recherches que j'ai poursuivies pendant l'année 1908 ont eu surtout pour but l'étude des conditions pathogéniques de l'épilepsie et des états connexes.

Avec M. Schmiergeld et A. Blanchetière nous avons étudié les *variations de la résistance globulaire et le pouvoir hémolytique du sérum chez les épileptiques*. Les résultats de ces recherches qui ont été consignés dans un article du journal *l'Encéphale* (1908 I p. 252) peuvent être résumés en quelques mots.

La résistance globulaire du sang non chauffé d'épileptique est normale ou subnormale et avec peut-être une légère diminution pendant les périodes d'activité morbide. Après chauffage, la résistance globulaire est en général fortement diminuée, mais elle l'est de la même façon, chez l'homme normal. L'hémolyse n'est pas obtenue chez l'épileptique par addition au sérum d'une quantité moindre d'eau que chez les sujets sains. Nous ne pouvons donc pas souscrire aux conclusions de de Buck relatives à la présence dans le sang des épileptiques d'une anti-autocytotoxine spécifique, comme d'une autocytotoxine spécifique. Ces constatations nous expliquent les échecs des méthodes qui se sont proposé de produire chez l'animal un sérum présentant les anticytotoxines destinées à combattre la neurolyse que produiraient chez les épileptiques les neurotoxines.

Nous avons donc persisté à orienter plutôt nos recherches du côté des organes susceptibles, par le trouble de leurs fonctions, de créer un état d'auto-intoxication ou, par leur insuffisance, de mettre l'organisme dans un état d'infériorité dans la défense à l'égard des intoxications. Les constatations anatomiques faites chez les épileptiques ont été consignées dans une série de notes à la Société de Biologie (juin et juillet 1908), dans une communication au Congrès des Neurologistes de Dijon (août 1908) et dans un article du journal *l'Encéphale* (janvier 1909).

Les modifications des diverses glandes à sécrétion interne sont comme nous l'avons dit, constantes chez les épileptiques, mais elles varient dans leur intensité et leurs localisations. Elles sont beaucoup plus prononcées chez les sujets relativement jeunes, indemnes de grosses lésions encéphaliques mais ayant succombé pendant des états de mal. Dans tous les cas nous avons observé des altérations de la glande thyroïde qui paraît être l'organe le plus souvent atteint par les causes d'infection et d'intoxication, et par conséquent presque toujours dans un état d'insuffisance relative chez les épileptiques. En ce qui concerne les autres glandes, voici un résumé des constatations faites dans les divers cas. Sept de nos malades étaient mortes en état de mal.

Obs. I. — Hypofonction de la thyroïde, des parathyroïdes, de l'hypophyse, des ovaires. Destruction complète d'une surrénale par une hémorragie. Hypofonction de l'autre.

Obs. III. — Glande thyroïde à peu près complètement détruite par la sclérose, quelques zones d'hypertrophie compensatrice. Nécrose par thromboartérite des parathyroïdes d'un côté, les diverses autres glandes en hypofonction relative.

Obs. VI. — Hypofonction généralisée des diverses glandes, avec maximum des lésions au niveau des ovaires.

Obs. VII. — Grosses altérations destructives de l'appareil thyro-parathyroïdien ; moins prononcées sur les autres glandes.

Obs. VIII. — Altérations de la thyroïde, du foie et des reins.

Obs. IX. — Destruction de la couche germinative de l'ovaire, chez une jeune fille de 21 ans, ayant coïncidé avec la suppression de la fonction menstruelle.

Obs. X. — Grosses lésions thyroïdiennes, hépatiques et rénales.

Obs. II. — Mort brusque chez une épileptique. Sclérose atrophique de la thyroïde, lésions des ovaires et des reins.

Obs. V. — Mort subite. Lésions de l'appareil thyro-parathyroïdien, hémorragies des surrénales.

Obs. IV. — Suicide au cours d'un état maniaque chez une épileptique. Thyroïdite subaiguë en évolution, sclérose des parathyroïdes, insuffisance hypophysaire.

Ces constatations nous conduisent à penser que dans la pathogénie de certaines crises épileptiques, notamment au stade initial
de la maladie, le trouble fonctionnel des glandes à sécrétion interne
peut être mis en cause, au même titre que d'autres facteurs d'intoxication exogène ou endogène et que dans la thérapeutique de
chaque cas d'épilepsie dite essentielle il pourra être utile de
combattre les troubles glandulaires dont l'étude clinique permettra
de soupçonner l'existence, par une opothérapie appropriée.

Nous avons donc soumis à cette thérapeutique une série de
malades épileptiques ou névropathes présentant des affections à type
paroxystique, avec symptômes d'exaltation ou de dépression. Ces
recherches encore en cours ne permettront des conclusions que
lorsqu'elles auront porté sur un grand nombre de cas et nous
sommes encore dans la période de tâtonnements. Nous avons
néanmoins rapporté déjà au congrès de Dijon un certain nombre de
faits intéressants dans lesquels l'administration d'extraits de diverses
glandes à sécrétion interne a donné des résultats excellents.

Mais dans cette étude de la pathogénie de l'épilepsie nous
n'avons pas voulu nous en tenir aux recherches de physiologie et
d'anatomie pathologique ; avec l'aide de notre chef de laboratoire
M. Blanchetière, nous avons repris complètement l'étude de la
nutrition chez les épileptiques en la comparant à la nutrition des
hystériques et des sujets atteints de diverses maladies nerveuses et
mentales.

Les travaux ont porté sur l'analyse des urines et nous avons
établi le bilan de la nutrition en tenant compte des *ingesta* et des
excreta. Il est difficile de résumer en quelques lignes les résultats
de 126 analyses très complètes, qui sont publiées dans le *Journal
de physiologie et pathologie générale* (janvier 1909). Néanmoins nous
pouvons déclarer que les troubles de la *nutrition minérale* ont été
très marqués dans les cas d'épilepsie que nous avons étudiés, et
plus marqués que ceux concernant les échanges azotés. Le

tableau suivant qui donne les coefficients d'utilisation des matières
minérales et des substances azotées pendant et en dehors des jours
de crises, montre bien la réalité des troubles de la nutrition chez
les épileptiques.

	MOYENNE DES JOURS DE CRISE		MOYENNE DES JOURS SANS CRISE	
	matières minérales.	matières azotées.	matières minérales.	matières azotées.
Cas I.	0,61	0,87	0,80	1,14
Cas II	0,78	0,75	0,64	0,75
Cas III.	0,65	0,85	0,71	0,98
Cas IV.	0,63	0,79	0,60	0,79
Cas V.	0,46	0,75	0,60	0,83

Dans l'hystérie, si nous n'avons trouvé aucune formule urinaire
caractéristique, nous avons constaté un abaissement marqué du
coefficient moyen d'utilisation minérale coincïdant avec de fortes
variations d'un jour à l'autre. La nutrition azotée présente,
quoique moins accentuées, les mêmes variations, mais ces variations se compensent dans un faible espace de temps, de telle
sorte que nous trouvons un coefficient moyen voisin de l'unité.
Ces constatations sont intéressantes, car l'hystérie est la seule
des mäladies nerveuses ou mentales dans laquelle nous ayons vu
une nutrition en somme normale, malgré des variations journalières
parfois excessives, contrairement aux autres maladies nerveuses
qui montrent en général un ralentissement de la nutrition. Ces
données confirment bien les indications de la clinique qui nous
montre toujours dans les manifestations hystériques un simple
trouble dynamique sans conséquences graves, en rapport avec
une constitution particulièrement instable du système nerveux.
D'une façon générale, dans les autres maladies du système nerveux,
nous avons noté un ralentissement de la nutrition.

Nous avons poussé plus loin l'étude de la nutrition dans un cas, afin d'essayer d'éclaircir la nature des produits toxiques secrétés par les urines. Nous avons choisi comme type un cas de stupeur mélancolique parce qu'il était nécessaire d'avoir une quantité considérable d'urines, et de pouvoir faire suivre le même régime alimentaire pendant un long temps. Nous nous sommes donc proposé de déterminer :

1° La part qui revient, dans la toxicité globale des urines, aux extractifs azotés.

2° La nature des substances azotées toxiques.

Les extractifs azotés ont été séparés par la méthode de Gautier, sur 20 litres d'urine. Nous avons vu en expérimentant la toxicité de l'urine globale et celle de ces extractifs, que les dérivés azotés ne représentaient que le tiers de la toxicité globale de l'urine.

Nous avons ensuite poursuivi l'étude des différentes bases azotées, après séparation ; celles-ci peuvent être réparties en quatre groupes :

1° Des bases précipitables par l'acétate de cuivre à froid, ayant des caractères à la fois acides et basiques, et dont les propriétés rappellent celles des acides carbopyridiques et carbo-quinoléiques.

2° Des bases précipitables par l'acétate de cuivre à chaud, ce sont les bases de la série xanthique.

3° Des bases non précipitables par l'acétate de cuivre, ce sont celles qui peuvent contenir la névrine, la choline, les polyméthylènediamines, les bases hydropyridiques. Nous n'avons obtenu que de très faibles quantités.

4° Des bases non précipitables par le sublimé. Ces bases forment la plus grosse partie de celles que nous avons séparées.

Actuellement nous poursuivons l'étude de la toxicité globale de chacun de ces groupes. Ensuite ceux qui nous ont fourni une quantité de substance suffisante seront soumis à un fractionnement dont les termes seront eux-mêmes étudiées par la même méthode.

Enfin à côté de ces recherches, je mentionnerai les études qui ont été entreprises dans mon laboratoire par MM. Blanchetière et

Gougerot sur les propriétés biochimiques des sporotrichams dont l'action pathogène connue depuis peu, a suscité de nombreux travaux.

MM. Blanchetière et Gougerot ont constaté pour la première fois :

1° Que les sparothrix sont des agents très faibles de fermentation, strictement aérobies, ne formant jamais d'alcool.

2° Lorsqu'on laisse acidifier le milieu sous l'influence de la fermentation il ne se forme que de l'acide lactique.

3° Les alcools polyatomiques, sauf la glycérine, ne fermentent pas.

4° Les sucres en C^n fermentent, mais leur attaque n'a guère été très forte qu'avec une seule variété.

5° Les sucres en C^6 fermentent très bien.

6° Les bioses fermentent d'une façon très inégale sous l'influence de diverses variétés.

7° L'aniline fermente bien, contrairement à la dextrine.

8° L'amidon est liquéfié ; l'albumine ne l'est pas.

Voici enfin la composition des corps de sporotrichams d'après MM. Blanchetière et Gougerot :

SUBSTANCES DOSÉES	SPOROTRICHAMS			
	VARIÉTÉ I	VARIÉTÉ II	VARIÉTÉ III	VARIÉTÉ IV
Matières grasses.........	21,18	22,14	21,68	21,18
Azote total.............	2,41	3,15	3,65	3,31
Cendres	1,55	—	1,80	—

La forte proportion de matières grasses trouvée dans les corps microbiens a permis d'isoler la substance grasse par l'éther et le chloroforme. Les extraits ainsi obtenus se sont montrés toxiques pour les animaux. Ces extraits ainsi que les corps microbiens dégraissés sont actuellement soumis à l'expérimentation physiologique.

M. J. Courmont,

(Professeur à la Faculté mixte de médecine et de pharmacie de
l'Université de Lyon).

Les principaux travaux effectués au laboratoire, en 1908, avec
l'aide de la Caisse des Recherches scientifiques, ont porté sur la
tuberculose, la *fièvre typhoïde* et les *globulins*. Je laisse complètement de côté une série de notes, de thèses, travaux divers qui
n'ont pas une portée aussi nette.

I. — Tuberculose

Nous avons continué nos travaux sur la tuberculose dans trois
directions :

A. — *Pénétration transcutanée*. — Nous avons poursuivi nos
recherches antérieures (voir nos rapports précédents) sur la pénétration si fréquente, et méconnue avant nous, de la tuberculose
par la peau intacte ou légèrement lésée. Le plus souvent, le bacille
pénètre sans laisser aucune trace de son passage ; la tuberculose va
se localiser dans les viscères sans qu'on puisse soupçonner sa porte
d'entrée.

M. Lesieur et moi avons continué, pour cette démonstration,
nos expériences sur le veau, le lapin, le cobaye.

B. — *Origine périphérique de la tuberculose pulmonaire*. —
Partis des idées précédentes, nous avons, mon chef de travaux,
M. l'agrégé Lesieur, et moi, institué de très nombreuses expériences
pour démontrer que la phtisie pulmonaire a fréquemment une
origine périphérique, c'est-à-dire pénètre à la faveur des lésions
minimes de la peau, si fréquentes chez les enfants (impétigo, croûtes
des cheveux, etc·).

Les bacilles entrent ainsi, ne produisent aucune lésion cutanée, et

— 41 —

vont aux ganglions du médiastin. Pour nous, la tuberculose des ganglions du médiastin est toujours le premier stade de la tuberculose pulmonaire chronique. Nous croyons cette porte d'entrée périphérique beaucoup plus fréquente, chez l'enfant surtout, que la porte d'entrée pulmonaire ou intestinale. Pour le démontrer, nous avons institué de nombreuses expériences. Un gros mémoire est en préparation. Nous avons, en tout cas, consigné nos résultats dans la thèse ci-jointe de notre élève Chanoine.

C. — *Vaccination antituberculeuse.* — Nous poursuivons toujours nos essais de vaccination antituberculeuse. Nos premiers résultats, très encourageants, sont contenus dans une note ci-jointe à la Société de Biologie. On peut les résumer ainsi : chez le cobaye, la réinoculation tuberculeuse, pratiquée au moins quinze jours après l'inoculation, échoue ; néanmoins, pendant ce temps, la première inoculation suit sa marche normale. Il y a donc une immunisation, réalisée par une première inoculation, par une première tuberculose en voie d'évolution.

Ces résultats sont intéressants, parce que, chez le veau, une première inoculation transcutanée ne donne lieu qu'à un ganglion local qui n'est pas l'origine d'une généralisation. On peut donc espérer qu'une simple friction de la peau du veau avec des cultures tuberculeuses suffirait à lui conférer l'immunité contre les dangers de l'ingestion.

Nous avons commencé ces expériences sur le veau ; nous avons été arrêtés faute d'argent. Il faut expérimenter sur des veaux nombreux pour se permettre une pareille affirmation. Nous espérons pouvoir continuer.

II. — FIÈVRE TYPHOÏDE

La question de la présence des bacilles d'Éberth dans le sang des typhiques, même convalescents, a continué à nous préoccuper.

M. Lesieur a fait sur ce sujet, une communication à la Société médicale des hôpitaux de Paris, après avoir fait un rapport au Congrès de Clermont. Nous avons aussi étudié les bacilles paratyphiques (Congrès de Berlin).

Mais tous nos efforts portent, en ce moment, sur la recherche d'un procédé pratique de *vaccination antityphique*. Nous croyons y être arrivés, avec mon préparateur M. Rochaix ; mais nous ne pourrons publier nos résultats que dans quelques mois. Nous avons besoin, pour ces expériences, d'un grand nombre de chèvres. Nous sommes aussi arrêtés par le manque d'argent.

III. — GLOBULINS

Avec mon élève André, nous croyons être arrivés à cultiver *in vitro* des corps du sang humain qui sont probablement des globulins (*Société de Biologie*, 1908). Nous continuons ces expériences sur les animaux.

La question est des plus controversées et des plus importantes.

IV. — CONCLUSIONS

En laissant de côté les travaux d'ordre secondaire que nous avons poursuivis, nous pouvons mettre en ligne des expériences sur la *tuberculose* et la *fièvre typhoïde*, qui exigent de gros animaux (veaux, chèvres) et un effort prolongé de plusieurs mois.

M. Coÿne,

(Professeur à la Faculté mixte de médecine et de pharmacie
de l'Université de Bordeaux).

LE SÉRUM ANTIDYSENTÉRIQUE POLYVALENT

Les résultats que nous avons obtenus, M. le Dr *Auché* et moi,
dans la continuation de nos recherches sur le sérum polyvalent de
la dysenterie bacillaire peuvent être classés de la façon suivante :
Les uns sont expérimentaux, portant sur les animaux de laboratoire ;
ils avaient pour objectifs de répondre à certaines objections qui
nous avaient été faites au sujet de l'action pathogène des bacilles
du type Flexner. Les autres sont cliniques et correspondent à
l'étude des malades traités par nous et par d'autres confrères dans
le cours de dysenterie bacillaire avec l'aide du sérum polyvalent.

1° *Recherches expérimentales*. — Dans nos recherches antérieures,
nous avions établi expérimentalement et cliniquement, l'action préventive et curative de notre sérum antidysentérique polyvalent à
l'égard des dysenteries dues aux bacilles à type Shiga. Nous avions
également démontré cliniquement son action curative à l'égard des
dysenteries à bacilles du type Flexner. Mais nous n'avions pas
étudié son action sur les infections expérimentales produites avec
ce bacille. Dans le travail que nous avons élaboré sur cette dernière
question et que nous avons soumis à la réunion biologique de
Bordeaux en mars 1908, nous avons établi les faits suivants :
après avoir rappelé que si l'inoculation aux animaux d'une quantité
déterminée de culture de bacille du type Shiga donne des résultats
à peu près toujours identiques, il n'en est pas de même avec les
cultures au bouillon de bacilles du type Flexner. La même quantité
de bouillon de culture, injectée de la même façon à des cobayes de
poids à peu près égaux, ne détermine pas toujours les mêmes effets.
Les uns peuvent résister et n'être que peu ou pas malades, alors
que les autres meurent dans un laps de temps variable, souvent très
court.

Nous avons pu établir en répétant les expériences à plusieurs reprises et avec un nombre suffisant d'animaux, que si dans la première série d'expériences, un seul animal meurt il s'agit d'un cobaye témoin. Au contraire dans la deuxième série un seul résiste c'est un cobaye traité avec le sérum polyvalent. Enfin dans la troisième série tous les cobayes témoins succombent et tous ceux traités par le sérum polyvalent survivent. Nous en avons conclu que le sérum polyvalent avait une action curative évidente sur l'infection expérimentale produite par les bacilles du type Flexner.

Dans une seconde série d'expériences nous avons voulu comparer l'action du sérum monovalent de MM. Vaillard et Dopter à celle du sérum antidysentérique polyvalent sur des cobayes inoculés dans la cavité péritonéale avec des bacilles dysentériques du type Flexner.

De ces recherches, il ressort que dans un premier lot d'animaux mis en expériences, on voit succomber parmi les animaux témoins deux cobayes peu de temps après l'injection et un troisième au bout de 12 jours. Parmi ceux qui ont été traités par le sérum monovalent Vaillard et Dopter, tous succombent aussi également mais avec un retard assez considérable, l'un au 8e jour et les deux autres au 12e jour. Enfin parmi les animaux traités par le sérum polyvalent aucun ne paraît malade dans les jours qui suivent l'injection, un seul meurt tardivement le 12e jour après l'inoculation.

Dans une seconde série d'expériences tous les cobayes témoins meurent rapidement, trois des cobayes traités par le sérum Vaillard et Dopter meurent à peu près en même temps. Deux seulement de ceux qui ont été traités par le sérum polyvalent succombent, mais ils succombent quelques heures après ceux qui avaient été traités par le sérum Vaillard et Dopter. Nous avons cru pouvoir conclure de ces résultats expérimentaux que le sérum polyvalent était plus actif que le sérum monovalent de Vaillard et Dopter à l'égard de l'infection produite par le bacille du type Flexner.

Nous joignons d'ailleurs à ce résumé un exemplaire du travail que nous avons communiqué à la réunion biologique de Bordeaux dans la séance du 5 mars 1908.

2° *Résultats cliniques*. — Les recherches cliniques n'ont pas été aussi nombreuses que nous l'aurions désiré ; mais le nombre de faits de dysenterie soumis à notre examen a été restreint ; s'il y a eu beaucoup de cas de diarrhée, ces cas ont été légers, pour la plupart, et un petit nombre seulement ont pris le caractère dysentériforme et un plus petit nombre encore parmi ces cas de dysenterie, ont revêtu des formes graves qui sont les seules que nous soumettons au traitement par le sérum polyvalent.

Cependant nous avons pu réunir sept faits rentrant dans les conditions que nous venons d'exposer. Cinq de ces faits ont été observés et suivis par un de nos préparateurs, M. le Dr Campana. Les deux autres faits, sont dus à des confrères qui dans des cas graves ainsi qu'il ressort du contexte des observations, ont employé avec succès le sérum polyvalent et ont obtenu chaque fois une guérison rapide. Nous devons faire observer que dans les observations recueillies par M. le Dr Campana il a été procédé 4 fois sur 5 à des ensemencements qui ont permis de déterminer l'agent pathogène : dans deux cas il s'agissait de dysenterie à type Shiga et dans deux autres, de dysenterie à type Flexner.

RÉSUMÉS DES SEPT OBSERVATIONS

Fillette de 11 mois. Allaitement artificiel. A la suite d'un écart de régime, est prise brusquement le 1ᵉʳ septembre 1907 de diarrhée, vomissements, fièvre avec état général très grave.

Les selles au nombre de 8 à 15 pendant 4 à 5 jours sont composées exclusivement de mucosités sanglantes sans traces de matières fécales. Les vomissements cessent plus rapidement. Prostration. Douleurs abdominales très marquées. Ténesme.

Les parents refusant l'usage du sérum, on institue le traitement d'usage.

Amélioration le 5 septembre, peu durable, puisque le 6, rechute avec 8 selles.

Le 6 septembre, injection de 20 cc. de sérum antidysentérique polyvalent.

Déjà, le 8, diminution considérable du nombre des selles; modification dans leurs caractères; désormais, elles sont fécaloïdes. Guérison complète le 12 septembre.

Dysenterie à bacilles de Shiga.

II

Enfant de 17 mois. Sevré depuis 3 mois. Depuis le commencement du mois d'août 1907, diarrhée séreuse, sans vomissements, sans fièvre, diarrhée qui cesse pour reparaître rapidement, et contre laquelle, tous les médicaments en usage ont été vainement prescrits; il en est de même de toutes les modifications de régime.

Le médecin traitant (Dʳ Ferrier) pense à un cas possible de dysenterie fruste et l'envoie à Bordeaux pour lui faire faire *une injection de sérum antidysentérique polyvalent*, qui est pratiquée le 31 août 1907.

Le 2 septembre, les selles ont diminué de nombre, ont changé de caractère.

Le 5, guérison complète de la diarrhée qui n'a pas reparu.

Dysenterie à bacilles type Flexner.

III

Enfant de 16 mois. Allaitement artificiel. Passé pathologique très lourd déjà.

Le *31 mars*, est pris brusquement de fièvre, diarrhée, vomissements.

Du 31 mars au 3 avril, nombre de selles variant de 10 à 30 en croissant chaque jour, nettement dysentériformes : fièvre oscillant entre 39° 8 et 40° 1. État général extrêmement grave.

Le 4 avril, injection de sérum antidysentérique polyvalent.

Le 6 avril, amélioration dans l'état général; abaissement de la température; nombre des selles réduit à 5.

Progressivement, du 6 avril au 15, amélioration progressive et guérison complète.

Dysenterie à bacilles de type Shiga.

IV

Enfant de 7 mois. Allaitement maternel. A la suite d'écart de régime, est pris brusquement le 23 mars 1908, d'une petite hémorrhagie intestinale. Le lendemain, fièvre, vomissements, diarrhée glaireuse. Du 23 au 26 mars 1908, état local stationnaire, température oscillant entre 38° et 39°. Selles au nombre de 5 à 8 par jour, un peu sanglantes, toujours glaireuses, non fécaloïdes.

Le 26 mars, injection de sérum antidysentérique polyvalent.

Depuis le 28 mars, amélioration progressive et guérison complète vers le 10 avril.

Dysenterie à bacilles type Flexner.

V

Enfant de 2 ans. A la suite d'absorption de royan cru, est pris le 1er septembre 1908, de fièvre, diarrhée liquide, vomissements alimentaires.

Le 2 septembre, persistance de vomissements, présence de sang dans nombreuses selles, la température s'élève à 39°6, amaigrissement déjà considérable.

Dans les jours qui suivent, les selles sont plus nombreuses (jusqu'à 15 et 18 par jour) et prennent nettement le caractère dysentériforme.

Le 7 septembre, injection de sérum antidysentérique polyvalent.

Déjà le 9, amélioration dans l'état général, abaissement de la température, réduction à 3, des selles, en 24 heures, et le 12 septembre, guérison.

Pas d'ensemencement des selles.

VI

Observation due à M. le Dr Groc de Saint-Symphorien que nous remercions de son amabilité.

Il s'agit d'un enfant de 4 ans, de bonne santé habituelle et bien constitué. La maladie commence le 14 août par de la diarrhée qui continue le 15 et le 16 malgré un traitement approprié. Le 17 les selles deviennent dysentériques et sanguinolentes, ténesme et épreintes violentes. Le 18 l'état s'est aggravé, les selles constituées par du sang pur, se reproduisent tous les quarts d'heure constituant une véritable hémorrhagie intestinale accompagnée de prolapsus rectal dont la muqueuse est ulcérée, fièvre. Le 19 même état grave, impossibilité de faire prendre au malade le moindre médicament. 1ʳᵉ injection de sérum. Le 20 l'état est transformé, le malade a reposé la nuit; seulement 4 selles dans la nuit, les épreintes sont plus rares et faibles, la fièvre a diminué, les matières jaunâtres encore molles renferment des stries de sang. On pratique une deuxième injection de sérum. Le 21 l'enfant ne se plaint plus et a dormi toute la nuit, il y a eu 4 selles dans les 24 heures, elles sont fécaloïdes mais encore entourées d'un liquide rosé, le prolapsus rectal a notablement diminué. On pratique une 3ᵉ injection de sérum. Le 22 il n'y a plus de douleur, les selles sont moulées bien qu'entourées d'un peu de liquide rosé, le prolapsus rectal a disparu, le pouls est normal et le 23 on constate que la guérison est complète. On continue quelques jours un régime approprié. Pas d'ensemencement.

VII

Cas observé par M. le Dʳ Delaunay de Coze (Charente-Inférieure), auquel nous adressons nos remerciments.

Il s'agit d'un petit garçon de 22 mois dont la santé a laissé à désirer jusqu'au 17ᵉ mois, époque où il a été sevré. La maladie commence le 2 août par de nombreuses selles liquides. Le 5 cet état se modifie, la fièvre apparaît, les selles deviennent nombreuses, trente depuis la veille, ténesme; les matières sont fétides, glaireuses et sanguinolentes. Cet état dure jusqu'au 8 août sans amélioration par le traitement ordinaire; ce jour là on constate 25 selles glaireuses et sanguinolentes. L'état est grave.

1ʳᵉ injection de 20 cc. de sérum polyvalent.

Le 10 août amélioration, 12 selles moins glaireuses, jaunâtres, renfermant moins de sang. Le 11 août amélioration plus prononcée mais on a encore 5 selles présentant les caractères de celles de la veille. 2ᵉ injection de 10 cc. de sérum polyvalent.

Le 12 août urine abondante et claire, 3 selles consistantes dont une est moulée, encore quelques glaires mais il n'y a plus de sang.

Le 14 août 2 selles présentant les mêmes caractères mais apparition d'une éruption rubéoliforme sur le ventre et le thorax. Le 16 août cette éruption s'étend aux jambes et à la face elle est apyrétique mais provoque de vives démangeaisons. Du 17 au 22 chaque jour 2 selles moulées contenant quelques filaments glaireux mais pas de sang. Le 26 août les selles sont devenues absolument normales et la guérison est complète.

Plusieurs des faits que nous venons de résumer ont été très graves et se seraient terminés certainement par la mort si le sérum polyvalent n'avait pas été employé. Nous devons faire remarquer de plus que jusqu'à présent malgré la gravité des cas observés et traités nous n'avons jamais eu un fait dans lequel la terminaison ait été fâcheuse.

Enfin pour conclure nous ajouterons que tout récemment à la séance du 1ᵉʳ décembre de la réunion biologique de Bordeaux nous avons communiqué le mode de préparation de notre sérum polyvalent et nous l'avons comparée à celle d'un sérum polyvalent préparé récemment par Shiga et dont il a fait connaître les résultats cliniques au commencement de cette année. Cet auteur au lieu de se servir comme nous d'un seul animal pour l'obtention de son sérum agit de la façon suivante :

Il injecte un 1ᵉʳ cheval avec des cultures de deux types de sa classification qui comprend cinq types de bacilles dysentériques soit le type 1 et 2, et un second cheval avec le premier type qui a servi pour le premier animal et un autre des derniers types de sa classification. Il pratique des injections sous-cutanées alternatives de chacun de ces types. Lorsque les chevaux sont suffisamment immunisés, il mélange les deux sérums et obtient ainsi son sérum universel. Il a employé ce sérum chez un très grand nombre de malades atteints de dysenterie et en a obtenu des résultats bien supérieurs à ceux qu'il retirait antérieurement de l'emploi de son ancien sérum monovalent. Il estime avoir fait faire ainsi un progrès très notable à la sérothérapie de la dysenterie.

Bien avant Shiga, puisque nos premières communications remontent à l'année 1906 correspondant à des recherches entreprises dès le début de 1905, nous avons préconisé et commencé la préparation d'un sérum polyvalent basé sur la non identité des différents types de bacilles dysentériques. Nos communications ultérieures ont fait connaître les résultats expérimentaux et cliniques que nous avons obtenus et démontrent la supériorité du sérum polyvalent sur le sérum monovalent.

Ces considérations cliniques et expérimentales seront exposées plus amplement dans un mémoire qui va paraître incessammen dans la *Province médicale*.

M. Yves Delage,

(membre de l'Institut, professeur à la Faculté des Sciences
de l'Université de Paris.)

Je m'étais proposé cette année de poursuivre mes recherches dans trois directions :

1° Continuer l'élevage des oursins parthénogénétiques obtenus par mes recherches de l'année précédente ;

2° Appliquant les moyens qui m'avaient réussi l'année dernière, tâcher d'obtenir un nombre d'animaux parthénogénétiques suffisant pour permettre une statistique portant sur le sexe et étendre les recherches de parthénogénèse à la deuxième génération ;

3° Tenter une expérience tout à fait nouvelle sur laquelle je reviendrai dans un instant.

Sur le premier point, j'ai bien réussi. Les deux oursins parthénogénétiques, seul reste de mes élevages, ont continué à prospérer et ont grandi au point que l'un d'eux mesurait, il y a deux mois, l'un près de 1 c. 1/2, l'autre plus de 2 c. de diamètre sans les piquants. Le gardien du laboratoire m'assure qu'ils ont encore grandi depuis et je les mesurerai de nouveau à mon prochain voyage à Roscoff.

Sur le deuxième point, le succès a été presque nul. J'ai obtenu seulement 2 oursins parfaits, dont 1 a été perdu, et 7 astéries, dont 2 seulement sont encore vivantes. J'ai bon espoir de pouvoir élever l'oursin et l'une des 2 astéries, mais cela est tout à fait insignifiant pour la statistique du sexe et la continuation des expériences sur une deuxième génération.

L'exposé du troisième point réclame quelques explications préliminaires.

J'avais démontré, l'an dernier, que le moyen le plus efficace d'obtenir la parthénogénèse était de soumettre les œufs à deux traitements successifs : par un acide, puis par un alcali.

Si l'on met à part ceux qui agissent comme toxiques, tous les acides et tous les alcalis, employés à la même concentration moléculaire, ont à peu près la même efficacité. De là, l'idée que cette efficacité tient, non pas à leur nature chimique spéciale, mais uniquement à leur fonction acide ou alcaline représentée pour les premiers par l'ion H, pour les seconds par l'ion OH. Or, ces ions H et OH portent une charge électrique, les premiers positive, les seconds négative. De là, l'idée que l'agent efficace était, non la substance chimique de l'acide ou de l'alcali, non l'ion H ou l'ion OH, facteur d'acidité ou d'alcalinité, mais la charge électrique positive ou négative que portent ces ions.

Pour soumettre cette idée à une vérification expérimentale, j'ai fabriqué des condensateurs en forme de cuvette, dont le fond était formé d'une lame de mica doublée extérieurement d'une lame d'étain formant l'armature externe, tandis que l'armature interne était représentée par le mélange électrolytique contenu dans la cuvette et dans lequel les œufs étaient déposés.

Soumis dans cet appareil à l'action de la charge électrique, d'abord positive pendant une 1/2 heure, ensuite négative pendant 1 heure, fournie par une pile donnant 15 volts, les œufs se développent comme s'ils avaient été traités par le procédé chimique. Le pourcentage de ceux qui évoluent reste sensiblement plus faible, car je n'ai pu déterminer encore les conditions optima; mais leur évolution est parfaitement normale et fournit des blastules qui, en 48 heures, deviennent des Pluteus.

On pourrait discuter longuement sur l'interprétation de cette expérience. Ce n'est pas ici le lieu de le faire mais, quel que soit le résultat de cette discussion, il n'y en a pas moins là un fait nouveau, curieux et tout à fait inattendu. Je compte entreprendre, dès que le retour de la belle saison aura remis entre mes mains le matériel biologique nécessaire, des expériences nouvelles me mettant à même de discerner si et dans quelle mesure pourraient intervenir dans le résultat des phénomènes d'électrolyse dûs à des courants de fuite, toujours possibles dans un appareil improvisé. Pour ces expériencs, edes appareils nouveaux seront nécessaires pour constituer des condensateurs rigoureusement isolés, et pour s'assurer, pendant la durée même de l'expérience (avec un électromètre suffisamment sensible), qu'aucun courant de fuite ne vient compliquer l'interprétation des résultats.

M. Doyon,

(Professeur à la Faculté mixte de médecine et de pharmacie
de l'Université de Lyon).

I. — BUT DES RECHERCHES

Mes recherches ont pour but le rôle du foie dans la coagulation du sang. Je soutiens que le foie est nécessaire à la production de la fibrine et probablement secrète le fibrinogène. J'ai démontré que l'ablation ou les lésions graves du foie (provoquées par le chloroforme, le phosphore, l'emploi d'un sérum hépatototique) déterminent l'incoagulabilité du sang et la disparition du fibrinogène du plasma.

II. — FAITS PERSONNELS NOUVEAUX

Les faits nouveaux que j'ai constatés sont les suivants :

1° Le sang des *grenouilles ayant subi l'extirpation du foie*, reste tantôt absolument liquide sans trace de fibrine, tantôt sans se prendre en masse, renferme néanmoins quelques filaments de fibrine. L'incoagulabilité peut apparaître dès le troisième jour après l'ablation du foie. L'addition de sérum normal n'augmente pas la coagulabilité du sang des grenouilles privées de foie ; le fibrinogène paraît donc bien disparaître ou diminuer dans le sang de ces grenouilles.

Doyon. Gautier.

2° L'*anémie artérielle* du foie détermine une diminution de la teneur du sang en fibrine et des modifications de la coagulabilité du sang. Le sang recueilli aux approches de la mort reste coulant ou donne lentement un caillot mou. L'addition de sérum normal provoque en général et en quelques instants la prise en masse du sang recueilli dans ces conditions, mais le caillot est toujours sensiblement plus mou qu'un caillot normal.

Doyon. Gautier.

3° Le sang recueilli aux approches de la mort après la *ligature des artères du foie*, additionné ou non de sérum normal, contient toujours moins de fibrine que le sang recueilli avant l'anémie de l'organe.

Les expériences ont été faites sur des chiens. On enlève l'intestin, puis on lie le tronc cœliaque et la mésenterique supérieure. (L'ablation de l'intestin n'abaisse pas la teneur du sang en fibrine et ne modifie pas la coagulabilité.) Sur le même sujet on prélève successivement quatre échantillons de sang carotidien de 20 gr. environ chacun. Un est prélevé avant toute intervention pour avoir du sérum normal ; trois autres pour le dosage de la fibrine : l'un immédiatement après la ligature des artères, deux autres plusieurs heures après, aux approches de la mort. Un des derniers échantillons est additionné de sérum normal obtenu par la première prise. Les échantillons de sang étaient abandonnés à la température du laboratoire ; la fibrine était dosée soit après 1 à 2 heures soit après 12 à 24 heures. Parallèlement on dosait toujours l'eau.

Doyon. Gautier.

4° J'ai observé, *après la défibrination totale* chez le chien par le procédé *Magendie-Dastre* des *modifications du foie* pouvant faire penser à une participation de cet organe à la régénération de la fibrine.

Doyon. Gautier. Policard.

Au niveau de la partie centrale du lobule (zone sus-hépatique), le protoplasme des cellules est extrêmement vacuolaire vers la cinquième heure ; après la défibrination on peut constater dans quelques vacuoles l'existence de boules d'une substance homogène éosinophile de nature indéterminée. Au niveau de la périphérie du lobule, autour des espaces portes, les cellules hépatiques sont homogènes. Dans cette région on peut deux à trois heures après l'opération constater l'apparition d'un grand nombre de leucocytes polynucléaires neutrophiles. Ces leucocytes abondent au niveau de la périphérie ; ils sont très rares au centre du lobule.

5° *Morawitz* et *Rehn* ont soutenu, avec quelques réserves il est vrai, que la genèse du fibrinogène est sous la dépendance du tissu myéloïde. J'ai constaté la *régénération de la fibrine*, en quelques heures, chez de très vieux chiens splenectomisés, *en l'absence de toute activité de la moelle osseuse*, après la défibrination totale.

Doyon. Gautier. Mawas.

6° *Mathews* a localisé l'origine du fibrinogène dans l'intestin.

J'ai constaté que la *régénération de la fibrine* a lieu de la manière habituelle après la défibrination, même *chez des chiens ayant subi l'extirpation de toute la masse intestinale.*
Doyon. Gautier. Morel.

III. — TRAVAUX CONFIRMATIFS

J'ai démontré antérieurement que le chloroforme à certaine dose détermine chez le chien la nécrose du foie, l'incoagulabilité du sang et la disparition du fibrinogène du plasma. Des observations cliniques récentes tendent à prouver que l'ictère grave observé parfois à la suite de certaines interventions chirurgicales (dans des cas d'appendicite chez des enfants p. e.) dépend de lésions hépatiques provoquées ou aggravées par l'anesthésie chloroformique. Gurcel. Weil. Mouriquand. Vignard. — Dans certains cas de purpura, on a observé des lésions hépatiques absolument comparables à celles que j'ai décrites dans l'intoxication chloroformique expérimentale. — Et. Martin, frappé de l'énorme congestion du foie dans les cas de mort par submersion, s'est demandé si l'incoagulabilité du sang des noyés· ne dépendrait pas d'une lésion du foie. De fait, Et. Martin, Fidon et Gautier ont constaté qu'après la submersion le sang du chien ne contient presque pas ou plus de fibrine et que le foie présente des lésions. — La ligature des veines rénales peut déterminer l'incoagulabilité du sang. On constate dans ce cas des lésions hépatiques graves (nécrose). Bierry. — En Belgique, Nolf confirme par des expériences faites sur les Mammifères et les Poissons, mes premières conclusions concernant l'origine hépatique du fibrinogène.

IV. — FAITS NOUVEAUX ANNEXES CONSTATÉS AU COURS DE MES RECHERCHES SUR L'ORIGINE DE LA FIBRINE

1° J'avais constaté avec Kareff que *l'atropine* détermine l'incoagulabilité du sang, la baisse de la pression artérielle et la narcose lorsque le poison est injecté dans une mésaraïque. *In vitro* et en injection dans une veine de la circulation générale, l'atropine est sans effet sur le sang. J'ai constaté avec Gautier que l'atropine agit plus sûrement et à doses bien moindres si l'injection est pratiquée par le cholédoque.

2° J'ai constaté de plus que l'incoagulabilité du sang et la baisse de la pression artérielle ne sont pas indissolublement liés. *L'atropine* injectée au chien dans la jugulaire détermine une énorme baisse de la pression artérielle sans modifier la coagulabilité du sang. Chez le lapin l'atropine agit sur la pression sans modifier la coagulabilité du sang. *Doyon. Gautier.*

3° On enseignait que pour déterminer l'incoagulabilité du sang, la baisse de la pression et la narcose, il faut injecter la *peptone* dans les veines. J'ai constaté que l'injection de la peptone dans le cholédoque détermine ces phénomènes à des doses bien inférieures à celles nécessaires pour déterminer ces mêmes effets par la voie sanguine. *Doyon. Gautier.*

4° Le *curare* détermine chez le chien l'incoagulabilité de sang dans certaines conditions. J'ai obtenu cet effet d'une manière constante chez des chiens de 14 kgs. en injectant 20 centigr. d'une solution de curare à 1 p. 100 dans le cholédoque ou dans une veine de la circulation générale.

5° L'*ablation du foie* ou la *ligature des artères du foie* détermine des *lésions rénales* et des *convulsions. Doyon. Gautier. Policard.* Expériences chez le chien et la grenouille.

6° Les lésions hépatiques déterminées par le chloroforme (inhalé ou ingéré) s'accompagnent d'*urobilinurie.* Après l'ablation des reins l'urobiline s'accumule dans le sérum. Ce fait exclut l'origine rénale exclusive de l'urobiline. *Doyon. Gautier. Policard.*

M. le Dr Fabre,

(Professeur de Clinique obstétricale à la Faculé mixte de médecine
et de pharmacie de l'Université de Lyon).

NOUVELLES RECHERCHES SUR LE MODE D'ACTION ET L'UTILISATION
CLINIQUE DE L'ESSENCE DE TÉRÉBENTHINE

J'ai fait connaître, l'an dernier, des recherches que je poursuis
depuis longtemps, sur le traitement des infections puerpérales.
J'ai montré que si l'infection puerpérale n'a point, comme on
aurait quelque tendance à le croire, disparu définitivement des
services hospitaliers, du moins est-il possible de guérir, à l'aide
de la térébenthine et particulièrement du sérum térébenthiné, des
infections très graves, telles des infections généralisées à streptocoques (streptococoses sanguines). J'ai montré aussi l'enchaînement
des hypothèses successivement émises pour tenter de pénétrer le
mode d'action de la térébenthine.

Poursuivant cette lutte nécessaire et difficile contre l'infection
puerpérale, j'ai proeédé depuis, tout en continuant mes recherches
premières, à une série nouvelle d'investigations qui ont porté sur
la prophylaxie de l'infection puerpérale à l'aide d'injections intra-
utérines térébenthinées faites systématiquement après toutes les
délivrances, et sur les modifications humorales consécutives à des
injections d'essence de térébenthine (à l'état de sérum térébenthiné) dans les tissus de l'homme et des animaux.

C'est principalement cette série nouvelle d'observations que je
me propose de relater ici ; — je n'y ajouterai, en ce qui concerne
la thérapeutique que quelques mots sur la systèmatisation des
infections pour le choix du traitement.

I. — RECHERCHES EXPÉRIMENTALES
SUR LE MÉCANISME INTIME DE L'ACTION DE LA TÉRÉBENTHINE

A. — *Réactions leucocytaires.*

Nous avons cherché à connaître les variations de la formule
leucocytaire du lapin sous l'influence d'injections de sérum téré-

benthiné. Nous avons opéré sur de jeunes sujets, les animaux avaient six semaines au début des expériences.

Tous les jours ou tous les deux jours, on leur injectait 10 cc. de sérum térébenthiné à 1/200 dans le tissu cellulaire sous-cutané. La température était prise matin et soir et des examens de sang étaient faits chaque jour dans mon laboratoire.

Les animaux étaient divisés en deux lots : l'un était composé d'animaux normaux en bonne santé, l'autre (seconde moitié d'une même portée), d'animaux sur lesquels on pratiquait des infections expérimentales à streptocoques (en partant d'un streptocoque humain) les recherches ont été entravées par une épidémie qui a frappé un certain nombre d'animaux en expérience, nous obligeant ainsi à reconstituer de nouvelles séries.

Sous réserve de ce que nous apprendra l'étude des séries nouvelles, il nous a paru qu'il y avait chez les animaux infectés traités à la térébenthine, hyperleucocytose rapide et prononcée, et, chez les animaux normaux, injectés aux mêmes doses, hyperleucocytose d'abord et puis descente en lysis vers une hypoleucocytose très nette. Mais ces résultats ne sont pas définitifs ; de nouvelles recherches sont nécessaires.

B. — *Réactions phagocytaires des leucocytes.*

On a cherché aussi à connaître les modifications que pourrait apporter chez l'homme, l'essence de térébenthine au pouvoir phagocytaire des leucocytes vis-à-vis du streptocoque. L'essence était injectée sous forme de sérum térébenthiné (200 cc.). Le streptocoque était une culture pure provenant de l'Institut Pasteur.

Les résultats ont été des plus nets. Le pouvoir phagocytaire double, en général, dans l'espace de 24 heures.

Exemples :

♀ 28 ans, bonne santé, coefficient phagocytaire	avant l'injection	1,2
—	—	—	24 heures après	2,6
♀ 29 ans, très b. santé,	—	—	avant l'injection	0,98
—		—	24 heures après	2
♀ 26 ans, bonne santé,	—	—	avant l'injection	0,65
—		—	24 heures après	1,70

C. — *Causes de la réaction phagocytaire des leucocytes.*

A quoi est du la variation du pouvoir phagocytaire des leuco
cytes pour le streptocoque sous l'influence des injections de sérum
térébenthiné ? Probablement à la formation intra-globulaire de
substances chimiotropiques. En tout cas, il y a, sous l'influence
de la térébenthine, formation certaine dans le *sérum sanguin* de
substances thermolabiles (opsonines) qui interviennent dans la
phagocytose.

Exemple type des expériences :

On centrifuge du sang pour isoler les globules ; on lave les
globules au sérum artificiel ; on divise en deux parts et on opère
comme suit :

a) A une partie de streptocoques en suspension, on ajoute une
partie de globules blancs et une partie de sérum sanguin non
chauffé.

Le coefficient phagocytaire de 20 polynucléaires est de 2.6

b) A une partie de streptocoques en suspension, on ajoute
une partie de globules blancs et une partie de sérum sanguin
chauffé 20 minutes à 60°.

Le coefficient phagocytaire de 20 polynucléaires tombe à 1.4,
coefficient du sang normal d'un individu non térébenthiné.

II. — Recherches sur la prophylaxie de l'infection
puerpérale par injections intra-utérines d'eau térébenthinée

A. — *Résultats généraux.*

Du mois de juin 1907, au mois d'août 1908, j'ai fait pratiquer
après tous les accouchements une injection intra-utérine d'essence
de térébenthine à 10 p. 1.000 (*sauf pendant le mois d'octobre
1907*).

\ J'ai fait pratiquer de la sorte 1.439 injections préventives et voici quels sont les résultats que j'ai obtenus.

J'avertis que j'ai regardé comme suspecte et par conséquent rentrant dans la morbidité, toute accouchée dont la température rectale s'est élevée, soit une fois à 38° 5, soit trois fois à 38°1, quelle que soit d'ailleurs la cause de la fièvre.

MOIS	NOMBRE D'AC-COUCHEMENTS	MORBIDITÉ p. 100	REMARQUES BACTÉRIOLOGIQUES
Année 1907.			
Juin.......	92	14	
Juillet......	97	18,5	
Août.......	97	22,7	1 cas à streptoc dans les lochies.
Septembre..	86	12,7	1 — —
Octobre.....	93	26,8	1 Décès: infect. streptoc : pas de térébenthine pendant ce mois.
Novembre...	77	13,1	2 cas à streptoc dans les lochies.
Décembre...	80	7,5	
Année 1908.			
Janvier.....	104	9,17	1 —
Février.....	113	18,5	5 —
Mars	111	16,2	2 —
Avril.......	89	8,9	1 —
Mai.......	107	11	
Juin.......	106	7,6	1 —
Juillet......	102	12,7	
Août.......	80	8,7	

Ainsi en quinze mois et pour 1.439 accouchements, dans mon service de la Charité *qui est un service d'enseignement* je suis arrivé à une morbidité moyenne de 14 p. 100. Cette morbidité n'est d'ailleurs allégée par aucune épuration. Elle comprend, sans aucune exception, tous les cas fébriles des suites de couches. Or cette morbidité représente une amélioration très nette sur les années précédentes.

En 1906, sur 1.082 accouchements, la morbidité aurait été de 16, 7 p. 100 et en 1905, sur 1.117 accouchements, de 18,3 p. 100.

Le chiffre de 14 p. 100 doit paraître très satisfaisant et on peut le considérer comme un progrès sensible sur les années anté-rieures.

B. — *Comparaison des statistiques.*

Il n'est pas très facile d'établir des comparaisons entre les résultats obtenus dans mon service et d'autres résultats obtenus soit en France, soit à l'étranger, parce que, le plus habituellement, la température est prise axillaire tandis que toujours je la fais prendre rectale.

Voici cependant, à titre de document, quelques statistiques importantes, dans lesquelles la limite de la morbidité a été 38° axillaire.

			p. 100
Budin......	1898-1905,	10.742 accouchements; morbidité	14,1
Bunun.....	1896-1905,	10.265 — —	15,88
Ahlfeld.....	1883-1905,	7.400 —	30
Prof. Pinard.	1890-1905,	28.437 —	20

Mais dans ce dernier cas, la limite fut 37,5 axillaire.

Une des rares statistiques portant sur une limite de température vitale analogue à la nôtre (38,5 axillaire) donne les chiffres suivants :

			p. 100.
Zweifel.....	1898-1904,	14.395 accouchements; morbidité	19,1

On doit, de l'ensemble de ces faits, conclure que l'essence de térébenthine en injections intra-utérines primitives, diminue sensi-blement la morbidité des suites de couches.

C. — *Sur quel point porte l'amélioration de la statistique.*

Depuis que l'on pratique à la Clinique l'examen bactériologique des lochies et du sang (c'est-à-dire depuis le début de l'année 1905), jamais encore le nombre des cas positifs n'avait été aussi faible.

Les infections graves ont été exceptionnelles. L'infection puerpérale n'accuse qu'un seul décès et encore ce décès a-t-il eu lieu pendant le mois d'octobre, le seul mois où précisément on avait suspendu la pratique des injections intra-utérines systématiques. Les cas de streptococéres sont devenus, sous l'influence de cette mesure préventive, moins fréquents et plus bénins. Une petite épidémie introduite par une malade porteur d'une angine à streptocoques n'a eu qu'une durée très éphémère et s'est terminée sans aucun décès.

D. — *L'essence de térébenthine présente-t-elle des inconvénients et des dangers?*

On a observé deux fois pendant l'injection intra-utérine une pénétration probable du liquide dans les trompes et dans le péritoine. A part la douleur, qui ne fut du reste que passagère, les accidents furent d'une très faible intensité. L'irritation réflexe s'est calmée très vite. Ces deux cas sont d'un très vif intérêt. Ils montrent, en effet, quelle est la tolérance parfaite de l'organisme pour l'essence de térébenthine en suspension dans l'eau.

III. — Systématisation du traitement des infections puerpérales

1° L'essence de térébenthine possède une action thérapeutique héroïque dans tous les cas d'infections puerpérales où l'agent pathogène est le streptocoque pyogène.

2° L'essence de térébentine agit également bien dans l'infection puerpérale non streptococéique ou mixte.

3° Le traitement térébenthiné doit être *précoce* et institué dès l'apparition des accidents infectieux. Dans les formes d'intensité moyenne, les injections intra-utérines et vaginales à l'essence de térébenthine (10 p. 1.000) suffisent. Dans les formes graves, il faut y associer d'emblée les injections sous-cutanées d'essence de térébenthine ou de sérum térébenthiné.

4° Il faut continuer le traitement térébenthiné pendant plusieurs jours après la chute de la température; malgré l'apyrexie, on trouve du streptocoque pyogène dans les lochies, pendant un certain temps.

5° Dans les infections puerpérales à anaérobies on peut donner des injections intra-utérines et vaginales à l'eau oxygénée comme traitement unique ou bien comme association (de deux jours l'un) à des injections térébenthinées.

M. le Dr Feytaud,

(Préparateur à la Faculté des Sciences de l'Université de Bordeaux).

Les recherches que j'ai poursuivies en 1908 au moyen de la subvention de la Caisse des Recherches scientifiques, ont eu pour objet :

1° l'Eudémis et la Cochylis ;

2° les Chrysomèles de l'Osier ;

3° les Termites.

Le présent rapport donne les résultats de mes recherches sur les deux premiers sujets.

PREMIER RAPPORT

Les dégats de l'Eudemis Botrana en Gironde en 1908, Expériences de destruction.

L'Eudemis a fait encore beaucoup de mal cette année, non seulement dans le vignoble bordelais, mais dans les diverses régions viticoles de la France et de l'Étranger. De partout ont continué à s'élever les plaintes des propriétaires qui, dès le printemps, voyaient leur récolte compromise par l'abondance des vers, au moins aussi nombreux que les années précédentes.

Dans notre région, on avait espéré une atténuation du fléau par suite de la faible importance de la troisième génération de 1907. Et cependant la première invasion de 1908 a présenté une grande intensité, que les conditions météorologiques particulièrement favorables ont maintenue aux générations suivantes.

L'apparition a été très précoce, en raison sans doute des tempérátures relativement élevées qui ont marqué les derniers jours d'avril et les premiers jours de mai (temp. maxima de 22 à 28° c.). Nous avons vu en effet les premiers papillons au laboratoire le 26 avril et au vignoble le 4 mai. Les pluies des 6 et 7, 11, 12 et 13 mai ont cependant retardé jusqu'après le 14 le gros de l'invasion, et la ponte n'a guère commencé que vers le 20 du même mois.

Les premières larves ont été trouvées sur les grappes le 26 mai ; elles sont devenues nombreuses à partir du 29. L'invasion était nettement plus précoce qu'en 1907 ; cette année là en effet nos observations quotidiennes ne nous avaient révélé la présence des premières larves que le 8 juin.

Précoce, l'invasion était aussi intense. Dans la plupart des vignobles environnants, on voyait plus de larves qu'en 1907, et à peu près autant qu'en 1906, année particulièrement mauvaise. Dans un de mes champs d'expériences de Cérons, établi tout à côté de celui de 1907, j'ai trouvé au printemps dernier une moyenne de 135 larves vivantes sur 100 inflorescences, alors que la moyenne avait été de 116 en 1907 à la même génération.

La chrysalidation des larves de printemps a commencé vers le 10 juin; nous trouvions déjà ce jour là quelques larves retirées dans les petites feuilles et disposées pour la métamorphose.

La seconde génération était elle-même en avance sensible sur la génération correspondante de 1907. Les papillons, éclos à partir du 25 juin, ont pondu surtout vers le 10 juillet, et les larves de deuxième génération ont commencé leurs déprédations vers le 16 juillet ; ces larves étaient nombreuses à la fin du mois ; leurs premières chrysalides étaient formées dès le 10 août et donnaient des papillons à partir du 17.

La ponte de ces papillons, qui volaient surtout nombreux dans les derniers jours du mois, donna naissance aux larves de troisième génération, qui attaquèrent les grains à partir du 8 septembre. Déjà au début des vendanges un certain nombre de ces larves étaient parvenues à leur complet développement et quittaient les grappes pour se métamorphoser. Les chrysalides de troisième génération étaient en effet assez nombreuses à la fin de septembre.

La température exceptionnellement élevée de la première quinzaine d'octobre a permis à quelques-unes de ces chrysalides d'éclore, et en plusieurs points de la région on a pu voir voler jusque vers le 20 octobre des papillons d'Eudemis, qui n'ont pas laissé de descendance, les quelques larves auxquelles ils ont pu donner naissance étant mortes de faim et de froid.

En 1908 l'invasion fut donc bien complète. Les trois générations habituelles de l'Eudemis ont pu, grâce à une température élevée et à un beau temps prolongé, évoluer à l'aise, et une quatrième génération a même eu le temps de s'ébaucher.

Les dégâts ont été considérables. En Gironde, soit du fait des Cryptogames, soit du fait de l'Eudemis, et de la Cochylis, il y a eu une diminution de récolte très sensible par rapport à 1907. Aussi les viticulteurs ont ils fait entendre de justes plaintes, qui ont été portées à la tribune de la Chambre : M. Combrouze a dépeint les progrès du mal et demandé à la Chambre et au Gouvernement de s'en émouvoir. Il a évalué à plus de 50 millions la perte occasionnée en 1908 au département de la Gironde par les deux microsépidoptères, qu'il a représentés comme un fléau national.

Certes la Cochylis a beaucoup diminué, elle est devenue rare presque partout dans notre région. Mais l'Eudemis a progressé et continue à être menaçante pour le vignoble bordelais.

L'Eudemis apparaît aujourd'hui dans notre Sud-Ouest comme un fléau beaucoup plus redoutable que les maladies cryptogamiques et mérite de retenir l'attention des pouvoirs publics. Il est utile de poursuivre jusqu'au bout l'étude de la destruction de cet Insecte ; mais il n'est pas juste de dire que nous soyons actuellement impuissants contre lui.

On parle souvent de découvrir contre la Cochylis et l'Eudemis un remède analogue à celui que nous possédons contre le Phylloxéra et contre les maladies cryptogamiques. « Toutes les autres maladies de la vigne nous sont connues, a dit M. Combrouze ; nous savons combattre le Phylloxéra, le Mildew, le Black-rot, l'Oïdium, mais la Cochylis et l'Eudemis ne peuvent pas être atteints. Le remède n'est pas connu. » A mon avis, on part d'un point de vue erroné, quand on met en parallèle la Cochylis et l'Eudemis, insectes exclusivement aériens, soit avec le Phylloxéra, insecte souterrain, facilement atteint par la submersion ou par les vapeurs de sulfure de carbone, soit avec les Cryptogames ; il serait beaucoup plus logique de les comparer à l'Altise, aux Écailles, aux Orthoptères phytophages, contre lesquels nous nous défendons par des remèdes qui sont loin d'être absolus.

Il est vrai que pour l'Oïdium, qui a fait en France des ravages énormes il y a un demi-siècle, le remède radical ne tarda pas à être trouvé ; le Mildew fut aussi combattu assez rapidement et en est arrivé à se rendre maître du Black-rot, dont les manifestations semblaient si mystérieuses.

Contre la plupart des Insectes au contraire, il est à peu près impossible de concevoir un remède aussi radical. Il existe en effet une grande différence entre les invasions des Cryptogames et celles des Insectes. L'évolution des premiers est sous la dépendance rigoureuse des conditions atmosphériques, qui agissent au même moment sur tous les germes à la fois et provoquent l'évolution simultanée de la maladie sur tous les ceps d'une même région. Une invasion de Black-rot par exemple se voit le même jour et presque à la même heure sur toute une vaste surface soumise aux mêmes influences météorologiques. Un traitement approprié appliqué au moment opportun s'opposera d'un seul coup au développement de tous les germes.

L'évolution des Insectes ne se fait pas avec la même simultanéité, car les circonstances atmosphériques ne l'influencent pas d'une façon aussi absolue. Pour une génération donnée d'Eudemis par exemple, les pontes et par suite les naissances s'échelonnent parfois sur plusieurs semaines ; aussi les diverses larves se trouvent-elles au même moment à un stade très variable de leur évolution, certaines ayant déjà terminé leurs dégâts alors que d'autres sont encore à naître. Un traitement, quelque bien fait qu'il soit, ne saurait s'adresser à la fois à toutes les larves de la génération.

En second lieu, les larves sont de bonne heure abritées sous des trames soyeuses qu'elles tissent entre les grains, et la plupart des liquides insecticides, mouillant mal le réseau protecteur, pénètrent difficilement le repaire. La larve peut d'ailleurs fuir dans une certaine mesure devant l'insecticide, se soustraire à son contact et rechercher les points de la grappe qu'il n'a pas touchés.

Il ne paraît pas possible d'opposer à l'Eudemis un traitement radical, qui par une application unique protège le vignoble d'une façon complète. Le remède efficace contre cet Insecte sera un traitement qui diminue dans de grandes proportions les dégâts et le nombre des individus, ce qui en peu d'années peut aboutir à une disparition quasi-absolue. Or nous connaissons un certain nombre de traitements efficaces contre l'Eudemis. Nos recherches doivent tendre surtout à réaliser un traitement pratique, c'est-à-dire un procédé qui, à l'efficacité, joigne les qualités de simplicité, de bon marché et qui soit réalisable avec les seule ressources de la propriété.

II

Traitement d'hiver.

Ces traitements sont dirigés contre les chrysalides d'Eudemis, qui passent la saison froide sous les écorces des ceps, dans les fentes des échalas, et parfois dans d'autres abris que leur offre le voisinage.

L'état de sommeil dans lequel se trouve alors l'Insecte, le mettant dans l'impossibilité de fuir, rend cette période éminemment favorable à sa destruction. On a donc songé à traiter les ceps en hiver contre l'Eudemis et la Cochylis comme on le fait couramment contre la Pyrale. Mais ce dernier insecte, hivernant à l'état de chenille est par cela même plus sensible aux agents de destruction que les deux autres, qui sont, sous forme de chrysalide, protégés par une épaisse couche de chitine et par un cocon.

J'ai dit l'année dernière ce qu'il fallait penser du flambage et du badigeonnage préconisés comme traitement d'hiver contre la Cochylis et l'Eudemis. L'insuccès du flambage a été presque constant. Quant au badigeonnage avec des mélanges insecticides, il doit être réservé au traitement de ceps jeunes, à écorce mince, ou de vieux ceps récemment décortiqués, la trop grande épaisseur d'écorce mettant obstacle à la pénétration.

Le décorticage est régulièrement employé depuis quelques années dans certains vignobles de notre région. J'ai déjà l'année dernière fait l'étude de ce procédé de traitement et démontré par des chiffres sa réelle efficacité. J'avais pu évaluer avec une précision suffisante son efficacité à 66 p. 100, dans le cas de notre expérience, les larves de printemps se trouvant diminuées dans cette proportion par le traitement.

Le décorticage est une opération facile; il ne nécessite pas un
matériel coûteux; il n'a pas besoin d'être renouvelé annuellement
et peut être avantageusement remplacé tous les deux ans par un
badigeonnage. Mais c'est un procédé long et qui, dans un vignoble
de quelque importance, nécessite un personnel nombreux, plus
nombreux que celui dont on dispose ordinairement. Avec la difficulté de plus en plus grande qu'ont nos viticulteurs à se procurer
des aides, beaucoup de propriétaires, partisans convaincus des
traitements d'hiver et en particulier du décorticage, ont dû y
renoncer par suite de l'impossibilité matérielle où ils étaient de le
réaliser.

Je crois que le décorticage restera un procédé très recommandable pour les petites exploitations. Dans les grands vignobles, où
ce traitement est le plus souvent irréalisable, on pourra faire
cependant des traitements d'hiver en utilisant un procédé beaucoup
plus rapide, l'ébouillantage.

Étude de l'ébouillantage des ceps contre l'Eudemis.

Le traitement des ceps par l'eau chaude, devenu depuis longtemps
le procédé classique de destruction de la Pyrale, était jusqu'à ces
dernières années regardé comme un moyen peu recommandable
pour lutter contre la Cochylis et l'Eudemis : on le disait inefficace,
impraticable et trop coûteux, au moins pour notre région. Inefficace,
parce qu'on croyait que l'eau bouillante versée sur les ceps ne
conserverait pas après la traversée des écorces une température
suffisante pour tuer les chrysalides, qui, protégées par leur tégument
dur et par un cocon, paraissaient devoir résister beaucoup plus que
les chenilles de Pyrale. Impraticable, parce qu'on s'imaginait que
la disposition des vignobles de notre région, en particulier la conduite des vignes sur fil de fer mettrait un obstacle insurmontable
à la libre circulation de la chaudière et à l'exécution du traitement.
Trop coûteux, parce qu'il nécessite l'achat d'un appareil spécial.

Une étude méthodique du procédé nous montrera ce qu'il faut
penser de ces trois critiques.

Il s'agissait de savoir : 1° si l'ébouillantage était efficace contre les
chrysalides cachées dans la profondeur des écorces et enfermées

dans un cocon ; 2° s'il était pratiquement réalisable dans nos vignobles à vignes serrées et conduites sur fil de fer ; 3° si le prix de revient ne serait pas trop supérieur à celui du décorticage.

Déjà en 1900, M. J. Laborde, poursuivant des recherches sur les traitements d'hiver, avait songé à utiliser l'ébouillantage des souches. Il avait établi que la température de 55° maintenue pendant 1/4 de minute était mortelle pour les chrysalides de Cochylis, même à travers le cocon, tandis que les chrysalides d'Eudemis ne succombaient qu'après une 1/2 minute dans les mêmes conditions et à la même température. Cette différence tient peut-être à la différence d'affinité des deux espèces, mais sans doute aussi à la différence de constitution du cocon, qui est beaucoup plus serré et mieux clos dans le cas de l'Eudemis.

Outre ces expériences de laboratoire, M. Laborde avait fait un petit essai au vignoble, contre l'Eudemis, sur 40 pieds. L'ébouillantage de ces 40 pieds eut lieu en février. En avril il fit décortiquer les pieds traités et tria soigneusement les chrysalides qui furent réparties dans les catégories suivantes : 1° chr. vivantes ou tuées dans l'opération du décorticage ; 2° chr. mortes par l'ébouillantage ; 3° chr. moisies ou parasitées par les ichneumons. Les chrysalides tuées par le décorticage et qui devaient figurer dans la première catégorie, se distinguaient assez facilement par la coloration verte prise par la blessure au contact de l'air.

Dans ces conditions, M. Laborde trouva les chiffres d'efficacité suivants :

Ébouillantage au tube en caoutchouc 1 seul traitement....	77 p. 100.
— — — 2 traitements.......	90 —
Ébouillantage à la cafetière 1 seul traitement............	100 —
— — 2 traitements..;............	100 —

M. Laborde conclut que l'ébouillantage est un procédé de traitement d'hiver des plus efficaces, surtout avec la méthode de la cafetière. « Mais, dit-il, l'ébouillantage est une opération incommode dans les vignes plantées à petite distance, aussi est-il peu probable que son usage se répande dans notre région, sauf peut-être dans les vignes de palus. La conduite sur fil de fer est surtout une gêne considérable dans la pratique du procédé, où l'on a besoin de pouvoir circuler facilement autour du cep pour la bonne distribution de l'eau. La nécessité d'avoir un matériel coûteux est un autre inconvénient, qui est pourtant compensé par la modicité du prix de revient pour les vignes de palus, où il est égal à 25 ou 3o francs par hectare. Mais pour les plantations serrées, comme le prix de revient augmente proportionnellement au nombre de pieds, il atteint 120 francs pour 10.000 pieds, et c'est un chiffre qui est souvent considérablement dépassé. »

M. Laborde affirmait donc l'efficacité de l'ébouillantage mais il ne croyait pas à la possibilité de sa réalisation pratique. Aussi ce procédé n'a-t-il fait l'objet d'aucun essai en grand dans la région jusqu'à l'année dernière.

Devant l'impossibilité de conseiller le décorticage dans les grandes exploitations, il m'a paru intéressant de rechercher si on pourrait le remplacer pas l'ébouillantage dans les vignobles où l'on fait les traitements d'hiver. Ce dernier procédé aurait sur le premier de très gros avantages : une rapidité d'exécution beaucoup plus grande et la suffisance d'un personnel très restreint.

L'expérience de l'ébouillantage a été faite en grand à Tabanac, dans le domaine de Millanges, appartenant à M. le Dr Pouchet, qui s'est d'autant plus volontiers décidé à cet essai, qu'il est un partisan convaincu des traitements d'hiver et qu'il a dû, faute de personnel, renoncer au décorticage. Cet essai a donné des résultats très encourageants.

L'appareil employé était une chaudière à Pyrale, construite par M. Vermorel. Portée sur un chariot en fer très léger en forme de brouette, elle est d'un déplacement facile. La largeur du chariot (o m. 5o) lui permet de passer à l'aise entre les rangs, même dans les plantations les plus serrées (1 mètre entre les lignes) ; à plus forte raison dans la majorité de nos vignobles avec la plantation à 4.000 ou 4.500 pieds à l'hectare et 1 m. 5o ou 2 mètres d'écartement. Le mode de suspension de la chaudière lui permet de conserver toujours la position verticale, même sur une pente assez raide. Sa capacité de 4o litres est suffisante pour alimenter d'eau bouillante 2 jets sans interrompre le travail ; un réservoir de 12 à 13 litres assure d'ailleurs le remplissage automatique.

En Beaujolais et en Languedoc, où ce petit modèle est assez couramment utilisé dans les traitements contre la Pyrale, les deux ouvriers munis chacun d'une lance unie à la chaudière par un

tube en caoutchouc de plusieurs mètres, peuvent facilement circuler tout autour et traiter 16 ceps sans déplacer l'appareil ; ils
opèrent ainsi à la fois sur 4 rangs. Dans nos vignobles la conduite
sur fil de fer oblige à ne traiter que deux rangs à la fois. Les
ouvriers chargés de l'arrosage peuvent se tenir en avant de la
chaudière et atteignent très facilement 6 pieds sans la déplacer.
Les déplacements sont fréquents, mais le poids de la machine étant
assez faible, ce n'est certes pas là un inconvénient. La forme de la
lance, coudée vers l'extrémité, permet d'arroser tout le pourtour du
cep sans changer de place.

A Millanges, le personnel employé au traitement comprenait
un homme et deux femmes. L'homme s'occupait de la mise en
marche et de la surveillance de la chaudière ; il l'alimentait avec
du bois et de l'eau préalablement apportés à proximité des rangs
à ébouillanter. Les femmes maniaient la lance et arrosaient les ceps
en ayant soin de mouiller d'abord la région voisine du sol et de
remonter progressivement le jet autour du cep.

Observations sur l'efficacité : J'ai d'abord cherché à déterminer,
d'une part quelles conditions de température sont nécessaires pour
tuer les chrysalides, d'autre part si l'ébouillantage des ceps réalise
ces conditions.

1° Des essais au laboratoire sur les chrysalides d'Eudemis m'ont
démontré qu'elles succombaient presque constamment après
20 secondes dans de l'eau à 55° et après 30 secondes à 53°,
tandis que vers 45 ou 50°, pour avoir. un chiffre de mortalité
élevé, il fallait maintenir les cocons dans l'eau à ces températures
pendant une minute au moins, ce qui serait difficile à réaliser sous les
écorces des ceps. On devrait donc, pour obtenir la destruction à peu
près complète des chrysalides abritées sous les écorces, faire arriver
l'eau dans leurs parties les plus profondes à une température
supérieure à 55° et l'y maintenir au-dessus de cette température
pendant au moins 1/4 de minute ou de préférence 1/2 minute. Il
est bien évident que plus la température obtenue sera élevée, plus
son action sera rapide. Au-dessus de 70° en particulier, température
de coagulation de l'albumine, la mort sera en quelque sorte instantanée.

2° L'ébouillantage permet-il d'obtenir sous les écorces une température suffisante et suffisamment prolongée ?

Une observation à été faite sur ce point le 24 janvier. La température ambiante était de 8° au moment de l'expérience. A la sortie du tuyau de caoutchouc, la température obtenue en dirigeant le jet sur l'ampoule du thermomètre variait de 93 à 95°. L'eau n'avait donc pas perdu plus de 7° dans la traversée du tuyau (1 m. 50). Si l'on a soin d'éviter les jours très froids, d'ailleurs exceptionnels, on pourra toujours verser l'eau sur les ceps à 93° au moins.

Quelle sera la déperdition de chaleur provoquée par la traversée des écorces ? A quelle température l'eau arrivera-t-elle au contact des chrysalides les plus profondément situées ? Pour répondre à cette question, j'ai fait des essais sur de vieux ceps revêtus d'une grosse épaisseur d'écorces. On introduisait un long thermomètre de haut en bas sous ces écorces. En arrosant ensuite le cep avec le jet d'une des lances, en commençant par la partie inférieure et remontant progressivement, on voyait la colonne de mercure s'élever à mesure que le jet se rapprochait du niveau correspondant à l'ampoule et atteindre son maximum quand il arrivait un peu au-dessus de ce niveau.

En chronométrant le passage à 55° de la colonne ascendante de mercure et le second passage au moment où la température baisse, je me suis assuré que la température nécessaire de 55° était toujours maintenue pendant 25, 30, 40 secondes. Il faut noter d'ailleurs que pendant cet intervalle le thermomètre marquait dans de nombreux essais jusqu'à 70 et même 80°, ce qui rendait inutile un maintien aussi prolongé au-dessus de 55°.

Avec une faible épaisseur d'écorce, la température obtenue au contact des chrysalides serait plus élevée et se maintiendrait plus longtemps. Aussi l'ébouillantage sera-t-il beaucoup plus actif sur des vignes qui auront été soumises au décorticage assez récemment.

Il est bien entendu que l'opération de l'ébouillantage ne doit être faite que par un temps sec, l'eau versée sur des ceps mouillés de pluie perdant beaucoup trop vite sa chaleur. Les journées très froides, rares dans notre région, doivent être évitées pour la même raison.

Les observations qui précèdent suffisent à démontrer que le traitement est efficace, puisque : 1° la température de 55° maintenue pendant 15 à 30 secondes est suffisante ; 2° l'eau de la chaudière, après la traversée du tube en caoutchouc et la pénétration des écorces, arrive au contact des chrysalides à une température supérieure à 55° et s'y maintient pendant une durée suffisante, 30 secondes et plus, atteignant d'ailleurs souvent 65° dans l'intervalle.

Résultats pratiques. — Dans la pratique, nous avons obtenu des résultats très encourageants, contrôlés par les observations qui suivent.

Le 8 février, je faisais décortiquer un certain nombre de pieds traités (les uns le 1ᵉʳ, les autres le 8) ou non traités ; les débris d'écorce, placés dans de petits sacs, furent transportés au laboratoire, où je fis le dénombrement des chrysalides de diverses catégories : moisies, parasitées par les Ichneumons, tuées par l'ébouillantage, vivantes (y compris celles qui avaient été blessées ou tuées au cours du décorticage, et qu'il était facile de reconnaître à la coloration verte prise par leur contenu liquide au contact de l'air).

Cette répartition me donnait les chiffres suivants :

	Date du traitement.	Nombre de pieds examinés.	Nombre de Chrysalides.	Moisies.	Parasitées.	Tuées par traitement.	Vivantes.	Efficacité.
Témoins.......	»	20	52	31	6	»	12	»
—	»	20	39	17	8	»	14	»
Traités........	1ᵉʳ févr.	20	41	15	7	13	6	67 %
—	8 —	20	40	14	6	16	4	80 %
—	8 —	10	16	5	2	8	1	58 %
				43 %	17 %		40 %	

Remarquons d'abord la proportion élevée de chrysalides mortes sous l'influence des causes naturelles (ichneumons, moisissures). Cette proportion, de 60 p. 100 en moyenne dans les divers cas, serait plus élevée encore si l'examen avait eu lieu en mars ou avril. En effet, sur les 40 p. 100 de chrysalides qui restaient vivantes avant l'ébouillantage, un grand nombre auraient succombé de février à mai à l'action des moisissures et des causes diverses. Des examens faits à plusieurs reprises au cours de l'hiver montrent en effet que la quantité de chrysalides parasitées par les Ichneumons reste la même, ce qui est tout naturel puisque le mal a été contracté en septembre sous la forme de chenille, tandis que les chrysalides moisies se multiplient au cours de l'hiver et que la proportion de chrysalides vivantes diminue très sensiblement pendant la même période.

Quoi qu'il en soit, nous n'avions au début de février que 60 p. 100 environ des chrysalides qui fussent susceptibles de donner des papillons au printemps.

Quelle a été l'influence de l'ébouillantage sur ces chrysalides? Le traitement effectué le 1er février en a tué 67 p. 100. Celui du 8 a donné une mortalité de 80 p. 100 dans un cas et de 88 p. 100 dans l'autre. D'où provient cette différence? La température moyenne beaucoup plus basse le 8 que le 1er aurait pu avoir un effet, mais elle aurait précisément agi en sens inverse et provoqué un abaissement des résultats le 8. La pluie a pu avoir quelque influence, il a plu en effet légèrement le 1er et pas le 8. Mais le 8, jour où nous sommes allés prélever les écorces, le traitement des 30 pieds que nous avons décortiqués ensuite a été fait sous nos yeux et par suite avec plus de soin. C'est là, me semble-t-il, qu'il faut chercher l'explication de la plus grande efficacité du traitement.

Au moment de la génération de printemps, j'ai pu également examiner les résultats généraux obtenus, au point de vue de la diminution du nombre des larves, par l'ébouillantage des ceps. Comme pour les traitements insecticides de printemps, j'ai constaté les effets du traitement en comptant la quantité moyenne de larves vivantes trouvées sur 100 grappes, d'une part sur une pièce de vigne témoin, d'autre part sur une pièce traitée, témoins et traités étant pris assez près les uns des autres.

Les 11, 15 et 19 juin j'ai donc compté sur plusieurs séries de

5 ou 6 pieds, les grappes et les larves. De la moyenne du nombre des larves vivantes sur 100 grappes des témoins et des traités, j'ai déduit la mortalité due au traitement.

Voici les chiffres obtenus :

Champ d'expériences de Millanges.

DATES des OBSERVATIONS	TÉMOINS		ÉBOUILLANTAGE	
	GRAPPES	LARVES	GRAPPES	LARVES
11 juin...............	61	49	59	19
Idem.	60	43	61	36
Idem.	58	78	66	24
Idem.	41	30	42	23
15 juin...............	53	41	66	34
Idem.	100	78	86	23
Idem.	80	49	70	44
19 juin...............	99	79	81	41
Idem.	80	61	60	35
Totaux.......	632	508	591	279
Larves vivantes sur 100 inflorescences.......	80		47	
Diminution obtenue par l'ébouillantage......			42 0/0	

Soit une diminution du nombre des larves de 42 p. 100 par rapport aux témoins. Ce chiffre est encore au-dessous de la vérité, car le voisinage des témoins a permis à de nombreux papillons étrangers aux pieds traités de venir pondre sur leurs inflorescences.

Quel a été enfin le résultat à la récolte? La moitié du vignoble, environ 20.000 pieds, a été ébouillantée au cours du dernier hiver. Une partie du reste a été traitée au printemps avec la bouillie nicotinée. Le vignoble a été d'autre part défendu utilement contre les maladies cryptogamiques.

« Le succès de ces diverses opérations, m'a écrit M. Pouchet, m'a permis d'avoir une récolte supérieure de 25 tonneaux environ à celle de l'année dernière. Je représente ainsi une exception tout à fait remarquable, puisque je fais 1/4 de récolte en plus, quand tout le monde à peu près fait de 30 à 50 p. 100 de moins ».

L'ébouillantage est donc efficace et praticable dans la plupart de nos vignobles.

Coût de l'ébouillantage. — Son prix de revient ne saurait être un obstacle à son emploi. L'appareil utilisé cette année dans le vignoble de Millanges, coûtait 150 francs. Une équipe composée d'un homme et deux femmes traitait au minimum 500 pieds par jour. La dépense journalière était de :

1 journée d'homme......................	2 fr.	50
2 — de femme......................	2	00
Bois (3 fagots à 50 fr. le cent)..............	1	50
Sciage du bois, transport de l'eau.............	0	50
TOTAL............	6 fr.	50

Pour 20.000 pieds le coût est au maximum le suivant :

40 journées d'homme à 2 fr. 50.............	100 fr.
80 — de femme à 1 fr.	80
Bois (150 fagots à 50 fr. le cent)....	75
Sciage du bois, transport de l'eau.............	20
Amortissement de la machine...............	50
TOTAL............	325 fr.

Le prix du travail, abstraction faite de l'amortissement de la

machine, qui n'entre en ligne de compte que les trois premières
années, s'élève à 275 francs pour 20.000 pieds.

Ce prix est sensiblement le même que celui du décorticage.
Dans ce dernier traitement, une femme écorce au maximum 70 pieds
par jour, ce qui porte le nombre de journées à 285 pour 20.000 pieds,
soit :

> 285 journées de femmes à 1 fr.............. 285 fr.

La facilité de la main-d'œuvre est tout à l'avantage de l'ébouillantage : avec 2 femmes il faut 40 jours pour traiter 20.000 pieds ;
il faudrait quatre mois et demi au moins pour le décorticage.

Le personnel restreint exigé par la pratique de l'ébouillantage
permet d'ailleurs de le faire exécuter par les domestiques attachés
à l'exploitation ; ils peuvent occuper à ce traitement les journées de
liberté que leur laissent pendant l'hiver les travaux ordinaires du
vignoble ; le prix de la main-d'œuvre est ainsi réduit de beaucoup.
Pour décortiquer au contraire il faudrait de toute nécessité avoir
recours à un personnel étranger, qu'il n'est pas toujours possible
de se procurer.

Le traitement d'hiver par ébouillantage des ceps est à recommander contre l'Eudémis et la Cochylis. Il doit être préféré au
décorticage dans les grands vignobles, parce qu'il peut être fait
avec les ressources de la propriété.

III

Expériences sur les traitements insecticides
de printemps et d'été.

Mes expériences à ce sujet ont porté sur les sels de cuivre, le
chlorure de baryum et la nicotine. J'ai laissé de côté les arsénicaux,
qui ne doivent pas être utilisés sur les grappes, du moment que
nous disposons d'insecticides aussi actifs contre l'Eudemis et
beaucoup moins dangereux.

En ce qui concerne les sels de cuivre, je n'avais nullement
l'intention de rechercher en eux un insecticide capable de nous
débarrasser de l'Eudemis, mais je voulais démontrer qu'ils ont
contre cet Insecte un action réelle (insecticide et insectifuge),

qui explique l'augmentation du pouvoir de la nicotine en présence de ces sels.

Pour la nicotine et le chlorure de baryum, j'avais deux séries d'expériences à faire :

1° Les effets de ces deux insecticides ayant déjà été démontrés en 1907, sous les formes chlorure de baryum mélassé et nicotine cuprique, déterminer jusqu'à quelle dose ils peuvent être employés sans inconvénient pour les organes de la vigne ;

2° Poursuivre les essais entrepris l'année dernière sur le mode d'emploi de ces produits et sur leur effets insecticides et insectifuges. Étudier plus spécialement les effets : de la même formule à des doses variables, de formules différentes à la même dose, de la même formule à une dose donnée appliquée dans des conditions variables de moment et de circonstances atmosphériques.

Quelques essais de traitements en grande culture ont eu lieu dans la région et m'ont permis de faire des observations complémentaires.

J'exposerai donc successivement :

1° Mes expériences en vue de la détermination des doses limites utilisables de chlorure de baryum et de nicotine.

2° Mes expériences sur l'action insecticide des sels de cuivre, du chlorure de baryum et de la nicotine.

3° Mes observations sur des traitements en grande culture.

A. — Expériences de détermination
des doses limites utilisables.

L'étude d'un procédé insecticide destiné à atteindre les Insectes sur les plantes, doit comprendre deux séries de recherches, l'une relative à l'action sur l'Insecte, l'autre relative à l'action sur la plante.

Il ne suffit pas en effet de détruire le parasite, il faut encore le faire sans causer un dommage au végétal que l'on veut protéger, sinon le remède serait pire que le mal.

Cela est surtout vrai pour la vigne, plante délicate dont les organes reproducteurs, les grappes, sont très sensibles aux diverses influences extérieures, surtout à la période de la floraison et de la fécondation. A ce moment là les froids, les pluies entraînent facilement la coulure. Les pulvérisations insecticides peuvent avoir aussi une action, soit en entravant la fécondation, soit en provoquant des brûlures.

Il importe donc pour un insecticide donné, d'étudier à la fois l'action contre l'Eudemis et l'action sur la vigne.

En général l'action d'un insecticide augmente avec la dose employée; il est même utile de ne pas se servir de doses trop faibles, qui donnent peu de résultats. Mais le produit n'est inoffensif pour les grappes que dans certaines limites de doses. C'est précisement la dose limite d'innocuité qu'il importe de déterminer pour pouvoir opposer à l'Insecte un remède aussi actif que possible.

Les grappes sont surtout fragiles au moment de la floraison, elles résistent ensuite beaucoup mieux. Aussi la limite des doses utilisables doit elle être plus élevée pour les traitements de juillet que pour ceux du printemps. C'est ce qui a lieu dans la pratique

J'ai donc recherché, pour le chlorure de baryum mélassé et pour la bouillie cuprique nicotinée, la dose maxima supportée. sans inconvénient par la vigne aux époques ordinaires des traitements. c'est-à-dire : 1° en mai-juin vers l'époque de la floraison ; 2° en juillet.

a) *Chlorure de baryum.* — Le chlorure de baryum, appliqué à 2 p. 100 en juillet 1907 m'avait fait l'impression d'une dose assez forte et en publiant les résultats obtenus, je réservais la question de sa nocivité possible sur la fleur. La détermination de la dose limite avait une importance particulière en ce qui concerne cet insecticide puisqu'il s'agissait de déterminer dans quelles conditions il pourrait être utilisé par les propriétaires dès le printemps. Il était donc utile d'élucider ce point le plus tôt possible.

Un essai préliminaire fut fait dès le mois de mars par MM. Bailly et Capus, à Nanterre sur des vignes cultivées en serre. Des grappes en fleur de Duc of Buckland furent traitées le 22 mars avec du chlorure de baryum mélassé à 1 p. 100 et à 2 p. 100. Le 31,

9 jours après l'application, les grappes furent soigneusement examinées par M. Bailly, qui me communiqua les observations suivantes :

DOSE DE CHLORURE de baryum.	NUMÉROS DES GRAPPES	ÉTAT des grappes le 22 mars, JOUR DU TRAITEMENT	ÉTAT DES GRAPPES le 31 mars.
2 p. 100.	1	Début de floraison..	1/5 des grains brûlés. Inégalement noués..
—		1/2 en fleur.......	1/5 des grains brûlés. Bien nouée.
—		Idem.	1/5 des grains brûlés. Bien nouée.
—	4	Idem.	1/5 des grains brûlés. Bien nouée.
—	5	3/4 en fleur.......	Bien nouée, 1/5 des. Grains brûlés.
1 p. 100.	1	Premier début de la fleur....... *....	Indemne, aucun mal..
—	2	Capuchons soulevés.	Aucun mal, noue très bien ?
—	3	1/4 en fleur.......	Indemne, aucun mal.
—	4	3/4 en fleur......	Belle, 1/20 des grains brûlés seulement.
—	5	3/4 en fleur	Quelques grains (10 à 15) brûlés.

La dose de 2 p. 100 était donc manifestement trop forte pour une application sur les grappes traitées en fleurs. Celle de 1 p. 100 absolument inoffensive pour les grappes traitées au début de la floraison, avait seulement provoqué quelques rares brûlures sur celles traitées en pleine fleur.

Un certain nombre de viticulteurs ayant manifesté le désir de faire l'essai du traitement au chlorure de baryum mélassé, je leur conseillai de n'employer au printemps que la dose de 1 p. 100.

Mais la vigne cultivée en serre se trouvant dans des conditions spéciales, il était nécessaire de réaliser de nouveaux essais au vignoble au moment de la floraison. Ils ont été faits au mois de juin dans un jardin à Bordeaux et dans un champ d'expériences annexé à l'Institut de Viticulture de la Gironde.

Ces essais portaient sur trois cépages : Malbec, Sauvignon et Chasselas. Le jour de l'application, les Malbec commençaient à fleurir, les Sauvignons n'avaient pas encore commencé, les Chasselas étaient en pleine floraison. Le chlorure de baryum était essayé à 1 p. 100, 1,33 p. 100, 1, 5 p. 100, 2 p. 100 et 2, 5 p. 100, chaque dose étant appliquée, sur un pied de chaque cépage. Pour bien imprégner les grappes, on les trempait dans le liquide.

Les effets des diverses doses furent examinés 5 jours après. Sur les fleurs à peines entrouvertes du Malbec, les trois premières doses, 1 à 1, 5 p. 100, ne donnèrent pas de brûlure. Il en fut de même pour les fleurs complétement épanouies du Chasselas. Le Sauvignon seul présentait (avec 1,5 p. 100) quelques rares grains bruns qui ne pouvaient d'ailleurs être attribués d'une façon certaine à l'insecticide.

Avec le traitement à 2 p. 100, les grappes du Malbec étaient à moitié brunies, celles du Sauvignon au quart ; celles du Chasselas avaient moins souffert.

Avec 2, 5 p. 100, les brûlures étaient très marquées.

Vingt jours après le traitement, je procédai à un nouvel examen. Les grappes traitées aux doses de 1 à 1, 5 p. 100 ne présentaient aucun mal appréciable. Celles qui avaient été traitées à 2 p. 100 et 2, 5 p. 100 portaient des brûlures, surtout marquées avec la dernière dose ; quelques grains étaient tombés, beaucoup étaient mal noués et présentaient un retard de développement marqué par rapport aux témoins.

Ainsi, au moment de la floraison, le chlorure de baryum mélassé paraît bien supporté par les grappes jusqu'à la dose 1,5 p. 100, tandis qu'à 2 et 2,5 p. 100 il est manifestement dangereux pour ces organes, provoquant des brûlures, et retardant le développement des grains. Ces doses nocives paraissent avoir moins d'action sur les grains quand l'application a été faite avant l'épanouissement des fleurs ; l'action semble aussi être amoindrie dans une application faite vers la fin de la floraison, c'est-à-dire après la fécondation.

Dans les applications de chlorure de baryum faites en juillet, on peut sans inconvénient employer la dose de 1,75 p. 100, et même 2 p. 100, qui donne cependant parfois quelques traces de brûlure. La dose limite utilisable est donc sensiblement plus élevée à ce moment là qu'au moment de la floraison.

b) *Nicotine titrée*. — En 1907, j'avais employé la nicotine titrée associée aux bouillies cupriques aux doses de 1 p. 100 et de 1,33 p. 100. Je n'avais pas dépassé cette dernière dose qui au printemps avait produit des traces très légères de brûlures et me semblait être voisine de la dose maxima utilisable.

J'ai fait cette année des essais pour rechercher si cette dose de 1,33 p. 100 pouvait être dépassée sans inconvénient pour la plante et jusqu'à quelle limite, dans les traitements de printemps et dans ceux d'été.

L'époque de la floraison étant celle de la plus grande susceptibilité des grappes, j'ai choisi ce moment là pour déterminer la dose limite utilisable aux traitements de printemps.

Les essais portaient en juin sur des séries de pieds de Malbec et de Sauvignon, traités chacun avec une dose différente d'insecticide ou servant de témoins. Sur le Sauvignon, la floraison n'a commencé que 3 jours après le traitement; aucune fleur n'était encore ouverte au moment de l'application de la bouillie. Les grappes du Malbec au contraire commençaient à fleurir.

La nicotine était sous forme de bouillie bourguignonne nicotinée, aux doses de 1 p. 100, 1,33 p. 100, 1.5 p. 100, 1,7 p. 100, 2 p. 100, 2,5 p. 100.

Cinq jours après, les pieds traités à 1 et à 1,33 p. 100 ne présentaient pas de trace de brûlure. La dose de 1,5 ne paraissait pas avoir eu d'action sur les grappes du Sauvignon, et n'avait occasionné que de rares traces de brûlure sur celles du Malbec. A 1,7 p. 100 quelques brûlures nettes intéressant presque exclusivement les fleurs épanouies, tandis que les boutons floraux encore fermés n'ont pas paru souffrir. Avec 2 p. 100 et surtout avec 2,5 p. 100, les brûlures étaient nombreuses, principalement sur les fleurs les plus ouvertes.

Vingt jours après le traitement, les grappes traitées par les doses de 1 et 1,33 p. 100 ne présentaient aucune différence avec les grappes témoins, si ce n'est au point de vue du nombre des larves d'Eudemis. Il en était de même pour les grappes de Malbec traitées à 1.5 p. 100; sur les pieds de Sauvignon, qui cependant n'avaient présenté aucune trace de brûlure avec cette dose, il paraissait y avoir un très léger retard de développement, dû peut-être à une autre cause. Sur les pieds des deux cépages traités à 1,7 p. 100, quelques grains sont tombés ou ont avorté. Avec 2 et 2,5 p. 100 les brûlures sont abondantes et la coulure très marquée.

Ainsi, sur les grappes en fleurs, les doses de nicotine titrée de 1 et 1,33 p. 100 dans la bouillie bordelaise ou bourguignonne sont bien supportées. La dose de 1,5 p. 100 brûle parfois très légèrement et peut provoquer un léger retard. Les doses supérieures sont manifestement trop fortes.

La même dose semble avoir plus d'action sur les fleurs à peine épanouies que sur les fleurs fécondées ou sur les boutons floraux. La dose limite de 1,5 p. 100 sera par exemple mieux supportée dans un traitement fait à une époque assez éloignée de la floraison. Je montrerai ultérieurement que le traitement nicotiné doit avoir lieu de très bonne heure, en général 10 jours au moins avant la floraison, et non pas sur la vigne en fleurs comme le croient beaucoup de viticulteurs.

Au moment des traitements du mois de juillet, au cours desquels je n'ai pas voulu faire dépasser la dose de 1.5 p. 100 de nicotine titrée, j'ai fait des essais de doses plus fortes sur quelques grappes. La bouillie à 1,75 p. 100 a paru bien supportée; celle à 2 p. 100 a provoqué des brûlures sensibles sur quelques grains.

Pour les traitements insecticides du mois de juillet, la dose maxima de nicotine titrée utilisable paraît être inférieure à 2 p. 100. Cette dernière dose a cependant pu être employée dans certains cas sans aucun dommage pour la plante, mais cette innocuité n'est pas constante.

La détermination de la dose limite utilisable soit pour les traitements insecticides du printemps, soit pour ceux d'été, ne peut avoir rien d'absolu; cette dose maxima varie en effet dans une certaine mesure avec le cépage, avec les circonstances météorologiques, et surtout avec l'époque du traitement. Elle est plus faible au moment de la floraison et de la fécondation; elle est plus élevée avant la floraison, et surtout après la fécondation.

B. — EXPÉRIENCES SUR L'ACTION INSECTICIDE

1° Expériences et observations
sur les larves de la première génération.

Dans divers champs d'expériences, notamment à Cérons et à Château-Climens, j'ai poursuivi l'étude, commencée l'année dernière, des effets insectifuges et insecticides des sels de cuivre, de la nicotine et du chlorure de baryum contre l'Eudémis.

a) *Champs d'expériences de Cérons*. — C'est au voisinage de celui de 1907 que j'ai installé au printemps dernier deux nouveaux champs d'expériences, dans lesquels j'ai essayé contre la première génération de l'Eudemis les formules insecticides suivantes :

1° **Bouillie bourguignonne :**

Sulfate de cuivre	2 kil.
Carbonate de soude	1 —
Eau q. s. pour	100 litres.

2° **Ammoniure de cuivre :**

Ammoniure de cuivre	4 kil.
Eau q. s. p.	100 litres.

3° **Bouillie bourguignonne nicotinée à 1 p. 100 :**

Nicotine titrée	1 litre.
Sulfate de cuivre	2 kil.
Carbonate de soude	1 —
Eau q. s. p.	100 litres

4° **Bouillie bourguignonne nicotinée à 1,33 p. 100 :**

Nicotine titrée	1 l. 330
Sulfate de cuivre	2 kil.
Carbonate de soude	1 —
Eau q. s. p.	100 litres.

5° **Bouillie bourguignonne nicotinée à 1,5 p. 100 :**

Nicotine titrée	1 l. 500
Sulfate de cuivre	2 kil.
Carbonate de soude	1 —
Eau q. s. p.	100 litres.

6° Liquide Laborde nicotiné à 1 p. 100 :

Nicotine titrée	1 litre.
Gemme de pin	1 kil. 500
Soude caustique	0 kil. 200
Ammoniaque à 22°	1 litre
Verdet	6 kil. 100
Eau q. s. p	100 litres.

7° Bouillie au savon, nicotinée à 1 p. 100 :

Nicotine titrée	1 litre.
Carbonate de soude	0 kil. 200
Savon noir	1 kil.
Alcool dénaturé	1 litre.
Eau q. s. p	100 litres.

8° Chlorure de baryum mélassé à 1 p. 100 :

Chlorure de baryum	1 kil.
Mélasse	2 —
Eau q. s. p	100 litres.

9° Chlorure de baryum mélassé à 1, 33 p. 100 :

Chlorure de baryum	1 kil. 330
Mélasse	2 kil.
Eau q. s. p	100 litres.

10° Chlorure de baryum mélassé à 1, 5 p. 100 :

Chlorure de baryum	1 kil. 500
Mélasse	2 kil.
Eau q. s. p	200 litres.

11° Chlorure de baryum cuprique à 1, 5 p. 100 :

Chlorure de baryum	1 kil. 500.
Ammoniure de cuivre	4 kil.
Eau q s. p	100 litres.

12° Chlorure de baryum cuprique à 2 p. 100 :

Chlorure de baryum	2 kil.
Ammoniure de cuivre	4 —
Eau q. s. p	100 litres.

La présence des premiers papillons fut constatée au vignoble le 5 mai ; ils devinrent nombreux après le 13 ; les pontes eurent lieu surtout du 20 au 25.

Les divers insecticides furent appliqués les 19 et 26 mai. Le feuillage étant encore peu abondant, l'effeuillage n'était pas nécessaire et l'application se trouvait facilitée.

Les 5 premières formules et la formule 8 ont été appliquées le 19, alors que les pontes étaient à peine commencées. La formule 7 et les 4 dernières (9 à 12) ont été appliquées le 26. Enfin pour les bouillies 3 et 6, l'application eut lieu le 19 mai sur certains rangs, le 26 sur d'autres, la première application précédant la plupart des pontes, l'autre leur succédant.

Le 10 juin, au moment où les grappes portaient le plus grand nombre de larves, je fis faire sur deux rangs jusqu'alors témoins, une application de bouillie cuprique nicotinée à 1, 33 p. 100, pour en comparer l'effet à celui de la même bouillie appliquée dès le moment des pontes.

L'attaque des inflorescences par les larves de la première génération dura pendant tout le mois de juin. Déjà le 29 mai nous remarquions sur les chasselas qui commençaient à fleurir, quelques agglomérations avec des larves âgées de 3 à 4 jours. Vers le 13 juin, les premières chrysalides d'été commençaient à se former.

L'observation des résultats des divers traitements fut faite par des comptages les 6, 10, 13, 18 et 22 juin. La période des fortes pluies qui s'écoula du 16 au 21 nous empêcha de les continuer régulièrement pendant cet intervalle. Ces comptages ont été faits comme en 1907, c'est-à-dire de façon à traduire par des chiffres l'efficacité de chaque traitement.

Les résultats de ces observations font l'objet des deux tableaux suivants. (V. tableaux p. 88 et suiv.)

Les diverses formules de liquides insecticides expérimentés à Cérons le 19 et le 26 mai se classent donc ainsi qu'il suit au point de vue de la diminution obtenue du nombre de larves :

1• Bouillie bourguignonne . . . . 35 p. 100
2• Ammoniure de cuivre. . . . . 45 —
3• Bouillie au savon nicotiné à 1 p. 100. . . . . 45 —
4• Chlorure de baryum mélassée à 1 p. 100. . 52 —
5• Liquide Laborde nicotiné à 1 p. 100. . . . . 57 —
6• Chlorure de baryum cuprique à 1,5 p. 100 60 —
7• Bouillie bourguignonne nicotinée à 1 p. 100
   appliquée le 26 mai. . . . . 52 —

Champ d'expérien

DATES des OBSERVATIONS	TÉMOINS		BOUILLIE BOURGUIGNONNE nicotinée à 1 %. (formule 3) 19 mai.		BOUILLIE BOURGUIGNONNE nicotinée à 1 %. (formule 3) 26 mai.		BOUILLIE BOURGUIGNONNE nicotinée à 1,33 %. (formule 4) 19 mai.	
	Inflo-rescences.	Larves vivantes.	Inflo-rescences.	Larves vivantes.	Inflo-rescences	Larves vivantes.	Inflo-rescences.	Larve vi
juin.........	35	50	48	36	30	19	59	11
—	39	43	33	19	»	»	»	»
—	64	122	57	16	60	26	66	11
—	45	74	»	»	»	»	»	»
—	61	74	68	31	59	45	79	34
—	64	116	»	»	»	»	»	»
—	63	54	72	22	71	53	56	25
—	54	44	»	»	»	»	»	»
TOTAUX......	425	577	273	124	220	143	260	81
oyenne des larves vivantes sur 100 inflorescences....	135		45		65		31	
imnution du nombre des larves par le traitement (degré d'efficacité)..	0		67 %		52 %		78 %	

Cérons — N° 1

BOUILLIE BOURGUIGNONNE nicotinée à 1,5 %. (formule 5) 19 mai.		BOUILLIE BOURGUIGNONNE (formule 1) 19 mai.		LIQUIDE LABORDE NICOTINÉ (formule 6) 19 mai.		CHLORURE DE BARYUM à 1 %. (formule 8) 19 mai.		CHLORURE DE BARYUM à 1,33 %. (formule 9) 26 mai.	
Inflo-rescences.	Larves vivantes.	Inflo-rescences.	Larves vivantes.	Inflo-rescences.	Larves vivantes.	Inflo-rescences.	Larves vivantes.	Inflo-rescences.	Larves vivantes.
44	3	28	23	33	23	38	14	37	12
»	»	39	30	30	15	35	19	30	11
57	11	52	43	68	23	49	53	50	30
»	»	»	»	»	»	»	»	»	»
65	28	»	»	»	»	56	38	56	36
»	»	»	»	»	»	»	»	»	»
45	5	78	78	70	51	58	30	67	16
»	»	»	»	»	»	»	»	»	»
211	47	197	174	201	112	236	154	240	105
22		88		55		65		43	
84 %.		35 %.		60 %.		52 %.		69 %.	

Champ d'expérien

DATES des OBSERVATIONS	TÉMOINS		BOUILLIE AU SAVON NICOTINÉE (formule 7) 26 mai.		LIQUIDE LABORD NICOTINÉ (formule 6) 26 mai	
	Inflo-rescences.	Larves vivantes.	Inflo-rescences.	Larves vivantes.	Inflo-rescences.	Larve vivante
6 juin....................	49	29	17	4	74	16
6 —	34	34	»	»	»	»
10 —	47	36	42	7	48	11
10 —	40	41	»	»	»	»
13 —	60	70	»	»	»	»
13 —	58	60	»	»	»	»
18 —	71	68	»	»	»	»
18 —	64	47	»	»	»	»
22 —	52	35	59	46	56	42
22 —	59	45	»	»	»	»
22 —	60	54	»	»	»	»
TOTAL..............	594	519	118	57	178	69
Quantité moyenne de larves vivantes sur cent inflorescences........	87		48		38	
Proportion des larves disparues à la suite du traitement (degré d'effi-cacité).....................	»		45 °/.		57 °/.	

Cérons — N° 2.

AMMONIURE DE CUIVRE (formule 2) 19 mai.		CHLORURE DE BARYUM mélassé 1,5 %. (formule 10) 26 mai.		CHLORURE DE BARYUM cuprique 1,5 %. (formule 11) 26 mai.		CHLORURE DE BARYUM cuprique 2 %. (formule 12) 26 mai.		BOUILLIE BOURGUIGNONNE nicotinée (formule 4) 10 juin.	
Inflo-rescences.	Larves vivantes.	Inflo-rescences.	Larves vivantes.	Inflo-rescences.	Larves vivantes.	Inflo-rescences.	Larves vivantes.	Inflo-rescences.	Larves vivantes.
50	20	50	11	42	9	49	7	»	»
»	»	»	»	»	»	»	»	»	»
53	26	45	1	46	7	49	14	»	»
»	»	»	»	»	»	»	»	»	»
»	»	45	10	54	16	42	15	61	11
»	»	»	»	»	»	»	»	»	»
»	»	»	»	»	»	»	»	66	14
»	»	»	»	»	»	»	»	»	»
72	39	68	25	63	40	40	10	59	9
»	»	»	»	»	»	»	»	67	9
»	»	»	»	»	»	»	»	»	»
175	85	208	47	205	72	180	46	253	43
48		22		35		25		16	
45 %		75 %		60 %		72 %		82 %	

8° Bouillie bourguignonne nicotinée à 1 p. 100
appliquée le 19 mai . . . . 67 p. 100
9° Chlorure de baryum mélassé à 1, 33 p. 100   69   —
10° Chlorure de baryum cuprique à 2 p. 100. .   72   —
11° Chlorure de baryum mélassé à 1, 5 p. 100   75   —
12° Bouillie bourguignonne nicotinée à 1, 33 p. 100.   78 p. 100
13° Bouillie bourguignonne nicotinée à 1, 5p. 100.   84 p. 100

Que résulte-t-il de ces chiffres d'efficacité ?

1° Tout d'abord on peut noter que les sels de cuivre sont doués d'une action réelle contre l'Eudemis, soit en agissant comme insectifuges vis-à-vis des papillons, soit en empoisonnant les larves. La bouillie au sulfate de cuivre a eu moins d'action que celle à l'ammoniure. Cette différence s'explique sans doute parce que le sulfate de cuivre de la bouillie bourguignonne se transforme en présence du carbonate de soude en hydrocarbonate de cuivre insoluble, et est par conséquent moins toxique que l'ammoniure qui reste soluble.

Quoiqu'il en soit cette action des sels de cuivre ne serait évidemment pas suffisante pour être utilisée seule. Mais elle explique pourquoi la nicotine titrée agit beaucoup mieux en présence de sulfate de cuivre. Il semble y avoir, non seulement juxtaposition de deux actions insecticides qui s'ajoutent, mais un véritable renforcement du pouvoir insecticide propre de la nicotine en présence du cuivre.

2° La nicotine titrée a continué à me donner comme insecticide interne, c'est-à-dire par une application avant la ponte ou du moins avant la naissance des larves, les résultats très nets de l'année dernière. Aux doses de 1, 1, 33, 1, 5 p. 100 l'efficacité a varié de 45 à 84 p. 100.

La nicotine titrée sous forme de bouillie au savon noir (formule n° 7) donne un résultat bien inférieur à celui de la même dose de nicotine associée à la bouillie cuprique (formule n° 3). L'application des deux bouillies étant faite le même jour, j'ai obtenu 45 p. 100 dans le premier cas, 67 p. 100 dans le second.

L'association avec le liquide Laborde (formule n° 6) donne des résultats supérieurs à ceux de la bouillie au savon ; l'efficacité a atteint 57 et 60 p. 100. Cela est dû sans doute à la présence d'un sel de cuivre (verdet) qui renforce l'action de la nicotine. Ce fait s'accorde avec ce que j'ai dit plus haut du rôle joué par le cuivre.

La bouillie cuprique nicotinée a donné 67 à 84 p. 100 de diminution du nombre de larves. Son degré d'efficacité augmente avec la dose de nicotine:

avec 1 p. 100 elle a été de 67 p. 100
— 1, 33 p. 100 — 78 —
— 1, 5 — — 84 —

Les traitements ont été faits dans les trois cas dans des conditions identiques, le même jour et avec une dose fixe (2 p. 100) de sulfate de cuivre. On aura donc intérêt à employer une dose de nicotine aussi élevée que possible, mais il faut tenir compte de la susceptibilité de la plante, et comme avec 1, 5 p. 100 j'ai eu parfois des brûlures, je conseille de ne pas dépasser cette limite pour les traitements de printemps.

La lecture des tableaux précédents nous indique encore que la bouillie cuprique nicotinée et tous les insecticides nicotinés en général, donnent des résultats différents suivant la date de leur application et que les résultats sont en faveur d'une application précoce. Ainsi sur les pieds traités le 19 mai, au début des pontes, par la bouillie bourguignonne nicotinée à 1 p. 100, j'ai obtenu un degré d'efficacité de 67 p. 100, tandis que la même bouillie appliquée le 26 mai sur d'autres pieds n'a donné que 52 p. 100. Or le 26 mai, les premières larves naissaient à peine et en très petit nombre, mais la majorité des pontes était déjà effectuée. J'attribue la différence constatée en faveur de la première application, d'une part à une action insectifuge éloignant les papillons et les empêchant en partie de pondre sur les grappes traitées; d'autre part à ce fait que, les œufs étant pondus sur la couche de poison, les larves qui piquent directement le grain au point d'attache de l'œuf, entament comme les autres l'épiderme empoisonné du grain.

Le liquide Laborde nicotiné, qui a fait aussi l'objet de deux traitements le 19 et le 26, présente un résultat analogue, c'est-à-dire une efficacité plus grande dans le traitement du 19.

Enfin la nicotine titrée, outre son application précoce comme insecticide interne, peut encore donner lieu à une application tardive efficace, à la condition d'être utilisée comme insecticide externe, au moment de la plus grande abondance des larves. Le traitement du 10 juin à la bouillie bourguignonne nicotinée à 1,33 p. 100, fait conformément à cette règle, a donné *82 p. 100 de mortalité*. Il s'agit bien ici de mortalité et nullement de diminution ou de moindre apparition des larves. En effet le 10 juin, jour du traitement, les larves vivantes étaient en aussi grand nombre sur ce rang que sur les autres rangs témoins. Après la pulvérisation de la bouillie, 18 p. 100 seulement des larves ont résisté, 82 p. 100 sont mortes ; leurs cadavres, étaient facilement retrouvés les jours suivants, répandus en nombre entre les fleurons, où il était possible de les compter (1).

La mort était due non à une intoxication par la voie digestive, mais au contact du liquide nicotiné, à l'obturation des stigmates et à la pénétration des vapeurs toxiques dans les trachées. Des essais au laboratoire m'ont permis de constater que les larves d'Eudemis et de Cochylis après un contact de quelques secondes seulement avec le liquide nicotiné (bouillie bourguignonne ou bordelaise nicotinée), étaient prises de mouvements convulsifs avec rejet des matières par la bouche et par l'anus, puis restaient sur place immobiles. Quelques-unes revenaient à elles après une ou plusieurs heures, mais la grosse majorité avec la bouillie à 1 p. 100, la presque totalité avec la bouillie à 1,33 p. 100, étaient mortes.

La nicotine titrée pourrait donc être employée comme insecticide externe contre l'Eudemis, à la condition de traiter au moment le plus favorable, c'est-à-dire au moment de la plus grande abondance des larves. Mais ce traitement tardif ne pourra jamais être

---

(1) Dans les traitements précoces, appliqués avant la naissance des larves, il y a à tenir compte de deux facteurs : action insectifuge, en quelque sorte préventive, éloignant les papillons et diminuant le nombre des œufs et par suite celui des larves ; action insecticide interne, empoisonnant les larves très jeunes. La recherche et le comptage des larves mortes est impossible dans ce cas, la mort ayant lieu aux premiers jours de l'existence, alors que la larve est extrêmement petite. Le résultat final n'est pas exclusivement une mortalité ; mais plutôt une *diminution du nombre des larves* (obstacle à la ponte et mortalité des jeunes larves). Dans le traitement insecticide externe on peut parler plus justement de *mortalité*.

qu'un pis aller, car il tue surtout des larves âgées et qui déjà ont commis la presque totalité de leurs dégâts.

3° Le chlorure de baryum mélassé avait été employé en juillet 1907 à la dose de 2 p. 100, contre la deuxième génération de larves d'Eudemis. Cette dose étant présumée trop élevée pour un traitement sur la fleur, je devais, en attendant les résultats de mes essais sur les doses limites, n'expérimenter que les doses de 1, 1, 33, 1,5 p. 100. Je pouvais craindre que ces doses réduites ne me permissent pas d'obtenir une action insecticide suffisante.

Or à Cérons j'ai observé une diminution du nombre des larves de 52 p. 100 avec le chlorure de baryum mélassé à 1 p. 100 ; de 69 p. 100 avec la dose de 1,33 p. 100 ; de 75 p. 100 avec celle de 1,5. De même que pour la nicotine, l'efficacité augmente avec les doses; il en résulte qu'on aura intérêt à utiliser une dose élevée, sans toutefois atteindre celle qui nuirait à la vigne.

En 1907, je me demandais si le chlorure de baryum, outre l'avantage d'un prix modéré, ne pourrait avoir celui de s'associer à un traitement anticryptogamique (1). Mes essais du printemps répondent déjà affirmativement à cette question, en montrant que le chlorure de baryum associé à l'ammoniure de cuivre donne des résultats insecticides appréciables. Il n'y aurait dès lors aucun inconvénient à faire coïncider un traitement insecticide au chlorure de baryum avec un traitement cuprique, en appliquant le liquide sur tous les organes verts, grappes et feuilles, le supplément de dépense occasionné par l'adjonction du sel de baryum n'étant pas très élevé (2).

Mais la même dose produit plus d'effet avec la mélasse qu'avec l'ammoniure de cuivre. A 1,5 p. 100 par exemple, j'ai obtenu 75 p. 100 de diminution du nombre des larves avec la forme mélassée, 60 p. 100 seulement avec la forme cuprique. A 2 p. 100 en association avec l'ammoniure de cuivre, l'efficacité a été

---

(1) J'ai indiqué déjà dans mon précédent rapport l'impossibilité d'associer le chlorure de baryum aux bouillies bourguignonne ou bordelaise dont le sulfate de cuivre neutraliserait l'insecticide en le transformant en sulfate insoluble et inactif.

(2) Avec la nicotine on a souvent intérêt à ne traiter que les grappes, à cause du prix assez élevé de l'insecticide, à moins que le feuillage ne soit menacé par d'autres insectes, Altise, Pyrale, etc.

un peu moins élevée (72 p. 100) qu'à 1,5 p. 100 en solution mélassée
(75 p. 100). Cette différence provient de la neutralisation par
l'ammoniure de cuivre d'une partie du chlorure de baryum, qui
forme dans le liquide un précipité blanc de baryte hydratée. D'autre
part la dose de 2 p. 100 qui sous forme mélassée brûle les fleurons,
est bien supportée par eux dans la bouillie à l'ammoniure. Pour
obtenir la même efficacité, il faut donc employer une dose beaucoup
plus élevée de chlorure de baryum si on l'associe au cuivre.

b) *Champ d'expériences de Sainte-Croix-du-Mont.* — Dans le
vignoble de Sainte-Croix, où le traitement nicotiné était appliqué
en grand, j'ai fait l'essai comme à Cérons, de la bouillie nicotinée
employée comme insecticide externe. Ce traitement a été fait sur
quelques rangs seulement dans une pièce de vigne conservée
comme témoin ; il a eu lieu le 13 juin, au moment où les larves
étaient en grand nombre dans les grappes et alors que déjà quelques
chrysalides se formaient.

Les pluies abondantes du 16 au 22 juin gênèrent nos observations. Il fut cependant possible de faire quelques comptages le
17 juin entre deux averses et le 23 juin ; ce jour-là, les chrysalides étant déjà assez nombreuses, elles furent comptées sur chaque
pied et ajoutées aux larves.

Les chiffres obtenus sont les suivants :

DATES DES OBSERVATIONS	TÉMOINS		TRAITEMENT NICOTINÉ A 1,33 o/o (13 juin.)	
	Grappes.	Larves vivantes.	Grappes.	Larves vivantes.
17 juin	52	38	62	12
23 juin..................	56	44	42	16
idem	53	40	78	12
Totaux	161	122	182.	40
Moyenne des larves vivantes sur 100 grappes..........	75		21	
Mortalité			74 0/0	

Sur les grappes traitées on trouvait comme à Cérons beaucoup de larves mortes, accrochées dans les grappes, et très peu de larves vivantes. Le nombre de ces dernières était abaissé de 74 p. 100 par rapport aux témoins, et cela par destruction directe, par action insecticide externe. Ce résultat confirme celui de Cérons (82 p. 100).

2° — *Expériences et observations sur les larves de deuxième génération.*

Cette seconde série d'expériences avait pour but de confirmer et de compléter sur certains points celles du printemps; elles ont eu lieu principalement dans le vignoble de Château-Climens, aimablement mis à ma disposition par les propriétaires.

Les chrysalides de première génération ont donné leurs premiers papillons dans les derniers jours du mois de juin. Les éclosions ont été surtout nombreuses du 2 au 8 juillet, ainsi qu'en témoigne le tableau suivant mentionnant la date d'éclosion d'un certain nombre de chrysalides enfermées dans deux cages, l'une placée dans le laboratoire (n° 1), l'autre en plein champ (n° 2).

DATES	ÉCLOSIONS	
	Cage 1	Cage 2
28 juin	0	1
29 —	2	0
30 —	4	2
1ᵉʳ juillet....................	2	1
2 —	13	2
3 —	7	5
4 —	5	4
5 —	2	2
6 —	2	10
7 —	4	8
8 —	1	5
9 —	0	4
10 —	0	1

Ces papillons ont pondu surtout du 10 au 15 juillet. Mais dès le 16, nous observions à Château-Climens les premières larves de deuxième génération, extrêmement petites et en très petit nombre. Les larves ne devinrent abondantes et leur dégâts bien visibles que vers le 1ᵉʳ août. La chrysalidation débuta vers le 10. Pendant la période des dégâts de cette génération, des observations furent faites sur des parties traitées en mai, soit à la nicotine, soit au chlorure de baryum, et de nouvelles applications d'insecticides furent faites sur des rangs déjà traités et sur des rangs jusqu'alors témoins.

Les formules appliquées étaient les suivantes:

1° Bouillie bordelaise nicotinée à 1, 33 p. 100:

Nicotine titrée......................	1 litre	330
Sulfate de cuivre....................	2 kil.	
Chaux.............................	1 —	
Eau q. s. p........................	100 litres.	

2° Bouillie bordelaise nicotinée à 1, 5 p. 100:

Nicotine titrée.....................	1 litre, 500	
Sulfate de cuivre....................	2 kil.	
Chaux	1 —	
Eau s. q. p........................	100 litres.	

3° Chlorure de baryum mélassé à 1, 5 p. 100:

Chlorure de baryum	1 kil.	500
Mélasse	2 —	
Eau q. s. p........................	100 litres.	

4° Chlorure de baryum mélassé à 1, 75 p. 100:

Chlorure de baryum	1 kil.	750
Mélasse............................	2 —	
Eau q. s. p........................	100 litres.	

5° Chlorure de baryum mélassé à 2 p. 100:

Chlorure de baryum.................	2 kil.	
Mélasse	2 —	
Eau q. s. p.	100 litres.	

6° Chlorure de baryum 1, 75 p. 100 et verdet 1 p. 100.

Chlorure de baryum.................	1 kil.	750
Verdet.............................	1 —	
Eau q. s. p........................	100 litres.	

Les divers traitements ont eu lieu le 9 juillet, pendant la période d'activité des papillons, avant la plupart des pontes, et en tout cas plusieurs jours avant l'apparition des premières larves de la deuxième génération.

Le 21 juillet je revins à Climens pour examiner l'état des grappes traitées et pour observer l'extension que prenaient les dégâts; les piqûres étant encore très superficielles et par conséquent difficiles à reconnaître, je ne fis pas de comptage ce jour-là. Je notai cependant sur les témoins un ou deux grains piqués par grappe et des pontes nombreuses; sur les rangs traités au chlorure de baryum mélassé à 1, 5 p. 100, un grain piqué toutes les 5 ou 6 grappes et très peu de pontes; avec le chlorure de baryum associé au verdet très peu de grains piqués. Enfin sur les rangs traités à la bouillie bordelaise nicotinée, j'examinai un assez grand nombre de grappes sans découvrir de grains piqués ni de pontes.

Le 25 juillet, les témoins présentaient deux ou trois grains piqués par grappe. L'examen de quelques pieds traités à la bouillie nicotinée nous donna les indications suivantes:

Pieds traités en mai seulement à 1, 33 p. 100, 2 ou 3 grains piqués par pied.

Pieds traités en juillet seulement à 1, 33 p. 100, aucun grain piqué sur 20 grappes examinées.

Pieds traités en juillet à 1, 5 p. 100, 2 grains piqués sur 15 grappes.

Pieds traités en mai et en juillet à 1, 33 p. 100, 1 grain piqué sur 15 grappes.

Il était d'ailleurs intéressant de noter que les piqûres paraissaient beaucoup moins profondes sur les pieds traités que sur les témoins, comme si l'insecticide avait ralenti ou arrêté la pénétration de la larve.

Du 1er au 13 août des comptages minutieux ont été faits sur des rangs traités en mai seulement ou en juillet seulement et sur des rangs traités deux fois. Les résultats indiqués au tableau ci-dessous ont été obtenus en calculant, d'après ces comptages, la quantité moyenne de grains piqués par les larves sur 100 grappes dans le cas de chaque traitement et en comparant avec les témoins. Après le 13 août, les larves quittant les grappes pour aller se chrysalider, j'ai cessé les comptages; (V. tableau p. suivante).

Champ d'expéri

DATES des OBSERVATIONS	TÉMOINS		BOUILLIE BORDELAISE nicotinée à 1 °/. (27 mai.).		BOUILLIE BORDELAISE nicotinée à 1,33 °/. (27 mai.).		BOUILLIE BORDELAISE nicotinée à 1,33 °/. (9 juillet.).		BOUILLIE BORDELAISE nicotinée à : (2 traitem	
	Grappes.	Grains piqués.	Grappes.	Grains piqués.	Grappes.	Grains piqués.	Grappes.	Grains piqués.	Grappes.	
1ᵉʳ août......	41	43	28	80	36	34	36	6	46	
1ᵉʳ —	86	64								
1ᵉʳ —	32	86								
6 —	56	236	40	119	40	108	54	34	43	
6 —	38	128								
6 —	42	138								
10 —	78	559	34	125	31	107	60	42	34	
10 —	37	177								
10 —	41	229								
10 —	35	143								
13 —	74	354	50	150	40	149	55	54	46	
13 —	33	167								
13 —	47	230								
13 —	36	228								
TOTAUX	626	2.782	152	474	147	398	205	136	169	
Moyenne des grains piqués sur 100 grappes.	446		311		270		66		55	
Diminution des dégâts par traitement, degré d'éfficacité	»		31 p. 100		40 p. 100		86 p. 100		88 p. 10	

hâteau-Climens

CUILLIE RDELAISE iée à 1,5 */. juillet.).		CHLORURE DE BARYUM mélassé à 1 %. (27 mai.).		CHLORURE DE BARYUM mélassé à 1,5 %. (9 juillet.).		CHLORURE DE BARYUM mélassé à 1,75 %. (9 juillet.).		CHLORURE DE BARYUM mélassé à 2 %. (9 juillet.).		CHLORURE DE BARYUM à 1,75 — Verdet (9 juillet.).	
...s.	Grains piqués.	Grappes.	Grains piqués.	Grappes.	Grains piqués.	Grappes.	Grains piqués.	Grappes.	Grains piqués.	Grappes.	Grains piqués.
8	0	37	22	30	16	18	2	28	0	29	5
7	20	36	84	42	48	31	20	30	15	27	42
8	25	33	103	35	60	29	31	34	21	84	71
						40	29				
5	38	44	167	36	50	17	16	32	28	37	5 ;
.8	83	150	376	'143	174	135	98	124	64	127	174
56		250		121		72		51		137	
3 p. 100		44 p. 100		73 p. 100		84 p. 100		89 p. 100		70 p. 100	

La diminution des dégâts réalisée en mai par le traitement à la bouillie bordelaise nicotinée à 1 p. 100 et à 1, 33 p. 100 a persisté lors de la deuxième génération, puisque les rangs traités le 27 mai présentent une différence de 31 et de 40 p. 100 avec les témoins. L'application du traitement au printemps, faite d'ailleurs sur une assez grande étendue (3.500 pieds environ), a dû, en détruisant un grand nombre de larves, diminuer le nombre des papillons qui ont volé en juillet sur cette partie du vignoble. C'est à cette cause, beaucoup plus qu'à une action prolongée qu'il faut attribuer les résultats constatés à la deuxième génération. En effet, même en admettant la persistance de la pellicule de bouillie sur la grappe pendant près de trois mois, elle ne formerait plus qu'un revêtement très imparfait aux grains considérablement accrus.

La bouillie bordelaise nicotinée à 1. 33 p. 100, appliquée le 9 juillet sur des pieds non encore traités, a donné une diminution des dégâts de 86 p. 100. Cette proportion, nettement plus élevée qu'en 1907 est probablement en relation avec un meilleur choix du moment d'application.

La même bouillie à 1. 5 p. 100, appliquée le 9 juillet, a présenté une efficacité de 88 p. 100.

Cette dernière proportion (88 p. 100) se retrouve sur des rangs traités deux fois, le 27 mai et le 9 juillet, avec la dose de 1, 33 p. 100. Il semblerait donc au premier abord qu'un seul traitement fait en juillet à 1. 5 p. 100 ait été l'équivalent d'un double traitement appliqué en mai et en juillet à 1, 33 p. 100. Ce n'est pourtant là qu'une apparence. En effet on a bien obtenu une égale diminution du nombre des grains piqués comptés sur un même nombre de grappes ; mais les grappes traitées ayant déjà présenté un abaissement de la quantité de larves de printemps de 73 p. 100, ont subi par le fait de la première génération des dégâts 4 fois moindres que les pieds traités seulement en juillet. Ces derniers ont donc perdu déjà beaucoup plus de grains. Le double traitement à 1, 33 p. 100 donne donc un rendement bien supérieur à celui du traitement unique de juillet.

Avec le chlorure de baryum mélassé à 1 p. 100 appliqué en mai sur une assez vaste étendue (1.500 pieds) la diminution des dégâts de la seconde génération a été de 44 p. 100.

Dans les traitements du 9 juillet, cette diminution atteignait

73 p. 100 pour le chlorure de baryum mélassé à 1,5 p. 100; 84 p. 100 pour le même insecticide à 1,75 p. 100; 89 p. 100 pour la dose de 2 p. 100.

Le tableau précédent montre encore que le chlorure de baryum peut être associé au verdet et être appliqué sous cette forme au moment d'un traitement anticryptogamique. Mais comme pour l'ammoniure, on doit noter que le chlorure de baryum associé au verdet est beaucoup moins actif à dose égale que le chlorure de baryum mélassé.

C. — Essais pratiques de traitements insecticides

Pendant que je poursuivais mes recherches dans les champs d'expériences, quelques essais ont été faits en grande culture, soit dans la Gironde et les départements limitrophes, soit à l'étranger.

Le Dʳ Schwangart, directeur de la Station de recherches viticoles de Neustadt, M. Müller, directeur de l'École de viticulture de Trèves, M. Fuhr, secrétaire général du « Deutschen Weinbauvereins » à Oppenheim, à la suite de la publication des expériences que j'avais faites l'année dernière avec M. J. Capus, m'ont demandé des renseignements complémentaires sur les traitements à la nicotine qu'ils désiraient expérimenter en Allemagne. M. Munerati a fait faire des essais de même nature à Rovigo. Je n'ai pas encore reçu communication des résultats obtenus dans ces diverses expériences.

Dans notre région un certain nombre d'essais pratiques en grand ont eu lieu; j'ai pu en apprécier les résultats dans quelques vignobles.

a) *Château-Climens.* — Dans le vignoble de Château-Climens, aimablement mis à ma disposition comme l'année dernière par M. Dubroca et M. Gounouillou, des traitements ont été appliqués au printemps sur une pièce de 5.000 pieds environ. Les formules employées étaient les suivantes :

1° Bouillie bordelaise nicotinée à 1 p. 100;

2° — — — 1,33 p. 100;

3° Chlorure de baryum mélassé à 1 p. 100.

2.200 pieds environ ont été traités à la bouillie n° 1; 1.000 à la bouillie n° 2; 1.700 au chlorure de baryum.

Vignoble de Château-Climens.

DATES des OBSERVATIONS	TÉMOINS		BOUILLIE BORDELAISE nicotinée 1 %		BOUILLIE BORDELAISE nicotinée à 1,33 %		CHLORURE DE BARYUM mélangé à 1 %	
	Inflorescences	Larves vivantes	Inflorescences	Larves vivantes	Inflorescences	Larves vivantes	Inflorescences	Larves vivantes
6 juin	27	47	34	40	40	18	37	22
—	36	40	34	14	»	»	»	»
9 juin	51	64	39	8	49	10	44	25
12 juin	44	115	42	43	50	24	47	35
16 juin	40	104	51	39	»	»	»	»
—	52	96	46	45	55	38	49	27
—	45	85	»	»	»	»	»	»
—	46	51	47	24	50	27	50	21
—	48	61	»	»	»	»	»	»
Totaux	389	663	293	214	244	117	227	130
Moyenne des larves vivantes sur 100 inflorescences	170		73		47		57	
Diminution due au traitement	»		58 %		73 %		67 %	

L'application des traitements eut lieu le 27 mai; le moment était un peu tardif et on eût obtenu de meilleurs résultats si l'opération avait été faite une semaine plus tôt. La pulvérisation des bouillies sur les grappes a été faite avec soin, sous notre contrôle, en les découvrant bien toutes par un effeuillage sommaire.

Les comptages de larves effectués les 6, 9, 12 et 16 juin, donnent les chiffres suivants, (v. tableau précédent.) permettant d'apprécier le résultat obtenu.

Soit une efficacité de 58 p. 100 avec la bouillie bordelaise nicotinée à 1 p. 100; 73 p. 100 avec la même bouillie à 1,33 p. 100; 67 p. 100 avec le chlorure de baryum mélassé.

Nous retrouvons donc dans un traitement soigneux en grande culture, des résultats analogues à ceux que nous donnent des traitements appliqués en petit sur un ou deux rangs. Avec des ouvriers consciencieux et comprenant la nécessité d'arroser toutes les grappes, il est facile d'obtenir en grand au vignoble des résultats aussi beaux que ceux du champ d'expériences.

L'étendue de la portion traitée étant cependant relativement très faible par rapport au reste du vignoble non traité, l'effet produit par le traitement de printemps devait s'atténuer au moment des dégâts de la deuxième génération, les papillons beaucoup plus nombreux sur les témoins venant pondre en partie sur les traités.

Un certain nombre de rangs traités en mai à la bouillie nicotinée à 1,33 p. 100, a reçu le 9 juillet un nouveau traitement à la même bouillie. Les comptages de grains piqués faits en août sur les témoins, sur des rangs traités au printemps et sur ceux qui avaient été deux fois traités, ont donné les résultats suivants :

	TÉMOINS	BOUILLIE NIC. A 1 0/0 (1 traitement en mai).	BOUILLIE NIC. A 1,33 0/0 (1 traitement)	BOUILLIE NIC. 1,33 0/0 (2 traitements mai-juillet).
Moyenne des grains piqués sur 100 grappes........	446	311	270	55
Diminution des dégâts par le ou les traitements ... (efficacité)		31 0/0	40 0/0	88 0/0

Aux vendanges, j'ai encore fait des observations sur les résultats du traitement nicotiné. On a récolté à part 4 rangs traités à la bouillie nicotinée à 1,33 p. 100 en mai et en juillet, et 4 rangs témoins pris au voisinage, témoins et traités étant de même âge et des mêmes cépages.

Dans les 4 rangs témoins, 171 pieds portaient des grappes; dans les 4 rangs nicotinés 175 pieds en portaient. La récolte a eu lieu en deux fois, le 27 septembre et le 17 octobre.

Sur les témoins on a récolté 24 kilogrammes de grains, ce qui correspondrait à 140 kilogrammes pour 1.000 pieds portant des grappes.

Sur les rangs traités, la récolte pesait 27 kil. 500, soit 157 kilogrammes pour 1.000 pieds.

En tenant compte des nombreux pieds improductifs, il y aurait eu une augmentation de récolte de près de 100 kilogrammes par hectare de 4.500 pieds.

Le rendement obtenu doit être augmenté de l'importante diminution des journées de travail nécessaires pour la récolte; sur les témoins en effet le triage des grains était très long, tandis que sur les traités les grains étaient très beaux, bien moins pourris, et qu'il n'y avait à peu près rien à jeter. Nous retrouvons là un avantage analogue à celui que nous constations en 1907 à la suite des ramassages de chrysalides d'été et de grains piqués. J'ai montré dans mon précédent rapport que la diminution du travail à la récolte faisait regagner une grosse partie des frais de traitement.

b) Cérons. — A Cérons, chez M. Ardouin, en outre des expériences rapportées plus haut, j'ai fait faire une application de bouillie bordelaise nicotinée à 1 p. 100 sur 1.000 pieds environ, et une application de chlorure de baryum mélassé sur une étendue analogue. Ces traitements ont été faits au printemps seulement.

Je n'eus pas le temps de faire faire des comptages sur cette partie du vignoble au moment de la période d'apparition des larves de printemps; mais l'examen des pieds traités indiquait une grande différence par rapport aux rangs voisins non traités.

Comme il n'y eut pas de nouveau traitement en juillet, la partie traitée étant assez restreinte, les témoins la réinfectèrent en partie à la deuxième génération et la différence s'atténua. Cependant des comptages de grains piqués faits, en août donnaient encore les différences suivantes :

Vignoble de Cérons.

DATES des OBSERVATIONS	TÉMOINS		NICOTINE		CHLORURE DE BARYUM	
	Grappes.	Grains piqués.	Grappes.	Grains piqués.	Grappes.	Grains piqués.
10 août.............	69	277	79	190	77	186
12 —	84	257	70	239	85	240
12 —	76	296				
Totaux.............	229	830	149	429	162	426
Moyenne des grains piqués sur 100 grappes.	362		287		262	
Diminution des dégâts obtenue par le traitement.............			21 p. 100		28 p. 100	

Il persiste donc, lors de la deuxième génération de larves, une différence assez nette dans l'intensité des dégâts, et cela par l'effet d'un seul traitement de printemps, qui a déjà protégé les grappes d'une façon beaucoup plus active contre les larves de la première génération. Cette persistance d'action a lieu malgré l'étendue relativement faible de la pièce traitée. Le résultat constaté serait incomparablement meilleur si tout le reste du vignoble environnant avait été lui-même traité.

c) *Sainte-Croix-du-Mont:* A Sainte-Croix-du-Mont, dans le vignoble de M. Lagarde, on a essayé sur une vaste surface la bouillie bordelaise nicotinée à 1, 33 p. 100 (3 litres de nicotine titrée et 4 kilogrammes de sulfate de cuivre par barrique). Le traitement à eu lieu du 26 mai au 4 juin, c'est-à-dire à une époque un peu trop tardive. Il intéressait près de 90.000 pieds. On arrosa de bouillie aussi bien les feuilles que les grappes, il n'y eut pas d'effeuillage préalable, bien que les grappes fussent déjà en grande partie cachées ; aussi malgré la recommandation faite aux ouvriers ; beaucoup de grappes restèrent sans traitement. Cette circonstance et la date tardive de l'opération devaient faire prévoir une efficacité moindre.

L'examen des grappes en juin montrait une diminution très grande du nombre des larves sur les grappes réellement traitées, reconnaissables à la marque laissée par la chaux de la bouillie. Mais celles qui ne portaient pas trace de bouillie avaient à peu près autant de larves que les grappes des témoins.

De nouveaux traitements eurent lieu contre la deuxième génération : 3.000 pieds environ furent traités à la bouillie bordelaise nicotinée à 1, 33 p. 100 ; 15.000 au chlorure de baryum mélassé à 1, 75 p. 100 (4 kilogrammes par barrique). L'application fut encore un peu trop retardée comme l'avait été celle du printemps ; elle eut lieu du 21 au 25 juillet, alors qu'un certain nombre de larves de deuxième génération étaient déjà sur les grappes.

Au mois d'août, au moment de l'attaque de ces larves, j'examinai l'effet des traitements de printemps et ceux des nouveaux traitements. La diminution obtenue au printemps avait pu se maintenir à peu près intégralement à la deuxième génération, la pièce témoin étant assez isolée pour ne pas réinfecter les parties traitées.

Des comptages de grains piqués faits les 10 et 13 août ont donné les résultats suivants :

TABLEAU

Vignoble de Sainte-Croix du Mont.

DATES des OBSERVATIONS	TÉMOINS		BOUILLIE NICOTINÉE à 1,33 °/. (mai).		BOUILLIE NICOTINÉE à 1,33 °/. (mai et juillet).		BOUILLIE NICOTINÉE à 1,33 °/. (mai). CHLORURE DE BARYUM à 1,75 °/. (juil.).	
	Grappes.	Grains piqués.	Grappes.	Grains piqués.	Grappes.	Grains piqués.	Grappes.	Grains piqués.
10 août........	64	298	69	144	60	75	56	77
—	90	325	»	»	»	»	64	87
13 août........	105	318	84	161	86	110	95	121
—	79	291	»	»	»	»	77	92
—	»	»	»	»	»	»	77	123
—	»	»	»	»	»	»	90	184
Totaux.....	338	1.232	153	305	146	185	459	684
Moyenne des grains piqués sur 100 grappes	364		200		126		148	
Diminution réalisée par les traitements...	»		46 °/.		66 °/.		60 °/.	

Le traitement de printemps fait en grand réalisait une diminution de 46 p. 100 du nombre des grains piqués par les larves
de deuxième génération. Le double traitement nicotiné à 1,33 p. 100
a donné 66 p. 100 de diminution. La partie traitée en mai à la

bouillie nicotinée, et en juillet au chlorure de baryum, présente une différence de 60 p. 100 par rapport aux témoins.

Le chiffre de 46 p. 100, représentant l'effet du traitement de printemps sur la deuxième génération, ne doit pas être ici sensiblement inférieur à ce qu'il a été sur la première génération, la différence entre les traités et les témoins a dû rester à peu près constante, puisque l'isolement des témoins rendait la réinfection impossible.

Le rendement à la récolte a été, grâce au traitement, bien supérieur à ce qu'il était les années précédentes ; il eût été bien supérieur encore si les traitements avaient pu être faits au moment le plus favorable. Ce résultat d'un traitement en grand a été signalé par la « Feuille Vinicole de Gironde » (15 octobre 1908), qui constate « le parfait état de ces vignes avec leurs raisins sains, qui promettent un vin comme il n'y en eut jamais de meilleur dans ce domaine ».

d) *Tabanac* : Dans le vignoble de M. le Dr Pouchet à *Tabanac*, 16.000 pieds ont été traités au printemps par la bouillie bordelaise nicotinée à 1 p. 100, appliquée le 21 mai. J'ai indiqué au sujet de l'essai de l'ébouillantage pratiqué dans ce vignoble, les excellents résultats constatés au moment de la récolte ; le traitement nicotiné doit avoir une part dans ces résultats.

e) Dans le Médoc, M. Th. Skawinski a fait appliquer le traitement cuprique nicotiné sur une vigne de palus, au *Bas-Margaux*, dans un quartier ravagé par la Cochylis (*Cochylis ambiguella*). Cette vigne, plantée de Malbec, était depuis de longues années ravagée par cet Insecte. Au printemps dernier, après avoir été soumise à la taille Guyot, elle a reçu, pendant la période de vol des papillons, un traitement à la bouillie bordelaise nicotinée à 1, 33 p. 100.

Toutes les pièces de vignes voisines ont subi les mêmes ravages qu'en 1907. La pièce traitée au contraire a été extrêmement bien protégée et a donné à la récolte un rendement inespéré.

f) Dans le Lot-et-Garonne, à *Sainte-Bazeilles*, un essai de traitement nicotiné a été fait, en se conformant exactement aux indications que j'avais données, c'est-à-dire en pratiquant un effeuillage sommaire permettant de bien arroser toutes les grappes et en choisissant le moment des pontes des papillons. Les résultats ont été extrêmement nets. Cet essai a eu lieu dans le vignoble de

M. le Dr Uteau, chef de clinique à la Faculté de Médecine de Toulouse.

M. Perpezat, régisseur du vignoble, m'écrit: « Les 23, 24 et 25 mai, nous avons appliqué après un effeuillage sommaire le traitement à la nicotine à 1. 33 p. 100. Nous avons laissé un carré de 100 pieds sans être traité ; au moment des vendanges après examen attentif nous n'avons pas pu noter de différence appréciable entre les témoins et les traités(1). Le 9 juillet nous avons appliqué sur 3.000 pieds après un effeuillage partiel, un second traitement à la nicotine à 2 p. 100. Aux vendanges nous avons constaté un résultat superbe, pas ou presque pas de raisins pourris, tandis que sur les témoins nous avions au moins 50 p. 100 de perte. »

M. le Dr Uteau, qui va publier incessamment les résultats de ses observations, a bien voulu me communiquer les notes suivantes : « Un premier traitement a été fait le 23 mai 1908 à la dose de 1, 33 p. 100 après effeuillage préparatoire. Un deuxième a été fait le 9 juillet au moment de la ponte de l'Eudemis. Cette fois nous avons dépassé la proportion de nicotine de 1, 33 p. 100 et nous avons employé celle de 2 p. 100, sans constater le moindre accident de brûlure, même quand le traitement a été fait pendant des journées de grand soleil. Le traitement a été appliqué sur un carreau d'essai de 3.000 pieds. La vendange à la récolte nous y a paru beaucoup moins atteinte que sur les pieds traités en mai seulement ou sur les témoins. Nous croyons pouvoir évaluer la différence à 90 p. 100 pour donner une idée des résultats obtenus.

« La méthode est d'exécution facile, puisqu'elle se combine aux traitements cryptogamiques. A dose forte, le traitement de juillet a une efficacité réelle ; mais son prix de revient est assez élevé, puisqu'il égale environ 35 fr. 50 à l'hectare. »

g) Au *Château-Lasserre*, à *Caudrot* (Gironde), M. R. Charlot a fait divers essais de traitements, dont il a communiqué les résultats à la Société d'Agriculture de la Gironde ; ces résultats ont été publiés dans le « Progrès Agricole » (12 juillet 1908).

---

(1) Ce fait n'a rien d'étonnant, étant donné le nombre beaucoup trop restreint des pieds conservés comme témoins (100 pieds.)

Les liquides essayés étaient : le liquide Laborde, le liquide Balbiani et la bouillie cuprique nicotinée. M. Charlot employait le jus de tabac ordinaire à 12° Bé, ce qui pourrait être dangereux pour la vigne si l'on utilisait des doses élevées, la teneur en nicotine des jus ordinaires n'étant pas fixe. La formule employée par M. Charlot est la suivante :

Jus de tabac à 12° Bé....................	2 litres.
Sulfate de cuivre.......................	1 kil. 500.
Savon noir	2 kil.
Eau	100 litres.

« Le résultat des deux premières formules (liquide Laborde et liquide Balbiani), écrit M. Charlot, a été sensiblement le même et nettement supérieur aux rangs témoins. Les résultats obtenus par la troisième formule, à base de jus de tabac à 12° Bé, dominent d'une façon indiscutable ; et la protection a été d'au moins 20 à 25 p. 100 supérieure à celle obtenue par les autres formules, et de 80 à 90 p. 100 à celle des témoins. La perte a été pour ainsi dire insignifiante et je suis décidé à n'employer que ce dernier traitement et à l'employer sur tout mon vignoble dès la première apparition des chenilles. »

Coût du traitement nicotiné : La bouillie bourguignonne nicotinée à 2 p. 100 de sulfate de cuivre et 1,33 de nicotine titrée revient au maximum à 4 fr. 20 l'hectolitre ; avec la dose de 1,5 p. 100 le prix de l'hectolitre s'élève à 4 fr. 50 ; à la dose de 1,75 il atteint 4 fr. 95.

Dans mes expériences j'ai noté que le contenu d'un pulvérisateur de 15 litres permettait de traiter 120 à 150 pieds, ce qui porte à 100 litres au plus la quantité de bouillie nécessaire pour 1.000 pieds.

A Château-Climens, au traitement de printemps, nous avons traité 2.190 pieds avec 2 hectolitres de bouillie nicotinée à 1 p. 100.

Dans les traitements en très grand la proportion de liquide employé a été un peu moins élevée, 90 à 95 litres pour 1.000 pieds.

La main-d'œuvre n'est pas très coûteuse. Un homme peut traiter plus de 400 pieds à l'heure, ce qui revient à un prix de main-d'œuvre de 0 fr. 80 pour 1.000 pieds.

Pour un traitement de printemps à la dose de 1,33 p. 100, le prix de revient du traitement pour 1.000 pieds serait donc à peu près le suivant :

   1 hectolitre de bouillie nicot. à 1,33 p. 100..... 4 fr. 20.
   main-d'œuvre............................... 0 fr. 80.

              TOTAL.................. 5 francs.

Le traitement nicotiné coûte certainement plus cher que les traitements arsénicaux, mais la dépense qu'il occasionne est bien faible par rapport au bénéfice que le viticulteur est appelé à retirer d'un traitement fait avec soin et appliqué au moment opportun.

D'ailleurs si le prix de la nicotine titrée est abaissé, comme la Chambre en a exprimé le désir, nous verrons disparaître le seul défaut que les propriétaires reprochent au traitement cuprique nicotiné, et la généralisation de ce procédé se fera plus facilement.

IV

Conclusions.

Traitement d'hiver. — Dans les grandes exploitations, où le décorticage des ceps est rendu impossible par le manque de personnel, on pourra cependant faire des traitements d'hiver contre l'Eudemis et la Cochylis en utilisant l'ébouillantage des ceps, procédé couramment employé contre la Pyrale dans d'autres régions. Ce mode de traitement est efficace ; il est applicable dans la plupart des vignobles de notre région, malgré la plantation serrée et la conduite sur fil de fer. Son prix n'est pas exagéré, et il a le gros avantage de pouvoir être pratiqué sur une grande superficie par un personnel très restreint (1 homme et 2 femmes) et d'être ainsi réalisable avec les seules ressources de la propriété, sans recourir à un personnel étranger.

Traitement de printemps et d'été. — Pour obtenir des traitements insecticides de printemps et d'été le plus grand rendement possible, il faut tenir grand compte du mode d'action insecticide que l'on

recherche. Si l'on veut obtenir une action insecticide externe
(brûlure ou asphyxie des larves), il faut appliquer le traitement au
moment où la quantité de larves vivantes sur les grappes est la plus
grande, c'est-à-dire en général au moment où les larves les plus
âgées commencent à se chrysalider. .

Si l'on recherche au contraire une action insecticide interne,
l'empoisonnement des larves, il faut traiter les grappes de préférence avant la naissance des larves, ainsi que je l'ai déjà montré
l'année dernière dans les premières expériences que j'ai entreprises
avec M. J. Capus. J'ai montré cette année l'importance de l'application précoce des insecticides internes, et j'ai constaté que certains
de ces insecticides pouvaient avoir en outre une action insectifuge
(bouillie bordelaise, bouillie bourguignonne, bouillie cuprique
nicotinée), en éloignant les papillons et les empêchant en partie de
pondre sur les grappes traitées.

Les sels de cuivre, appliqués suivant cette méthode de traitement
précoce, exercent une action réelle contre l'Eudemis, soit comme
insectifuge, soit comme insecticide interne. Il n'est évidemment pas
possible de songer à utiliser cette action, qui à elle seule serait très
insuffisante ; mais il était intéressant de la constater pour expliquer
pourquoi il est très important d'employer la nicotine en association
avec les bouillies cupriques.

Chlorure de baryum. — Le chlorure de baryum, en application
précoce, exerce une action insecticide interne bien nette contre les
larves d'Eudemis. Les meilleurs résultats ont été donnés par la
simple association avec la mélasse qui donne de l'adhérence à la
solution de chlorure de baryum.

Il est important de ne pas employer des doses trop fortes, qui
provoquent des brûlures sur les grains ou entravent leur développement, surtout quand le traitement a lieu au moment de la
floraison et de la fécondation. Les essais que j'ai entrepris pour la
détermination des doses maxima utilisables, m'ont indiqué qu'il
convenait de ne pas dépasser la dose de 1,5 p. 100 au traitement
de printemps appliqué en dehors de la période de la floraison, et
celle de 2 p. 100 au traitement d'été; mais il est préférable de se
tenir un peu au-dessous de ces doses, très voisines de la limite
d'innocuité, et d'employer seulement 3 kilogrammes par barrique

de 225 litres au printemps et 4 kilogrammes en juillet. Si le traitement de printemps avait lieu au moment de la floraison, il ne faudrait pas dépasser 1 p. 100.

J'ai essayé l'association du chlorure de baryum avec les sels de cuivre pour combiner le traitement insecticide avec un traitement anticryptogamique. Cette association est possible avec certains produits cupriques autres que le sulfate (ammoniure, verdet) ; mais, sous cette forme, l'action insecticide est inférieure à même dose à celle qu'exerce le chlorure de baryum mélassé, à cause de la transformation d'une partie du chlorure de baryum en composés insolubles et inactifs.

Le chlorure de baryum appliqué sur les grappes en juillet n'a pas eu d'influence sur le vin. Les divers échantillons de vins faits avec des raisins (non égrappés), traités en juillet 1907 par le chlorure de baryum mélassé à 2 p. 100, ont été examinés par M. Laborde ; ils ne présentaient *aucune trace* de chlorure de baryum.

Les résultats obtenus encouragent donc à continuer l'étude de ce procédé insecticide.

Nicotine. — La nicotine exerce sur l'Eudemis trois actions bien distinctes: une action insecticide externe, une action insecticide interne et une action insectifuge, les deux premières s'exerçant sur les larves, la dernière pouvant s'exercer non seulement sur les larves, mais aussi sur les papillons. J'ai étudié ces différents modes d'action au cours de mes expériences.

L'étude de l'action de différentes doses de nicotine titrée sur les organes de la vigne, a montré qu'il était prudent de ne pas dépasser la dose de 1, 5 au printemps et celle de 1, 75 p. 100 au mois de juillet. Au moment de la floraison il serait bon de ne pas dépasser 1, 33 p. 100.

L'action insecticide externe de la nicotine peut être efficacement utilisée contre les larves d'Eudemis, puisqu'elle m'a permis d'obtenir dans mes essais 74 p. 100 et 82 p. 100 de mortalité. Le moment d'application favorable serait dans ce cas celui de la plus grande abondance des larves sur les grappes.

Mais il est de beaucoup préférable de rechercher l'action insecticide interne, l'empoisonnement des larves, en utilisant d'ailleurs en même temps l'action insectifuge, suivant la méthode dont j'ai déjà posé les bases dans les expériences faites l'année dernière en collaboration avec M. J. Capus et publiées dans la *Revue de Viticulture*. Mes expériences de cette année et les premiers essais entrepris sur nos indications par quelques propriétaires, ont confirmé la valeur de cette méthode, d'une grande simplicité d'application.

Méthode de traitement nicotiné par application précoce : La nicotine employée doit être la nicotine titrée ou jus de tabac riche. C'est le seul produit nicotiné dans lequel l'alcaloïde soit dosé régulièrement (100 gr. par litre). Les jus de tabac ordinaires, vendus au degré aréométrique, n'offrent aucune garantie, ni en ce qui concerne l'action insecticide, ni au point de vue de l'action sur les organes de la vigne.

Cette nicotine titrée doit être associée à une bouillie bordelaise ou bourguignonne contenant de préférence 2 p. 100 de sulfate de cuivre. On doit mettre *3 litres de nicotine titrée par barrique* (225 litres) de bouillie (1, 33 p. 100) pour un traitement de printemps ; on peut aller jusqu'à *4 litres par barrique*(1, 75 p.100) pour un traitement d'été.

On peut faire soit un seul traitement au printemps, soit deux traitements, l'un au printemps contre la première génération de larves, l'autre en été, contre la deuxième.

La pulvérisation du liquide se fait avec un pulvérisateur ordinaire, avec ou sans jet à interrupteur. L'ouvrier qui en est chargé doit se tenir sous le vent pour ne pas être incommodé par la bouillie. Il doit bien arroser toutes les grappes, pour les mouiller autant que possible dans toutes leurs parties. Pour faciliter le travail de l'ouvrier, il est utile de faire précéder la pulvérisation d'un effeuillage sommaire, c'est-à-dire de l'enlèvement des rejets et des feuilles qui cachent les grappes ; cette opération peut être faite par des femmes.

Un point très important et duquel dépend le degré d'efficacité du traitement est le choix du moment d'application. L'application doit avoir lieu plusieurs jours avant l'apparition des larves, et de préférence au moment des premières pontes des papillons. Il ne faut ni se fixer sur la floraison de la vigne comme on le fait

généralement, ni attendre de voir les larves et de constater leurs
dégâts, mais il faut en quelque sorte les prévenir.

Le viticulteur peut déterminer lui-même le moment favorable
au traitement en observant l'apparition des papillons ; cette observation sera très facile s'il a eu soin d'enfermer un certain nombre
de chrysalides récoltées sous les écorces pendant l'hiver, dans
une cage de fine toile métallique, placée en plein champ. Il
choisira pour traiter le moment où les papillons deviennent abon -
dants. La période favorable est d'ailleurs assez longue. Pour plus
de certitude il sera facile de créer dans la région des stations
d'avertissement comme il en existe pour les traitements contre le
Black rot. Nous avons déjà créé à Cadillac une station d'avertissement qui fonctionnera l'année prochaine et renseignera les
propriétaires de la région sur le meilleur moment d'application du
traitement à la bouillie nicotinée contre l'Eudemis.

Ce traitement appliqué au moment des premières pontes a de
très gros avantages :

1° Il exerce une action insectifuge vis-à-vis des papillons, qui
pondent moins sur les grappes traitées ;

2° Le liquide insecticide mouille beaucoup plus uniformément.
toute la grappe. Plus tard en effet, pendant la période des dégâts,
les réseaux tissés par les larves entre les grains mettent obstacle
à la répartition régulière de la bouillie ;

3° Le poison est déjà sur les grappes au moment de la naissance des larves, qui sont plus sensibles à son action dans leur
jeune âge ;

4° Enfin le traitement précoce prévient les dégâts de ces larves,
tandis que les traitements appliqués au cours de la période d'activité des larves, n'empêchent que les dégâts des générations
suivantes .

La bouillie cuprique nicotinée, employée suivant cette méthode
a donné jusqu'à présent des résultats qui permettent d'espérer un
succès dans la lutte contre l'Eudemis, surtout si les traitements
étaient généralisés .

DEUXIÈME RAPPORT

Les Chrysomèles de l'osier en Gironde; essais de destruction par les liquides insecticides.

J'ai indiqué dans mon dernier rapport l'importance de la culture de l'osier dans le département de la Gironde. La grande place qu'elle occupe dans les ressources de notre région m'a fait entreprendre l'étude des insectes nuisibles à cette culture, et des moyens propres à la protéger contre eux.

Nos oseraies ont en effet beaucoup à souffrir des attaques d'un grand nombre d'insectes de divers groupes : les Lépidoptères, dont les chenilles creusent les souches (*Cossus ligniperda, etc.*), rongent les feuilles (*Smerinthus ocellata, Phalera bucephala, etc.*), ou détruisent l'extrémité des tiges (*Earias chlorana, etc.*) qui se ramifient et perdent leur valeur marchande; des Diptères provoquant des galles (Cécidomyies); des Hémiptères (Pucerons) suçant la sève des jeunes pousses et les affaiblissant; des Coléoptères qui rongent les souches ou les tiges (*Lamia textor, Cryptorynchus Lapathi, etc.*), ou qui se nourrissent des feuilles même du Saule (Hanneton, Chrysomèles).

Parmi tous ces insectes, les Chrysomèles sont certainement les plus nuisibles aux oseraies de la Gironde. Par le nombre généralement très considérable de leurs individus, elles peuvent priver de bonne heure les tiges de presque tous leurs organes verts et diminuer dans d'énormes proportions la quantité et la qualité de la récolte. De plus l'affaiblissement des souches par ces attaques renouvelées d'année en année, favorise l'installation des insectes xylophages qui achèvent de tuer les pieds.

Les Chrysomèles rencontrées sur l'osier en Gironde et en général dans nos régions, appartiennent aux genres *Phædon*, *Plagiodera*, *Phyllodecta*, *Lina*. Généralement polyphages, ces

insectes se rencontrent sur le Peuplier, le Tremble, l'Aulne, le
Bouleau, mais de préférence sur le Saule, Les Saules cultivés sont
surtout favorables à leur multiplication ; ils offrent en effet une
grande abondance de nourriture sur une superficie restreinte.

Les *Phœdons* et les *Plagiodera* ne se rencontrent guère qu'à
l'état isolé ou en très petit nombre. Les *Phyllodecta* et les *Lina*
au contraire sont parfois en quantités énormes dans certaines
oseraies et commettent de très gros dégâts.

J'ai déjà exposé en 1907 les résultats de mes premières recherches,
relatives à la *Phyllodecta vulgatissima* et à sa destruction. J'ai
publié récemment une étude détaillée sur les diverses Chrysomèles
de l'osier, leurs dégâts dans notre région et les essais de destruction qui ont été tentés contre elles (*Revue de Viticulture*,
1908).

Je n'exposerai ici que l'essai pratique de traitement que j'ai
réalisé cette année contre la *Lina populi*, qui commet sur les
oseraies de *Salix fragilis* des ravages analogues à ceux que fait la
Phyllodecta vulgatissima sur celles de *Salix viminalis*.

Parmi les diverses formules de liquides insecticides que j'ai expé-
rimentées contre l'une et l'autre de ces Chrysomèles en 1907 et
1908, les effets des liquides nicotinés ont été de beaucoup les
meilleurs. J'ai voulu établir le rendement en grande culture du
traitement des osiers à la bouillie cuprique nicotinée. J'ai cherché
en même temps à montrer quelle part a le cuivre dans les effets
de cette bouillie. Enfin j'ai voulu comparer la bouillie cuprique
nicotinée avec la bouillie au savon nicotinée couramment employée
dans les traitements d'ailleurs obligatoires appliqués sur les
oseraies de la Loire-Inférieure et de la Corrèze.

La démonstration a été faite à Béguey, dans une oseraie de
Salix fragilis « vîme-brûle » appartenant à M. Lasserre. Cette
oseraie a une étendue de 66 ares ; la moitié environ a été plantée
il y a 26 ans ; sur le reste de la superficie les souches ont 14 ans
seulement. Les souches sont espacées de 50 centimètres.

Cette oseraie a été tout particulièrement ravagée en ces dernières
années par la Chrysomèle du Peuplier (*Lina populi*). La récolte

diminue chaque année et les souches s'affaiblissent. Voici quelle a été la récolte des trois dernières années :

En 1906, 182 gerbes (de 1 m. 40 de tour), vendues 3 fr. l'une...   546 fr. »
—   12.000 réhortes (ou gros brins), vendus 10 fr. le mille...   120   »

TOTAL ....   666 fr.

En 1907, 164 gerbes, vendues 2 fr. 50 l'une...............   410 fr. »
—   pas de réhortes.
En 1908, 139 gerbes, vendues 2 fr. 75 l'une ....   382 fr. 25
—   3.000 réhortes à 10 fr. le mille.....:............   30   »

TOTAL ....   412 fr. 25

Cette dernière récolte n'arrive au même chiffre que celle de 1907 que grâce à l'apport très supérieur de la partie de l'oseraie sur laquelle j'ai fait faire des traitements insecticides. Si tout était resté sans traitement comme les années précédentes, il y aurait eu une diminution très nette par rapport à l'année dernière. Il y a donc en réalité, dans l'oseraie exposée aux ravages des Chrysomèles et laissée sans aucun traitement, une diminution progressive de la quantité de récolte, les souches s'affaiblissant et tendant à succomber à cet affaiblissement et aux attaques secondaires des insectes xylophages.

J'ai fait mes essais de traitements insecticides dans la partie la plus jeune de l'oseraie, c'est-à-dire sur des pieds âgés pour la plupart de 14 ans.

Les bouillies qui ont fait l'objet de ces essais sont :

1° La bouillie bourguignonne à 2 p. 100 de sulfate de cuivre.

Sulfate de cuivre....................   2 kil.
Carbonate de soude ....   1 kil.
Eau..............................   100 litres.

2° La bouillie au savon nicotinée à 1.33 p. 100 de nicotine titrée :

Nicotine titrée......................   1 l. 330
Carbonate de soude ....   0 kil. 200
Savon noir.........................   1 kil.
Alcool dénaturé....................:........   1 litre.
Eau..............................   100 litres.

3° La bouillie bourguignonne nicotinée à 2 p. 100 de sulfate de
cuivre et 1. 33 p. 100 de nicotine titrée :

Nicotine titrée.......•...................	1 l. 33o
Sulfate de cuivre....................	2 kil.
Carbonate de soude	1 kil.
Eau	100 litres.

L'hectolitre de bouillie revient a 1 fr. 80 dans le cas de la
formule n° 1; 3 fr. 70 avec la formule n° 2; 4 fr. 20 avec la
dernière formule.

Je désirais surtout évaluer les effets de la bouillie bourguignonne nicotinée que j'avais expérimentée avec succès l'année
dernière, et comparer ces effets avec ceux de la bouillie nicotinée sans
cuivre préconisée par MM. Danguy et Gillin, professeurs dépar-
tementaux d'agriculture de la Loire-Inférieure et de la Corrèze.
Aussi ai-je employé la même dose de nicotine titrée dans les
deux cas.

Quant à la simple bouillie cuprique, je n'avais nullement l'intention de rechercher en elle un traitement efficace contre la Chrysomèle, je voulais seulement montrer, comme dans mes essais
contre l'Eudemis, que le sel de cuivre exerce à lui seul une action
très réelle, et expliquer par là la plus grande efficacité de la nicotine associée à ce sel. J'ai mis volontairement la même dose
(2 p. 100) de sulfate de cuivre dans les deux cas, les deux formules
ne différant que par la nicotine.

A chacun de ces traitements, je réservai un carré d'osier de
10 mètres de côté, soit un are de superficie. Les trois carrés ont
été entourés d'un fil de fer, ainsi qu'un carré témoin de même
étendue. Tout le reste de l'oseraie restait aussi comme témoin,
aucun traitement insecticide n'y étant fait par le propriétaire.

Les carrés traités n'ont été soumis à aucune façon culturale
autre que celles faites sur les autres parties de l'oseraie. Ces carrés
ne différaient donc des témoins que par le traitement insecticide.

Les traitements ont été faits le même nombre de fois et aux
mêmes jours sur les trois carrés d'expérience. Six traitements
ont eu lieu sur chacun des trois carrés, et j'ai noté chaque fois
rigoureusement la durée de l'opération et la quantité de bouillie
employée. On ne traitait chaque fois que le sommet des tiges,

c'est-à-dire les feuilles poussées depuis le traitement précédent et qui n'avaient par conséquent pas reçu encore d'insecticide.

La première apparition de la *Lina* sur les jeunes pousses de l'osier fut constatée le 23 avril ; les insectes y furent surtout nombreux à partir du 28. Les pontes, très échelonnées, ont commencé le 2 mai, et les larves de première génération sont nées à partir du 10. Au commencement de juin eurent lieu les premières métamorphoses de ces larves, donnant vers le 10 juin de nouveaux insectes parfaits. Les œufs déposés par ces imagos donnèrent naissance vers le 9 juillet aux premières larves de la deuxième génération. Les apparitions des insectes parfaits étant très échelonnées ainsi que les pontes, il y eut des larves et des insectes parfaits sur le feuillage de l'osier non traité jusqu'à la fin du mois d'août.

Le premier traitement eut lieu le 2 mai, pour empêcher les dégâts des imagos apparus depuis le 23 avril, et pour prévenir ceux des larves qui allaient naître. Il a pris pour chaque carré 10 minutes de travail et 8 litres de bouillie.

Le deuxième traitement, le 14 mai, appliqué au moment où les larves naissaient en assez grand nombre, a pris 12 minutes et consommé 10 litres de liquide.

Le troisième (25 mai) contre les larves de première génération, le quatrième (11 juin) contre les insectes parfaits, le cinquième (10 juillet) et le sixième (28 juillet) contre les larves de deuxième génération, ont fait chaque fois employer 12 litres de liquide et ont duré au plus 15 minutes pour chaque carré.

Dès les premiers traitements, il a été facile de noter une grande différence entre les carrés traités et le reste de l'oseraie. Les insectes parfaits étaient en nombre beaucoup plus grand sur les témoins, les pontes y étaient beaucoup plus abondantes, ainsi que les larves. Les imagos semblaient fuir le feuillage traité et allaient chercher leur nourriture et pondre sur le reste de l'oseraie. Les larves qui se trouvaient sur les feuilles au moment de l'application du traitement étaient tuées au contact des liquides nicotinés, tandis que la bouillie bourguignonne les faisait seulement quitter les feuilles traitées. Les larves qui avaient résisté à l'action directe des liquides et celles qui naissaient après le traitement, mangeaient peu le feuillage traité, surtout dans les carrés nicotinés ; elles restaient généralement agglomérées sur la feuille où elles étaient nées, tandis que les larves vivant sur les témoins se dispersaient de bonne heure pour avoir chacune plus de nourriture à sa disposition. Les larves des pieds traités mouraient de faim ou d'empoisonnement, si elles n'avaient pas succombé au contact du liquide. Les bouillies nicotinées surtout exerçaient une action très nette, qui comprenait une action insectifuge vis-à-vis des insectes parfaits et même vis-à-vis des larves ; une action insecticide externe et une action insecticide interne contre les larves.

Peu à peu la différence entre les carrés traités et les témoins et la différence des divers carrés traités entre eux devenait très apparente de loin. Toute l'oseraie en général et le carré témoin en particulier étaient privés de beaucoup de leurs feuilles et les tiges poussaient peu. Sur les carrés traités au contraire la végétation était vigoureuse et les tiges s'élevaient bien nettement au-dessus des témoins. Le carré n° 4 (bouillie bourguignonne nicotinée) a été dès le mois de juillet beaucoup plus beau que le carré n° 3 (bouillie au savon nicotinée) et que le carré n° 2 (bouillie bourguignonne).

En septembre la différence était encore plus marquée, ainsi qu'en témoignent des photographies prises le 14 septembre, chaque carré témoin ou traité étant photographié séparément, à la même distance en plaçant au premier plan une règle verticale de trois mètres comme terme de comparaison.

A ce moment (14 septembre), les témoins ne s'élevaient pas à plus de 90 centimètres de hauteur; le carré n° 2 atteignait de 1 m. 10 à 1 m. 40; la hauteur était sensiblement la même sur le n° 3. Enfin sur le carré n° 4 traité à la bouillie bourguignonne nicotinée, l'osier était encore plus vigoureux et ses tiges s'élevaient de 1 m. 50 à 1 m. 80, dépassant pour la plupart la hauteur d'un homme, et le feuillage en était très vert.

La différence s'est maintenue à peu près telle jusqu'à la récolte. La hauteur des tiges n'a pas beaucoup augmenté, mais elles ont pris un plus grand diamètre. D'ailleurs vers le 15 septembre on ne rencontrait à peu près aucun insecte sur toute l'oseraie.

Les mesures prises le 7 octobre donnaient une hauteur de 0 m. 90 à 1 m. 05 sur les témoins, 1 m. 40 à 1 m. 70 sur le carré n° 2, 1 m. 40 à 1 m. 80 sur le carré n° 3, 1 m. 80 à 2 m. 20 sur le n° 4. Il était en outre très curieux de noter que le témoin et le carré 3 traité au savon nicotiné avaient perdu leurs feuilles en grande partie, les feuilles qui restaient étant couvertes de rouille (*Melampsora*) et jaunissantes, tandis que les carrés 2 et 4 qui avaient reçu un traitement cuprique, avaient un feuillage très vert et ne portaient presque pas de traces de l'Urédinée, sauf sur les feuilles supérieures de chaque tige, ces feuilles ayant poussé depuis la dernière application de bouillie.

Après les premières gelées, au commencement de novembre, les feuilles étaient à peu près toutes tombées au témoin et au carré 3. Aux deux autres carrés au contraire, elles sont restées à peu près toutes jusqu'au moment de la récolte et elles conservaient une belle teinte verte; les feuilles supérieures seules, qui n'ont pas reçu de cuivre, sont tombées. Il était difficile de donner par la photographie l'absolue netteté de cette différence. Les vues prises le 9 novembre en donnent cependant une idée.

Ce jour là (9 novembre) la mesure de la hauteur des tiges dans les 4 carrés donnait les chiffres suivants (1) :

> Carré n° 1 :   0 m. 90 à 1 m. 05.
> —   2 :   1 m. 40 à 1 m. 75.
> —   3 :   1 m. 40 à 1 m. 80.
> —   4 :   1 m. 80 à 2 m. 30. .

La coupe de l'osier a eu lieu sur les quatre carrés d'expérience le 23 novembre.·Chaque carré était récolté à part et la récolte était portée sur l'allée. Il fallut faire tomber les feuilles qui restaient encore nombreuses sur les tiges des carrés 2 et 4.

Chaque tas fut pesé et nous avons trouvé les poids suivants, représentant la récolte brute des 4 carrés :

> n° 1 :   80 kilogrammes.
> 2 :   89   —
> 3 :   97   —
> 4 :   141   —

Puis on tria les brins pour en séparer les *réhortes* ou gros brins ayant une valeur spéciale. Ces réhortes étaient très belles surtout

---

(1) Le carré témoin qui a servi de terme de comparaison à la récolte a été pris à l'endroit des témoins où les tiges étaient le mieux développées. Partout ailleurs la récolte était inférieure et la différence aurait été augmentée.

sur le carré 4 ; elles ont été évaluées à 15 francs le mille. La quantité et la valeur des réhortes des différents carrés étaient les suivantes :

DÉSIGNATION	POIDS	NOMBRE	VALEUR
	kilogr.		fr. c.
N° 1. (Témoin).....	0	0	0
N° 2. (Bouillie bourguignonne).......	4	54	0 810
N° 3. (Savon-nicotiné)............	16	225	3 375
N° 4. (Bouillie bourguignonne-nicotinée)....:.........	25	321	4 815

Le reste des brins devait être vendu en gerbe. On fit dans la récolte de chaque carré une gerbe marchande, c'est-à-dire une gerbe mesurant à la base une circonférence déterminée, 1 m. 40. Je fis peser ces quatre gerbes, je mesurai la longueur moyenne des brins et je fis évaluer chaque gerbe :

DÉSIGNATION	POIDS de la GERBE	LONGUEUR des BRINS	VALEUR de la GERBE
	kilogr.	mètres.	fr. c.
N° 1..........	32	0 60 à 1 20	2 00
N° 2..........	34	0 80 à 1 35	2 50
N° 3..........	39	0 80 à 1 50	3 00
N° 4..........	42	1 00 à 1 75	3 50

La totalité de l'osier en gerbe aurait donc dans les divers carrés la valeur suivante :

DÉSIGNATION	POIDS BRUT TOTAL	POIDS d'une GERBE	NOMBRE de GERBES	VALEUR TOTALE
	kilogr.	kilogr.		fr. c.
N° 1.......	80	32	2 500	5 000
N° 2.......	85	34	2 500	6 250
N° 3.......	81	39	2 076	6 228
N° 4.......	116	42	2 761	9 663

La récolte (réhortes et gerbes) valait donc :

DÉSIGNATION	RÉHORTES	GERBES	TOTAL
	fr. c.	fr. c.	fr. c.
N° 1..........	0	5 000	5 000
N° 2..........	0 810	6 250	7 060
N° 3..........	3 375	6 228	9 603
N° 4..........	4 815	9 663	14 478

Ce qui correspond à l'hectare (chaque carré d'expérience ayant un are de superficie) à un revenu brut de :

5oo francs pour l'osier non traité (n° 1).

7o6 francs pour l'osier traité à la bouillie bourguignonne (n° 2).

960 francs pour l'osier traité à la bouillie au savon nicotinée à 1,33 p. 100.

1.447 francs pour l'osier traité à la bouillie bourguignonne nicotinée à 1,33 p. 100.

Dépenses. — 1° **Frais culturaux** : Ils sont les mêmes dans tous les cas. Dans l'oseraie de Béguey, on fait annuellement un nettoyage, enlèvement des herbes. fait par des femmes et occupant chaque année environ 50 journées de femme à 1 fr. 25, soit 62 fr. 50 environ. Cette dépense est toujours compensée en grande partie par la vente de l'herbe, qui atteint au moins 2.500 kilogrammes à 1 franc les 100 kilogrammes, soit 25 francs environ. Certaines années la vente de l'herbe dépasse les frais de nettoyage.

Le remplacement des souches mortes coûte au plus 15 francs par an pour toute l'oseraie.

Les frais culturaux pour les 66 ares de l'oseraie ne s'élèvent donc pas à plus de 52 fr. 50, soit 87 fr. 50 à l'hectare.

2° **Frais de traitement** : Ils ont été exactement les suivants :

ESSAIS	NOMBRE de TRAITEMENTS	MAIN-D'ŒUVRE			BOUILLIE			TOTAL.	PRIX . à L'HECTARE
		DURÉE totale du traitement.	PRIX de la journée.	COUT	QUANTITÉ employée.	PRIX des 100 litres.	COUT		
		heures.	francs.	fr. c.	litres.	fr. c.	fr. c.	fr. c.	francs.
N° 2....	6	1 20	3	0 40	66	1 80	1 20	1 60	160
N° 3....	6	1 20	3	0 40	66	3 70	2 45	2 85	285
N° 4.. .	6	1 20	3	0 40	66	4 20	2 80	3 20	320

3° **Frais de récolte** : Ils varient aussi suivant les cas ; ils sont naturellement proportionnels à la quantité de récolte. Voici pour nos quatre carrés la dépense exacte occasionnée par la récolte de l'osier, et le coût correspondant à l'hectare. Chaque gerbe marchande coûte o fr. 15 de coupe, o fr. 15 de triage et o fr. 25 de mise en gerbe, soit une dépense totale de o fr. 55 par gerbe. Pour les réhortes, on paie o fr. 5o en tout par mille.

ESSAIS	GERBES		RÉHORTES		TOTAL	PRIX
	NOMBRE	COUT	NOMBRE	COUT		A L'HECTARE
		fr. c.		fr. c.	fr. c.	fr. c.
N° 1....	2 500	1 375	0	0	1 375	137 50
N° 2....	2 500	1 375	54	0 027	1 402	140 20
N° 3....	2 076	1 142	225	1 125	2 267	226 70
N° 4....	2 761	1 518	321	1 605	3 123	312 30

Les diverses dépenses (frais culturaux, traitements, récolte) s'élèvent donc pour un hectare aux chiffres suivants :

DÉSIGNATION	FRAIS CULTURAUX	TRAITEMENTS INSECTICIDES	RÉCOLTE	TOTAL
	fr. c.	francs.	fr. c.	fr. c.
N° 1..........	87 50	»	137 50	225
N° 2..........	87 50	160	140 20	387 70
N° 3..........	87 50	285	226 70	599 70
N° 4..........	87 50	320	312 30	719 80

Ces diverses évaluations, aussi rigoureuses que possible nous permettent d'établir le rendement obtenu à l'hectare dans le cas de mes essais.

DÉSIGNATION	REVENU BRUT récolte	DÉPENSES	REVENU NET	AUGMENTATION du bénéfice net
	francs.	fr. c.	fr. c.	fr. c.
N° 1. (Non traité)....	500	225 00	275 00	»
N° 2. (Traitement bouillie bourguignonne)..	706	387 70	318 30	43 30
N° 3. (Traitement bouillie savon nicotiné)...	960	599 70	360 30	85 30
N° 4. (Traitement bouillie bourguignonne nicotinée)..........	1.447	719 80	727 20	452 20

Mon essai pratique démontre donc la supériorité très évidente de la bouillie cuprique nicotinée sur la bouillie au savon nicotinée, au point de vue de la protection de l'osier contre les Chrysomèles.

Il montre aussi combien les propriétaires ont intérêt à traiter leurs oseraies dans les régions où elles sont ravagées par ces insectes. La bouillie bourguignonne nicotinée a donné, tous frais déduits, un bénéfice net correspondant à 727 francs à l'hectare, et une augmentation de bénéfice de 452 fr. 50 à l'hectare par rapport à l'osier non traité.

Cette augmentation de bénéfice est due exclusivement au traitement insecticide, tous les soins culturaux ayant été exactement les mêmes sur les parties traitées que sur le reste de l'oseraie. Il est bien évident que les résultats seront encore bien supérieurs si au traitement insecticide on ajoute l'emploi d'engrais, de nitrate de soude par exemple, qui stimule la végétation et redonne de la vigueur aux souches affaiblies.

L'osiériste retirera donc un très gros bénéfice de la pratique du traitement à la bouillie cuprique nicotinée. Après quelques années de traitement il arriverait même à être protégé sans avoir besoin de traiter. Mais cela ne peut se réaliser que si le traitement des oseraies est généralisé à toutes les plantations d'osier de la région.

C'est ce qu'on a compris et réalisé dans certains de nos départements ou la destruction des *Phyllodecta* a été rendue obligatoire. En 1905, le préfet de la Loire-Inférieure prenait un arrêté ordonnant l'application générale des traitements contre les « bleus ». Une instruction était en même temps rédigée en vue d'indiquer aux intéressés la marche à suivre pour enrayer le mal. M. Danguy, professeur départemental d'agriculture engageait, en outre, les propriétaires d'oseraies de son département à former des syndicats qui feraient à peu de frais appliquer les traitements d'ensemble au moment opportun. Un premier syndicat avait déjà été constitué en 1904 à Saint-Julien-de-Concelles, foyer de l'invasion, dans le seul but de cette défense.

Dans le département de la Corrèze, où la culture de l'osier occupe aussi une place importante, particulièrement dans l'arrondissement de Brives, MM. Gillin, professeur départemental d'agriculture, et Labounou, professeur spécial, ont organisé d'une façon analogue, la lutte contre la même Chrysomèle bleue très nuisible aux plantations de *Salix viminalis*. Ils ont tout d'abord fondé le Syndicat des osiéristes des environs de Brive, ayant son siège à Varetz, centre principal de la culture de l'osier en Corrèze. Les syndiqués s'engagent à laisser traiter leurs oseraies ; ils versent une cotisation de 0 fr. 25 par are ; les cotisations, auxquelles vient s'ajouter une subvention de l'État, permettent d'acheter les produits nécessaires à la préparation des insecticides. D'autre part, MM. Gillin et Labounou ont fait prendre par le préfet de la Corrèze un arrêté rendant cette destruction obligatoire.

Les traitements généraux ne sont d'ailleurs pas indéfiniment indispensables et deux ou trois ans de lutte méthodique suffiront bien souvent, sinon à faire disparaître le mal, du moins à le réduire à des proportions insignifiantes. C'est ainsi qu'en Loire-Inférieure, grâce à l'activité déployée, la *Phyllodecta vulgatissima* ne commet plus de grands ravages ; en Corrèze, les traitements généraux appliqués avec succès en 1905 et 1906 ont pu être interrompus depuis cette époque sans que les Chrysomèles occasionnent des dégâts appréciables, alors qu'en 1903 et 1904 elles avaient compromis les 2/3 de la récolte.

En Gironde, aucune mesure analogue n'a encore été prise et cependant les Chrysomèles (*Lina populi* et *Phyllodecta vulgatissima*) font subir aux cultures d'osier de sérieux ravages. Les propriétaires, d'ailleurs sceptiques à l'égard des méthodes scientifiques, se défendent très mal, le ramassage étant encore à peu près le seul procédé auquel les plus avisés demandent un secours.

Mais la persistance des invasions, les résultats excellents que nous avons obtenus avec la bouillie cuprique nicotinée, enfin l'exemple d'autres départements qui ont sagement organisé la défense, doivent nous faire souhaiter l'intervention des pouvoirs publics pour secouer l'apathie des intéressés et rendre obligatoires des traitements dont le succès est assuré. Ainsi nous pourrons sortir de la période de crise où se trouve actuellement la culture de l'osier en Gironde et nous reverrons les belles récoltes d'autrefois.

M. François-Franck,

(Professeur au Collège de France).

Les recherches exécutées en 1908 sont la suite des études *antérieurement résumées sur la mécanique respiratoire (rapport de 1906-1907)*; elles ont plus particulièrement trait aux *rapports de la respiration et de la circulation chez les animaux supérieurs et chez l'homme à l'état normal et pathologique*.

I — MODIFICATIONS DE LA TECHNIQUE PLÉTHYSMOGRAPHIQUE ET SPHYGMOGRAPHIQUE

1° Dans le but de simplifier et de rendre facilement applicables les explorations *pléthysmographiques*, on a réalisé un dispositif permettant l'examen des variations de la circulation dans les extrémités chez l'homme sain et malade, aussi bien dans le laboratoire qu'à l'hôpital; aux appareils primitivement employés par lui depuis 1875, M. François-Franck a substitué une simple ampoule à air qui se fixe dans la paume de la main et sous la plante du pied soit avec une bande inextensible, soit avec un gant ou une chaussette de coutil lacée. Il s'est assuré que les résultats graphiques fournis par ce mode d'exploration sont identiques à ceux que donnent les appareils à air non comprimé ou les appareils à eau.

En associant dans une même expérience l'exploration pléthysmographique de la main et du pied à l'exploration des mouvements respiratoires thoraciques et abdominaux et à celle du cœur et du pouls, on a obtenu sur un même graphique comparatif des indications précises des rapports cherchés.

2° Pour écarter autant que possible l'intervention de l'influence des changements de volume de la région sur le *sphygmographe* dont le ressort est appliqué sur le trajet d'une artère, M. François-Franck a supprimé le lien constricteur fixant l'appareil autour de cette région, autour du poignet par exemple : il a réalisé un *sphygmo-palpeur* indépendant dont le ressort tangent à l'artère constitue le seul point de contact avec le tissu.

(Ces nouveaux dispositifs pléthysmographique et sphygmographique ont été décrits et démontrés à la *Société de Biologie* en juillet 1908.)

Ces appareils étant applicables aux animaux tout aussi facilement qu'à l'homme, on a pu poursuivre parallèlement les mêmes études dans les deux séries et compléter les informations chez les animaux par des explorations manométriques artérielles, veineuses et cardiaques.

3° La difficulté des explorations sphygmomanométriques chez l'homme avec l'appareil si simple et pratique de Potain réside surtout, comme le montrent les divergences des observations, dans la difficulté d'apprécier avec une certitude suffisante l'instant de l'extinction du pouls au cours d'une contrepression croissante exercée sur l'artère au-dessus du point exploré avec le doigt, et, d'autre part de déterminer le moment où le pouls reparaît quand on diminue graduellement la contrepression qui en a produit la suppression.

L'appréciation individuelle introduit dans ces mesures des écarts parfois considérables et qui peuvent discréditer la méthode.

On a donc cherché pour ce procédé, comme divers auteurs l'avaient fait pour les procédés du type Riva-Rocci, à substituer à la palpation avec le doigt une indication automatique : après avoir écarté, comme sujette à erreur, l'application d'un ressort sphygmographique sur l'artère au-dessous du point comprimé, on s'est arrêté à l'emploi de l'ampoule pléthysmographique décrite plus haut (2°) et qui se fixe dans la paume de la main ; sa cavité communique avec un tambour à levier inscripteur qui donne la courbe du pouls total et de son extinction graduelle en fonction de la courbe de pression croissante exercée sur l'artère ; mais, dans la pratique courante où l'inscription est difficile à réaliser, on s'est contenté de l'examen des mouvements du levier dans l'espace, en notant l'instant de l'extinction des pulsations par rapport au chiffre indiqué par le manomètre conjugué avec l'ampoule comprimante.

Une autre difficulté, moins sérieuse, a été également supprimée :

la compression exercée sur l'artère pour éviter la pulsation récurrente a été remplacée par le compresseur cubital du type von Basch qui arrête, pour un temps assez long, la récurrence radiale. (Le détail de ce dispositif complet a été également soumis à la *Société de Biologie* en juillet 1908.)

II. — Principaux résultats des explorations pléthysmographiques, sphygmographiques et sphygmomanométriques pratiquées avec les procédés précédents

Pendant l'année 1908, on a exécuté un nombre considérable d'examens comparatifs sur des sujets normaux, d'âge varié, dans le laboratoire et sur des malades très divers.

L'objet de la recherche a été toujours le même : la comparaison des courbes pneumographiques, cardiographiques, sphygmographiques artérielles et volumétriques, sur les sujets debout, assis ou couchés, au repos et après exercice musculaire, soumis à des influences variées (réflexes vaso-moteurs et cardiaques, inhalations de vapeurs irritantes, d'oxygène, de CO^2, de nitrite d'amyle, etc.) respirant normalement ou modifiant au commandement leur mode respiratoire, et exécutant de profondes inspirations ou des efforts.

Cet ensemble de documents graphiques forme un dossier très important dont une partie seulement a pu être dépouillée jusqu'ici. Au lieu d'en donner un aperçu qui serait forcément incomplet, M. François-Franck se propose de reporter à un rapport complémentaire, en 1909, l'exposé méthodique des résultats obtenus, se considérant comme engagé à fournir ce nouveau rapport bien qu'il n'ait pas cru devoir demander cette année d'allocation nouvelle : le travail déjà exécuté et qui sera complété en 1909 correspond aux allocations antérieurement reçues.

III. — Recherches de pathologie cardiaque expérimentale

M François-Franck avait autrefois produit un grand nombre de lésions valvulaires du cœur chez les animaux et tout spécialement des insuffisances tricuspidiennes et aortiques (1882-1885). Il a cherché

à compléter cette série en provoquant, par des moyens variés,
l'insuffisance mitrale, beaucoup plus difficile à réaliser soit dans
des expériences extemporanées, soit et surtout sur des animaux
survivant à l'opération grave que nécessite la lésion de la valvule
mitrale.

1° Lésion mitrale avec survie des animaux. — Grâce à l'organisation d'une salle opératoire aseptique à la station physiologique
du Parc des Princes (annexe du Collège de France), on a pu
obtenir la survie de quelques animaux ayant subi l'ouverture large
de poitrine sans chloroforme et la section plus ou moins étendue
de la valvule mitrale avec un valvulotome introduit par l'auricule
gauche rendue plus tolérante par cocaïnisation locale. Ces opérations
d'une exécution difficile, sont d'une telle gravité que le succès
définitif est rarement obtenu. Deux chiens pourtant ont survécu
et recouvré une bonne santé relative. Ces animaux ont permis
des analyses ultérieures dont il sera question plus loin.

On comptait pouvoir poursuivre ces études dans la seconde
moitié de l'année 1908, mais des travaux de terrassement exécutés
par la ville de Paris ont rendu tout travail impossible à la station :
il y a lieu d'espérer qu'en 1909 ce laboratoire sera redevenu
accessible.

Dans ces conditions, nous avons dû renoncer aux expériences
aseptiques ayant pour but la conservation des animaux et nous
limiter aux expériences extemporanées pratiquées dans le laboratoire
du Collège de France : celles-ci ont du reste leur intérêt.

2° Lésions mitrales avec expériences extemporanées. — L'opération est la même, aux précautions aseptiques près : la difficulté
consiste seulement à pratiquer avec sécurité la section partielle de la
mitrale, mais avec quelques précautions on y arrive assez
sûrement.

Avant de refermer le thorax, dans lequel l'aspiration a été rétablie
par le procédé courant de l'insufflation pulmonaire, on interroge
directement la circulation pulmonaire et cardiaque et on enregistre
les reflux auriculo-ventriculaires dans l'oreillette gauche, dans une
veine pulmonaire et dans le poumon lui-même soumis à l'une de
nos explorations oncographiques partielles.

Ayant ainsi les courbes comparatives qui établissent nettement l'existence du reflux mitral et permettent de l'étudier ensuite à loisir, on referme le thorax et on poursuit une autre série d'examens sur l'animal respirant par ses procédés normaux.

Ici se présentait comme capitale une investigation d'un grand intérêt en clinique humaine, la recherche d'un signe précis permettant d'affirmer la lésion mitrale.

Chez l'homme l'embarras est fréquent : le souffle systolique peut être, et est souvent, un souffle extra-cardiaque : Potain y a autrefois beaucoup insisté et chacun sait que malgré la précision introduite par ce grand clinicien dans ce cas particulier d'auscultation du cœur, il n'y a pas de signe différentiel d'une certitude absolue permettant d'établir la conviction dans une discussion à ce sujet ; c'est plutôt d'après l'ensemble des symptômes qu'on conclut à la lésion ou à l'absence de lésion mitrale.

Or, dans ces derniers temps, on a pensé qu'il était possible de réaliser la démonstration graphique du reflux mitral chez l'homme par l'inscription d'une *pulsation œsophagienne* synchrone avec la systole de l'oreillette, c'est-à-dire présystolique par rapport à la pulsation ventriculaire : c'est là le signe de Rautenberg.

Nous ne pouvions manquer de chercher à utiliser nos animaux opérés pour pratiquer une étude détaillée du phénomène. Et cette recherche était d'autant plus indiquée ici que chez le chien plus fréquemment peut-être que chez l'homme, le souffle extra-cardiaque type, méso-systolique, sus-apexien se produit avec le cœur le plus normal.

La comparaison devenait dès lors très simple à poursuivre et le programme se précisait clairement : pulsation œsophagienne retro auriculaire, sans souffle extra-cardiaque chez le chien normal et avec souffle extra-cardiaque, le chien ayant subi la lésion mitrale.

Après cette série devait intervenir le même examen chez l'homme avec et sans souffle extra-cardiaque, et avec insuffisance mitrale cliniquement affirmée.

Nous avons réalisé ce programme de notre mieux en exécutant nombre d'essais comparatifs qui nous ont fourni des graphiques précis soumis à une minutieuse analyse.

Dans cette série nous avons collaboré en partie avec M. Lian, interne des hôpitaux, qui a utilisé les documents pour son mémoire de médaille d'or et pour sa thèse de doctorat.

Sans insister sur le détail et pour présenter sans tarder une conclusion ferme relative à l'application clinique de ces longues recherches, nous dirons que contrairement à l'espérance que faisait concevoir l'étude antérieure, très sommaire du reste, de Rautenberg sur l'homme, nous n'avons pu obtenir, quelque précises que fussent nos courbes œsophagiennes, *aucune indication certaine établissant l'existence d'une pulsation rétro-auriculaire de reflux dans les cas d'insuffisance mitrale avérée.*

Ce signe complémentaire qui aurait dû, logiquement, trancher les difficultés et permettre d'affirmer le caractère endo-cardiaque d'un souffle systolique douteux dans le cas de lésion mitrale, ne peut donc à notre avis entrer dans la séméiologie de l'insuffisance mitrale.

D'autre part, la pratique même du cathétérisme œsophagien toujours pénible peut présenter ici de véritables dangers : les efforts de vomissement et les troubles circulatoires et respiratoires qui sont inévitables dans cette exploration, peuvent provoquer des accidents qui doivent être évités à tout prix chez des malades auxquels on recommande très justement de fuir tout effort et toute perturbation respiratoire.

3° *Insuffisances mitrales fonctionnelles.* — Au cours de ces recherches spéciales sur la symptomatologie de l'insuffisance mitrale, M. François-Franck s'est arrêté de nouveau à une question qu'il avait autrefois abordée et tranchée par l'affirmative : *l'insuffisance mitrale fonctionnelle, transitoire, sans lésion valvulaire, existe-t-elle en clinique et peut-elle être reproduite expérimentalement?*

Les nouvelles études poursuivies en 1908 (et qui sont utilisées par M. Lian dans les travaux notés plus haut) conduisent à la même conclusion : l'appareil mitral peut devenir passagèrement insuffisant, beaucoup moins facilement que l'appareil tricuspidien (dont l'insuffisance est en quelque sorte physiologique et sauvegarde parfois la circulation pulmonaire).

Cette insuffisance de l'orifice mitral requiert deux conditions essentielles : une résistance anormale à l'évacuation du sang dans l'aorte et une diminution de résistanee du myocarde.

C'est, en effet, par suite d'une dilatation de l'anneau fibro-musculaires mitral et d'un défaut de tension active des piliers musculaire de l'appareil valvulaire que se produit le reflux mitral fonctionnel.

On le reproduit expérimentalement à volonté sur le chien en réalisant la résistance anormale à l'évacuation du ventricule gauche, soit par la compression de l'aorte abdominale, soit par la vasocontriction provoquée dans le département artériel splanchnique, à la condition qu'on fasse intervenir, en même temps, l'influence cardio-atonique des nerfs d'inhibition cardiaque.

Cette double condition provocatrice se réalise d'elle-même au cours de l'asphyxie aiguë par privation d'air, celle-ci produisant d'une part une vaso-constriction étendue avec hypertension, d'autre part une atonie simultanée du muscle cardiaque.

Une exploration graphique appropriée confirme la déduction que comporte l'auscultation : en même temps qu'apparaît le souffle systolique (chez l'animal qui ne présentait au préalable aucun souffle extra-cardiaque), se produit le reflux du sang dans l'oreillette gauche et les veines pulmonaires exactement synchrone avec la systole ventriculaire. Les signes directs de l'insuffisance mitrale sont exactement superposables à ceux de l'insuffisance tricuspidienne qu'on peut provoquer dans la même expérience de l'asphyxie aiguë.

Tous les documents qui précèdent (rapports normaux et pathologiques de la respiration et de la circulation chez l'homme et chez les animaux, lésions expérimentales du cœur et recherche des signes de l'insuffisance mitrale, démonstration de l'insuffisance auriculoventriculaire gauche fonctionnelle) seront complétés au cours de l'année 1909. Le nouveau rapport, que M. François-Franck présentera l'année prochaine, précisera les résultats des études cliniques et expérimentales relatives à ces diverses questions et à d'autres sujets connexes actuellement à l'étude.

M. Hédon,

(Professeur à la Faculté de médecine de l'Université de Montpellier).

Les recherches exécutées dans mon laboratoire à l'aide de la subvention de la *Caisse des Recherches scientifiques*, ont été poursuivies dans deux directions : les unes concernant l'étude de la transfusion de sérums artificiels, les autres celle de la transfusion de globules rouges du sang en suspension dans un sérum artificiel.

A. — TRANSFUSION DE SÉRUMS ARTIFICIELS

Cette première série de recherches comprend elle-même plusieurs divisions répondant aux différents problèmes qu'on s'est proposé de résoudre :

1° Transfusion de sérums artificiels à minéralisation complexe.

Le point de départ de cette étude est dans un travail exécuté avec mon collaborateur M. *Fleig* et déjà publié (*Archives internationales de physiologie, 1905*) sur « l'action des sérums artificiels et du sérum sanguin sur le fonctionnement des organes isolés des mammifères ». On savait déjà par les travaux de Ringer, de Locke, que le cœur isolé de l'animal est capable d'une longue survie et de contractions très énergiques lorsqu'on le nourrit avec un sérum minéral artificiel de composition très simple. Nous avons vu qu'il en est de même pour d'autres organes isolés, comme l'intestin, et que la survie et l'activité de l'organe sont grandement augmentés, si au liquide de Ringer ou de Locke, on substitue un liquide plus complexe renfermant en proportions convenables les différents éléments minéraux que l'on suppose contenus dans le sang (contenant par exemple NaCl 6 ; KCl o,3 ; CaCl^2 o,1 ; SO^4 Mg o,3 ; PO^4 HNa^2 o,5 ; CO^3 NaH 1,5 ; glucose 1 ; pour 1 litre d'eau).

Partant de là et poussant plus loin l'étude de cette question.
M. Fleig a recherché les effets produits chez l'animal par une
transfusion dans les veines d'un tel sérum complexe, comparativement avec ceux déjà connus de la transfusion du sérum dit
physiologique, c'est-à-dire la simple solution chlorurée sodique.
Les résultats de cette série expérimentale ont montré que les
sérums artificiels à minéralisation complexe ont sur l'organisme
tout entier une action physiologique bien plus intense que le sérum
artificiel ordinaire ; qu'ils exercent notamment sur l'organisme,
après les saignées, des effets restaurateurs beaucoup plus marqués.
Leurs effets sur les diverses fonctions, en particulier sur les fonctions hémato-poiétiques, la circulation, les phénomènes de nutrition
et d'excrétion, sont bien plus actifs que ceux de l'eau salée isotonique. Ils réalisent des milieux moins toxiques encore que le sérum
physiologique ordinaire, l'altération qu'ils apportent au milieu
vital intercellulaire naturel, étant moindre que celle que produit la
solution chlorurée simple. Ils se différencient nettement de celle-ci
par l'action dynamogénique plus marquée qu'ils exercent sur les
échanges organiques et la facilité plus grande avec laquelle ils permettent l'excrétion par les divers émonctoires.

2° *Transfusion de sérums à minéralisation complexe et à sels
insolubles injectables dans les veines. — Application à la thérapeutique humaine.*

Dans un but d'application à la thérapeutique, M. Fleig s'est
proposé d'introduire dans un sérum artificiel certaines substances
médicamenteuses injectables dans les veines, et il a utilisé tout
d'abord le fer.

Mais les sels de fer se précipitent très rapidement au contact
des autres sels du sérum. M. Fleig prépara alors un sérum artificiel contenant de l'hydrate d'oxyde de fer en précipité gélatineux,
s'émulsionnant facilement par l'agitation en fines particules. Ce
sérum fut injecté en grandes quantités dans les veines des animaux
(chiens, lapins), et, après qu'on se fut assuré par une série d'expériences de son innocuité absolue, on résolut d'en faire une application thérapeutique chez les malades.

Dans les services cliniques de deux de mes collègues, MM. Vires

et De Rouville, qui voulurent bien accepter cette tentative thérapeutique, après avoir constaté par eux-mêmes son absence de
danger chez l'animal, M. Fleig injecta ce sérum dans les veines
de deux femmes atteintes d'anémie grave (à plusieurs reprises
et à raison de 5oo centimètres cubes chaque fois). Une des
malades avait déjà été traitée sans succès par les méthodes
thérapeutiques ordinaires. Ces injections provoquèrent des modifications hématiques remarquables (accroissement du nombre des
globules en un mois de 1.400.000 à 3.100.000 dans un cas).
Les deux malades sortirent guéries de l'hôpital.

Ainsi, les données classiques sur les dangers des injections intra-
veineuses de substances insolubles, doivent être modifiées. Ces
résultats montrent que l'administration de certaines substances, et
dans le cas particulier du fer, à l'état insoluble par la voie intra-
veineuse, non seulement n'a pas d'effets nocifs dans les conditions
indiquées, mais présente encore de réels avantages sur les
injections solubles. Le fer insoluble introduit dans le sang séjourne
en effet beaucoup plus longtemps dans l'organisme que s'il est
injecté sous forme soluble ; il provoque l'intervention phagocytaire
qui exerce peu à peu une action de solubilisation et probablement
aussi de transformation en fer organique.

La méthode des injections intra-veineuses de substances insolubles nous paraît présenter un intérêt assez général, et il est probable
que la clinique pourrait mettre à profit par cette méthode l'action
thérapeutique des sels de chaux, du mercure, etc. C'est ce qu'il
resterait à établir par des recherches plus étendues.

*3° Transfusion de sérums artificiels achlorurés (solutions de sucre
isotoniques). — Étude de la diurèse sous l'influence de la transfusion de sérums sucrés.*

Les effets nocifs des injections de sérums artificiels ordinaires
dans certains cas pathologiques, où l'on a à redouter la rétention
chlorurée, nous a engagés à rechercher l'action de sérums dépourvus
de chlorures et même de tous sels minéraux.

Dans un travail antérieur, j'avais étudié avec un de mes collaborateurs, le Dr Arrous, l'effet diurétique des solutions sucrées
hypertoniques. Arrous avait montré par une transfusion intra-

veineuse chez l'homme l'innocuité d'une solution hypertoniqué de
sucre de canne. Restait à déterminer les effets des transfusions de
solutions de sucre isotoniques au plasma sanguin ou assez voisines de
l'isotonie. M. Fleig s'en est chargé, mais de plus, ce que n'avait
pas fait Arrous, il n'étudia pas seulement la diurèse liquide, mais
aussi ce que devient l'excrétion des matériaux solides de l'urine sous
l'action de l'injection de la solution sucrée.

Cette série expérimentale comporte un grand nombre d'expériences, de multiples analyses d'urines et d'épreuves cryoscopiques,
qui ont permis de déterminer dans quel rapport s'éliminent les
différentes molécules urinaires sous l'action de la transfusion de
sérums glucosés ou lactosés, et d'établir une comparaison avec la
diurèse provoquée par le sérum artificiel ordinaire.

Le résultat général de ces recherches, est que le sérum glucosé
nécessite pour une même élimination moléculaire de matériaux
d'élaboration, pour un même lavage du sang en quelque sorte, un
travail rénal beaucoup moindre que celui qu'exige le sérum ordinaire, et la conclusion à en tirer c'est que le sérum glucosé ayant,
soit sur la diurèse liquide, soit sur la diurèse solide, des effets plus
intenses que ceux du sérum chloruré, on aurait souvent intérêt en
clinique à le substituer à ce dernier, notamment dans les cas où
l'on cherche à « dessaler » l'organisme en état de rétention chlorurée.

4° Transfusions d'eaux minérales. — Applications thérapeutiques.

Une étude de la transfusion des eaux minérales se présentait
naturellement comme un complément des recherches précédentes,
beaucoup d'eaux minérales naturelles pouvant être rapprochées des
sérums artificiels, et de ce fait utilisées comme telles, notamment
les eaux à point cryoscopique très voisin de celui du sang, comme
celles de Balaruc, Hombourg, Kreuznach, Uriage, etc.

M. Fleig constata que la plupart des eaux minérales, même
celles qui ont une minéralisation spéciale (arsénicales et sulfureuses)
peuvent être injectées en quantités énormes directement dans les
veines, chez le chien et le lapin, sans produire d'autres troubles
que ceux qui succèdent aux injections massives d'eau salée pure
isotonique. Chez l'homme, il pratiqua dans de nombreux cas des

injections intra-veineuses massives (jusqu'à plus d'un litre en une fois) des eaux de Balaruc, Uriage, Hombourg, etc., sans jamais observer le moindre accident.

Les eaux minérales apparaissent comme d'excellents milieux vitaux lorsqu'on étudie leur action conservatrice vis-à-vis de divers éléments cellulaires. Elles exercent des effets restaurateurs les plus nets quand on les transfuse après des hémorragies. Elles provoquent des phénomènes réactionnels très intenses, en particulier une forte élévation thermique, la sudation, la diurèse, de même que le sérum physiologique ordinaire, mais d'une manière plus accentuée. Certaines eaux (Hombourg, Kreuznach) augmentent la coagulabilité du sang, et déterminent une hausse persistante de la pression sanguine, dûe en partie au renforcement de la systole cardiaque, ce qui est attribuable principalement au calcium. Chez l'homme les injections d'eaux minérales par diverses voies produisent une accélération dans les éliminations urinaires et dans les oxydations organiques, en général plus intense que ne le fait l'eau salée pure, comme le montrent l'augmentation de la diurèse, du rapport azoturique, la diminution du coefficient urotoxique, du poids et de la toxicité de la molécule élaborée moyenne.

La conclusion est dès lors la même que pour les sérums artificiels à minéralisation complexe : beaucoup d'eaux minérales réalisent des milieux vitaux de tous points préférables à la solution chlorurée simple.

Inutile d'insister sur l'importance thérapeutique de telles constatations : les eaux à minéralisation banale pourront être employées en injections intra-veineuses dans tous les cas où le sérum ordinaire, dit physiologique, est indiqué, et les eaux à minéralisation spéciale dans divers cas déterminés où l'élément particulier qui les caractérise (As, Fe, $H^2 S$, etc.) est susceptible de produire un effet thérapeutique spécifique.

B. — Transfusion de globules rouges en suspension dans un sérum artificiel

J'ai montré, il y a quelques années, que lorsqu'on a soustrait à des animaux une quantité de sang telle qu'une transfusion de sérum physiologique est impuissante à les restaurer, on réussit à les sauver si l'on ajoute au liquide de transfusion une certaine proportion de globules rouges du même animal ou d'un autre animal de même espèce, préalablement lavés et débarrassés par centrifugations successives de toute trace de sérum. Les globules rouges conservent donc leurs propriétés physiologiques, après un séjour prolongé hors du corps dans l'eau salée; réinjectés dans le torrent circulatoire de l'animal, ils continuent à exercer leurs fonctions et ne produisent aucun accident.

De cette constatation découlait cette conséquence que l'on pourrait sans doute chez l'homme, dans certains cas d'auto-intoxications ou d'infections, pratiquer de larges saignées et transfuser ensuite les globules après lavage, de manière que la perte sanguine porte uniquement sur le sérum. On aurait ainsi un moyen de réaliser des saignées uniquement antitoxiques, sans faire perdre au malade le bénéfice de ses hématies. Cette méthode permettrait, semble-t-il, de réhabiliter la pratique des saignées coup sur coup et d'en obtenir les avantages, sans les inconvénients.

M. Fleig a étudié expérimentalement cette question, et,' après avoir pratiqué un grand nombre de fois cette transfusion globulaire, après des saignées chez les animaux, et constaté son innocuité, il appliqua la méthode à la thérapeutique humaine. Dans un cas d'urémie très grave, le malade fut soumis à des saignées successives, suivies chaque fois d'une auto-transfusion des globules lavés et tenus en émulsion dans un sérum artificiel. Les résultats obtenus furent très démonstratifs : après chaque saignée-transfusion, les crises d'urémie disparaissaient. D'après cette tentative thérapeutique, unique il est vrai, je crois que la méthode de l'auto-transfusion globulaire, après des saignées répétées et massives, pourrait avoir son application dans les toxhémies graves, où la partie liquide du sang, et non point les globules, contient les principes toxiques.

Comme il s'agit là d'une opération qui aurait des conséquences très graves dans le cas où les globules rouges réintroduits dans les vaisseaux après lavage, exerceraient une action nocive à longue échéance, l'étude de ce sujet fut poussée plus loin par M. Fleig, pour répondre aux questions suivantes : 1° les hématies dépouillées du sérum sanguin interstitiel par lavages répétés à l'eau salée, sont-elles vivantes ? 2° quelle est la durée possible de leur survie hors du corps ? 3° les transfusions répétées de globules lavés ne produisent-elles pas une réaction hémotoxique qui rendrait dangereux leur emploi en thérapeutique humaine ?

Relativement à la première et à la deuxième question, les expériences faites sur le lapin démontrent à n'en pas douter, que les globules de cet animal restent vivants après un séjour prolongé hors du corps et des lavages répétés à l'eau salée. L'absence d'hémoglobinurie, le maintien du nombre des hématies à leur taux normal, l'étude de la résistance globulaire, prouvent que si les globules lavés se détruisent dans le corps du transfusé, cette destruction est lente et graduelle, et par conséquent dépourvue de nocivité. On peut même conserver les globules à la glacière pendant plusieurs jours sans qu'ils perdent leurs propriétés. Il semble que, à basse température, ils puissent rester vivants pendant 11 et 12 jours. Comme contre-épreuve, si les globules hors du corps sont mis en suspension dans des liquides conservateurs qui exercent sur eux une certaine toxicité, sans les altérer physiquement, ils deviennent impropres à la transfusion, car ils se détruisent très rapidement dans le corps du transfusé et amènent l'hémoglobinurie. Par exemple, une solution de chlorure de potassium isotonique, bien qu'elle ne semble point altérer les hématies plus qu'une solution de NaCl, les tue en réalité et les rend impropres à la transfusion. Il en est de même d'un chauffage modéré, du contact avec certaines substances toxiques, etc. Il me paraît donc établi que les globules rouges conservés hors du corps dans des sérums artificiels appropriés, peuvent rester vivants fort longtemps.

Pour ce qui concerne la troisième question, on n'a jamais pu constater chez les lapins qui avaient subi une ou plusieurs transfusions de globules lavés provenant soit du même animal, soit d'autres lapins, la formation dans le sang du transfusé d'iso ou d'auto-hémotoxine, lorsque du moins les globules injectés étaient bien conservés et vivants.

Si l'on s'en rapporte à ces expériences sur le lapin, l'auto-transfusion des globules rouges lavés serait dépourvue de dangers. Dans le cas unique relaté plus haut de l'application de cette méthode à l'homme, l'innocuité immédiate de la transfusion a été notée, mais l'observation n'a pu être poursuivie longtemps, le malade étant sorti de l'hôpital au bout de quelques jours, très amélioré.

M. Hugounenq,

(Doyen de la Faculté mixte de médecine et de pharmacie de l'Université de Lyon).

Mes recherches ont été poursuivies en vue de déterminer la constitution des matières albuminoïdes, dont l'étude se continue sans interruption dans mon laboratoire, dans ces dernières années, avec la collaboration de M. le Dr Albert Morel, agrégé.

1° Pendant l'année 1908, nous avons trouvé puis soumis à une étude méthodique une nouvelle technique pour l'hydrolyse des matières albuminoïdes qui offre sur les procédés actuellement suivis de grands avantages dont on trouvera plus loin le détail :

2° En outre, et toujours pour perfectionner la technique longue, compliquée et imparfaite qui permet d'isoler les constituants dérivés des albumines, c'est-à-dire les acides amidés, nous avons essayé d'engager ces derniers dans des combinaisons avec le fluorhydrate de fluorure d'aluminium. Ces recherches nous ont conduit à préparer des combinaisons très bien cristallisées, sortes de cryolithes organiques, de formules : $Al^2 Fl^6$ (R. AzH^2. CO^2H. HFl) ou $Al^2 Fl^6$ (R.AzH^2. CO^2H. HFl)⁶.

Nous n'avons pas encore publié ces résultats nouveaux.

Ces corps ne se prêtent pas, à cause de leur grande solubilité à la séparation des acides amidés ; mais, grâce à eux, on obtient des combinaisons cristallines d'où il est facile d'extraire, à l'état de pureté, ces acides. Or, on sait que, dans ce groupe, les combinaisons qui présentent ces avantages ne sont pas nombreuses et la plupart d'entre elles sont difficiles à préparer.

3° A l'aide de la méthode hydrolytique que nous avons fait connaître, nous avons pu étudier la constitution d'une muléo-protéide très complexe et dont l'importance n'a pas besoin d'être signalée: la pepsine. On trouvera ci-dessous l'exposé de nos principaux résultats : nous poursuivons ces recherches pour éclairer quelques points que nos premiers travaux n'avaient pas élucidés complètement.

4° Enfin, appliquant les méthodes de dosage et de recherche des acides amidés à quelques problèmes d'urologie pathologique, nous nous sommes proposé de rechercher par un procédé simple et susceptible d'applications cliniques, les acides amidés de l'urine et les causes de leurs variations.

Ces variations se rattachent, suivant nous, au fonctionnement du foie et permettent de se rendre compte de l'intégrité de l'organe aussi bien que de l'atteinte portée à son activité normale par des lésions anatomiques observées cliniquement (cancer, cirrhose), et par les lésions rapidement réalisées par voie expérimentale, telles que la stéatose phosphorée.

Ces recherches qui sont, en ce moment même, en voie d'exécution, feront bientôt l'objet d'un mémoire.

On trouvera plus loin le texte des publications où se trouvent relatés avec détails les résultats des travaux scientifiques résumés ci-dessus.

SUR UN PERFECTIONNEMENT DANS LA TECHNIQUE D'HYDROLYSE DES MATIÈRES PROTÉIQUES, L'EMPLOI DE L'ACIDE FLUORHYDRIQUE ET SES AVANTAGES

But du travail. — Dans l'étude de la constitution des matières protéiques, une hydrolyse bien conduite de ces substances est un point d'importance capitale. Leur édifice complexe se résout en fragments de plus en plus simples, qui, insuffisamment attaqués à la suite d'une désagrégation incomplète, ne donnent pas de dérivés cristallisés et qui, s'ils sont brûlés après leur mise en liberté, échappent aux recherches.

Or, les procédés actuels d'hydrolyse laissent beaucoup à désirer ; nous n'en donnerons pour preuve que la faible proportion (au maximum 5o ou 6o p. 100 dans les cas les plus favorables) des constituants de chacune des matières protéïques retrouvés après l'action des réactifs hydrolysants, par les chimistes les plus exercés.

On est frappé tout d'abord du déchet considérable qu'on observe au cours de cette opération ; mais quand on a pratiqué une hydrolyse par une des méthodes classiques, en voyant le liquide noirâtre obtenu et en constatant la production de H^2S, de AzH^3 et d'autres produits simples de rétrogradation, on se rend compte que l'attaque a été trop brutale et a dû détruire nombre de dérivés.

Depuis plusieurs années, tous nos efforts ont tendu vers la mise au point d'une technique meilleure, ne viciant pas à l'origine tous les résultats.

II

Choix de l'agent hydrolysant. — La décomposition des molécules protéïques est effectuée par l'action des ferments digestifs et des diastases microbiennes aussi bien que par celle des réactifs, mais il est plus simple d'avoir recours à cette dernière lorsqu'on a pour but l'étude de la constitution de ces matières.

L'action des alcalis et de la baryte utilisée par Schützenberger ne donne pas de bons résultats, car elle est incomplète, laissant de gros fragments incristallisables (glucoprotéines, dileucétnes, etc.). dont nous avons démontré la vraie nature dans le *Bulletin de la Société chimique,* 4° série, tome I, page 153. De plus, elle décompose certains constituants très importants (arginine) et racémise les autres (acides mono-aminés), qui deviennent alors très difficiles à séparer par cristallisation.

L'action de l'acide sulfurique à 25 ou à 30 p. 100 adoptée par Em. Fischer et d'autres chimistes, quand il s'agit de doser la tyrosine, préconisée par Kossel et Kutscher pour l'hydrolyse de certaines matières protéïques simples telles que les protamines, n'est, en général, pas à conseiller, car elle est trop destructive et toujours accompagnée de carbonisation et d'oxydation secondaires, avec dégagement d'ammoniaque et production de matières goudronneuses.

L'action de l'acide chlorhydrique à 35 p. 100 de HCl seul ou additionné de chlorure d'étain, inaugurée par Habermann, est employée par Fischer et ses élèves dans la majeure partie des cas. Elle est loin d'être parfaite; car lorsqu'elle est poussée assez profondément pour être complète, elle carbonise les matières et détruit toujours assez de constituants pour que les résultats ne soient pas quantitatifs. Enfin, HCl est difficile à éliminer complètement et gêne beaucoup dans les cas où l'on veut séparer les acides aminés par cristallisation fractionnée.

L'action de l'acide fluorhydrique (acide à 25 p. 100 de HFl étendu de son volume d'eau) que nous proposons d'employer est de beaucoup préférable. Elle peut en effet s'effectuer au bain-marie, sans carbonisation, ni oxydation, ni dégagement d'ammoniaque et être cependant complète.

Les avantages qu'elle présente sont dus au pouvoir hydrolysant très énergique et à la stabilité très grande de l'acide fluorhydrique, qui scinde les molécules protéiques en fragments définis et qui ne dégage pas de corps oxydant en se décomposant lui-même, comme le font HCl et SO⁴H². C'est en observant l'énergie avec laquelle HFl attaque et désorganise la peau sans la charbonner que nous avons eu l'idée d'employer cet acide à l'hydrolyse des matières protéiques.

III.

Technique de l'hyarolyse à l'acide fluorhydrique. — L'attaque s'effectue dans une chaudière de plomb que l'on fait facilement fabriquer en doublant d'une feuille de plomb de 2 mm. d'épaisseur un récipient de cuivre susceptible d'être chauffé au bain-marie. Cette chaudière est coiffée d'un dôme en plomb de 2 mm. d'épaisseur dont on applique le rebord sur un anneau de caoutchouc plat posé sur le bord, également plat de la chaudière de cuivre; un cercle de fer maintenu par des écrous à oreilles assure une fermeture hermétique de l'appareil.

Soudé au sommet du dôme, un tube de plomb, contourné en serpentin et entouré d'un manchon à courant d'eau, sert au dégagement des vapeurs qui sont ainsi suffisamment condensées. Sur le dôme un trou fermé par un bouchon de plomb à vis sert de regard et permet de recharger l'appareil ou de prélever des échantillons. La matière protéïque est placée dans la chaudière de plomb avec 4 fois son poids d'eau et 2 fois son poids d'acide fluorhydrique à 50 ou 60 p. 100 que livre couramment l'industrie; elle est chauffée au bain-marie bouillant pendant un nombre d'heures suffisant. Pour se guider dans l'appréciation de la durée de chauffe, on fait aussi souvent qu'il est nécessaire un prélèvement à l'aide d'un tube de plomb. On examine si le liquide, placé dans une capsule de platine et convenablement étendu d'eau, donne encore la réaction limite que l'on se propose d'atteindre : soit la disparition de la réaction du biuret, soit la disparition de toute précipitation par le réactif iodo-ioduré, etc....

Quand on juge l'hydrolyse achevée, ce qui arrive d'ordinaire après 36 ou 48 heures de chauffe, on laisse refroidir et on ajoute avec précaution pour que la température ne s'élève pas au-dessus de 40° et en évitant que la réaction devienne alcaline, un lait de chaux, jusqu'à ce que le mélange n'ait plus qu'une faible réaction acide.

On laisse alors déposer, on décante le liquide, on essore le précipité, on le lave à l'eau distillée pure ou additionnée de quelques millièmes de HFl, tant qu'il contient des matières organiques. Par distillation dans le vide, on concentre ces liquides à 2 litres pour 100 grammes de matière protéïque initiale : on peut alors effectuer la recherche des constituants dans l'ordre suivant qui nous semble le plus convenable.

1° Séparation des phosphotungstates insolubles, suivie de l'isolement des acides diaminés, des corps puriques et pyrimidiques;

2° Élimination de l'excès de réactif Ph. W. ; séparation de la tyrosine et de la majeure partie des acides mono-aminés par cristallisation;

3° Enfin, éthérification du résidu incristallisable par la méthode de Fischer, et. par ce moyen, séparation des acides mono-aminés qui ne cristallisent pas avant d'être séparés les uns des autres.

4° D'autre part, sur une partie des liquides concentrés, on procède à la recherche et, s'il y a lieu, à l'extraction des hydrates de carbone.

IV

Avantages de l'emploi de l'acide fluorhydrique. — Telle que nous venons de la décrire, l'hydrolyse à l'acide fluorhydrique présente les avantages suivants :

1° Elle mélanise beaucoup moins que les acides sulfurique et chlorhydrique ; c'est-à-dire qu'elle ne transforme pas les constituants des matières protéïques en ces substances goudronneuses dites humiques ou mélaniques, qui sont perdues pour les études subséquentes. Les liquides résultant de l'hydrolyse fluorhydrique sont colorés en jaune madère et si, dans certains cas, ils paraissent noirs, cette coloration est due au sulfure de plomb provenant de l'attaque des parois de la chaudière par le soufre des matières protéïques ; il suffit de filtrer pour éliminer le sulfure de plomb et obtenir un liquide clair, de couleur jaune.

2° Elle ne brûle pas les corps azotés avec rétrogradation de l'azote à l'état d'ammoniaque, comme le fait l'hydrolyse à l'acide sulfurique à 25 p. 100, lequel par ses propriétés oxydantes, effectue toujours plus ou moins de Kjeldahl.

Exemple : Nous avons chauffé au bain-marie divers acides amidés de notre collection avec de l'acide fluorhydrique à 25 p. 100, nous n'avons jamais constaté formation d'ammoniaque, ni destruction d'aucune sorte des substances introduites. Nous avons hydrolysé par la technique décrite 1 kilog. de pepsine extractive et nous n'avons pas trouvé trace d'ammoniaque formée, tandis qu'en hydrolysant 1 kilog. de la même pepsine par l'acide sulfurique à 25 p. 100, nous avons constaté que 21 centièmes de l'azote passent à l'état d'ammoniaque.

3° Elle permet de réaliser une désagrégation profonde et, grâce à elle, on arrive plus facilement qu'avec les autres méthodes à obtenir des liquides ne contenant plus ces substances qui donnent des précipités floconneux avec l'acide phosphotungstique. On ne rencontre plus de polypeptides sirupeux, si gênants pour les séparations des acides aminés et de leurs dérivés cristallisés.

Dans les liquides d'hydrolyse fluorhydrique, la séparation phosphotungstique s'effectue avec une netteté parfaite et, d'un bout à l'autre des opérations d'isolement, on retrouve l'avantage que procure l'absence des colles visqueuses qui augmentent dans une si large mesure les difficultés de l'analyse des résidus.

4° C'est ainsi qu'elle permet l'extraction très simple, par cristallisation fractionnée, de la majeure partie des acides aminés suivants: glycocolle, tyrosine, alanine, valine, leucine, phénylalanine. En hydrolysant comparativement par l'acide chlorhydrique à 25 p. 100, par l'acide sulfurique et par l'acide fluorhydrique également à 25 p. 100, 1 kilog. d'albumine brute et en pesant, dans chaque cas, les acides mono-aminés obtenus par cristallisation directe et purifiés par cristallisation fractionnée sans emploi de noir animal et avec des précautions pour rendre ces opérations aussi quantitatives que possible, nous avons obtenu les résultats suivants :

	Hydrolyse HCl. grammes.	Hydrolyse SO4H2. grammes.	Hydrolyse HFl. grammes.
Total des cristaux..	215	260	327
Alanine..........	88	84	105
Leucine	80	112	156
Tyrosine.........	7	11	15
Phénylalanine.....	40	43	52

En hydrolysant comparativement par l'acide sulfurique et par l'acide fluorhydrique à 25 p. 100, 1 kilog. de gélatine pure, nous avons obtenu par cristallisation directe :

	Hydrolyse SO4H2.	Hydrolyse HFl.
Glycocolle cristallisé............	18 gr. 2	57 gr. 8

Et, dans le cas de l'hydrolyse fluorhydrique, le glycocolle était d'emblée si blanc et si bien cristallisé qu'il a donné à l'analyse les chiffres suivants :

Matière...............................	0 gr. 2032
Volume de N.........................	33 cc 4
H = 758mm 4	F = 16mm 3	T = 19°

soit, en centièmes: trouvé, Az = 18,73; calculé, Az = 18,66. Quant aux acides aminés qui ne cristallisent pas avant d'être séparés les uns des autres, ils peuvent être retirés par transformation en éthers, suivant la technique de Fischer, comme dans les autres procédés.

5° Notre méthode respecte les acides diamidés et comme elle permet d'obtenir des liquides complètement débarrassés de polypeptides et de matières humiques, qui précipitent toujours avec les acides diaminés par l'acide phosphotungstique, elle rend l'étude de chacun des groupes plus facile et plus féconde.

En effet, nous avons pu, en étudiant les eaux mères du picrate de lysine provenant de l'hydrolyse de la pepsine, mettre en évidence des picrates différents, cristallisant très bien, lesquels feront l'objet d'un prochain mémoire, tandis que ces eaux mères, lorsque l'hydrolyse avait été effectuée par HCl ou SO⁴H², ne donnaient avec l'acide picrique que des sirops poisseux refusant absolument de cristalliser.

6° Elle permet la séparation des bases puriques que l'hydrolyse aux acides chlorhydrique ou sulfurique altère plus ou moins par oxydation, comme l'a très bien constaté Steudel.

Exemple : Tandis qu'en hydrolysant la pepsine extractive (source de nucléo-protéïdes stomacales) par HCl ou SO⁴H², nous n'avions obtenu comme bases puriques que de la xanthine, nous avons obtenu dans l'hydrolyse fluorhydrique de la même pepsine, uniquement de l'adénine et de la guanine avec des traces infinitésimales de xanthine.

7° Elle permet l'étude des constituants hydrocarbonés, qui est presque impossible avec les autres techniques; car les sucres attaqués par HCl ou SO⁴H² à 25 p. 100, à l'ébullition, sont détruits avec mise en liberté de corps furfuroliques, ce qui n'a pas lieu dans l'hydrolyse fluorhydrique. Grâce à la stabilité de l'acide fluorhydrique, les hydrates de carbone ne sont pas oxydés et leur étude devient beaucoup plus facile dans le liquide très peu coloré et débarrassé de toute substance visqueuse, gênante pour l'obtention des dérivés cristallisés des sucres.

8° Enfin, notre méthode présente sur l'hydrolyse sulfurique l'avantage de supprimer l'emploi de la baryte hydratée, réactif coûteux lorsqu'il faut en user des quantités considérables et qui, s'il n'est pas absolument pur, a le grand inconvénient d'introduire dans les liquides de la soude, presque impossible à éliminer par la suite. Par contre, on sait que l'industrie livre à bas prix l'acide fluorhydrique à 5o ou 6o p. 100, et que la chaux suffisamment pure revient beaucoup moins cher que la baryte.

[L. Hugounenq et A. Morel, *Bulletin soc. chimique*. 4° série, n° 23, page 1146, 5 décembre 1908.] (Institut de chimie physiologique de la Faculté de médecine de Lyon.)

Contribution a l'étude de la constitution des nucléo-protéïdes

Recherches sur les constituants de la pepsine.

Nous nous sommes proposé, non pas d'étudier la constitution de l'agent protéolytique à l'état de pureté, mais de rechercher quels sont les corps chimiquement définis qu'on peut retirer de la pepsine extractive. Cette matière nous intéressait en tant que source de nucléo-protéïdes glandulaires; car, si la constitution des nucléo-protéïdes du sperme, du thymus, des leucocytes, a été élucidée par de nombreux chimistes, on n'en pourrait dire autant des protéïdes nucléaires élaborés par des glandes proprement dites. Un travail de Pekelharing avait bien signalé la présence de la xanthine et des sucres réducteurs dans les produits d'hydrolyse de la pepsine: mais aucune recherche d'ensemble n'avait été effectuée sur la nature des albumines soudées dans ce cas à l'acide nucléique.

La méthode que nous avons décrite dans un mémoire publié aux *Comptes rendus de l'Académie des Sciences*, en juin 1908, nous a permis d'étudier les corps azotés constitutifs de la pepsine, en opérant sur 4 kilogrammes de matière mis gracieusement à notre disposition par les établissements Byla, de Gentilly, auxquels nous adressons tous nos remerciements.

Cette pepsine extractive avait été obtenue par digestion de la muqueuse rouge de la grande courbure du porc, dans quatre fois son poids de HCl à 2 p. 1.000, au bain-marie, à 5o°. Après concentration en extrait le titre est de 200. La consistance est celle d'un extrait mou et poisseux qui retient encore 25 p. 100 d'eau et 3,72 p. 100 de cendres. L'analyse immédiate permet d'en extraire, à l'état libre, 0,45 p. 100 de tyrosine et 0,8 p. 100 d'un mélange de leucine et de valine qui cristallisent quand on neutralise la solution aqueuse de la matière.

La pepsine a été hydrolysée en plusieurs fractions de 1 kilogramme chacune, soit par SO^{4}H^2 à 50 p. 100, soit par HCl à 30 p. 100, à l'ébullition, soit par HFl à 25 p. 100, au bain-marie, méthode bien préférable aux précédentes, ainsi que nous l'avons démontré. Nous avons étudié les produits d'hydrolyse sous forme de cristaux ou de dérivés cristallins. Le tableau suivant fait connaître les pro-portions de constituants que nous avons recueillies :

	p. 100 du produit sec (cendres déduites).
Tyrosine	1.7
Alanine	3.2
Valine	7.5
Leucine	11.4
Phénylalanine	2.2
Pseudo-histidine	0.4
Lysine	6.5
Pseudo-lysines	0.5
Arginine	2.0
Adénine	0.5
Xanthine	moins de 0.01 p.100
Guanine	0.2
Glucosamine	1.4

Nous pouvons résumer comme suit les faits précédents :

1° La pepsine extractive contient, à l'état libre, quelques acides mono-amidés, formés par auto digestion probablement ;

2° Nous n'y avons trouvé aucun des termes suivants : glycocolle, acides aspartique et glutamique, sérine, proline, cystine, acide diamino-dodecanoïque. Il est bon d'observer néanmoins que cette constatation n'a que la portée d'un fait négatif ;

3° La proportion des corps mono-amidés par rapport aux dia-mines est plus forte que dans les protamines et les histones ;

4° Nous n'avons pas rencontré d'histidine, mais du groupe de diamines précipitables par l'argent nous avons isolé un corps en $C^4H^8Az^2O^2$ que nous avons analysé en nature et à l'état de dérivé benzoylé. C'est cette substance que nous désignons sous le nom de pseudo-histidine. Nous l'étudierons prochainement ;

5° Dans l'alcool mère du picrate de lysine, nous avons trouvé deux picrates très bien cristallisés en prismes volumineux. L'un d'entre eux, fusible à 216°, est le dérivé d'un corps en $C^{11}H^{21}Az^3O^5$ qui paraît être une dépeptide provenant de l'union de la lysine avec l'acide glutamique :

$$C^6H^{12}AzO^2AzH — CO.\ C^4H^8AzO^2$$

Dans un précédent mémoire, publié aux *Comptes rendus de l'Académie des Sciences*, le 23 juillet 1906, en collaboration avec M. *Galimard*, nous avons déjà appelé l'attention sur ces peptides cristallisés, obtenus en petite quantité au cours de l'hydrolyse des matières protéiques et analysé des dérivés de l'arginine avec la proline et l'acide aspartique. L'existence de ces peptides paraît être un fait assez général ;

6° La pepsine, en se dédoublant, fournit des bases puriques, mais pas de xanthine en quantité appréciable lorsqu'on évite au cours des opérations d'oxyder la guanine et l'adénine, seuls corps puriques séparés par nous ;

7° Nous n'avons pas trouvé de corps pyrimidiques (thymine. uracyle, cytosine) ;

8° Comme sucre azoté, nous avons extrait la glucosamine, isolée à l'état de combinaison avec l'isocyanate de phényle.

[L. Hugounenq et A. Morel, *Comptes rendus de l'Académie des Sciences*, 20 juillet 1908.] (Institut de chimie physiologique de la Faculté de médecine de Lyon.)

M. G. Küss,

(Médecin en chef du sanatorium Villemin, à Angicourt [Oise]).

La subvention attribuée à M. G. Küss, en 1908, a été employée à l'étude de la transmission expérimentale de la tuberculose par les poussières tuberculeuses sèches. Ces recherches étaient rendues nécessaires par l'affirmation récente, due à des savants autorisés, de l'innocuité des poussières sèches de crachats tuberculeux : elles ont porté sur les trois principaux points en litige, *durée de virulence* des crachats soumis à la dessiccation, transmissibilité de la tuberculose par *inhalation de poussières sèches, mobilité et dissémination* des poussières infectantes dues au balayage des tapis contaminés.

A. — Durée de virulence des crachats tuberculeux désséchés

J'ai étudié les variations de virulence de crachats tuberculeux étalés en couche mince sur des surfaces lisses ou sur des tapis et abandonnés à l'air libre, soit à l'obscurité, soit à la lumière diffuse d'une chambre bien éclairée.

Les résultats de ces expériences ont été communiqués au *Congrès de Washington*; en voici le résumé :

1° *Les crachats tuberculeux desséchés en couche mince à l'obscurité, à l'air libre*, conservent pendant deux semaines leur virulence à peu près intégralement : au bout de 18 jours, la virulence est diminuée dans une faible mesure.

Du 20ᵉ au 30ᵉ jour, la diminution de virulence s'accentue beaucoup : au 30ᵉ jour, la virulence n'est pas encore abolie, mais elle est devenue faible : dans bien des cas cependant, avec des doses élevées on parvient encore à tuer le cobaye, en trois ou quatre mois, avec des lésions de tuberculose miliaire généralisée. A partir du 40-45ᵉ jour, on constate généralement la disparition de la virulence.

2° *Les crachats tuberculeux desséchés en couche mince, à la
lumière diffuse d'une chambre*, subissent rapidement une diminution de virulence, appréciable dès le 3° jour, plus marquée au
7° jour, bien qu'à cette époque on détermine encore chez le cobaye,
des tuberculoses généralisées à évolution assez rapide.

A partir du 10° jour, la baisse de virulence s'accentue dans une
notable proportion, variable suivant les cas : la virulence n'est pas
complètement perdue au 15° jour, mais au 20° jour elle est nulle.

Il résulte de ces faits, qu'on n'est pas autorisé à admettre, comme
le font beaucoup d'auteurs, des durées de virulence de 3, 4, 6 mois
pour les crachats tuberculeux desséchés à l'obscurité mais que
inversement la stérilisation des crachats desséchés par la lumière
diffuse est bien moins rapide qu'on ne l'imagine communément.

B. — Transmissibilité de la tuberculose

par inhalation de crachats desséchés réduits en poussières

Le dogme du danger de contagion tuberculeuse par les crachats
desséchés, admis universellement depuis les affirmations de Villemin et de R. Koch et depuis les expériences de Cornet, de Straus,
de Nocard a été fortement battu en brèche par les expérimentateurs
depuis quelques années. *Flügge* attribue le rôle principal, dans la
contagion bacillaire, aux gouttelettes pulvérisées par la toux des
phtisiques. *Petersson* ne réussit pas à tuberculiser des cobayes par
des poussières sèches, tout en les soumettant à des inhalations de
quantités énormes de fines poussières bacillifères virulentes. *Cadéac*
à la suite de nombreuses expériences, déclare que les sujets soumis
à l'inhalation des poussières tuberculeuses desséchées ne deviennent
qu'exceptionnellement tuberculeux. Enfin *Calmette* affirme que les
poussières souillées de bacillles secs ne peuvent jouer aucun rôle
dans la contagion naturelle, car, expérimentalement, elles sont
inaptes à transmettre la tuberculose par inhalation.

Les expériences, que j'ai poursuivies ont donné une série de
résultats concordants et constants, qui confirment ceux des anciens
auteurs, et qui sont exposés dans tous leurs détails dans une *Note
à l'Académie des sciences* présentée par M. le Prof A. Chauveau

(séance du 27 juillet) et dans une *Communication à la Société médicale des hôpitaux* avec présentation de pièces (séance du 31 juillet).

J'ai pu établir les points suivants :

1° Lorsque les conditions de dessiccation sont favorables, les crachats tuberculeux se dessèchent rapidement en quelques jours, et se *réduisent avec facilité en poussières fines*, en particulier par le balayage et le brossage : la substance organique qui emprisonne les bacilles dans les crachats résiste mal aux traumatismes quand elle est bien sèche ; elle s'effrite alors facilement.

2° Les *poussières* qui prennent ainsi naissance ont une très *grande virulence* lorsque la dessiccation a eu lieu à l'obscurité et depuis peu de temps, et elles sont *facilement mobilisables* si l'action traumatisante a été suffisante. Il est donc erroné de prétendre, comme l'a fait Cadéac, que les poussières très mobilisables de crachats tuberculeux sont toujours des poussières inertes.

3° Il est *facile de tuberculiser les cobayes en leur faisant respirer des poussières sèches* obtenues soit par le broyage au mortier des crachats, soit par le balayage ou le brossage, dans un espace restreint, de tapis contaminés. On ne peut expliquer que par des erreurs expérimentales les résultats inverses obtenus, dans des expériences analogues, par divers auteurs, d'autant plus que j'ai employé des doses bacillaires beaucoup moindres que ces auteurs. En somme, il est aussi facile de tuberculiser les animaux par inhalation de poussières sèches que par inhalation de poussières humides : j'ajouterai seulement que les lésions pulmonaires que j'ai obtenues avec les poussières de crachats desséchés étaient moins étendues, moins confluentes que celles que j'avais eues dans des expériences antérieures avec un spray bacillifère (expériences de 1907 communiquées à la *Conférence de Vienne*).

C. — Mobilité et dissémination des poussières infectantes dues au balayage de tapis contaminés

Une première série d'expériences m'avait démontré que *le brossage ou le balayage de tapis contaminés récemment par des crachats tuberculeux répand dans l'air, au cours du balayage, des poussières virulentes suffisamment fines et suffisamment légères pour être aspirées dans les voies respiratoires des cobayes.*

Mais il s'en faut de beaucoup que ce fait permette d'apprécier l'importance du danger de contagion par les poussières tuberculeuses; bien d'autres points sont à élucider, en particulier celui-ci: les poussières infectantes dues au balayage peuvent-elles rester facilement en suspension dans l'air et disséminer ainsi la contagion? On sait que, d'après Flügge, les poussières tuberculeuses retomberaient immédiatement à terre dès la cessation des actions mécaniques productrices de poussières.

Pour élucider cette question, j'ai fait deux nouvelles séries d'expériences (communiquées à l'*Académie des sciences* dans une note présentée par M. A. Chauveau et au *Congrès de Washington* dans une note présentée par M. Landouzy).

1ʳᵉ série d'expériences. — Production de poussières de balayage dans un espace clos, les cobayes n'étant soumis à la respiration de l'atmosphère de cet espace que *dix minutes après la fin du balayage.*

Les résultats positifs obtenus dans ces expériences démontrent que des poussières bacillifères de balayage peuvent rester en suspension dans l'air 10 à 15 minutes au moins après la fin du balayage, dans une atmosphère absolument calme.

2ᵉ série. Reproduction de « l'expérience du tapis » de Cornet. — L'expérience bien connue de Cornet est restée unique : elle n'a été reproduite ni par Cornet ni par d'autres expérimentateurs. Or l'importance des déductions qu'on en a tirées est diminuée par une série de causes d'erreurs qui, dans l'expérience de Cornet, augmentaient notablement et d'une manière artificielle les chances d'infection (sécheresse anormale de l'air, dessiccation exceptionnellement rapide, précocité trop grande des balayages, projection directe des particules virulentes sur les animaux). On était donc autorisé à croire que la tuberculisation de presque tous les cobayes dans l'expérience de Cornet, était en grande partie imputable à ces conditions expérimentales, si différentes de celles de la vie ordinaire.

L'expérience que j'ai faite a été instituée, non pas pour reproduire exactement les conditions de la contagion naturelle (ce qui est impossible dans une expérience de courte durée), mais *pour étudier le mode de dissémination des poussières infectantes lorsque des crachats de phtisiques, lentement desséchés à l'obscurité, dans les conditions mêmes de la dessiccation spontanée, sont soumis pendant peu de temps au balayage.*

Des crachats de phtisiques ont été étalés sur un mouchoir, sur une planche de sapin, et sur deux tapis et laissés dans une chambre de 3o mètres cubes, à l'obscurité, pendant des durées respectives de 25 jours, 17 jours, 12 jours, 6 jours.

Puis l'expérimentateur, revêtu de l'appareil respiratoire du D' Tissot et protégé par une cagoule, a procédé au dépliage du mouchoir, au balayage de la planche, au balayage et au battage des deux tapis, devant plusieurs séries de cobayes suspendus contre le mur à des places déterminées et à des hauteurs différentes.

Le *mouchoir* a été déplié, frotté, et agité pendant 2 minutes à quelques centimètres des museaux de deux cobayes qui sont restés indemnes (dessiccation de 25 jours).

La *planche* a été balayée énergiquement : il y a eu au cours du balayage projection dans l'air de particules bacillifères, mais tous les cobayes sont demeurés indemnes ; les crachats avaient été absorbés par le bois poreux et formaient des taches lisses d'apparence huileuse : c'est probablement cette circonstance qui explique les résultats négatifs observés : les conditions n'étaient pas favorables à la mise en liberté d'une quantité notable de poussières fines.

Les *tapis,* balayés et battus, ont donné l'un et l'autre naissance à une petite quantité de fines poussières infectantes qui ont tuberculisé les cobayes placés à une petite distance ; au contraire les cobayes placés à une distance plus considérable sont restés bien portants.

Mais j'ai obtenu la tuberculisation de la plupart des animaux qui ont été exposés aux balayages des deux tapis, et aux poussières disséminées dans l'air par les *mouvements* incessants de l'opérateur revêtu de la cagoule (pendant les 20 minutes d'intervalle entre les balayages des deux tapis).

Il est donc très probable que les poussières fines libérées par le battage et par le balayage n'ont été projetées que dans le voisinage immédiat des tapis, mais qu'elles étaient suffisamment fines et suffisamment légères pour rester en suspension dans l'air et pour être transportées à distance par les remous atmosphériques et par les courants d'air.

En résumé, ces expériences démontrent qu'on n'est pas en droit de nier le danger de contagion créé par le balayage de poussières sèches tuberculeuses ou de tapis contaminés. Ce danger est peut-être moins considérable que ne l'ont prétendu certains contagion-nistes, mais il existe, et il joue à coup sûr un rôle étiologique important dans les demeures de phtisiques, où les précautions essentielles ne sont pas prises.

D. — Recherches sur la désinfection pratique des crachats tuberculeux et des mouchoirs de phtisiques

Enfin j'ai entrepris en collaboration avec M. E. Lobstein une série de recherches sur la valeur antiseptique des principaux désin-fectants utilisables dans la pratique courante pour détruire la viru-lence bacillaire des crachats de phtisiques.

Le *lysol* ne peut être employé à cause de son odeur désagréable et pénétrante. La *créoline* ne possède cet inconvénient qu'à un très faible degré. mais il faut savoir si elle est active. Le *formol* ne dégage que très peu de vapeurs irritantes lorsqu'il est mélangé à une solution savonneuse, et il est considéré par beaucoup de bactériologistes comme puissamment antiseptique. Le *sublimé* n'est plus employé, car on prétend que la coagulation des crachats déterminée par lui s'oppose à une action efficace.

Nous avons étudié la valeur antiseptique des solutions suivantes, employées à froid.

1° { Sublimé... 1
Chlorure de sodium... 20
Eau... 1000

2° { Sublimé... 1 gr.
Acide chlorhydrique du commerce... 4 cc.
Sulfate de cuivre... 5 gr.
Eau... 1.000 cc.

	Savon noir.................................	10 gr.
3°	Lessive de potasse..................	15 cc.
	Créoline	40 cc.
	Eau.................................	Q.S p. 1.000 cc.

	Savon noir.................................	10 gr.
4°	Lessive de potasse..................	15 cc.
	Formol du commerce à 40 p. 100....	40 cc.
	Eau....	Q.S p. 1.000 cc.

Nous avons d'une part laissé agir ces solutions pendant 6 à 18 heures sur des crachats de phtisiques fortement bacillifères, d'autre part plongé dans ces solutions des mouchoirs sur lesquels nous avions répandu 30 cc. de crachats tuberculeux frais, puis que nous avions desséchés pendant 24 heures. Ces mouchoirs après 24 heures de contact avec l'antiseptique étaient essangés, lavés à la brosse, puis mis à la lessive et cette manipulation était répétée une dizaine de fois pour connaître la résistance des tissus en présence de ces actions réitérées.

Nos expériences sont encore en cours d'exécution, mais dès maintenant, nous avons pu nous convaincre :

1° Que la *solution créolinée* a une valeur antiseptique tout-à-fait insuffisante : elle ne peut être employée utilement ;

2° Que la *solution formolée* est efficace dans la majorité des cas dans des conditions que nous préciserons ultérieurement ;

3° Que les *deux solutions de sublimé* assurent dans les conditions de nos expériences une désinfection complète et que le nettoyage des mouchoirs trempés dans ces solutions n'est pas beaucoup plus difficile qu'avec les solutions formolées et créolinées.

Le sublimé constitue pour la désinfection des crachats tuberculeux un excellent antiseptique lorsque les crachats baignent dans une *quantité notable* de solution : l'action antiseptique est au contraire *insuffisante* quand le volume de la solution de sublimé est *égal au volume des crachats*

MM. E. Leclainche et Ch. Besnoit,

(Professeurs à l'École vétérinaire)

et

Ch. Morel,

(Professeur à la Faculté mixte de médecine et de pharmacie
de l'Université de Toulouse).

RECHERCHES SUR LA VACCINATION ANTI-TUBERCULEUSE
(Rapport complémentaire.)

Dans un précédent rapport, nous avons fait connaître les premières constatations faites sur le contrôle de la vaccination anti-tuberculeuse.

Les conditions, déjà indiquées, des inoculations préventives sont résumées ci-après :

Vaccin de Behring.	In-veine	veau 14 / — 15	Une unité immunisante le 15 mars 1907 ; 5 unités le 29 juin.
	In-trachée	veau 1 / — 19	

Bacille aviaire.	In-veine	veau 18	20 milligr. de bacilles	le 16 mars.
			100 —	29 juin.
		veau 20	10 —	16 mars.
			50 —	29 juin.
	In-trachée	veau 13	10 —	16 mars.
			50 —	29 juin.
		veau 4	10 —	16 mars.
			50 —	29 juin.

Le 5 novembre, quatre mois après la dernière inoculation, tous les vaccinés recevaient, en même temps qu'un témoin, 20 centigrammes d'un bacille bovin.

---

(1) Caisse des Recherches scientifiques. — Rapport sur les travaux entrepris en 1907, p. 223 à 225.

Le virus d'épreuve, employé dans une grosse série d'expériences, provoquait à coup sûr l'infection à cette dose; mais certains sujets résistaient à l'épreuve si l'on réduisait la dose à 10 ou à 15 centigrammes. Il semblait donc que l'épreuve imposée réalisât le degré minimum de sévérité compatible avec la certitude de l'infection.

Nous avons préféré ce contrôle à la cohabitation des vaccinés avec des malades, en raison des incertitudes de la contagion naturelle et de la nécessité d'égaler le nombre des témoins à celui des traités pour obtenir des indications précises.

Une tuberculination de tous les animaux, pratiquée le 14 décembre, révélait l'infection certaine du témoin; les constatations faites sur les vaccinés n'avaient par contre qu'une signification douteuse, en raison des traitements subis antérieurement par eux.

L'accroissement de tous les vaccinés est normal; ils ne présentent, non plus d'ailleurs que le témoin, aucun signe clinique de tuberculose. Le 15 mars 1908, on sacrifie quatre vaccinés (nᵒˢ 15, 19, 20 et 13), à raison de un dans chacune des quatre séries.

Nᵒ 15. — *Vaccins de Behring* in-veine. — Pas de lésions viscérales.

Deux ganglions mésentériques suspects, pas de bacilles à l'examen direct. Les inoculations à quatre cobayes (peau et péritoine) restent sans effet.

Deux foyers caséeux. l'un de la grosseur d'un pois, l'autre de la grosseur d'une lentille, dans un ganglion bronchique. Bacilles peu nombreux, courts. L'inoculation à deux cobayes, dans le péritoine et sous la peau, tue le premier en 43 jours et le second en 71 jours, avec des lésions généralisées.

Nᵒ 19. — *Vaccins de Behring*, in-trachée. — Pas de lésions viscérales. Rien dans les ganglions; aucune localisation tuberculeuse n'est découverte.

Nᵒ 20. — *Bacille aviaire*. in-veine. — Pas de lésions viscérales. Rien dans les ganglions ni dans les autres parties.

Nᵒ 13. — *Bacille aviaire*, in-trachée. — Pas de lésions viscérales. Un ganglion mésentérique présente un foyer tuberculeux jaunâtre, de la grosseur d'un pois, renfermant de nombreux bacilles. Des deux cobayes inoculés, l'un injecté dans le péritoine, meurt après 51 jours avec des lésions généralisées ; l'autre, inoculé sous la peau, résiste et, sacrifié après 86 jours, ne présente aucune lésion. Les bovidés survivants sont sacrifiés en mai 1908.

N° 14. — *Vaccins de Behring*, in-veine. — Sacrifié le 13 mai. Pas de lésions viscérales. Pas de lésions ganglionnaires, sauf un léger piqueté hémorragique dans les ganglions bronchiques. Ceux-ci ne sont pas trouvés virulents par l'inoculation au cobaye.

N° 1. — *Vaccins de Behring*, in-trachée. — Sacrifié le 12 mai. Pas de lésions viscérales. Rien dans les ganglions abdominaux. Un ganglion bronchique du hile est nettement tuberculisé ; il renferme trois foyers caséeux assez riche en bacilles. Tour les cobayes inoculés sont tuberculisés. Un autre ganglion bronchique est infiltré et granuleux sur la coupe ; des deux cobayes inoculés sous la peau, un seul meurt tuberculeux en 46 jours.

N° 18. — *Bacille aviaire*, in-veine. — Sacrifié le 13 mai. Pas de lésions viscérales. Rien dans les ganglions abdominaux. Deux ganglions bronchiques renferment des foyers caséeux avec des bacilles peu nombreux.
L'inoculation à quatre cobayes est positive pour tous.

N° 4. — *Bacille aviaire*, in-trachée. — Sacrifié le 13 mai. Un ganglion rétro-hépatique est altéré en masse, sans trace de caséification. Pas de bacilles à l'examen direct. Inoculation au cobaye négative. Rien dans les autres parties.

Veau témoin. — Sacrifié le 26 mai, un ganglion mésentérique nettement caséeux avec de nombreux bacilles ; les cobayes inoculés meurent en 41 et 47 jours. Un ganglion bronchique est hémorragique, sans foyer caséeux, pas de bacilles ; inoculation au cobaye sans résultat. Pas d'autres lésions viscérales ou ganglionnaires.
Dans ces tentatives, les animaux traités n'ont pas résisté sûrement à une épreuve cependant peu sévère.

La résistançe conférée s'est montrée sensiblement égale dans les diverses séries. Le bacille humain de Behring et le bacille aviaire employés se sont comportés de la même façon. L'inoculation intratrachéale a produit les mêmes effets que l'inoculation intraveineuse.

Si ces résultats montrent, une fois de plus, la réalité de l'accroissement de la résistance par l'introduction d'un bacille hétérogène, ils montrent aussi l'insuffisance et l'incertitude de l'immunité conférée.

M. Lépine,

(Professeur à la Faculté mixte de médecine et de pharmacie
de l'Université de Lyon).

DOSAGE DU SUCRE VIRTUEL DU SANG

(en collaboration avec *M. Boulud*).

Nos recherches de cette année ont abouti à trouver une méthode permettant de doser le sucre *virtuel* du sang, ce qui jusqu'ici n'était pas possible (1) : nous prenons le caillot (de 20 grammes de sang) soigneusement épuisé par des lavages avec une solution de sulfate de soude, bouillante (le liquide filtré renferme ce qu'on a appelé jusqu'à ce jour *sucre du sang*, et que nous nommons sucre *immédiat*). Nous broyons finement ce caillot dans 5o cc. d'eau contenant 5 gr. d'une solution à 5o p. 100 d'acide fluorhydrique (2), qui a l'avantage de bien hydrolyser les matières albuminoïdes avec lesquelles le sucre est combiné, et de détruire moins facilement le sucre libéré que ne font les acides sulfurique et chlorhydrique ; puis nous versons le mélange dans une sorte de cornue de plomb, composée d'une capsule en forme de tronc de cône, de 7 cent. de hauteur et d'un capuchon unique surmonté d'un tube à dégagement, s'emboîtant exactement sur la capsule. On installe ensuite la cornue dans un bain d'huile réglé à 100°, et on l'y laisse pendant le temps jugé nécessaire pour l'hydrolysation. Puis, on reprend le contenu de la cornue, on le broie finement avec 20 cc. d'une solution de

---

(1) LÉPINE et BOULUD (C. R. *de l'Académie des Sciences*, 27 juillet et 3o novembre 1908.)

(2) Nous devons à MM. HUGOUNENQ et MOREL le choix de cet acide. — Voir leur note à *l'Académie des Sciences*, 15 juin 1908.

nitrate acide de mercure, et avec 15o cc. d'eau ; on neutralise avec
de la potasse ; on filtre, presse le caillot ; on fait passer un courant
d'hydrogène sulfuré ; on filtre à nouveau ; on acidifie et on concentre la liqueur, dans laquelle on dose le sucre par la réduction.
Ce sucre, extrait du caillot, grâce à l'hydrolysation des matières
protéiques par l'acide fluorhydrique, est *fermentescible*. Nous le
nommons sucre *virtuel* du sang, attendu que, jusqu'à l'hydrolysation, il était dissimulé à tous les réactifs du sucre. Sa quantité
n'est pas négligeable, puisque le plus souvent, elle dépasse de
beaucoup celle du sucre immédiat, le seul connu jusqu'à ce jour,
dans le sang.

La difficulté de la méthode — d'ailleurs longue et délicate qui vient
d'être exposée — c'est qu'on ne sait pas d'avance combien de temps
devra durer le chauffage à 100°, nécessaire à l'hydrolysation ; car
ce temps varie suivant l'état de la combinaison dans laquelle est
engagé le sucre virtuel. Parfois, dans le cas où cette combinaison
est lâche, 8 heures de chauffe paraissent suffire. Au contraire, si
elle est très solide, 28 heures ne suffisent pas. On opère donc entre
deux écueils : si le temps de chauffe est trop court, on ne dégage
pas tout le sucre virtuel ; s'il dépasse notablement celui qui est
nécessaire, on perd du sucre ; car l'acide fluorhydrique, bien que
détruisant moins de sucre que l'acide chlorhydrique, attaque
cependant celui qui est libéré de toute combinaison.

Il n'y a qu'un moyen d'obtenir un chiffre exact, c'est d'opérer
sur 100 grammes de sang, et de diviser le mélange, (où l'on a
diffusé le caillot dans la solution d'acide fluorhydrique,) en cinq
portions que l'on chauffe chacune dans une cornue. On arrête le
chauffage de ces divers échantillons à des heures différentes. Naturellement, celui où l'on trouve le plus de sucre est celui dont le
temps de chauffe a été le plus convenable.

Grâce à ce tâtonnement — qui est indispensable pour avoir un
résultat correct, — on arrive à doser surement le sucre virtuel à
o gr. 10 près. Cette approximation est bien suffisante, car pour
1.000 grammes de sang, la quantité de sucre virtuel dépasse généralement un gramme, et même un gramme et demi ; et ses modifications quantitatives, correspondant à des conditions physiologiques
ou pathologiques différentes, sont bien supérieures à o gr. 10.

Pendant le cours de cette année nous avons fait avec la méthode nouvelle que nous venons d'indiquer un très grand nombre de dosages. En voici quelques-uns, à titre d'exemple :

I. — Chien nourri copieusement depuis plusieurs semaines :

	Sucre (p. 1000)	
	immédiat	virtuel
Sang artériel......................	1,00	1,96

II.— Chien vigoureux, quelques heures après la ligature du canal de Wirsung :

Sang artériel......................	1,16	1,40
Même sang ayant séjourné une heure à 38°	0,98	0

Ainsi le pouvoir glycolytique de ce sang est tellement intense (à cause de l'exagération de la sécrétion interne du pancréas) qu'il a suffi d'une heure à la température physiologique pour que tout le sucre virtuel se dégage. Il est difficile de trouver une plus belle démonstration de l'influence de la ligature du canal de Wirsung.

L'influence de cette ligature sur le pouvoir glycolytique de ce sang n'est pas moins remarquable. Le sucre total de ce sang était 1,16 + 1,40 = 2,56. Après une heure de séjour à 39° il est 0,98, donc il a perdu 1,58, soit plus de 60 p. 100.

III. — Voici au contraire un chien arrivé malade de la fourrière :

Sang artériel......................	0,98	1,62
Après 1 heure à 39°..............	0,74	1,60

Dans ce cas le sucre virtuel n'a pas été sensiblement modifié, après 1 heure à 39°, mais, vu l'état de maladie de l'animal ; le pouvoir glycolytique du sang est très faible. En effet le sang sortant du vaisseau renfermait 0,98 + 1,62 = 2,60, et après 1 heure à 39°, 0,74 + 1,60 = 2,34, soit une différence de 0,26. Cela fait juste 10 p. 100.

Les exemples précédents montrent nettement que la glycolyse ne peut être appréciée qu'en tenant compte du sucre virtuel : avec la méthode actuellement en usage pour le dosage du sucre du sang on eut trouvé sur le chien II. une glycolyse de 16 p. 100, tandis qu'elle est en réalité de 60.

M. le Dr Lortet,

(Doyen honoraire de la Faculté mixte de médecine et de pharmacie
de l'Université de Lyon).

Atténuation de la tuberculose expérimentale par la lumière.

Nous avons montré dans notre dernier rapport que, par une
exposition plus ou moins prolongée, à la lumière diffuse d'un ciel
très lumineux et étincelant comme celui de la Haute-Égypte, il
était possible de créer dans des tubes de cristal diversement colorés,
des générations successives de bacilles tuberculeux atténués avec
un grande régularité.

Nous avons démontré que cette atténuation pouvait être plus ou
moins complète, suivant la durée de cette exposition aux radiations
lumineuses et aussi suivant les couleurs qui teintent ces tubes de
cristal.

Il est donc assez facile de créer ainsi par tâtonnement des races
de bacilles atténuées, pouvant être inoculées par voie sanguine ou
sous-cutanée, aux bovins et même aux cobayes de la robuste race
égyptienne. On peut donc ainsi les vacciner assez régulièrement
contre une inoculation nouvelle, très virulente, amenant toujours
chez les témoins une tuberculose expérimentale.

Dès mon retour en Égypte en novembre 1908, j'ai pu constater
que chez un certain nombre de veaux inoculés ainsi préventivement
par ce *vaccin-lumière*, cette action vaccinale avait pu devenir assez
énergique pour les préserver de l'infection générale tentée près de
six mois plus tard.

Sur une série de quatre veaux, vaccinés l'année dernière par ce
vaccin-lumière, j'en ai retrouvé trois en parfaite santé. L'un
d'entre eux cependant, inoculé par une culture renfermée dans un
tube jaune exposé pendant six heures seulement aux radiations
célestes bleues, a rendu cet animal malade, les bacilles ayant
certainement résisté à l'action atténuante de la lumière. J'ai trouvé

cet animal en mauvais état, très amaigri malgré une nourriture soignée et abondante. Il a fortement réagi à la tuberculine et à son autopsie, que de petites granulations miliaires abondantes, tuberculeuses, se trouvaient disséminées dans les poumons et le foie.

Les trois autres animaux, vaccinés avec les cultures des tubes bleus et jaunes ou violets, sont évidemmeut en parfaite santé. Ils ne réagissent·point à l'action de la tuberculine, mais à cause de la dépense considérable que nécessiterait leur autopsie, je renonce à les sacrifier.

Il est aussi extrêmement intéressant de pouvoir suivre de près, les variations de structure des bacilles tuberculeux cultivés dans des tubes diversement colorés. Dans ceux teintés en vert, très longtemps exposés aux radiations célestes, les bacilles bovins et humains, semblent conserver leurs formes primitives tout à fait intactes. Dans les tubes bleus, violets et jaunes, la forme bacillaire primitive est fortement modifiée. Le bacille tuberculeux se met quelque fois à végéter en produisant de longues ramifications qui, souvent, sont terminées par des tubercules imitant ceux de véritables spermogonies. Quelquefois, au contraire, lorsque l'action des radiations célestes, toujours à l'ombre et au nord, a été prolongée pendant dix jours au moins, les bacilles se fragmentent en sections minuscules qui deviennent presque ponctiformes.

Ce sont ces dernières qui nous ont donné la moindre puissance infectieuse. Ce sont ceux là qui peuvent donner naissance à un vaccin bovin, agissant avec une assez grande régularité. On peut espérer pouvoir les fixer ainsi régulièrement, en appréciant avec certitude l'intensité des radiations célestes dans une localité déterminée. Malheureusement les instruments exacts me manquent ici pour faire cette étude avec précision.

C'est surtout dans ce sens, que nous préparons cette année le matériel nécessaire qui nous permettra peut-être, de trouver le procédé nécessaire afin d'arriver à un résultat vraiment pratique.

Pendant mes longs et nombreux séjours en Haute-Égypte, j'ai pu constater que la tuberculose bovine et humaine étaient relativement assez fréquentes, bien moins cependant qu'en France. La rareté de la tuberculose bovine provient certainement du genre de vie auquel sont soumis taureaux, vaches et veaux, qui vivent constamment à l'air libre, même en hiver. On ne les enferme jamais dans de véritables écuries, mais lorsque les vents du nord soufflent avec trop de violence, on les abrite tout simplement dans des enclos en paille ou en terre sèche.

La tuberculose humaine, bien que moins fréquente en Haute-Égypte que dans le Delta, attaque cependant un grand nombre de fellahs, dont les familles, toujours très nombreuses, sont entassées dans des huttes en terre, très petites et d'une malpropreté révoltante.

. Dans le désert oriental, au contraire, où les habitants sont de vrais Arabes ou des Bicharis nomades, la tuberculose m'a paru très rare. Ces races vivent sous la tente, où l'aération est intense, et aussi, chose importante à noter ne se nourissent que de viande de moutons ou de chameaux très rarement tuberculeuse, et surtout longuement bouillie.

Dans ces régions si salubres cependant, la tuberculose devait déjà être très développée dans l'antiquité, chez certaines races animales.

Dans mes fouilles nombreuses, j'ai trouvé chez les momies de bœufs des lésions osseuses tuberculeuses sans hésitation possible.

Près de Thèbes, dans une vallée déserte où j'ai découvert la nécropole des singes cynocéphales consacrés au dieu Thot, j'ai ouvert plusieurs centaines de tombes, qui presque toutes, m'ont fourni des momies de singes atteints fortement par la tuberculose, aux articulations des membres locomoteurs et surtout à la colonne vertébrale présentant de nombreuses lésions tout à fait caractéristiques.

Après cette constatation, on doit être porté à croire que la tuberculose humaine devait être fréquente déjà à ces époques très reculées, car de nos jours encore, la tuberculose qui fait périr en Europe et même en Haute-Égypte, si rapidement les grands singes tenus en captivité, est très certainement de même race que celle de la tuberculose humaine.

C'est ce que nous pourrons élucider peut-être cette année même.

M. Mangin,

(Professeur au Muséum d'histoire naturelle).

La subvention que la *Caisse des recherches scientifiques* a bien voulu m'accorder a été employée à la construction d'un agitateur mécanique destiné à réaliser les essais de culture des algues d'eau douce.

Cet appareil, construit sur mes indications de manière à éviter l'emploi du gaz ou du pétrole comme force motrice, vient seulement d'être installé dans mon laboratoire après une période de tâtonnements et d'essais assez longue.

La saison n'a pas encore permis de procéder aux premiers essais de culture.

Je ne puis donc que signaler actuellement le bon fonctionnement de l'appareil et les avantages d'un système mécanique qui n'exige aucune surveillance et supprime les chances d'incendie ou d'explosion, auxquels on est exposé avec les appareils similaires au gaz ou au pétrole.

M. le Dr A. Marie,

(Médecin en chef de l'Asile de Villejuif.)

RAPPORT

SUR LES RECHERCHES RELATIVES AU SÉRO–DIAGNOSTIC EN PSYCHIATRIE

L'entrée en ligne des méthodes de bio-diagnose en clinique mentale est de date bien récente, cependant elles sont déjà en passe de modifier les données jusqu'ici acquises concernant l'étiologie, le pronostic et la thérapeutique en médecine mentale.

Le psycho-diagnostic mis en œuvre au cours du siècle par des cliniciens sagaces, qui étaient en même temps des penseurs, avait suffisamment éclairé le terrain, les progrès de l'histologie et ont consolidé les conquêtes de l'anatomie clinique en diminuant de plus en plus le domaine de la psychologie pure. Il appartenait à des méthodes nouvelles de concilier les procédés les plus rigoureux du laboratoire moderne avec les examens cliniques de l'aliéné vivant et de compléter les progrès de la psycho–physiologie et de l'anatomie pathologique.

Parmi ces méthodes, celles des séro-diagnostics sont les plus fertiles en applications psychiatriques. Par elles peut s'éclairer un jour la pathogénie infectieuse exacte de maints états dégénératifs héréditaires de confusions mentales acquises, de psychasténies ou psychoses maniaques dépressives, et même d'états démentiels précoces, paralytiques ou autres.

Les séro-agglutinations, les séro–réactions et séro-précipitations peuvent compléter les examens bactériologiques. Elles peuvent être contrôlées par l'expérimentation directe et les cultures sur l'animal avec lesquelles elles se combinent d'ailleurs et peuvent conduire un jour à l'emploi du sérum immunisant pour le traitement de certain troubles mentaux mieux rattachés désormais à leur origine toxi-infectieuse précise.

La nature et la genèse de la folie paralytique, plus encore que de toute autre psychose, semblent devoir être demandées désormais à d'autres données qu'au psycho-diagnostic. Celui-ci seul ne peut, pas plus que la statistique, résoudre les problèmes qui se posent pour la maladie de Bayle.

Nous avons cherché à tirer du séro-diagnostic quelques éclaircissements, en portant nos investigations dans deux sens parallèles se portant un mutuel contrôle. Poursuivant les recherches entreprises l'an dernier, nous avons, avec les mêmes malades et un nombre assez considérable de malades nouveaux (sans compter les cas témoins), poursuivi la recherche des réactions hémolytiques sur *le liquide céphalo-rachidien* en même temps que dans le *sang*. Nous avons sur ces points surtout obtenu des résultats positifs confirmés par les recherches parallèles des école allemandes de Berlin et de Munich.

Nous avons trouvé des anticorps chez plusieurs paralytiques en état d'aggravation, alors qu'ils n'en avaient pas présenté lors d'une première série d'expériences.

Le degré de netteté de l'expérience qui fournit des résultats assez nets au point de vue de l'évolution ultérieure de la maladie ne semble pas en rapport aussi net avec l'ancienneté de la syphilis.

— En effet, sur les malades à réaction positive dont nous connaissons la date de l'infection, nous constatons les résultats suivants :

Réaction faiblement positive..................	16 ans.
—	16 —
....	16 —
—	18 —
Réaction très nettement positive..............	15 —
—	15 —
....	20 —
....	20 —
—	21 —
—	23 —

Nous avons pratiqué parallèlement des examens hémolytiques, lymphocytiques et l'albumo-diagnostic par ponctions en série chez les mêmes malades; nous avons observé des fluctuations indépendantes en rapport avec chacune de ces diverses manifestations d'une part, et en rapport avec les oscillations du cours de l'affectation, etc. (rémission, cachexie).

La lymphocytose marquée au début comme au moment des

ictus et des rechutes consécutives va s'atténuant dans la phase ascendante des rémissions comme au cours des cachexies terminales, soit que dans le premier cas la poussée lymphocytique initiale ait pu enrayer l'affection ou au contraire que dans la phase cachectique la puissance de réaction de l'organisme soit épuisée. L'albumo-diagnostic s'accentue en sens inverse avec des poussées variables alors que la réaction hémolytique syphilo-positive évolue graduellement du minimum au maximum, parallèlement au progrès de la maladie; des malades à réactions négatives initiales ont été trouvés positifs à des étapes ultérieures, aucun malade à réaction positive initiale n'a donné de réactions négatives consécutives.

Si l'on fait le pourcentage des cas ayant donné une réaction positive dans chacune des catégories prise à part, on obtient les chiffres suivants :

Ire période.......................... 10 p. 100.
IIe — .... 77 —
IIIe — .... 95 —
IVe tabo-pg.......................... 66 —

Nos chiffres sont des plus expressifs. Ils prouvent l'existence d'une relation intime entre la fréquence des résultats positifs fournis par la réaction de Bordet et de Gengou et l'état avancé de la paralysie générale.

(P. 9) Nos constatations sont corroborées d'ailleurs par celles des laboratoires de Munich et de Berlin. Wassermann nous a fait l'honneur d'apporter à la Société de Biologie son approbation avec des résultats identiques obtenus en Allemagne par lui et ses élèves. Plaut, chez Kraepelin, a trouvé les mêmes résultats et a bien voulu confirmer mes observations présentées au Congrès d'Amsterdam.

On peut résumer comme suit les faits acquis :

Dans les paralysies générales vraies confirmées et à antécédents spécifiques les plus nets et les plus anciens, la réaction syphilo-positive de Wassermann fournie par le liquide céphalo-rachidien est à peu près constante ; elle est d'autant plus marquée qu'on a affaire à un paralytique général plus avancé , la réaction du sérum sanguin est plus faible et manque souvent.

Dans la paralysie générale *incipiens* ou dans les phases de rémission commençante, la réaction du liquide céphalo-rachidien est plus faible et manque souvent; en revanche, la réaction du sérum sanguin est plus nette et forme toutes les transitions qui rattachent ces cas aux cas de syphilis proprement dite.

Chez les syphilitiques, Musham a observé d'ailleurs des fluctuations du séro-diagnostic sanguin analogues à celles que nous avons été les premiers à signaler dans le liquide céphalo-rachidien des parasyphilitiques.

Lorsque la réaction comparée du liquide céphalo-rachidien et du sérum sanguin d'un paralytique général donne une prédominance en faveur des anticorps dans le sang, on peut encore tenter la médication spécifique; elle donnerait ses meilleurs effets lorsque le séro-diagnostic seul s'accuse et que l'encéphalite et ses enveloppes ne sont pas encore entrés en réaction appréciable par le procédé Wassermann appliqué au liquide céphalo-rachidien. La lymphocytose peut exister déjà et l'albumo-diagnostic être positif en effet sans qu'on puisse déceler la réaction des anticorps.

L'encéphale est donc encore en état de résistance suffisante pour supporter la médication mercurielle. Mais lorsque le sang ne peut plus produire d'anticorps ou en décèle moins, les centres nerveux traduisent leur désintégration commençante par la présence des lipoïdes dérivées de leurs composés albuminoïdes; il y a une véritable digestion des éléments nobles du cerveau et de la moelle.

Le cerveau de l'aliéné paralytique se résorbe et meurt de la production même de ces anticorps incomplets mis en liberté au fur et à mesure de la fixation par les neurones d'une plus grande quantité d'antigènes.

Le neurone semble avoir dépassé les limites de sa capacité de neutralisation des toxines; on peut considérer que c'est par une sorte de digestion que l'antigène est transformé par les tissus en anticorps à l'aide de l'adjonction d'une partie de la cellule digérante. Cette transformation finit par épuiser la cellule qui à son tour est résorbée par les lymphocytes mononucléaires de la circulation et des tissus de soutènement.

Le paralytique semble mourir alors, non pas de l'action directe des toxines et des antigènes qu'il a neutralisées, mais par une sorte de choc en retour par surproduction de ses propres anticorps;

cette surproduction se fait aux dépens de la substance même des neurones qui disparaissent. Leur fonte se traduit par l'apparition graduelle des lipoïdes à réaction d'anticorps.

L'anatomie pathologique montre la dégénérescence des neurones, leurs altérations atrophiques de forme et leur diminution en nombre comme celle des tubes qui en émanent (fibres optiques comprises). L'analyse chimique des cerveaux des paralytiques généraux montre leur déminéralisation avec un coefficient d'hydratation d'autant plus grand que la disparition des composés azotés s'accentue.

Les ictus épileptiformes transitoires marquent cliniquement les étapes de ces fontes paroxystiques successives. Les toxines mises en liberté et les principes convulsivants, propres à la substance cérébrale normale, convulsivent les neurones subsistants.

Les plus usés et les plus délicats, ceux des zones moyennes et antérieures, sont les premiers à subir la résorption. Dans ces conditions, un traitement mercuriel ne pourrait que précipiter cette désintégration sans aucun profit, au contraire (on en peut dire autant d'un traitement à l'atoxyl, ainsi que je l'ai éprouvé et démontré. S. de Thérap. 1907).

Autre chose d'autre part est l'imprégnation des germes procréateurs selon qu'ils émanent d'un organisme en puissance d'antigènes ou au contraire imprégné d'anticorps métatoxiques.

Dans les premiers cas seulement il y a transmission de toxines ou de spirochètes, c'est l'hérédo-syphilis vraie; dans ce cas seulement il peut y avoir séro-diagnostic positif et par suite indication à traitement spécifique.

Dans la deuxième hypothèse, il y a ce que je me suis permis d'appeler hérédo-parasyphilis que le mercure ne saurait modifier et où la réaction de Wassermann ne se peut obtenir avec le sérum sanguin. Ces derniers sujets peuvent être syphilisés et n'en font que plus vite une parasyphilis cérébrale, comme je l'ai pu observer dans quelques cas de paralysie générale du père et du fils que je publierai ultérieurement.

Ces applications psychiatriques du bio-diagnostic par les réactions hémolytiques ne doivent pas être restreintes à la paralysie générale, mais on peut voir, par l'exemple de cette seule application à une maladie mentale, quel champ nouveau le séro-diagnostic offre au chercheur, rien qu'en ce qui concerne les applications psychiatriques.

Nous avons tenté nous-même d'étendre nos investigations à l'action parallèle des toxicités urinaires comparées aux toxicités sanguines et aux toxicités comparées du sérum, des urines et des liquides rachidiens de malades divers.

Ces recherches en cours ne peuvent être détaillées ici, nous nous bornerons en terminant à indiquer notre plan de recherches dont une partie seulement vient de paraître dans les *Archives de nécrologie*. La recherche de la toxicité urinaire a été rénovée par l'emploi des liquides préalablement dyalisés avec les corrections dont s'est enrichie la médecine expérimentale depuis les belles études de Claude et Balthazar, dans le laboratoire de M. le Prof' Bouchard. Nous avons fait les premières applications de ces méthodes à la psychiatrie.et on en trouvera les premiers résultats relatés dans les *Archives de nécrologie* nᵒˢ 8 et 9 de 1908.

Ces recherches montrent une corrélation évidente avec les données fournies déjà par les recherches hémolytiques précitées. Elles prouvent en effet, croyons-nous, qu'il faut tenir grand compte en matière de toxicité urinaire de la présence d'antitoxines, antigènes ou anticorps et substances voisines ou dérivées. Mais il est indispensable, en reprenant sur de nouvelles bases l'étude expérimentale des toxicités urinaires après dyalise, de les contrôler par des recherches parallèles de toxicité sanguine par le procédé de Roux et Borrel (*Ann. Inst. Past.* 1898 XII, 227-228) et Marie (*C. R. Biologique* 1907-380) qui consiste dans l'inoculation directe des liquides à déterminer dans la substance cérébrale après trépanation des animaux.

Ce procédé de contrôle des toxicités est applicable au sang, à l'urine dyalisée et au liquide rachidien. Il est 30 fois plus sensible que le procédé d'injection veineuse ou intra-musculaire et permet de contrôler ce dernier en accentuant les résultats obtenus.

On peut, comme nous l'avons fait, sensibiliser au maximum l'animal en expérience en le plaçant sous l'action préalable et dosée des toxines diphtériques qui permettent alors d'apprécier des degrés de toxicité minimes ou d'utiliser des prélèvements de liquide en très petits volumes (on sait qu'avec certains aliénés il n'est pas toujours facile de prélever les quantités voulues à des recherches expérimentales ordinaires.

L'étude comparée des toxicités sanguines faite par ces procédés sur des déments séniles, des déments précoces, des paralytiques et des épileptiques ainsi que des maniaques à accès intermittents, (toxicité comparée selon la phase d'accès ou de rémission) montrent une opposition entre les toxicités des sérums et des urines, la coïncidence du maximum de toxicité sanguine chez les malades à réaction hémolytique.

Elle montre en revanche un parallélisme net entre le degré de l'hémolyse et celui des toxicités sanguines selon le malade ou chez un même malade selon la phase envisagée.

Ce ne sont là encore que recherches applicables aux affections d'origine microbienne et aux réactions de l'organisme vis-à-vis de ces éléments exogènes ou de leurs dérivés.

Il y aurait lieu d'étudier par des procédés analogues les autolyses produites dans l'organisme par déviation de ses éléments propres, réactions dites d'auto-intoxication par opposition aux exo-intoxications microbiennes. C'est là tout un chapitre nouveau ouvert à l'étude expérimentale des produits opothérapiques préparés et qui ne saurait tarder à éclairer la pathogénie des troubles mentaux d'une lumière nouvelle. Une étroite connexité relie ces troubles bio-chimiques avec ceux dus à des toxines microbiennes. L'association des deux mécanismes est d'ailleurs presque constante et à ce point de vue l'auto-intoxication gastro-intestinale, souvent invoquée avec raison, comme cause psycho-pathogène, est étroitement liée au problème des cultures microbiennes de la flore intestinale et à ses toxines secondaires. C'est un point que nous avons entrepris d'examiner au cours de recherches que M. le Prof Metchnikoff a bien voulu encourager, mais qui nécessite de longs mois de recherches et des contrôles prolongés. Ce n'est qu'après avoir mené à bout ces nouvelles recherches, que nous en ferons l'objet d'une espèce complémentaire, nous contentant pour l'instant, d'indiquer une voie qui viendra compléter les recherches relatives au bio-diagnostic et aux séro-réactions en psychiatrie.

M. le Dr Gustave Martin,

(Médecin-major des troupes coloniales).

(*Mission d'étude de la maladie du sommeil au Congo français.*)

En collaboration avec le Dr *Lebœuf,* médecin aide-major des troupes coloniales, et avec M. *Roubaud,* agrégé des sciences naturelles, nous avons continué au cours de l'année 1908, tant au laboratoire de Brazzaville qu'à J'Institut Pasteur de Paris, nos recherches sur la trypanosomiase humaine (diagnostic précoce, contagion, traitement, etc.) et sur la biologie de la *Glossina palpalis.*

I. — Nouveaux documents sur le diagnostic microscopique de la maladie du sommeil

De récentes observations confirment nos premiers résultats et nos succès par simple examen direct de préparation fraîche du sang.

Au 1er septembre 1908, sur 417 individus trypanosomiés, nous avons trouvé 152 fois le *Tryp. gambiense* à l'examen direct du sang soit dans 36, 45 p. 100 des cas.

La recherche des variations de la présence des parasites dans le sang circulant avec l'état du malade, nous a montré que 39, 41 p. 100 des *cas cliniques,* 31, 70 p. 100 des *cas suspects,* et 36, 66 p. 100 des *cas en bon état,* ont présenté des trypanosomes à l'examen direct. On peut donc rencontrer les parasites à tous les stades de la maladie. Nous avons trouvé des trypanosomes parfois nombreux à l'examen direct du sang chez des cas avancés, quelques semaines ou même quelques jours avant la mort. Nous ne saurions donc souscrire à la théorie d'après laquelle, à la période d'infection sanguine par le parasite, succéderait une phase analogue à la période d'envahissement ganglionnaire, dans la syphilis (Thiroux, Wurtz et Teppaz).

Le nombre de nos centrifugations du sang s'élève actuellement à cent et nous donne le même pourcentage de 92 p. 100 de succès, qui peuvent se décomposer en :

100 p. 100 de succès dans les cas en bon état ;

96 p. 100 de succès dans les cas cliniques ;

85, 71 p. 100 de succès dans les cas suspects.

La recherche du *Tryp. gambiense* dans la lymphe extraite des
ganglions, a été pratiquée avec une minutie et un soin particuliers,
en suivant la technique indiquée par Dutton et Todd et en n'examinant que des préparations *fraîches absolument parfaites.*

Sur 4oo individus trypanosomiés, chez lesquels tous les groupes
ganglionnaires furent examinés avant de conclure à la négative
(ce que nous désignons sous le nom de diagnostic ganglionnaire
complet), nous avons trouvé 353 fois des trypanosomes, soit une
proportion de 82, 25 p. 100.

Nous avons eu un certain nombre de cas très avancés chez
lesquels nous n'avons pu.faire le diagnostic que par l'examen du
sang ou du liquide céphalo-rachidien. C'est de ces malades que
dépend la diminution de 3 p. 100 dans le nombre des trypanosomiasiques présentant des trypanosomes dans leurs ganglions.

Nous avons pratiqué 167 ponctions lombaires et nous avons eu
120 résultats positifs, soit une proportion de 71, 85 p. 100.

Nos conclusions sont exactement les mêmes que celles de l'année
dernière.

MÉTHODES EMPLOYÉES		CAS		
		CLINIQUES	SUSPECTS	EN BON ÉTAT
Examen direct du sang.	Nombre d'examens	296	123	88
	Résultats positifs..	81	39	32
	Pourcentages.....	39.41 0/0	31.70 0/0	36.66 0/0
Centrifugation du sang.	Nombre d'examens	53	35	12
	Résultats positifs..	50	30	12
	Pourcentages.....	96.03 0/0	85.71 0/0	100 0/0
Sang total.	Pourcentages.....	97.76 0/0	93.24 0/0	100 0/0
Diagnostic ganglionnaire complet,	Nombre de malades	186	132	82
	Résultats positifs..	158	120	75
	Pourcentages.....	84.93 0/0	90.90 0/0	91.46 0/0
Ponction lombaire	Nombre d'examens	103	40	19
	Résultats positifs..	92	23	5
	Pourcentages.....	85.18 0/0	57.5 0/0	26.31 0/0

GANGLIONS	CERVICAUX	AXILLAIRES	ÉPITRO-CHLÉENS	INGUINAUX
	Les 4 groupes ganglionnaires ont été ponctionnés chez 78 malades.			
Résultats positifs........	56	46	41	52
Pourcentages..........	71.79 0/0	58.97 0,0	53.58 0/0	66.66 0/0

GANGLIONS	SOUS-MA-XILLAIRES	CERVICAUX	AXILLAIRES	ÉPITRO-CHLÉENS	INGUINAUX
Groupes ganglionnaires ..	48	428	273	281	305
Groupes ganglionnaires ponctionnables	42	376	191	162	272
Pourcentage des ganglions ponctionnables	87.50 0/0	87.85 0/0	69.96 0/0	57.29 0/0	89.18 0/0

	EXAMEN DIRECT du sang.	CENTRIF... DU SANG	SANG TOTAL	DIAGNOSTIC GANGLIONNAIRE complet.	PONCTION LOMBAIRE
Nombre d'examens	417	100		400	167
Résultats positifs........	152	92		353	120
Pourcentages..	36.45 0/0	92 0/0	96.82 0/0	88.25 0/0	71.85 0/0

GANGLIONS	SOUS-MA-XILLAIRES	CERVICAUX	AXILLAIRES	ÉPITRO-CHLÉENS	INGUINAUX
Nombre de malades ponctionnés......	43	375	165	143	246
Résultats positifs........	30	274	89	74	133
Pourcentages..	69.76 0/0	73.06 0,0	53.93 0,0	51.74 0/0	54.06 0/0

L'examen du sang ne doit jamais être négligé. Il ne doit pas être fait superficiellement, car les trypanosomes sont souvent fort peu mobiles, pressés de toutes parts par les globules qui s'autoagglutinent et passeraient certainement inaperçus à une inspection rapide.

La centrifugation et la ponction lombaire ne doivent être employées, ainsi que nous le faisons journellement, que si les deux autres procédés (examen du sang et ponction ganglionnaire) donnent des résultats négatifs. On pourra les négliger, ainsi que nous l'avons fait d'ailleurs au cours de nos diverses explorations, si l'on veut simplement se rendre compte du degré d'infection d'une région. Il sera de toute nécessité de les employer en cas d'échec des deux autres, si l'on pratique en un point déterminé la recherche systématique des malades en vue de leur traitement et de leur isolement.

II. — DE L'HYPERTROPHIE GANGLIONNAIRE
DANS LA MALADIE DU SOMMEIL

La grande valeur que nous accordons à la ponction ganglionnaire prouve que nous ne pouvons négliger le symptôme de l'hypertrophie ganglionnaire. L'attention du médecin doit être attirée devant un engorgement des ganglions, sans cause apparente, surtout chez des individus venant de contrées contaminées. Nous divergeons simplement d'opinion avec Dutton et Todd qui veulent se servir de ce signe pour établir le diagnostic et prendre des mesures prophylactiques convenables.

Au Congo français, l'hypertrophie ganglionnaire n'est nullement synonyme de trypanosomiase chez les indigènes. Nous avons visité 1.291 indigènes, nous en avons trouvé 1.279 porteurs de ganglions. 445 sujets ont été ponctionnés, 124 ont montré des trypanosomes dans les ganglions, soit 27,86 p. 100.

Au cours d'une exploration dans le Congo-Haut-Oubanghi le Dr Lebœuf a examiné 552 indigènes. Tous présentaient des ganglions hypertrophiés. 253 furent ponctionnés, 80 présentèrent des trypanosomes dans les ganglions (tous les ganglions ponctionnables ayant été ponctionnés) soit 31,62 p. 100.

A Linzolo 29 enfants porteurs de ganglions sont ponctionnés. 5 seulement sont reconnus parasités soit 17,2 p. 100.

Sur 50 porteurs recrutés à Loango et qui tous avaient les ganglions hypertrophiés, 20 présentaient de l'engorgement des ganglions du triangle cervical postérieur. Parmi eux 11 étaient ponctionnables très facilement. 9 n'ont rien laissé voir dans le suc lymphatique, 2 seulement ont été trouvés atteints de trypanosomiase.

M. Roubaud dans sa tournée sur la route des caravanes a visité 281 individus : 271 étaient porteurs de ganglions, soit 173 ponctionnnables.

11 sujets étaient cliniquement atteints, 6 présentaient des trypanosomes dans les ganglions, soit 54,5 p. 100.

Réciproquement, les individus atteints de trypanosomiase n'ont pas toujours de l'adénite marquée.

Le Dr Kerandel qui a parcouru la vallée de la Nana et du Logone n'a pas rencontré de maladie du sommeil dans ces contrées. Les indigènes étaient cependant porteurs de gros ganglions que n'expliquaient ni syphilis, ni pian, ni ulcères, ni tuberculose. D'autre part, il a examiné de nombreux individus dans la région située au-dessous de Carnot et qui malgré les trypanosomes rencontrés dans leur sang, ne présentaient pas d'engorgement ganglionnaire appréciable.

La palpation des ganglions ne saurait donc constituer un signe certain, d'après lequel on puisse établir des mesures de prophylaxie.

III. — Épidémies de maladie du sommeil au Congo français.
— La contagion par familles et par cases

De nombreux faits très nets et très précis d'épidémies éclatant sous le même toit, dans des pays où l'homme et la femme ne mènent pas la même existence, où celui-là seul voyage, tandis que celle-ci ne quitte guère sa cabane, en des villages où, au moins à l'époque où ils ont été visités, il n'y avait pas de tsétsés, ont été constatés directement par nous. De divers côtés, des administrateurs, des concessionnaires et des médecins des troupes coloniales nous les ont également signalés. Koch et Kudicke incriminent les rapports sexuels. La conclusion des savants allemands ne suffit pas à expliquer certains des cas observés par nous. Nous n'avons pas constaté que les épidémies se limitaient aux femmes mariées. En particulier, de jeunes enfants sont souvent atteints et nous pensons que la contagion est réalisée par certains insectes domestiques. Nous visons spécialement les moustiques des genres *Stegomya* et *Mansonia*.

IV. — Expériences de transmission du « nagana » par les stomoxes et par les moustiques du genre Mansonia

(Anal. in *Bull. Inst. Pasteur*: F. Mesnil, p. 883.)

Ces expériences ont été faites à Brazzaville avec le virus du nagana importé de l'Institut-Pasteur. Un chat est infecté après piqûres par trois stomoxes (2 *Glauca* et 1 *Calcitrans*) qui, immédiatement auparavant, avaient sucé du sang d'un cobaye fortement infecté.

Dans une autre expérience qui a porté sur un cobaye mais où il y a eu un intervalle de 10-15 minutes, l'infection n'a pas été réalisée.

Le jeune chat infecté est mis dans une cage grillagée avec un jeune chat sain : durant une semaine on lâche dans la cage des *Mansonia* à jeun. Le chat neuf s'infecte ; on ne peut incriminer que les piqûres des moustiques.

D'autres expériences où l'on portait 2 ou 3 *Mansonia* sur une souris ou un cobaye, immédiatement après leur avoir fait sucer du sang infecté n'ont pas réussi. En revanche, dans les mêmes conditions, nous avons eu des résultats positifs avec une seule *Glossina palpalis*.

Le rôle des stomoxes et des moustiques n'est pas négligeable, bien que, même comme simples vecteurs, les glossines aient l'avantage sur eux.

Le résultat positif avec les *Mansonia* vient à l'appui de nos

observations: dans la plupart des cas, lors des épidémies dues à
la trypanosomiase humaine, il y a à proximité immédiate du village
de vastes marais où les *Mansonia* sont excessivement abondantes à
certaines époques, alors qu'au contraire la maladie n'existe le plus
souvent que par cas isolés, dans les agglomérations indigènes du
bord immédiat des fleuves où les glossines abondent.

V. — Étude clinique de la maladie du sommeil. — Période d'incubation. — Inflammations locales a la suite de piqûres de glossines infectées

En l'état actuel de nos connaissances il ne peut y avoir de diagnostic certain sans que la présence du trypanosome, agent de
l'infection, ait été révélée dans l'organisme. On peut adopter des
divisions basées à la fois sur l'examen microscopique et sur les
données de la clinique pure.

Nous distinguons une phase d'incubation, une phase d'invasion,
une phase d'état comprenant elle-même trois périodes : 1° une
première période que nous définirons de la façon suivante : c'est le
laps de temps qui s'écoule depuis le moment où les parasites ont
fait leur apparition dans le sang ou la lymphe ganglionnaire jusqu'à celui où l'on peut déceler leur présence dans le liquide céphalo-
rachidien ; 2° la deuxième période débute avec l'apparition des
flagellés dans les espaces sous-arachnoïdiens ; 3° la troisième période
(période terminale) est caractérisée par le sommeil profond, les
tremblements intenses.

Parmi les symptômes qui mettront sur la voie du diagnostic,
citons : les accès de fièvre rebelles à la quinine, l'accélération du
pouls, l'apparition d'érythèmes ou de taches nettement annulaires,
l'hyperesthésie profonde (douleur au choc : signe de Kerandel, ou
signe de la clef, car le simple fait de tourner une clef dans une
serrure cause parfois de vives souffrances), les troubles visuels, la
céphalée, les œdèmes, le prurit, la polyadénite, la diarrhée, la
faiblesse, l'amaigrissement.

Nous avons observé de nombreux cas de véritable folie furieuse,
d'accès de manie, d'hallucinations.

Le diagnostic précoce de la trypanosomiase humaine, en permettant de reconnaître la maladie très tôt, mettra les personnes atteintes dans les meilleures conditions possibles pour bénéficier de la thérapeutique. Il n'est pas inutile d'insister sur la rapidité avec laquelle les Européens peuvent être pris au Congo.

L'observation d'un capitaine d'infanterie coloniale qui, arrivé pour la première fois au Congo le 20 mai, est piqué le 8 juillet et laisse voir, le 1er août, des trypanosomes dans le sang et le suc ganglionnaire, permet avec certitude d'accorder à la période d'incubation des limites assez étroites.

Il semble bien que, dans la plupart des cas, elle ne doit pas dépasser une dizaine de jours.

Ainsi Pierre C., qui jouissait d'une excellente santé avant sa piqûre du 6 mars, est atteint le 16 mars de violents accès de fièvre s'accompagnant bientôt de taches érythémateuses, de douleur profonde.

Gaston M., piqué le 5 mai, montre le 16 mai des trypanosomes dans le liquide de ponction ganglionnaire.

Le Dr K., infecté très probablement le 25 août, a des accès, rebelles à la quinine et persistants, à partir du 5 septembre.

Chez tous ces malades, la date de la piqûre par une glossine infectée qui a provoqué chez eux une irritation plus ou moins considérable, paraît pouvoir être bien précisée. Manson avait déjà attiré l'attention des observateurs sur ces phénomènes de réaction locale. Ils ont présenté, chez nos individus trypanosomés, soit l'aspect de pseudo-furoncles sans tête ou de petites tumeurs, soit de taches rouges, violacées, surélevées, s'accompagnant d'adénite et de fièvre. Ils étaient douloureux et siégeaient à l'endroit de la piqûre (nuque, genou droit, flanc gauche, creux axillaire).

VI. — TRAITEMENT DE LA TRYPANOSOMIASE HUMAINE

L'atoxyl seul ne peut suffire, en règle générale, à guérir la maladie du sommeil. Il faut lui associer d'autres médicaments. Aussi avons-nous essayé le traitement mixte par l'atoxyl et le benzoate de mercure, par l'atoxyl et l'acide citrique, par l'atoxyl en association avec la couleur de benzidine Ph. (afridol violet) de Mesnil et Nicolle.

35 malades ont suivi ce dernier traitement, quelques-uns ont été très améliorés et sont même probablement guéris. C'est dans cette voie que nous aurions certainement continué à expérimenter, si l'emploi de l'émétique n'avait donné d'encourageants résultats.

Une seule injection intra-veineuse de o gr. o5 d'émétique, fait disparaître rapidement les trypanosomes du sang circulant. Ils persistent malheureusement dans le liquide céphalo-rachidien.

L'atoxyl sera donné à des doses élevées (o gr. 75 ou 1 gr.). La dose de o gr. 5o se montre insuffisante de quelque façon qu'on l'emploie.

La dose de 1 gramme injectée à intervalle de 10 à 11 jours nous paraît être la plus recommandable. Ce sera la méthode de choix, avec celle qui consiste à administrer o gr. 75 tous les 9 ou 10 jours quand l'on aura à traiter mécaniquement un grand nombre de malades.

107 malades ont été traités à l'atoxyl seul. Ils ont été rangés en trois catégories d'après la période de leur maladie :

Individus trypanosomés à la première période. — Sur 26 sujets, en état apparent de bonne santé, 18 sont vivants, 7 se sont enfuis. un seul est mort. Le décès de ce dernier ne doit pas être attribué à la trypanosomiase, car il a succombé après avoir présenté une paraplégie toxique au début de nos essais de traitement (1 gr. tous les 5 jours).

Parmi les 18 vivants, le traitement atoxylique est cessé depuis le plus longtemps (29 juillet 1907) chez N'Douta, qui a reçu 9 gr. 85 d'atoxyl et chez Cobango, qui a reçu 10 gr. 95, par doses de o, 5o, o, 6o et o, 75. Celui-ci est en bon état, mais N' Douta a rechuté en octobre 1908. Les trypanosomes n'existaient pas dans le sang circulant ni dans les ganglions. Ils ont été vus assez nombreux dans le liquide céphalo-rachidien.

Individus trypanosomés à la deuxième période. — Sur 63 sujets chez lesquels la présence des trypanosomes a été constatée dans le liquide céphalo-rachidien ou chez lesquels celui-ci ne montra

pas de parasites, mais qui sont cliniquement atteints, 16 sont
morts. 15 se sont enfuis, parce qu'ils considéraient leur santé
comme rétablie et ils ont pu rechuter dans la brousse. 32, suivis
par nous, sont vivants. Parmi ces derniers, il en est un certain
nombre dont l'état général laisse beaucoup à désirer. Aucun d'eux,
même, ne peut être considéré comme étant dans un état absolument normal. Lorsqu'on a essayé d'interrompre le traitement,
il y a toujours eu une rechute rapide. Le plus ancien malade de
cette catégorie, Kissicra, est en traitement depuis 21 mois. Il
est à la limite de cette sorte d'équilibre qui paraît s'établir entre
l'action nocive des parasites et l'action bienfaisante du médicament.
Il résiste mieux que beaucoup de malades, dont l'état au début
de leur traitement était moins avancé que le sien, et qui sont
déjà morts. Kissicra, forgeron de la mission catholique, est en
effet mieux nourri que les malades de l'hôpital, qui reçoivent une
ration à peine suffisante. Or, nous estimons que l'alimentation
— toutes choses égales d'ailleurs — joue un très grand rôle dans le
traitement des trypanosomiases.

Individus trypanosomés à la troisième période. — Nous avons
rangé dans cette catégorie et traité 18 malades présentant de
graves symptômes dissociés ou réunis, tels que sommeil profond,
tremblements intenses, incontinence des urines, etc.

Actuellement, 16 sont morts, 1 est vivant (femme Dinga), le
dix-huitième a disparu. Le cas de ce dernier (Loucène) est des
plus intéressants. Il est entré à l'hôpital de Brazzaville le 8 mars
1907, avec sa femme, tous deux dans un état de prostration et de
faiblesse extrême, dans l'impossibilité absolue de se tenir debout.
La femme mourut peu de temps après. L'état de Loucène, d'abord
stationnaire, s'améliora graduellement. Au milieu du mois de
mai, il faisait des promenades de plusieurs kilomètres. Le 12 juillet,
il s'enfuit de l'hôpital. Il avait reçu 2 injections de 0, 50 atoxyl,
5 de 0, 60 et 9 injections de 0, 75 (10 gr. 75). C'est le seul de
tous nos malades pour lequel nous puissions employer le terme
de résurrection, dont on s'est souvent servi avec quelque exagération ; encore que nous ne sachions ce qu'il est devenu depuis
son départ.

La vie des malades soignés à cette période est prolongée de peu de temps. Les gros symptômes ne rétrocèdent pour ainsi dire jamais. La malade actuelle, Dinga, qui a dépassé trois mois de traitement, est une exception.

Les résultats que nous venons d'exposer sont suffisamment éloquents : si l'on veut réellement lutter contre la trypanosomiase, il ne faut pas se contenter d'attendre l'arrivée du malade à l'hôpital, mais bien en opérer la recherche systématique. La première indication, qui n'est pas une indication thérapeutique à proprement parler, mais qui n'en domine pas moins tout le traitement, consiste donc à dépister les trypanosomés le plus près possible du début de leur maladie, puisque c'est à cette époque que le traitement atoxylique présente son maximum d'action. Nous n'insistons pas sur les bénéfices qu'en tirerait en pays noir la prophylaxie de la trypanosomiase humaine.

Les rechutes observées dans certains cas, chez des individus traités par l'atoxyl seul, et qui paraissaient complètement rétablis, montrent combien l'on doit se montrer réservé lorsqu'on parle de guérison dans la trypanosomiase humaine.

VII. — Sur la reproduction et les variations du développement dans la Glossina palpalis

(Académie des Sciences, février 1908.)

Dans cette communication sont exposés les premiers résultats fournis par l'élevage des *Glossina palpalis* au laboratoire. Les glossines sont des mouches larvogènes. Elles ne pondent qu'une larve à la fois, mais peuvent produire jusqu'à 8 pontes successives sans nouvelle fécondation. Les pontes se succèdent régulièrement tous les 9 ou 10 jours. Peu de temps après son expulsion, la larve se transforme en *pupe* qui éclot au bout de 33-35 jours.

Des expériences ont été réalisées pour établir le degré de résistance de ces *pupes* à l'action des agents physiques. Elles ont donné les résultats suivants :

1° Le froid ne les tue pas, même à 0° c. à la glace fondante ;

2° Une élévation légère de température atteignant 35° c. les tue radicalement.

Le soleil les fait périr à coup sûr.

La conséquence pratique de ces résultats est le fondement scientifique de la pratique du débroussaillement comme moyen de lutte contre les glossines.

VIII. — FIXATION, MULTIPLICATION, CULTURE D'ATTENTE DES TRYPANOSOMES PATHOGÈNES DANS LA TROMPE DES MOUCHES TSÉTSÉ

(Comptes rendus, Académie des sciences, 2 mars 1908.)

Dans cette note est établie la forme d'évolution spécifique que subit dans la trompe de *Glossina palpalis*, l'agent de la maladie du sommeil. L'étude est également étendue aux principaux types de trypanosomes pathogènes animaux.

Au moment de la piqûre les parasites se fixent par leur flagelle d'un façon très spéciale aux parois de la trompe. Là, ils évoluent dans la salive avec une grande rapidité donnant des bouquets de trypanosomes fixés qui peuvent se maintenir en vie dans ce milieu spécial jusqu'à plus de 5 jours. Le phénomène ne se produit que chez les glossines et démontre le rôle spécifique joué par ces mouches dans la transmission endémique des trypanosomiases d'Afrique. Ces données nouvelles s'écartent complètement de celles qui avaient été formulées jusqu'à ce jour.

IX. — CONTRIBUTION A LA BIOLOGIE DE GLOSSINA PALPALIS

(Bull. Soc. Path. exotique T. I. V 13 mai 1908.)

Les mouches adultes comme leurs *pupes* ont besoin d'une moyenne de température de 25° c. environ, et d'un degré d'humidité de l'air très élevé. Les données expérimentales mises en évidence dans cette communication, montrent que la *Glossina palpalis* est liée d'une façon *nécessaire* aux conditions physiques réalisées normalement dans sa zone d'élection, sur les bords ombragés des

cours d'eau. Pratiquement donc, le *débroussaillement* sera la seule
mesure d'action efficace contre les glossines, aussi bien à l'état de
pupes qu'à l'état adulte. Il est établi aussi que la *Glossina palpalis*
peut dans certaines contrées se localiser au voisinage exclusif de
l'homme dans des points particuliers ou *gîtes* ; qu'elle peut aussi se
déplacer de gîtes en gîtes ; que certains d'entre eux se maintiennent
toute l'année tandis que les autres sont essentiellement transitoires
et liés à la saison ; enfin que les gîtes permanents peuvent alimenter en mouches d'une façon constante les gîtes temporaires.
— C'est donc surtout sur ces gîtes permanents que le débroussaillement devra être pratiqué.

X. — Sur un nouveau flagellé parasite de l'intestin des mus-
cides au Congo français. — Leptomonas Mesnili n. sp. ;
nouveau flagellé a formes trypanosomes de l'intestin de mus-
cides non piqueurs

(*Comptes rendus, Société de Biologie*, T. LXIV, 20 juin 1908 et
T. LXV, 4 juillet 1908.)

Dans ces notes il est fait l'étude de curieux parasites voisins des
agents spécifiques des trypanosomiases, mais qui ont été rencontrés
chez des mouches banales, non suceuses de sang. Les relations
singulières qui rattachent ces flagellés aux trypanosomes, leur
évolution très semblable à celle qui se produit dans la trompe des
glossines, montrent que primitivement les flagellés pathogènes de
la maladie du sommeil et des trypanosomiases animales, ont dû
être des parasites banaux d'insectes, qui secondairement se sont
adaptés au sang des vertébrés.

XI. — Infection natürelle de la trompe des Glossines
(*Bull. Soc. Pat. exotique*, 11 novembre 1908.)

L'évolution sur place des trypanosomes dans la trompe des
glossines n'est pas le seul phénomène biologique que puissent présenter ces parasites dans l'organisme des tsétsés.

On capture quelquefois, dans la nature, des mouches qui sont
infectées dans toute l'étendue de leur tube digestif y compris la trompe.
Il semble que dans ces cas les flagellés sont remontés de l'intestin
pour aller secondairement se fixer dans la trompe. Expérimentalement au laboratoire on n'obtient jamais de semblable infection.
Mais on peut obtenir beaucoup plus aisément une culture intestinale exclusive qui d'ailleurs ne dure que peu de temps. De la sorte
trois types d'évolution paraissent pouvoir se produire chez les
glossines dont la plus importante, qui n'avait encore été mise en
évidence par personne, a lieu directement et exclusivement dans
la salive.

M. Moureu,

(Professeur à l'École supérieure de pharmacie de l'Université de Paris,
membre de l'Académie de médecine).

Recherches sur les dégagements gazeux
des sources thermales

Par un travail d'ensemble portant sur un grand nombre de
sources appartenant à diverses régions de la France et de l'étranger,
j'ai établi, au cours de ces dernières années, la présence générale
de l'argon, de l'hélium et du néon dans les sources thermales.
J'ai déterminé, en outre, dans plus de trente cas, les proportions
respectives d'argon et d'hélium.

Dans une deuxième série d'expériences, effectuées au griffon de
quelques sources de l'est et du midi de la France, j'ai montré que
les sources thermales, et plus particulièrement certaines d'entre
elles, déversent perpétuellement dans l'atmosphère, en même temps
que des émanations radioactives, des quantités relativement considérables de «gaz rares» et surtout d'hélium.

On connaît la relation directe de ces faits avec les phénomènes
de radioactivité. Leur intérêt s'accroît encore si on les rapproche
des récentes et sensationnelles expériences de Sir W. Ramsay
et M. Cameron sur les propriétés chimiques de l'émanation
du radium. Nous savions déjà, par les travaux de MM. Ramsay
et Soddy, que l'émanation fournit de l'hélium dans sa destruction
graduelle. D'après les recherches récentes, abandonnée au contact
de l'eau, elle donnerait du néon, et, en agissant sur des solutions
contenant du cuivre, elle engendrerait de l'argon, en même temps
qu'on verrait apparaître le lithium!

Ces faits extraordinaires et absolument inattendus ont déjà
suscité, tout particulièrement au laboratoire de Mme Curie, des
expériences de contrôle très rigoureuses qui tendraient à les infirmer.

Quoi qu'il en soit un grand problème, du plus haut intérêt philosophique, se trouve posé: la transmutation des éléments.

La dégradation du radium en hélium est un fait définitivement acquis. Si réellement l'argon et le néon ont également pris naissance aux dépens du radium dans les expériences de M. Ramsay et Cameron, il est vraisemblable que les deux autres gaz rares connus, le crypton et le xénon, pourront être obtenus aussi à partir du radium ou de quelque autre corps radioactif. Et on est, dès lors, conduit à se demander si, dans la nature, les divers gaz rares n'auraient pas précisément pour origine les substances radioactives, qui les engendreraient par leur désintégration. Or, s'il est établi, par expérience, que l'argon, l'hélium et le néon sont présents dans tous les gaz issus du sein de la terre, le crypton et le xénon, à notre connaissance, n'ont encore été signalés nulle part en dehors de l'air atmosphérique.

Ce sont ces considérations, et aussi le désir d'apporter de nouvelles données positives au problème si complexe de la genèse des eaux minérales et de la thérapeutique thermale, qui m'ont engagé à entreprendre des expériences en vue de rechercher le crypton et le xénon dans les gaz souterrains.

J'ai poursuivi activement ces recherches, avec le concours intelligent et dévoué de mon préparateur M. Adolphe Lepape.

Je me suis proposé d'instituer une méthode simple, permettant de caractériser le crypton et le xénon, sans doute possible, dans un mélange brut de volume, relativement faible (2 à 3 litres renfermant en moyenne 3o à 5o centimètres cubes de mélange global de gaz rares).

Les difficultés du travail se groupent sous les chefs suivants: inertie chimique du crypton et du xénon, absence de caractères faciles à mettre en évidence en dehors de la physionomie spectrale, complexité des spectres, et surtout infime proportion de ces gaz.

Le critérium le plus simple et le plus sûr étant l'examen spectroscopique, mon but a été d'accumuler, dans un tube de Plucker le plus réduit possible, un gaz présentant le maximum de richesse en crypton et xénon et le minimum d'impuretés.

On sait que les spectres des gaz rares (tous monoatomiques) sont des spectres de lignes très purs. Ils sont donc faciles à repérer, malgré leur grande complexité. De plus, l'argon, le crypton et le xénon fournissent deux genres de spectres, suivant qu'on emploie l'étincelle directe d'une forte bobine de Ruhmkorff, ou l'étincelle obtenue en intercalant un condensateur entre les bornes du circuit secondaire et un « air-break » (producteur de décharges oscillantes) dans ce circuit. C'est ainsi que le spectre direct de l'argon est rouge et son spectre condensé bleu, et que le xénon a un spectre direct bleu-violet et un spectre condensé d'une belle teinte verte. D'une manière générale, les spectres condensés sont plus compliqués que les spectres directs.

Pour que l'intensité relative des raies reste la même, il est nécessaire d'opérer toujours dans les mêmes conditions. Sans étudier plus à fond ce point, nous avons cru constater que la variation d'intensité du courant primaire ne fait pas apparaître de raies nouvelles. La pression gazeuse, au contraire, semble influer beaucoup sur la nature du spectre; c'est ainsi qu'aux très basses pressions, l'argon donne, avec l'étincelle directe, le spectre bleu.

Voici les principales raies caractéristiques du crypton et du xénon:

CRYPTON		XÉNON	
SPECTRE DIRECT	SPECTRE CONDENSÉ	SPECTRE DIRECT	SPECTRE CONDENSÉ
$\lambda=587,1$ intensité $= 20$	$\lambda=473,9$ intensité $= 10$	$\lambda=492,3$ intensité $= 5$	$\lambda=537,2$ intensité $= 7$
557,0 — 15	461,9 — 8	491,6 — 5	533,9 — 8,5
556,2 — 12	435,6 — 8	467,1 — 10	529,2 — 10
446,4 — 8			526,2 — 5
445,4 — 8			460,3 — 2

Il s'agit donc, dans un appareil aussi réduit que possible, de fractionner le mélange global des gaz rares, de purifier le résidu, et de le soumettre à l'analyse. On part du mélange des gaz rares obtenus par une méthode précédemment décrite.

Pour fractionner ce mélange, j'ai cherché à utiliser la propriété que possède le charbon d'absorber plus ou moins les différents gaz, suivant leur nature et suivant la température. En soumettant cette propriété à une étude systématique, j'ai pu réaliser les conditions d'un fractionnement très satisfaisant.

Les impuretés gênantes sont les gaz carbonés, l'azote et l'hydrogène, dont le spectre peut aller jusqu'à envahir tout le champ de vision, ne permettant plus alors de distinguer les raies caractéristiques des autres éléments.

L'appareil employé comprend essentiellement: 1° une trompe à mercure à une chute Schlœsing, qui permet d'obtenir des mouvements variés des gaz: circulation, accumulation, extraction; 2° une cloche verticale pour l'introduction des gaz (sur cuve à mercure); 3° un tube (genre barbotteur) contenant le charbon de bois granulé; 4° une série de tubes absorbants contenant de la chaux sodée, du calcium, de l'oxyde de cuivre, de l'anhydride phosphorique, du sélénium; 5° un tube de Plucker à électrodes d'aluminium; 6° deux robinets à trois voies, convenablement placés dans le système; 7° un manomètre. Les parties destinées à être chauffées, tout en verre vert, sont réunies aux autres parties, en tube capillaire de cristal, par des joints de cire Golaz.

La construction de cet appareil a nécessité de longs tâtonnements; son modèle définitif n'a été fixé qu'après des essais multiples et une critique minutieuse.

Résumé descriptif des essais préliminaires

Les essais préliminaires, poursuivis tant en vue d'instituer la méthode que d'obtenir des tubes étalons à crypton et à xénon, ont porté sur l'air atmosphérique. On en extrait l'argon brut en fixant l'azote et l'oxygène par le calcium, et l'hydrogène, la vapeur d'eau, l'acide carbonique et des traces de gaz carbonés par l'oxyde de cuivre, l'anhydride phosphorique et la chaux sodée. En traitant 10 litres d'air, on obtient environ 100 cc. d'argon brut (mélange global de gaz rares).

Avant d'introduire l'argon brut dans l'appareil décrit plus haut, il faut purger cet appareil, c'est-à-dire en extraire les gaz apportés par le charbon, le calcium, les électrodes du tube de Plucker, l'air occlus ou adhérent, etc. Pour cela, on chauffe le calcium et l'oxyde de cuivre au moyen de becs Bunsen, et le charbon au moyen d'un petit four électrique, simplement constitué par un fil de platine enroulé en hélice autour d'un cylindre de carton d'amiante. En même temps, on fait le vide dans tout l'appareil, d'abord par la trompe à eau, puis avec la trompe à mercure. Si, après une heure ou deux, on fait passer la décharge électrique dans le tube de Plucker, celui-ci s'illumine, et on constate que les impuretés sont surtout formées d'hydrogène, d'azote, de vapeur de mercure, et de gaz carbonés. Il faut un temps très long pour éliminer complétement l'hydrogène; souvent deux jours entiers ne suffisent pas. Le charbon est chauffé graduellement jusqu'au rouge sombre, tandis que, au fur et à mesure que le tube de Plucker devient plus résistant, on accroît l'intensité du courant primaire dans la bobine de Ruhmkorff; et finalement, on laisse fonctionner la trompe à mercure pendant une heure, le charbon étant toujours au rouge sombre; si l'appareil est bien purgé, le tube de Plucker ne s'illumine plus alors sous un courant primaire de 4 ampères 5, et on entend le bruit sec des gouttes de mercure de la trompe, indice d'un haut vide.

L'appareil est prêt pour l'expérience. On y introduit environ 5o cc. d'argon brut de l'air. Si ce mélange contient encore des traces d'azote et d'hydrogène, on les élimine par une circulation lente sur les tubes de calcium et d'oyxde de cuivre chauffés vers le rouge sombre. Comme les gaz rares légers (hélium et néon) sont ici peu abondants, il n'y a pas lieu de les éliminer au préalable, ni de s'en préoccuper.

On peut donc admettre, en pratique, qu'on a affaire à un mélange d'argon, de crypton et de xénon, la proportion de ces deux derniers étant minime par rapport à celle de l'argon. Et il s'agit d'éliminer cette gangue importante qu'est l'argon, sans qu'elle entraîne de trop grandes quantités de crypton et de xénon, et d'obtenir cependant un résidu gazeux suffisamment abondant, pour donner dans le tube de Plucker une pression permettant à l'étincelle de passer, ainsi qu'une luminosité rendant visibles et nettes les raies spectrales.

Ici, de nouvelles difficultés se sont présentées. A quelle température fallait-il refroidir le charbon, pour fixer tout le crypton et le xénon, et le moins possible d'argon? Valait-il mieux fixer d'abord tout le gaz et le fractionner ensuite par réchauffement, ou bien devait-on fractionner par refroidissement, c'est-à-dire fixer le volume minimum de gaz? Enfin, quelle fraction de gaz présentait les meilleures conditions d'analyse spectrale? Autant de questions auxquelles l'expérience devait répondre.

J'ai étudié méthodiquement presque toute l'échelle des températures comprises entre — 70° et +300°. On refroidissait le charbon dans un vase d'Arsonval contenant un mélange variable d'acétone et de neige carbonique, du chlorure de méthyle, ou de la glace fondante; ou bien on le réchauffait au bain d'eau ou d'acide sulfurique, ou avec le four électrique.

J'ai été ainsi conduit à adopter les conditions suivantes: on fait circuler, pendant une à deux heures, le mélange global et purifié des gaz rares sur le charbon de bois refroidi par du chlorure de méthyle liquide, contenu dans un vase d'Arsonval; on extrait tout le gaz non fixé à — 21°; on laisse ensuite le charbon se réchauffer lentement et on extrait le gaz qui se dégage jusque vers 15°. Le gaz éliminé laisse apparaître la raie jaune du crypton ($\lambda = 587,1$).

On accumule ensuite dans le tube de Plucker tout le gaz qui se dégage du charbon entre +15° et +300°. Le spectre direct du mélange gazeux ainsi obtenu est très lumineux; il présente les raies du spectre rouge de l'argon, et les principales raies du crypton et du xénon; la plus forte raie du crypton ($\lambda = 587,1$) est plus intense que les plus intenses des raies de l'argon ($\lambda = 603,2$). L'étincelle condensée fait prendre au tube l'aspect du spectre bleu de l'argon, mais on voit, très fortes, quelques raies vertes du xénon ($\lambda = 537,2$, $\lambda = 533,9$, $\lambda = 529,2$).

Dans le but de préparer un tube permettant de faire l'étude détaillée des spectres du crypton et du xénon, j'ai traité par les mêmes méthodes le résidu d'évaporation d'un litre d'oxygène liquide, et j'ai obtenu, sous une pression de 4 ᵐ/ᵐ, un gaz pauvre en argon, et fournissant la plupart des raies des spectres du crypton et du xénon. Mais, vers la même époque, je reçus de Sir W. Ramsay, à qui j'exprime tous mes remerciements, deux tubes à crypton et à xénon purs, et ce sont ces derniers qui m'ont servi d'étalons pour les recherches ultérieures.

APPLICATION AUX GAZ DES SOURCES THERMALES

Le succès de la méthode, dans le cas de l'air atmosphérique, m'a engagé à l'appliquer telle quelle pour les gaz des sources thermales.

Deux à trois litres de gaz bruts, tels qu'ils s'échappent du griffon, donnent, en général, 3o à 5o cc. de mélange global de gaz rares. Ce sont ces derniers que j'ai soumis au fractionnement décrit plus haut. Les expériences sont encore en cours. Les sources d'eaux minérales suivantes ont été examinées :

Maizières (Source Romaine).
Luxeuil (Bain des Dames).
Bussang (Demoiselles).
Eaux-Bonnes (Source Vieille).
Dax.
Grisy.
Bourbon-Lancy (Source Lymbe).

Dans chacune de ces sources, j'ai nettement caractérisé le crypton et le xénon, qui, comme nous l'avons fait observer plus haut, n'avaient encore été signalés nulle part en dehors de l'air atmosphérique. Si je n'ai constaté aucune exception tenant à leur présence dans les eaux minérales, il est évident que, avant de formuler une loi à ce sujet, il faudrait examiner le plus grand nombre de cas possible.

J'ai profité de ce que j'avais à ma disposition des volumes importants de gaz rares, nécessités par ces recherches, pour vérifier mes précédents dosages de gaz légers (hélium et néon); ils ont été pleinement confirmés. Les gaz légers sont ici en plus grande proportion que dans l'air atmosphérique ; il est donc utile de les éliminer avant de fixer les gaz lourds (argon, crypton, xénon).

C'est précisément ce à quoi aboutit leur dosage. On dégage ensuite du charbon tous les gaz fixés, en le chauffant progressivement jusque vers 3oo°. Ce n'est qu'après cette opération qu'on refroidit à — 23° pour fixer le crypton et le xénon.

RECHERCHES EN COURS

Les expériences que j'ai effectuées cette année m'ont permis d'instituer, à la suite de longs tâtonnements, une méthode relativement simple de recherche du crypton et du xénon dans les eaux minérales. J'ai pu établir, dans sept sources, la présence de ces deux gaz, qu'on n'avait encore signalés nulle part en dehors de l'air atmosphérique.

Il est vraisemblable que comme l'argon, l'hélium et le néon, le crypton et le xénon se rencontreront dans la généralité des mélanges gazeux naturels. Vérifier cette supposition constitue l'objet .de mes expériences en cours.

Ces recherches, qui sont en étroites relations avec les phénomènes de radioactivité, empruntent un intérêt exceptionnel aux récentes expériences de Sir W. Ramsay et M. Cameron sur les propriétés chimiques de l'émanation du radium.Comme les précédentes études, elles apporteront, je l'espère, d'utiles documents à quelques problèmes d'hydrologie, qui intéressent de près la médecine thermale.

M. G. Moussu,

(Professeur à l'École vétérinaire d'Alfort).

Poursuivant mes recherches sur le bacille tuberculeux et les tuberculoses animales, ayant acquis cette conviction qu'il était impossible d'obtenir de véritables vaccinations anti-tuberculeuses par les procédés jusqu'alors connus, je me suis demandé si un meilleur résultat ne pourrait pas être acquis en modifiant le bacille de la tuberculose par voie chimique.

L'un des gros obstacles auxquels on se heurte dans les tentatives de vaccination, peut-être le principal, est en effet relatif à la non résorption des bacilles tuberculeux vivants ou morts par l'organisme mis en expérience. Or, cette non résorption dépend en grande partie, sinon uniquement, des qualités chimiques du bacille tuberculeux, et surtout des qualités des substances adipo-cireuses qui l'imprègnent.

Aucun des réactifs jusqu'alors employés: alcool, éther, chloroforme, éthers de pétrole, solutions de potasse, etc., n'avait permis de désorganiser de façon absolue les éléments constituants du bacille tuberculeux.

Action du chlore sur le bacille tuberculeux (1).

C'est dans ces conditions que, au cours de recherches effectuées en collaboration avec M Goupil, sur l'action de certains agents chimiques contre le bacille de Koch, je suis arrivé à constater qu'il était possible de modifier profondément la constitution de ce bacille par l'action du chlore.

Dans des conditions déterminées d'expérimentation, le chlore se combine avec les matières cireuses de revêtement du bacille,

---

(1) Action du chlore sur le bacille tuberculeux. (*Comptes rendus, Académie des sciences*, 9 décembre 1907.)

avec les acides gras d'imprégnation, le protoplasma, etc., pour donner divers produits de substitution et d'addition. Les bacilles sont tués rapidement, ils perdent leur propriété fondamentale dite de l'acido-résistance et peuvent dans la suite être dissociés, fragmentés et désagrégés, pour ne plus former alors que des dérivés bacillaires chlorés dont les propriétés ont été étudiées dans le courant de cette année.

Action physiologique. Effets immédiats des bacilles chlorés (1).

Je me suis attaché tout d'abord à bien préciser les propriétés physiologiques de ces dérivés bacillaires chlorés, utilisés en injections chez des animaux de différentes espèces. — Lorsqu'on en fait des émulsions, on constate tout d'abord que ces émulsions sont franchement acides et que, pour éviter des accidents expérimentaux immédiats provoqués par cette acidité, il faut, avant tout emploi, obtenir une neutralisation parfaite des produits utilisés.

L'acidité est due à la formation d'acide chlorhydrique au cours de l'action du chlore sur les bacilles.

Avec les émulsions neutralisées, employées en injections sous-cutanées ou intra-veineuses, il est impossible, bien entendu, de reproduire la tuberculose, puisque les bacilles sont tués et désorganisés mais impossible aussi de reproduire les troubles et lésions que l'on obtient avec des bacilles morts ou modifiés par un autre procédé.

Un second point, du plus haut intérêt, est celui de la résorption complète de ces dérivés chlorés, lorsqu'ils sont injectés en quantité déterminée dans le tissu conjonctif, contrairement à ce qui se passe pour des bacilles tuberculeux chauffés, dégraissés, tués ou modifiés par tout autre procédé. — La résorption s'accompagne de troubles généraux et de troubles locaux.

Les troubles locaux sont caractérisés par des phénomènes vasculaires qui, au point d'inoculation dans le tissu conjonctif, se

---

(1) Propriétés physiologiques des bacilles tuberculeux chlorés. (*Comptes rendus, Académie des sciences*, 23 décembre 1907.)

traduisent par de véritables suffusions sanguines dont l'étendue et l'importance sont en rapport avec la quantité de produits injectée. Les troubles généraux, faciles à enregistrer chez des chiens soumis à des doses fortes, se traduisent par de la tristesse, des frissons, des nausées, des vomissements, de la perte d'appétit, etc. Ils ne durent ordinairement que 24 ou 48 heures. — Cependant, ces réactions générales apparentes s'accompagnent aussi de réactions thermiques, qui paraissent proportionnelles aux doses injectées.

Avec les injections sous-cutanées de dérivés bacillaires chlorés, les réactions thermiques atteignent leur maximum de la sixième à la neuvième heure; avec les injections intra-veineuses, elles sont plus précoces et donnent leur maximum entre la troisième et la cinquième heure après l'inoculation.

Des doses fortes déterminent des accidents toxiques mortels à échéance plus ou moins éloignée (quelques heures à quelques jours), ou même la mort immédiate si les doses sont par trop exagérées.

Action tardive des dérivés bacillaires chlorés (1).

Si, par contre, opérant avec des doses faibles, on renouvelle à intervalles rapprochés (5 à 7 jours de distance) les injections sous-cutanées ou intra-veineuses de bacilles chlorés, on ne tarde pas à remarquer de l'accoutumance chez les animaux utilisés. La réaction thermique diminue d'intensité malgré l'augmentation possible des doses injectées et il arrive un moment où elle devient insignifiante ; la réaction générale devient nulle, il n'y a plus ni vomissements, ni tristesse, ni perte d'appétit; jamais, malgré ces injections répétées, les animaux arrivés à l'accoutumance ne sont trouvés porteurs de lésions tuberculeuses en aucun point.

Quant à leur résistance ultérieure aux infections expérimentales, les recherches poursuivies chez le cobaye, le lapin, le chien et la chèvre, démontrent que si cette infection est réalisée immédiatement

---

(1) Action tardive des dérivés bacillaires chlorés. (*Comptes rendus, Académie des sciences*, 6 janvier 1908.)

après les inoculations supposées vaccinantes, *les animaux sont alors nettement sensibilisés*. Ils contractent une tuberculose plus grave et à marche plus rapide que des témoins de même série. Mais, si au lieu de faire ces infections expérimentales immédiatement on attend au contraire deux à trois mois, c'est-à-dire un temps suffisant pour que l'organisme impressionné ait eu le temps de se mettre en état de défense par réaction spécifique de ses propres tissus, les résultats obtenus sont tout différents: les témoins meurent avec une évolution de maladie régulière et connue, tandis que les immunisés se maintiennent en bon état et ne présentent à l'autopsie que des lésions insignifiantes ou infiniment moins graves que les témoins. — S'il est impossible de dire encore que dans ces conditions il y a eu vaccination certaine, au moins peut-on affirmer qu'il y a eu augmentation de résistance aussi grande que celle obtenue par toutes les autres méthodes jusqu'ici utilisées.

Action des dérivés bacillaires faiblement chlorés (1).

Dans les recherches précédentes, j'avais utilisé tout d'abord des bacilles chlorés à saturation, c'est-à-dire profondément modifiés par combinaison chlorée. Dès lors, la question se posait tout naturellement de savoir si avec des *bacilles faiblement chlorés* on obtiendrait des résultats comparables, inverses ou meilleurs. Or les recherches poursuivies sur ces points de détail montrent:

1° Que les bacilles faiblement chlorés, injectés sous la peau, ne peuvent plus être aussi facilement résorbés que les fortement chlorés, mais sont capables de déterminer, comme les bacilles tués par la chaleur, des abcès, des nécroses locales et l'apparition d'ulcères longtemps rebelles à la cicatrisation. — Jamais, cependant, ils n'entraînent l'évolution de la tuberculose ;

2° Qu'en injections intra-veineuses ces mêmes bacilles faiblement chlorés sont parfaitement phagocytés si les doses employées sont

---

(1) Sur l'action immunisante des dérivés bacillaires chlorés. (*Comptes rendus, Académie des sciences*, 6 juillet 1908.)

faibles, mais qu'ils se montrent cependant capables de provoquer des *pneumonies spéciales* lorsque les doses inoculées sont trop fortes;

3° Qu'une seule dose de bacilles faiblement chlorés est insuffisante pour conférer une résistance marquée;

4° Que deux ou trois doses de ces bacilles faiblement chlorés confèrent aux animaux d'expériences (lapins, chiens et chèvres), une résistance très grande aux infections virulentes, sous la condition d'un repos de deux à trois mois après les injections immunisantes.

Les infections virulentes doivent être réalisées avec les bacilles doués d'activité pour les espèces dont on se sert : bacille d'origine bovine pour les lapins et les chèvres ; bacilles d'origine humaine pour les chiens.

Ces différentes recherches que je poursuis toujours dans le même ordre d'idées, prouvent donc qu'avec des dérivés bacillaires, on peut obtenir au point de vue résistance, immunisation ou vaccination, des résultats au moins aussi bons, sinon supérieurs à ceux fournis par les tentatives de vaccination avec des bacilles vivants d'espèces différentes ou des bacilles atténués par des méthodes spéciales de culture.

Connaissant ces résultats expérimentaux, je me propose d'étudier cette année les effets des bacilles chlorés contre les infections tuberculeuses naturelles.

Sur l'intra-dermo-réaction à la tuberculine (1).

En plus de ces recherches sur l'immunisation anti-tuberculeuse, j'ai, en collaboration avec M le D^r Ch. Mantoux, poursuivi des études sur un nouveau mode d'emploi de la tuberculine pour

---

(1) Intra-dermo-réaction à la tuberculine chez les animaux. (*Comptes rendus. Académie des sciences*, 14 septembre 1908.)

déceler les tuberculoses latentes chez les animaux des différentes espèces.

La recherche de la tuberculose par les injections sous-cutanées de tuberculine, par la cuti-réaction ou l'ophtalmo-réaction, présente de très gros inconvénients qu'il serait superflu d'énumérer. La méthode à laquelle nous nous sommes adressés, *l'intra-dermo-réaction*, supprime tous les inconvénients et conserve tous les avantages des méthodes précédentes.

Elle réalise un vrai progrès scientifique et économique. Déjà, nous avons précisé les conditions dans lesquelles elle devait être utilisée chez le gros bétail ; nous poursuivons actuellement la même étude pour l'application aux autres espèces.

M. C. Nicolle,

(Directeur de l'Institut Pasteur de Tunis).

Les travaux que j'ai poursuivis pendant l'année 1908, grâce à la libéralité de la Caisse des recherches scientifiques, peuvent se résumer ainsi :

1° Recherches sur la pathologie spéciale de l'homme dans l'Afrique mineure et plus spécialement sur le Kala Azar infantile et le bouton d'Orient.

2° Recherches sur les infections sanguines des animaux de la même région.

L'importance des résultats donnés par mes recherches sur le Kala Azar m'a obligé à interrompre mes expériences sur la lèpre. Elles seront reprises incessamment.

I — RECHERCHES SUR LA PATHOLOGIE SPÉCIALE DE L'HOMME DANS L'AFRIQUE MINEURE

A. — *Recherches sur le Kala Azar infantile.* Sous le nom de Kala Azar, les médecins anglais des Indes ont décrit une maladie caractérisée par une fièvre irrégulière, une anémie profonde, de l'amaigrissement, des œdèmes et une hypertrophie considérable de la rate et du foie. Le mode de terminaison habituel en est la mort. La découverte de l'agent pathogène de cette affection est due à Leishman qui l'a trouvé dans le sang obtenu par ponction de la rate sur les malades.

Rogers a montré, en cultivant ce protozaire en sang citraté, qu'il s'agissait d'un infusoire flagellé. Le nom de *Leishmania donovani* lui a été donné.

Jusqu'au moment où j'ai entrepris mes recherches, on ne connaissait l'existence en Afrique mineure d'une affection analogue au Kala Azar que par une observation due à Cathoire (1905) et restée unique. On ne savait pas cultiver les leishmania, les cultures obtenues par Rogers n'étant pas repiquables ; on ne connaissait pas non plus l'étiologie du Kala Azar.

J'ai eu l'occasion, depuis le mois de septembre 1907 jusqu'à ce jour, d'observer 9 cas de Kala Azar en Tunisie, dont deux avec autopsie. Avec le cas ancien de Cathoire, cela fait 10 cas de cette maladie actuellement connus en Afrique mineure. Tous ces cas ont été observés chez des enfants, généralement âgés de moins de 3 ans (âge maximum: 6 ans, l'infection remontant à la 5ᵉ année). Toutes les nationalités tunisiennes nous ont fourni des cas. La maladie a été observée jusqu'à présent dans les localités suivantes : Tunis, la Goulette, Ferryville, Oued Zargua, Halouane (20 kilom. au sud de Tunis).

J'ai prouvé que cette affection était identique avec certains cas d'anémie splénique infantile, décrits principalement en Italie, mais dont la cause était demeurée jusque là inconnue.

Mes recherches ont donc fourni ce premier résultat de démontrer l'existence d'une *infection nouvelle*, analogue au Kala Azar indou, mais différente de lui par l'âge des malades. Je lui ai donné le nom de *Kala Azar infantile*.

L'agent de cette maladie que j'ai appelé *Leishmania infantum* est identique morphologiquement au parasite du Kala Azar indou. J'ai étudié sa distribution dans l'organisme et montré comment le diagnostic pouvait en être fait pendant la vie par la ponction du foie ou de la rate ou par la recherche dans le sang périphérique citraté, puis centrifugé. A l'autopsie, les organes les plus atteints sont la rate, la moelle des os et le foie; les parasites sont libres ou plus souvent englobés dans les cellules endothéliales des vaisseaux qui en contiennent souvent un nombre considérable.

J'ai pu, le premier, obtenir des cultures indéfiniment repiquables des corps de Leishman sur le milieu de Novy et Neal. Ces cultures ont été envoyées par moi dans les laboratoires d'Europe et d'Amérique où elles sont entretenues. Ultérieurement, j'ai substitué au milieu de Novy et Neal un milieu plus simple et préférable (Agar sans viande, additionné de sang de lapin).

J'ai réalisé l'inoculation de la maladie avec le virus de l'enfant au singe et au chien. Chez le singe, l'infection est identique par ses symptòmes, ses lésions et les localisations du parasite au Kala Azar humain. Chez le chien, on n'observe aucun symptòme et, à l'autopsie, une simple et légère hypertrophie de la rate; néanmoins l'infection chez cet animal est profonde et durable (10 mois au moins); on trouve les parasites en grande abondance dans les organes d'élection (foie, rate, moelle des os). Le chat, le lapin, le cobaye sont réfractaires.

Les cultures en milieu artificiel des parasites ne sont pas pathogènes.

La sensibilité du chien au virus m'a fait penser que le Kala Azar infantile pouvait avoir une *origine canine*, le chien jouant le rôle de réservoir du virus par rapport à l'enfant. Cette hypothèse est exacte. Sur 222 chiens de la fourrière de Tunis examinés. 4 représentaient le parasite du Kala Azar et ses localisations.

En résumé, mes recherches sur la question ont permis d'établir successivement : l'existence d'une affection jusque-là inconnue et sa physionomie clinique ; de découvrir et cultiver son parasite ; de reproduire l'affection chez le singe et le chien et de démontrer son origine canine.

Parmi les points qui restent encore à déterminer et que je me propose d'étudier, je noterai en première ligne la recherche de l'insecte piqueur (sans doute la puce) qui transmet la maladie du chien à l'enfant et les expériences à tenter pour traiter cette affection ou vacciner vis à vis d'elle.

B. — *Recherches sur le bouton d'Orient.* Le bouton d'Orient (clou de Biskra, de Gafsa, etc.) est dû à un protozoaire qui, morphologiquement, est identique à celui du Kala Azar et qu'on nomme *Leishmania tropica.*

Avant mes recherches, on avait seulement vu ce parasite dans les lésions. J'ai pu le cultiver et reproduire expérimentalement la maladie chez le singe.

Le même milieu que j'avais employé avec succès pour le parasite du Kala Azar m'a donné d'emblée des cultures indéfiniment repiquables. En culture, *Leishmania tropica* diffère de *Leishmania infantum* par la plus grande longueur de son flagelle qui souvent est double. Le virus m'a permis la reproduction de la maladie chez le singe (bonnet chinois). J'ai obtenu un résultat analogue avec les cultures qui, au contraire de celles de *Leishmania infantum*, sont pathogènes.

Je cherche actuellement à Gafsa, où j'ai établi un laboratoire, quelle est l'espèce animale qui sert de réservoir du virus pour le bouton d'Orient et je viens de découvrir chez un rongeur sud africain, le gondi, une leishmaniose qui est ou la clef du problème ou une indication précieuse pour sa solution.

Mes recherches sur le bouton d'Orient ont été poursuivies en collaboration avec M. Sicre, celles sur le Kala Azar avec MM. Comte et Manceaux.

C. — *Enquête sur les infections helminthiques de l'homme en Afrique mineure.* Sous ma direction, deux enquêtes ont été menées dans le sud tunisien sur les infections helminthiques de l'homme par MM. Catouillard et Gobert.

Elles y ont montré l'existence et la fréquence de deux maladies graves: la *bilharziose* et l'*ankylostomose.* Cette dernière affection est commune dans les oasis du Djerid chez les mangeurs de terre: 22 cas en ont été rencontrés sur 107 examens de matières fécales. La présence de vers intestinaux est à peu près constante chez les indigènes du sud tunisien. L'étude de la formule leucocytaire ne nous a rien appris de bien précis; l'éosinophilie est de règle chez les porteurs d'helminthes.

Les mines de phosphates de Metlaoui paraissent indemnes d'ankylostomose.

Huit cas de bilharziose ont été recueillis à Tozeur et Degache (Djerid), Gafsa et El Guettar (localité voisine).

D. — *Enquête sur la fièvre méditerranéenne à Tunis.* Cette enquête dont les résultats n'ont pas encore été publiés, a été conduite en collaboration avec le Dr Conseil. Elle a porté sur les chèvres laitières de Tunis; ces chèvres sont d'origine maltaise.

Notre travail montrera la grande fréquence de la séroréaction positive vis à vis du *micrococcus melitensis* chez ces animaux.

Le *micrococcus melitensis* peut être facilement isolé du lait dans ces cas. La proportion de chèvres infectées dépasse pour certains troupeaux la moitié de l'effectif; elle paraît être au total pour les chèvres maltaises de Tunis d'un animal atteint sur six ou huit examinés, chiffre énorme qui souligne le danger considérable de l'usage du lait de chèvre dans les conditions actuelles en Tunisie. La maladie chez l'homme est, comme on peut le supposer, des plus fréquentes, principalement à Tunis et environs, et à Sfax.

Un sérum actif vis-à-vis de de la fièvre méditerranéenne est en préparation à l'Institut Pasteur de Tunis et en voie d'expérimentation sur l'homme.

E. — *Recherches sur la conjonctivite trachomateuse.* Ces recherches, poursuivies depuis 1907 en collaboration avec M. le Dr Cuénod, ont porté principalement sur l'inoculation de la maladie aux singes inférieurs. L'affection contractée par eux est subaiguë et bénigne. Il ne semble pas qu'on puisse obtenir chez ces animaux la reproduction exacte de la maladie humaine. Les résultats encore inédits de nos expériences seront publiés sous peu.

II. — Recherches sur les infections sanguines des animaux dans l'Afrique mineure

1° *Spirillose des poules, oies et canards.* — Cette affection, dont j'ai démontré l'existence en Tunisie avec Ducloux, est répandue dans toute la Régence, de Tunis aux oasis du sud. Elle a été étudiée en 1908 dans mon laboratoire par MM. Comte et Bouquet. La conclusion de leurs travaux est l'identité en Tunisie des infections spirillaires de la poule et des autres oiseaux de basse-cour (oies, canards). Cette spirillose paraît différente de la spirillose des poules du Brésil étudiée par Marchoux et Salimbeni, le virus brésilien immunisant contre lui-même, non contre le virus tunisien, et celui-ci n'immunisant ni contre lui-même ni contre le virus brésilien. L'agent de propagation de la maladie est l'*Argas persicus.*

2° *Trypanosome de la chauve-souris.* — Étude complète, chez l'animal et en cultures de ce trypanosome sub-pathogène, poursuivie en collaboration avec M. Comte.

3° *Hémogrégarines de l'Afrique mineure.* — M. Manceaux a étudié dans mon laboratoire et décrit les hémogrégarines de

Zamenis hippocrepis et de *Zamenis algirus*, cette dernière découverte par moi.

Plusieurs autres hémogrégarines des animaux à sang froid du sud tunisien 'sont actuellement à l'étude à l'Institut Pasteur de Tunis.

Toutes les recherches dont il vient d'être question ont fait l'objet de publications dans les *Comptes rendus de l'Académie des Sciences, de l'Académie de médecine, de la Sociéte de Biologie* et *de la Société de pathologie exotique*. Ils ont été insérés in-extenso dans les *Archives de l'Institut Pasteur de Tunis* (fascicules de février, avril, juillet et octobre 1908).

Conclusions

Je me propose au cours de l'année 1909 :

1° De continuer mes recherches sur le Kala Azar infantile en les dirigeant principalement du côté de l'étiologie et du traitement de cette maladie que j'ai fait connaître;

2° De poursuivre mes travaux sur le bouton d'Orient. Ces travaux, qui auront surtout pour objet l'étiologie de la maladie et des essais de vaccination, nécessiteront l'entretien de la station expérimentale que j'ai établie à Gafsa en 1908;

3° De continuer mes enquêtes sur la pathologie spéciale de l'homme en Tunisie;

4° De poursuivre incidemment mes recherches sur les infections sanguines des animaux de la Régence;

5° De reprendre mes expériences sur la culture du bacille lépreux et l'étiologie de la lèpre.

M. Edmond Perrier,

(Membre de l'Institut,

Professeur au Muséum d'histoire naturelle).

Ainsi que je l'ai exposé dans une lecture à la séance publique annuelle de l'Institut en 1905 et dans un livre récent, la question de la détermination expérimentale des sexes semble tout près de la solution. Par tout ce que l'anatomie comparée des animaux et leur embryogénie nous apprennent des caractères sexuels, des conditions de leur apparition, des conditions d'existence avec lesquelles sont en rapport l'hermaphrodisme, la parthénogénèse, les liens de celle-ci avec la production du sexe mâle, il résulte nettement que l'organisme masculin est caractérisé par son incapacité relative à accumuler des réserves, soit qu'il les dépense pour alimenter son activité mécanique ou pour la prolifération exagérée d'éléments épithéliaux inutiles, produisant ce qu'on est convenu de considérer comme les parures spéciales au sexe masculin, soit qu'il présente une inaptitude réelle à fabriquer les substances qui pourraient être mises en réserve ; de ces deux alternatives résulte le contraste entre l'exubérance ornementale d'une certaine catégorie de mâles et la déchéance profonde, préface de leur disparition de ceux d'une autre catégorie.

Le sexe féminin, au contraire, est caractérisé par sa tendance à produire et à conserver des réserves qui sont surtout consommées par la production des œufs et l'alimentation des jeunes, mais qui sont aussi employées dans une certaine mesure au développement de leurs organes essentiels, à l'exclusion des parties de luxe ; de là les caractères infantiles qu'elles conservent relativement aux mâles de la première catégorie ; le volume énorme qu'elles acquièrent parfois relativement aux mâles de la seconde.

On peut donc dire que le sexe masculin est le sexe de la dilapidation et de la misère, le sexe féminin celui de l'économie et de l'abondance. Cette brève formule que des conditions particulières peuvent d'ailleurs rendre sujette à corrections est corroborée par un certain nombre d'autres faits. Dans les groupes où il s'est produit quelque changèment dans les conditions d'existence rendant précaire l'alimentation, les femelles capables de se reproduire, pendant le temps de leur croissance doivent partager une alimentation insuffisante entre leurs éléments reproducteurs et leurs éléments corporels ; les premiers n'arrivent pas à se constituer à l'état d'œufs ils demeurent à l'état de spermatozoïdes ; les femelles commencent par être mâles et ne deviennent réellement femelles que plus tard ; elles sont hermaphrodites protandres ; c'est ce qui est arrivé aux Vers et aux Mollusques qui ont passé de la vie marine à la vie lacustre ou terrestre comme les Lombriciens et les Mollusques pulmonés, aux Crustacés et aux Provertébrés qui ont passé de la vie libre à la vie sédentaire et fixée comme les Cirripèdes et les Tuniciers. L'absence de fécondation prive les œufs des substances que leur apporte le spermatozoïde quand ils sont fécondés ; les œufs de certains animaux n'en gardent pas moins la faculté de se développer, mais alors ils ne produisent que des mâles (Abeilles et autres Hyménoptères) ; d'autre part les œufs de divers animaux (Pucerons, Rotifères, etc.) qui peuvent se développer sans fécondation en produisant des femelles, produisent des mâles lorsque leur mère a traversé des conditions de développement qui ont ralenti sa nutrition ou activé ses dépenses.

A ces confirmations d'ordre comparatif sont venues s'ajouter de très importantes confirmations d'ordre purement expérimental dans le règne végétal. M. Blaringhem notamment a réussi à changer le sexe des épis de maïs dans des conditions sur lesquelles il serait trop long d'insister ici, mais qui témoignent que la loi de la production des sexes est la même pour le règne végétal et pour le règne animal et qu'elle est bien celle que nous avons énoncée tout à l'heure.

Des expériences sur les Insectes, sur les Batraciens ont donné des pourcentages d'individus soit du sexe masculin, soit du sexe féminin favorables à cette loi ; mais elles sont loin d'avoir été poursuivies assez longtemps pour que les conditions nécessaires et suffisantes de la réalisation expérimentale de tel ou tel sexe aient pu en être dégagées avec certitude.

Il résulte de ce résumé rapide que la loi fondamentale de la production des sexes est connue, et il est à noter, comme dernier argument, que les caractères différentiels de l'élément mâle et de

l'élément femelle sont justement dans les deux Règnes l'exagération des caractères sexuels tels qu'ils sont résumés dans la loi ;
la confirmation de cette dernière apparaît plus nette encore dans
leur mode de formation.

Reste maintenant à trouver les moyens : 1° de réaliser les
conditions de nutrition ou de dépense organique qui feront apparaître l'un ou l'autre sexe ; 2° d'écarter les éléments perturbateurs
et, en particulier d'éliminer les influences héréditaires, qui
peuvent masquer les effets de la nutrition ou de l'activité propres
à réaliser tel ou tel sexe.

Ce sont les études que je me proposais de poursuivre lorsque
j'ai demandé une subvention à la *Caisse des Recherches*. Il s'agissait
d'abord de reprendre les expériences antérieures en les complétant
et les coordonnant et d'y ajouter toute une série d'expériences
suggérées par l'application de la loi fondamentale qui a été exposée
précédemment. Le programme de ces expériences peut être résumé
ainsi :

1° Rapport avec les phénomènes de sexualité des phénomènes
de conjugaison et de rajeunissement caryogamique des Infu-
soires ;

2° Détermination des conditions qui font apparaître telle ou
telle catégorie d'éléments sexuels dans les deux couches épithéliales
qui constituent le corps des Polypes. Extension de ces résultats
aux Éponges ;

3° Étude de la génération. dite cyclique, des Phyllopodes, des
Cladocères, des Pucerons, des Rotifères, dans laquelle des générations
sexuées viennent plus ou moins régulièrement s'intercaler entre les
générations parthénogénétiques ;

4° Etude de la parthénogénèse arrhénotoque, c'est-à-dire pro-
ductrice *exclusive* de mâles, de certains Insectes (Abeilles, etc.) ;

5° Recherches sur l'hermaphrodisme des Cymothoë exceptionnel
dans le groupe auquel elles appartiennent et des cas analogues ;

6° Vérification des recherches de Maupas sur l'apparition de l'hermaphrodisme et de la parthénogénèse accompagnés de la disparition graduelle des mâles chez les Nématodes. Examen de cas analogues chez certains Insectes (Phasmides) ;

7° Essai de régénération des mâles dégradés des Bopyrides, des Bonellies, etc. et surtout des Rotifères et des Cirripèdes où la dégradation des mâles coïncide soit avec la parthénogénèse soit avec l'hermaphrodisme ;

8° Tentatives pour rétablir l'unisexualité dans les groupes hermaphrodites : Cirripèdes, Lombriciens, Sangsues, Gastéropodes pulmonés et opisthobranches, etc.; analyse du cas des Lamellibranches à sexes tantôt réunis, tantôt séparés ;

9° Étude de l'organe de Bidder et de l'hermaphrodisme accidentel des Crapauds ; signification des organes digités des Batraciens anoures ;

10° Influence de la température, de l'humidité, de la lumière. des rayons X, des rayons de réfringence diverses :

a) Sur l'évolution des éléments génitaux ;

b) Sur la détermination du sexe chez les animaux à métamorphoses.

Détermination du moment utile ;

11° Essai de la création de races à sexe mâle ou femelle prédominant, à égalité numérique des sexes chez des animaux à multiplication rapide (Souris, Cochon d'Inde, etc.).

12° L'égalité numérique étant obtenue, les effets de l'hérédité nentralisés, recherche de l'influence sur la production des caractères sexuels accessoires et des sexes eux-mêmes :

a) Des agents physiques,

b) Des sécrétions internes des organes génitaux et autres,

c) De l'alimentation intensive et de l'alimentation restreinte,

d) De la qualité de l'alimentation,

e) De l'activité musculaire,

f) De l'excitation des centres nerveux,

g) Du repos ;

13° Détermination de l'influence sur le sexe de l'âge de l'œuf fécondé avant ou après la ponte et des conditions qu'il a traversées ;

14° Mêmes recherches pour le degré de vitalité des spermatozoïdes ;

15° Contrôle des hypothèses sur la sexualité potentielle différente des deux ovaires ou des deux testicules.

Ce programme très étendu ne pouvait être mené à bien qu'avec le concours de nombreux collaborateurs travaillant sous ma direction.

Des circonstances indépendantes de ma volonté ne m'ont pas permis de distribuer l'année dernière le travail comme je l'espérais. La chose est faite dès maintenant et je ferai connaître, dans mon prochain rapport, les résultats obtenus.

M. Piettre,

(Chef de laboratoire du service vétérinaire sanitaire de la Seine)

et

M. Vila,

(Ingénieur-Chimiste à l'Institut Pasteur).

Depuis les travaux de Strasburg et de Hoppe-Seyler, de nombreux savants ont étudié la matière colorante du sang et son affinité pour les gaz, en particulier pour l'oxygène. Dans ces importantes recherches, les matériaux d'études étaient empruntés à des espèces variées (cheval, bœuf, chien, cobaye) et les méthodes analytiques très différentes (absorption de l'oxygène sous pression mesurée, substitution de l'oxygène par l'oxyde de carbone ou le bioxyde d'azote, action chimique réductrice de l'hydrosulfite de soude (Schutzenberger et Risler), oxydante de ferricyanure de potassium (Haldane), sans oublier ce que pouvaient donner les mesures spectrophotométriques de Hüfner et de ses élèves).

En rapprochant ces résultats on constate de grands écarts numériques qui s'expliquent d'autant plus aisément que les mesures se rapportent, suivant les auteurs, à des pigments cristallisés plus ou moins purs, à des solutions de globules laqués, ou encore au sang total, toutes substances rarement définies.

I. — Nous avons montré, dans le cas de l'oxyhémoglobine cristallisée de cheval, que s'il existe des variations assez sensibles dans la teneur en oxygène, ces variations ne sont pas quelconques, mais en relation avec l'état sous lequel le pigment est utilisé dans nos expériences.

L'extraction des gaz est faite à la pompe à mercure, comme nous l'avons indiqué dans nos travaux antérieurs. Les solutions d'oxyhémoglobine sont préparées de deux manières différentes :

A. — Solutions dans l'eau distillée privée de gaz, des cristaux essorés et conservés à la glacière.

B. — Solutions, dans l'eau privée de gaz, de ces mêmes cristaux débarrassés d'air à la pompe à mercure d'Alvergniat. Saturées d'oxygène à 0°, ces solutions sont soumises au vide dans notre appareil, après détermination exacte de la température permettant les corrections de solubilité de ce gaz, d'après les chiffres de Winckler.

Les volumes gazeux, ramenés à 0° et à 760 mm. donnent :

Solution A.

EXPÉRIENCES	VOLUME DE la solution. cm3.	RÉSIDU SEC pour 100.	OXYGÈNE recueilli. cm3.	OXYGÈNE COMBINÉ par gr. sec. cm3.	MOYENNE
XXVII.....	90	5,20	3,80	0,80	
XXX......	100	2,70	2,30	0,85	0,81
LIV.......	148	5,00	6,20	0,80	

déterminations très concordantes effectuées cependant sur autant de préparations distinctes.

Solution B.

EXPÉRIENCES	VOLUME DE la solution. cm3.	RÉSIDU SEC pour 100.	OXYGÈNE recueilli. cm3.	OXYGÈNE COMBINÉ par gr. sec. cm3.	MOYENNE
LV........	141	4,45	10,90	1,70	
LXVI...,..	108	9,40	13,50	1,35	1,48
LXVII.....	125	5,25	9,25	1,40	
LXXI......	134	3,80	7,75	1,55	

Ces chiffres, au point de vue du volume d'oxygène combiné par gramme d'oxyhémoglobine, sont bien plus élevés que ceux du tableau A ; ils représentent très nettement des maxima.

II. — Nous nous sommes efforcés d'atteindre ces teneurs maxima avec les cristaux eux-mêmes, soit en saturant d'oxygène les solutions à cristalliser maintenues à 0°, soit en effectuant ces cristallisations sous la pression de 1 atmosphère de ce gaz.

Les cristaux ainsi obtenus, dissous dans l'eau distillée privée de gaz, ont donné des résultats très comparables à ceux du tableau A.

EXPÉRIENCES	VOLUME DE la solution. cm3.	RÉSIDU SEC pour 100.	OXYGÈNE recueilli. cm3.	OXYGÈNE COMBINÉ par gr. sec. cm3.	MOYENNE
LXII.......	147	5,75	8,30	0,95	
LXIII.....	150	9,30	13,65	0,90	0,93
LXXIV.... .	150	4,25	6,75	1,05	

D'autre part, les teneurs très inférieures en oxygène indiquées par certains auteurs, en particulier par Bohr, pour individualiser des oxyhémoglobines α, β, sont dues à des artifices. de préparation. Nous avons déjà remarqué que dans cette voie on peut obtenir des chiffres extrêmement faibles (influence de la dessiccation), en partant des mêmes substances qui nous ont donné la teneur maxima.

Il devient donc difficile de recourir à des distinctions basées sur la capacité d'oxygène pour caractériser des variétés d'oxyhémoglobine ; un même poids de matière cristallisée en présence de ce gaz. pouvant retenir des quantités très différentes, suivant l'état de la matière et les conditions extérieures.

De nos déterminations il résulte que :

1° Les cristaux d'hémoglobine, tels qu'on les obtient après une bonne séparation de leur eau mère, contiennent o cc. 80 à o cc. 95 d'oxygène par gramme de matière supposée sèche ;

2° Cette même substance, en solution dans l'eau pure, peut abandonner après saturation d'oxygène à basse température un volume bien supérieur (1 cc. 4 à 1 cc. 7) qui représente la capacité d'oxygène maximum pour cette espèce.

III. — Au cours de ces recherches, il nous a été possible d'examiner au spectroscope les solutions d'oxyhémoglobine réduite par l'action du vide et de la chaleur (45° — 50°) après épuisement complet des gaz. Ce spectre comprend la bande $\lambda = 634$ et les autres bandes habituelles du spectre de l'oxyhémoglobine.

Le phénomène de Stokes (réunion des bandes α et β) dû aux réducteurs chimiques ne se produit pas ici, quoique la perte en oxygène ait été poussée aussi loin que possible dans des conditions comparables à celles qui peuvent se produire dans l'organisme.

Nous regrettons bien vivement de ne pourvoir donner, dans ce court exposé, la description de l'appareil qui nous a servi à extraire les gaz du sang ou des solutions d'oxyhémoglobine.

M. Porcher,

(Professeur à l'École vétérinaire de Lyon).

Les recherches que j'ai entreprises en 1908 avec les fonds que la *Caisse des Recherches* a bien voulu mettre à ma disposition ont porté sur plusieurs corps de la série de l'indol. Elles ont été poursuivies dans mon laboratoire, soit en collaboration avec M. *Hervieux*, soit par moi seul.

On sait que l'indol est mis en liberté dans l'intestin par suite de l'attaque des matériaux azotés tryptophaniques par des bactéries convenables : *B. coli*, *B. perfringens*, etc.

Le scatol, l'homologue supérieur de l'indol, dérive également du même processus. Ces deux corps voisins ont beaucoup de réactions analogues, mais nous avons montré qu'on peut les séparer en liqueur aqueuse ou alcoolique à l'aide du chlorure mercurique en solution concentrée. L'indol seul, précipite ; le scatol reste en solution (Hervieux).

J'ai fait voir également que l'oxydation de l'indol en indoxyle suivie ultérieurement de la formation de bleu d'indigo peut s'opérer très rapidement à l'aide de l'eau oxygénée. Nencki s'était servi dans le même but de l'ozone, sans avoir remarqué toutefois qu'entre l'indol et l'indigotine, il y avait un terme intermédiaire : l'indoxyle, que j'ai mis en évidence.

L'indol est le seul, entre tous les corps de la même série, qui puisse donner de l'indigo bleu, par action de l'eau oxygénée.

L'indol et le scatol s'éliminent par l'urine sous forme de chromogènes de composition chimique différente, mais dont la proportion dans l'urine est en quelque sorte le reflet de l'intensité des putréfactions intestinales.

Bien que ce point fût depuis longtemps acquis, certains auteurs tendent à admettre que l'indol et le scatol pourraient également dériver de la désintégration normale des matières albuminoïdes de nos cellules vivantes au cours de leurs transformations métaboliques.

L'hypothèse certes était séduisante et si elle s'était confirmée, la signification sémiologique de l'indoxyle urinaire perdait considérablement de sa valeur, car le symptôme auquel elle répondait devenait en même temps d'une interprétation difficile. L'indoxylurie n'était plus en effet univoque et l'on devait se demander, suivant les cas, en présence d'un taux élevé de l'indoxyle, si celui-ci répondait à des putréfactions intestinales exagérées ou bien plutôt à une dislocation excessive des matières protéiques cellulaires.

Nos nombreuses expériences s'opposent à cette dernière façon de voir et il n'y a pas lieu d'enlever à l'indoxyle urinaire la moindre partie de son importance sémiologique. Il reste toujours le reflet de l'attaque microbienne des matériaux protéiques dans la lumière de l'intestin.

Un point particulièrement intéressant concernant l'histoire physiologique de l'indol et du scatol a trait à la possibilité du passage des chromogènes correspondants dans le lait.

Mes recherches ont été effectuées chez la chèvre. Normalement le lait de cet animal ne contient pas de chromogènes indigotiques ou scatoliques et pour y constater leur présence, il faut administrer à l'animal en expérience des doses formidables d'indol ou de scatol.

Trois points sont à relever dans les résultats obtenus :

A. — Bien qu'on ait administré 10 grammes d'indol à une chèvre, on n'a pas noté de phénomènes toxiques importants. L'animal a été triste pendant quelques heures, l'appétit a diminué, mais vingt-quatre heures après tout cela avait disparu. Cette expérience confirme donc nos résultats antérieurs sur le faible pouvoir toxique de l'indol.

B. — Les urines émises à la suite de l'absorption de cette dose si forte d'indol présentent remarquablement le phénomène de l'indigurie. Rapidement, elles deviennent fluorescentes par mise en liberté d'indoxyle, puis bleues et se recouvrent d'une pellicule irisée de bleu d'indigo.

La rapidité avec laquelle l'urine devient bleue à la sortie de la vessie nous porte à penser que le chromogène indoxylique dont le dédoublement a donné naissance à cette formation d'indigotine est un *éther carbonique de l'indoxyle*. C'est là un point tout à fait nouveau en urologie. Nous nous appuyons sur les faits suivants pour en affirmer la véracité :

1° Moins de 15 minutes après la miction, l'urine prend une fluorescence verte due à de l'indoxyle libre et rapidement celui-ci, surtout à la surface, se transforme en indigo.

On ne peut pas admettre ici qu'en si peu de temps l'urine se soit putréfiée;

2° En effet l'urine recueilllie proprement par sondage de la vessie et mise dans un vase également propre, devient tout aussi rapidement bleue.

3° Cette même urine reçue par aspiration, dans un vase stérile, après passage sur bougie stérilisée immédiatement après avoir été recueillie se décompose déjà pendant la filtration dans les pores de la bougie.

Il y a lieu d'admettre ici une décomposition d'un éther carbonique de l'indoxyle, véritable dissociation que le vide facilite. Une filtration sous pression d'anhydride carbonique servirait de contre épreuve à l'expérience précédente.

En somme après l'absorption de doses formidables d'indol, l'indoxyle existe dans l'urine sous trois formes :

1° Celle d'*indican* ou *éther sulfurique*;

2° Celle de *chromogène indigurique* proprement dit ou *conjugué glycuronique*, lequel ne se décompose que sous l'influence de l'altération microbienne de l'urine.

3° Celle d'*éther carbonique*, peu stable et se décomposant très vite avant toute culture microbienne dans l'urine, puisque la tension de CO_2 dans l'air est pour ainsi dire nulle.

C). — Enfin nous trouvons une troisième et dernière conclusion à l'expérience dont nous venons de donner quelques détails, c'est qu'en dépit de la dose très élevée d'indol donnée à la chèvre

on n'a pu retrouver dans le lait qu'une quantité très faible d'indoxyle, à peine 2 centigrammes.

De même après l'absorption de méthyl-kétol, homologue du
scatol, il n'a pas été facile de déceler dans le lait la présence du
chromogène correspondant. Cela prouve que la mamelle n'est
pas un filtre au même titre que le rein. C'est en effet une glande
très spéciale; elle fait un choix entre les éléments que lui apporte
le sang et la barrière qu'elle oppose aux cristalloïdes circulant
dans le plasma, et qui ne sont pas des constituants normaux du lait,
n'est forcée que lorsque le plasma en renferme un taux très élevé.

Si le passage dans le lait de chromogènes indoxyliques et scatoliques était si facile, on conçoit *a priori* qu'il pourrait en être de
même des autres substances toxiques fabriquées dans l'intestin en
même temps que l'indol et le scatol pendant le développement des
putréfactions qui s'y sont établies.

Mais il est difficile de raisonner ainsi. Certes nous ne pouvons
nier le passage dans le lait de ces dernières substances car la
clinique nous montre qu'il est possible, mais la chimie nous
paraît présentement impuissante à le déceler.

Si des enfants ou des jeunes animaux buvant le lait de femmes
ou de femelles laitières qui présentent des phénomènes d'intoxication intestinale d'origine alimentaire ou infectieuse, ont eux-
mêmes des troubles intestinaux ce n'est pas encore la chimie qui
nous décélera la nature et nous dosera la quantité des poisons
absorbés avec le lait.

Nos expériences sur l'indol nous disent qu'il faut en administrer
une très forte dose pour obtenir un passage très peu marqué du
chromogène correspondant dans le lait; peut-être en est-il de
même des poisons d'origine intestinale. Il faut qu'il en soit fabriqué
beaucoup pour que le lait en contienne peu, mais suffisamment
toutefois pour fausser l'allure des phénomènes digestifs réguliers
de l'enfant ou du jeune animal.

Il serait intéressant de rechercher quelles méthodes chimiques
seraient capables d'isoler, purement ou non, les substances du
lait qui provoquent chez l'enfant de la diarrhée et des troubles
toxiques lorsque la femelle laitière a reçu une alimentation spéciale
(drèches ou tourteaux plus ou moins avariés).

M. G. Pouchet,

(Professeur à la Faculté de médecine de l'Université de Paris).

Les recherches que nous avons entreprises ont porté sur un certain nombre de corps du groupe de la pyridine, de la pipéridine et de la spartéine dont nous avons étudié l'action pharmacodynamique.

Nous nous sommes surtout attachés, dans cette étude, à mettre en lumière les changements des propriétés pharmacodynamiques qui se produisaient lorsqu'on modifiait par substitution le noyau primordial; espérant pouvoir nous rendre compte, dans la suite, de la part qui revient à chacun de ces noyaux dans l'action pharmacodynamique déterminée par un certain nombre d'alcaloïdes (nicotine, cocaïne, etc.) dans lesquels ces différents noyaux sont associés après avoir subi des modifications plus ou moins importantes.

Étant donné les difficultés de se procurer des produits purs, cristallisés, nous n'avons pu étudier que quelques corps et les résultats obtenus ne nous permettent pas encore d'énoncer des conclusions générales.

Nous avons successivement étudié : le chlorhydrate de pyridine, les chlorhydrates de méthylpyridine et d'éthylpyridine, le chlorhydrate de pipéridine, et le chlorhydrate d'éthypipéridine, enfin, comparativement, les chlorhydrates de spartéine et d'isospartéine, le chlorhydrate de méthylspartéine et le sulfométhylate despartéine.

I. — *Pyridine et Méthylpyridine.*

Jusqu'ici les expériences physiologiques ont été faites avec la pyridine, base irritante. L'emploi du chlorhydrate cristallisé nous a permis de dissocier la part de l'irritation locale dans la production des phénomènes observés.

L'action physiologique de cette base nous était déjà connue grâce aux travaux de Bochefontaine, Kronecker, etc. ; nous avons repris son étude pour la comparer à celle de la méthylpyridine.

Le chlorhydrate de méthylpyridine possède, d'une manière générale, les mêmes propriétés pharmacodynamiques que la pyridine : Il s'en différencie cependant par sa toxicité plus considérable. L'action excitante bulbaire est plus intense et les convulsions sont plus accentuées et plus persistantes qu'avec la pyridine. Les troubles respiratoires sont également plus marqués et, à la dernière période de l'intoxication, la respiration devient périodique et superficielle.

Avec des doses toxiques non mortelles, on voit se produire une élévation de la pression sanguine qui s'accompagne d'accélération et d'une diminution sensible de l'énergie des battements cardiaques. Ces phénomènes sont beaucoup moins accentués avec la pyridine ; et avec cette dernière substance on voit même, si les doses sont suffisantes, se produire un abaissement passager de la tension sanguine à la suite de l'injection.

Enfin la méthylpyridine détermine une diurèse abondante qui ne se montre pas, d'ordinaire, avec la pyridine. L'hypersécrétion glandulaire qui se produit sur les autres appareils sécréteurs est très sensiblement comparable.

II.. — *Pipéridine et Ethlypipéridine.*

L'action pharmacodynamique de la pipéridine se rapproche beaucoup de celle de la pyridine. Elle détermine également des convulsions par excitation bulbaire, mais beaucoup moins accentuées, et l'action toxique se fait surtout sentir sur les appareils nerveux périphériques. On constate la production d'anesthésie ; et, chez les grenouilles, on reconnaît facilement que cette anesthésie est due à la paralysie des extrémités nerveuses sensitives.

L'action exercée par cette substance sur le cœur est fort énergique ; à la suite de l'injection de 1 milligramme de chlorhydrate de pipéridine par kilogramme d'animal, on voit se produire, immédiatement, une chute brusque de la pression sanguine avec arrêt du cœur, très fugace; puis, la pression sanguine remonte brusquement, avec de grandes oscillations au-dessus de la normale et se maintient ainsi pendant 3 à 4 minutes, puis redescend progressivement en même temps que l'on voit se produire de l'accélération des battements cardiaques qui diminuent d'amplitude. A la suite de cette période, si les doses sont suffisantes, on voit se produire une chute régulière de la tension, coïncidant avec une diminution parallèle de l'énergie cardiaque.

Pendant la période d'hypertension, la respiration est d'ordinaire suspendue; elle ne reprend que 2 à 3 minutes après la période d'état du phénomène : ce sont d'abord de grandes respirations entrecoupées, pénibles, auxquelles succèdent des mouvements respiratoires courts et précipités.

Ces manifestations se produisent de la même manière après section des vagues.

Le chlorhydrate d'éthylpipéridine détermine des phénomènes très comparables à ceux qui viennent d'être décrits. Les accidents convulsifs sont plus accentués avec ce corps qu'avec le précédent. La toxicité est également augmentée chez le chien : en injection intra-veineuse, la dose toxique est de 6 milligrammes 5 par kilogramme d'animal pour le chlorhydrate de pipéridine et de 4 milligrammes, seulement, pour le chlorhydrate d'éthylpipéridine, dans les deux cas la mort se produit par paralysie généralisée, le cœur est arrêté en systole, inexcitable.

III. — *Spartéine, Isospartéine, Méthylspartéine.*

Le chlorhydrate d'isospartéine mérite une étude beaucoup plus complète que celle que nous avons faite jusqu'ici, cependant les résultats que nous avons obtenus nous permettent de dire que ce corps est moins toxique que le chlorhydrate de spartéine. Il ne se conduit pas comme un toni-cardiaque mais comme un paralysant du système nerveux central. Avec lui la mort se produit par asphyxie, sans convulsions, le cœur est en diastole et non en systole comme avec la spartéine. Le chlorhydrate de méthylspartéine se conduit, au contraire, comme la spartéine; il détermine du ralentissement des contractions cardiaques et l'augmentation de leur énergie avec une intensité plus considérable pour une même dose. La toxicité est très voisine de celle de la spartéine; la mort, chez les animaux à sang chaud, se produit au milieu de convulsions et de dyspnée avec arrêt primitif de la respiration. Le sulfométhylate de spartéine provoque rapidement des phénomènes convulsifs d'origine bulbo-médullaire, avec secousses toiuques et tremblements généralisés, troubles respiratoires accentués, respiration saccadée, dyspnée. Il détermine également une chute considérable de la pression sanguine avec diminution de l'énergie cardiaque. La mort se produit par paralysie d'origine centrale avec arrêt respiratoire primitif.

M. le Dr Rappin,

(Professeur à l'École de plein exercice de médecine et de pharmacie,
Directeur de l'Institut Pasteur de Nantes).

Les résultats obtenus pendant le cours de l'année dernière dans mes recherches sur l'immunisation anti-tuberculeuse chez le cobaye, m'avaient amené à conclure qu'il serait important, pour pouvoir juger convenablement la méthode que j'emploie, de pouvoir l'appliquer à des espèces se prêtant d'une façon plus complète aux expériences. Quelque importants que fussent, en effet, ces résultats, la fragilité relative de l'espèce que j'employais à ce moment était telle, la sensibilité que le cobaye présente à l'infection tuberculeuse est si grande, et, d'autre part, les modes d'introduction des virus vaccins sont, en raison de sa taille, si limités, que je pouvais à bon droit attribuer à ces conditions particulièrement défectueuses les difficultés que j'éprouvais à obtenir chez cet animal une immunisation réelle. C'est ainsi que j'ai été amené à tourner mes expériences sur d'autres espèces qui, tout en demeurant sensibles à l'infection spécifique, présentent cependant contre elle un certain degré de résistance naturelle au moins suffisant pour permettre aux vaccins introduits dans leur organisme de manifester leurs actions. Le lapin pouvait, jusqu'à un certain point, rentrer dans cet ordre d'idées, mais chez les animaux de cette espèce les phénomènes qui caractérisent l'évolution de l'infection tuberculeuse expérimentale offrent parfois, comme l'on sait, une inconstance assez grande, et certains sujets possèdent même un degré souvent très marqué de résistance naturelle à cette infection. C'est pourquoi je ne me suis pas arrêté au choix de cet animal. J'ai tenté de même seulement quelques expériences chez le chien, mais pour des raisons un peu analogues j'ai bientôt abandonné également cette espèce, les résultats notés dans les quelques tentatives faites avec elle m'ayant montré la difficulté que l'on éprouve à recueillir des données vraiment certaines en l'utilisant.

J'ai fait aussi quelques expériences sur le mouton, mais j'ai bientôt constaté que cette espèce animale ne constituait pas également un terrain expérimental favorable pour le but que je poursuis. Chez le mouton, la sensibilité à l'inoculation des bacilles vaccins que je prépare s'est montrée peu développée et chez les quelques animaux de ce genre sur lesquels j'ai expérimenté, l'injection intra-veineuse de ces substances, même à dose assez élevée, ne m'a pas paru amener de réaction suffisamment accusée, comme je l'avais d'ailleurs observé chez le chien. Ces constatations permettent de noter que, d'une façon générale, on retrouve dans ces expériences pour la réaction des différentes espèces animales aux toxines tuberculeuses, une sensibilité comparable à celle qu'elles présentent à l'infection bacillaire elle-même. Ce résultat est, du reste, facilement compréhensible.

En présence de ces faits, j'ai été conduit, pour donner à mes tentatives d'immunisation une base vraiment sûre, à m'adresser à l'une des espèces animales le plus susceptibles en somme de donner à l'expérimentateur les meilleures garanties pour la réussite de ses expériences.

Grâce à la subvention que la Caisse des Recherches scientifiques m'avait accordée, j'ai pu acquérir quelques bovidés d'âges différents, et c'est sur ces animaux que, depuis le mois de mai dernier, j'expérimente maintenant les substances avec lesquelles j'espère constituer des vaccins.

Depuis cette époque, j'ai recueilli un assez grand nombre d'observations dans ce sens. L'injection intra-veineuse des extraits bacillaires que je prépare, amène d'abord chez les bovidés une réaction extrêmement intense qui se traduit à la fois par une élévation de température souvent très marquée et par des symptômes généraux très accusés.

Ces composés agissent en réalité comme de véritables tuberculines, et comme en somme ils sont issus du protoplasma même du bacille de Koch et qu'ils sont constitués par les endotoxines mêmes de ce bacille, on s'explique aisément l'intensité de leurs actions. D'ailleurs, les phénomènes qu'ils provoquent sont passagers et s'effacent en général au bout de deux à trois jours au plus. On peut ainsi parvenir après un certain temps et plusieurs injections, à faire accepter des doses élevées de ces substances et mettre ainsi en évidence l'accoutumance véritable que les sujets ainsi traités finissent par présenter contre leurs effets. J'ai ainsi préparé quelques jeunes bovidés de deux et trois mois, d'autres un peu plus âgés et aussi des vaches laitières. Et quelques–uns de ces animaux ont déjà reçu à des intervalles plus ou moins espacés un assez grand nombre d'injections, dont quelques-unes à doses massives.

Ainsi que je l'ai exposé au dernier Congrès de l'Association pour l'avancement des Sciences, à Clermont–Ferrand, je fonde un réel espoir sur les applications de ces substances bacillaires à la vaccination des bovidés. Mais dans mon esprit, le but que je poursuis ainsi est plus étendu, et tout en recherchant dans mes expériences une méthode de vaccination ou d'immunisation active, je ne veux pas oublier qu'il sera peut-être également possible d'opposer à la tuberculose un procédé d'immunisation passive. Ainsi que je l'ai dit au Congrès de Clermont-Ferrand, quelque immense que puisse être le bénéfice que l'on puisse espérer tirer d'une méthode de vaccination ou d'immunisation active contre la tuberculose, dans la poursuite de ce résultat nous ne devons perdre de vue en aucun instant la recherche parallèle et concomitante d'une méthode qui permette de réaliser enfin pour la thérapeutique même de la tuberculose l'immunisation passive, sous quelque forme que ce soit, sérothérapie ou autre.

Or, dans mes expériences, les phénomènes de réaction que j'observe à la suite de l'injection des composés bacillaires que j'obtiens, ont une intensité que je n'ai jamais remarquée avec toutes les autres substances issues des cultures ou du bacille de Koch lui-même que j'avais utilisées jusqu'ici. C'est même pour cette raison que j'avais autrefois, en présence des faibles réactions que j'observais ainsi chez les animaux, abandonné la poursuite d'un sérum spécifique. Aujourd'hui, et en même temps que je continue à rechercher un procédé de vaccination directement applicable, en particulier aux bovidés et peut-être à l'homme, je m'efforce d'étudier les modifications qui se produisent au sein des organismes que je traite ainsi et dans leurs humeurs.

J'ai déjà de ce côté recueilli un certain nombre de faits intéressants. Le sang de ces animaux, au bout de plusieurs injections, acquiert d'abord un pouvoir agglutinant très élevé, sans qu'il puisse être question pour l'animal de tuberculisation, les bacilles injectés étant dépourvus de tout pouvoir virulent et. d'autre part, l'animal ayant été préalablement éprouvé à la tuberculine. Ce pouvoir agglutinant peut aller jusqu'à 1/15.

Concurremment à ces premières constatations, j'ai pu également observer dans le lait des vachés ainsi traitées des propriétés intéressantes. On retrouve dans ce lait, d'abord, la présence des toxines injectées à l'animal, mais il m'a été donné en même temps de constater que ce lait renfermait aussi des anti-toxines spécifiques. Ces premiers faits laissent entrevoir la possibilité d'obtenir des sérums peut-être très actifs, et même il est permis de penser que la consommation du lait et peut-être aussi de la chair des animaux ainsi traités, pourrait ne pas être sans influence sur la marche de la tuberculose chez les individus faisant usage de ces produits.

Ce sont là évidemment des faits qu'il convient de contrôler par des observations suivies. En ce moment, je cherche à éprouver au point de vue de la résistance que j'ai pu leur conférer, les animaux que j'ai en expérience, en leur inoculant, comparativement à des témoins, des doses convenables de virus tuberculeux.

C'est donc maintenant dans un temps relativement peu éloigné que je pourrai établir d'une façon certaine si les procédés d'immunisation que j'utilise sont enfin sûrs et s'ils doivent être définitivement retenus, et l'on conçoit, dans ces conditions, combien je désire poursuivre, en les étendant encore, ces dernières expériences.

M. Ravaz,

Professeur de viticulture à l'École nationale d'agriculture de Montpellier).

I. — *Maladie de l'anguillule.*

Elle a pour cause l'*Heterodera radicicola*. — Rare en France, elle est plus fréquente en Espagne, en Portugal, dans l'Amérique du Sud : Pérou, Chili, République Argentine, etc. En Algérie, elle existe dans beaucoup de vignobles du littoral, dont elle compromet le développement.

J'ai recherché si les espèces de vignes américaines, qui résistent au phylloxera étaient aussi résistantes à l'anguillule. Pour cela, j'ai planté dans de grands vases, remplis de sable marin qui convient bien à l'anguillule, les espèces suivantes : *V. Riparia* et *V. Rupestris* côte à côte avec le *V. Vinifera*. L'infection a été réalisée avec des racines de *V. Vinifera* portant de nombreux kystes d'anguillules. Voici les résultats de ces recherches : sur *V. Vinifera*, tubérosités très nombreuses et très volumineuses, pouvant atteindre un centimètre de diamètre, s'altérant vite et dont l'altération amène la mort de la petite racine qui les porte ; sur *V. Riparia* et *V. Rupestris*, tubérosités à peine saillantes, peu nombreuses. s'altérant peu et laissant la racine à peu près complètement saine.

Conclusion : les vignes américaines résistantes au phylloxera : *V. Riparia*, *V. Rupestris*, le sont aussi à l'anguillule. et, par suite, peuvent être utilement employées comme porte-greffes, contre cet ennemi de la vigne.

II. — *Court-noué.*

J'ai poursuivi l'étude du court-noué de la vigne qui est la maladie la plus redoutable avec laquelle le vignoble du midi de la France ait actuellement à compter. Elle amènera, d'ici peu, si on n'y peut porter remède, la disparition de grandes étendues de vignes.

Je l'avais reproduite, l'année dernière, en congelant partiellement les bourgeons. Cette année, j'ai obtenu des résultats semblables par une autre voie.

En décembre 1907, j'ai fait développer en serre des pieds de vigne élevés en pot, jusqu'à ce que leurs bourgeons aient atteint environ un centimètre de longueur. A ce moment, j'ai mis ces pieds de vigne dans une cave éclairée, mais dont la température s'est maintenue sensiblement constante à 9° pendant toute la durée de l'expérience. A cette température, la croissance de la vigne est arrêtée : les bourgeons développés restent vivants sans s'allonger.

Le séjour dans la cave a varié de huit jours à deux mois et demi : après quoi les pieds de vigne ont de nouveau été replacés en serre chauffée. Les bourgeons ont repris leur croissance, mais tandis que ceux qui n'étaient restés que quelques jours en cave s'allongeaient normalement, les autres devenaient nettement court-noués.

Ces arrêts dans la croissance se produisent aussi dans les conditions ordinaires de la culture, lorsque la température s'abaisse, au printemps, au-dessous de 10°; et de tels abaissements de température sont surtout fréquents et importants dans les parties basses et humides, où justement le court-noué cause le plus de dommages aux vignes.

Les pieds de vigne ainsi court-noués durant l'hiver 1907-1908, je les ai fait développer en serre en novembre dernier : les nouvelles pousses sont nettement court-nouées ? Voilà un cas de court-noué expérimental devenu héréditaire.

III. — *Influence de la greffe sur le produit des vignes greffées.*

J'ai déjà étudié cette question en 1902, dans un travail publié dans le *Bulletin de la société botanique de France.* J'ai tenu à la reprendre en plaçant le raisin dans les conditions les meilleures pour qu'il puisse être modifié, soit par le sujet, soit par le greffon.

J'ai donc, de 1903 à 1908, fait notamment les greffes suivantes :

1° *Teinturier* sur *aramon*, c'est-à-dire cépage à feuilles et fruits très colorés sur cépage très peu coloré ;

2° Plusieurs variétés à fruits blancs sur variétés à fruits très colorés ;

3° *V. Labrusca* à raisin foxé sur *aramon* à raisin neutre.

Puis les feuilles du *sujet* ont été supprimées au fur et à mesure de leur apparition, de sorte que ses *fruits* ont été nourris *exclusivement* par les feuilles du *greffon*.

Résultats : aucune modification appréciable, ni dans la saveur, ni dans la couleur du raisin.

Dans l'expérience I, la matière colorante est restée localisée dans le greffon, en s'arrêtant net au niveau de la soudure.

Dans l'expérience II, le raisin s'est fortement coloré, malgré qu'il ait été nourri exclusivement par des feuilles de raisin blanc.

Cette expérience établit aussi que la matière colorante ne se forme pas dans la feuille pour passer ensuite dans le raisin, mais, au contraire, qu'elle se forme directement dans ce dernier organe.

L'expérience III établit aussi que les parfums qui peuvent prendre naissance dans les feuilles du greffon, n'émigrent point dans les fruits du sujet, qui conservent intactes leurs qualités.

IV. — *Influence de la couleur du sol sur la végétation
de la vigne.*

Pour la mesurer, j'ai peint trois carrés de vigne : l'un en noir, le deuxième en rouge, le troisième en blanc.

La végétation étant exprimée, après pesée, par 1 pour les témoins, celle du carré noir a été de 1,78 ; celle du carré rouge de 1,53, et celle du carré blanc de 1,18.

En colorant en noir la surface du sol, on peut donc presque doubler la végétation de la vigne, et ce résultat, aucune matière fertilisante ne peut le donner. Il explique pourquoi certains. sols conviennent mieux à la vigne que d'autres.

M. Cl. Regaud,

(Agrégé, chef des travaux pratiques d'histologie
à la Faculté mixte de médecine et de pharmacie de l'Université de Lyon).

Les recherches que j'ai effectuées en 1907-1908, à l'aide des fonds mis à ma disposition par la Caisse des Recherches scientifiques, ont été faites avec la collaboration de M. le Dr G. *Dubreuil*, préparateur du laboratoire. Nous avons travaillé dans deux directions; nous avons étudié : 1° *l'action des rayons de Rœntgen sur les tissus et les organes normaux*; 2° certains faits relatifs à la *structure de l'ovaire* et à la *physiologie de l'appareil génital femelle.* Cette dernière série de recherches a été entreprise pour utiliser complètement les nombreux animaux dont l'achat et l'entretien étaient, ainsi qu'on va le voir, nécessités par nos travaux relatifs à l'action des rayons X.

ACTION DES RAYONS DE RŒNTGEN SUR LES ORGANES ET LES TISSUS NORMAUX

But à atteindre.

Les recherches sur ce sujet sont importantes à deux points de vue très différents.

A. — On sait que les rayons X agissent énergiquement, mais d'une façon très variable et avec des résultats souvent imprévus, sur les tissus pathologiques, en particulier sur les néoplasmes. Les faits jusqu'ici observés permettent bien d'espérer qu'on arrivera à traiter les cancers par les rayons X avec sécurité et efficacité; mais on doit malheureusement constater que nous sommes encore en plein empirisme. Or un des facteurs les plus puissants des progrès à réaliser consiste certainement dans l'étude approfondie de l'action des rayons sur les cellules normales.

B. — L'étude des modifications produites expérimentalement par les rayons X dans les organes et les tissus peut amener des découvertes importantes relativement à leur structure et à leur physiologie normales.

Résultats antérieurement obtenus par nous.

Nous avons commencé dans le courant de 1905, l'étude de l'action exercée par les rayons X sur le testicule; ce choix était motivé principalement par les deux raisons suivantes : nous avions de la structure de cet organe une connaissance particulièrement approfondie, et les expériences de nos devanciers démontraient que les rayons X ont sur le testicule une action extraordinairement élective.

Nos premiers travaux (effectués avec la collaboration de M. J. Blanc, et publiés en 1906) ont démontré, entre autres faits, les suivants :

1° De toutes les espèces de cellules entrant dans la constitution du testicule, les plus vulnérables par les rayons de Rœntgen sont les spermatogonies, éléments qui occupent la place la plus reculée dans la lignée généalogique des spermatozoïdes;

2° Les rayons, même à faible dose, déterminent dans certaines cellules des modifications non immédiatement mortelles, mais qui causent de graves anomalies dans leur développement ultérieur. Ces modifications se traduisent même parfois par des monstruosités remarquables, apparaissant seulement dans les descendants des cellules irradiées;

3° Les générations successives d'une même lignée de cellules montrent des différences de vulnérabilité considérables, dont les causes — sans doute très importantes à connaître — nous échappent encore. Cependant il devient de plus en plus certain que c'est la substance des noyaux cellulaires qui est surtout vulnérable par les rayons X.

En 1907, nous nous sommes attachés à déduire des faits acquis les conséquences intéressant divers problèmes d'histologie normale relatifs à la spermatogénèse.

Nos travaux en 1907-1908.

Nous nous sommes occupés principalement d'étudier les perturbations apportées par la roentgénisation dans les fonctions du testicule et des spermatozoïdes. Les expériences dans cet ordre d'idées sont très délicates ; elles ont exigé beaucoup de patience et de temps, ainsi que le sacrifice de beaucoup d'animaux.

1° Nous avons d'abord cherché à préciser les faits de *dissociation entre la puissance virile et la fécondité.*

A. — Deux lapins dont les testicules avaient été roentgénisés ont eu, en l'espace de 10 mois, 32 accouplements avec 16 femelles normales. La puissance virile de ces lapins s'est montrée pour le moins intégralement conservée. Mais aucun des accouplements ne fut suivi de mise bas.

Au moment des derniers de ces accouplements (c'est-à-dire des plus éloignés du moment de l'irradiation) le sperme ne contenait plus de spermatozoïdes : l'azoospermie est, dans ces cas, la cause évidente de la stérilité. Mais nous avions constaté, dans le sperme éjaculé lors des premiers accouplements, des spermatozoïdes nombreux, très mobiles et normaux en apparence : la stérilité de ces premiers accouplements n'est donc explicable que par une lésion latente, une perturbation fonctionnelle des spermatozoïdes roentgénisés.

B. — Dans l'espoir de démontrer la réalité de cette *perturbation fonctionnelle des spermatozoïdes*, nous soumîmes à une dose légère de rayons X les testicules et les épididymes de plusieurs lapins. Il fallait ensuite obtenir de ces animaux des accouplements dans les jours suivants, avant que s'établit la période d'azoospermie consécutive à la roentgénisation. Beaucoup d'essais furent infructueux parce que nous ne disposions pas d'un nombre suffisant de femelles prêtes. Nous réussîmes cependant à obtenir d'un lapin un accou-

plement au 3° jour, et d'un autre lapin neuf accouplements du
1ᵉʳ au 16° jour après l'irradiation. Les résultats confirmèrent
notre hypothèse, et nous permirent de tirer les conclusions
suivantes :

Les spermatozoïdes rœntgénisés dans l'épididyme, ou descendant
de cellules testiculaires rœntgénisées, peuvent n'avoir subi aucune
modification appréciable au microscope, conserver une mobilité
suffisante pour atteindre l'ovaire et même un puissance fertilisante
suffisante pour féconder les œufs. Mais ces spermatozoïdes rœntgénisés ont subi une perturbation latente telle que les ovules normaux qu'ils fécondent ont un développement abortif : les embryons
dégénèrent avant ou après la fixation des œufs à l'utérus et se
résorbent sur place.

Ainsi s'est trouvé réalisée la dissociation des propriétés motrice
et fertilisante des spermatozoïdes, par une *lésion expérimentale de
la matière héréditaire*.

Nous continuons nos recherches dans cette nouvelle voie, avec
l'espoir d'y découvrir des faits importants pour la biologie générale.

2° Nous avons commencé l'étude de *l'action des rayons de
Rœntgen sur le testicule des animaux jeunes*. Les données acquises
relativement à l'action de ces rayons sur le testicule des adultes
permettaient de supposer que le testicule impubère se montrerait
extrêmement vulnérable et qu'on pourrait réaliser facilement une
castration rœntgénienne précoce.

Cette prévision a été complètement démentie par les faits.
L'épithélium séminal des jeunes animaux (lapins de 2 mois 1/2 à
3 mois) est beaucoup plus résistant à l'action des rayons que
celui des adultes de la même espèce.

Ce fait inattendu a une grande importance. Il démontre en effet
ceci : contrairement à ce qu'on croyait, la place reculée qu'occupe
une espèce cellulaire dans une lignée généalogique, le long « devenir
karyokinétique » et la grande activité multiplicatrice des cellules
ne nous donnent pas une explication satisfaisante de leur vulnérabilité. Nous avons des motifs de croire que *les différences de
vulnérabilité des cellules par les rayons X dépendent de la constitution moléculaire de la chromatine*.

3º Les nombreuses pièces que nous avons recueillies au cours de ces recherches vont nous permettre de faire une nouvelle étude histologique des lésions déterminées dans le testicule par les rayons X, ainsi que des processus réparateurs de ces lésions.

4º Nous avons rassemblé tous les faits actuellement connus concernant l'action des rayons X sur les glandes germinales, dans une revue d'ensemble analytique et critique destinée à servir de point de départ ou de base à de nouvelles recherches.

Un exposé plus détaillé des travaux qui font l'objet de la première partie de ce rapport, se trouve dans les publications suivantes :

Cl. Regaud et G. Dubreuil. — Action des rayons X Rœntgen sur le testicule du lapin. — I. Conservation de la puissance virile et stérilisation. — II. Modifications de l'épithélium séminal et état de l'épididyme. — *Société de Biologie*, 14 et 21 décembre 1907.

— Influence de la rœntgénisation des testicules sur la structure de l'épithélium séminal et des épididymes, sur la fécondité et sur la puissance virile du lapin. *Lyon médical*, 1er mars 1908, p. 457-472.

— Perturbations dans le développement des œufs fécondés par des spermatozoïdes rœntgénisés, chez le lapin. *Société de Biologie*, 6 juin 1908.

— Action des rayons de Rœntgen sur le testicule des animaux impubères, etc. *Association française pour l'avancement des Sciences*, août 1908, — *Société de Biologie*, 7 novembre 1908.

Cl. Regaud. — Lésions déterminées par les rayons de Rœntgen et de Becquerel-Curie dans les glandes germinales et dans les cellules sexuelles, chez les animaux et chez l'homme. Rapport au Congrès de l'*Association française pour l'avancement des Sciences*, Clermont-Ferrand, 1908.

II.

RECHERCHES SUR LA STRUCTURE DE L'OVAIRE ET SUR CERTAINS POINTS DE LA PHYSIOLOGIE DE L'APPAREIL GÉNITAL

L'étude minutieuse de l'appareil génital et de ses fonctions, chez les nombreuses lapines que nous avons dû utiliser au cours des expériences précédentes, nous a conduit à la découverte ou à la vérification de faits intéressants que nous grouperons sous trois titres différents :

1° Variations de la «glande interstitielle» de l'ovaire à l'état physiologique ;

2° Physiologie de l'ovulation ;

3° Relations fonctionnelles de l'ovaire et de l'utérus.

1° Variations de la «glande interstitielle» de l'ovaire à l'état physiologique.

On connaît sous le nom de «glande interstitielle» de l'ovaire l'ensemble des cellules volumineuses et globuleuses, chargées de produits de sécrétion lipoïdes, situées dans le tissu conjonctif de l'ovaire, dans les intervalles des follicules et des corps jaunes. Dans l'ovaire de la lapine, cette formation est très développée. Son rôle physiologique est inconnu.

Nous avons découvert que la «glande interstitielle» subit, chez les lapines pubères, des variations considérables, qui impriment à l'organe des modifications d'aspect (au microscope et à l'œil nu) tout à fait caractéristiques. On peut, à ce point de vue, distinguer deux types extrêmes d'ovaires : ceux dont la glande interstitielle est peu développée sont petits, gris ou gris rosé, un peu translucides ; ceux dont la glande interstitielle est très développée sont très gros, d'un blanc de lait, opaques et d'aspect généralement grenu. Ce dernier caractère tient à la présence de nodules gros de 0,1 à 1 mill. (et plus) de diamètre, formés de cellules interstitielles. L'opacité et la blancheur du tissu sont dues à la graisse qui remplit les cellules.

Recherchant la signification de ces variations, nous avons constaté les faits suivants :

1° Le rut, la ponte ovarique et la fécondation sont indépendants du plus ou moins de développement de la glande interstitielle ;

2° A tous les stades de la gravidité, on peut trouver la glande interstitielle à un degré quelconque de développement;

3° Presque toutes les lapines à glande interstitielle peu développée sont jeunes, arrivées à la puberté depuis peu ; presque toutes les lapines à glande interstitielle très développée sont pleinement adultes et ont déjà eu plusieurs grossesses.

Des expériences que nous venons seulement d'instituer, et qui sont à longue échéance, nous permettront — du moins nous avons les meilleures raisons de l'espérer — d'élucider dans le cours de l'année 1909 la signification de ces curieuses variations.

Des renseignements détaillés se trouvent dans les publications suivantes :

Cl. Regaud et G. Dubreuil. — Variations macroscopiques de la glande interstitielle de l'ovaire, chez la lapine. *Société de Biologie*, 28 décembre 1907.

— Glande interstitielle et rut, chez la lapine. *Société de Biologie*, 8 février 1908.

— Gravidité et glande interstitielle de l'ovaire, chez la lapine. *Société de Biologie*, 7 mars 1908.

— Parallélisme des variations macroscopiques et microscopiques de la glande interstitielle, dans l'ovaire de la lapine. *Société de Biologie*, 23 mai 1908.

— Variations de la glande interstitielle de l'ovaire chez la lapine. *Verhandl. der anat. Gesellschaft*. Berlin, avril 1908.

2° *Physiologie de l'ovulation.*

On savait depuis longtemps que l'ovulation, chez la lapine, est toujours consécutive à l'accouplement, lequel n'est accepté de la femelle que lorsqu'elle est en rut.

A l'occasion d'une polémique qui s'est élevée entre M. Villemin et nous, relativement à la théorie bien connue de Frænkel sur la physiologie des corps jaunes de l'ovaire, nous avons eu l'occasion de vérifier l'exactitude de l'opinion classique affirmant la non-spontanéité de l'ovulation chez la lapine, et de faire connaître de nouveaux faits. Nous avons démontré :

1° *Que l'ovulation, chez la lapine, ne s'effectue jamais sans l'intervention du mâle.* Des lapines complètement isolées n'ovulent jamais ;

2° *Que le simple voisinage du mâle, même prolongé, est insuffisant pour causer l'ovulation ;*

3° *Que l'excitation vénérienne*, résultant de l'accouplement (ou de tentatives d'accouplement immédiates, réitérées et artificiellement empêchées, d'après Coste) est bien une *condition indispensable de la rupture des follicules ovariens*.

3° Relations fonctionnelles de l'ovaire avec l'utérus.

A la suite des travaux de Frœnkel, on tend à admettre, depuis quelques années, que les corps jaunes de l'ovaire ont pour fonction de déverser dans le sang des produits de sécrétion qui agiraient sur l'utérus, soit pour le préparer à la « nidation » (en cas d'ovulation suivie de fécondation et de gravidité), soit pour déterminer les phénomènes périodiques du rut (ou de la menstruation) et les modifications utérines qui les accompagnent (en cas d'ovulation non suivie de fécondation).

Le riche matériel, consistant en ovaires et tractus génitaux de lapines, soigneusement observées, que nous avons dû réunir à l'occasion de nos recherches sur l'action des rayons X, nous a convaincu que cette théorie est inexacte, tout au moins en beaucoup de ses parties essentielles. Nos recherches sur ce sujet sont loin d'être terminées ; mais nous avons démontré ce fait important : *chez la lapine, les corps jaunes ne sont certainement pas la cause du rut,* car ils sont postérieurs au rut.

Des renseignements détaillés sur nos expériences relatives à l'ovulation et aux fonctions des corps jaunes sont contenus dans les publications suivantes :

CL. REGAUD et G. DUBREUIL. — Existe-t-il des relations entre les phénomènes du rut et la présence des corps jaunes ovariens, chez la lapine ? *Société de Biologie,* 1er février 1908.

— A propos des corps jaunes de la lapine : ils n'ont avec le rut aucune relation. *Ibidem,* 14 mars 1908.

— L'ovulation de la lapine n'est pas spontanée. *Ibidem,* 28 mars 1908.

— Observations nouvelles relatives à l'indépendance des corps jaunes et du rut chez la lapine. *Ibidem,* 4 avril 1908.

— Action du mâle sur le rut et l'ovulation chez la lapine. — I. Le voisinage prolongé sans accouplement est insuffisant pour provoquer l'ovulation. *Ibidem,* 28 novembre 1908.

— Influence du mâle sur les fonctions ovariennes. L'ovulation, chez la lapine, n'est pas spontanée : objections à la théorie de Frœnkel sur les fonctions des corps jaunes. *Lyon médical,* 30 août 1908, p. 321-339.

M. A. Rodet,

(Professeur à la Faculté de médecine de l'Université de Montpellier,
Directeur de l'Institut Bouisson-Bertrand).

Les recherches faites par moi ou sous ma direction, en 1908, se classent sous les titres suivants:

A. — SÉRUM ANTITYPHIQUE

I. *Propriété préventive.*
Application à la sérothérapie de la fièvre typhoïde.

Je disais, dans mon précédent rapport, que, après des recherches poursuivies parallèlement sur le sérum de plusieurs sujets immunisés par la même méthode (injections intra-veineuses de bacilles vivants), mais suivant divers modes quant au rapprochement des injections, à la progression des doses, etc., nous avions réussi, M. Lagriffoul et moi, à préparer un sérum que nous nous étions crus autorisés à essayer sur l'homme. Nous avons, cette année, appliqué les règles déduites de nos recherches antérieures à la préparation d'un nouveau cheval. Nous avons facilement obtenu un sérum qui nous a donné satisfaction dans ses effets sur l'animal ; et, avec ce sérum, nous avons repris des essais thérapeutiques. Plusieurs dothiénentériques ont été traités dans les cliniques de Montpellier. Le nombre en est encore trop restreint pour constituer une statistique intéressante ; nous nous croyons cependant autorisés à dire que, dans plusieurs cas, nous avons nettement observé une influence heureuse du sérum sur l'état typhoïde et sur la température. D'ailleurs, la prudence exige que nous procédions par tâtonnements, ou plutôt d'une façon très graduelle eu égard à l'importance des doses de sérum à injecter, au nombre et aux intervalles des injections; jusqu'ici, nous avons été extrêmement réservés, et très vraisemblablement nous n'avons pas encore administré notre sérum suivant le mode le plus favorable à sa complète efficacité. Nous comptons poursuivre nos essais sur une plus vaste échelle.

En ce qui concerne les conditions d'immunisation pour la préparation du sérum, nous avons constaté une fois de plus qu'il est plus facile d'obtenir un bon sérum d'un sujet neuf, par un traitement relativement court, de deux ou trois mois, que d'un sujet en immunisation depuis longtemps. D'ailleurs, il se confirme que les sujets fournisseurs de sérum, ayant subi depuis de longs mois un traitement par notre méthode, arrivent facilement à l'intolérance; c'est ainsi que les deux chevaux qui nous servaient l'année précédente sont morts, ce qui nous a obligés à en préparer un nouveau, et ce qui a contribué à retarder nos essais thérapeutiques. Nous avons réuni de nouveaux documents sur les conditions les plus propres à respecter la tolérance, sur l'influence, eu égard à cette tolérance et aux qualités du sérum, de la progression plus ou moins grande du traitement immunisateur, des interruptions, des reprises de traitement après un repos, etc.

Tandis que nous préparions un cheval dans les conditions connues de nous jusqu'ici comme les meilleures, en vue de l'application thérapeutique, nous avons continué sur des moutons des expériences ayant pour but de chercher à perfectionner notre sérum, en introduisant des variantes dans le mode d'immunisation; ces essais sont en cours.

J'ai insisté précédemmeut sur la propriété fâcheuse, favorisante, que j'ai désignée par l'expression « — S », et que nous considérons comme l'écueil de la préraration du sérum antityphique; et, dans mon précédent rapport, je concluais que l'action favorisante devait être attribuée, au moins pour une part, au pouvoir antibactéricide ou bactéricide négatif (b c —), c'est-à-dire à cette propriété par laquelle le sérum peut protéger les bacilles contre l'action bactéricide de l'alexine, soit in vitro, soit in vivo. C'est pourquoi, en pratique, nous nous sommes attachés à étudier nos divers échantillons de sérum dans leur action in vitro sur les bacilles, considérant cette épreuve comme susceptible de fournir une certaine appréciation sur la valeur de l'échantillon à titre préventif; et nos multiples observations à ce sujet ont confirmé qu'il y a souvent un certain rapport inverse entre le degré du pouvoir b c — et la valeur préventive du sérum. Ce n'est pas à dire que l'épreuve *in vitro* permette un jugement définitif (l'action sur les bacilles n'etant pour ainsi dire que l'accessoire dans l'action préventive antisepticémique du sérum); et c'est toujours l'injection sous-cutanée au cobaye, 24 heures avant l'injection intra-veineuse de bacilles vivants à dose plus que mortelle, qui nous sert de critérium. Mais l'épreuve *in vitro* donne une première appréciation : un pouvoir anti-bactéricide élevé constitue une sérieuse défectuosité, qui permet de craindre que le sérum ne se comporte mal dans l'épreuve sur l'animal ; un faible degré, au contraire, de cette propriété, si elle ne suffit pas à affirmer la valeur du sérum, constitue une présomption favorable. Aussi nous attachons- nous, dans nos immunisations, à réduire au minimum cette propriété antibactéricide, et il est certain qu'on peut la voir, soit s'accentuer, soit se réduire, suivant les conditions de détail de l'immunisation.

II. *Propriétés bactéricide et antibactéricide.*

Nous avons donc fait, surtout dans un but pratique, de très nombreuses déterminations de l'action *in vitro* de nos échantillons de sérum sur les bacilles. Elles nous ont permis de mieux analyser les faits concernant les propriétés contraires, sensibilisatrice (b c +) et anti-alexique ou antibactéricide (b c −).

C'est la propriété b c − qu'il nous a été donné d'étudier le plus largement.

En présence d'une combinaison donnée des autres facteurs qui interviennent dans la réaction (quantité d'alexine, nombre de bacilles), l'effet antibactéricide exige des proportions suffisamment fortes du sérum spécifique ; il y a comme une échelle de doses susceptibles de cet effet négatif, pour ainsi dire une zone de «—». Dans cette zone, l'intensité des effets anti-alexiques est en général en rapport direct avec la proportion du sérum spécifique ; elle décroît à mesure que cette proportion se rapproche d'une certaine dose, L — , limite inférieure de la zone de «−» ; au-dessous de cette limite, le sérum spécifique est sans effet, le sérum alexique agit comme s'il était seul.

L'étendue de la zone de « — » et la dose-limite L — n'ont rien d'absolu pour un sérum donné; elles sont en rapport avec une certaine combinaison des autres facteurs. C'est surtout la proportion du sérum neuf qui a une très grande influence: lorsque la dose d'alexine s'élève, la zone de « — » se réduit, L — s'élève; l'abaissement de la dose d'alexine au contraire abaisse L —. Mais ces variations ne sont pas proportionnelles; L — s'abaisse bien plus vite que ne s'abaisse la dose d'alexine, sauf peut-être pour des valeurs très fortes de cette dernière. C'est aussi l'intensité des effets anti-alexiques qui est commandée par la dose de sérum neuf: dans de certaines limites, l'abaissement de la proportion d'alexine accentue les effets « — » d'une même dose de sérum spécifique; mais, au dessous d'une certaine proportion, au contraire, une réduction plus forte de l'alexine a pour résultat de diminuer les effets « — », et une réduction plus forte encore les supprime: l'effet anti-alexique exige que le sérum normal intervenant dans la réaction ait par lui-même une réelle action bactéricide. Le nombre des bacilles a beaucoup moins d'influence que la dose d'alexine.

Cette propriété antibactéricide se manifeste à l'égard de sérums frais d'espèces diverses: mouton, chèvre, lapin, cobaye, cheval. Et il est indifférent que le sérum employé à titre d'alexine soit de même espèce, ou non, que le sérum spécifique.

Un des caractères les plus remarquables de cette propriété est sa spécificité étroite: notre sérum antityphique exerce cette action à l'égard du bacille d'Eberth, non à l'égard du Coli.

Fort aptes à procurer un effet anti-alexique, nos sérums d'animaux immunisés par injections intraveineuses de cultures vivantes se montrent le plus souvent incapables d'exagérer dans une notable mesure l'action de l'alexine, c'est-à-dire d'exercer une action bactéricide positive, b c + ; en d'autres termes, leur pouvoir sensibilisateur bactériolytique est nul ou très effacé. Il nous a cependant été donné de constater parfois un certain effet positif, à condition de faire agir le sérum à des doses suffisamment faibles, et dans des limites étroites de doses, pour ainsi parler avec une zone de « + » très restreinte, et seulement avec une combinaison précise des autres facteurs, notamment en ce qui concerne la quantité d'alexine. Pour peu qu'on fasse varier légèrement la proportion de cette dernière, l'effet sensibilisateur disparaît. Encore est-il que ces effets b c + sont toujours très médiocres ; à l'égard d'une dose d'alexine donnant déjà à elle seule un effet bactéricide, cet effet sera accentué par le sérum spécifique, mais restera inférieur à ce que peut faire la même alexine seule à dose plus forte ; en présence d'une dose d'alexine inefficace ou se bornant à retarder la pullulation bacillaire, le surcroît d'effet de la part du sérum spécifique consistera en un retard un peu plus grand de la pullulation. Avec nombre d'échantillons de sérum, nous n'avons même pas observé ces effets atténués : malgré qu'on expérimente avec une échelle de doses extrêmement étendue, et qu'on fasse varier les proportions d'alexine, on ne réussit pas à constater, au-dessous de la zone de doses à effets « — », une zone de doses à effets « + » ; les combinaisons qui ne procurent pas d'effets anti-alexiques du sérum spécifique procurent des effets nuls. En d'autres termes : zone de « — », zone de « o », absence de zone de « + », tels sont les caractères que l'on trouve dans nombre d'échantillons de sérum. Il n'est guère possible, en présence de ces faits, d'accepter la thèse d'après laquelle les effets négatifs b c — traduisent simplement un excès de l'action du sérum spécifiqne, ou, dans le sérum, un excès de principe actif.

III. *Sérum antityphique dans la réaction de Bordet-Gengou.*
Réaction de fixation en général. Mode d'action des sérums
antibactériens. Mécanisme du pouvoir antibactéricide b c —.

Étant donnés ces résultats, fournis par la recherche du pouvoir bactéricide, il était indiqué de voir comment nos sérums se comportent dans la réaction de fixation de Bordet-Gengou. C'est ce qu'a fait M. Sanadzé, sous ma direction, dans des recherches qui ont fait l'objet de sa thèse inaugurale (thèse de Montpellier, 1908 ; Société de biologie, juillet 1908). Voici les faits saillants qu'il a observés.

Les divers échantillons de notre sérum antityphique qu'il a éprouvés lui ont donné (avec un système hémolytique composé de globules de mouton sensibilisés par du sérum de lapin – mouton, et d'alexine, soit de cobaye, soit de lapin) une réaction de fixation positive. Mais ce résultat n'a pas permis de conclure dans tous les cas à la présence d'une sensibilisatrice. En effet, chacun des deux éléments provocateurs de la réaction, bacilles, sérum antityphique, est capable, pour son propre compte, de neutraliser une certaine quantité d'alexine et d'empêcher ou de diminuer l'hémolyse. Les bacilles seuls exercent, à dose suffisante, une action anti-alexique et par suite antihémolytique très notable. Les sérums seuls se sont aussi montrés susceptibles d'exercer une action antihémolytique ; et l'on s'est assuré que cette action résulte d'une neutralisation de l'alexine, c'est-à-dire n'est au fond qu'une action anti-alexique. Ce pouvoir antihémolytique ne s'est pas montré spécial à notre sérum antityphique; il a été retrouvé dans d'autres sérums et même dans le sérum normal de cheval et de mouton. Variable d'intensité suivant les échantillons de sérum, cette propriété a paru être sans relation avec les substances spécifiques antityphiques ; en effet, outre qu'elle ne s'est pas montrée, dans les différents échantillons de sérum, proportionnelle au pouvoir sensibilisateur, c'est-à-dire à l'aptitude à donner un résultat positif avec l'intervention des bacilles, M. Sanadzé a montré que les deux propriétés ne sont pas également sensibles à la chaleur et peuvent être, pour ainsi dire, dissociées par le chauffage à des températures de 60° à 65° (supprimant la propriété antihémolytique, respectant la propriété sensibilisatrice). D'après cela, dans l'interprétation d'une réaction de fixation, on ne peut légitimement conclure à une action d'anticorps qu'autant que l'action combinée des deux facteurs, sérum et microbes, dépasse la somme de l'action de chacun d'eux ; la méconnaissance de cette règle a dû jusqu'ici causer pas mal d'erreurs.

Les recherches de M. Sanadzé ont très nettement montré qu'on peut obtenir une véritable réaction de fixation positive (par action combinée des deux facteurs), avec des échantillons de sérum antityphique avec lesquels on ne réussit pas à obtenir une action bactéricide par association du sérum inactivé avec un sérum normal alexique; en d'autres termes, un sérum peut être sensibilisateur au sens de la réaction de Bordet-Gengou sans l'être au sens d'une action bactéricide. C'est là, du reste, un fait déjà établi ; mais il semble qu'on n'en a pas assez tenu compte jusqu'ici pour la théorie des actions de sensibilisatrice.

Est-il vrai qu'une sensibilisatrice se fixe sur l'élément microbien, qui, grâce à elle, deviendrait plus apte à fixer l'alexine et plus sensible à son action? Cette interprétation contient-elle toute la vérité? Il semble qu'on a trop voulu jusqu'ici tout expliquer par ce que les sérums peuvent céder aux microbes, et qu'on a trop négligé le phénomène inverse, ce que les microbes peuvent céder aux sérums et les processus qui se passent en dehors d'eux. Me basant sur des expériences personnelles sur le pouvoir anti-alexique d'extraits bacillaires, sur certaines des expériences de M. Sanadzé (consistant à faire agir, dans une réaction de fixation de Bordet-Gengou, bacilles et sérum après contact préalable), sur des faits observés avec M. Lagriffoul dans nos épreuves de pouvoir bactéricide ; tenant compte aussi, d'une série de faits signalés dans ces derniers temps par différents auteurs, je suis porté à considérer comme insuffisante l'interprétation classique, tant de la réaction de fixation que de l'action bactériolytique des sérums antibactériens. Groupant ces faits, j'ai cru pouvoir (*Société de biologie*, 14 novembre 1908) conclure :

« Les théories classiques sur le mode d'action des sérums spécifiques antibactériens ne paraissent plus pouvoir s'harmoniser entièrement avec les faits nouveaux. L'explication suivante me paraît mériter l'attention et le contrôle expérimental.

«Les microbes contiennent normalement un principe doué de la propriété anti-alexique, qui sans doute les protège contre l'alexine. (Ne serait-ce pas le même principe par lequel ils peuvent repousser les phagocytes?) L'action du sérum spécifique antibactérien consiste surtout à extraire ce principe anti-alexique ; il peut aussi s'y joindre une action fixatrice s'exerçant sur ce principe libéré pour augmenter son avidité pour l'alexine. »

Cette conception rend facilement compte du phénomène anti-bactéricide, et s'accorde mieux avec les faits concernant ce phénomène que l'interprétation de Neisser et Wechsberg, d'après laquelle l'effet anti-alexique serait dû à un détournement de l'alexine par l'ambocepteur en excès sur les bacilles. D'une part, l'impossibilité d'obtenir, avec des sérums doués d'un haut pouvoir antibactéricide, à la fois des effets « — » à dose forte et des effets « + » à dose faible ; d'autre part le caractère de spécificité de cette propriété, ou pour mieux dire le fait qu'elle ne s'exerce qu'en présence du microbe correspondant, ne peuvent s'accorder avec cette hypothèse. Les faits que j'ai observés avec M. Lagriffoul et avec M. Sanadzé me permettent de conclure que les effets antibactéricides ne sont pas dus au fixateur intervenant en excès et agissant pour son propre compte, qu'ils ne sont pas dus non plus à une substance anti-alexique banale. C'est bien un principe spécifique du sérum, un anticorps qui en est responsable, mais il ne les produit que grâce à la participation des bacilles. Peut-on penser que, doués d'une certaine qualité, les fixateurs, en saturant les bacilles, les protègent contre l'action bactéricide de l'alexine? l'expérience montre qu'il n'en est rien : les bacilles , saturés par un sérum très antibactéricide, ne sont pas moins sensibles à l'action de l'alexine, au contraire. On est, pour ainsi dire, acculé à appliquer à ce phénomène la théorie ci-dessus énoncée : l'alexine serait fixée en dehors des bacilles sur un principe émané d'eux, le rôle du sérum spécifique consistant, soit à extraire ce principe des bacilles, soit à accroître son avidité pour l'alexine; celle-ci est donc vraiment détournée des bacilles (conformément à l'hypothèse de Neisser et Wechsberg), mais par la coopération d'un principe bacillaire et d'un principe du sérum. Dans cette manière de comprendre les choses, l'absence du pouvoir sensibilisateur au sens de l'action bactéricide, et la présence du pouvoir sensibilisateur, au sens de la réaction de fixation, se concilient parfaitement.

B. — Infection éberthienne ; immunité et hypersensibilité

M. Delanoë, mon préparateur, a poursuivi sous mes yeux des recherches sur les phénomènes dits d'« anaphylaxie » ou d'hypersensibilité, chez les cobayes préparés par des injections de bacilles d'Eberth. J'indiquerai ici les points les plus essentiels de ses résultats.

Un cobaye ayant reçu, à dose non mortelle, une ou plusieurs injections de cultures en bouillon de bacilles d'Eberth, si, un certain temps après la dernière injection, on l'éprouve par une injection intraveineuse de culture de ce même bacille, on peut constater un état remarquable d'hypersensibilité, qui se traduit par des accidents immédiats (tremblements, dyspnée, paralysie, convulsions) de la plus haute gravité, pouvant entraîner la mort dans l'espace de quelques instants ou de quelques minutes. Cet état d'hypersensibilité demande un certain temps pour s'établir et dure plusieurs mois; il est plus marqué à la suite de plusieurs injections préparatoires qu'à la suite d'une seule; il ne se manifeste qu'à l'égard d'une dose suffisante de l'injection d'épreuve, une dose plus faible pouvant au contraire être mieux supportée que par un témoin et traduire par conséquent un réel état d'immunité; il n'existe qu'à l'égard de l'épreuve intraveineuse. Une injection faite à un sujet hypersensible à dose tolérée suspend passagèrement l'état d'hypersensibilité, et cette suspension laisse apparaître l'état d'immunité. Le mécanisme est obscur: on s'est assuré que les troubles immédiats ne sont pas dus à l'agglutination *in vivo*, qu'ils ne s'expliquent pas non plus par une brusque bactériolyse. Il se produit chez ces sujets une abondante destruction d'hématies qui peut concourir aux troubles, sans en être exclusivement responsable. L'hypersensibilité paraît avoir en partie sa cause dans un état particulier du sang : car le sérum de l'animal hypersensible injecté à un sujet neuf à dose suffisante peut parfois lui communiquer l'hypersensibilité.

C. — Recherches bactériologiques

sur les matières fécales des typhoïdiques

M. Rimbaud et Mlle Rubinstein ont fait, sous mon inspiration et sous ma direction, une étude attentive de la flore bacillaire des matières fécales des typhoïdiques, en mettant à profit les méthodes considérées comme les meilleures pour l'isolement du bacille d'Eberth (milieux de Drigalski - Conradi et de Endo), et en s'appliquant à isoler dans chaque cas autant que possible, toutes les variétés de bacilles pouvant être rangés dans le groupe Coli-Eberth. Ils ont ainsi réuni des documents intéressants basés sur l'examen d'un grand nombre de cas ; et, à titre de comparaison, ils ont fait une enquête analogue sur les matières intestinales d'un certain nombre de personnes saines ou atteintes d'affections autres que la fièvre typhoïde. Ces recherches ont fait l'objet d'une communication au *Congrès pour l'avancement des sciences de Clermont-Ferrand*, et les résultats détaillés sont consignés dans un mémoire inséré dans les *Archives de médecine expérimentale*, et dans la thèse de Mlle Rubinstein. Voici les faits les plus saillants.

Dans les déjections des dothiénentériques, on constate la présence de nombreuses variétés de bacilles prenant place dans le groupe Coli–Eberth: on peut y trouver, outre le bacille d'Eberth, des bacilles répondant à la définition du paratyphique A, plus souvent du paratyphique B ; on y trouve aussi des bacilles qui. tout en se rangeant entre le bacille d'Eberth et le Coli, ne s'identifient ni avec l'un ni avec l'autre, ni avec les types classiques de paratyphiques, et qui peuvent être classés sous la rubrique « intermédiaires ». Ces « intermédiaires » sont fréquents et très variés: certains sont particulièrement rapprochés du Coli, d'autres du bacille d'Eberth. Même parmi les types méritant d'être étiquetés « bacilles d'Eberth », on constate une notable diversité. La distinction de deux types seulement de paratyphiques, A et B, est tout à fait insuffisante. Il est nécessaire de reconnaître qu'il existe de très nombreux types bacillaires intermédiaires entre le Coli et l'Eberth, formant de l'un à l'autre une transition tout à fait insensible.

Ce n'est pas seulement dans l'ensemble des cas que l'on constate cette variété; mais, dans les déjections du même malade et au même moment de la maladie, on peut observer, à côté du bacille Coli et du bacille d'Eberth, toute une série de types s'associant diversement suivant les cas. Une particularité intéressante est que, parfois, on isole des selles du même malade deux ou trois bacilles méritant d'être dénommés bacilles d'Eberth, mais sensiblement différents l'un de l'autre, notamment eu égard à l'agglutination.

Il est inutile de souligner l'intérêt de ces faits au point de vue de l'origine colienne de la fièvre typhoïde: ces types multiples de transition constatés chez le même malade ne peuvent-ils pas être considérés comme représentant les étapes d'une modification *in situ* du bacille Coli évoluant vers le type B. d'Eberth?

Les recherches poursuivies comparativement sur les déjections de personnes non atteintes de fièvre typhoïde ont donné des résultats différents. Il est vrai qu'on peut y trouver aussi des variétés du groupe Coli-Eberth. Mais la formule bacillaire est bien différente de ce qu'elle est chez le dothiénentérique: il s'agit de variétés qui, pour la très grande majorité, s'identifient presque avec le Coli, et les variétés méritant le nom de *paratyphique*, A ou B, ou se rapprochant du bacille d'Eberth sont tout au moins (le nombre de cas observés est encore restreint) bien plus rares que chez les typhoïdiques.

D. — Recherches sur la virulence des bacilles

dans ses rapports avec la tuberculose pulmonaire

Comme je le disais dans mon précédent rapport, M Delanoë poursuit dans mon laboratoire, sous ma direction, depuis plusieurs années, des recherches sur ce sujet. On a observé 28 malades atteints des formes les plus diverses de tuberculose pulmonaire, depuis les cas les plus aigus jusqu'aux formes les plus prolongées. Les bacilles ont été isolés en inoculant les crachats à des cobayes et en mettant en cultures sur sérum les ganglions de ces derniers. Comme réactifs de virulence, on a employé dans tous les cas simultanément le cobaye et le lapin. Cultivés sur pomme de terre glycérinée, les bacilles ont été inoculés sous la peau en quantité toujours rigoureusement égale pour chaque espèce. On a pu étudier ainsi complètement les bacilles de 26 malades sur 28 ; dans deux cas, les crachats, quoique ayant donné un résultat positif à l'examen microscopique, n'ont pas tuberculisé le cobaye et n'ont déterminé chez lui que des lésions insignifiantes (identiques à celles que l'on peut obtenir par l'inoculation en série du bacille de la phléole, « Timothe-bacillus ») qui n'ont pas permis d'isoler le bacille.

Les bacilles isolés se sont montrés très inégaux en virulence, soit chez le cobaye, soit surtout chez le lapin. En rapprochant la virulence, pour ces deux espèces, de la marche des cas d'où proviennent les bacilles, on constate qu'il y a une relation manifeste entre l'une et l'autre. Si l'on considère les degrés extrêmes de l'échelle, la concordance est à peu près parfaite : aux bacilles très virulents correspondent presque toujours des formes très aiguës ; aux bacilles de faible activité pour le copaye et sans action sur le lapin correspondent toujours des formes très prolongées. Pour les bacilles occupant les degrés intermédiaires de l'échelle de virulence la concordance est moins rigoureuse, tout en se retrouvant dans nombre de cas.

Ces faits ont fait l'objet d'une communication au Congrès international de la Tuberculose de Washington et à l'Académie des sciences avec les conclusions suivantes :

« L'organisme humain, attaqué par un bacille tuberculeux très actif, subit presque toujours une infection à marche rapide ; contre les bacilles très virulents (du moins reçus en quantité suffisante), il ne sait pas se défendre efficacement.

« Sous l'action d'un bacille peu virulent, au contraire, il ne réalise jamais que des infections chroniques.

« C'est en présence des bacilles de virulence moyenne que s'accusent les différences individuelles.

« En fin de compte, pour expliquer la marche si variable de la tuberculose pulmonaire, il ne suffit pas d'invoquer la résistance individuelle, la prédisposition ; il est nécessaire de faire la part la plus large à la virulence du bacille infectant. Et, si l'on songe en outre à l'influence du *nombre* des bacilles reçus, de la *répétition* des infections, à l'influence aussi de l'état d'immunité qui peut succéder à une première atteinte, simulant une résistance initiale. il paraît permis de conclure que, en matière d'évolution de la tuberculose pulmonaire, le facteur « virulence » prime le facteur «prédisposition ».

E. — Trypanosomiases et infections bactériennes

J'avais observé avec M. Vallet, dans nos recherches sur le nagana expérimental, que les chiens infectés de *Trypanosoma Brucei* présentent assez souvent, au moment de la mort, une infection bactérienne surajoutée, notamment par le streptocoque ; des déterminations du pouvoir bactéricide du sérum nous avaient montré que, dans le cours du nagana expérimental chez le chien, du moins dans certaines phases, ce pouvoir diminue d'une façon plus ou moins marquée. D'autre part, nous avions été plusieurs fois frappés de l'action nocive très énergique que les bactéries vivantes (bacilles

d'Eberth, *subtilis,* par exemple) exercent *in vitro* à l'égard des trypanosomes. Il m'avait donc paru intéressant ; d'une part, de chercher
expérimentalement si les infections à trypanosomes s'accompagnent
d'un accroissement de la réceptivité à l'égard des infections bactériennes ; d'autre part, de voir si l'action nocive des bactéries sur les
trypanosomes ne pourrait pas s'exercer *in vivo* de telle sorte qu'une
infection bactérienne pourrait, dans une certaine mesure, avoir une
influence favorable sur la marche d'une infection à trypanosomes.
C'est ce programme expérimental qne j'ai confié à Mlle Rubinstein
et à M. Bader.

Sur le premier point, on n'a pas nettement observé, sous l'influence
de l'infection par le *Trypanosoma Brucei,* un accroissement de
réceptivité du cobaye à l'égard du bacille d'Eberth ou du B.
anthracis, du lapin à l'égard du streptocoque ou du staphylocoque.
On a même constaté plusieurs fois que des sujets en pleine infection
étaient un peu plus résistants à l'infection bactérienne que des sujets
normaux. Ce léger accroissement de résistance paraît être
l'apanage des premières phases de la maladie (par exemple aux 3e,
5e, 9e jours de l'infection chez le cobaye), tandis que dans une
phase plus avancée (par exemple 18e, 36e, 40e jours chez le cobaye)
la réceptivité est normale ou peut-être un peu accrue. Il reste
possible que les faciles auto-infections que nous avons constatées
chez le chien résultent d'un accroissement de réceptivité tout à
fait terminal.

Sur le deuxième point, essai de traitement du nagana expérimental par des injections microbiennes uniques ou en série, si l'on
a vu que les infections bactériennes peuvent avoir une certaine
influence sur le nombre des trypanosomes présents dans le sang,
on n'a pas réussi jusqu'ici à modifier favorablement, d'une façon
certaine, l'évolution du mal.

M. Roger,

(Professeur à la Faculté de médecine de l'Université de Paris).

PHYSIOLOGIE NORMALE ET PATHOLOGIQUE DU TUBE DIGESTIF

La subvention qui m'a été accordée m'a permis de continuer mes études sur la physiologie de la digestion et de la nutrition. Je me suis spécialement attaché, cette année, à élucider certains points relatifs aux ferments amylolytiques et à la digestion des féculents; avec l'aide de M. Garnier, j'ai poursuivi de nouvelles recherches sur les poisons formés dans le tube digestif.

Amylase du jaune d'œuf. — L'œuf renferme un ferment amylolytique qui transforme l'amidon cuit en un sucre réducteur. Le ferment contenu dans le jaune est beaucoup plus actif que le ferment du blanc d'œuf. La saccharification qu'il produit est remarquable par la lenteur de sa marche et par la longue durée de la fermentation. Après un mois de contact, le processus n'est pas encore terminé.

Ce qui donne un très grand intérêt à l'étude de l'ovo-amylase, c'est que ce ferment est soluble dans l'éther. On épuise le jaune d'œuf soit par de l'éther ordinaire, soit par de l'éther absolu, déshydraté par distillation sur le sodium. La solution éthérée est filtrée, évaporée et la masse restante est reprise par l'éther. Après une nouvelle évaporation du dissolvant, on obtient une masse jaune, onctueuse, pouvant former avec l'eau ou l'empois d'amidon des émulsions assez stables. Si l'on a soin de bien mélanger cet extrait éthéré à de l'eau d'amidon et si on agite de temps en temps le mélange, on obtiendra en quelques heures des quantités assez considérables d'un sucre réducteur.

Comme les ferments ordinaires, l'extrait éthéré ne résiste pas à l'action de la chaleur. Porté à 100° et même à 80° pendant

10 minutes, il perd son pouvoir saccharifiant. A 60°, l'amylase est affaiblie, mais non entièrement détruite.

Lorsque le jaune d'œuf a été épuisé par l'éther, la masse restante n'est pas privée du pouvoir saccharifiant. Reprenant ce résidu je le délaye dans l'eau et le jette sur un filtre. Le liquide qui passe saccharifie l'amidon. Le résidu, après épuisement par l'éther et par l'eau possède le même pouvoir.

Contrairement à ce qu'on aurait pu penser, je ne crois pas que le jaune d'œuf renferme trois amylases différentes. Les faits que je rapporte s'expliquent par des phénomènes d'adsorption. L'amylase du jaune d'œuf est partiellement adsorbée par les graisses ou les lipoïdes que l'éther dissout ; partiellement adsorbée par les albumines et les différents corps que l'eau entraîne ; enfin une dernière partie reste adhérente au résidu insoluble.

Ces faits me semblent de nature à éclairer le problème, encore si obscur de la constitution chimique des ferments. Il est curieux de constater que certains sont solubles dans l'éther (*Journal de physiologie et de pathologie générale*, septembre 1908).

Digestion des féculents. — Dans un mémoire publié par les *Archives de médecine expérimentale* (mars 1908) j'ai montré que certains aliments favorisent l'action saccharifiante de la salive. C'est ainsi que les œufs, à côté de leur action zymotique, possèdent une action de renforcement c'est-à-dire une action zymosthénique. Tandis que le ferment est détruit par la chaleur, la substance zymosthénique résiste à l'ébullition. Il suffit, pour mettre en évidence cette propriété, de mâcher comparativement du pain sec, du pain et du blanc d'œuf cuit, du pain et du jaune d'œuf cuit. La quantité de sucre produit sera pour un gramme de pain de 0,1 avec le pain sec, de 0,13 avec le pain et le blanc d'œuf et de 0,17 avec le pain et le jaune.

Poursuivant l'étude de cette question j'ai reconnu que les diverses substances entrant dans la constitution du jaune d'œuf exercent sur la saccharification par la salive des actions plus ou moins marquées. J'ai déterminé ainsi l'influence des sels obtenus par incinération, des extraits aqueux, alcooliques, éthérés, des cendres obtenues par l'incinération de ces différents extraits.

Si au lieu de salive on utilise du suc pancréatique, on arrive à des résultats bien différents.

Les aliments qui ont été digérés par le suc gastrique favorisent encore la saccharification. Mais cet effet ne tient pas à une influence exercée par les substances alimentaires, il dépend du suc gastrique qui leur est mélangé. Voici en effet, les moyennes fournies par 40 expériences : on avait fait agir pendant une heure quelques gouttes de suc pancréatique sur 10 cc. d'eau amidonnée à 1,5 p. 100. Les quantités de sucre obtenu ont été les suivantes :

		gr.
Témoin : suc gastrique pur		0,011
Suc pancréatique avec {	suc gastrique neutralisé	0,031
	— et blanc d'œuf.	0,028
	— et jaune d'œuf.	0,029

Ainsi, dans la cavité buccale, ce sont les aliments ou du moins certains aliments qui favorisent l'action de l'amylase salivaire ; dans l'intestin l'influence des aliments est négligeable ; comme je l'avais montré dans des recherches publiées en 1907, ce sont les sécrétions déversées dans les départements supérieurs du tube digestif, c'est la salive, c'est le suc gastrique qui viennent renforcer l'action amylolytique du suc pancréatique.

Action de l'acétate d'urane sur quelques ferments amylolytiques. — En versant de l'acétate d'urane dans de la salive, on diminue et on finit par annihiler complètement l'action saccharifiante de cette sécrétion. En opérant sur une solution de maltine, on arrive à des résultats semblables. Au contraire, le ferment contenu dans le sérum sanguin et le ferment contenu dans le jaune d'œuf continuent à agir, même en présence d'un excès d'acétate d'urane. Ces faits établissent que des ferments exerçant des actions analogues, peuvent avoir des sensibilités bien différentes à l'action de certains agents paralysants. Il est donc probable que ces ferments, malgré l'identité de leurs effets, sont de nature différente. (*Société de Biologie*, 31 octobre et 7 novembre 1908.)

Digestion de l'inuline. — La salive et le suc pancréatique ne contiennent pas de ferments saccharifiant l'inuline. Cette substance peut être transformée en sucre, dans l'estomac, sous l'influence de l'acide chlorhydrique. Mais cette action est assez lente et, pour un même taux d'acide, le suc gastrique artificiel agit moins bien que les solutions d'acide chlorhydrique. (*Expériences inédites*, relatées dans mes leçons à la Faculté de médecine, en décembre 1908.)

Streptocoque buccal, faisant fermenter l'inuline. — J'étudie, en ce moment, un streptocoque qui se trouve assez souvent dans la salive de gens bien portants, et qui a la propriété de faire fermenter très rapidement l'inuline. Ce microbe, qui ne paraît pas avoir été décrit, me semble intéressant par ses propriétés biologiques : il transforme l'inuline en levulose, intervertit le sucre de canne, mais reste sans action sur l'amidon. (*Expériences inédites*.)

Poisons formés dans le tube digestif. — Mes premières recherches sur les poisons formés dans le tube digestif, ayant suscité la publication de plusieurs travaux importants, parmi lesquels je mentionnerai spécialement le mémoire de M. Falloise, j'ai repris, avec M. Garnier, l'étude de la question. (*Société de Biologie*, 14 mars, 4 avril, 23 mai, 25 juillet, 7 novembre 1908.)

En opérant avec des chiens sur lesquels nous avions pratiqué des fistules intestinales, nous avons pu démontrer que le contenu du duodénum est beaucoup plus toxique que le contenu de l'iléon. Cette toxicité dépend des transformations que les aliments subissent et non des sécrétions qui s'y déversent. Le liquide du duodénum, recueilli chez le lapin est peu toxique ; on peut sans amener la mort, en injecter 50 cc. par kilogramme dans les veines d'un lapin. Le liquide duodénal du chien est bien plus nocif : pour tuer un lapin, il suffit de lui en injecter par kilogramme 4 cc. Cependant chaque sécrétion prise isolément est bien supportée. Ainsi on peut, sans amener de troubles, injecter de 16 à 20 cc. de suc pancréatique. Avec la bile, la dose mortelle est de 8 cc. ; avec le suc intestinal 13 à 15 cc. Mais si à du suc pancréatique on ajoute un peu de suc intestinal, l'animal qui reçoit le mélange est foudroyé par des quantités minimes, 2 à 4 cc. L'autopsie révèle des coagulations massives dans le système veineux et le cœur droit. Le suc pancréatique renferme donc une prothrombase qu'on peut activer par une kinase intestinale. La bile ne produit pas les mêmes effets.

Le tableau suivant résume les divers résultats que nous avons obtenus :

LIQUIDE ÉTUDIÉ	QUANTITÉ FOURNIE par le chien.	DOSE INJECTÉE par kilogr au lapin.	RÉSULTATS
	c. c.	c. c.	
1° Liquide duodénal complet.	36	4,08	Mort immédiate.
2° Liquide duodénal sans suc pancréatique............	45	8,2	Survie.
Mélange. {Liquide duodénal. {Suc pancréatique.	»	2,6	Mort. — Thromboses multiples.
3° Liquide duodénal sans suc pancréatique............	68	13	Mort.
Suc pancréatique..........	150	22	Survie.
Mélange. {Liquide duodénal. {Suc pancréatique.	»	3,6	Mort. — Thromboses multiples.
4° Suc pancréatique........	94	16,8	Survie.
Bile pure................	61	7	Mort.
Bile diluée..............	»	22 (8,8 bile pure)	Mort.
Mélange. {Suc pancréatique. {Bile...........	»	24 (9,6 de bile.)	Mort.

Les poisons formés dans le tube digestif passent dans les parois où ils subissent diverses transformations. Les extraits pratiqués avec les parois ont les mêmes propriétés toxiques que le contenu intestinal. Les extraits les plus actifs sont obtenus avec le duodénum, les moins actifs avec le cæcum et l'estomac.

Au cours de ces recherches nous avons constaté la présence d'une thrombase très énergique dans les glandes de Peyer et dans les productions lymphoïdes de l'appendice.

Toxicité des matières fécales. — Pour compléter nos observations sur les poisons formés dans le tube digestif, nous avons recherché la toxicité des matières fécales. Nous nous proposons de poursuivre cette étude sur les matières normales et pathologiques.

En opérant avec les excréments de chiens, soumis à un régime uniforme, nous avons observé d'un jour à l'autre, des variations de toxicité très considérables. Pour amener la mort d'un lapin il fallait lui injecter par kilogramme l'extrait de 0,6 à 25 grammes de matières. La moyenne est 6 à 8 grammes.

Les variations de toxicité doivent être en rapport avec des variations dans les pullulations et les sécrétions microbienne. Cependant la putréfaction des aliments ne suffit pas à expliquer la toxicité des matières.

Nous avons étudié l'action des cultures anaérobies obtenues soit en semant simplement une trace de matières, soit en semant un microbe déterminé qui se trouve constamment dans le gros intestin, le *B. perfringens* Dans les deux cas nous avons obtenu un liquide fort toxique ; la dose mortelle a varié de 1, 1 à 3 cc. par kilogramme. — L'animal succombe aussitôt, après avoir eu de violentes convulsions.

Les poisons microbiens sont remarquables, non seulement par la rapidité de leur action, mais aussi par leur résistance à l'ébullition et par leur solubilité dans l'alcool. Au contraire le poison fécal est notablement altéré par le chauffage ; il est détruit, probablement coagulé par l'alcool.

Que les putréfactions microbiennes interviennent dans la toxicité des matières, c'est un fait indéniable ; mais à côté des poisons putrides existent d'autres substances qui semblent remplir un rôle important.

Nutrition du lapin soumis au régime carné. — Des recherches inédites poursuivies sous ma direction par MM. Garnier et Simon établissent que le lapin digère facilement la viande, mais il est incapable d'édifier ses tissus avec l'azote d'origine animale.

Passage dans le sang des microbes intestinaux. — Continuant les expériences publiées l'année passée, MM. Garnier et Simon ont montré que les microbes du tube digestif passent facilement dans le sang, notamment quand on abaisse la température de l'animal par une immobilité prolongée ou quand on détermine des lésions de l'intestin. Des bactéries anaérobies envahissent la veine porte, mais sont arrêtées par le foie. Comme je l'avais établi antérieurement, cet organe joue le rôle d'une barrière parfaitement efficace.

M. Rollet,

(Professeur à la Faculté mixte de médecine et de pharmacie
de l'Université de Lyon)

et

M. Aurand,

(Chef de laboratoire).

NÉVRITES OPTIQUES ET OPHTALMIE SYMPATHIQUE EXPÉRIMENTALES

On sait combien l'étiologie des névrites optiques est souvent obscure, combien leur pathogénie a donné lieu à de nombreuses théories. C'est pourquoi, nous nous sommes demandés, s'il n'y aurait pas quelque intérêt à chercher à reproduire ces affections par des infections expérimentales.

Deux procédés pouvaient nous conduire au but, ou bien chercher à obtenir une localisation inflammatoire sur le nerf par la voie de la grande circulation comme l'ont fait sans succès Prothon en 1900 (1) et Blanco en 1903 (2), ou bien chercher le même but par une inoculation plus directe du nerf.

Le premier procédé nous paraissait trop aléatoire, aussi avons-nous de suite eu recours au second, c'est-à-dire à l'inoculation locale. Mais là encore allions-nous inoculer le nerf lui-même, ou porter simplement l'agent virulent à son contact. Inoculer le nerf lui-même nous a paru un procédé trop brutal, où la part du traumatisme aurait rendu l'interprétation des résultats trop difficile.

Aussi nous a-t-il semblé préférable de pratiquer les inoculations, non pas dans l'espace arachnoïdien central comme l'avait fait Rosemberg avec succès en 1901 (3) avec la toxine d'Eberth, mais dans la gaine même du nerf optique. Nous évitions ainsi la

---

(1) Prothon, *Thèse de Lyon* 1900. Des lésions du fond d'œil dans les infections générales aiguës.

(2) Blanco 1903. *Congrès de Madrid*.

(3) Rosemberg, 1901, *Soc. d'ophtalmologie de Saint-Pétersbourg*.

lésion directe du nerf et en choisissant cette voie lymphatique si importante nous nous approchions autant que possible des phénomènes physiologiques et pathologiques.

Restait la question technique, le choix de l'animal et le choix des agents microbiens à expérimenter. Pour des questions de commodité nous choisîmes le lapin comme animal d'expérience, malgré les difficultés d'interprétation évidente que pourrait nous occasionner la forme excavée si particulière de la papille chez cet animal.

Mais auparavant, pour assurer notre technique et posséder une base de comparaison, nous avons sur un lapin témoin fait à l'aide d'une seringue du Luër armée d'une très fine aiguille une injection de trois gouttes d'encre de Chine stérilisée dans la gaine du nerf, après toutes les précautions aseptiques d'usage, en terminant l'opération par trois sutures du cul-de-sac conjonctival au catgut et trois sutures des paupières à la soie.

Nous avons de cette façon réussi à faire d'emblée une injection d'encre de Chine qui a pénétré dans la gaine du nerf jusqu'au delà du chiasma, ainsi que nous avons pu nous en rendre compte par l'autopsie et les coupes du nerf.

D'ailleurs aucune trace d'infection post-opératoire. Sûrs de notre technique nous avons alors décidé de porter nos recherches sur les microorganismes suivants : le pneumocoque, le bacille de l'influenza, le bacille de Lœffler, le streptocoque, le staphylocoque, le bacille de Koch en culture, soit en milieu liquide, soit en milieu solide.

S'il s'agissait de culture en bouillon nous en injections 3 gouttes, si au contraire il s'agissait d'une culture en milieu solide nous faisions d'abord une émulsion d'une parcelle de la culture prélevée avec la pointe de l'aiguille de platine, dans un centimètre cube d'eau stérilisée, puis nous en injections 3 gouttes dans les gaines d'un seul œil. Parallèlement nous avons voulu étudier l'effet des toxines de ces mêmes microorganismes sur le nerf optique, nous avons ainsi injecté 3 gouttes de chaque toxine dans la gaine optique à un lapin bien portant. Nous ne nous sommes pas contentés naturellement des résultats obtenus sur l'animal et chacune de nos expériences a été contrôlée par l'examen histologique du nerf optique et du pôle postérieur de l'œil.

La plupart des yeux ont été fixés au liquide de Muller ou au formol et bichromate de potasse à 3 p. 100, pour pouvoir être soumis au Weigert-Pal en même temps qu'aux autres colorations. Tantôt nous avons attendu la mort de l'animal pour procéder à l'examen du nerf optique, tantôt nous avons procédé à l'énucléation après un temps variable après l'injection. Enfin chez tous les animaux morts nous avons fait l'examen de l'autre œil et du cerveau.

Première expérience. — *Pneumocoque (culture en bouillon)*. — Le pneumocoque, culture en bouillon, produit une légère papillite que nous avons pu constater sur le vivant au troisième jour et que l'examen histologique nous a permis de retrouver. Le lapin est mort au cinquième jour de congestion pulmonaire avec une infection du tissu cellulaire péri-nerveux.

Deuxième expérience. — Dans une seconde expérience avec les mêmes cultures nous obtenons en 9 jours une légère papillite avec congestion du nerf, se traduisant par des extravasats sanguins autour des vaisseaux du nerf et dans l'espace sous-arachnoïdien. Mais l'examen sur l'animal vivant, à cause du trouble cornéen, produit par le frottement des fils, ne nous avait pas permis d'affirmer nettement la présence de la papillite.

Troisième expérience. — Dans une troisième expérience faite également avec une culture de pneumocoque en bouillon, nous avons pu constater, après deux mois environ, de l'endopériartérite des vaisseaux du nerf, comme début de sclérose interstitielle sans œdème papillaire. C'est probablement là une papillite en voie de régression, cependant les cylindres-axes sont encore conservés et la rétine est normale. L'animal est mort au bout de trois mois et dix jours avec une pleurésie et une péricardite sans rien présenter ni au cerveau ni sur l'autre œil.

D'après ces trois expériences on voit donc d'abord que le pneumocoque produit chaque fois une papillite, ensuite que, comme ont pouvait s'y attendre, plus on s'éloigne de l'époque de l'inoculation, plus les lésions évoluent vers la sclérose vasculaire et la sclérose interstitielle. Il faut cependant remarquer la rapidité

avec laquelle le pneumocoque peut amener la sclérose vasculaire (9 jours).

En serait-il de même avec la toxine?

Pneumocoque (toxine). — Par comparaison nous avons donc
fait une injection de toxine de pneumocoque, mais sur l'animal
vivant nous n'avons vu qu'un léger œdème des bords papillaires.
Notre examen histologique pratiqué après sept semaines ne nous
a montré, sauf une toute petite hémorragie localisée de la gaine,
que les traces d'un œdème du nerf sans lésions des vaisseaux : ni
infiltration embryonnaire, ni lésion des cylindres-axes. La pneumo-
toxine s'est donc montrée peu nocive pour le nerf optique.

Ce fait semble donc en rapport avec la très grande rareté
chez l'homme de la névrite optique dans la pneumonie par
exemple.

Bacille de Pfeiffer. — Le bacille de Pfeiffer s'est montré beaucoup
plus virulent que le pneumocoque, car dans notre expérience, nous
avons trouvé au bout de cinq jours, une rétino-hyalite empêchant
l'examen de la papille et amenant, un mois après, une cataracte
dystrophique. Au bout de deux mois et demi, l'examen histologique de l'œil énucléé nous montre, en effet, une chorio-rétinite
considérable avec décollement postérieur de la rétine et sclérose de
la paroi postérieure du vitré, une sclérose considérable des vaisseaux du nerf avec développement de tissu conjonctif autour des
vaisseaux, avec atrophie du nerf en voie d'évolution. Enfin il y a
des extravasats sanguins dans l'espace arachnoïdien et de l'infiltration embryonnaire autour des vaisseaux centraux. Cette infiltration se propage bien à quelques vaisseaux de la rétine, mais elle
est localisée et n'atteint pas les vaisseaux centraux. Au Weigert-
Pal les cylindres-axes sont complètement dégénérés. Si nous n'avons
pas pu constater *de visu* une véritable papillite, la présence de la
rétino-hyalite est une preuve suffisante de son existence et de la propagation de l'infection du nerf optique ou de sa gaine, non seulement
à la papille, mais encore à la rétine et à la choroïde. Comment
se fait cette propagation? S'agit-il d'une propagation par l'intermédiaire des espaces lymphatiques du nerf et des vaisseaux
centraux? L'intensité de lésions de la choroïde et de la rétine à

la périphérie de la papille nous inclinerait plutôt à admettre que les agents microbiens ont suivi la voie sanguine en empruntant d'une part les anastomoses des vaisseaux du nerf optique avec le cercle de Haller et d'autre part les anastomoses de ce dernier cercle avec la choroïde et la rétine.

Mais pour obtenir cette infection chorio-rétinienne, il faut un agent particulièrement virulent et le bacille de l'influenza nous semble avoir une action véritablement élective sur les milieux oculaires car déjà dans nos précédentes recherches sur les infections de la choroïde, nous avions observé une chorio-rétino-hyalite intense avec production de cataracte dystrophique. Ce serait bien là peut-être la raison des complications si fréquentes des lésions oculaires dûes à l'influenza. On pouvait se demander en outre si l'infection allait se propager avec autant de facilité par la voie ascendante, soit dans le nerf optique de l'œil opposé, soit du côté des centres nerveux. Or nous n'avons jamais observé de lésions de l'œil gauche, ni sur la papille, ni sur les membranes profondes, même tout récemment. Enfin, l'animal n'a jamais présenté de phénomènes d'excitation ou de paralysie. Ou bien il faut admettre que la voie lymphatique de transmission symphathique se ferme spontanément par le fait même de l'inflammation des gaines et empêche ainsi d'une heureuse façon la propagation de l'infection.

N'est-ce pas d'ailleurs ce fait qui expliquerait d'après Parinaud que dans la moitié des cas de méningite tuberculeuse il n'y a pas de stase papillaire. Et c'est aussi l'idée de Gifford pour expliquer l'absence de l'ophtalmie sympathique, dans la panophtalmie.

Un autre point intéressant à signaler, c'est la sclérose considérable des vaisseaux avec dégénérescence hyaline de leurs parois. En outre, les espaces périvasculaires sont remplis de tissu conjonctif à fibres annulaires et les vaisseaux centraux sont entourés d'un manchon de petites cellules, signe avant-coureur de la sclérose prochaine. La prolifération conjonctive a déjà envahi un îlot du nerf et le Weigert-Pal montre nettement que les cylindres-axes sont atrophiés. Ce résultat n'a rien pour nous surprendre puisque l'inoculation date de deux mois et demi, mais la sclérose des vaisseaux nous paraît singulièrement plus exagérée que dans les cas d'atrophie optique humaine consécutive à des névrites infectieuses? Et c'est là le point que nous devons faire ressortir car nous le retrouverons avec une assez grande constance, mais à un moindre degré, dans la plupart de nos expériences ultérieures comme nous l'avons déjà signalé dans une de nos précédentes expériences avec le pneumocoque.

Un autre fait nous a frappé. Par l'étude de nombreuses coupes nous avons pu nous convaincre que cette sclérose restait très localisée dans la région la plus voisine du bulbe.

Nous nous sommes demandé la raison de ce fait, nous pensons donc qu'il s'est produit là un fait analogue à celui de la stase papillaire d'origine intra-crânienne d'après Dyel.

Sous l'influence de l'injection microbienne dans la gaine il s'est immédiatement produit une distension de la gaine qui a amené secondairement une compression de la veine centrale à son passage à travers la gaine durale et par conséquent une stagnation plus grande des liquides virulents dans la portion bulbaire du nerf. On comprend donc que l'action nocive des cultures ou des toxines pourra s'exercer tout à son aise sur les vaisseaux de cette portion du nerf dans ces conditions et réaliser ainsi cette sclérose vasculaire bien localisée.

Influenza (toxine). — La toxine de Pfeiffer s'est montrée beaucoup moins active que le bacille. Nous avons bien obtenu de l'œdème papillaire, mais cet œdème n'était pas considérable et s'est montré tardivement au bout de trois semaines, et trois semaines après la papillite commençait à diminuer.

Ainsi sur l'œil énucléé, cinquante-deux jours après l'inoculation, nous n'avons trouvé qu'une très légère sclérose vasculaire sans papille saillante. C'était déjà la régression qui commençait, mais nous ne pouvons affirmer l'atrophie des cylindres-axes, l'examen au Weigert-Pal n'ayant pu être fait. En tout cas il n'y avait pas de sclérose interstitielle, pas de lésions de la névroglie, pas d'infiltration embryonnaire autour des vaisseaux du nerf.

Bacille de Lœffler. — Notre expérience avec le bacille de Lœffler nous a donné comme le bacille de Pfeiffer un résultat très net, mais nous n'avons pu observer sur l'animal la papillite, à cause des troubles de la cornée. Néanmoins, nos coupes nous ont montré une papille en champignon. Enfin, comme pour le bacille de Pfeiffer, nous avons constaté une hypertrophie considérable des parois vasculaires avec dégénérescence hyaline et un début de sclérose interstitielle. Les gaines ne présentént pas d'infiltration embryonnaire, mais seulement quelques extravasats sanguins dans les espaces sous-dural et arachnoïdien. Il y a aussi au tour des vaisseaux des signes évidents d'une congestion intense du nerf ou des extravasats congestifs. Les gaines, il est vrai, n'étaient pas dilatées, mais cela provient sans doute de ce que le liquide comprimant les gaines, a pu s'échapper au moment de la section du nerf car nous n'avons pas fait de ligature, ou encore de ce que le gonflement du nerf a fermé en partie l'espace vaginal.

Le phénomène le plus intéressant dans cette expérience est certainement la sclérose avec dégénérescence hyaline des vaisseaux survenue en un si court espace de temps (10 jours). Si nous avions laissé évoluer les lésions, nous aurions certainement pu observer en peu de temps peut-être une oblitération complète des vaisseaux.

Sommes-nous ici en face de l'action nocive habituelle sur les endothéliums vasculaires et ici particulièrement intense en raison de l'infection toute locale? Ou bien ne pourrait-on voir dans ce fait une vulnérabilité spéciale du système circulatoire du lapin. De récentes recherches (Lucien et Parisot 1908) ont en effet montré que l'athérome chez le lapin est très fréquent (5 p. 100) et que cette fréquence diminue singulièrement la portée des expériences d'athérome expérimental obtenu chez le lapin par l'adrénaline (Josué).

Mais nous ne pouvons admettre qu'il en soit ainsi dans les résultats assez constants que nous avons obtenus car les lésions vasculaires restaient bien localisées au nerf optique. Il s'agit donc bien d'une action directe des cultures et de leurs produits solubles sur les vaisseaux ; d'ailleurs l'expérimentation a déjà bien montré, en ce qui concerne les névrites périphériques, que les toxines peuvent produire des lésions vasculaires des petits vaisseaux (Charrin) et par leurs propriétés vaso-constrictives, élever la tension et provoquer des extravasations sanguines. Elles peuvent aussi, on le sait, provoquer des artérites.

Les toxines agiraient donc en somme comme certaines substances toxiques, l'alcool, la quinine. Pour Sourdille l'amblyopie alcoolique débuterait par des lésions vasculaires. Pour Uhthoff l'amblyopie quinique débuterait aussi par des lésions vasculaires pour aboutir secondairement aux lésions dégénératives des fibres.

Cela d'ailleurs doit-il nous étonner, puisque les vaisseaux ne sont que les voies de transport des toxines. Cela même ne prouve-t-il pas que la voie sanguine est de beaucoup plus importante que la voie des espaces lymphatiques.

Que les lésions primitives des névrites optiques soient parenchymateuses comme le veut Nuel, ou interstitielles comme le veut Uhthoff, il n'en reste pas moins vrai d'ailleurs que les agents infectieux ou toxiques sont apportés aux fibres nerveuses ou au tissu conjonctif par les vaisseaux ; dans ces deux hypothèses donc les vaisseaux peuvent être altérés.

Toxine diphtérique. — Notre expérience avec la toxine diphtérique nous'a donné aussi un résultat positif et plus intéressant peut-être parce que nous avons pu nettement nous assurer sur le vivant de l'existence d'une papillite au 11ᵉ jour, et en laissant évoluer la lésion plus longtemps, nous avons pu assister à l'éclosion d'une paraplégie au 23ᵉ jour et à la mort au 27ᵉ jour. Mais, fait assez surprenant, nous n'avons trouvé que de l'œdème simple des nerfs et de la papille sans sclérose des vaisseaux ni infiltration embryonnaire, malgré une évolution bien plus longue que pour l'inoculation du bacille de Lœffler. Nous avons observé le même fait pour la toxine pneumonique. Il semble donc que dans ces deux cas tout au moins, les bacilles ont eu une action plus virulente partant plus rapide et plus élective aussi sur les vaisseaux que leurs toxines. Néanmoins nos deux résultats sont positifs comme ceux obtenus en 1903 par Blanco qui, en injectant de la toxine diphtérique dans le tissu cellulaire des lapins, a obtenu des altérations du nerf optique.

Staphylocoque. — L'inoculation d'une'culture de *staphylococcus albus* datant de trois à quatre jours ne nous a fourni qu'un résultat histologique positif, car le trouble de la cornée produit par les fils à sutures ne nous a pas permis d'examiner le fond d'œil. Mais nous avons constaté une congestion évidente du nerf optique, de nombreux globules sanguins extravasés entourant les vaisseaux. Enfin ces derniers ont leurs parois nettement épaissies et un peu hyalines.

Les vaisseaux de la choroïde sont gonflés de sang et l'espace sous-arachnoïdien présente lui-même de nombreux extravasats sanguins. La rétine est normale et les fibres nerveuses du nerf sont bien conservées.

Le lapin est mort au bout de deux mois sans lésion apparente d'aucun organe ni aucune lésion de l'autre œil.

Toxine staphylococcique. — La toxine staphylococcique ne nous a pas, par contre, donné un résultat aussi positif et aussi net et nous n'avons trouvé qu'un simple œdème papillaire et sous-rétinien voisin de la papille sans sclérose vasculaire ni dégénérescence des fibres nerveuses. C'est donc le même résultat que pour la toxine du pneumocoque et la toxine diphtérique. L'examen de la papille sur l'animal vivant n'avait d'ailleurs pas été possible à cause du trouble traumatique de la cornée provoqué par les sutures. Nous devons cependant noter dans cette expérience l'apparition au 6e jour de crises convulsives cloniques et toniques avec opisthotonos durant quelques heures, puis la mort de l'animal au 20e jour par congestion pulmonaire, sans lésions méningées ou cérébrales apparentes, ni lésions du nerf de l'œil restant.

Nous n'avons pas expérimenté le streptocoque, n'ayant pu avoir à notre disposition de cultures pures au moment voulu, nous avons donc expérimenté seulement la toxine streptococcique.

Toxine streptococcique. — L'inoculation de la toxine streptococcique nous a permis d'observer sur l'animal non seulement une papillite, mais une véritable plaque de rétinite noyant un peu la papille et se prolongeant en une traînée blanchâtre assez loin jusque vers la partie antérieure du globe. Au 9e jour la rétinite avait disparu, laissant voir un fond d'œil normal avec une papille à bords encore grisâtres ; au 16e jour la papille avait repris son aspect normal.

L'examen de l'œil énucléé seulement après cinq mois et demi, nous a montré encore la trace d'une légère congestion de la gaine, avec léger exsudat, devant la rétine, voisine de la papille, qui n'est plus saillante, et désintégration granuleuse de quelques cellules de la névroglie. Mais il n'y a ni sclérose des vaisseaux du nerf, ni infiltration embryonnaire, ni sclérose interstitielle, ni dégénérescence des cylindres-axes. La choroïde est intacte. La rétine est intacte sauf dans les parties voisines de la papille où l'on trouve dans la couche des fibres nerveuses et des cellules ganglionnaires de larges vacuoles d'œdème.

Bacille de Koch. — Le bacille de Koch est certainement le micro-organisme qui nous a donné les résultats les plus importants et les plus intéressants. Nous avons pratiqué deux inoculations, l'une avec une émulsion de cultures de bacille de la tuberculose humaine sur pomme de terre glycérinée, l'autre avec une culture liquide homogène de tuberculose humaine suivant le procédé de M. le Prof Arloing Enfin nous avons fait une injection de tuberculine T.R.

a) *Bacilles de Koch en culture sur pomme de terre glycérinée.* — La première culture a provoqué une papillite très nette dont le début ne peut pas être précisé à cause d'un trouble de la cornée amené par un ulcère cornéen dû au frottement des sutures. En tout cas elle existait au 13ᵉ jour et n'a disparu que deux mois après l'injection. Quatre jours après, c'est-à-dire au 64ᵉ jour, l'animal mourait avec hépatisation du sommet, sans lésions de généralisation aux viscères, aux méninges ou au cerveau.

A l'examen microscopique du nerf, il n'y a pas de papille en bouton, mais l'excavation physiologique est en partie comblée par le tissu nerveux épaissi et infiltré de petites cellules. Les espaces périvasculaires, soit dans la papille, soit dans le nerf, sont encore distendus par un léger œdème. Il y a aussi un peu d'œdéme sous-pie-mérien, on trouve un amas de cellules épithélioïdes entouré de cellules embryonnaires autour du nerf près de la sclérotique, puis un autre follicule sous la pie-mère en plein tissu nerveux sans cellules géantes. Il y a bien une zone d'infiltration para-cellulaire autour d'un vaisseau du nerf, mais il n'y a pas de sclérose vascu-laire. Léger début de sclérose interstitielle dans un secteur du nerf; les cylindres-axes semblent intacts en majorité. En somme, il s'agit ici d'une véritable névrite tuberculeuse, avec lésions légères, subaiguë, évoluant lentement tout en amenant la mort par le poumon, mais sans nodules tuberculeux de généralisation.

b) *Tuberculine T. R.* — Nous avons ensuite injecté comparati-vement de la tuberculine T. R. et au 4ᵉ jour nous avons pu cons-tater une rétino-hyalite qui, au bout de 28 jours, a régressé et nous a permis d'observer nettement une papillite œdémateuse. Au 34ᵉ jour, nous pratiquons l'énucléation de cet œil et nous pouvons constater un œdème considérable de la papille avec œdème sous-pie-mérien et dégénéresence vacuolaire et épithélioïde des cellules de la névroglie sous-pie-mérienne. Quelques-unes de ces cellules sont devenues très volumineuses et les vaisseaux du nerf sont sclérosés. Léger exsudat devant la papille et sous la rétine voisine de la papille; il n'y a pas de follicules tuberculeux. La rétine et le vitré sont intacts.

En somme le résultat le plus frappant de cette expérience est l'œdème rapide, intense et prolongé du nerf et de la papille avec propagation précoce à la rétine puis la rétrocession de la rétinite et la sclérose vasculaire, avec l'absence de tout follicule tuberculeux.

Il nous faut rapprocher de la tuberculine, la toxine streptococcique qui possède une semblable tendance à provoquer rapidement de l'œdème, puisque toutes deux ont produit une névrite œdémateuse qui s'est propagée rapidement à la rétine; les deux toxines semblent donc toutes deux vaso-dilatatrices et cependant tandis que la tuberculine a provoqué de la sclérose vasculaire, la toxine streptococcique n'a produit aucune lésion semblable.

c) *Bacille de Koch ; Culture homogène.* — Notre dernière expérience avec les cultures homogènes suivant le procédé du Prof' Arloing va nous montrer une action plus intense : nous avons pu constater en effet, une évolution plus rapide au 6e jour, un œdème en bourrelet des bords papillaires. Huit jours après, l'œdème a beaucoup diminué ; au 12e jour l'animal est paraplégique et il meurt au 15e jour. Quant à l'œil gauche que nous avons examiné par comparaison à plusieurs reprises, nous n'avons rien observé d'anormal à la papille pendant une sixaine de jours, mais pendant les dix derniers jours nous n'avons pas renouvelé l'examen de cet œil, ce que nous regrettons, étant donné le résultat de l'examen histologique qui nous a montré, comme on le verra, des lésions de névrite optique sur les deux yeux. Disons de suite qu'à l'autopsie, nous n'avions trouvé aucune granulation grise, aucun tubercule ni sur les poumons ou les autres viscères, ni dans les séreuses ou les méninges, ni dans le cerveau ? Enfin dans les lésions que nous avons constatées, nous n'avons pas trouvé de follicules tuberculeux classiques, ni aucune cellule géante, ce qui est tout à fait en rapport avec les caractères anatomiques de l'infection tuberculeuse par les cultures homogènes, étudiée par Arloing et L. Thévenot (*Lyon médical* 24 janvier 1909).

Mais l'examen histologique de l'œil nous a montré des lésions très nettes et très typiques ; c'est d'abord une papille en bouton, très saillante, puis surtout un épaississement et une infiltration énorme des gaines et de l'espace vaginal. Toutes les gaines sont confondues en une masse bourrée de petites cellules et à mesure qu'on avance vers le bout central, on voit la gaine dure-mérienne décupler d'épaisseur et former comme un énorme bourrelet annulaire encerclant directement le nerf et laissant voir trois masses allongées en fuseau et entourées de fibres conjonctives. Ces tubercules, ou plutôt ces pseudo-tubercules, ne contiennent pas de cellules géantes, mais seulement des cellules épithélioïdes. Tout l'espace vaginal lui-même est élargi et bourré de cellules embryonnaires qui ne permettent plus de reconnaître l'arachnoïde. La piemère elle-même, vers l'extrémité centrale du nerf, n'offre bientôt plus une barrière suffisante aux bacilles et l'infiltration embryonnaire envahit le tiers externe du nerf en dissociant la gaine piemérienne. Quant aux vaisseaux du nerf, ils sont entourés pour la plupart de manchons de petites cellules ; les infiltrations sont surtout abondantes autour des vaisseaux centraux et se continuent jusque dans la papille, mais il n'y a pas de sclérose vasculaire déjà constituée.

Les mailles de la névroglie, au niveau de la papille, sont infiltrées de leucocytes et de globules sanguins et de nombreuses cellules névrogliques présentant une dégénérescence vacuolaire.

Dans la rétine, près de la papille, quelques cellules ganglionnaires sont devenues vacuolaires, tandis que la couche plexiforme externe montre des vacuoles distendues par l'œdème, mais ces lésions s'arrêtent à peu de distance de la papille et la rétine redevient tout à fait normale.

Tandis qu'on ne trouve aucune infiltration embryonnaire dans la rétine, la choroïde se montre au contraire très abondamment infiltrée dans toute son épaisseur jusqu'à l'équateur environ.

Les procès ciliaires et l'iris sont indemnes. Les vaisseaux ciliaires du cercle de Haller sont atteints d'endopériartérite, car il y a en même temps une infiltration embryonnaire du tissu cellulaire et des muscles entourant le nerf, l'infiltration se continue même en avant jusqu'à la région équatoriale du globe, comme une nappe suivant la capsule de Tenon. Il y a donc une véritable périnévrite dont le point de départ bien visible sur une des coupes, est le trajet oblique de l'injection.

Nevro-rétinite sympathique. —, L'examen de l'œil gauche n'est pas moins instructif. La papille est, en effet, un peu saillante et la rétine voisine est soulevée par un léger exsudat, le nerf optique est fortement congestionné, les vaisseaux sont pour la plupart entourés de globules rouges extravasés et de petites cellules. Il y a un épaississement considérable de la gaine durale et de la gaine pie-mérienne. En outre on trouve dans l'épaisseur même de la gaine durale une masse fusiforme qui est un pseudo-tubercule constitué par des cellules épithélioïdes sans cellules géantes.

L'espace sous-dural est lui-même comblé par deux masses tuberculeuses semblables, au milieu desquelles on peut ¦voir des vaisseaux atteints' d'endopériartérite. Enfin autour de la gaine durale se voit une légère nappe d'infiltration cellulaire qui se propage un peu entre les fibres musculaires ; il y a donc périnévrite.

En résumé nous avons donc eu l'heureuse fortune de produire une névrite tuberculeuse, non seulement sur l'œil directement inoculé mais encore sur l'autre œil. On peut donc dire que nous avons réalisé une *véritable ophtalmie sympathique tuberculeuse* ou plus exactement une neuro-rétinite sympathique tuberculeuse et, pour la première fois à notre connaissance. Si on nous objectait que les lésions de neuro-rétinite que nous avons constatées sur l'autre œil ne sont qu'une localisation de l'infection générale tuberculeuse par l'intermédiaire de la grande circulation, puisque l'animal est mort, nous répondrions qu'il serait bien étrange que la seule lésion apparente de généralisation se rencontrât précisément dans le nerf optique opposé.

Il aurait été intéressant de suivre pas à pas sur toutes les voies optiques la transmission de la tuberculose, malheureusement les pièces ont été égarées. Néanmoins il n'en reste pas moins certain que nos constatations histologiques peuvent nous permettre de préciser suffisamment ce point important, la voie de transmission

de l'ophtalmie sympathique qui a dejà donné lieu à tant de con-
troverses.

En effet nous avons vu que dans l'O.D., il existait à la fois des
lésions tuberculeuses dans l'épaisseur de la gaine durale, dans
l'espace vaginal, dans le nerf optique lui-même et particulièrement
le long des vaisseaux du nerf, enfin il y avait aussi de la périnévrite.
Ces mêmes lésions nous les retrouvons dans l'O.G., identiques,
quoique amoindries, aussi bien dans la gaine durale, dans l'espace
vaginal qu'autour des vaisseaux du nerf et du nerf lui-même.
Il semble donc que l'infection a suivi concurremment cinq voies
parallèles, le tissu de la gaine durale l'espace. vaginal, les vaisseaux
du nerf, le tissu cellulaire péri-optique et peut-être le tissu nerveux
lui-même.

Il y a donc eu en même temps. infiltration durale, vaginalite
optique tuberculeuse et périvasculite des deux nerfs optiques et
périnévrite. Cette quintuple voie de transmission explique peut-
être la rapidité de la transmission (moins de 15 jours), quand
l'expansion de l'ophtalmie sympathique demande 20 jours au
moins chez l'homme. Cette névrite optique expérimentale sympathique permet-elle d'assimiler ce mécanisme pathogénique à
toutes les autres formes d'ophtalmie sympathique?

Nous ne le croyons pas. Tout d'abord la voie de l'espace vaginal
nous semble la voie principale et primordiale, si son existence ne
semble pas absolument démontrée par les expériences de Deutschmann. Bellarminoff et Selenkowski en ont donné une démonstration plus rigoureuse en provoquant une double papillite et cyclite
en injectant dans la gaine du nerf optique de la staphylotoxine ;
mais de ce que la réalité de cette voie de transmission semble
démontrée expérimentalement, faut-il en conclure qu'elle est la
seule et que le mécanisme de l'ophtalmie sympathique soit toujours
unique, malgré la diversité des circonstances à la suite desquelles
elle peut apparaître et la profonde incertitude qui règne sur son
agent producteur?

En effet à côté des gaines optiques, le nerf optique lui-même peut
être une voie de transmission : c'était l'idée première de Mackensie,
idée que notre expérience semble bien confirmer. Mais pour serrer
la question de plus près, nous devons nous demander quelle portion
du nerf sert de voie de transport. Est-ce le tissu nerveux? Cela n'est

pas impossible, tout au moins pour les toxines. Ne savons-nous pas en effet que certains agents, chimiques ou microbiens, ont une action élective sur les nerfs. Le curare n'a-t-il pas une action sur les plaques motrices des muscles et la toxine tétanique n'a-t-elle pas une action exclusive sur les nerfs périphériques et les centres nerveux.

Le Prof Lépine (1) vient aussi d'émettre cette hypothèse que les produits des sécrétions des capsules surrénales devaient suivre la voie nerveuse. C'est donc une voie qui méritait d'être signalée mais qui a besoin d'être étudiée et vérifiée.

Aussi vaut-il mieux nous engager sur un terrain plus solide et admettre que le transport des micro-organismes ou des toxines se fait par les voies physiologiques, c'est-à-dire par les espaces lymphatiques du nerf découverts par Axel Key, le long des cloisons fibreuses ou des espaces périvasculaires. Si les vaisseaux du nerf sympathisé sont intacts, n'avons nous pas trouvé autour des vaisseaux des manchons de cellules embryonnaires infiltrées.

Mais d'autre part, nos expériences avec les toxines nous ont montré leur extrême nocivité sur les vaisseaux du nerf, et la facilité avec laquelle se produit la sclérose de leurs parois. Il résulte donc de ces deux faits que les agents microbiens ou leurs toxines pourraient tout aussi bien suivre la lumière des vaisseaux que les espaces périvasculaires pour passer d'un nerf à l'autre. Il reste à expliquer comment par cette voie vasculaire les agents microbiens peuvent suivre d'abord un chemin rétrograde ou centripète jusqu'au chiasma, puis centrifuge pour aborder la papille opposée. Deutschmann, on le sait, pense que les micro-organismes arrivés vers le chiasma sont immédiatement saisis par le courant descendant venant du cerveau et poussés vers l'œil opposé. Peut-être des anastomoses du lacis capillaire des nerfs peuvent-elles suffire à cette propagation? Quoiqu'il en soit, on peut conclure que la voie lymphatico-vasculaire peut servir de voie de transmission de l'ophtalmie sympathique. Mais notre expérience nous a encore montré que le tissu fibreux de la gaine durale peut lui-même servir de voie d'apport par une propagation de proche en proche de l'infiltration microbienne, puisqu'on trouve des deux côtés des tubercules dans

(1) Soc. de biologie, 5 déc. 1908.

l'épaisseur des gaines. Assurément cette voie doit être exceptionnelle, mais bien qu'elle n'ait pas été étudiée expérimentalement ni
établie cliniquement, elle n'en doit pas moins retenir l'attention
pour l'observation future des cas d'ophtalmie sympathique.

Nous croyons enfin qu'il est pour cette toujours grave affection,
une cinquième voie, c'est le tissu cellulaire péri-nerveux que nous
avons vu nettement envahi dans les yeux de notre lapin. C'est là
une périnévrite, propagée de proche en proche, aboutissant d'abord
à la périnévrite sympathique puis à l'infection du tissu cellulaire
entourant le réseau de Haller et à l'infection du tissu cellulaire de
l'espace de Tenon et peut-être, par l'intermédiaire des vaso-vorticosa,
à l'inflammation de proche en proche et à la cyclite sympathique.
Une ancienne expérience de Gayet vient d'ailleurs confirmer cette
hypothèse à ce point de vue et montrer la réalité de cette transmission sympathique pour ainsi dire extérieure du nerf. A la suite d'une
inoculation dans la chambre antérieure d'un lapin, il a pu en effet
constater au bout de quelque temps l'apparition sur l'œil opposé
d'une suppuration péricornéenne probablement dûe à une ténonite
sympathique et il put suivre ces lésions du nerf optique; il y avait
infiltration embryonnaire des deux côtés avec sclérose des vaisseaux.

Nous n'avons pas la prétention d'avoir éclairci définitivement
le mystère de l'ophtalmie sympathique, mais il nous a semblé
néanmoins utile d'essayer de tirer d'un fait positif, et apparemment
unique, une neuro-rétinite tuberculeuse sympathique, quelques
déductions intéressantes, ne serait-ce que pour des recherches ultérieures.

M. Georges Rosenthal,

(Ex-chef de clinique à la Faculté de médecine
de l'Université de Paris).

Pendant l'année 1908, nous avons continué nos recherches sur l'*aérobisation des microbes anaérobies*, qui a fait l'objet l'an dernier de notre thèse de Doctorat ès Sciences (novembre 1907) ; nous avons étudié la bactériologie et le traitement du rhumatisme articulaire aigu et de ses complications.

A. — Recherches sur l'aérobisation des microbes anaérobies

1°) *La quatrième étape.* — Nous avions précédemment décrit les trois stades de l'évolution biologique du microbe anaérobie adapté progressivement à la vie au contact de l'air. La conservation des propriétés chimiques et pathogènes forme le premier stade — au 2°, l'anaérobie perd au contact de l'air toutes ses fonctions mais peut les retrouver s'il est remis à la vie sans air — au 3° l'anaérobie ne garde plus de son état antérieur que la morphologie il ne peut plus remonter à sa différenciation initiale. Or nous avons pu pour le *vibriogène septique*, c'est-à-dire pour le vibrion septique aérobisé et dépossédé de toutes ses propriétés, étudier une 4° étape que nous avons schématisée dans les trois propositions suivantes :

A la limite de sa vitalité, le vibriogène soit spontanément, soit par de brusques variations dans ses conditions d'existence peut se transformer en un diplocoque affectant les principaux caractères de l'entérocoque, quoique de vitalité en général amoindrie.

Il est possible de remonter au début du type diplocoque au type bacille. Ce retour s'obtient difficilement et seulement dans les premiers jours de la transformation.

Le passage de la forme bacille à la forme diplocoque s'effectue soit par bourgeonnement latéral de petits éléments (microblastes de Thiercelin) soit par condensation du cytoplasme à l'intérieur du bacille. Dans ce dernier cas, la forme entérococcique est souvent précédée d'une phase de *gros entérocoque de transformation*, de morphologie intermédiaire.

La 4ᵉ étape est donc une étape de transformation d'une espèce en une autre. Elle est la démonstration du transformisme microbien.

2ᵒ) *L'aérobisation d'emblée*. — Nous connaissions donc l'aérobisation progressive que Thiroloix a bien voulu appeler « méthode de G. Rosenthal », et l'aérobisation rapide que nous avons décrite avec Thiroloix et qui avait été entrevue par cet auteur. Au cours de recherches de bactériologie faites à propos d'un cas suraigu de tétanos, nous avons observé et décrit l'*aérobisation d'emblée* phénomène déjà signalé, mais non étudié avant nous. En contrôlant le bacille anaérobie isolé dans ce cas, nous avons obtenu contrairement à toute prévision, sur gelose inclinée aérobie des cultures du bacille de Nicolaïer ; mais ce bacille ainsi aérobisé spontanément, avait spontanément aussi perdu son chimisme et sa biologie : d'emblée, il était devenu le bacillogène du tétanos, saprophyte banal, inoffensif pour les animaux. Nous attachons une grande importance à ce fait, que de telles transformations s'obtiennent toujours à la sortie de l'organisme. iorsque, d'après nous, le microbe pathogène est à *l'état naissant*, c'est-à-dire au stade d'acquisition des propriétés pathogènes. M. Marcel Labbé, agrégé à la Faculté, a bien voulu dans un mémoire signé avec nous présenter nos recherches à la Société médicale des hôpitaux.

3ᵒ) *Cycle bactérien et transformisme secondaire*. — Cet état naissant, simple hypothèse dans le cas précédent, se trouve démontré par des recherches faites sur un cas de bronchopneumonie prolongée à pneumocoque et à entérocoque, où la fétidité intercurrente des crachats fut due a une infection passagère par un bacille anaérobie *à l'état naissant*. Rien de plus intéressant que d'étudier dans la zone d'anaérobiose des tubes de gélose profonde l'apparition tardive de colonies anaérobiques, qui ne donneront de repiquage dans aucun milieu anaérobie, mais qui sur milieux aérobies donneront de l'entérobacille c'est-à-dire la forme bacillaire de l'entérocoque avec quelquefois retour progressif à l'entérocoque. *Les formes de transition, coccus développés dans les gaines bacillaires, entérobacilles longs et courts, entérocoques à grains demi-allongés, monocoques-entérobacilles sont inexplicables en dehors de notre théorie.*

Nous avons expliqué ces phénomènes par la conception *du cycle bactérien* qui découle de ces faits de transformisme secondaire.

D'après nous, la forme bacillaire anaérobie développée dans nos tubes était une transformation *in situ* de l'entérocoque en bacille anaérobie ; mais, les phénomènes ayant été peu intenses, le bacille n'avait pas effectué totalement sa transformation. Étant à *l'état naissant* il a fait *in vitro* retour à l'entérobacille et à l'entérocoque ; tandis qu'il était phagocyté *in vivo*. Entérocoque saprophyte, entérocoque pathogène, entérobacille, bacille anaérobie se différenciant *in situ* par la défaillance de l'organisme, entérobacille, entérocoque, voici les étapes de ce cycle bactérien.

La démonstration de ce transformisme secondaire peut à un examen superficiel paraître dépourvue d'intérêt médical. Elle se justifierait certes par sa valeur scientifique, mais de plus, elle montre que si la fonction fait l'organe, en matière d'anaérobie, *le terrain peut faire le bacille.*

B. — Bactériologie du rhumatisme articulaire aigu

1°) *Nécessité de l'hémobioculture en ballon cacheté.* — Les recherches entreprises l'an dernier avec le Prof. agrégé Thiroloix avaient mis en valeur le rôle de la bactérie anaérobie retirée du sang des rhumatisants pendant la vie. L'étude chimique et biologique avait permis d'établir qu'elle était une variété rhumatismale du *bacillus perfringens*. Malheureusement la rareté des résultats positifs de l'hémobioculture laissait encore place au doute. En comparant les résultats obtenus à ceux que donne l'étude des autres biosepticémies, nous avons eu l'idée (par analogie à des travaux antérieurs de différents auteurs, sur la fièvre typhoïde en particulier) d'ensemencer peu de sang (1 cc.) dans beaucoup de bouillon ou de lait

(250 cc.) ; ce qui était facile grâce au *ballon cacheté*, procédé qui nous est personnel. Les résultats obtenus et publiés avec nos élèves Marcorelles et Mlle Joffé ont établi la valeur considérable de ce procédé, qui permet d'affirmer la spécificité rhumatismale du bacille d'hémobioculture. En effet, fréquemment, les tubes cachetés restaient stériles, tandis que les ballons cachetés donnaient une culture abondante et rapide du germe.

2°) *Étude du rhumatisme cérébral.* — Notre élève Mlle Joffé a fait sa thèse sur le rhumatisme cérébral à la suite des recherches faites par nous avec sa collaboration sur cette forme sévère du rhumatisme articulaire aigu, que nous avons pu étudier aux points de vue clinique, bactériologique et histologique. Voici les conclusions principales de l'étude de nos deux premiers cas.

Le rhumatisme cérébral n'est pas une entité morbide. Il comprend toutes les manifestations cérébrales qui peuvent se produire sous l'action du virus ou de la toxine spécifique. Il n'a ni formule bactériologique spéciale, ni anatomie ou histologie pathologique constantes. [En effet, nous n'avons pu retrouver les lésions décrites avec soin dans le cerveau par de précédents auteurs.] L'alcoolisme et les tares névropathiques sont les causes prédisposantes les plus ordinaires.

Au cours des attaques de rhumatisme avec symptômes cérébraux, l'hémoculture permet de trouver dans le sang le bacille spécifique.

Elle sera faite en ballons cachetés (voir plus haut).

Le diagnostic bactériologique du bacille d'Achalme (variété rhumatismale) doit s'appuyer non sur une étude morphologique superficielle, mais au moins sur la vérification rapide des fonctions tryptobutyriques (digestion du blanc d'œuf, fermentation butyrique de la glycérine), de sa sporulation ayant les caractères spéciaux décrits par nous, et de l'absence de fétidité des cultures.

Notre troisième cas offre un intérêt clinique particulier, car il a trait à une forme à évolution subaiguë rare mais surtout, il a un intérêt bactériologique, car nous avons trouvé au deuxième examen la septicémie spécifique, et au premier, vingt jours auparavant, une septicémie à entérocoque. Or, nous rappelons que Thiroloix et nous, nous avons établi *in vitro* la transformation possible du bacille d'Achalme en entérocoque à sa sortie de l'organisme.

Plusieurs hypothèses peuvent expliquer le résultat différent des deux hémobiocultures.

Première hypothèse. — Dès le début, l'infection est due à une symbiose d'entérocoque et de bacille d'Achalme; ce dernier ne s'est pas trouvé dans le sang prélevé pour l'hémoculture ou ne s'est pas développé dans nos tubes. Nous repoussons cette supposition improbable.

Deuxième hypothèse. — L'entérocoque, qui naît souvent du bacille du rhumatisme, fait démontré antérieurement, n'est-il pas, sous l'influence de causes humorales, devenu le bacille du rhumatisme, qui d'ailleurs dans nos tubes a fait retour à l'entérocoque.

Nous avons accepté cette deuxième hypothèse, qui concordait bien avec les faits étudiés par nous de cycle bactérien et de transformisme secondaire.

3) *La question des métaux colloïdaux.* — Dans nos recherches avec le Prof* agrégé Thiroloix, ou avec nos élèves, comme dans les cas étudiés par différents auteurs, on relève des cas guéris rapidement par l'électrargol ou le collargol et des cas, où ces préparations furent inefficaces. De là des opinions opposées des médecins, les uns niant leur action thérapeutique, les autres exaltant leur puissance selon l'évolution des malades étudiés. Nous avons soumis la question au contrôle rigoureux de l'expérimentation.

Pour celà, nous avons d'abord réussi à obtenir une culture de virulence déterminée. C'ést le *virus fixe rhumatismal.* Sans parler de nos essais multiples nous dirons que le virus fixe rhumatismal est une culture de 24 heures en lait cacheté. Cette culture est le repiquage d'une culture sporulée très ancienne en un blanc d'œuf cacheté du bacille spécifique obtenu par hémobioculture. Le virus fixe à la dose de 2 centimètre cubes tue le cobaye en 20 heures environ avec production d'un phlegmon séro-sanguinolent au point d'inoculation (de préférence hypodermique). Or, dans quelques cas les cobayes inoculés avec la dose mortelle mais ayant reçu soit

24 heures auparavant, soit immédiatement après une injection d'électrargol ou d'électropalladium ne sont pas morts. Leur guérison n'est pas due à une immunité accidentelle, elle est l'effet d'une immunité passive : car les inoculations postérieures ont amené la mort de ces animaux.

Dans un grand nombre de cas, les métaux colloïdaux sont restés sans effet ou ont simplement reculé de 24 à 48 heures la terminaison fatale.

Nos expériences donnent donc la démonstration scientifique du pouvoir préventif et curateur des métaux colloïdaux dans l'infection rhumatismale. Elles précisent ce facteur d'irrégularité accepté par nous depuis longtemps au point de vue clinique. Elles montrent en outre, sans que nous voulions entrer dans le détail, que seules des doses importantes peuvent être utilement employées.

C. — Sérothérapie du rhumatisme articulaire aigu

Notre grand effort a été la recherche avec Thiroloix de la sérothérapie du rhumatisme articulaire aigu. Un pli cacheté déposé à l'Académie des Sciences en juillet 1908 contient l'étude expérimentale et clinique des résultats obtenus sur l'animal et sur les malades (rhumatisme cérébral et chorée rhumatismale guéris en 48 heures, etc.). La mort accidentelle du cheval vacciné a suspendu nos recherches, jusqu'à l'obtention prochaine de la vaccination de nouveaux chevaux. Ces recherches sont longues et minutieuses ; on ne saurait y apporter trop de prudence ; aussi n'avons-nous rien voulu publier jusqu'à ce jour et demandons-nous qu'on nous fasse crédit. Il ne saurait venir à notre pensée de donner des espoirs que nous ne pourrions réaliser.

Des recherches sur la vaccination et la sérothérapie des affections dues au *bacillus perfringens*, bacille anaérobie, ont été également commencées. Elles sont aussi basées sur notre méthode de *l'allolisme*, c'est-à-dire sur le principe posé par nous de l'atténuation de toxicité et de virulence par l'aérobisation. Elles aboutiront, à ce que nous espérons, au cours de l'année 1909.

Elles sont, en résumé, nos principales recherches. Elles viennent
de nous valoir une récompense nouvelle de l'Académie des Sciences
et une autre de l'Académie de Médecine. M. le Professeur Gaston
Bonnier, membre de l'Institut, leur a consacré un article élogieux
« La vie sans air » dans la *Revue*. M. Marcel Labbé, agrégé à
la Faculté, en a présenté les grandes lignes avec des appréciations
très favorables dans la *Revue scientifique*. L'appui que nous trouvons
auprès de nos maîtres et la confiance de nos amis, ainsi que les
résultats pratiques prochains, nous incitent à les continuer sans
relâche.

M. J. Sellier,

(Chef des travaux de physiologie à la Faculté mixte de médecine
et de pharmacie de l'Université de Bordeaux).

Au cours de l'année 1908 j'ai continué mes recherches sur les propriétés des diastases protéolytiques et présurantes des sucs digestifs des animaux invertébrés. Mes dernières études ont été publiées dans les *Comptes rendus de la Société de Biologie* (séance de la réunion biologique de Bordeaux du 3 décembre 1907). Une partie des faits que je vais exposer ont été communiqués au *Congrès de l'Association française pour l'avancement des sciences de Clermont-Ferrand août 1908*.

Ces recherches ont été faites avec des sucs digestifs purs de crustacés, de céphalopodes, d'aphroditiens. Chez les crustacés, Hoppe-Seyler expérimentant avec le suc stomacal de l'écrevisse de rivière, trouva que ce suc peut digérer facilement la fibrine crue mais beaucoup plus lentement l'albumine coagulée. La présence d'une trace de HCl ralentissait considérablement la digestion. La présence de 0,2 p. 100 arrêtait complètement la digestion. Krukenberg qui a beaucoup étudié les actes digestifs des crustacés soutient que les ferments protéolytiques diffèrent selon les espèces. C'est ainsi par exemple que dans le suc digestif de *Homarus vulgaris.* et de *Nephrops norvegicus* il n'y a que de la pepsine et pas de trypsine. Chez *Eriphia Spinifron* set *squilla nautis* il n'y a que de la pepsine et pas de trypsine.

Tandis que chez *Astacus fluviatilis, Palinurus vulgaris, Carcinus mœnas, Maïa squinado* le suc digestif contient à la fois de la pepsine et de la trypsine.

La préoccupation dominante de Krukenberg semble avoir été de rechercher des propriétés similaires entre les ferments des invertébrés et ceux des animaux supérieurs. La diastase qui réclamerait pour agir un milieu acide serait une pepsine, celle qui réclamerait un milieu neutre ou alcalin une trypsine. De là l'existence simultanée des deux ferments dans le même suc, lorsque ce dernier agit à la fois en milieu acide et alcalin. Mais rien n'oblige *a priori* à admettre une telle interprétation, car rien ne prouve que les agents protéolytiques des animaux invertébrés soient comparables à ceux des êtres supérieurs.

Les expériences de Stamati pratiquées avec du suc pur recueilli sur l'écrevisse et le homard au moyen de fistules (procédé de Dastre) aboutissent à des résultats analogues à ceux de Krukenberg et de Hoppe-Seyler, quant à la nature des diastases protéolytiques.

Pour obtenir des résultats susceptibles d'apporter de nouvelles données, il fallait tout d'abord avoir à sa disposition du suc digestif pur en quantité assez abondante. Or, chez les grandes espèces de crustacés telles que *Maïa squinado*, *Cancer pagurus* j'ai pu me procurer ce suc assez facilement.

Pour cela on peut recourir soit au cathétérisme de l'estomac, sur des animaux à jeun, à l'aide d'un tube de verre muni d'une petite poire aspiratrice, soit à l'ouverture de la carapace et de l'estomac par la face dorsale. De très nombreuses explorations ont montré que l'estomac de ces êtres n'est jamais complètement vide. J'ai même obtenu quelquefois une quantité relativement importante de suc (jusqu'à 15 cc. chez le même animal). Ces faits semblent établir que la sécrétion du suc digestif est continue.

Quoiqu'il en soit on avait là un moyen commode d'étudier les propriétés diastasiques de ce suc.

Je me suis donc appliqué au cours de l'année 1908 à étudier les propriétés de l'agent protéolytique, du ferment lab, et les rapports de ces deux diastases.

J'ai déjà montré l'action nettement présurante de ce suc (*Comptes rendus de la Société de Biologie*, 23 novembre 1906). Il est très facile de prouver par une expérience dont voici un type qu'il est également très protéolytique.

Si à 10 centimètres cubes de lait de vache, dans un tube à essai placé au bain-marie à 40 degrés, on ajoute une goutte de suc, la coagulation se produit promptement (4 minutes environ). On peut retourner le tube sans laisser tomber une goutte de liquide. Mais bientôt le coagulum se dissout peu à peu. Après quelques heures il a disparu à peu près complètement. Le lait a été transformé en une liqueur claire. Les acides (HCl ou AzO^3H), ajoutés goutte à goutte à ce liquide de digestion ne donnent pas de précipité.

Des expériences pratiquées dans le but de rechercher quel était le milieu le plus favorable à l'action du ferment ont constamment montré que, c'ést en milieu voisin de la neutralité que s'opérait, dans les meilleures conditions l'action digestive. L'examen des produits de digestion, notamment la liqueur transparente qui résulte de l'action protéolytique sur le lait, montre constamment l'existence dans cette liqueur du tryptophane, corps caractérisé par l'eau de brome, qui comme on sait est mis en liberté en même temps que la tyrosine au cours de l'hydrolyse tryptique de la caséine. Ces deux faits, optimum d'action en milieu neutre et production de tryptophane, rapprochent cette diastase de la trypsine des animaux supérieurs.

L'action de ce suc digestif de crustacé sur l'albumine coagulée donne des résultats comparables à ceux qui viennent d'être exposés.

L'expérience suivante en fournit une preuve démonstrative.

On place dans différents tubes à essai, d'égales longueurs de tubes de Mette :

			Réaction en gr. °/°°.	Longeurs après 4o heures à 4o°.
Tube a — 0,5 suc de Maïa + 0,2 Hcl ª/ª + 0,3 H²o —			1,4	0,0
— b —	+ 0,1	— + 0,4 —	0,1	0,0
— c —	+ 0,0	— + 0,5 —	0,0	18ᵐᵐ
— d —	+ 0,1 co³ Na² ª/ª + 0,4 —		1,05	8ᵐᵐ7
— e —	+ 0,3	— + 0,2 —	3,15	0,0
— f —	+ 0,5	— + 0,0 —	5,25	0,0

Cette diastase protéolytique de Maïa et de *Cancer pagurus* digère très bien la gélatine. L'expérience a toujours montré que comme pour la caséine et l'albumine le milieu d'action le plus' favorable était le milieu neutre.

Les faits relatifs aux céphalopodes (seiche et calmar) ont été obtenus avec le suc contenu dans le *cœcum*, organe qui contient comme on sait le produit de la sécrétion hépatopancréatique de ces êtres. Ce suc est acide au tournesol, visqueux, filant, fluorescent. Il donne constamment la réaction des matières protéiques (biuret, réaction xanthoprotéique). L'action digestive de ce suc sur l'albumine est très faible, presque nulle. Le cube d'albumine n'est pas digéré même après soixante douze heures à 4o degrés. On constate seulement l'éclaircissement de l'ovalbumine. La gélatine est très facilement digérée. Quant au fait des digestions de lait par addition de suc digestif. on constate facilement le phénomène de l'éclaircissement. L'eau bromée additionnée goutte à goutte à quelques centimètres cubes de cette liqueur donne manifestement la réaction violette caractéristique du tryptophane.

Sur la question de l'identité du ferment protéolytique et du ferment lab.

Sans vouloir entrer dans la discussion de cette question, je rappellerai que l'association si fréquente de ces deux ferments dans le monde vivant, animal et végétal, a conduit divers auteurs à se demander si le ferment coagulant n'était pas tout simplement le ferment protéolytique, contrairement à l'opinion classique suivant laquelle ces deux ferments sont de nature différente.

Nencki et Sieber les premiers, puis Pekelharing, cherchant à préparer de la pepsine très pure, constatèrent que la pepsine qu'ils auraient préparée coagulait encore le lait quoiqu'elle fût d'une grande pureté.

Pawlow et Parastchuk après avoir constaté que les sucs gastrique, et pancréatique, purs de chien, ont en même temps que leur pouvoir protéolytique un pouvoir coagulant intense, étudièrent ces deux actions dans les conditions les plus différentes, et démontrèrent qu'il existe toujours dans ces sucs un parallélisme constant entre l'activité protéolytique et coagulante. Ils reprirent les expériences d'Hammarsten afin de séparer la pepsine de la chymosine et réciproquement. Les résultats furent négatifs, jamais ils ne purent séparer ces deux actions.

Ils conclurent à l'identité des deux ferments.

Glaessner, Bang, Schrumpf, Hemmeter se sont prononcés contre les vues de Pawlow. D'après Bang, Pawlow n'a pas étudié la chymosine typique car d'après lui, le ferment lab qui accompagne la pepsine dans le suc gastrique de chien est de la parachymosine, différente de la chymosine par ses propriétés.

Schrumpf par précipitation avec de la cholestérine dit avoir obtenu en partant d'un suc stomacal de porc une solution de pepsine exempte de chymosine.

Glaessner dit avoir réussi à séparer la pepsine de la chymosine en traitant un extrait de muqueuse stomacale avec de l'acétate d'uranyl et de phosphate de soude. Hemmeter a vu que le suc gastrique humain fortement protéolytique est sans pouvoir coagulant.

Sawjalow se rattache à la conception unitaire de Pawlow. Il s'attaque à l'objection faite à Pawlow au sujet de la prétendue loi d'action différente de la chymosine (loi de proportionnalité) et de la pepsine (loi des √), il s'attaque encore à la prétendue activité de la chymosine en milieu neutre et alcalin. Il conclut, comme Pawlow à l'existence dans le suc stomacal d'un ferment ayant deux propriétés, l'une protéolytique, l'autre coagulante.

Schmidt Nielsen au contraire croit pouvoir conclure de ses expériences que l'enzyme qui coagule le lait en milieu neutre, la chymosine, ne peut être identique à la pepsine.

Plus récemment Gewin (2 novembre 1907 dans le laboratoire de Pekelharing) a étudié l'influence de l'alcali, du chauffage, des impuretés sur le pouvoir coagulant des sucs de macération. Il conclut à l'identité de la chymosine et de la parachymosine et considère la coagulation du lait comme l'expression de la digestion peptique commençante de la pepsine.

Sawistch en même temps et indépendamment, arrive aux mêmes résultats relatifs à l'identité.

Enfin de nouveau Hammarsten (juin 1908) étudie comparativement l'effet de la pepsine et de la chymosine chez quelques animaux vertébrés, et essaye d'obtenir des solutions de chymosine exempte de pepsine et des solutions de pepsine exemptes de chymosine. Il ne lui a pas été possible de mettre en harmonie les résultats de ses recherches avec la conception de l'identité de la pepsine et de la chymosine.

Il considère que cette question est difficile à résoudre et doit rester encore à l'étude.

C'est pourquoi il m'a paru intéressant de rechercher systématiquement dans le suc digestif des invertébrés marins, jusqu'ici peu étudié, la présence du ferment protéolytique et du ferment lab. ainsi que les rapports entre eux de ces deux agents.

Non seulement dans tous les sucs qui se sont montrés protéolyquement actifs, j'ai pu constater la présence d'un pouvoir coagulant, mais aussi établir un parallélisme évident entre ces deux actions.

1° Les sucs digestifs purs fortement protéolytiques *Suc de maïa d'Aphodite aculeata* ont en même temps un même pouvoir coagulant intense.

2° Les sucs de macérations (de foie de céphalopodes, des cœcums tubulaires d'astéries, de la glande-hépato pancréatique des crustacés) qui digèrent mal les albuminoïdes (n'attaquent pas l'albumine d'œuf cuit) agissent aussi faiblement comme coagulants.

3° Le suc digestif *d'Helix pomatia* totalement inactif protéolytiquement est totalement inactif au point de vue coagulant.

Au sujet de la présence simultanée des deux ferments dans les sucs digestifs, il y a lieu de remarquer que le ferment coagulant est souvent caché et qu'il faut le rechercher avec soin pour constater son existence. C'est ainsi que 10 cc. de lait normal additionné d'une goutte de suc digestif de *Maïa* coagule bien, tandis que additionné de 1 cc. du même suc ils ne coagulent plus.

Le suc digestif *d'Aphrodite aculeata* ne coagule bien et facilement que le lait légèrement acidifié.

Le suc digestif de *Calmar* ne coagule bien que le lait légèrement calcifié. Toutefois des témoins contenant la même quantité de lait, soit normal, soit acidifié, soit calcifié, et même quantité de suc chauffé un quart d'heure à 90°, laissés au bain-marie pendant 10 heures, ne coagulaient pas, montrant ainsi que la coagulation n'était imputable qu'à un ferment contenu dans le suc digestif.

Voulant pousser plus loin l'étude du parallélisme entre le pouvoir protéolytique et le pouvoir coagulant, j'ai choisi pour cette étude le suc digestif de crustacés, qui comme on sait a une activité protéolytique et coagulante très nette.

L'action protéolytique a été mesurée par la quantité d'albumine dissoute dans le tube de Mette après 24 heures à 40°, et l'action coagulante par le volume de lait que 0 cc. 1 de suc est capable de coaguler à 40° en 40°.

Ayant constaté au cours des expériences que l'activité protéolytique du suc digestif de *Cancer pagurus* est généralement beaucoup plus faible que celle de *Maïa squinado*, j'ai recherché s'il en était de même du pouvoir coagulant. Constamment j'ai trouvé un parallélisme parfait entre les deux actions.

Dans d'autres expériences je pratiquais de la façon suivante : Dans une série de tubes à essais contenant un même volume de suc de *Maïa*, j'ajoutais des doses variables d'HCl et de $CO^3 Na^2$. Après 3 heures de contact à 40°, l'acide et l'alcali introduits sont exactement neutralisés. Le tout est ramené au même volume. Dans chaque tube on mesure le pouvoir protéolytique par la méthode de Mette et le pouvoir coagulant en prélevant dans chacun des tubes o cc. 1, de suc que l'on fait agir sur 10 cc. de lait. Les résultats obtenus montrent que le pouvoir coagulant et protéolytique marchent de pair; tous les deux sont détruits lorsque le suc est acidifié à 2 p. 1.000. Ce suc en effet ne digère pas l'albumine, mis en présence de lait, il ne le coagule pas, ne l'éclaircit pas. Le lait reste intact, ou ne peut y produire la réaction du tryptophane.

Pour une acidification du suc inférieure à 1 p. 1.000, les pouvoirs protéolytiques et coagulants sont conservés, mais non intégralement ; ils sont atténués, et l'atténuation pour les deux est parallèle.

L'alcalinisation légère du suc digestif laisse sensiblement intacts les pouvoirs protéolytiques et coagulants, qui sont progressivement et parallèllement affaiblis par une notable alcalinisation.

Tous ces faits sont de nature à faire présumer l'identité des deux ferments. Mais à mon avis, la question n'est point encore définitivement résolue.

M. le Dr Teissier,

(Professeur à la Faculté mixte de médecine et de pharmacie de l'Université de Lyon.)

Recherches relatives au traitement des néphrites infectieuses et de leurs complications urémiques, par les injections sous-cutanés de sérum de la veine rénale de la chèvre.

L'idée fondamentale de ces recherches est basée sur les belles découvertes de Brown–Séquard, sur les sécrétions glandulaires internes, et sur cette conception de Claude Bernard : « que ces produits de sécrétion doivent nécessairement prédominer dans le sang veineux émanant de ces glandes. »

De là sont nées : et l'application de l'*Opothérapie* au traitement des néphrites, tentée d'abord par Dieulafoy, et que, avec Frenkel et, depuis, avec différents collaborateurs, nous n'avons cessé nous même de réaliser en la perfectionnant depuis plus de dix ans ; et la *Sérothérapie*, méthode nouvelle, à laquelle les travaux que nous poursuivons actuellement, paraissent apporter une contribution des plus encourageantes.

Réalisée d'abord d'une façon restreinte par Witzòw et par Turbure de Bucarest, puis par nous-même, depuis 1898, époque où nous l'avons utilisée pour la première fois et de façon heureuse, il lui manquait, pour être préconisée systématiquement et érigée au rang d'une vraie méthode thérapeutique, le contrôle d'une expérimentation prolongée et de résultats concordants.

Déjà, avec nos élèves, le Dr de Lignerolles 1898, et le Dr de Lawis 1905, nous avions recueilli quelques faits confirmatifs, et tenté une interprétation des bons effets obtenus, mais ceux-ci restaient à l'état d'observations isolées ou de simples curiosités cliniques.

Convaincu, toutefois, de par les conquêtes récentes de la physio-

logie générale, et par les résultats pratiques dont nous avions été
le témoin, que c'est dans cette voie qu'il y a lieu actuellement de
chercher, pour arriver à modifier non seulement les altérations
anatomiques du rein et en arrêter la progressivité, mais encore
pour influencer utilement la toxicité des humeurs altérées par les
produits de rétention, nous avons, cette année même, grâce aux
éléments que la clinique de l'Hôtel-Dieu et son laboratoire mettaient
à notre disposition, repris cette étude si intéressante; et c'est à
cette recherche toute spéciale et *exclusive* que nous avons consacré la subvention que la *Caisse des recherches* nous a accordée à
titre de précieux encouragement.

Nous avons été tout particulièrement secondé dans cette étude
par le Dr Lucien Thévenot, chef de clinique adjoint de la Faculté,
qui nous a apporté le concours de sa grande habileté technique et
de ses précieuses qualités d'expérimentateur.

Voici donc les premiers résultats que nous avons obtenus:

Tout d'abord, il y avait lieu de faire du sérum rénal une étude
biologique complète: c'est ce que nous avons pu réaliser, avec
l'assistance de collaborateurs tout spécialement compétents, et
l'aide de M. le Professeur-agrégé Morel, pour la partie chimique,
du Dr Chanoz, docteur ès sciences physiques, pour les recherches
physiques proprement dites, et de M. le Dr Cade, médecin des
hôpitaux, dont les connaissances en hématologie font autorité.

C'est ainsi que nous avons pu établir la toxicité de ce sérum,
sa toxicité propre d'abord (5o à 6o cc. par kilog. de matière
vivante), ensuite sa *toxicité comparée* par rapport au sérum du sang
artériel, sa concentration moléculaire, et enfin son pouvoir
hémolytique.

Fait fort intéressant, nous avons pu constater que ce pouvoir
hémolytique est très faible et que, de plus ajouté *in-vitro* à du sérum
de brightique assez fortement hémolysant, il atténuait sensiblement
cette disposition pathologique. Une conclusion importante découle
de ces données, c'est que le sérum rénal peut devenir un élément
précieux pour combattre chez le malade les tendances hydropigènes
résultant de la destruction des globules rouges et de l'hypo-albu-
minose si fréquemment enregistrée chez les brightiques.

Une série de dosages, très minutieusement opérés par M. le professeur-agrégé Morel, ont fixé exactement la teneur en albumine, en chlorure de sodium, et en chaux, du sérum rénal soit artériel soit veineux. Donc, pour la chèvre, seul animal utilisé par nous jusqu'ici, nous pouvons accepter comme fixes, les chiffres suivants :

Sang rénal artériel.	Sérum rénal de la veine.
Δ = 0,59 0,62	Δ = 0,59 à 0,58
Nacl = 5,35	5,20
Ca = 0,082	0,080
Albumine = 61 à 76,03 p. 1000	63 à 78 p. 1000

Pour la cueillette du sérum, nous avons adopté la technique préconisée par le Dr de Lawis, dans son travail inaugural (1905). Le sérum est recueilli par aspiration, après anesthésie de l'animal par l'éther, et surtout après ligature de la veine rénale à son embouchure dans la cave. Ce détail de procédure est d'une *importance capitale*, car il suffit pour expliquer certaines divergences dans les premiers résultats obtenus. Car, en l'absence de ligature, on risque d'aspirer du sérum cave dont la toxicité est différente, et de diluer les substances anti-toxiques ou anti-fermentescilles contenues normalement dans le sérum rénal, et d'extraire ainsi un produit ayant des propriétés thérapeutiques nulles ou affaiblies, peut-être même des propriétés nuisibles.

Le sérum ainsi recueilli, et *son état stérile bien constaté par culture*, peut être injecté au malade sans aucun danger. Les quelques accidents sériques que nous avons constatés dans quelques cas, d'ailleurs assez rares n'ont eu, comme effet, aucune suite fâcheuse; ils ont été particulièrement éphémères et n'ont jamais déterminé de fièvre. S'il y avait une élévation notable de la température, c'est que le sérum serait infecté. Une dose de 15 à 20 cc. injectée en une seule fois, n'a jamais entraîné de réaction, et l'on a pu répéter l'injection cinq, six fois, et même plus sans le moindre inconvénient, et cela tous les jours, ou tous les deux jours, jusqu'à production d'une amélioration suffisante, ou même de la guérison complète.

Nous avons résumé, dans une communication récente faite à l'Académie de médecine le 7 octobre 1908, les faits cliniques

essentiels qui m'ont paru dignes de mériter l'attention et propres
à montrer le bien fondé des espérances que, dès la première heure
nous avions édifiées sur cette méthode. Nous avons rapporté
surtout quatre cas d'accidents urémiques des plus alarmants, où
l'injection sérique a produit les effets les plus favorables, c'est-à-
dire la cessation rapide des phénomènes toxiques, bientôt suivie
de la guérison des malades. Ainsi, nous avons vu disparaître, successivement, tous les troubles fonctionnels imputables à l'insuffisance
urinaire, depuis la céphalée, la dyspnée à type de Cheyne-Stokes,
jusqu'aux vomissements urémiques et aux phénomènes nerveux les
plus sévères, convulsions ou coma, en même temps que s'atténuait
ou disparaissait l'albuminurie, la cylindrurie, et que la toxicité
urinaire revenait à son taux physiologique; bref, alors que repa-
raissaient tous les caractères d'une perméabilité rénale suffisante.

Nous avons, depuis lors, eu l'occasion de recueillir deux observations nouvelles venant confirmer absolument ces premiers
résultats: dans la première (cas de néphrite aiguë avec anurie,
hématurie, cylindrurie abondante, œdèmes généralisés, etc.) au
cours d'une grossesse, deux injections de 10 cc. ont suffi pour
ramener une diurèse de deux litres, réduire l'hématurie à un degré
minimum, favoriser la résorption de l'anasarque: en 15 jours, la
malade a été transformée. Dans la seconde, précisément le sujet
de notre observation 11, de notre mémoire à l'Académie, rentré
dans notre service au milieu de novembre avec des accidents
convulsifs survenus après des fatigues ou des écarts de régime
que la guérison préalablement réalisée avaient semblé autoriser,
une seule injection a suffi pour provoquer la disparition de l'albumine et faire disparaître les signes de l'urémie convulsive.

Ce n'est point ici le lieu de rechercher la cause immédiate de
ces améliorations si remarquables et de discuter le mode
d'action intime de la sérothérapie. Ce que nous tenons cependant
à mettre dès maintenant en lumière, c'est l'azoturie très importante
que provoque l'injection sérique, et cela indépendamment de
toute augmentation dans l'élimination des autres substances
dissoutes, et le plus souvent la diminution *immédiate et parallèle
de la toxicité urinaire*. D'où cette conclusion très vraisemblable
que la sérothérapie, telle que nous la pratiquons jusqu'ici, agit,
non pas en provoquant une élimination plus marquée des

substances toxiques retenues, mais en les *neutralisant,* ou en activant leur destruction, en *sollicitant surtout, l'action défensive du foie,* — notion du plus haut intérêt, puisqu'elle nous permet d'entrevoir que ces injections sériques seront appelées quelque jour à combattre très efficacement les accidents graves *de l'éclampsie puerpérale.*

Tels sont les faits que nous avons mis en évidence dans le cours de cette année, et qui ont une portée pratique telle que la méthode est aujourd'hui à l'essai dans de nombreuses cliniques de France ou de l'Étranger, d'où nous recevons des renseignements les plus encourageants. Mais que de choses encore à contrôler ou à entreprendre, que de recherches nouvelles à poursuivre, pour assurer à la méthode, la constance dans ses effets, comme pour déterminer les cas où elle est plus sûrement susceptible d'améliorer ou de guérir, pour en déterminer avec précision les effets et le mode d'action intime, etc. C'est ce but que nous nous proposons de poursuivre dans l'avenir.

M. F. Tourneux,

(Professeur à la Faculté mixte de médecine et de
pharmacie de l'Université de Toulouse).

Recherches sur les premiers développements de la taupe

La durée de la gestation chez la taupe est évaluée environ à un mois. Il semble n'y avoir. au moins dans le midi de la France, qu'une seule période génitale correspondant à la saison pluvieuse, du mois d'octobre au mois de mars, c'est-à-dire à une époque où les terres détrempées permettent aux taupes de creuser plus facilement leurs galeries. Du mois d'octobre au mois de mars, on rencontre, en effet, des femelles pleines à tous les stades de la gestation, avec prédominence cependant des stades avancés pendant les mois de février et de mars. La portée maxima paraît être de quatre petits, répartis régulièrement au nombre de deux de chaque côté, à l'intérieur des cornes utérines longues de 35 millimètres.

Les jeunes à la naissance mesurent une longueur de 3,5 centimètres du vertex au coccyx, et de 4 centimètres du museau au coccyx, alors que les femelles adultes atteignent de 12 à 13 centimètres, et les mâles, plus volumineux, de 13 à 15 centimètres. Ils viennent au monde la peau absolument glabre et légèrement rosée. Leur résistance vitale est considérable, et on peut les conserver vivants, presque sans soins, pendant plus de 24 heures, tandis que les adultes en captivité meurent, comme on sait, au bout d'un nombre d'heures très restreint. Lorsque les jeunes ont atteint une longueur de 7 à 7,5 centimètres, les poils commencent à se montrer sur le museau, et la peau se pigmente dans la région du dos et à la plante des pattes. Au stade de 8 centimètres, toute la surface cutanée est pigmentée, et de rares poils apparaissent sur le corps. A 10,5 centimètres, la surface du corps est couverte de poils. La pigmentation des pattes

persiste jusqu'à l'âge adulte, où la plante devient blanchâtre.
C'est là un caractère bien connu des taupiers, et qui leur permet
de distinguer les taupes jeunes des adultes.

Les mœurs de la taupe sont cachées, et il est impossible de
déterminer chronologiquement les différents stades du développement. Aussi est-on obligé de recourir aux seules mensu-
rations. D'autre part l'œuf de la taupe reste petit, et l'embryon,
fortement incurvé, se prête difficilement à l'étude. Nous examinerons
successivement les modifications que subit l'œuf dans sa migration
à l'intérieur de la trompe et de la corne utérine, ainsi qu'au
moment de sa fixation.

1° *Modifications de l'œuf à l'intérieur de la trompe.* — La
trompe utérine de la taupe, déroulée et étirée, atteint une
longueur de 2 centimètres. Son faible calibre ne permet pas de
l'inciser longitudinalement et d'y rechercher les œufs en place.
On est réduit à en exprimer le contenu à l'aide d'un scalpel
que l'on promène, en exerçant une légère pression, suitant la
longueur de l'organe; on peut encore fixer la trompe en entier
et la décomposer en coupes transversales sériées.

Nous avons pu ainsi étudier une douzaine d'œufs tubaires à
différents stades de développement. Les modifications que ces
œufs subissent à l'intérieur de la trompe, ne s'éloignent pas
sensiblement de celles que l'on connaît chez la lapine. L'œuf,
d'un diamètre de 150 μ environ à sa sortie de l'ovaire, conserve
le même diamètre pendant tout le trajet tubaire, mais il ne
s'entoure pas d'une couche d'albumine, comme chez la lapine.
La zone transparente, avec sa surface légèrement grenue, conserve également la même épaisseur (12 à 15 μ). Le vitellus est
rétracté dès l'origine et contient deux pronucléus d'un diamètre
de 15 μ plus rapprochés de l'un des pôles.

Dans l'espace périvitellin, on observe, en plus des deux globules
polaires de 12 à 15 μ, de nombreux spermatozoïdes dont on
peut compter jusqu'à une cinquantaine. La fécondation effectuée,
le vitellus se divise en deux blastomères, puis en quatre (d'un
diamètre de 60 μ), en huit (35 à 40 μ), et la segmentation se
poursuit, donnant ainsi naissance à une morula qui, au moment
de la pénétration dans la corne utérine, comprend une vingtaine

de cellules. Il est à remarquer que les dimensions de toutes les
cellules sont à peu près semblables et qu'on n'observe aucune
stratification rappelant la description classique de l'œuf de la
lapine. Ajoutons que dans le liquide périvitellin flottent, en plus
des spermatozoïdes, dont on retrouve encore des têtes facilement
reconnaissables au stade de 15 blastomères, de petits globules
de 4 à 8 μ dont la provenance est indéterminée.

2° *Modifications de l'œuf libre à l'intérieur de l'utérus.* — Les
œufs, qui avaient cheminé côté à côté pendant le trajet de la
trompe, ne tardent pas à se séparer et à se répartir le long de
la corne utérine, où il est facile de les recueillir, après incision
et étalement des parois de ce conduit. En même temps, ils
augmentent rapidement de volume, sans toutefois atteindre des
dimensions aussi élevées que les œufs de la lapine. Cet
accroissement résulte, surtout au début, de la prolifération des
cellules les plus superficielles, qui, par suite, se séparent de
l'amas des cellules les plus centrales, sauf en un point où les
deux formations restent en contact. La morula s'est transformée
en une blastula composée d'une vésicule de cellules ectodermiques
disposées sur un seul plan (blastophore), à la face interne de
laquelle se trouve comme appendu l'amas arrondi des cellules centrales
(bouton embryonnaire). Les cellules ectodermique, du blastophore
ne tardent pas à s'aplatir, sauf au niveau du point d'adhérence
du bouton embryonnaire, aux éléments duquel elles nous ont
paru se mélanger étroitement, sans qu'il soit possible d'établir
aucune ligne de démarcation. A partir de ce stade, le bouton
embryonnaire subit l'évolution bien décrite par Heape (1886).
A sa face profonde, et en rapport avec la cavité blastodermique,
des cellules se disposent suivant une couche continue représentant
l'endoderme, tandis que les éléments les plus superficiels du
bouton se désagrègent. Parfois, on observe entre ces cellules
superficielles en voie de disparition (couche recouvrante de
Rauber) et les cellules sous-jacentes une excavation rappelant la·
cavité ectodermique de l'œuf des rongeurs à feuillets invertis. Quoi
qu'il en soit, les cellules les plus superficielles finissent par disparaître,
et la couche moyenne du bouton embryonnaire, devenue couche
superficielle (ectoderme embryonnaire), se continue latéralement

avec le blastophore extra-embryonnaire. Pendant ce temps, le bouton embryonnaire s'est étalé et s'est progressivement transformé en tache embryonnaire, dont le feuillet interne, limité primitivement au bouton, s'étend latéralement, de manière à tapisser le segment de l'œuf opposé à la tache embryonnaire (segment non embryonné). A un moment donné, la paroi de l'œuf sera constituée de deux assises cellulaires aplaties emboîtées l'une dans l'autre (le blastophore ectodermique et le lécitophore endodermique), avec, enclavée dans une région de sa surface, la tache embryonnaire dont les deux feuillets ectodermique et endodermique plus élevés se continuent, latéralement et respectivement, avec le blastophore et avec le lécitophore.

Pendant que le bouton embryonnaire subit les modifications que nous venons d'indiquer, la zone pellucide s'amincit progressivement. Sur un œuf de 640 μ, elle ne mesure plus qu'une épaisseur de 3 μ. Elle disparaît peu avant la fixation.

3° *Modifications de l'œuf au moment de la fixation*. — A l'époque où s'opère la fixation de l'œuf contre les parois de la muqueuse utérine, il mesure un diamètre d'environ 2,5 millimètres, avec une tache embryonnaire longue de 1,2 millimètre. Celle-ci présente à peu près la même configuration que celle de la lapine, au moment de l'adhérence : elle montre, sur la ligne médiane et de bas en haut, la ligne primitive avec son renflement céphalique, et la gouttière médullaire. Latéralement, le feuillet externe du blastoderme s'écarte de l'endoderme, déterminant ainsi la formation du cœlome, dont les parois seront progressivement revêtues à l'intérieur par des expansions mésodermiques issues de la ligne primitive. La cavité du cœlome et, par suite, le mésoderme respectent toutefois le segment de l'œuf opposé à l'embryon ; ce segment persiste à l'état didermique, comme celui de la lapine. Le bord marginal du mésoderme qui, sur la coupe transversale, n'atteint pas la limite du croissant placentaire, est occupé par le sinus terminal alimenté par l'artère omphalo-mésentérique. Dans la suite, on voit se former dans le segment didermique une lame hyaline mince (1 μ), sorte de basale, dont on ne peut indiquer la provenance ectodermique ou endodermique.

L'œuf se fixe, comme l'a bien indiqué Strahl (1891), sur
les parois latérales de la face de la corne utérine opposée à l'insertion
du méso (face antimésométrique). Cette face, sur une étendue qui
occupe la moitié ou les deux tiers du pourtour de la corne, se
montre tapissée par un bourrelet épais, résultant d'un épaississement local de la muqueuse utérine (bourrelet ou coussinet placentaire). Le bourrelet mesure, au moment de la fixation, une
épaisseur de 560 μ, alors que sur la face mésométrique, la
muqueuse n'atteint que 120 μ. Il est formé de deux couches
distinctes, à peu près d'égale épaisseur : une couche profonde ou glandulaire, riche en cavités glandulaires, et une couche superficielle
ou celluleuse, conjonctive, occupée par une matière amorphe
abondante, avec de nombreuses cellules conjonctives. Cette dernière couche est naturellement traversée de distance en distance
par les conduits excréteurs des glandes dont les extrémités
profondes se sont ramifiées et tortillées dans la couche glandulaire. Entre les deux couches, serpentent les gros vaisseaux
sanguins.

La cavité du cœlome permet à l'embryon de développer le
capuchon caudal de l'amnios, qui s'élève progressivement à la
face dorsale de l'embryon, dans l'espace compris le long du
bord antimésométrique de la corne entre les deux attaches pla-
centaires (espace interplacentaire), et qui se porte à la rencontre
du capuchon proamniotique (embryons de 1,2 à 2,5 millimètres).
Sur des embryons de 2,7 millimètres, la soudure des deux replis
s'est effectuée, et l'embryon est circonscrit par une cavité am-
niotique close de toutes parts.

Le capuchon caudal de l'amnios est constitué par une dupli-
cature de la somatopleure. La lame interne, qui regarde l'embryon, formera les parois de l'amnios ; quant à lame externe
ou choriale, elle s'appliquera contre les parois latérales du
coussinet placentaire, et s'y soudera entièrement (embryons
de 1,8 millimètre, pourvus de 6 protovertèbres). Le feuillet
externe de la lame choriale (blastophore) détruira progressivement à son contact l'épithélium utérin (embryon de 2,2 millimètres), et poussera des prolongements dans l'épaisseur du
bourrelet placentaire. Dans la suite, ces prolongements seront
vascularisés par l'allantoïde, dont le cul-de-sac initial apparaît sur

· l'embryon de 2,2 millimètres. C'est à peu près à cette époque que le corps de l'embryon, pourvu de trois fentes branchiales, commence à s'incurver (inflexions dorsale et lombo-sacrée). Le nombre des fentes branchiales s'élève à 4 sur des embryons de 4 millimètres, et à 5 sur ceux de 5 à 6 millimètres.

. . L'embryon de la taupe, dont nous ne pouvons décrire ici l'évolution ultérieure, regarde par sa face dorsale le bord anti-mésométrique de la corne utérine. Il est orienté suivant la longueur de la corne, la tête ou le siège regardant vers la ligne médiane. Parfois, dans une même portée, certains embryons ont l'extrémité céphalique dirigée en dedans, et les autres en dehors.

M. le Professeur agrégé Soulié a poursuivi ses recherches sur les formations branchiales et sur le développement du larynx chez la taupe. Un premier mémoire, en commun avec le regretté Dr Bonne, consacré à l'étude des arcs aortiques de la taupe, a été publié dans le *Journal de l'Anatomie* · (n° janvier-février 1908, 26 pages, 1 planche avec 6 figures). Un deuxième mémoire, portant plus spécialement sur le larynx, paraîtra dans le *Journal de l'Anatomie* pour 1909 n° mars-avril). Les principaux faits qui se dégagent de cette étude peuvent être résumés ainsi.

Les cartilages du larynx de la taupe apparaissent entre les stades de 10 et de 12 millimètres, c'est-à-dire à une époque où les arcs branchiaux ont complètement disparu. Aussi n'est-il guère possible d'établir des relations certaines entre le squelette branchial et les cartilages hyalins du larynx. Les cartilages cunéiformes (de Wrisberg) dérivent secondairement du cartilage épiglottique; quant au cartilage corniculé, c'est une formation impaire et médiane, fermant complètement la fente interary-ténoïdienne, contrairement à ce qu'on observe chez la plupart des mammifères. Les ventricules du larynx se forment tardivement et conservent, pendant toute la vie, l'aspect de deux diverticules rudimentaires. Enfin les glandes, peu nombreuses, sont localisées presque exclusivement dans la région inférieure de l'épiglotte.

DEUXIÈME SECTION

M. Charles Bénard,

(Président de la Société d'océanographie du golfe de Gascogne).

La subvention de mille francs accordée en 1906 a été incorporée dans un budget de plusieurs milliers de francs, qui a été employé exclusivement à des lancements de flotteurs et à des orientations d'embarcations mouillées, le tout pour la continuation des études sur les courants du golfe de Gascogne.

Si les expériences à l'aide des embarcations mouillées sont peu onéreuses il n'en est pas de même des lancements de flotteurs qui nécessitent l'emploi de bateaux à vapeur. La location de ces bateaux est très chère et même lorsque les bateaux sont prêtés gracieusement à la Société d'océanographie, le charbon, les vivres et les frais annexes représentent des sommes considérables.

Les lancements de 1907-1908 ont été complémentaires aux grands lancements triangulaires exécutés à bord de l'Andrée, en 1906, pour vérifier la direction des grands courants d'ensemble du golfe, courants qui pénètrent en-dessous de la Bretagne, descendent du nord-ouest vers le sud-est sur la côte des Landes et longent la côte d'Espagne en contournant la côte de Galice.

Deux groupes de flotteurs placés dans le voisinage de la pointe de La Estaca n'ont donné aucun résultat. Ils ont été probablement brisés sur les points d'atterrissage qui sont presque tous rocheux dans cette région.

Il faudra, pour cette partie de l'étude des courants, que nous utilisions, soit des flotteurs en *verre armé*, soit des flotteurs métalliques avec des inscriptions indicatrices extérieures.

Un groupe de flotteurs lancés en face du Ferrol a donné deux atterrissages sur deux petites plages du cap Villano.

Le groupe de flotteurs lancés en face du cap Villano a donné une capture de flotteurs au large de la côte portugaise sur le 40° parallèle, un atterrissage au nord de Lisbonne et un atterrissage à Ténérife.

Aucun flotteur n'a fait, dans cette partie de la sortie du golfe de Gascogne, un retour en arrière.

Notre délégué de la Société d'océanographie en Galice, a fait
trois sorties : une en 1907 et deux en 1908 ; il a observé les orientations des embarcations mouillées en pêche entre le cap Prior et
le cap Saint-Adrian. Pendant les heures de calme, malgré l'influence
de la houle venant de l'ouest-nord-ouest et de l'ouest-sud-ouest, les
dites embarcations de pêche sont restées toujours orientées, le cap
entre le nord et le nord-est. On peut donc affirmer qu'en dehors de
certains renversements de courants localisés dans les criques et les
golfes profonds par la marée, il n'existe pas de contre-courants
côtiers à la sortie du golfe de Gascogne comme celui que nous
avons découvert le long de la côte des Landes.

Nous avons tenu à vérifier également par le mouillage d'embarcations le contre-courant précité de la côte des Landes. L'expérience
a été faite à trois reprises différentes à un mille environ du cap
Ferret et de la balise de la Grigne. Les embarcations, le temps étant
absolument calme et presque sans houle, n'ont pas cessé d'être
orientées dans un secteur qui ne s'est pas écarté de 15 degrés du
cap au sud.

Deux chalutiers à vapeur dans l'intervalle des lans de pêche ont
stoppé et se sont laissés dériver, l'un à dix milles du phare d'Hourtins
environ, l'autre à huit milles dans l'ouest du cap Ferret, ce dernier
le même jour que celui choisi pour le mouillage d'une des embarcations précitées. Dans les deux cas, le calme étant à peu près
absolu, les deux vapeurs ont nettement dérivé vers le sud. Certes,
la distance parcourue n'était pas considérable, mais elle était très
appréciable au relèvement du compas.

Je me suis rendu plusieurs fois en 1907 et en février 1908 à
Arcachon et j'ai interrogé tous les capitaines de chalutiers à vapeur
sur la position que prenaient leurs navires par rapport au chalut,
entre le stoppage et le moment de la relevée pendant lequel le chalut
quitte le fonds dragué. Une grande partie des capitaines m'ont
donné l'indication qu'au large, par temps calme, le bateau est
presque toujours dans le sud de son engin. Certains capitaines m'ont
avoué avoir fait la pêche au chalut la nuit dans les eaux territoriales
et ont alors quelques fois observé le contraire.

Tout ce qui précède est la confirmation absolue de l'existence
d'un contre-courant côtier landais remontant du sud au nord jusqu'à
l'embouchure de la Gironde, courant très étroit d'ailleurs et dont il

va falloir vérifier la nature et la vitesse par de nouvelles expériences et en particulier par des lancements perpendiculaires à la côte : au cap Breton, au phare de Contis, à la balise de Biscarosse, au cap Ferret et au phare d'Hourtins.

Il était particulièrement intéressant de savoir également ce qui pourrait se passer dans cet ordre d'idées au sud des côtes de Bretagne. Des lancements furent effectués les 20 août, 26 août et 7 novembre dans la région encadrant la presqu'île de Penmarck, avec les flotteurs types et les imprimés de la Société d'océanographie.

Ces lancements ont été effectués à bord du petit pétrolier de Concarneau appartenant au Comité de l'enseignement technique des pêches.

Tous les flotteurs ont été recueillis dans la baie d'Audierne, dans la baie de Douarnenez et sur la côte nord de la Bretagne, quand ils étaient en provenance des points rapprochés du sud de la presqu'île bretonne, ce qui prouve bien qu'il existe là aussi, un contre-courant contournant la presqu'île de Penmarck, contre-courant analogue à celui de la côte des Landes.

Le lancement fait plus au large, le 26 août, a donné des points d'atterrissage désordonnés : à Quiberon, à Audierne et à Camaret. Le point de lancement de ces flotteurs s'était très heureusement trouvé dans le voisinage du frottement du grand courant du golfe et du contre-courant breton.

Les cartes d'ensemble et de détail sont établies au musée-laboratoire de la Société d'océanographie, rue de Mulhouse, à Bordeaux.

La Société d'océanographie et moi-même allons effectuer en 1909 les lancements perpendiculaires à la côte des Landes prévus dans le présent rapport, recommencer avec une répartition différente les lancements *circumbretons* et refaire par ailleurs, comme chaque année, une des grandes lignes principales de lancements déjà effectués ; mais en raison du prorata considérable de flotteurs perdus, nous allons faire des essais de nouveaux flotteurs en *verre armé*, en *cuivre rouge* et en *caoutchouc durci*.

M. V. Commont,

(Directeur l'École normale annexe d'instituteurs d'Amiens).

I. — Recherches géologiques et préhistoriques

(Stratigraphie et formation des dépôts quaternaires; faune et industrie humaine qu'ils renferment.)

Terrasses fluviales et dépôts limoneux anciens.

Nos recherches antérieures ont fait connaître le niveau stratigraphique et la nature des industries paléolithiques représentées dans les différentes couches du quaternaire de Saint-Acheul ainsi que la faune qui accompagne ces débris humains. Nous avons pu mettre en évidence les faits suivants :

1° Les principales industries préhistoriques de la pierre actuellement connues (pré-chelléen et chelléen, acheuléen ancien et plus récent, moustérien, âges du renne et néolithique) se trouvent dans le gisement de Saint-Acheul en superposition directe;

2° Le plateau de Saint-Acheul et ses versants ont été habités sans interruption depuis l'aurore des temps quaternaires et on peut y suivre toutes les phases de l'évolution industrielle des hommes paléolithiques et néolithiques;

3° Cette lente évolution de l'outillage en un même point permet de supposer qu'il n'y a pas eu de changements brusques dans les conditions de vie de ces premiers hommes.

Mais pour dater avec plus de précision ces différents dépôts de limons et graviers il nous fallait établir leur situation respective et leur relation avec les terrasses fluviatiles de la Somme.

Des sondages effectués depuis le point culminant du plateau (70 m.) jusqu'au voisinage immédiat du fleuve nous ont permis de constater l'existence de trois terrasses de graviers. Nous avons pu ensuite fixer la position de toutes les carrières, exploitées depuis 1854, sur ces différentes terrasses et dresser une coupe réelle du quaternaire à Saint-Acheul.

Il résulte de ce travail que les premières découvertes faites à Saint-Acheul (Dr Rigollot 1854, A. Gaudry 1859, Prestwich 1860 et celles qui suivirent jusqu'en 1880) eurent lieu dans les gisements appartenant à la moyenne terrasse. Les extractions qui suivirent au voisinage du cimetière (C. Fréville 1883-1905 et B. Bapaume 1902-1907) appartenaient à la haute terrasse.

Il nous reste donc à établir la correspondance chronologique existant entre les industries bien connues de la terrasse moyenne et celles des haute et basse terrasses.

Des recherches parrallèles sont poursuivies en différents points de la vallée de la Somme et de ses affluents : Montières, Belloy-sur-Somme, Longpré-les-Corps-Saints, Abbeville, Thennes, etc. Lorsqu'elles seront achevées nous pourrons vérifier si les industries humaines similaires et la faune qui les accompagne se retrouvent en même position stratigraphique dans les gisements de même situation. Il nous restera ensuite à synchroniser les trouvailles faites dans le limon des plateaux avec celles des vallées.

A Abbeville, porte du Bois, un dépôt de marne blanche qui nous semble appartenir aux dépôts de la moyenne terrasse nous a fourni cette année une faune quaternaire très ancienne, touchant au pliocène, que M. d'Ault du Mesnil avait signalée plus bas au Champ-de-Mars :

Equus caballus, affinis stenonis, molaires ;

Cervus solhilhacus, 2 bois ;

Rhinoceros merckii, affinis Rh. etruscus et Rh. leptorhinus, molaires ; .

Hippopotamus major, débris de molaires ;

Elephas antiquus et Elephas affinis Trongontherii, molaires et débris de défenses.

Mais les graviers sous-jacents à cette couche ancienne ne nous ont fourni jusqu'à ce jour aucun silex taillé réellemént par l'homme.

Observations d'ordre purement géologique.

Au cours de nos investigations dans les dépôts quaternaires nous avons pu observer que les nappes de graviers des terrasses ne sont pas sans rapport entre elles. Des dépôts de silex ont parfois été charriés des hauts niveaux et se sont déversés sur les graviers de la moyenne terrasse. De même on peut observer à Saint-Acheul un ravinement faisant communiquer la moyenne et la basse terrasses. D'autre part, des silex de la craie ont été souvent arrachés par des torrents temporaires et transportés sur les pentes donnant naissance à des cailloutis ayant toutes les apparences de graviers fluviatiles (observations faites à Saint-Acheul et Montières, La Vicogne).

L'étude des limons quaternaires et de leurs cailloutis intercalaires déposés sur les deux versants de la vallée tend à prouver que la plupart de ces dépôts sont des formations dues en grande partie au ruissellement et qu'ils résultent de l'érosion de couches tertiaires ou pré-tertiaires (sables, argile plastique et bief à silex) plusieurs fois remaniés : les phénomènes chimiques ultérieurs (décalcification, suroxydation, etc.) leur ayant donné leur physionomie actuelle.

II. — Industrie moustérienne du cailloutis de l'ergeron

(Löss récent.)

Le dépôt d'ergeron (loss) recouvrant les dépôts quaternaires de la moyenne terrasse de Saint-Acheul peut se subdiviser en trois zones différentes d'aspect et de constitution physique.. A la base de chacune de ces formations se trouve un cailloutis renfermant des silex taillés.

Dans le cailloutis C^2, le plus inférieur, qui couronne le limon rouge (lim. fendillé) on trouve encore associés des « coups de

poing » lancéolés du type acheuléen, des racloirs et des pointes dites
moustériennes.

Dans le deuxième cailloutis C¹, les coups de poing disparaissent
(un seul « coup de poing » en 1908) l'industrie est composée
presque exclusivement de grands éclats.

Enfin, dans le cailloutis supérieur C. il n'y a plus que des instruments dérivés de grands et larges éclats avec ou sans retouches
sur les arêtes, mais sans « coups de poing ». C'est ce faciès industriel tout particulier que nous désignons sous le nom de
moustérien et qui est associé à la faune froide caractérisée par le
mammouth et le *Rh. tichorhinus*

Une étude détaillée sera publiée en 1909 sur cet horizon industriel.

Position stratigraphique de l'industrie moustérienne dans différents gisements.

Caix-en-Santerre (90 m.) industrie moustérienne dans un
cailloutis situé sur la craie affleurant dans le gisement.

Marlers et Meigneux (180 m.) industrie moustérienne pure
typique dans la partie supérieure du limon des plateaux.

La Boissière (90 m. C., Boiteau) industrie moustérienne dans le
cailloutis de base de l'ergeron.

Montières (basse terrasse, 25 m.) industrie moustérienne dans le
cailloutis le plus inférieur de l'ergeron.

Dans un autre cailloutis qui se confond souvent avec le précédent
se trouve une industrie de lames longues et épaisses annonçant déjà
l'industrie de l'âge du renne.

Le niveau stratigraphique de cette industrie moustérienne (carac-
térisant une époque bien déterminée et que nous retrouvons en
différents points de la vallée toujours avec le même caractère), varie
donc dans l'ergeron. Ces observations nouvelles semblent bien
indiquer que des dépôts de löss ayant même apparence ne sont pas
cependant toujours des formations contemporaines.

Ces recherches ne sont pas terminées ; cependant nous espérons
apporter prochainement plus de précision sur la formation et la
superposition de ces löss plus ou moins anciens qui sont plaqués
sur les flancs de la vallée.

III. — Industrie de l'age du renne

(Limon supérieur ou terre à briques.)

Depuis plusieurs années nous avions pu récolter des lames de silex à patine bleuâtre, de facture paléolithique et à faciès magdalénien dans le limon exploité comme terre à briques, mais nous n'avions pu, jusqu'à cette année, nous expliquer le voisinage de ces lames paléolithiques avec l'industrie néolithique. Une étude minutieuse de la terre à briques et des fouilles récentes faites à Belloy-sur-Somme nous ont permis d'élucider en partie cette question.

Le limon supérieur se divise en deux parties peu différentes d'aspect : la zone inférieure A résultant de l'altération de l'ergeron peut être en place (certains points de Saint-Acheul à Montières) ; c'est dans ce dépôt non remanié que gisent les lames à faciès magdalénien ; la zone superficielle A', constituant la terre végétale et résultant d'apports ultérieurs successifs renferme l'industrie néolithique et des débris historiques de divers âges.

Mais il peut arriver que l'érosion ait complètement délavé la surface de l'ergeron (löss) et enlevé le limon supérieur d'altération A ainsi transporté plus bas, et que, par suite des mêmes phénomènes ce dépôt ait été remplacé par des apports de limon semblable venu de plus haut. Ce dépôt plus récent peut avoir le même aspect physique et la même composition que celui plus ancien qu'il a remplacé ; il s'en distingue cependant par les caractères suivants : 1° il n'y a pas de zone de transition entre ce limon et l'ergeron ; 2° la ligne de séparation entre les deux dépôts est fort nette (Montières, sur le versant).

On explique ainsi qu'on puisse trouver les restes d'industries diverses, depuis l'époque néolithique jusqu'aux époques historiques, dans la couche A' et que le dépôt A (lehm d'altération en place) puisse renfermer une industrie paléolithique beaucoup plus ancienne. Le voisinage des industries de l'âge du renne et de l'époque néolithique s'explique de la même manière.

Fouilles à Belloy-sur-Somme.

Dans de petites fouilles faites les années précédentes nous avions pu noter que l'industrie à faciès magdalénien se trouvait dans la partie supérieure de l'ergeron mais le nombre toujours très restreint d'instruments caractéristiques ne nous avait pas permis d'identifier ce faciès industriel paléolithique avec aucune des industries classiques des cavernes.

La grande fouille faite en septembre 1908 nous a donné des résultats plus précis.

Coupe du gisement.

1° Terre noire de marais o m. 4o à o m. 5o ;

2° Limon blanc sableux, calcaire avec gros helix o m. 2o à o m.3o

3o Ergeron grossier 1 m. 5o à 2 mètres ;

4° Limon blanc sableux o m. 4o ;

5° Graviers inférieurs 3 à 4 mètres.

En remontant sur le versant de la vallée la terre noire de marais est remplacée par la terre à briques A¹ reposant sur l'ergeron. Le dépôt A¹ s'avance en biseau sur la terre noire ; ces deux dépôts renferment l'industrie néolithique ; le dépôt limoneux blanc jaunâtre couronnant l'ergeron est le gisement de l'industrie paléolithique des lames.

Faune.

Les ossements assez abondants sont pour la plupart en très mauvais état de conservation et indéterminables.

Cependant les molaires de cheval sont abondantes, les autres débris ayant pu être déterminés sont ceux d'un grand bovidé, de cervidés, d'un sanglier et d'un petit ruminant ayant la taille d'un bouquetin? (M. Boule).

Les coquilles assez abondantes sont : *helix nemoralis* Müll, et *helix hortensis* Müll.

Industrie.

Les éclats de débitage et les lames non utilisées abondent disséminés sur de petites zones circulaires marquant l'emplacement
où les tailleurs de silex s'étaient établis. Il est probable que ces
lames une fois débitées étaient emportées et retouchées ailleurs,
ce qui explique la rareté des instruments achevés.

Outils caractéristiques récoltés.

Burins bien caractérisés, mais rares et massifs ;

Perçoirs busqués à bec taillé à petits coups et présentant une fort
belle retouche ;

Burins sur angles de lames ;

Petits perçoirs très délicats ;

Petites lamelles retouchées sur une des arêtes ;

Grandes lames avec écrasures bilatérales pour faciliter la préhension ;

Lames avec encoche terminale transversale ;

Lames à bout abattu intentionnellement ;

Grattoirs avec bec de perroquet (perçoir) ;

Grattoirs sur bout de lames ;

Grands éclats utilisés comme tranchets.

Comparaison avec les gisements connus.

La plupart de ces types se retrouvent dans la couche à magma
à chevaux de Solutré, c'est-à-dire dans la couche pré-solutréenne ;
l'industrie solutréenne caractérisée par les pointes en feuilles de
laurier se trouve dans les foyers supérieurs à cette couche. On
retrouve aussi certains des types de Belloy dans les gisements dits
aurignaciens. Il en résulte que l'industrie de Belloy-sur-Somme
paraît bien être antérieure au solutréen.

*Conséquences des découvertes faites dans la terre à briques
et à Belloy-sur-Somme.*

La position stratigraphique du gisement est nettement déterminée au sommet de l'ergeron de la basse terrasse. D'autre part on trouve une industrie similaire, peut-être une plus récente (burin plus caractérisé, grattoir-burin, lames à bout abattu) dans la terre à briques non remaniée A, c'est-à-dire dans le dépôt superficiel constitué par l'altération de l'ergeron. Il en résulte que toutes les industries solutréennes et magdaléniennes des cavernes de Belgique, du centre et du midi de la France avec les multiples subdivisions introduites par les préhistoriens sont datées géologiquement par la formation de la terre a briques (lehm du loss récent). La période de remplissage des cavernes effectué aux époques solutréenne et magdalénienne correspond comme durée à la formation du limon supérieur.

Les industries du paléolithique supérieur sont donc relativement récentes si on les compare aux industries du paléolithique ancien. Depuis l'apparition, sur les rives de la Somme, des tribus ayant taillé les «coups de poing» primitifs de Saint-Acheul et contemporaines de l'éléphant antique et de l'hippopotame, les vallées se sont considérablement approfondies, les graviers des moyenne et basse terrasses. puis tous les dépôts désignés sous le nom de limons se sont successivement déposés.

Ces différentes assises du quaternaire du nord de la France constituent des archives très complètes de la primitive humanité, mais les documents qu'ils renferment au lieu d'être accumulés sur des espaces très restreints où il est facile de les récolter (dépôts des cavernes) sont très disséminés et recouverts d'épaisses couches de limon. Des travaux considérables, de nombreuses et patientes investigations réussiront cependant à les mettre à jour peu à peu. Si ces recherches ne donnent pas des résultats immédiats aussi brillants que les recherches dans les grottes, elles n'en sont pas moins aussi utiles. Elles seules permettent d'établir avec rigueur la succession chronologique des différentes industries de la pierre, seuls vestiges des premiers humains.

M. Paul Janet.

(Professeur à la Faculté des sciences de l'Université de Paris ;
Directeur du Laboratoire central et de l'École supérieure d'électricité).

Recherches sur la revision des unités électriques

(volt et ampère).

On se souvient de la question qui a fait l'origine de ce travail (1):
au Congrès international d'électricité, tenu à Saint-Louis en 1904,
la chambre des délégués des divers gouvernements émit le vœu
qu'il fût procédé à une revision des définitions expérimentales des
unités électriques; à la suite de différentes négociations, qu'il est
inutile de rappeler, il fut décidé que, pour tenir compte de ce vœu,
une conférence internationale, à laquelle les divers gouvernements
seraient représentés, se réunirait à Londres; cette conférence.
plusieurs fois retardée, s'est ouverte le 12 octobre 1908, et a duré
une dizaine de jours; les importants travaux que nous avons pu
mener à bien en partie grâce aux subventions de la Caisse des
Recherches scientifiques, ont été publiés avant cette date, et
distribués aux membres de la conférence; leur cadre s'est élargi
depuis le dernier rapport que j'ai eu l'honneur de présenter en 1906
et ils ont porté sur les points suivants : 1° étude des étalons de
force électromotrice; 2° détermination, au moyen d'un électrodynamomètre absolu, de la force électromotrice de l'élément étalon
au cadmium; 3° détermination de l'équivalent électrochimique de
l'argent. Nous résumerons rapidement ces différents points dont
on trouvera l'étude détaillée dans un mémoire de 130 pages publié
au « *Bulletin de la Société internationale des électriciens*, pour 1908.

---

(1) Voir: *Rapports scientifiques* sur les travaux entrepris en 1906.

I. — Étude des étalons de force électromotrice.
(en collaboration avec M.-R. Jouaust).

Cette étude a eu pour but de rechercher le degré de concordance que l'on est en droit d'attendre d'éléments étalons au cadmium construits dans des circonstances aussi variées que possible, mais en prenant dans tous les cas les précautions les plus minutieuses pour avoir des produits purs et surtout pour éviter l'hydrolyse du sulfate mercureux qui, d'après toutes les recherches récentes, constitue la plus grave des causes d'erreur que l'on peut redouter. Nous nous sommes adressés, pour ces préparations à trois laboratoires de chimie, appartenant tous les trois à la Faculté des Sciences de l'Université de Paris :

1° Laboratoire de M. Moissan (ultérieurement de M. L. Châtelier) ;

2° Laboratoire de M. Péchard ;

3° Laboratoire des travaux pratiques de l'enseignement des sciences physiques, chimiques et naturelles (P. C. N.).

Les produits nécessaires ont été préparés par différentes personnes et par différents procédés ; en particulier le sulfate mercureux, dont nous avons signalé plus haut l'importance, a été préparé soit par précipitation, soit par électrolyse ; dans ce dernier cas, nous avons utilisé un procédé nouveau qui n'avait pas encore été signalé et qui nous a donné de bons résultats, l'électrolyse par courant alternatif de l'eau acidulée entre deux larges électrodes de mercure.

Nous ne décrirons pas ici les détails minutieux de la préparation des éléments ; nous nous bornerons à faire connaître qu'une cinquantaine d'éléments furent construits à des époques variées, et que, si l'on élimine les quelques éléments nettement défectueux pour une cause accidentelle (probablement une fissure du verre au contact du platine permettant l'introduction de quelques traces du pétrole des bains), les éléments des différentes origines concordent entre eux avec une précision de $\pm \frac{1}{10.000}$ de leur valeur moyenne ; c'est là un résultat que nous tenons pour très satisfaisant, étant donné la diversité des matières premières, des opérateurs et des méthodes de préparation.

Ajoutons que nous avons pu faire un certain nombre d'échanges ou de comparaisons avec les laboratoires étrangers (Allemagne, Angleterre, États-Unis) et que nous avons constaté, entre la moyenne générale de nos éléments et les éléments normaux de ces laboratoires, une concordance exacte à quelques cent millièmes de volts près. Nous comptons d'ailleurs poursuivre ces recherches d'une part pour améliorer encore le degré de concordance des éléments, et ensuite pour nous rendre compte des variations possibles avec le temps.

II. — *Détermination au moyen d'un électro-dynamomètre absolu, de la force électromotrice de l'élément au cadmium*

(en collaboration avec MM. F. Laporte et R. Jouaust).

L'électrodynamomètre qui était en construction lors de notre dernier rapport a été achevé et a servi à exécuter les mesures définitives. L'enroulement des bobines a été fait avec des précautions minutieuses, que l'on trouvera décrites dans le mémoire cité plus haut, au moyen d'une installation spéciale disposée dans la grande salle du cabinet de physique du Collège de France; les diamètres moyens des bobines, qui entrent dans le calcul de la construction de l'appareil, devant être déduits de la longueur du fil enroulé, cette longueur a été déterminée au moyen d'une base mesurée par M. Ch.-Ed. Guillaume, directeur adjoint du Bureau international des poids et mesures. Les bobines ont été mises en place sous la balance de Gardelle que nous avons décrite dans un précédent rapport (cette balance qui appartient au Conservatoire national des Arts et Métiers, nous a été confiée par M. Violle) et tous les organes de réglage et de centrage construits par la maison J. Carpentier; les mesures des distances des bobines ont été effectuées au moyen d'un excellent cathétomètre de Gambey appartenant au Collège de France.

La constante ayant été déterminée par le calcul au moyen des intégrales elliptiques, l'appareil permet de mesurer, en valeur absolue, le courant qui y passe. Pour déterminer la force électromotrice de l'élément au cadmium, on équilibre suivant la méthode usuelle cette force électromotrice par la différence du potentiel produite par un courant connu dans une résistance connue : nous

avons trouvé ainsi 1,01869 pour la force électromotrice de
l'élément au cadmium à 20°, ce nombre étant probablement un
peu élevé, à cause d'une légère incertitude sur la résistance employée;
les expériences publiées jusqu'aux nôtres avaient donné:

Guthe....................................	1,01847
—	1,01852
—	1,01877
National Physical Laboratory.................	1,01820

III. — *Équivalent électrochimique de l'argent*

(en collaboration avec MM. F. Laporte et P. de la Gorce).

Ces recherches, que nous avons ajoutées à notre programme
primitif, en vue de présenter un travail d'ensemble sur la volt et
l'ampère, ont été limitées à la question suivante : déterminer au
moyen de l'électrodynamomètre absolu précédemment décrit,
l'équivalent électrochimique de l'argent en nous plaçant autant que
possible dans les conditions normales indiquées pour cet objet par
différents laboratoires : nous avons trouvé comme moyenne de
plusieurs expériences bien concordantes le nombre 1,11821 milligrammes par coulomb (le nombre donné par le National Physical
Laboratory dans des recherches effectuées vers la même époque
est 1,11827).

Comme nous l'avons dit au début de ce rapport, les mémoires
résumant nos travaux ont été présentés à la conférence internationale des unités électriques réunie à Londres en octobre 1908 ;
cette conférence s'est terminée par la nomination d'une commission
technique internationale de 20 membres (15 titulaires et 5 adjoints)
pour la continuation de ces recherches. J'ai eu l'honneur d'être
désigné pour faire partie de cette commission en qualité de membre
adjoint ; les membres titulaires sont, pour la France, MM. Lippmann
et Benoist, membres de l'Institut; la France, ainsi que l'Allemagne, l'Angleterre et les États-Unis, a deux voix dans cette
commission, les autres pays n'en ayant qu'une; on peut attribuer
cet heureux résultat, à l'existence du Laboratoire central d'électricité
et à la part importante qu'il a prise grâce aux subventions de la
Caisse des Recherches scientifiques, aux recherches internationales
rappelées plus haut.

M. Émile Rivière,

(Ancien interne en médecine, directeur à l'École des Hautes Études
au Collège de France).

PALÉONTOLOGIE HUMAINE

Un squelette humain quaternaire inférieur ou chelléo-moustérien.

Le 1ᵉʳ octobre 1905, j'annonçais, officiellement pour la première
fois au Congrès préhistorique de France, dont j'avais l'honneur
de présider, à Périgueux, les premières assises, la découverte,
dans un abri-sous-roche du Moustier-de-Peyzac (Dordogne),
d'un ` squelette humain préhistorique, quaternaire, à peu près
entier, un squelette de femme.

La note que je communiquais alors audit Congrès avait seulement pour but de prendre date. Elle se bornait, par suite, à
quelques lignes, faisant connaître que, si ce squelette m'avait paru,
dès le premier jour, appartenir à une des périodes les plus anciennes
des temps quaternaires, géologiquement parlant, et paléolithiques,
au point de vue préhistorique, cependant j'estimais que de nouvelles
fouilles dans le gisement où il avait été trouvé ainsi qu'une étude
minutieuse de ce milieu, de sa faune et de l'industrie primitive
qu'il renfermait étaient nécessaires pour déterminer, *en toute certitude* et sans contestation possible, l'âge exact de ces restes humains.

Je considérais même ces recherches comme d'autant plus indispensables :

1° Que je n'ignorais pas que, à moins de quarante mètres de
ce gisement, c'est-à-dire autour de l'église du Moustier, se trouvait
l'ancien cimetière, aujourd'hui désaffecté, du village et qu'un peu
plus loin, soit de l'autre côté de l'église, dans la plaine située entre elle

et la rivière de la Vézère, on avait découvert, il y a un certain nombre d'années, une station romaine avec quelques tombes de la même époque, station et tombes représentées par des morceaux de poteries grossières et de *tegula*, par un fragment de statue en pierre, dont la tête est assez informe et par quelques ossements humains. On m'a même parlé de plusieurs monnaies romaines, mais je n'ai vu aucune de celles-ci ; je ne saurais, par suite, affirmer leur trouvaille ;

2° Que si l'antiquité, que je croyais bien moustérienne, du squelette en question était prouvée, ses ossements, quels que soient leurs caractères anthropologiques et en dehors de toute question de race, devenaient ceux de l'individu le plus ancien qui ait été *jusqu'alors*, si je ne me trompe, trouvé en France et trouvé presque entier.

Ces nouvelles fouilles, je viens de les faire sur les lieux mêmes, au Moustier-de-Peyzac, grâce à la *Caisse des Recherches scientifiques* qui a bien voulu me les faciliter.

En voici les résultats :

Tout d'abord je dois dire que le propriétaire de l'abri-sous-roche, M. E. Bourgès, maire du Moustier-de-Peyzac (1) a bien voulu garder jalousement à mon intention cet intéressant gisement, le préservant avec le plus grand soin de toute déprédation et se refusant à en céder la fouille à qui que ce soit, malgré les demandes qui lui ont été faites à plusieurs reprises.

J'ai donc pu retrouver ainsi le sol tel que je l'avais laissé lors de mes précédentes recherches. Seule, une fouille, mais très méthodiquement faite par un des fils de M. Bourgès, élève de l'École Polytechnique, a eu lieu l'année dernière et ses résultats, que je viens d'étudier aussi, m'avaient été soigneusement réservés dans ce but. Ils sont très intéressants et absolument semblables à ceux que mes propres fouilles du mois d'août dernier viennent de me donner.

---

(1) *Le Moustier*, commune de *Peyzac* (par un *e*), canton de *Montignac*, arrondissement de *Sarlat* (Dordogne), qu'il ne faut pas confondre avec la commune de *Payzac* (par un *a*), canton de *Lanouaille*, arrondissement de *Nontron* (même département).

Les uns et les autres démontrent que le squelette humain de
l'abri du Moustier, abri-sous-roche auquel j'ai cru devoir donner
le nom de son propriétaire et pour le bien distinguer des autres
gisements préhistoriques de la même localité et pour remercier
M. Bourgès d'y avoir autorisé mes recherches, ils démontrent,
dis-je, que ce squelette est bien contemporain du milieu dans lequel
il a été trouvé et qu'il appartient ainsi à l'époque *moustérienne inférieure* ou mieux *chelléo-moustérienne*, soit donc à une époque plus
ancienne que je ne l'avais cru primitivement. En effet, je m'étais
borné alors à le dire *quaternaire* et *moustérien*, sans oser indiquer
s'il s'agissait de l'étage supérieur ou de l'étage inférieur, tant que
je n'aurais pas, à cet égard, une certitude absolue.

II

L'abri-sous-roche Bourgès est formé par un surplomb du rocher,
surplomb certainement plus considérable autrefois qu'aujourd'hui,
si j'en juge par les blocs éboulés qu'on rencontre çà et là, soit à la
surface du sol, soit dans le sol lui-même. Il s'ouvre largement et
un peu obliquement sur la rue principale du village, laquelle n'est
autre que la route de Plazac (1) et à quelques mètres de celle-ci.
Il est situé en face de l'église du Moustier, dont il n'est séparé que
par la route susdite et l'ancien cimetière de la commune, c'est-à-
dire à 52 mètres de distance de cette église.

Éclairé par les rayons du soleil levant, il est divisé en deux parties à peu près égales par un mur de séparation dirigé perpendiculairement au rocher, soit de la paroi rocheuse contre laquelle
s'appuient les foyers des hommes primitifs, foyers parfois soudés
à la roche sous forme de brèche généralement peu dure, dirigé,
dis-je, de la paroi rocheuse à la route.

L'abri de gauche, celui-là même que je viens de fouiller et d'étudier de nouveau au mois d'août dernier, est, par suite, le seul dont
j'aie à m'occuper ici; seul aussi il appartient à M. Bourgès.

Il mesure 10 mètres environ de longueur (dimension prise contre

---

(1) *Plazac*, commune du canton de Montignac.

le rocher) sur une largeur ou profondeur (d'arrière en avant), abri
proprement dit et partie non abritée ou plateau réunis, de 11 à 12
mètres, c'est-à-dire depuis le rocher jusqu'au bord de la route, vers
laquelle le sol descend en pente douce.

Recouvert partiellement de quelques constructions, il est divisé
en trois parties d'inégale grandeur :

1° A gauche et en avant une sorte de petite cour séparée de la
route par une porte-barrière et de la propriété voisine (à gauche
également) par un mur, dont la construction, de par les fouilles
qu'elle a nécessitées, a amené la découverte du squelette ;

2° A droite, une étable et une écurie, dont le sol, foyer aussi de
l'homme primitif, n'a jamais été fouillé et dont le mur sépare l'abri
Bourgès de l'abri voisin ;

3° Au fond enfin, la partie abritée encore par le surplomb du
rocher formant voûte et qui constitue l'*abri* actuel proprement dit.
Cette partie est complètement isolée et fermée par un mur percé
d'une ouverture close par une porte qui, seule, en permet l'accès. Ici,
les foyers préhistoriques ainsi bien gardés et préservés de tout
braconnage sont également vierges de toutes recherches, sauf dans
l'endroit exploré l'année dernière par M. Bourgès fils, c'est-à-dire
entre la paroi du rocher formant muraille de fond et la porte
d'entrée, soit donc à peu près à égale distance de l'une et de l'autre.

Or, c'est dans la cour et à gauche de l'entrée, c'est-à-dire dans
la partie aujourd'hui à ciel ouvert, et à 0 m. 70 environ du mur
mitoyen qui sépare la propriété Bourgès de la propriété Brétenet,
que le squelette humain a été découvert le 29 août 1896. Il gisait,
couché en plein dépôt paléolithique, à 0 m. 55 au-dessous de la
surface du dit dépôt. Il était complètement étendu sur le dos, la tête au
même niveau que le corps, les membres allongés, la bouche
grand'ouverte, les mâchoires supérieure et inférieure maintenues
écartées par un bloc de terre bréchiforme, analogue à la terre
du foyer sur lequel le squelette reposait.

Afin d'assurer à la découverte toutes les garanties possibles d'une
authenticité absolue, j'ai eu grand soin de conserver jusqu'à ce
jour, cet écartement des maxillaires avec la brèche qui les sépare
et leur est adhérente d'ailleurs. Celle-ci est assez dure par elle-

même du reste, pour que je n'aie pas eu besoin de chercher à la
solidifier par l'emploi d'un agent chimique quelconque, silicate,
blanc de baleine ou autre.

J'ajoute que la direction du squelette, oblique par rapport à la
paroi du rocher, était nord–sud : la tête au nord, un peu en avant
de la voûte de l'abri, telle du moins que celle-ci existe actuellement, après les éboulements des blocs qu'on a retrouvés tant à la
surface du sol qu'en certains points du dépôt paléolithique quaternaire, où j'ai constaté moi-même leur présence. Les pieds, au sud,
se trouvaient à sept mètres environ de distance de la route de
Plazac et, comme altitude, à o m. 35 au-dessus du niveau actuel
de celle-ci.

Enfin, et je tiens à le répéter, en raison de son importance, *aucune* fouille n'avait jamais encore été faite à l'abri-sous-roche
Bourgès, au moment de la découverte du squelette et le sol sur
lequel celui-ci reposait, ne présentait *aucune* trace non plus de
remaniement.

III

Quelques mots maintenant pour indiquer sommairement — leur
description anatomique, avec toutes les particularités qu'ils peuvent présenter au point de vue anthropologique, aura lieu ultérieurement, dès que l'étude en sera terminée — les ossements
dont se compose ledit squelette, lesquels par leur nombre, m'autorisent à dire qu'il est presque entier, et, par leur bonne conservation, en font, vu son antiquité, une pièce d'un haut intérêt
pour la préhistoire et la paléontologie humaine.

Le squelette humain de l'abri Bourgès est celui d'une *femme*
adulte, dont les os indiquent un sujet fortement musclé et dont la
taille devait être de 1 m. 60. La longueur du tibia est, en effet, de
trente-six centimètres (o m. 36).

La tête (crâne et face) est entière. Les maxillaires supérieurs et
inférieur sont en très bon état de conservation ; ils étaient pourvus
de leurs trente-deux dents au moment de la découverte. Malheureusement quelques-unes d'entre elles, appartenant au maxillaire
inférieur, ont été brisées et perdues pendant l'extraction de la tête ;

elles n'ont pas pu être retrouvées malgré tout le soin mis à les rechercher. La dentition présente un commencement d'usure en rapport avec l'âge du sujet. Les os du crâne ne sont pas soudés entre eux. On constate seulement, près du lambda, une certaine tendance à la soudure de l'os frontal avec le pariétal gauche.

De la colonne vertébrale, il ne manque que six vertèbres et le coccyx.

Les côtes sont presque au complet, et du sternum l'appendice xyphoïde seul fait défaut.

Le bassin — os iliaques et sacrum — est entier.

Les membres supérieurs droit et gauche sont entiers aussi, moins quelques os des mains (carpe, métacarpe et phalanges). Je dois faire remarquer que la cavité olécrânienne de l'humérus droit est perforée.

Les membres inférieurs droit et gauche sont, comme les membres supérieurs, à peu près entiers, sauf en ce qui concerne les pieds, dont plusieurs os font défaut, et la jambe droite, dont le péroné, dans le travail d'enlèvement du squelette, a été brisé de façon à ne pas pouvoir être réparé. Les os des membres inférieurs — fémurs et tibias — sont un peu moins bien conservés que ceux des membres supérieurs.

Enfin, je dois ajouter que j'ai trouvé une partie de l'os hyoïde.

Quant aux objets — faune et industrie — qui accompagnaient le squelette, au moment de sa découverte, soit en contact presque immédiat avec lui, soit médiatement, c'est-à-dire dans dans son voisinage le plus proche, dessus, dessous ou latéralement, seuls se trouvaient :

1° Des diaphyses osseuses en petit nombre — os d'animaux d'espèces indéterminables — brisées et fendues, mais non travaillées par la main de l'homme, plutôt courtes que longues, restes de cuisine ou autres des habitants primitifs de l'abri-sous-roche Bourgès ;

2° L'extrémité supérieure du cubitus d'un *Bovidé* de grande taille, le *Bos primigenius*, ainsi qu'une dent molaire supérieure, une dent prémolaire et une dent molaire inférieures du même animal ;

3° Un fragment de mandibule gauche de *Renne* (*Tarandus rangifer*) avec plusieurs de ses dents molaires brisées à l'époque et non par la pioche pendant la découverte ;

4° L'extrémité articulaire inférieure d'un tibia du même animal, le *Renne*.

Ces deux espèces animales, le *Bos primigenius* et le *Tarandus, rangifer*, représentaient *seules* la faune dans le milieu même du squelette humain, mais *non pas seules* la faune de son gisement, c'est-à-dire de l'abri-sous-roche Bourgès, comme je le dirai tout-à-l'heure, soit la faune quaternaire contemporaine du dit sque-lette ;

5° Quant à l'industrie préhistorique dont les produits figuraient aussi avec lui, elle consistait *exclusivement* en silex taillés, silex *moustériens*, tels notamment qu'un certain nombre de pointes bien caractéristiques de cette période des temps paléolithiques, tels aussi que quelques lames et racloirs, accompagnés d'éclats plus ou moins nombreux témoignant de la taille du silex par les hommes de l'abri Bourgès, au seuil de leur habitation, si tant est qu'ils aient habité ledit abri, celui-ci me paraissant plutôt un atelier paléolithique de taille et de fabrication d'outils et d'armes en silex qu'une demeure véritable.

J'avais aussi trouvé dans le même milieu l'ébauche grossière d'un silex *chelléen*, dit coup-de-poing, que j'avais recueillie, bien entendu, mais à laquelle je n'avais attaché que peu d'importance, la pièce étant unique dans ce milieu où, par contre, les autres silex taillés étaient *relativement* nombreux. Parmi ces derniers, je ne dois pas omettre de citer un de ces outils assez volumineux, semblable à ceux que j'ai présentés, il y a trois ans, à la Société préhistorique de France et qui provenaient d'autres gisements de la Dordogne; je les ai décrits, à cette époque, sous le nom de *rabots* (1).

Mais je n'ai découvert, avec le squelette, aucun Mollusque fossile ou vivant, aucun coquillage marin ou terrestre, percé ou

---

(1) ÉMILE RIVIÈRE. — *Les rabots en silex de la Dordogne* (Bulletin de la Société préhistorique de France, tome 2, p. 270, année 1905).

non percé d'un trou de suspension par l'Homme primitif, aucune dent d'un animal quelconque percée non plus d'un trou du même genre, c'est-à-dire aucune amulette, aucun fétiche ou objet de parure. ni, bien entendu, vu l'époque préhistorique ou quaternaire à laquelle vivait la femme du Moustier, aucun os travaillé pour servir d'arme ou d'outil, aucun os ou bois de Cervidé gravé.

J'ajoute enfin·que cette femme, dont l'abri-sous-roche Bourgès a si bien conservé les restes, n'avait été l'objet d'aucune de ces coutumes funéraires que j'ai découvertes, il y a trente-six ans, en Italie, dans les grottes des Baoussé-Roussé, dites de Menton (1). En effet, son squelette n'était orné d'aucune parure, d'aucune armé, d'aucun outil. Ses ossements ne présentaient non plus aucune trace de coloration quelconque, de cette coloration ocreuse que j'ai trouvée si prononcée sur mes trois squelettes d'*adultes* (2) des Baoussé-Roussé, et due à la présence du fer oligiste passé à l'état de peroxyde de fer qui les recouvrait, squelettes aussi qui portaient des colliers, des bracelets et des jambeléts de coquillages marins et de dents canines de Cervidé, colorés également en rouge par le fer oligiste.

Tels sont les résultats des recherches faites soit au moment même de la découverte du squelette du Moustier, soit lors de son extraction du sol où il gisait, soit enfin dans les fouilles que j'ai pratiquées ultérieurement, mais avant celles de ces derniers temps, dont il me reste à parler maintenant.

Bien que ces premiers résultats me conduisissent alors à considérer la femme de l'abri Bourgès, comme ayant vécu, selon toute vraisemblance, à l'époque moustérienne, ainsi que je le disais, il y a trois ans, au Congrès préhistorique de Périgueux, cependant je n'osais pas me prononcer encore d'une façon définitive, je le répète, en raison même du voisinage du cimetière du village et des tombes romaines dont j'ai parlé plus haut. Je voulais auparavant entreprendre moi-même et avec les ouvriers nécessaires une nouvelle et dernière fouille et sur une plus grande échelle, dans le même abri sous roche et en divers points du gisement, estimant,

---

(1) Balzi-Rossi, en italien, ou Roches Rouges.

(2) Squelettes d'hommes adultes *exclusivement*, car ceux d'enfants, que j'ai trouvés dans les mêmes grottes, portaient simplement un pagne de coquillages, et ne présentaient aucune trace de peroxyde de fer.

je le répéte aussi, qu'elle était indispensable pour me donner des preuves indiscutables, qu'elles dussent confirmer ou infirmer mes indications premières.

Mes nouvelles recherches, pour le dire tout de suite, m'ont démontré, non seulement que le squelette humain de l'abri Bourgès était bien quaternaire et paléolithique, mais encore qu'il appartenait à l'*époque chelléo-moustérienne*, c'est-à-dire à une période des temps préhistoriques plus ancienne que je ne l'avais supposé tout d'abord.

IV

En effet, je viens de pratiquer, dans cet abri, une double fouille :

a) La première, à huit mètres de la route, dans la cour que j'ai décrite plus haut, au voisinage de l'endroit où reposaient les ossements humains, fouille d'une profondeur de 1 m. 15 (non compris la couche de pierrailles et de terre autrefois remuée qui recouvrait la surface du sol paléolithique, couche de 0 m. 35 à 0 m. 40 de hauteur que j'ai fait enlever tout d'abord), sur une longueur de 1 m. 70 et une largeur de 1 m. 30 ;

b) La deuxième dans la partie réservée et fermée de l'abri, sur une profondeur ou hauteur de 0 m. 95, une longueur de 1 m. 80 et 1 m. 15 de largeur, derrière l'endroit creusé et exploré l'année dernière par M. Bourgès fils, entre ce point et la paroi rocheuse qui s'avance et surplombe l'abri en forme de voûte.

En voici les résultats ·

La coupe du terrain, débarrassé de ses détritus modernes, présente un aspect identique dans mes deux fouilles, identique de haut en bas, c'est-à-dire depuis la surface du sol *ancien* jusqu'à la profondeur où la pioche est parvenue. Le sol, sur toute cette épaisseur, constitue, pour ainsi dire, un seul et même foyer ou dépôt sablo-argileux gris-rougeâtre, dans lequel l'analyse chimique et le microscope ont décelé la présence de cendres et de matières charbonneuses, ainsi que de minuscules esquilles d'os provenant du brisement par l'homme des ossements d'animaux.

La faune que j'y ai rencontrée, *très rare* également comme débris et *des plus pauvres* aussi comme espèces animales, a été absolument la même dans mes deux fouilles. Quant à l'industrie, outils et armes en silex, tout à fait semblable dans les deux points explorés, elle appartient, comme la faune, à une seule et même époque paléolithique, l'époque dite *chelléo-moustérienne*.

Dans ma fouille *a*, j'ai rencontré, au fond, un bloc de rocher éboulé, volumineux, et, dans toute la hauteur du dépôt : 1° des silex taillés du type moustérien et surtout des éclats de taille ; 2° des diaphyses osseuses fendues et brisées dont aucune ne porte la moindre trace d'un travail humain intentionnel, aucune trace de feu non plus ; 3° une dent molaire inférieure de *Bovidé* (*Bos primigenius*). Mais je n'y ai trouvé aucun os ou fragment d'os d'un animal quelconque pourvu d'une de ses extrémités articulaires permettant de déterminer l'espèce animale dont il provient, aucun coquillage marin ou terrestre, aucune amulette ou objet de parure.

Dans ma fouille *b*, le sol primitif tout en ayant le même aspect et la même constitution sur toute la hauteur que celui de la fouille *a*, est plus riche en silex taillés, ce qui ne veut pas dire que ceux-ci soient bien nombreux, il l'est un peu moins en éclats de silex.

Les premiers sont surtout de belles pointes *moustériennes*, dont l'extrémité antérieure est souvent assez fine et bien conservée, pointes de toutes dimensions, depuis la plus petite qui, entière, avec son bulbe de percussion, mesure seulement o m. 029 (29 millimètres) de longueur sur o m. 019 (19 millimètres) de largeur à la base, jusqu'à la plus grande, dont les dimensions sont o m. 108 de longueur sur o m. 066 dans la plus grande largeur. Ce sont aussi : des pointes allongées, fines également ; des lames, dont plusieurs se terminent en pointe à l'un des bouts ; des racloirs, dont un des bords latéraux est plus ou moins bien retouché ; quelques ébauches de grattoirs, grossiers pour la plupart et, en général, peu ou point retouchés : un de ces derniers, épais de o m. 028 (28 millimètres), mesure exactement o m. 101 de longueur sur o m. 05 de largeur.

Enfin, j'ai trouvé dans ce même milieu, pièces vraiment importantes pour la détermination *certaine*, de l'âge quaternaire et préhistorique du squelette de la femme du Moustier, plusieurs outils

très nettement *chelléens*, de grandeur moyenne (o m. o6o à
o m. 081), d'épaisseur variable, de forme amygdaloïde ou en
amande, taillés sur leurs deux faces, ainsi qu'un petit disque,
chelléen aussi, peu épais et taillé également sur les deux faces.

Quant à la faune, *toujours des plus rares* et comme espèces animales et comme restes (os et dents) de chacune d'elles, quel que
soit l'endroit du gisement que j'aie fouillé, elle est représentée
seulement :

1° Par un *Ruminant*, un *Bovidé*, le *Bos primigenius*, dont je n'ai
trouvé que deux dents molaires de la mâchoire supérieure ;

2° Par un *Rongeur*, du genre *Lepus*, dont le seul débris osseux
trouvé est un calcanéum.

3° Par trois os d'*Oiseau*, que je n'ai pas encore déterminés ;

4° Par un petit nombre de diaphyses osseuses fendues et brisées,
comme d'habitude, par la main de l'homme primitif et toujours
indéterminables, quant à l'animal dont elles proviennent ; aucune
d'elles n'a subi l'action du feu, aucune non plus n'a été travaillée
par l'homme.

J'ajoute que, dans la partie la plus reculée de l'abri, la surface
du sol, c'est-à-dire la partie supérieure du dépôt archéologique,
est en contact immédiat avec la voûte du rocher.

Tels sont les résultats de mes propres recherches, soit lors de la
découverte du squelette humain, soit ultérieurement, soit enfin
lors de mes fouilles du mois d'août dernier. Ils sont non seulement
identiques entre eux, comme on vient de le voir, mais identiques
aussi à ceux qu'a donnés à M. Bourgès fils sa fouille de l'année
dernière (1907) au fond de l'abri, si ce n'est au point de vue de la
faune, dont je viens d'examiner les restes.

A ceux-ci, en effet, toujours *extrêmement rares* et provenant
d'un seul *Ruminant*, le *Bos primigenius*, dont il n'a trouvé que
deux dents de la mâchoire inférieure (une avant-dernière et une
dernière molaires), à ceux-ci, dis-je, il faut ajouter une pièce d'une
haute importance, pour l'âge géologique de l'abri-sous-roche
Bourgès, partant pour la période des temps quaternaires à laquelle
appartient le squelette de la femme du Moustier.

Cette pièce est un fragment de dent molaire inférieure de *Rhino-*

céros, frùgment malheureusement insuffisant pour nous avoir permis, à M. Boule, professeur de paléontologie au Muséum d'histoire naturelle de Paris, et à moi, de dire s'il s'agit du *Rhinoceros tichorhinus* ou du *Rhinoceros Merckii*. Par contre, le Dr Ewald Wüst, privat docent de géologie et de paléontologie à l'Université de Halle (Allemagne), qui se trouvait de passage au Moustier au mois d'août dernier, lors de mes dernières fouilles, et à qui j'avais montré la susdite dent, a cru pouvoir se prononcer pour le *Rhinoceros Merckii*, sous toutes réserves cependant, n'ayant pas au Moustier, bien entendu, les pièces de comparaison nécessaires pour une détermination certaine.

D'autre part, l'industrie paléolithique du silex est la même et toujours aussi peu nombreuse. Ce sont les mêmes pointes et les mêmes racloirs *moustériens*, les mêmes outils *chelléens* de forme amygdaloïde ou en amande. Ceux-ci sont au nombre de *six*, le plus petit mesurant o m. o46 (46 millimètres) de longueur le plus grand, plus épais aussi que les autres, o m. o6o seulement de longueur sur o m.o53 de largeur. Ils sont entièrement retaillés sur leurs deux faces et légèrement encroûtés, par places, de la terre argilo-sableuse dans laquelle ils ont été trouvés, terre analogue à celle du bloc bréchiforme qui maintient si fortement écartées les mâchoires supérieure et inférieure du squelette humain.

V

En résumé, des recherches que j'ai faites à plusieurs reprises dans le gisement de l'abri-sous-roche du Moustier-de-Peyzac, dit abri Bougès, et notamment de celles que j'ai effectuées au mois d'août dernier, jointes aux résultats de la fouille pratiquée en 1907, par M. Bourgès fils, il résulte :

1° Que cet abri n'avait jamais été l'objet d'aucune exploration scientifique avant la découverte du squelette humain que j'ai annoncée officiellement pour la première fois en 1905, au Congrès préhistorique de France, tenu à Périgueux.

2° Que son sol, et particulièrement le milieu où le dit squelette a été trouvé, était absolument vierge de tout remaniement ;

3° Que, par suite, ce squelette est, *en toute certitude*, contemporain du gisement où il reposait, c'est-à-dire des espèces animales, dont les débris y ont été mis à découvert et de l'industrie primitive du silex, dont les produits, absolument caractéristiques, y ont été recueillis ;

4° Que, de par ces restes de la faune et de l'industrie trouvés partout les mêmes, tant à la partie supérieure du gisement qu'à sa partie moyenne et à sa base, lesquelles ne forment qu'un seul et même foyer, ledit abri-sous-roche appartient à une seule et même époque, c'est-à-dire au *quaternaire inférieur* géologiquement parlant, et à la période des temps paléolithiques dite *moustérienne inférieure* ou mieux *chelléo-moustérienne* ;

5° Que la femme, dont le squelette a été découvert dans l'abri du Moustier, se trouve ainsi absolument datée, comme ayant vécu à l'époque *quaternaire, chelléo-moustérienne* ;

6° Que le squelette de la femme du Moustier est ainsi d'une époque paléolithique plus ancienne que celle des *six* squelettes humains fossiles que j'ai découverts de 1872 à 1875, en Italie, dans les grottes des Baoussé-Roussé, dites de Menton, plus ancienne notamment que celle du premier d'entre eux que je découvris, entier également, il y a trente-six ans, *le 26 mars 1872*, dans les susdites grottes, alors que j'étais en mission scientifique officielle du Ministère de l'Instruction publique. Ce squelette dénommé, à l'époque, l'*Homme fossile de Menton* appartient à la deuxième des races humaines fossiles de A. de Quatrefages et E. Hamy ou race de Cro Magnon (1) et figure, depuis sa découverte, avec ses armes et ses outils en os et en silex, orné encore de ses parures de dents et de coquillages, dans la galerie d'Anthropologie du Muséum d'histoire naturelle de Paris, auquel je l'ai rapporté, avec le sol même sur lequel il reposait, et donné en avril 1872.

7° Que par la rareté *extrême* des ossements d'animaux d'une part et, d'autre part, par le nombre des outils et surtout des éclats de silex trouvés dans son sol, l'abri-sous-roche du Moustier me paraît avoir été bien plus un atelier quaternaire de silex taillés, qu'un lieu d'habitation véritable des hommes de l'époque chelléo-moustérienne ;

_____

(1) *Crania ethnica.*

M. J. Violle,

(Membre de l'Institut).

Pendant l'année qui vient de s'écouler, les idées que j'ai émises dès le début sur l'action des engins grélifuges ont pris fortement corps tant par suite des expériences que j'ai poursuivies que par suite des observations que j'ai pu recueillir.

Parmi ces observations, la plus intéressante se rapporte à un orage de grêle qui a suivi de très près une ligne d'énergie électrique, dans la région de Cadenet (Vaucluse), le 26 juin 1908, vers 5 heures 30 du soir. Cette ligne est à peu près parallèle à une chaîne de montagnes de 1.000 à 1.100 mètres de hauteur, le Lubéron, qui passait jusqu'alors pour attirer les orages. La ligne elle-même, dont le tracé est assez sinueux, se tient à une altitude de 200 à 400 mètres, coupant perpendiculairement les vallées étroites qui sillonnent au sud les flancs du Lubéron. L'orage de grêle, après avoir frappé l'un des pylônes qui supporte la ligne, a paru d'abord, comme d'habitude, remonter vers le Lubéron, mais, après un court détour, il n'a pas tardé à reprendre le parcours de la ligne électrique, qu'il n'avait pas d'ailleurs complètement quitté, et il l'a suivi dès lors dans tous ses détours jusqu'à la fin de sa durée. Les dégâts les plus importants se sont produits dans le voisinage immédiat de la ligne sur une longueur d'environ 14 kilomètres et sur une largeur approximative de 2 kilomètres. Au centre de la zone frappée et suivant les contours des câbles électriques, la grêle est tombée sans pluie pendant près d'un quart d'heure, tandis que des deux côtés elle était accompagnée d'eau. Notons d'ailleurs, avec M. Fagniez, à qui je dois toute cette précieuse observation, que pendant l'orage la ligne a été le siège d'effluves électriques manifestes. Un des propriétaires de la région a même remarqué au début, vers la ligne, trois boules lumineuses, grosses deux fois comme une tête d'homme, qui sont restées un moment en suspension et dont l'explosion a été immédiatement suivie par la chute de la grêle.

Les effluves puissants, qui se dégagent ainsi d'une ligne à haute tension (3o.ooo volts), sous l'influence d'un nuage orageux, montrent que le système fonctionne à la manière d'une machine unipolaire : la ligne se comporte comme l'un des peignes d'une machine de Holtz. Elle émet ainsi des torrents d'ions qui s'élèvent en entraînant des charges électriques énormes. La ligne agit donc comme j'ai déjà indiqué qu'agissent essentiellement tous les engins dits grêlifuges, c'est-à-dire comme de véritables paratonnerres. Aussi voyons-nous l'orage frapper d'abord un pylône élevé et d'une façon générale suivre la ligne même.

Rappelons-nous d'ailleurs les phénomènes bien connus que manifestent les paratonnerres en présence des orages.

Tantôt quelques paratonnerres suffiront à conjurer le danger, tantôt tous les paratonnerres d'une grande ville n'empêcheront pas la foudre de frapper au cœur de la cité. Mais le plus souvent le passage d'un orage au-dessus d'une ville l'affaiblira notablement.

Une simple ligne d'arbres sera d'habitude sans effet utile, tandis qu'une vaste forêt constituera un véritable rempart contre les orages.

Semblablement, les organisateurs de la défense contre la grêle par les canons ou les fusées sont tous d'accord pour réclamer une organisation méthodique des engins à l'avant du territoire à préserver.

De même, là où une ligne unique de transmission d'énergie n'a pas suffi à désarmer l'orage qui l'a frappée, plusieurs lignes auraient pu exercer une action efficace. D'ailleurs plus le voltage d'une ligne sera élevé, plus l'action de cette ligne sera marquée.

Dans tous les cas, l'effet produit dépendra des conditions dans lesquelles se trouveront les deux éléments du système, engins et nuages.

Sans entrer dans l'analyse de ces conditions multiples qui déterminent les actions mécaniques et électriques que subiront les nuages, je ne veux retenir ici que l'influence évidente de la distance, sur laquelle j'ai déjà dans un précédent rapport appelé l'attention.

Les météorologistes nous définissent un nuage orageux comme un gros cumulo-nimbus, accompagné ordinairement de cirrus, le tout formant une sorte de champignon dont la large base se trouve à 1.000 ou 1.500 mètres de hauteur et dont l'épaisseur atteint

4.000 à 5.000 mètres. Si tel est d'abord en effet un nuage orageux il ne tarde pas à se transformer par suite des mouvements d'origines diverses dont il est le siège, par suite aussi des actions possibles des engins auxquels il sera soumis. Ce sont ces variations rapides qu'il importe de suivre avec le plus grand soin, si l'on veut démêler les différentes phases du phénomène et spécialement les conditions des chutes de grêle.

Sans doute, les lunettes ordinaires permettent d'observer les formes successives du nuage, la photographie donne le moyen de les fixer et le cinématographe celui de les reproduire. Et, pour préciser, on peut relever les hauteurs successives d'un point déterminé du nuage à l'aide de visées faites simultanément par deux observateurs installés aux deux extrémités d'une base, munis de théodolites et reliés par téléphone. Mais on voit tout de suite les difficultés d'un tel procédé. Les télémètres les plus ingénieux n'y suppléent que très imparfaitement.

Je me suis donc proposé de construire une lunette au moyen de laquelle on pût mesurer la distance par une simple visée, sans avoir besoin d'une base quelconque, cette lunette devant d'ailleurs se prêter à l'observation directe des nuages ; et, grâce à l'aide de la *Caisse des Recherches scientifiques*, j'ai pu entreprendre de résoudre ce problème. A cet effet j'ai imaginé un système géométriquement simple, mais dont la réalisation pratique nécessita, sans trop me surprendre, de sérieux efforts. Il me fallut procéder à des essais, que la taille des verres, leur monture, leur agencement ont prolongé bien malgré moi, mais qui m'ont enfin amené à un dispositif satisfaisant. J'ai pu alors mettre en construction un appareil qui sera sans doute terminé quand ce rapport verra le jour.

Le modèle une fois établi à l'échelle qui nous a paru la plus commode pour l'ajustement, il sera certainement convenable d'en réaliser deux types : l'un plus grand pour les études spéciales comme celles que je poursuis ; l'autre plus petit pour les usages courants de la météorologie agricole. Car ce n'est pas seulement pour le succès de la lutte contre la grêle, mais aussi pour le progrès général de la météorologie dynamique, qu'il importe d'évaluer exactement la hauteur des nuages.

TROISIÈME SECTION

ÉPURATION BIOLOGIQUE
des eaux résiduaires.

M. Calmette,

(Professeur à la Faculté mixte de médecine et de pharmacie de l'Université, directeur de l'Institut Pasteur de Lille).

Recherches sur l'épuration biologique et chimique des eaux d'égout, effectuées à la station expérimentale de la Madeleine et à l'Institut Pasteur de Lille.

Les travaux effectués au cours de l'année 1908 à la station expérimentale de la Madeleine et à l'Institut Pasteur de Lille par M. Calmette et ses collaborateurs MM. Rolants, Boullanger, Constant, L. Massol, grâce à la subvention spécialement allouée à cet effet par la *Caisse des Recherches*, se trouvent exposés dans un volume d'environ 300 pages avec 16 planches ou figures et 12 graphiques édité par M. Masson en 1909 (vol. IV des *Recherches sur l'épuration biologique et chimique des eaux d'égout*).

Ce volume comprend, dans un premier chapitre, la description des installations nouvellement construites à la station expérimentale de la Madeleine, en particulier celle relative à un lit bactérien percolateur de 400 mètres carrés de surface, constitué par un mélange de scories et de calcaire dur. Ce lit est alimenté par 4 réservoirs de chasse en ciment armé, pouvant distribuer automatiquement 400 mètres cubes d'eau d'égout par 24 heures.

Le chapitre II fournit les résultats analytiques des expériences d'épuration biologique effectuées pendant le second trimestre 1907 et le premier semestre 1908. Ces résultats sont illustrés par des graphiques desquels il ressort avec évidence que la minéralisation des matières organiques s'effectue toujours très régulièrement dans les lits bactériens, en toutes saisons.

Dans le chapitre III les auteurs relatent leurs recherches sur le rôle des fosses septiques dans la désintégration des matières organiques en suspension dans les eaux d'égout. Ces recherches montrent que, contrairement à l'opinion émise par M. *Vincey* en France et par *Dzerszgowski* en Russie, les fermentations septiques assurent en 24 heures la dissolution de 3o à 5o p. 100 des matières organiques charriées par les eaux d'égout. Chacune des fosses septiques de la Madeleine a produit une moyenne journalière de 11.137 litres de gaz pour 250 mètres cubes de capacité, soit environ 8.000 mètres cubes par an pour les deux fosses. La composition moyenne de ces gaz était la suivante:

Acide carbonique 4,5 p. 100;

Méthane 47,8 p. 100;

Hydrogène 22,9 p. 100;

Azote 24,8 p. 100;

plus une petite quantité (maximum 4 p. 1.000) d'hydrogène sulfuré, de mercaptan et d'autres gaz odorants.

Des tableaux et des courbes indiquent les variations de débit et de composition des gaz selon les saisons, les pluies, la pression barométrique et la température.

Le chapitre IV expose les études faites en vue de déterminer l'influence des matières colloïdales des eaux d'égouts sur l'épuration biologique. Ces matières colloïdales ont une grande importance car elles influent considérablement sur le travail des lits bactériens. Il y a donc le plus grand intérêt à les éliminer le plus complètement possible et cette élimination peut s'obtenir en réglant d'une manière convenable, variable avec chaque eau d'égout, la durée de retenue en fosse septique.

Dans le chapitre V, on trouvera résumés tous les travaux qui ont été effectués récemment, tant à la station expérimentale de la Madeleine qu'en Allemagne, sur le rôle épurant de la *tourbe* comme matériel de lits d'oxydation. La tourbe convient tout particulièrement, comme l'a montré M. *Müntz*, à la nitrification intensive des sels ammoniacaux. Elle peut être utilisée en conséquence pour l'obtention industrielle des nitrates. Mais elle ne paraît pas pouvoir être adoptée comme matériel devant servir à la constitution des lits bactériens destinés à l'épuration des eaux d'égout, parce qu'elle se colmate trop rapidement. L'expérience montre d'ailleurs qu'en ajoutant du calcaire aux scories, dont le prix est beaucoup moins élevé que celui des tourbes compactes, on obtient des résultats sensiblement égaux à ceux des lits à tourbe et on évite le colmatage.

L'explication des bons effets de la tourbe est fournie par une série d'expériences qui montrent sa grande capacité de rétention vis à vis des substances dissoutes, par exemple vis-à-vis du chlorure de sodium. Les scories ont une capacité de rétention beaucoup moindre.

Les chapitres VI et VII exposent les résultats des études récemment effectuées dans tous les pays sur la décantation préalable des eaux d'égout, sur la centrifugation des boues et la séparation mécanique des graisses, notamment par le procédé Kremer, sur l'utilisation des boues, sur le réglage de la distribution mécanique à la surface des lits bactériens, sur la durée de l'écoulement de l'eau, sur le mode d'action des lits construits en ardoise (slate-beds de Dibdin) et sur le rôle des bactéries dans les processus d'oxydation.

Le chapitre VIII indique aux ingénieurs et aux hygiénistes les moyens pratiques d'assurer le contrôle du fonctionnement des stations d'épuration. On y trouvera décrits les procédés les plus corrects et les plus simples pour déterminer la putrescibilité des eaux épurées.

Dans le chapitre IX, les auteurs ont étudié les conditions d'application de l'épuration biologique en pays chauds, de manière à permettre l'emploi des nouvelles méthodes en Algérie et dans nos colonies, où les questions d'assainissement urbain ont une importance extrême pour la prophylaxie des maladies épidémiques (choléra, peste, fièvre jaune, malaria, dysenterie) qui y sont si meurtrières.

Le chapitre X relate les mêmes conditions d'application aux eaux résiduaires d'abattoirs, particulièrement difficiles à épurer. Les données fournies rendront les plus grands services aux municipalités nombreuses (surtout rurales), qui se préoccupent actuellement d'assainir leurs abattoirs et de supprimer les tueries particulières.

La chapitre XI décrit les installations d'épuration dont la construction a été autorisée en France en 1908, particulièrement celle de Mesly-Créteil pour le département de la Seine et celle de Villeneuve-Saint-Georges.

Dans le chapitre XII on trouvera clairement résumé et analysé tout le contenu du 5e rapport de la Commission royale anglaise, publié le 5 août 1908, sur l'épuration biologique naturelle et artificielle. Ce rapport, rédigé par les plus hautes autorités sanitaires anglaises, édicte les meilleures formules pour l'emploi de tel ou tel procédé d'épuration suivant la nature du sol et suivant les conditions économiques locales. Le coût comparé de l'épuration biologique et de l'épandage ainsi que les meilleurs procédés de traitement et d'utilisation des boues, y sont bien étudiés. Nos ingénieurs sanitaires et nos hygiénistes devront faire leur profit de cet important travail.

Enfin le chapitre XIII est spécialement consacré à la description des méthodes susceptibles de donner des résultats satisfaisants pour l'épuration des eaux résiduaires de teintureries ou des eaux résiduaires à réaction acide.

On voit donc que ce volume, riche en travaux originaux, expose très exactement l'état actuel de nos connaissances sur le traitement des eaux d'égout. Il forme avec les trois volumes qui l'ont précédé la plus complète monographie que nous possédions sur cet important sujet.

M. A. Müntz,

(Membre de l'Institut, directeur des laboratoires de l'Institut agronomique),

en collaboration avec *M. Lainé*,

(Ingénieur agronome, préparateur à l'Institut agronomique).

ÉTUDES SUR L'ÉPURATION
DES EAUX D'ÉGOUT SUR DES LITS BACTÉRIENS DE TOURBE

I. — INTRODUCTION

Par suite du développement des agglomérations urbaines et des établissements industriels, l'évacuation des eaux résiduaires est devenue un problème social de premier ordre, et une préoccupation permanente pour les municipalités et les pouvoirs publics.

Produites en quantités d'autant plus grandes que les progrès de l'hygiène et du bien-être s'accentuent davantage, elles se présentent aujourd'hui sous des volumes énormes et, charriant les résidus de la vie et de l'activité humaine, elles sont le siège de phénomènes putrides et de germes de maladies contagieuses.

Pendant longtemps, on les a laissées se déverser dans les cours d'eau, qu'elles souillaient au point de compromettre la sécurité des populations situées en aval.

Vers le milieu du dix-neuvième siècle, certaines rivières étaient ainsi tellement polluées que les pouvoirs publics s'émurent et élaborèrent des lois et des règlements interdisant le déversement, dans les cours d'eau, des matières excrémentielles et résiduaires.

Pour appliquer ces mesures, il fallut rechercher des procédés permettant d'épurer les eaux d'égout et de les rendre inoffensives.

De nombreux travaux ont été entrepris dans ce but depuis près d'un demi-siècle, notamment en Angleterre et en France.

Épandage agricole.

Le procédé qui, sans contredit, a donné les résultats les meilleurs, lorsqu'on a pu l'appliquer dans de bonnes conditions, c'est l'épandage sur les terrains agricoles. Le sol est en effet l'épurateur le plus parfait des eaux chargées de matières organiques. De plus, l'épandage permet de mettre en valeur, au moins partiellement, les matières fertilisantes contenues dans les eaux résiduaires.

Cette idée d'utiliser ces dernières comme eaux d'arrosage est très ancienne. Les célèbres irrigations de la Huerta de Valence, qui doivent leur prospérité à l'utilisation des eaux d'égout, ont été en effet créées par les Maures dès le Moyen Age. Les Marcites des environs de Milan, dont la fertilité est également proverbiale et qui sont arrosées avec les eaux provenant des égouts de cette ville, sont au moins aussi anciennes. On utilise, de même, depuis plusieurs siècles, les eaux d'égout d'Edimbourg pour l'arrosage des prairies, dont le rendement est ainsi quintuplé.

En Angleterre, grâce aux efforts de commissions (1) composées de savants éminents, notamment de Frankland, l'exemple d'Edimbourg a été imité par un grand nombre d'autres villes qui, dans des *sewage farms*, résolvent le problème de l'épuration au double point de vue de l'hygiène et de l'agriculture.

En France, les premiers essais sur l'épuration des eaux d'égout furent entrepris, en 1864, par Mille et continués par A. Durand-Claye. Les premiers champs d'épandage furent créés dans la presqu'île de Gennevilliers, en 1868.

L'irrigation à l'eau d'égout donna souvent, au début, des déboires, si bien qu'une commission fut créée en 1874, comprenant Durand-Claye et M. Th. Schlœsing (2), pour en rechercher les causes.

---

(1) *General Board of Health (1848-1858).*
Commission appointed to inquire into the best mode of distributing the sewage of towns (1857-1865).
River's Pollution (1868-1874), etc.
Ch. de Freycinet. — Assainissement des villes. 1870.

(2) Les travaux de cette commission ont été publiés sous le titre : Assainissement de la Seine. 1876.
Voir aussi : Schlœsing et Durand-Claye. — Rapport sur l'altération des cours d'eau, Congrès international d'Hygiène de Paris (1878).

M. Schlœsing, reprenant les recherches de Frankland, étudia les conditions de l'épuration dans le sol, et ses efforts, combinés à ceux de M. Müntz furent couronnés par la découverte des ferments de la nitrification.

On sait maintenant, grâce aux travaux de Frankland, de Durand-Claye, de M. Schlœsing, de MM. Schlœsing et Müntz, en quoi consiste l'épuration par le sol. On sait que les matières organiques y sont détruites par différents microorganismes, qui dégagent les matières carbonées à l'état d'acide carbonique, et transforment les matières azotées successivement en ammoniaque, en nitrites et en nitrates. On constate surtout que les transformations chimiques, opérées par ces ferments ne peuvent se produire que dans une atmosphère oxygénée.

Avec ces notions, l'épandage, appliqué d'une façon rationnelle, a donné des résultats souvent très satisfaisants.

Les champs d'épandage de Paris se sont développés rapidement et leur étendue, qui était de 88 hectares en 1874, atteint maintenant 5.000 hectares. La ville de Reims a adopté cette pratique en même temps que Paris et épure ses eaux résiduaires. L'exemple de Paris et de Reims a été imité en France et à l'étranger, et la méthode de l'épandage est, en bien des points, la meilleure solution du problème de l'épuration des eaux d'égout.

Lorsqu'ils se trouvent dans de bonnes conditions de perméabilité et d'aération, les champs d'épandage sont, en effet, le siège d'actions microbiennes d'une grande énergie, qui minéralisent les éléments organiques putrescibles, éliminent les organismes dangereux et produisent ainsi l'épuration. Les eaux, auparavant si impures, peuvent alors, sans grand inconvénient, se mélanger aux eaux des rivières et des nappes souterraines.

Le point de vue purement agricole de cette opération n'est pas moins important. Chargées de matériaux qui sont des aliments pour les plantes, les eaux d'égout constituent un véritable engrais. Elles agissent, en outre, en tant qu'eaux d'arrosage et, à ce double titre, employées judicieusement, elles augmentent considérablement la fertilité des sols.

L'épandage agricole répond donc au côté hygiénique du problème, comme au côté économique, quand il peut être appliqué dans des conditions satisfaisantes. Mais ce n'est pas toujours le cas, on peut même dire que c'est rarement le cas.

Pour obtenir l'épuration, en même temps que l'utilisation agricole des eaux résiduaires, il faut avoir à sa disposition des surfaces de terrain très grandes, des sols suffisamment perméables pour permettre aux phénomènes biologiques d'oxydation de se produire, mais qui ne soient pas fissurés ni d'une perméabilité trop accentuée pour laisser les eaux s'écouler avant leur épuration complète. Il faut encore des sous-sols incapables de retenir l'eau à l'état stagnant. Ces conditions multiples ne sont pas souvent réunies; quand elles ne le sont pas, on aboutit à des insuccès complets, trop souvent constatés quand l'étude du terrain n'a pas été faite au préalable.

Un des gros inconvénients de l'épandage agricole, ce sont les surfaces énormes qu'il nécessite. Aussi, la loi anglaise exige une superficie minima d'un acre (0 h. 405) pour 150 habitants. La législation française prescrit un maximum de 40.000 mètres cubes d'eau d'égout par hectare et par an. Ces mesures ont d'ailleurs été dictées par l'expérience et ne sauraient être enfreintes sans de graves inconvénients.

Prenons, par exemple, le cas de Paris. Le volume total annuel des eaux à épurer atteint près de 300.000.000 de mètres cubes qui exigent 7 à 8.000 hectares pour leur épandage, soit presque la superficie de Paris elle-même. Il est évident que de pareilles étendues de terrains perméables sont difficiles à trouver dans un rayon suffisamment rapproché. La ville dispose actuellement de 5.000 hectares de terres irrigables, pour les étendre elle doit chercher des terrains situés à plus de 40 kilomètres.

Il ne faut pas oublier, d'autre part, que la banlieue parisienne produit également un volume considérable d'eaux résiduaires actuellement encore rejetées dans la Seine et qui atteint le chiffre annuel de près de 100.000.000 de mètres cubes. Pour épurer ces eaux par l'épandage, il faudrait donc chercher des terrains encore plus éloignés.

Les champs d'épandage ne sont pas sans inconvénients pour le voisinage. Sans insister sur les odeurs nauséabondes par lesquelles elles manifestent leur voisinage, on a eu souvent à leur reprocher de relever et de polluer les nappes souterraines, et d'infecter ainsi

les eaux d'alimentation des contrées voisines. Si l'on voulait faire
suffire les champs d'épandage à l'épuration complète de toutes les
eaux résiduaires de la région parisienne, dont le volume ira sans
cesse en augmentant avec les progrès de l'hygiène et l'accroissement
de la population, on serait donc conduit à encercler la ville d'une
ceinture d'irrigations mal odorantes, s'étendant très loin et arrêtant
son développement normal.

Si l'épandage est la meilleure solution pour des volumes d'eaux
résiduaires relativement peu abondantes, ou quand on dispose de
grandes surfaces de terrains perméables dans des régions peu
habitées, son emploi ne peut pas se généraliser dans beaucoup
de cas.

Aussi, a-t-on cherché des procédés qui sacrifient le côté agricole
et n'ont pour but que de rendre inoffensive, pour la santé publique,
à mesure de leur production, la masse des liquides souillés produits
dans les villes et les centres industriels.

Épuration par précipitation chimique.

On a songé à réaliser cette épuration par l'emploi d'agents
chimiques; mais les résultats obtenus ont été peu encourageants.
Ces agents, constitués généralement par de la chaux, des sels de
fer ou d'alumine, forment au sein de l'eau des précipités volumineux
qui enrobent les particules en suspension par une sorte de collage.
Ils éclaircissent les eaux souillées, mais ne les épurent que très
incomplètement; ils laissent échapper en presque totalité les
matières organiques solubles et fermentescibles, ainsi que des
microbes pathogènes. De plus, ils forment des boues volumineuses
dont l'évacuation constitue une grosse charge.

Procédés biologiques.

Le système qui, en cas d'impossibilité de l'épandage agricole,
a donné les meilleurs résultats, consiste dans une épuration biologique analogue à celle qu'opère la terre elle-même, mais exaltée,
de manière à obtenir sur des surfaces restreintes ces phénomènes
d'oxydation par intervention microbienne, pour lesquels de vastes
étendues sont nécessaires quand on emploie l'épandage sur les terres.

C'est dans ce sens surtout que se poursuivent les études depuis quelques années; des résultats importants ont été obtenus et des applications heureuses ont été faites, principalement en Angleterre et aux États-Unis.

C'est en Angleterre que ces procédés ont été d'abord étudiés depuis 1891 (1). On s'est trouvé d'abord en présence de deux systèmes qui paraissaient opposés. Scott-Moncrief, Donald Cameron, reprenant l'idée de la fosse Mouras ou vidangeuse continue vulgarisée en France par l'abbé Moigno (2), essayaient d'épurer les eaux d'égout au moyen des microbes anaérobies. La fosse Mouras a reçu en Angleterre le nom de *septic tank* que l'on traduit en français par fosse septique. Un autre système, celui de Dibdin met en œuvre les microbes aérobies et porte le nom de procédé des *Bacteria beds* ou lits bactériens. On reconnut bien vite que ces deux systèmes, loin d'être incompatibles, donnaient les meilleurs résultats lorsqu'ils sont combinés.

L'épuration par les procédés bactériens, telle qu'on la conçoit aujourd'hui, comprend des fosses septiques dans lesquelles on fait subir aux eaux d'égout une fermentation anaérobie préalable, modifiant les matières organiques et les rendant plus aptes à s'oxyder ensuite sous l'influence des organismes aérobies qui, au contact de l'oxygène, les détruisent en les minéralisant. Au sortir des fosses septiques, ces eaux résiduaires débarrassées d'une grande partie des matières en suspension, soit par décantation, soit par solubilisation ou gazéification microbiennes, sont déversés sur des champs oxydants ou lits bactériens constitués par des matériaux solides largement aérés où s'opère la dernière phase de l'épuration sous l'influence des organismes aérobies.

Ce système a fait l'objet d'études du plus haut intérêt de la part de M. Calmette (3) à la station de la Madeleine, à Lille. Il a été également expérimenté d'une façon méthodique et suivie par le

---

(1) F. Launay. — *Épuration bactérienne des eaux d'égout. Rapport sur une mission en Angleterre.* 1900.

Grandeau. — *La Purification des eaux potables et l'épuration des eaux d'égout.* Bull. *Société d'encouragement pour l'Ind. nationale* (janvier 1905).

(2) *Cosmos* (janvier 1882).

(3) *Recherches sur l'épuration biologique et chimique des eaux d'égout:* t. I, 1905, t. II, 1906, t. III, 1908.

service de l'assainissement de la ville de Paris, au jardin modèle d'Asnières (1).

Le système Dibdin, encore appelé « procédé des bassins de contact, » consiste à remplir d'eau d'égout, traitée ou non en fosse septique, des bassins étanches contenant des matériaux solides, constitués le plus souvent par des morceaux de mâchefer ou scories de la houille, et à laisconser le tact se prolonger quelques heures. On vide alors ces bassins et on laisse au contact de l'air, pendant un temps égal, les scories sur lesquelles se sont déposées les matières solides en suspension dans l'eau. C'est à ce moment qu'entrent en action les bactéries oxydantes. L'eau d'égout est ainsi traitée par deux ou trois contacts successifs et on la considère comme épurée. Ce procédé, que l'on a d'abord appliqué en grand et sur lequel les premières recherches ont été effectuées en France, comme en Angleterre, a été reconnu comme imparfait et on tend aujourd'hui à l'abandonner. On l'a perfectionné en substituant aux bassins de contact des lits bactériens que les anglais et M. le Dr Calmette appellent des lits à percolation (*percolating bed*). Ce dernier système consiste à répartir l'eau d'égout à la surface des lits de matériaux largement aérés, par intermittences plus ou moins rapprochées. L'épuration n'est donc plus discontinue comme dans les bassins de contact.

Dans ces conditions, les microbes oxydants et, en particulier les ferments nitrificateurs, se développent à la surface des matériaux qui constituent le lit épurant, y acquièrent une grande activité et on arrive ainsi à épurer en un temps très court de grandes masses d'eau d'égout.

On a déjà imaginé un grand nombre de dispositifs répartissant automatiquement l'eau d'égout à la surface des lits bactériens. Ce sont des tourniquets hydrauliques ou sprincklers, des nochères à renversement fixes ou rotatives, des gouttières perforées, des siphons à décharge automatique, etc. M. le Dr Calmette en a fait une étude détaillée (2) et nous n'insisterons pas sur ce point.

Quant aux matériaux constituant les lits oxydants, ils sont formés par des scories, des cailloux, des morceaux de briques, etc.

---

(1) Rouchy. — Les eaux d'égout de Paris (1907).
(2) Épuration biologique et chimique des eaux d'égout, t. II.

On a proposé d'interposer, au milieu de ces matériaux, des lits de carboferrite, substance poreuse obtenue par calcination du carbonate de fer naturel. Cette modification n'apporterait pas, d'après M. Calmette, d'amélioration notable et, jusqu'à présent les meilleurs résultats ont été obtenus en utilisant les scories comme support.

II. — UTILISATION DE LA TOURBE POUR LA CONSTRUCTION
DES LITS BACTÉRIENS

L'intensité des phénomènes d'oxydation, principalement attribuables aux bactéries nitrifiantes, est le facteur essentiel de l'épuration. Au cours de nos travaux sur la nitrification intensive (1), nous avons constaté que la tourbe formait pour les organismes nitrifiants un support incomparablement supérieur à ceux qu'on avait mis en œuvre auparavant, notamment les scories provenant des foyers alimentés à la houille, et, dès ce moment, nous avons cherché à appliquer cette aptitude spéciale de la tourbe à l'épuration des eaux d'égout.

Essais préliminaires.

Dans les premiers essais que nous avons institués pour cette étude nous avons utilisé le dispositif suivant :

De la tourbe de la Somme, un peu spongieuse, de surface, avait été divisée en fragments irréguliers de la grosseur d'une noix ou d'un œuf. On l'avait mélangée de craie en poudre pour saturer son acidité et d'un peu de terreau de jardinier pour l'ensemencer d'organismes nitrifiants actifs. On remplit de ce mélange un tuyau de grès de o m. 35 de diamètre et de o m. 5o de hauteur, dressé verticalement sur une plaque de plomb, dont on avait relevé les bords en ménageant une goulotte à l'un des coins et destinée à recueillir les eaux épurées. Un espace de 1 à 2 centimètres existait entre le tube de grès et la plaque de plomb qui en constituait le fond ; on avait d'ailleurs, avant l'introduction de la tourbe, déposé au fond de ce

---

(1) *Annales de l'Institut agronomique*, deuxième série t. VI.

système un lit de graviers de quelques centimètres d'épaisseur et
formant drainage, pour assurer une aération parfaite.

L'eau d'égout passait au préalable et d'une façon continue, successivement dans deux touries de 60 litres de capacité, hermétiquement fermées, servant de fosses septiques. Elle y subissait
une décantation et une fermentation anaérobie. Elle mettait environ
24 heures pour effectuer ce passage avant d'être répandue à raison
de 100 à 125 litres par 24 heures, c'est-à-dire de 1 mc. à 1 mc. 250
par mètre carré de surface, sur le champ de tourbe. L'eau à épurer
était puisée dans les égouts mêmes et était apportée au laboratoire dans des barriques.

Nos premiers essais ont été effectués sur de l'eau prélevée
dans l'égout collecteur de la rue Pascal, contenant principalement l'eau de la Bièvre, ainsi que celle des égouts de Gentilly
et des égouts d'une partie des 13° et 15° arrondissements. Cette
eau était très souillée par des résidus de tanneries. Plus tard,
nos essais ont été effectués sur l'eau de l'égout collecteur de la
rive gauche, pris à la rue Geoffroy-Saint-Hilaire, au-dessous du
confluent du collecteur des rues Pascal et Censier, qui reçoit
l'eau de la Bièvre, celle des égouts de Gentilly et des 12°, 13° et
15° arrondissements, provenant ainsi de quartiers plus industriels
que populeux. Ces eaux étaient très chargées.

Dans ce premier essai, voulant nous rapprocher des conditions
qui avaient si bien réussi pour la nitrification intensive, nous
avons cru utile de développer des ferments nitrificateurs très actifs
et, dans ce but, nous avons commencé par arroser avec une solution
étendue de sulfate d'ammoniaque. Lorsque nous avons vu que la
nitrification était assez intense, c'est-à-dire au bout de 5 ou 6
jours, nous avons commencé l'arrosage à l'aide de l'eau d'égout
ayant subi la fermentation anaérobie dans les touries. Pendant
les premiers jours d'arrosage avec la solution ammoniacale, nous
avons constaté la présence, dans les eaux recueillies au bas de la
colonne, de nitrites, qui sont toujours présents au moment où le
milieu s'ensemence, puis ils ont disparu d'une façon définitive
et jamais, au cours de nos expériences d'épuration des eaux d'égout
nous n'avons constaté leur présence dans l'effluent épuré.

Nous avons effectué sur les eaux passant sur le lit de tourbe
avant ce passage, c'est-à-dire au sortir des fosses septiques, et

après ce passage, c'est-à-dire après l'oxydation, le dosage de l'azote ammoniacal par distillation en présence de magnésie, l'azote organique a été dosé par la méthode Kjeldahl et l'azote nitrique par la méthode Schlœsing. Nous évaluions les matières organiques par l'oxygène qu'elles empruntaient au permanganate de potasse, après une ébullition de 10 minutes en milieu acide et en milieu alcalin. Voici, pour cette première série d'essais, les résultats que nous avons obtenus, exprimés en milligrammes par litre :

DATES	VOLUME PASSÉ PAR MÈTRE CUBE de tourbe en 24 heures.		AZOTE			OXYDABILITÉ en PERMANGANATE	
	litres.		ammo-niacal.	orga-nique.	nitrique.	acide.	alcalin.
27 juin.....	1.250	avant....	40,9	non dosé	0,0	74.0	58.0
		après....	1,3	—	17,5	18.4	16,6
29 —	1.250	avant....	34,3	5,5	0.0	74.0	47,1
		après....	1,5	1.3	12.1	17.8	13.5
3 juillet....	1.250	avant....	30.7	5,1	0.0	105,0	96,0
		après....	2.8	1,4	12,8	17,4	15.2
4 — ...	1.000	avant....	30,8	6.7	0.0	100.0	102.0
		après....	1.0	0,7	15,4	14.2	15,0
10 — ...	1.000	avant....	29,3	non dosé	non dosé	163,0	non dosé
		après....	1.7	—	—	21.0	—
13 août.....	1.000	avant....	24,4	1,9	—	87.0	70,0
		après....	0.1	1.0	—	12.8	11.7

Ces résultats méritent qu'on s'y arrête. Pendant ce rapide passage sur un lit de tourbe d'une épaisseur relativement réduite, l'ammoniaque avait disparu en presque totalité, l'azote organique avait diminué des 4/5 ; la somme des matières carbonées, exprimée d'après la quantité d'oxygène nécessaire à sa combustion, est tombée au 1/5 et au 1/6. Il faut d'ailleurs ajouter que ces expériences avaient été effectuées sur des eaux très chargées, souillées surtout par des résidus d'industries, des matières colorantes et d'autres produits assez résistants aux actions microbiennes.

En augmentant la hauteur de la colonne de tourbe, nous pouvions espérer une épuration encore plus complète et plus rapide, par unité de surface du lit bactérien. Nous avons donc donné une hauteur de 1 m. 60 à la couche de tourbe, nous rapprochant ainsi, comme dispositif, de ce qui se pratique dans les lits à percolation.

Dispositif expérimental.

Voici le dispositif que nous avons utilisé. Nous avons placé les uns sur les autres 3 tuyaux de grès de o m. 35 de diamètre et de o m. 60 de hauteur, pareils à celui qui nous avait servi pour notre première série d'essais. La colonne ainsi constituée était placée sur une plaque de plomb à bords relevés et munie d'une goulotte à l'un de ses coins, pour recueillir les eaux épurées. A l'intérieur on plaça, sur environ 5 centimètres d'épaisseur, d'abord un lit de gravier pour servir de drainage, puis de la tourbe fibreuse de la Somme, divisée en menus fragments anguleux de la grosseur d'une noix ou d'un œuf, trempée dans un lait de craie en poudre et mélangée d'un peu de terreau de jardinier pour l'ensemencer de ferments nitrificateurs actifs.

L'eau d'égout était prélevée chaque jour dans le collecteur de la rue Censier et était apportée au laboratoire au moyen d'un petit tonneau muni d'une pompe. Cette eau était placée dans une grande bâche B pouvant contenir au moins la quantité nécessaire pour alimenter l'appareil pendant 24 heures. En réalité, elle avait 600 litres de capacité.

De la bâche, l'eau s'écoulait d'une façon continue par le robinet à flotteur R dans les 3 touries T. T, T, servant de fosse septique où la fermentation anaérobie, commencée dans la bâche B, se continuait. Les gaz dégagés dans les touries s'échappaient par des tubes a, a, a, débouchant au ras des bouchons et se terminaient

sivement augmenté la vitesse de passage, jusqu'à ce que l'apparition dans les cloches à douilles renversées C, C, C, permettant de les coiffer de cloches graduées où l'on pouvait recueillir ces gaz, les mesurer et en faire l'analyse. L'eau d'égout passait ensuite par le tube *b* dans le vase de tantale V, qui, en s'amorçant à intervalles réguliers, mettait en mouvement le tourniquet hydraulique *t*, répartissant d'une façon régulière l'eau à épurer à la surface du lit de tourbe.

En réglant convenablement le flotteur du robinet R, on pouvait fixer le niveau *n* de l'eau à l'entrée dans les touries, de façon à avoir un écoulement bien constant pendant une période déterminée.

En baissant ou élevant ce niveau, on pouvait modérer ou accélérer le débit de l'appareil, déterminé par la différence du niveau *n* de l'eau à l'entrée et de celui de l'ouverture du tube *b*.

Le vase de tantale V réalisait l'arrosage intermittent de la tourbe. Nous avons en effet reconnu que lorsqu'on effectuait un arrosage continu, il se formait, à la surface des fragments de tourbe, des amas glaireux de zooglées et de soufre précipité, qui diminuaient la perméabilité et pouvaient s'opposer à l'aération. La capacité du vase V a été calculée de telle sorte que la répartition des liquides avait lieu par intermittences de 3 à 5 minutes, qui se sont montrées les plus convenables. Elles se sont en effet montrées suffisantes pour éviter la formation des zooglées. D'autre part, des chasses plus espacées n'assuraient pas aussi bien le déplacement régulier des liquides à travers le lit de tourbe.

L'effluent s'écoulait dans un cristallisoir E, où l'on pouvait juger de la perfection de son épuration. Des cyprins placés dans ce cristallisoir y ont, d'ailleurs, vécu tout le temps qu'à duré l'expérience, c'est-à-dire plus de 7 mois.

Cette installation a, en effet, fonctionné sans interruption depuis le commencement du mois de mai jusqu'au 15 décembre. A cette dernière date, l'activité épurative était encore aussi grande qu'au début.

Détermination de la capacité épurante de la tourbe.

Dans une première série d'essais, nous nous sommes attachés à déterminer la dose maxima d'eau résiduaire qui pouvait être traitée par unité de surface du lit épurateur. Nous avons progres-

de l'ammoniaque et l'augmentation des matières organiques dans l'eau épurée aient fixé la limite à laquelle on devait s'arrêter.

Jusqu'à une dose dépassant 3.000 litres par mètre carré et par 24 heures, cette épuration a été parfaite, comme le montrent les chiffres suivants, qui donnent les résultats des dosages effectués sur l'eau sortant des fosses septiques, c'est-à-dire avant l'épuration, et sur la même eau après le passage sur la colonne de tourbe :

DATES	VOLUME ÉPURÉ PAR MÈTRE CARRÉ ET PAR 24 heures.		AZOTE PAR LITRE			OXYDABILITÉ PAR LE PERMANGANATE	
			AMMONIACAL	ORGANIQUE	NITRIQUE	en milieu acide.	en milieu alcalin
	litres.		milligr.	milligr.	milligr.	milligr.	milligr.
27 mai..	3.000	avant....	20,0	8.0	0,0	85,0	68,0
		après	0,0	1.7	8,2	10,2	8,6
28 ..	3.200	avant....	23,0	7.8	0,0	98,0	79,0
		après	0,0	1,6	12,8	10.8	9.0
30 — ..	3.200	avant....	17,9	10.8	0,0	75,0	73,0
		après	0,0	1,4	9,6	8,0	8,0

Les eaux sur lesquelles nous opérions avaient une composition voisine de la moyenne des eaux résiduaires de la ville de Paris ; elles étaient un peu plus riches cependant en matières organiques, chargées des résidus de nombreuses tanneries et contenant des matières tinctoriales.

Malgré ces conditions plutôt défavorables, l'ammoniaque a complètement disparu ; l'azote organique a été éliminé dans la proportion de près de 85 p. 100, et la matière organique totale, exprimée par l'oxygène qu'elle emprunte au permanganate de potasse, a diminué de 91 p. 100. L'eau épurée était parfaitement limpide et inodore, et se conservait avec sa limpidité aussi bien en vase clos qu'au contact de l'air ; par conséquent, elle était imputrescible. La numération des organismes pouvant se développer sur la gélatine a donné par centimètre cube d'eau :

A la sortie des fosses septiques 3.000.000
A la sortie de la colonne de tourbe......... 363

Au point de vue de la composition chimique, avec un régime
de plus de 3 mètres cubes par mètre carré de surface et par jour, l'épuration sur le lit bactérien de tourbe a été plus parfaite que celle qu'on
obtient sur des lits d'autres matériaux, comme les escarbilles, avec
des débits qui ne dépassent pas o mc. 400 à o mc. 500 par le
système des bassins de contact et o mc. 750 à 1 mètre cube par
le système des lits à percolation. Ce sont en effet les débits limites
auxquels M. Calmette s'est arrêté en expérimentant à la Madeleine
ces deux systèmes. Au point de vue bactériologique, l'épuration a
été comparable à celle qu'on obtient sur les champs d'épandage,
qui ne peuvent traiter que 10 à 15 litres d'eau d'égout par mètre
carré et par jour, c'est-à-dire 200 à 300 fois moins.

Bien que le débit que nous avons pu donner à notre lit· percolateur fut extrêmement élevé, nous avons cherché à l'élever encore,
jusqu'à la limite extrême à laquelle l'épuration devient incomplète.
Il est, en effet, de grande importance, dans la pratique, de pouvoir
traiter les plus grands volumes d'eau d'égout sur les surfaces les
plus restreintes.

Voici les résultats que nous avons obtenus :

DATES	VOLUME ÉPURÉ PAR MÈTRE CARRÉ et par jour.	AZOTE (PAR LITRE)			OXYDABILITÉ PAR LE PERMANGANATE (par litre.)	
		AMMONIACAL	ORGANIQUE	NITRIQUE	en milieu acide.	en milieu alcalin.
	litres.	milligr.	milligr.	milligr.	milligr.	milligr.
5 juin...	4.000 avant...	24.4	15,4	0,0	132,0	103,0
	après...	1,4	1,9	12,8	10.8	8,2
7 — ...	4.000 avant...	18.8	12,0	0.0	86,0	73,0
	après...	0,3	1,5	8,3	11,0	5,6
8 — ...	4.300 avant...	21,3	9,8	0.0	42,0	68,0
	après...	2,2	2,0	8,2	11,2	9,6

Avec un débit voisin de 4 mètres cubes par mètre carré de
surface, l'épuration a encore été très satisfaisante, analogue à

celle que donnent les champs oxydants formés d'escarbilles, avec une marche de 1 mètre cube d'eau par jour (1).

L'eau épurée est tout à fait limpide, inodore et imputrescible. Des poissons y vivent sans être incommodés et sans venir jamais respirer à la surface, ce qui indiquerait une mauvaise aération.

Nous avons augmenté les débits journaliers de façon à atteindre l'extrême limite à laquelle l'épuration cesse d'être satisfaisante.

Voici les résultats que nous avons alors obtenus :

DATES	VOLUME PASSÉ PAR MÈTRE CUBE et par 24 heures.		AZOTE			OXYDABILITÉ PAR LE PERMANGANATE	
			ammo-niacal.	orga-nique.	nitrique.	en milieu acide.	en milieu alcalin.
	litres.		milligr.	milligr.	milligr.	milligr.	milligr.
13 juin.	5.000	avant.....	17.5	10.5	0,0	84,0	71,0
		après.....	2,4	4,7	7,2	14,0	11,8
17 juin.	5.350	avant.....	23,3	12,1	0,0	106.0	87,0
		après.....	11,5	6,1	3.1	23,2	20,0

Avec ce débit énorme de 5 mètres cubes par mètre carré l'épuration s'est montrée trop incomplète pour être regardée comme satisfaisante. Les proportions d'ammoniaque restante étaient notables, ainsi que celles de l'azote organique et des matières carbonées. Cette eau, d'ailleurs inodore, était louche, et le louche s'accentuait lorsqu'on la conservait à l'abri de l'air. Les poissons y vivaient encore, mais ils venaient fréquemment près de la surface : elle était donc peu aérée. La numération des bactéries dans ces eaux en a donné 58.520 par centimètre cube.

En résumé, dans les conditions de nos expériences, pour les eaux d'égout sur lesquelles nous avons opéré et qui étaient relativement concentrées, le débit convenable a été de 3 à 4 mètres cubes par mètre carré et par jour.

On sait que, lorsque les champs bactériens ont été mis dans de

---

(1) D͏ʳ Calmette. — Épuration biologique et chimique des eaux d'égout t. II.

mauvaises conditions de fonctionnement, par exemple lorsqu'on leur a demandé d'épurer des volumes d'eau supérieurs à leur capacité, comme nous l'avons fait dans les expériences précédentes ils ont souvent quelque peine à retrouver leur activité antérieure. Les organismes oxydants, notamment les nitrificateurs, envahis dans ce cas par d'autres ferments doivent, en effet, lutter pour reprendre leur prédominance, qui caractérise un champ bactérien en bon fonctionnement.

Il était donc nécessaire de vérifier si, après les arrosages excessifs de plus de 5 mètres cubes par mètre carré, le lit bactérien de tourbe, mis de nouveau au régime normal, opérait encore une épuration satisfaisante. C'est ce que nous avons fait et nous avons vu qu'en ramenant à 3 mètres cubes par mètre carré le débit journalier, l'épuration est redevenue aussi complète que précédemment; voici quelques chiffres obtenus pendant cette nouvelle période:

DATES	VOLUME PASSÉ PAR MÈTRE CARRÉ et par 24 heures.		AZOTE			OXYDABILITÉ PAR LE PERMANGANATE	
			AMMONIACAL	ORGANIQUE	NITRIQUE	en milieu acide.	en milieu alcalin.
	litres		milligr.	milligr.	milligr.	milligr.	milligr.
13 juillet.	2 500	avant...	22.5	10,4	0,0	87,0	75,0
		après...	0,0	1.8	12,5	11,1	9,5
19 juillet.	3.000	avant...	2,4	11.2	0.0	102.0	83.0
		après...	0,0	2,0	13,1	12,0	9.7
9 août...	3.000	avant...	23,8	12.1	0,0	105,0	88.0
		après...	0,0	1.9	13,4	11.5	8,8

Dans la pratique, le volume des eaux d'égout à épurer est loin d'être constant. Après des orages, par exemple, il augmente dans des proportions considérables. Cette faculté des lits bactériens de tourbe de pouvoir recevoir momentanément des arrosages très copieux, sans que la marche ultérieure de l'épuration soit compromise, constitue un avantage sérieux.

La concentration des eaux qui ont servi à nos essais est rarement dépassée dans les eaux résiduaires des villes qui possèdent le système d'égouts unitaires, dans lequel les eaux de pluie et les eaux de lavage des rues sont réunies aux eaux ménagères, aux eaux vannes et aux eaux industrielles. Avec le système séparatif, où les eaux vannes et les matières de vidange sont à épurer seules, la concentration est notablement plus grande, mais leur volume est plus faible et le débit de l'arrosage peut être réduit.

Nos recherches antérieures sur la nitrification nous ont montré qu'il était possible de faire nitrifier, sur des lits de tourbe, des solutions ammoniacales d'une concentration que n'atteignent, en aucun cas, les eaux d'égout. Cependant, nous avons essayé l'épuration d'eaux très chargées et, dans ce but, nous avons enrichi artificiellement les eaux d'égout ordinaires avec du purin provenant d'étables de vaches. Les chiffres suivants montrent les résultats obtenus avec ce liquide :

EAU D'ÉGOUT	DATES	VOLUME épuré par mètre cube et par jour.	AZOTE (PAR LITRE)			OXYDABILITÉ PAR LE PERMANGANATE (par litre.)	
			ammo-niacal.	orga-nique.	nitrique.	en milieu acide.	en milieu alcalin.
		litres.					
additionnée de 5 pour 100 de purin.	20 août.	2.500 (avant.....	42,4	15,2	0,0	156,0	140,0
		après.....	0,0	3,2	32,5	15,1	12,1
additionnée de 10 pour 100 de purin.	27 août.	2.500 (avant.....	88,5	16,4	0,0	208,0	195,0
		après.....	4,1	5,0	66,5	19,5	18,1

Les effluents étaient limpides, inodores et imputrescibles, bien que la proportion de matières organiques résiduelles fût encore assez élevée.

Cependant, les débits étaient encore considérables. On peut espérer que des eaux encore plus chargées pourraient être épurées, si l'on réduisait l'intensité des arrosages. M. Pottevin, qui s'est inspiré de nos premières recherches pour essayer, de son côté, l'emploi de la tourbe pour l'épuration des eaux d'égout, a obtenu de très bons résultats avec des eaux artificiellement chargées, par leur mélange avec des matières de vidange (1).

On'voit, par tout ce qui précède, que les lits bactériens de tourbe ont une capacité épurante très grande, qui est au moins 4 fois supérieure à celle qu'on a obtenue avec d'autres matériaux, comme les escarbilles ou scories de houille par exemple. Pour l'épuration des mêmes volumes d'eaux résiduaires, des espaces 4 fois moins étendus suffiraient donc dans les cas où l'on substituerait la tourbe à ces matériaux, d'où une économie considérable dans les frais d'installation. D'autre part, la capacité épurante des lits bactériens constitués par de la tourbe est très souple, car ceux-ci se prêtent à des variations considérables des eaux à épurer, soit au point de vue de leur volume, soit à celui de leur concentration. Ce point a une importance pratique très grande, car les eaux d'égout, fournies par une grande ville, subissent des variations énormes en volume et en concentration. En période sèche, elles sont relativement peu abondantes, mais très concentrées. En temps pluvieux, elles sont au contraire abondantes et diluées. Leur volume peut ainsi passer, en peu de temps, du simple au double, notamment après des orages. On est alors obligé de ménager, dans les installations d'épuration biologique, des champs épurants spéciaux qui ne fonctionnent qu'au moment des crues et que l'on appelle lits d'orage. Avec les lits bactériens de tourbe, nous ne pensons pas que ces lits d'orage soient nécessaires; d'où encore une économie dans la superficie de l'installation.

Afin de rechercher si le pouvoir épurateur d'un lit bactérien de tourbe ne s'épuisait pas, après un service continu et prolongé, nous avons poursuivi l'expérience sans interruption pendant plus de 7 mois. Au bout de ce temps l'épuration était aussi satisfaisante qu'au début. On peut s'en rendre compte par l'examen des chiffres suivants, obtenus 5 mois après ceux qui sont donnés plus haut.

---

(1) *Comptes rendus* t. CXLIX, page 768.

Ils ont été obtenus avec un débit maintenu constant correspondant à 3 mètres cubes par mètre carré de surface et par jour.

DATES	AZOTE						OXYDABILITÉ par le PERMANGANATE en milieu acide.	
	AMMONIACAL		ORGANIQUE		NITRIQUE			
	avant.	après.	avant.	après.	avant.	après.	avant.	après.
6 novembre.	51.0	0	6.0	2.8	0	25.3	100	10.0
7 —	48.7	0	6.2	3.0	0	29.4	94	15.8
8 —	46.5	0	9.5	3.2	0	28.1	112	11.4
9 —	47.2	0	4.0	3.1	0	29.7	110	15.2
11 —	47.0	0	7.9	3.1	0	29.9	112	8.4
12 —	45.4	0	6.7	3.7	0	25.0	106	16 2
13 —	39.5	0	7.0	2.9	0	21.6	92	12.6
14 —	34.5	0	6.4	3.0	0	16.8	97	14.8
15 —	33.6	0	3.9	2.7	0	23.7	100	15.8
16 —	34.7	0	2.8	2.1	0	22.1	101	14.8

Au point de vue bactériologique l'épuration est également toujours satisfaisante. La numération des bactéries, effectuée sur des échantillons prélevés pendant cette période, a donné les nombres suivants au bout de 14 jours :

Avant passage..... .... 200.000
Après — 99

Il ne nous a pas semblé qu'au bout d'une expérience continuée aussi longtemps la tourbe se colmatât sensiblement et perdît de sa perméabilité. Il est vrai que les eaux à épurer étaient bien décantées en fosse septique. D'ailleurs, la tourbe, agissant, à cause de sa porosité, à la façon d'un filtre, le colmatage se limiterait en pratique aux parties tout à fait superficielles et il suffirait, pour remettre en état un lit bactérien qui se serait ainsi colmaté, d'en remplacer la couche supérieure par de la tourbe fraîche.

Coloration des eaux. — *Innocuité de la matière humique*.

L'examen des chiffres, qui expriment le résultat des analyses portant sur les eaux épurées par le passage sur lit de tourbe montrent très nettement que ces eaux sont très suffisamment épurées, lorsque le débit de l'arrosage reste dans les limites normales, c'est-à-dire n'est pas supérieur à 3 ou 4 mètres cubes par mètre carré. Cependant, on pourra remarquer qu'il y subsiste toujours un peu de matière organique, qui se manifeste à l'analyse par un léger résidu d'azote organique et par une petite oxydabilité par le permanganate. Cette matière organique donne d'ailleurs à ces eaux une très faible coloration ambrée, perceptible surtout lorsqu'on les examine sous une grande épaisseur. Cette coloration ne s'affaiblit pas par un passage plus lent à travers le lit épurateur, elle tendrait plutôt à s'accentuer. La matière organique à laquelle il faut l'attribuer provient presque exclusivement de la tourbe elle-même, qui cède toujours à l'eau avec laquelle on la met en contact des traces de sa matière organique. Celle-ci est surtout formée par de l'humate de chaux qui, dissout dans l'eau, n'a aucun inconvénient au point de vue de l'hygiène. Elle est en effet absolument imputrescible, car les microorganismes n'ont pour ainsi dire pas de prise sur elle. Cela se comprend aisément si l'on songe qu'elle n'est en réalité que le résidu du long et complexe travail de tous les ferments qui ont épuisé leur action sur les matières végétales, aboutissant ainsi à la formation des matières humiques qui constituent la tourbe: Un processus semblable se poursuit d'ailleurs dans tous les sols pour y former l'humus, qui se dissout en faible quantité dans les eaux qui les délavent. Ainsi, les eaux naturelles de source ou de ruissellement, ainsi que toutes les eaux de rivière, contiennent de petites quantités d'humus, ou crénates, comme l'a constaté H. Ste-Claire-Deville (1). Certains grands fleuves de l'Amérique équatoriale ont des eaux noires (*aguas negras*) et cette coloration apparaît brun jaunâtre sur un échantillon prélevé dans un verre (2). D'après de Humboldt, ces eaux seraient « les plus belles, les plus claires et les plus agréables au goût »; les indigènes les boivent de préférence.

---

(1) *Annales de Chimie et de Physique* t. XXIII, 3ᵉ série.
(2) Muntz et Marcano. — *Comptes rendus* t. CVIII p. 908.

Enfin, beaucoup d'eaux de drainage sont elles-mêmes colorées en jaune par des quantités sensibles d'humates, surtout celles qui proviennent de terrains bien fumés. Lawes et Gilbert (1) ont constaté que la proportion de carbone organique qu'elles tiennent en dissolution était généralement de 2 milligrammes par litre pour les terres de Rothamsted et qu'elle pouvait dépasser 5 milligrammes par litre ; l'azote organique peut s'y rencontrer à raison de plus de 1 milligramme par litre.

De nombreux exemples analogues pourraient encore être cités. Ils montrent que la matière humique en solution dans l'eau ne lui communique aucune nocivité. Cette matière étant inaltérable, et ne se prêtant pas à la nutrition des microorganismes, a perdu toute son action nuisible, n'étant plus un bouillon de culture. L'eau épurée sur le lit de tourbe est dans ce cas. Les traces de matières humiques qu'elle tient en dissolution et qui lui donnent sa couleur légèrement ambrée sont de même nature, et en mêmes proportions que celles que l'on observe dans beaucoup d'eaux de drainage, que les eaux provenant des tourbières, qui sont toujours colorées et qui cependant servent, sans inconvénients, à l'alimentation de l'homme et des animaux.

Déperdition de l'azote au cours de l'épuration.

Après cette digression sur la nature et l'influence des produits humiques persistant dans les eaux, revenons aux résultats contenus dans le tableau précédent.

Si l'on examine les chiffres qui s'y trouvent, au point de vue des proportions d'azote qu'elles contiennent, on peut remarquer qu'une partie seulement de l'azote ammoniacal et organique qui disparaît au cours de l'épuration se retrouve à l'état nitrique. Au cours de nos recherches sur la nitrification intensive, nous avons toujours constaté que lorsqu'on faisait nitrifier sur des lits de tourbe des solutions de sels ammoniacaux purs, la totalité ou la presque totalité de l'azote ammoniacal se retrouvait à l'état nitrique, les pertes d'azote, quand il y en avait, étaient toujours très petites. La nitrification est le seul phénomène biologique qui intervienne

(1) Rothamsted Memoirs. — Vol. V. p, 93.

dans ce cas. Il n'en est pas de même avec l'eau d'égout; on y rencontre pas seulement des sels ammoniacaux, mais aussi des matières organiques carbonées. Les actions oxydantes ne sont donc pas dues exclusivement aux bactéries nitrifiantes. Une grande multiplicité d'autres organismes interviennent, qui brûlent, en même temps que la matière carbonée, les combinaisons azotées, en déversant l'azote à l'état gazeux dans l'atmosphère, comme dans une combustion ignée.

Cette élimination de l'azote est considérable. Elle correspond non seulement à la totalité de l'azote organique qui n'a pas été transformé par les ferments anaérobies de la fosse septique, mais encore à une proportion importante de l'azote ammoniacal.

Le tableau suivant montre, d'après les expériences rapportées plus haut, la proportion de cet azote disparu :

Pour 100 d'azote dans l'eau sortant des fosses septiques :

DATES	DÉBIT	AZOTE			
		AMMONIACAL	ORGANIQUE	NITRIFIÉ DANS l'eau épurée.	NON RETROUVÉ dans l'eau épurée.
	litres.				
27 mai.	3.000	71,4	23,6	29,6	64,6
28 —	3.200	74.7	25,3	41,5	53.3
30 —	3.200	62,4	37,6	33,4	61,7
5 juin.	4.000	61,3	38,7	32,2	59.6
7 —	4.000	61,0	39,0	26,9	67,2
8 —	4.300	68.5	31,5	26,4	60,1
13 —	5.000	62.5	37.5	25,7	48,9
17 —	5.350	65,8	34,2	8,8	41.5
13 juillet.	2.500	68,4	31,6	38,0	56,5
19 —	3.000	68,5	31,5	36,8	57,6
9 août.	3.000	66,3	33,7	37,3	57,4
20 —	2.500	73,6	26,4	56,4	37,8
27 —	2.500	84.4	15,6	63,4	27,9

Ces chiffres montrent bien que l'azote perdu pendant l'épuration est toujours en proportion plus grande que l'azote organique dans l'eau sortant des fosses septiques. Des quantités importantes de l'azote ammoniacal, jusqu'à 50 %, sont donc également la proie des organismes oxydants autres que les bactéries nitrifiantes.

Les expériences ont été effectuées dans des conditions de température bien comparables. La température s'est en effet maintenue assez élevée, oscillant entre 19 et 21°. Cependant, les quantités d'azote gazéifiées sont assez variables, elles ont été particulièrement réduites avec les débits élevés de 5.000 et surtout de 5.350 litres. Mais, par contre, la nitrification a été en même temps moins avancée et des résidus d'azote organique et ammoniaque se trouvaient dans l'effluent de lit de tourbe. Le degré moins accentué de l'épuration explique, dans ce dernier cas, les pertes moindres d'azote.

Si l'on élimine les chiffres du 13 et du 17 juin, correspondant à des débits tout à fait exceptionnels supérieurs à 5.000 litres, et si l'on représente les chiffres obtenus pour l'azote organique dans l'eau avant l'épuration, telle qu'elle sort des fosses septiques et l'azote perdu dans l'eau épurée, on obtient deux courbes. Il est visible que ces deux courbes présentent un parallélisme très net. L'élimination de l'azote est d'autant plus considérable que l'azote organique est plus abondant. Les ferments nitrificateurs qui opèrent une transformation intégrale de l'ammoniaque en nitrates, lorsque la matière organique est absente, se trouvent en concurrence avec les bactéries banales de la combustion qui peuvent prendre la prédominance et éliminer de notables quantités d'azote à l'état libre lorsque la matière carbonée est abondante. Nous avons placé, dans le tableau suivant, en regard des chiffres qui expriment les pertes d'azote, le rapport, à l'azote ammoniacal, de la matière organique totale, ou plutôt de l'oxygène qu'elle cède au permanganate à l'ébullition en solution acide. L'influence de la matière organique sur le phénomène qui nous occupe apparaît ainsi bien en évidence.

DATES	DÉBITS	RAPPORT oxydabilité en milieu acide. / azote ammoniacal.	PERTES D'AZOTE O/O D'AZOTE TOTAL
27 mai...........	3.000	4,25	64,6
28 — ...•.......	3.200	4,26	53,3
30 —	3.200	4,19	61,7
5 juin...........	4.000	5,41	59,6
7 —	4.000	4,57	67,2
8 —	4.300	4,32	60,1
13 juillet........	2.500	3,87	56,5
19 —	3.000	4,18	57,6
9 août	3.000	4,31	57,4
20 —	2.500	3,68	37,8
27 —	2.500	2,33	27,9

Ce tableau peut être représenté par un graphique qui montre, plus frappante encore, l'influence de la matière carbonée sur le taux de l'azote perdu au cours de l'épuration.

Pour la série d'expériences faites au mois de novembre, on a obtenu, avec un débit de 3 mc. par mètre carré:

Pour 100 d'azote dans l'eau à épurer:

(Tableau)

DATES	AZOTE				
	AMMONIACAL	ORGANIQUE	RAPPORT oxydabilité en milieu acide / azote ammo- niacal.	NITRIFIÉ	PERDU
6 novembre..	89,5	10,5	1,96	44,4	50,7
7 — ..	88,7	11,3	1,93	53,5	41,0
8 — ..	83,0	17,0	2,40	50,2	44,1
9 — ..	92,2	7,8	2,33	58,0	35,9
11 — ..	85,6	14,4	2,38	54,5	39,9
12 — ..	87,1	12,9	2,33	48,0	44,9
13 — ..	85,0	15,0	2,32	46,4	47,3
14 — ..	84,4	15,6	2,81	41,1	51,6
15 — ..	89,6	10,4	2,95	63,2	29,6
16 — ..	92,5	7,5	2,91	58,4	35,5

Ces chiffres peuvent être figurés par un graphique; l'influence de la matière organique paraît moins nette. Mais il faut remarquer que les variations de cette dernière sont peu accentuées, et, par conséquent, les variations des pertes d'azote sont surtout accidentelles.

Ces résultats ayant été obtenus à une autre époque de l'année et la température étant à ce moment notablement plus faible, généralement de 12 à 15°, ils ne peuvent guère se comparer à ceux obtenus précédemment. On peut remarquer, cependant, que les pertes d'azote y sont sensiblement moindres et que les eaux d'égout étaient plus riches en ammoniaque, plus pauvres en azote organique et ainsi relativement moins chargées de matières carbonées. Cette coïncidence corrobore les conclusions formulées plus haut.

Nous nous sommes demandés si ces grandes quantités d'azote qui ne se retrouvent plus à l'analyse dans l'effluent épuré, étaient réellement dégagées, ou si elles ne s'étaient pas fixées, au moins partiellement, sur la tourbe du lit épurateur, par suite de l'activité des micro-organismes. Il est permis de supposer, en effet, que ceux-ci, pour former leurs tissus, aient emprunté aux liquides de l'azote dissous qui serait resté, après leur mort, à l'état de matière organique insoluble.

Au moment où notre colonne a cessé de servir aux expériences d'épuration de l'eau d'égout, c'est-à-dire au bout de 7 mois de fonctionnement continu, nous en avons extrait la tourbe et nous avons échantillonné séparément la partie supérieure, de o à o m. 20 de profondeur, puis les niveaux suivants de o m. 20 à o m. 70, de o m. 70 à 1 m. 20, de 1 m. 20 à 1 m. 70 et nous en avons analysé, au point de vue de l'azote, les lits ainsi obtenus, comparativement avec un échantillon de même tourbe, mais n'ayant pas servi aux expériences et ayant été conservé comme témoin. Dans le but d'élimi- ner les erreurs qui auraient pû être introduites par le fait de l'incorporation de calcaire au début de l'expérience, on a déterminé la proportion des cendres dans ces divers échantillons et les résultats de l'analyse ont été rapportés à la matière organique de la tourbe. Les voici :

Azote de la matière organique sèche:	%
De o à o m. 20	3,34
de o m. 20 à o m. 70	3,17
de o m. 70 à 1 m.20	3,03
de 1 m. 20 à 1 m. 70	3,04
Tourbe témoin	2,96

Il y a donc eu de petites quantités de matières organiques azotées retenues par la tourbe, mais elles sont peu importantes. Calculons à combien elles correspondent par mètre carré de surface pour un lit de tourbe ayant 1 m. 70 d'épaisseur, en tenant compte de ce fait, que nous avons déterminé, qu'un mètre cube de

ce lit de tourbe contient 225 kilogrammes de matière organique
sèche :

Par mètre carré de surface.

	Poids de la tourbe kilogr.	Poids d'azote retenu kilogr.
De o à o m. 20	45,0	0,171
de o m. 20 à o m. 70	112,5	0,236
de o m 70 à 1 m. 20	112,5	0,079
de 1 m. 20 à 1 m. 70	112,5	0,090
TOTAL	382,5	0,576

La tourbe a donc retenu o kilogr. 576 d'azote par mètre carré de
surface au bout de 7 mois de fonctionnement. Si l'on considère
qu'il a passé sur ce lit de tourbe une moyenne journalière de
2 mc. 500 d'eau d'égout, on peut établir le tableau suivant qui
résume tout ce qui précède :

AZOTE

	contenu dans l'eau d'égout.	non retrouvé dans l'eau épurée.	retenu par la tourbe.
Pour la période de 7 mois	15 k. 750	9 k. 450	0 k. 576
Par mètre cube d'eau d'égout	0 030	0 018	0 001

La proportion de matières azotées retenues par la tourbe
correspond à peu près à celle des matières azotées insolubles que
l'eau d'égout contenait encore en suspension au sortir des fosses
septiques, et qui ont été arrêtées par simple filtration mécanique
presque exclusivement dans les parties supérieures du lit épurateur.
Presque tout l'azote dont nous constatons la disparition dans
l'effluent épuré a donc été déversé dans l'atmosphère sous forme
d'azote gazeux.

Nous pouvons donc conclure que, dans les solutions chargées de
matières organiques, il intervient, en même temps que les bactéries
nitrifiantes, d'autres ferments oxydants qui manifestent leur action
par une élimination de l'azote à l'état libre, élimination qui est
d'autant plus importante que l'ammoniaque se trouve accompagnée
de plus de matières carbonées.

L'épuration des eaux d'égout est donc un phénomène biologique
d'une extrême complexité et dont l'allure est variable avec la composition, elle-même si changeante, du milieu, donnant la prédominance tantôt à telles espèces bactériennes, tantôt à telles autres.

III. Du rôle et de l'utilité des fosses septiques

Pour la réalisation des expériences précédentes, notre appareil comportait des fosses septiques. Nous avions imité en cela la plupart des installations d'épuration par le système biologique. Ce sont des bassins profonds où l'eau d'égout séjourne, forme un milieu réducteur et devient le siège de fermentations putrides.

Les divers observateurs ne sont pas d'accord sur le rôle et même sur l'utilité de ces fosses septiques. Il est généralement admis que les eaux résiduaires, qui sont chargées de matières minérales et organiques en suspension, doivent subir une décantation préalable avant leur épandage sur les lits bactériens oxydants. Sans cette précaution ceux-ci ne tarderaient pas, en effet, à se colmater, à perdre leur perméabilité et, par suite, leur pouvoir épurant, si l'on permettait aux boues volumineuses et aux fragments grossiers que les eaux résiduaires charrient de venir s'y déposer. Les fosses septiques sont donc, en même temps, des bassins de décantation et à ce dernier titre leur utilité est incontestable.

Mais leur action en tant que provoquant des modifications chimiques est-elle bien démontrée?

On a admis qu'elles sont le siège de fermentations anaérobies très actives, qui aboutissent à la solubilisation des matières organiques en suspension et à une gazéification partielle de celles qui sont déjà en solution. Ces fermentations modifieraient, en même temps, la nature des matières azotées dissoutes, de façon à faciliter le travail ultérieur des lits oxydants. De ce chef, les fosses septiques joueraient un rôle important en faisant disparaître, par leur solubilisation, les boues organiques dont l'évacuation est un problème difficile de l'application de l'épuration bactérienne, et en intervenant pour une part notable dans la minéralisation des substances dissoutes. Ces notions ont été admises par la plupart des savants et des ingénieurs sanitaires qui se sont occupés d'épuration bactériennes, notamment en Angleterre, et on peut dire que toutes les applications actuelles de ce système comportent des fosses septiques dont on considère le travail anaérobique comme indispensable.

Mais cette opinion, qu'a partagée M. Calmette (1), à la suite de ses expériences de la Madeleine, n'est pas toujours admise et d'autres savants considèrent que la fosse septique n'est qu'un bassin de sédimentation, où les phénomènes de gazéification et de dissolution sont négligeables. Ainsi M. Vincey (2) soutient cette dernière thèse, en tirant ses arguments des expériences de M. Calmette lui-même, de M. Johnson à Colombus (Ohio, États-Unis), et d'essais effectués aux environs de Paris par M. Bezault (3) à Clichy. M. Johnson et M. Bezault sont d'ailleurs, comme M. Calmette, partisans de la fosse septique.

En réalité, les réactions dont les fosses septiques sont le siège sont d'une très grande complexité et d'allure différente selon la nature des eaux résiduaires qu'elles ont à traiter. Aussi, les effets qui s'y manifestent sont-ils très variables ce qui explique la discordance des conclusions. Une expérience isolée ne peut pas donner une solution générale de la question. Ses résultats ne s'appliquent qu'à l'eau de composition particulière sur laquelle elle a porté.

Les recherches que nous avons entreprises sur l'épuration des eaux d'égout ont eu surtout pour but l'établissement d'un lit oxydant d'une très grande activité, qui a été réalisé par de la tourbe, ce lit étant précédé, comme nous l'avons exposé plus haut, de fosses septiques. Mais, à un moment donné de nos études, nous avons été amenés à nous demander dans quelle mesure ces fosses septiques étaient utiles pour la bonne marche de l'oxydation ultérieure, et quelle était l'importance des phénomènes de dissolution et de gazéification qui s'y effectuaient. Nous nous proposons d'exposer les recherches que nous avons poursuivies dans ce sens, mais en spécifiant bien que les résultats qu'elles nous ont fournis ne s'étendent qu'à des eaux de nature semblable à celles sur lesquelles les expériences ont porté.

---

(1) *Annales de l'Institut Pasteur*, t. XIX p. 529. — Epuration biologique et chimique de l'eau d'égout t. I et II.

(2) *Bulletin de la Société d'Encouragement pour l'Industrie nat.* décembre 1907.

(3) *Bulletin de la Société d'Encouragement pour l'Industrie nat.* janvier 1908.

Modification de la composition des eaux d'égout
au sein des fosses septiques.

L'appareil qui nous a servi a été décrit plus haut en détail.
Il comportait d'abord une grande bâche où l'eau d'égout était
déversée chaque jour, d'où elle s'écoulait d'une façon continue
et avec une vitesse déterminée dans 3 touries de 6o litres, où elle
se trouvait isolée de l'atmosphère, pour se déverser ensuite sur
la colonne de tourbe.

La bâche avait une capacité de 6oo litres. L'eau d'égoût s'en
écoulait à raison de 3oo litres par jour. Chaque jour on y rajoutait
de l'eau d'égout de façon à la maintenir sensiblement pleine. D'autre
part on y laissait s'accumuler les dépôts. Elle constituait donc une
fosse septique ouverte analogue à celles qui servent pratiquement.
En réalité, l'eau d'égout y séjournait environ 35 à 4o heures,
période plus longue que celle pendant laquelle elle séjourne dans les
fosses septiques normales et qui est d'environ 24 heures. Les touries
qui venaient ensuite, et que l'eau d'égout mettait environ 18 heures
à traverser, prolongeaient encore l'action de la fosse septique et étaient
destinées à rendre plus frappantes les modifications qui pourraient
se produire dans les matières en suspension et en solution au cours
de la fermentation anaérobie.

Sur la bâche, on avait disposé une cloche C, retournée, dont
la section avait été déterminée et dont on connaissait ainsi
l'importance par rapport à la surface totale de la bâche. Cette cloche
était destinée à recueillir une partie aliquote des gaz dégagés au
sein des liquides séjournant dans cette bâche. En enfonçant la
cloche dans la bâche, on faisait passer ces gaz dans le tube gradué T
pour les mesurer. On en prélevait des échantillons pour l'analyse.
Les gaz dégagés dans les touries pouvaient être également recueillis
et mesurés sur les cloches C.

Durant cette même période, on a examiné la composition des
eaux d'égout, tant au moment du prélèvement (eau d'égout brute)
qu'aux divers stades du passage dans les fosses septiques et après
l'épuration sur le lit bactérien. On pouvait ainsi saisir les modifications que produisait le séjour en milieu réducteur, tant dans la

constitution chimique que dans les faits de séparation mécanique.

Afin d'éliminer les incertitudes résultant de la variabilité de
composition de l'eau d'égout, nous avons fait porter nos observations
sur une période de temps assez prolongée, en effectuant leur analyse
chaque jour, afin d'obtenir une moyenne. Les chiffres suivants se
rapportent à une expérience qui a été poursuivie du 5 au 19 novembre, soit pendant 13 jours. Nous exposons d'abord les résultats
d'une première série d'analyses, qui ont été faites, comme il est
d'usage, sur l'eau filtrée, et indiquant, par conséquent, les modifications subies par les matières en dissolution. Ils sont exprimés
en milligrammes par litre d'eau :

I. — *Azote ammoniacal dans l'eau d'égout.*

DATES	EAU D'ÉGOUT BRUTE	APRÈS PASSAGE		
		DANS LA BÂCHE (1ʳᵉ fosse septique à ciel ouvert)	DANS LES TOURIES (fosse septique fermée.)	SUR LA COLONNE de tourbe.
5 novembre...	30,2 30,2	45,9	»	»
6 — ...	28,1	44,5	51,0	0
7 — ...	25,2 25,2	42,8	48.7	0
8 — ...	23,5	42,8	46,5	0
9 — ...	32,5 32,5	41,2	47,2	0
11 — ...	24,6 24,6	42,8	47,0	0
12 — ...	21,6 21,6	35,0	45,4	0
13 — ...	20,2 20,2	33,3	39,5	0
14 — ...	24,6 24,6	31,4	34,5	0
15 — ...	23,5 23,5	31,1	33,6	0
16 — ...	21,8	33,3	34,7	0

II. — *Azote organique dans l'eau d'égout.*

DATES	EAU D'ÉGOUT BRUTE	APRÈS PASSAGE		
		DANS LA BACHE (1re fosse septique à ciel ouvert.)	DANS LES TOURIES (fosse septique fermée.)	SUR LA COLONNE de tourbe.
5 novembre...	19,0 19,0	5,2	»	»
6 — ...	31,8	9,8	6,0	2,8
7 — ...	29,1 29,1	12,6	6,2	3,0
8 — ...	17,4	3,7	9,5	3,2
9 — ...	14,0 14,0	5,9	4,0	3,1
11 — ...	18,0 18,0	5,4	7,9	3,1
12 — ...	12,6 12,6	6,4	6,7	3,7
13 — ...	15,5 15,5	5,9	7,0	2,9
14 — ...	15,7 15,7	4,1	6,4	3,0
15 — ...	17,4 17,4	8,7	3,9	2,7
19 — ...	15,2	5,3	2,8	2,1

III. — *Oxydabilité par le permanganate en milieu acide.*

DATES	EAU D'ÉGOUT BRUTE	APRÈS PASSAGE		
		DANS LA BACHE (1ʳᵉ fosse septique à ciel ouvert).	DANS LES TOURIES (fosse septique fermée).	SUR LA COLONNE de tourbe.
5 novembre...	142 142	66	»	»
6 — ...	165	127	100	10,0
7 — ...	130 130	103	94	15,8
8 — ...	100	99	112	11,4
9 — ...	117 117	107	110	15,2
11 — ...	101 101	94	112	8,4
12 — ...	68 68	92	106	16,2
13 — ...	102 102	73	92	12,6
14 — ...	106 106	77	97	14,8
15 — ...	110 110	99	100	15,8
16 — ...	114	81	101	14,8
18 — ...	97 97	85	90	12,2
19 — ...	126 126	83	96	11,6

Il ne convient pas d'examiner ces chiffres isolément, les liquides prélevés avant et après ne se correspondant pas toujours directement. C'est la moyenne seule qui est à considérer, roulant sur une période prolongée.

Cette moyenne conduit aux résultats suivants :

DÉSIGNATION	EAU D'ÉGOUT BRUTE	APRÈS LE PASSAGE		
		DANS LA BACHE 1re fosse septique	DANS LES TOURIES (fosse septique exagérée.)	SUR LA COLONNE
	milligr.	milligr.	milligr.	milligr.
Azote organique.	18,3	6,6	6,0	3,0
— ammoniacal	25,2	38,5	42,8	0,0
— nitrique ..	0,0	0,0	0,0	25,2
Oxydabilité par le permanganate en milieu acide	112,0	91,2	100,8	13,2

Il convient ici, pour la discussion des chiffres, d'insister sur ce fait que les eaux, malgré le dépôt des matières grossières, avaient toujours en suspension des matériaux fins, ce qui constitue le louche de ces liquides, mais que les chiffres donnés ont été obtenus avec ces eaux soigneusement filtrées, suivant l'usage, et ne comprennent donc que les éléments réellement dissous.

Les chiffres donnant l'oxydabilité et qui indiquent approximativement, ou plutôt comparativement, la proportion des matières organiques dissoutes montrent qu'il y a eu, avec l'eau d'égout employée, une notable diminution au sein de la première fosse septique, puis un léger relèvement dans les suivantes. Il semblerait que de la matière carbonée qui existait à l'état soluble a disparu pendant le passage dans la bâche et qu'il s'eu est dissous au sein des touries.

On peut expliquer ces faits de la façon suivante. Il se développe dans l'eau d'égout, mise en milieu réducteur, des ferments anaérobies en très grand nombre, qui insolubilisent, pour former leurs propres tissns, de la matière organique déjà dissoute, et qui s'attaquent ensuite aux matières carbonées en suspension qu'elles solubilisent. Le dosage de la matière organique dissoute ne rend compte que de la résultante de ces deux phénomèdes contraires au début de l'action des fosses septiques, c'est la fixation des matières carbonées dissoute par les ferments, qui l'emporte. Ce n'est qu'ensuite qu'il est possible de constater la solubilisation des matières carbonées dissoute, par les ferments, qui l'emporte. Ce n'est qu'ensuite qu'il est possible de constater la solubilisation des matières en suspension. En tous cas, ce dernier phénomène a été dans nos expériences, de faible importance.

Par contre, les proportions de l'azote organique dissous et de l'azote ammoniacal subissent des variations considérables, puisque les 2/3 du premier se sont transformés en ammoniaque et cette transformatio ua été d'anutant plus accentuée que le séjour dans les fosses septiques a été plus prolongé.

Si nous considérons la totalité de l'azote dissous, organique et ammoniacal, nous trouvons :

	mgr.
Dans l'eau d'égout brute	43,5
après la 1ʳᵉ fosse septique	45,1
après la fosse septique à action exagérée	48,8

Il y a donc en outre, pendant la fermentation anaérobie de l'eau d'égout une dissolution à l'état ammoniacal d'une petite partie de l'azote des matières en suspension, s'accentuant également avec la durée de cette fermentation anaérobie.

Dans une autre série d'expériences qui a duré 11 jours, les analyses ont porté à la fois sur l'eau telle quelle, c'est-à-dire louche avec les matières ténues qu'elle tient en suspension, et sur l'eau filtrée, c'est-à-dire ne contenant que des éléments dissous. On peut suivre ainsi les progrès de la décantation dans les fosses septiques, en même temps que quelques-unes des transformations qui s'y opèrent.

Voici les résultats obtenus exprimés en milligrammes par litre d'eau.

DATES	OXYDABILITÉ ACIDE						AZOTE ORGANIQUE					
	EAU A L'ARRIVÉE		EAU APRÈS SÉJOUR DANS LA BACHE		EAU APRÈS SÉJOUR DANS LES TOURIES		EAU A L'ARRIVÉE		EAU APRÈS SÉJOUR DANS LA BACHE		EAU APRÈS SÉJOUR DANS LES TOURIES	
	filtrée.	non filtrée.	filtrée.	non filtrée.	filtrée.	non filtrée.	filtrée.	non filtrée.	filtrée.	non filtrée.	filtrée.	non filtrée.
9 novembre.	»	»	107	115	»	»	»	»	»	»	»	»
11 —	»	»	94	119	112	113	»	»	5,5	15,4	7,9	12,4
12 —	»	»	92	104	106	115	»	31,9	6,4	16,0	6,7	12,8
13 —	102 / 102	226 / 226	73 / 77	109 / 108	92 / 97	104 / 107	15,5 / 15,5	31,9 / 85,7	5,9	15,4	7,0	12,0
14 —	106 / 106	170 / 170	»	»	»	»	15,7 / 15,7	85,7	4,1	14,1	6,4	11,4
15 —	110 / 110	200 / 200	99	107	100	104	17,4 / 17,4	34,7 / 34,7	8,7	14,8	3,9	7,8
16 —	114	236	81	102	101	110	15,2	32,0	5,3	13,2	2,8	9,5
18 —	97 / 97	180 / 180	85	112	90	111	»	»	»	»	»	»
19 —	126 / 126	230 / 230	83	109	96	113	»	»	»	»	»	»

Si l'on fait la moyenne de tous ces chiffres, on obtient le tableau suivant qui résume le précédent en y joignant l'azote ammoniacal:

DÉSIGNATION	EAU BRUTE		APRÈS			
			LA 1ʳᵉ FOSSE SEPTIQUE		LA 2ᵉ FOSSE SEPTIQUE	
	Matières en solution.	Matières en suspension.	Matières en solution.	Matières en suspension.	Matières en solution.	Matières en suspension.
Oxydabilité par le permanganate en milieu acide...	108,7	95,7	87,9	21,5	99,2	10,4
Azote organique......	16,1	32,0	6,0	8,8	5,8	5,2
Azote ammoniacal......	23,9	»	35,4	»	40,2	»

Les matières carbonées et azotées en suspension dans l'eau brute, en proportions importantes, ne se retrouvent pas en solution après le passage dans la grande bâche. La gazéification étant peu importante, comme nous le verrons tout à l'heure, ces matières en suspension se sont déposées pour former des boues, ce qui a surtout lieu au début: il ne s'en est pas déposé d'une façon sensible dans les touries. Là, l'oxydabilité correspondant aux matières dissoutes a augmenté dans la même proportion qu'a décrû celle qui correspond aux matières en suspension. Il en est de même pour l'azote. D'après les résultats obtenus précédemment, il s'est dissous, au sein des touries, 3 mgr. 7 par litre de l'azote des matières en suspension, quantité qui est égale aux 3 mgr. 6 d'azote que contiennent en moins ces matières en suspension, après passage dans les touries.

Les phénomènes de dissolution en fosse septique, bien que faibles, n'ont donc pas été négligeables, avec l'eau d'égout sur laquelle nos observations ont porté.

On sait, d'autre part, qu'il se dégage des gaz pendant cette fermentation anaérobie. Quelle est l'importance de cette destruction des matières organiques? Nous avons constaté qu'elle était faible, puisque, dans nos essais, la quantité de gaz dégagé n'a pas dépassé, en moyenne, o cc. 55 pour chaque litre d'eau passé par les fosses septiques. Ces gaz, outre une petite quantité d'acide carbonique, étaient constitués par un mélange à parties sensiblement égales, de formène et d'azote. Ils représentent donc, en poids, par litre d'eau d'égout :

	mgr.
Carbone	0, 15
Azote	0, 35

Soit, pour le carbone, à peine 1/3oo de ce qui existe primitivement dans l'eau et pour l'azote 1/1oo.

Dans nos expériences, le travail de solubilisation et de gazéification par les fosses septiques a donc été très réduit. Le rôle de ces fosses s'est borné à opérer une décantation des matières en suspension et la transformation des 2/3 de l'azote organique en azote ammoniacal.

Ce dernier effet semblerait devoir exercer une action utile sur l'épuration ultérieure, car on sait avec quelle rapidité l'ammoniaque est nitrifiée. Mais nous avons cru devoir vérifier si, en réalité, cette dernière modification de la composition des eaux est utile à l'épuration sur le champ oxydant de tourbe.

Épuration sans fosses septiques.

Dans ce but, nous avons supprimé, dans la mesure possible, l'action de la fosse septique en réduisant la capacité de la bâche alimentant le lit de tourbe aux dimensions strictement nécessaires pour assurer d'une façon ininterrompue un débit régulier. L'eau d'égout n'y séjournait que quelques heures, y déposait les matériaux les plus grossiers et, se vidant journellement, ne permettait pas la production du pied de cuve abondant de ferments anaérobies qui caractérise la fosse septique en activité. Aussi, l'eau qui en sortait était-elle peu différente de celle qui était puisée dans l'égout collecteur. Sa couleur était jaunâtre et non noirâtre comme celle qui sort des fosses septiques. Elle n'avait pas non plus l'odeur qui caractérise les milieux anaérobies. Il ne s'en dégageait pas de bulles gazeuses.

DÉSIGNATION	DATES	EAU D'ÉGOUT				
		À L'ARRIVÉE		APRÈS LA BÂCHE		APRÈS LA COLONNE épuratrice
		filtrée.	non filtrée.	filtrée.	non filtrée.	
Oxydabilité en milieu acide.	9 décembre	86,0 / 96,0	138,0 / 184,0	70,0	142,0	7,4
	10 —	76,0	126,0	60,0	114,0	8,2
	11 —	92,0 / 100,0	184,0 / 124,0	70,0	114,0	8,4
	12 —	106,0	816,0	78,0	128,0	10,8
	13 —	132,0	880,0	102,0	152,0	8,6
	14 —	80,0	184,0	64,0	132,0	10,0
Azote organique.	9 —	3,9 / 15,7	7,3 / 27,4	1,4	3,1	3,0
	10 —	14,8	21,5	1,7	14,5	1,2
	11 —	18,8 / 15,9	30,8 / 27,1	12,6	19,9	1,5
	12 —	11,8	82,3	12,0	21,0	1,1
	13 —	18,8	116,2	12,1	20,5	1,4
	14 —	10,6	24,6	15,1	22,4	1,3
Azote ammoniacal.	9 —	16,8 / 19,6		18,2		0,0
	10 —	17,1		24,1		0,0
	11 —	14,8 / 10,4		18,2		0,0
	12 —	17,9		18,2		0,0
	13 —	23,2		19,3		0,0
	14 —	12,9		14,0		0,0
Azote nitrique.	9 —	»		»		16,8
	10 —	»				13,7
	11 —	»				16,2
	12 —	»				14,1
	13 —	»				16,2
	14 —	»				13,1

L'eau d'égout étant déversée à raison de 3.000 litres par mètré carré et par jour sur le lit de tourbe, l'épuration n'a pas été moins parfaite que lorsque les eaux avaient séjourné dans les fosses septiques. C'est ce que montrent les chiffres suivants qui ont été obtenus pendant une période de 6 jours, après 15 autres jours de fonctionnement préliminaire avec le même régime. Ils sont exprimés en milligrammes par litre d'eau. L'azote ammoniacal étant entièrement soluble, il n'y avait pas lieu d'en faire le dosage à la fois sur l'eau non filtrée et sur l'eau filtrée. Il en est de même pour l'azote nitrique. (V. tableau p. 385.)

Si l'on fait la moyenne de ces chiffres, on obtient le tableau suivant:

DÉSIGNATION	EAU				
	BRUTE		SORTANT DE LA BACHE		SORTANT de la COLONNE de tourbe.
	en solution.	en suspension.	en solution.	en suspension.	
Azote ammoniacal..	16,6	»	18,7	»	0,0
— organique....	13,8	28,3	9,1	7,8	1,6
— nitrique.....	0,0	»	0,0	»	15,0
Oxydabilité par le permanganate en milieu acide.....	96	233,7	74,0	56,3	8,9

Au bout de 25 jours de fonctionnement, le lit de tourbe né présentait aucun indice de colmatage, et il ne s'y était pas formé d'amas glaireux de zooglées et de soufre..

L'épuration a donc été aussi parfaite que lorsqu'on avait passé au préalable les liquides sur des fosses septiques. En particulier, la proportion d'azote organique ayant résisté aux agents oxydants n'était pas plus considérable, bien que cet azote n'ait pas été préalablement soumis à l'action peptonisante et ammonisante des microbes anaérobies. Cet azote semble d'ailleurs appartenir à des noyaux très réfractaires aux actions microbiennes, car il en subsiste toujours, quelle que soit l'intensité de l'épuration. Mais sa présence, comme nous l'avons indiqué plus haut ne constitue pas une nuisance de l'eau épurée qui est et reste imputrescible.

Il résulte de ces expériences que le rôle utile des fosses septiques, du moins quand l'oxydation a lieu sur lit de tourbe, et pour l'eau de composition analogue à celle que nous avons étudiée, consiste surtout à opérer la décantation des matières non dissoutes. Comme la construction de ces fosses est coûteuse, et qu'elles occupent des surfaces notables, on peut donc chercher à réduire leur importance et s'attacher uniquement à étudier leur établissement en vue du dégrossisage des eaux à épurer, évitant ainsi l'immobilisation de grandes surfaces et des dépenses considérables.

IV. — Conclusion

Au cours de ce travail, nous avons montré que, les lits bactériens de tourbe possédaient une activité bien plus grande que ceux qui sont constitués par les matériaux utilisés jusqu'à présent. Nous avons vu, en effet, qu'ils pouvaient épurer d'une façon satisfaisante, jusqu'à 4 mètres cubes d'eau d'égout, de composition moyenne, par mètre carré et par jour; qu'ils pouvaient, en outre, traiter des eaux résiduaires entièremennt chargées. Cette grande capacité épurante permettrait dans la pratique, de réduire, d'une façon considérable, dans les installations d'épuration bactériennes, les surfaces réservées aux champs oxydants. De plus, nous avons vu qu'avec ce système, les fosses septiques pouvaient être réduites au minimum, ne servant, en réalité, que de bassins de décantation.

Il résulte de ces diverses constations que des surfaces relativement restreintes peuvent arriver à épurer de grandes masses d'eau d'égout, commes celles de Paris.

Indications pratiques pour l'établissement des lits bactériens de tourbe.

Nous avons décrit, en détail, la préparation de la tourbe telle que nous l'avons effectuée dans nos expériences. Il nous paraît cependant utile d'insister à nouveau sur ce point et de préciser le mode opératoire pour l'installation des lits bactériens de tourbe en vue de l'application sur une grande échelle.

On choisira de préférence de la tourbe un peu mousseuse, analogue à celle qui constitue la partie supérieure des tourbières du nord de la France, mais dont les morceaux n'ont pas une tendance à s'émietter, soit à sec, soit au contact de l'eau. Ces morceaux doivent toujours garder leur forme anguleuse, ce que réalisent un grand nombre de tourbes, Il faudra rejeter la tourbe exclusivement fibreuse connue sous le nom de tourbe litière ou de Hollande, dont les fibres se désagrègent spontanément et formeraient des lits imperméables au bout de peu de temps. Il ne faut pas admettre non plus la tourbe malaxée avec de l'eau, puis comprimée en briquettes en vue de l'utilisation pour le chauffage. Cette dernière s'effrite en effet au contact de l'eau et finit par former également une masse peu perméable. Au contraire, la tourbe un peu mousseuse, découpée en place au moyen d'un louchet à bras ou d'un louchet mécanique, comme on procède en Picardie, résiste à l'action de l'eau et conserve indéfiniment sa cohésion.

Cette tourbe sera divisée en morceaux de la grosseur d'une noix ou d'un œuf, aussi anguleux que possible. Dans le cas où elle serait complètement sèche, comme celle sur laquelle nous avons opéré au laboratoire, il serait nécessaire de l'immerger pendant un temps assez long, 4 ou 5 jours au moins, pour l'humecter complètement. Sans cette précaution, les fragments de tourbe, s'humectant une fois en place, se gonfleraient notablement. La poussée considérable qui en résulterait serait de nature à compromettre la solidité des murs limitant les champs bactériens. Mais, en pratique, ce n'est pas à la tourbe sèche que l'on s'adresserait, mais à de la tourbe simplement ressuyée, telle qu'elle est quelques jours après son extraction. Il suffit dans ce cas, après l'avoir réduite en fragments, de l'étaler sur une aire, sur une épaisseur de 40 ou 50 centimètres, de l'additionner de craie pulvérisée ou d'une terre crayeuse à raison de 20 à 25 kilogrammes par mètre cube, et de quelques kilogrammes de terreau de jardinier, et d'arroser le tout de façon à favoriser l'incorporation de la craie et du terreau, ce que l'on effectue par des pelletages.

Au cours de nos expériences, nous avons cru utile, pour développer les ferments nitrificateurs, d'alimenter d'abord le lit bactérien avec une solution faible de sulfate d'ammoniaque. Dans la pratique, cette précaution n'est pas nécessaire, et la mise en train se fera avec l'eau d'égout elle-même. Les arrosages seront d'abord modérés, 4 à 5oo litres par jour et par mètre carré. Lorsque l'on constatera que l'épuration est complète, c'est-à-dire au bout d'environ une semaine, on pourra porter à 3 et 4 mètres cubes par mètre carré le débit journalier de l'eau épurée. Les systèmes de distribution de l'eau à la surface de la tourbe sont nombreux. On adoptera un de ceux qui fonctionnent à intermittences rapprochées.

D'après les observations que nous avons poursuivies pendant environ deux ans, nous avons la conviction qu'en appliquant judicieusement le procédé dont nous venons de donner les principes et les résultats généraux, on arrivera à établir des lits bactériens d'une activité beaucoup plus grande que ceux qui avaient été préconisés jusqu'à ce jour.

M. Trouard Riolle,

(Directeur de l'École nationale d'agriculture de Grignon [Seine-et-Oise]).

Notes sur l'épuration des eaux d'égout de Grignon.

L'hygiène actuelle oblige toutes les collectivités à faire disparaître rapidement les résidus et les eaux polluées sous peine de créer des foyers d'infection et de propager les maladies contagieuses.

Depuis longtemps beaucoup de villes font de grands sacrifices pour atteindre ce but.

Je n'ai pas, en la circonstance, à examiner toutes les expériences entreprises, tous les essais couronnés de succès, toutes les installations en pleine activité, mais je puis constater que les études faites sur l'épuration des eaux résiduaires n'ont pas toujours donné entière satisfaction.

En demandant à la *Caisse des Recherches scientifiques* de vouloir bien m'accorder les subventions nécessaires à de nouvelles études, j'ai voulu apporter mon modeste concours à une œuvre de premier ordre et m'occuper spécialement des petites villes, des petites agglomérations rurales.

Il m'est impossible actuellement de donner les résultats de mes recherches, puisque les installations entreprises ne sont pas terminées, mais je vais expliquer succinctement comment elles sont dirigées.

Deux buts sont poursuivis : 1° épurer les eaux d'un égout réunissant toutes les eaux résiduaires d'un hameau et d'une grande école, égout qui fut créé à cette intention ; 2° épurer les eaux du ru de Gally qui reçoit les eaux vannes de Versailles.

Pour cette deuxième recherche je me propose d'installer côte à côte les principaux systèmes d'épuration afin de comparer, dans des conditions identiques, la valeur de chacun d'eux.

L'égout de Grignon est presque terminé. M. Sixdenier, conducteur des ponts et chaussées, a apporté à cette installation tous ses soins. Il a pu, au moyen de regards bien aménagés faciliter nos recherches. Ces eaux résiduaires dont la composition sera très complexe à l'arrivée dans les bassins de décantation pourront être étudiées séparément. Des prises d'échantillons pourront être faites à des endroits déterminés où, seules, certaines eaux polluées seront réunies.

En outre, ces eaux d'égout pourront être dirigées dans nos divers systèmes d'épuration au moyen de vannes spéciales placées sur la grande canalisation.

Avec l'aide de M. Mamelle Henri, professeur de chimie générale et directeur du Laboratoire de chimie biologique, l'étude de l'installation des fosses de décantation, des fosses septiques, de lits bactériens, de divers systèmes d'épandage se poursuit dans d'excellentes conditions.

A la fin de cette année, nous serons en mesure de publier des résultats intéressants.

Lightning Source UK Ltd.
Milton Keynes UK
UKHW022231011218
333216UK00007B/275/P